国家卫生健康委员会"十三五"规划教材

专科医师核心能力提升导引丛书

供专业学位研究生及专科医师用

危重症医学

Critical Care Medicine

第 3 版

主　审　王　辰　席修明

主　编　杜　斌　隆　云

副主编　陈德昌　于凯江　詹庆元　许　媛

人民卫生出版社

·北　京·

图书在版编目（CIP）数据

危重症医学 / 杜斌，隆云主编 . —3 版 . —北京：
人民卫生出版社，2021.11（2024.1 重印）

ISBN 978-7-117-32372-7

Ⅰ. ①危… Ⅱ. ①杜… ②隆… Ⅲ. ①险症–诊疗–
医学院校–教材 Ⅳ. ①R459.7

中国版本图书馆 CIP 数据核字（2021）第 229420 号

| 人卫智网 | www.ipmph.com | 医学教育、学术、考试、健康，购书智慧智能综合服务平台 |
| 人卫官网 | www.pmph.com | 人卫官方资讯发布平台 |

危重症医学
Weizhongzheng Yixue
第 3 版

主　　编：杜　斌　隆　云
出版发行：人民卫生出版社（中继线 010-59780011）
地　　址：北京市朝阳区潘家园南里 19 号
邮　　编：100021
E - mail：pmph @ pmph.com
购书热线：010-59787592　010-59787584　010-65264830
印　　刷：三河市潮河印业有限公司
经　　销：新华书店
开　　本：850×1168　1/16　印张：37　插页：4
字　　数：1044 千字
版　　次：2012 年 6 月第 1 版　2021 年 11 月第 3 版
印　　次：2024 年 1 月第 3 次印刷
标准书号：ISBN 978-7-117-32372-7
定　　价：158.00 元

打击盗版举报电话：**010-59787491**　E-mail：WQ @ pmph.com
质量问题联系电话：**010-59787234**　E-mail：zhiliang @ pmph.com

编　　者 （按姓氏笔画排序）

于凯江　哈尔滨医科大学附属第一医院

于荣国　福建省立医院

于湘友　新疆医科大学第一附属医院

马朋林　中国人民解放军总医院第八医学中心

马晓春　中国医科大学附属第一医院

王　雪　西安交通大学第一附属医院

王东信　北京大学第一医院

王春亭　山东省立医院

方　强　浙江大学附属第一医院

艾宇航　中南大学湘雅医院

刘　健　兰州大学第一医院

江荣林　浙江省中医院

安友仲　北京大学人民医院

许　媛　北京清华长庚医院

孙仁华　浙江省人民医院

严　静　浙江医院

杜　斌　中国医学科学院北京协和医院

李　彤　首都医科大学附属北京同仁医院

李　昂　首都医科大学附属北京地坛医院

李文雄　首都医科大学附属北京朝阳医院

李建国　武汉大学中南医院

李树生　华中科技大学同济医学院附属同济医院

李海波　哈尔滨医科大学附属第二医院

李维勤　中国人民解放军东部战区总医院

杨　毅　东南大学附属中大医院

杨明施　中南大学湘雅三医院

杨晓军　宁夏医科大学总医院

邱海波　东南大学附属中大医院

何先弟　蚌埠医学院第一附属医院

张西京　中国人民解放军空军军医大学西京医院

陈德昌　上海交通大学医学院附属瑞金医院

欧阳彬　中山大学附属第一医院

尚　游　华中科技大学同济医学院附属协和医院

周　翔　中国医学科学院北京协和医院

周飞虎　中国人民解放军总医院

周发春　重庆医科大学附属第一医院

周建新　首都医科大学附属北京天坛医院

赵鸣雁　哈尔滨医科大学附属第一医院

赵鹤龄　河北省人民医院

胡振杰　河北医科大学第四医院

姜　利　首都医科大学附属复兴医院

秦秉玉　河南省人民医院

袁世荧　华中科技大学同济医学院附属协和医院

钱传云　昆明医科大学第一附属医院

徐　磊　天津市第三中心医院

黄晓波　四川省人民医院

曹相原　宁夏医科大学总医院

康　焰　四川大学华西医院

隆　云　中国医学科学院北京协和医院

彭志勇　武汉大学中南医院

蒋东坡　中国人民解放军陆军军医大学大坪医院

覃铁和　广东省人民医院

詹庆元　中日友好医院

管向东　中山大学附属第一医院

黎毅敏　广州医科大学附属第一医院

编写秘书

周元凯　中国医学科学院北京协和医院

主 审 简 介

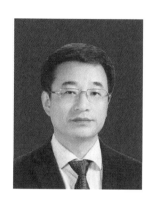

王辰 教授,博士生导师。中国工程院党组成员、副院长,中国医学科学院北京协和医学院院校长,中国工程院院士。国家呼吸系统疾病临床医学研究中心主任,美国国家医学院外籍院士,中国医学科学院学部委员,中国共产党第十九次全国代表大会代表,中国人民政治协商会议第十三届全国委员会常务委员,中华人民共和国国家监察委员会第一届特约监察员。

科技部呼吸与肺循环疾病创新团队带头人。在《新英格兰医学杂志》《柳叶刀》等国际权威医学期刊发表论著 100 余篇。获国家科技进步奖一等奖 1 项,国家科技进步奖二等奖 3 项。获世界卫生组织控烟杰出贡献奖。

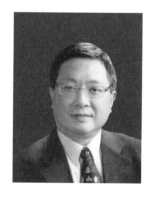

席修明 教授,博士生导师。曾任首都医科大学附属复兴医院院长,首都医科大学危重症医学系主任,中国医师协会重症医学医师分会会长,北京医学会重症医学专业委员会主任委员,中国病理生理学会危重症医学专业委员会主任委员。

长期从事重症医学专业工作,多次参加地方和国家的灾难救援工作,并荣获全国劳动模范。发表学术论文 90 余篇,获省部级科技进步奖 2 项,承担并完成国家"十二五"科技项目 1 项和省部级科技项目 7 项。

主 编 简 介

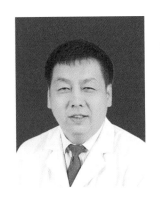

杜斌 教授,博士生导师。北京协和医院副院长,亚太危重病医学协会（APACCM）副主席,世界危重病医学联盟理事,中国病理生理学会危重病医学专业委员会前任主任委员,中国医师协会重症医学医师分会会长。

多次参与国内各种突发公共卫生事件的医疗救治工作,获得 2020 年"全国卫生健康系统新冠肺炎疫情防控工作先进个人",2020 年第二届全国创新争先奖,第十二届"中国医师奖",全国抗击新冠肺炎疫情先进个人。以全身性感染及多器官功能衰竭为主要研究方向,获得国家科技进步奖二等奖,北京市科技进步奖二等奖。组织成立中国危重病医学临床试验协作组（CCCCTG）,打造国内多中心临床科研平台,得到国际学术界的认可,代表中国加入了急性病研究者国际论坛（InFACT）、国际严重急性呼吸道和新发感染协会（ISARIC）以及严重急性呼吸道感染全球研究（IC-GLOSSARI）等国际临床研究协作组织。

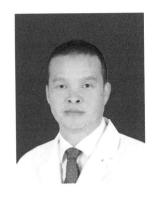

隆云 教授,博士生导师。北京协和医院重症医学科主任,重症医学系副主任;中国卫生信息与健康医疗大数据学会重症医学分会主任委员,国家卫生健康委员会重症医学质量控制评价中心副主任委员;中华医学会重症医学分会第二、三、四届青年委员会副主任委员,中华医学会重症医学分会第 5 届全国委员、北京医学会重症医学分会常务委员,主委工作会秘书。中国研究型医院学会胰腺疾病专业委员会委员,中国老年病学会重症医学分会常务委员。

长期致力于重症呼吸、重症血流动力学、重症患者机械循环辅助、重症感染等领域的临床与科研工作。率先提出"循环保护性机械通气"理念。负责及参与国家级和省部级科研课题 11 项,中华医学会科技进步奖二、三等奖及北京市科技进步奖二等奖多次,在国内外学术期刊发表论文 50 余篇。历年来获得院级医疗成果奖 32 项,其中一等奖 6 项,二等奖 11 项,三等奖 15 项。多次参与全国突发公共卫生事件的救治工作,在几内亚抗击埃博拉病毒战役中荣获国家卫生计生委颁发的"抗击埃博拉优秀个人"称号,个人立功。多次受卫生部指派参加如淄博火车撞击事件、阜阳手足口疫情暴发等国内重大突发公共卫生事件抢救及指导工作。2020 年至今,多次担任国家医疗组专家前往通化、莆田等新冠疫情前线指导治疗。

副主编简介

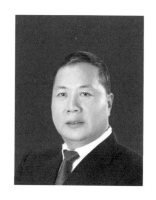

陈德昌　教授，上海交通大学医学院附属瑞金医院重症医学科主任。中华医学会重症医学分会候任主任委员，上海市医学会危重病专科分会候任主任委员，中国微生物学会微生物毒素专业委员会副主任委员，中华医学会细菌感染与耐药防治分会常务委员，中国医师协会重症医学医师分会常务委员。

主要研究方向：重症与肠道微生态；重症患者的预警体系建立。主持国家自然科学基金面上项目多项，发表 SCI 论文 18 篇。2020 年获得第二届全国创新争先奖，全国抗疫先进个人。担任《中国内科年鉴》专业编委；《中华创伤杂志》《中华急诊医学杂志》《中华危重病急救医学》《临床外科杂志》《创伤外科杂志》和《中国感染与化疗杂志》编委。

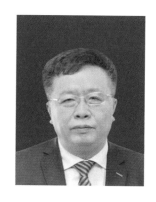

于凯江　教授，博士生导师。哈尔滨医科大学副校长、党委常委，哈尔滨医科大学附属第一医院院长、党委副书记。兼任中华医学会重症医学分会第四届主任委员，中国抗癌协会肿瘤重症医学专业委员会主任委员，中国医师协会重症医学医师分会副会长。

主要从事脓毒症免疫抑制、脓毒症相关器官损伤机制、人工智能在重症疾病诊疗中应用的研究，在 *Annals of Internal Medicine*、*Intensive Care Medicine* 等杂志发表系列高水平论文。2020 年获得吴阶平医学研究奖—保罗·杨森药学研究奖，2020 年当选长江学者特聘教授。曾获"全国卫生计生系统先进工作者""全国先进工作者"等荣誉称号。2020 年获"全国抗击新冠肺炎疫情先进个人"称号。

副主编简介

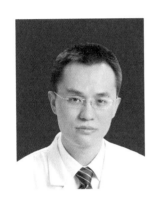

詹庆元　教授,博士生导师。中日友好医院呼吸与危重症医学科四部(MICU)副主任(主持工作)。

长期从事呼吸危重症的临床救治工作。近十年来亲手诊治各类呼吸危重症患者近 5 000 例,在慢性阻塞性肺疾病、支气管哮喘、重症肺炎与急性呼吸窘迫综合征等呼吸危重症的抢救、呼吸机依赖患者的撤机、深部真菌感染的诊治及体外膜肺氧合(ECMO,人工肺)的临床应用方面积累了丰富的临床经验。先后以项目负责人承担国家自然科学基金 2 项,"973 计划"子课题 1 项,省部级课题 3 项,并作为骨干参与多项国家及省部级课题的研究工作,已发表文章127 篇(其中 SCI 收录 20 篇),主译专著 1 部,副主编专著 2 部,参编专著 20 余部。2005 年入选北京市科技新星,2010 年入选首批北京市卫生系统高层次卫生技术骨干人才(215 工程),2015 年首届北京十大杰出青年医生。

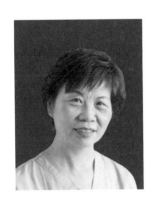

许媛　教授,北京清华长庚医院重症医学科主任。担任中华医学会重症医学分会常务委员,中国医师协会重症医学医师分会副会长,中国病理生理学会危重病医学专业委员会常务委员,中华医学会肠外肠内营养学分会常务委员,中华医学会外科学分会营养支持学组委员,北京医学会重症医学分会副主任委员。任《中华危重病急救医学》《肠外与肠内营养》《中国呼吸与危重监护杂志》编委,*Critical Care Medicine*(中文版)常务编委,《亚太临床营养杂志》(中文版)编委等。

研究方向为危重病医学,重症营养与代谢。参与主持多项重症医学与临床营养、血糖调控、脓毒症等领域课题研究,国内重症营养领域知名专家。

全国高等学校医学研究生"国家级"规划教材第三轮修订说明

进入新世纪,为了推动研究生教育的改革与发展,加强研究型创新人才培养,人民卫生出版社启动了医学研究生规划教材的组织编写工作,在多次大规模调研、论证的基础上,先后于2002年和2008年分两批完成了第一轮50余种医学研究生规划教材的编写与出版工作。

2014年,全国高等学校第二轮医学研究生规划教材评审委员会及编写委员会在全面、系统分析第一轮研究生教材的基础上,对这套教材进行了系统规划,进一步确立了以"解决研究生科研和临床中实际遇到的问题"为立足点,以"回顾、现状、展望"为线索,以"培养和启发读者创新思维"为中心的教材编写原则,并成功推出了第二轮(共70种)研究生规划教材。

本套教材第三轮修订是在党的十九大精神引领下,对《国家中长期教育改革和发展规划纲要(2010—2020年)》《国务院办公厅关于深化医教协同进一步推进医学教育改革与发展的意见》,以及《教育部办公厅关于进一步规范和加强研究生培养管理的通知》等文件精神的进一步贯彻与落实,也是在总结前两轮教材经验与教训的基础上,再次大规模调研、论证后的继承与发展。修订过程仍坚持以"培养和启发读者创新思维"为中心的编写原则,通过"整合"和"新增"对教材体系做了进一步完善,对编写思路的贯彻与落实采取了进一步的强化措施。

全国高等学校第三轮医学研究生"国家级"规划教材包括五个系列。①科研公共学科:主要围绕研究生科研中所需要的基本理论知识,以及从最初的科研设计到最终的论文发表的各个环节可能遇到的问题展开;②常用统计软件与技术:介绍了SAS统计软件、SPSS统计软件、分子生物学实验技术、免疫学实验技术等常用的统计软件以及实验技术;③基础前沿与进展:主要包括了基础学科中进展相对活跃的学科;④临床基础与辅助学科:包括了专业学位研究生所需要进一步加强的相关学科内容;⑤临床学科:通过对疾病诊疗历史变迁的点评、当前诊疗中困惑、局限与不足的剖析,以及研究热点与发展趋势探讨,启发和培养临床诊疗中的创新思维。

该套教材中的科研公共学科、常用统计软件与技术学科适用于医学院校各专业的研究生及相应的科研工作者;基础前沿与进展学科主要适用于基础医学和临床医学的研究生及相应的科研工作者;临床基础与辅助学科和临床学科主要适用于专业学位研究生及相应学科的专科医师。

全国高等学校第三轮医学研究生"国家级"规划教材目录

| 11 | SAS 统计软件应用（第 4 版） | 主　编　贺　佳 |
| | | 副主编　尹　平　石武祥 |

12	医学分子生物学实验技术（第 4 版）	主　审　药立波
		主　编　韩　骅　高国全
		副主编　李冬民　喻　红

| 13 | 医学免疫学实验技术（第 3 版） | 主　编　柳忠辉　吴雄文 |
| | | 副主编　王全兴　吴玉章　储以微　崔雪玲 |

| 14 | 组织病理技术（第 2 版） | 主　编　步　宏 |
| | | 副主编　吴焕文 |

| 15 | 组织和细胞培养技术（第 4 版） | 主　审　章静波 |
| | | 主　编　刘玉琴 |

| 16 | 组织化学与细胞化学技术（第 3 版） | 主　编　李　和　周德山 |
| | | 副主编　周国民　肖　岚　刘佳梅　孔　力 |

17	医学分子生物学（第 3 版）	主　审　周春燕　冯作化
		主　编　张晓伟　史岸冰
		副主编　何凤田　刘　戟

| 18 | 医学免疫学（第 2 版） | 主　编　曹雪涛 |
| | | 副主编　于益芝　熊思东 |

| 19 | 遗传和基因组医学 | 主　编　张　学 |
| | | 副主编　管敏鑫 |

| 20 | 基础与临床药理学（第 3 版） | 主　编　杨宝峰 |
| | | 副主编　李　俊　董　志　杨宝学　郭秀丽 |

| 21 | 医学微生物学（第 2 版） | 主　编　徐志凯　郭晓奎 |
| | | 副主编　江丽芳　范雄林 |

| 22 | 病理学（第 2 版） | 主　编　来茂德　梁智勇 |
| | | 副主编　李一雷　田新霞　周　桥 |

23	医学细胞生物学（第 4 版）	主　审　杨　恬
		主　编　安　威　周天华
		副主编　李　丰　杨　霞　王杨淦

| 24 | 分子毒理学（第 2 版） | 主　编　蒋义国　尹立红 |
| | | 副主编　骆文静　张正东　夏大静　姚　平 |

| 25 | 医学微生态学（第 2 版） | 主　编　李兰娟 |

| 26 | 临床流行病学（第 5 版） | 主　编　黄悦勤 |
| | | 副主编　刘爱忠　孙业桓 |

| 27 | 循证医学（第 2 版） | 主　审　李幼平 |
| | | 主　编　孙　鑫　杨克虎 |

28	断层影像解剖学	主　编	刘树伟　张绍祥
		副主编	赵　斌　徐　飞
29	临床应用解剖学（第2版）	主　编	王海杰
		副主编	臧卫东　陈　尧
30	临床心理学（第2版）	主　审	张亚林
		主　编	李占江
		副主编	王建平　仇剑崟　王　伟　章军建
31	心身医学	主　审	Kurt Fritzsche　吴文源
		主　编	赵旭东
		副主编	孙新宇　林贤浩　魏　镜
32	医患沟通（第2版）	主　审	周　晋
		主　编	尹　梅　王锦帆
33	实验诊断学（第2版）	主　审	王兰兰
		主　编	尚　红
		副主编	王传新　徐英春　王　琳　郭晓临
34	核医学（第3版）	主　审	张永学
		主　编	李　方　兰晓莉
		副主编	李亚明　石洪成　张　宏
35	放射诊断学（第2版）	主　审	郭启勇
		主　编	金征宇　王振常
		副主编	王晓明　刘士远　卢光明　宋　彬
			李宏军　梁长虹
36	疾病学基础	主　编	陈国强　宋尔卫
		副主编	董　晨　王　韵　易　静　赵世民
			周天华
37	临床营养学	主　编	于健春
		副主编	李增宁　吴国豪　王新颖　陈　伟
38	临床药物治疗学	主　编	孙国平
		副主编	吴德沛　蔡广研　赵荣生　高　建
			孙秀兰
39	医学3D打印原理与技术	主　编	戴尅戎　卢秉恒
		副主编	王成焘　徐　弢　郝永强　范先群
			沈国芳　王金武
40	互联网＋医疗健康	主　审	张来武
		主　编	范先群
		副主编	李校堃　郑加麟　胡建中　颜　华
41	呼吸病学（第3版）	主　编	王　辰　陈荣昌
		副主编	代华平　陈宝元　宋元林

42	消化内科学（第3版）	主　审	樊代明	李兆申		
		主　编	钱家鸣	张澍田		
		副主编	田德安	房静远	李延青	杨　丽
43	心血管内科学（第3版）	主　审	胡大一			
		主　编	韩雅玲	马长生		
		副主编	王建安	方　全	华　伟	张抒扬
44	血液内科学（第3版）	主　编	黄晓军	黄　河	胡　豫	
		副主编	邵宗鸿	吴德沛	周道斌	
45	肾内科学（第3版）	主　审	谌贻璞			
		主　编	余学清	赵明辉		
		副主编	陈江华	李雪梅	蔡广研	刘章锁
46	内分泌内科学（第3版）	主　编	宁　光	邢小平		
		副主编	王卫庆	童南伟	陈　刚	
47	风湿免疫内科学（第3版）	主　审	陈顺乐			
		主　编	曾小峰	邹和建		
		副主编	古洁若	黄慈波		
48	急诊医学（第3版）	主　审	黄子通			
		主　编	于学忠	吕传柱		
		副主编	陈玉国	刘　志	曹　钰	
49	神经内科学（第3版）	主　编	刘　鸣	崔丽英	谢　鹏	
		副主编	王拥军	张杰文	王玉平	陈晓春
			吴　波			
50	精神病学（第3版）	主　编	陆　林	马　辛		
		副主编	施慎逊	许　毅	李　涛	
51	感染病学（第3版）	主　编	李兰娟	李　刚		
		副主编	王贵强	宁　琴	李用国	
52	肿瘤学（第5版）	主　编	徐瑞华	陈国强		
		副主编	林东昕	吕有勇	龚建平	
53	老年医学（第3版）	主　审	张　建	范　利	华　琦	
		主　编	刘晓红	陈　彪		
		副主编	齐海梅	胡亦新	岳冀蓉	
54	临床变态反应学	主　编	尹　佳			
		副主编	洪建国	何韶衡	李　楠	
55	危重症医学（第3版）	主　审	王　辰	席修明		
		主　编	杜　斌	隆　云		
		副主编	陈德昌	于凯江	詹庆元	许　媛

| 56 | 普通外科学（第3版） | 主　编 | 赵玉沛 |
| | | 副主编 | 吴文铭　陈规划　刘颖斌　胡三元 |

57	骨科学（第3版）	主　审	陈安民
		主　编	田　伟
		副主编	翁习生　邵增务　郭　卫　贺西京

58	泌尿外科学（第3版）	主　审	郭应禄
		主　编	金　杰　魏　强
		副主编	王行环　刘继红　王　忠

| 59 | 胸心外科学（第2版） | 主　编 | 胡盛寿 |
| | | 副主编 | 王　俊　庄　建　刘伦旭　董念国 |

| 60 | 神经外科学（第4版） | 主　编 | 赵继宗 |
| | | 副主编 | 王　硕　张建宁　毛　颖 |

| 61 | 血管淋巴管外科学（第3版） | 主　编 | 汪忠镐 |
| | | 副主编 | 王深明　陈　忠　谷涌泉　辛世杰 |

| 62 | 整形外科学 | 主　编 | 李青峰 |

63	小儿外科学（第3版）	主　审	王　果
		主　编	冯杰雄　郑　珊
		副主编	张潍平　夏慧敏

64	器官移植学（第2版）	主　审	陈　实
		主　编	刘永锋　郑树森
		副主编	陈忠华　朱继业　郭文治

| 65 | 临床肿瘤学（第2版） | 主　编 | 赫　捷 |
| | | 副主编 | 毛友生　沈　铿　马　骏　于金明
吴一龙 |

| 66 | 麻醉学（第2版） | 主　编 | 刘　进　熊利泽 |
| | | 副主编 | 黄宇光　邓小明　李文志 |

67	妇产科学（第3版）	主　审	曹泽毅
		主　编	乔　杰　马　丁
		副主编	朱　兰　王建六　杨慧霞　漆洪波 曹云霞

| 68 | 生殖医学 | 主　编 | 黄荷凤　陈子江 |
| | | 副主编 | 刘嘉茵　王雁玲　孙　斐　李　蓉 |

| 69 | 儿科学（第2版） | 主　编 | 桂永浩　申昆玲 |
| | | 副主编 | 杜立中　罗小平 |

70	耳鼻咽喉头颈外科学（第3版）	主　审	韩德民
		主　编	孔维佳　吴　皓
		副主编	韩东一　倪　鑫　龚树生　李华伟

71	眼科学（第3版）	主　审	崔　浩　黎晓新
		主　编	王宁利　杨培增
		副主编	徐国兴　孙兴怀　王雨生　蒋　沁
			刘　平　马建民
72	灾难医学（第2版）	主　审	王一镗
		主　编	刘中民
		副主编	田军章　周荣斌　王立祥
73	康复医学（第2版）	主　编	岳寿伟　黄晓琳
		副主编	毕　胜　杜　青
74	皮肤性病学（第2版）	主　编	张建中　晋红中
		副主编	高兴华　陆前进　陶　娟
75	创伤、烧伤与再生医学（第2版）	主　审	王正国　盛志勇
		主　编	付小兵
		副主编	黄跃生　蒋建新　程　飚　陈振兵
76	运动创伤学	主　编	敖英芳
		副主编	姜春岩　蒋　青　雷光华　唐康来
77	全科医学	主　审	祝墡珠
		主　编	王永晨　方力争
		副主编	方宁远　王留义
78	罕见病学	主　编	张抒扬　赵玉沛
		副主编	黄尚志　崔丽英　陈丽萌
79	临床医学示范案例分析	主　编	胡翊群　李海潮
		副主编	沈国芳　罗小平　余保平　吴国豪

全国高等学校第三轮医学研究生"国家级"规划教材评审委员会名单

顾　问

　　韩启德　桑国卫　陈　竺　曾益新　赵玉沛

主任委员（以姓氏笔画为序）

　　王　辰　刘德培　曹雪涛

副主任委员（以姓氏笔画为序）

　　于金明　马　丁　王正国　卢秉恒　付小兵　宁　光　乔　杰
　　李兰娟　李兆申　杨宝峰　汪忠镐　张　运　张伯礼　张英泽
　　陆　林　陈国强　郑树森　郎景和　赵继宗　胡盛寿　段树民
　　郭应禄　黄荷凤　盛志勇　韩雅玲　韩德民　赫　捷　樊代明
　　戴尅戎　魏于全

常务委员（以姓氏笔画为序）

　　文历阳　田勇泉　冯友梅　冯晓源　吕兆丰　闫剑群　李　和
　　李　虹　李玉林　李立明　来茂德　步　宏　余学清　汪建平
　　张　学　张学军　陈子江　陈安民　尚　红　周学东　赵　群
　　胡志斌　柯　杨　桂永浩　梁万年　瞿　佳

委　员（以姓氏笔画为序）

　　于学忠　于健春　马　辛　马长生　王　彤　王　果　王一镗
　　王兰兰　王宁利　王永晨　王振常　王海杰　王锦帆　方力争
　　尹　佳　尹　梅　尹立红　孔维佳　叶冬青　申昆玲　田　伟
　　史岸冰　冯作化　冯杰雄　兰晓莉　邢小平　吕传柱　华　琦
　　向　荣　刘　民　刘　进　刘　鸣　刘中民　刘玉琴　刘永锋
　　刘树伟　刘晓红　安　威　安胜利　孙　鑫　孙国平　孙振球
　　杜　斌　李　方　李　刚　李占江　李幼平　李青峰　李卓娅
　　李宗芳　李晓松　李海潮　杨　恬　杨克虎　杨培增　吴　皓

吴文源	吴忠均	吴雄文	邹和建	宋尔卫	张大庆	张永学
张亚林	张抒扬	张建中	张绍祥	张晓伟	张澍田	陈 实
陈 彪	陈平雁	陈荣昌	陈顺乐	范 利	范先群	岳寿伟
金 杰	金征宇	周 晋	周天华	周春燕	周德山	郑 芳
郑 珊	赵旭东	赵明辉	胡 豫	胡大一	胡翊群	药立波
柳忠辉	祝墡珠	贺 佳	秦 川	敖英芳	晋红中	钱家鸣
徐志凯	徐勇勇	徐瑞华	高国全	郭启勇	郭晓奎	席修明
黄 河	黄子通	黄晓军	黄晓琳	黄悦勤	曹泽毅	龚非力
崔 浩	崔丽英	章静波	梁智勇	谌贻璞	隆 云	蒋义国
韩 骅	曾小峰	谢 鹏	谭 毅	熊利泽	黎晓新	颜 艳
魏 强						

前　言

　　1982 年,北京协和医院设置了第一张规范的 ICU 病床,标志着重症医学在中国的艰难起步。历经 40 年的光阴荏苒,中国的重症医学从无到有,从弱到强,目前已经成为不可或缺的危重患者救治平台,反映了医院危重患者救治的最高水平。不仅如此,近年来,重症医学还在各种突发公共卫生事件及灾难的医疗救援中发挥着重要作用。

　　年轻医生选择将重症医学作为自己的专业,不仅要迎接更艰巨的挑战,同时也面临着更多的机遇。首先,年轻医生需要学习和掌握更多的重症医学知识与技能;其次,要学会如何将这些知识和技能熟练地用于临床救治过程中,换言之,应当着眼于自身胜任力的培养;最后,重症医学虽然重视器官功能支持等对症治疗,但绝不意味着可以不懂得原发疾病。例如,不同病因引起的呼吸衰竭,其病因治疗迥异。因此,重症医学专业的医生应当也必须学习内科、外科、神经科和妇产科等专科的基础疾病相关知识。

　　作为重症医学专业的研究生,除了上述要求外,还应当在学习过程中,逐步掌握基础和 / 或临床科学研究的知识。对于个人而言,科学研究的目的不仅在于有新的发现,研究期间所形成的逻辑思维也有助于临床工作中的推理与决策;对于学科而言,系统而深入的科学研究是推动学科进步,提高临床救治水平的必由之路。

　　作为重症医学专业的研究生,还要时刻牢记,我们面对的是病患及其家属。因此,我们绝不能仅仅满足于会熟练使用仪器设备,更要懂得对患者及其家属的人文关怀。正如北京协和医院妇产科郎景和院士所说:"医生给患者开出的第一张处方是关爱。"

　　作为主编和编者,我不会评价这部教材的优劣,因为不可避免地会带有自己的偏好。作为高年资的重症医学医生,我更建议年轻医生走到患者床旁,因为这是我的亲身体会。毕竟,患者才是我们最好的老师。

　　祝大家学有所成。

杜　斌

2021 年 9 月 19 日于北京

目　　录

第一篇　总　　论

第二篇　循环重症

第三篇　呼　吸　重　症

第四篇　肾　脏　重　症

第五篇　消　化　重　症

第六篇　出凝血功能障碍

第七篇　感染性疾病

第八篇 神经重症与镇静镇痛

第九篇 内分泌、营养与代谢异常

第十篇　手术、创伤与产科

第十一篇　终末期治疗

第一篇 总 论

第一章 重症医学的历史与发展

第一节 重症医学在世界的起步与发展

回顾历史,重症医学的初始理念源于弗罗伦斯·南丁格尔(Florence Nightingale)。1854年克里米亚战争期间,南丁格尔及其护理同事在战地医院辟出一个区域,专门用于护理伤情最为严重的伤员,这成为现代重症监护病房(intensive care unit,ICU)的前身。从南丁格尔时代到20世纪50年代中叶,所谓的ICU实质上是加强护理单元。

第二次世界大战后,随着机械通气技术的普遍应用以及血液透析技术的发展,现代ICU模式也开始初具雏形。1952年丹麦哥本哈根脊髓灰质炎流行期间,Ibsen医生首次尝试通过长期机械通气对呼吸肌受累患者进行呼吸支持,并于次年建立了世界上第一个ICU。事实上,除机械通气外,Ibsen医生在ICU还通过多学科协作的医疗模式,处理危重病患者的各种问题,如重症感染和呼吸功能衰竭的诊疗,通过液体复苏和升压药物进行循环功能支持,监测二氧化碳水平以评价通气功能,留置鼻胃管进行肠内喂养等。时至今日,Ibsen医生所创立的多学科协作模式仍然是重症医学的核心理念之一。

继Ibsen医生后,法国和美国也先后于1954年和1957年分别建立了第一个ICU。此后10年间,ICU已经成为医院内危重病患者救治的重要组成部分,重症医学也逐渐成为医疗体系中不可或缺的专科或亚专科。

第二节 重症医学在中国的起步与发展

与西方国家相比,我国的重症医学起步较晚。

20世纪70年代末期,为满足危重病患者救治的需要,国内部分医院开始尝试在普通病房设立抢救单元或独立的术后恢复室,甚至成立了"三衰"(心力衰竭、呼吸衰竭和肾衰竭)病房,以探索危重病患者的救治模式。

同一时期,基于对学科发展方向的敏锐洞察力,北京协和医院外科主任曾宪九教授委派陈德昌教授赴法国巴黎,系统学习重症医学的相关知识与技术。1982年,学成归国的陈德昌教授从1张床位开始,在北京协和医院成立了外科ICU,成为依据现代重症医学理念建立的中国第一个ICU。仅仅2年后,发展到7张床位的北京协和医院外科ICU成立了国内第一个独立的重症医学临床科室——加强医疗科。

1989年11月,卫生部颁布了三级医院认证管理规定,要求所有三级综合医院成立ICU。自此,重症医学在中国的发展开始进入了迅速上升的轨道。在ICU床位不断扩大、从业人员日益增多的情况下,建立国内重症医学学术交流平台的需求迫在眉睫。

尽管成立危重病(重症)医学分会的申请受到了中华医学会的拒绝,却得到了时任中国病理生理学会领导的大力支持。1997年9月,中国病理生理学会危重病医学专业委员会(Chinese Society of Critical Care Medicine,CSCCM)宣告成立。经过选举,陈德昌教授担任首届全国委员会主任委员。这是国内重症医学界第一个全国性的学术组织,堪称中国重症医学发展历史上的标志性事件。在致力打造国内学术交流平台,推动继续医学教育的同时,中国病理生理学会危重病医学专业委员会还积极参与国际交流与合作。除主办亚太危重病医学协会第十四届国际会议(2006)与全身性感染2011国际会议(2011)外,中国病理生理学会危重病医学专业委员会还作为中国重症医学界的唯一代表,先后成为世界危重病医学会联盟(World Federation of Societies of Intensive and Critical Care Medicine,WFSICCM)、亚太危重病医学协会(Asia Pacific Association of Critical Care Medicine,APACCM)和全球脓毒症联盟(Global Sepsis Alliance,GSA)的团体会员。

2005年3月中华医学会重症医学分会成立后,积极组织专家编写并发布了包括《中国重症加强治疗病房(ICU)建设与管理指南》在内的多项临床指南,内容涉及感染性休克、低血容量性休克、急性呼吸窘迫综合征、机械通气、镇静镇痛、营养支持、侵袭性真菌感染、慢性阻塞性肺疾病急性加重、血管内导管相关感染、血液净化、深静脉血栓形成、重症患者转运、呼吸机相关性肺炎等诸多领域,成为实际工作中不可或缺的重要参考标准。与此同时,中华医学会重症医学分会还定期进行全国ICU普查,以全面了解我国重症医学发展现状。

2009年7月,中国医师协会重症医学医师分会在山东济南成立。作为一个行业协会,中国医师协会重症医学医师分会更加关注医师队伍的建设,包括执业医师和专科医师的培训与准入,制定行业标准和自律条款,维护医师的合法权益等。2018年6月,中国医师协会重症医学医师分会已获准开始全国范围内的重症医学专科医师规范化培训试点工作。

经过多年的辛勤耕耘和艰苦努力,重症医学终于成为了国家认定的临床医学独立专科。2008年7月,国家标准化委员会将重症医学列为临床医学二级学科,学科代码32058;2009年1月,卫生部将重症医学科确定为一级临床诊疗科目。

第三节 重症医学的基本理念

从世界范围内看,重症医学的诞生与发展同现代医学诊断与治疗技术的进步,特别是生命支持技术的发展密不可分。同时,重症医学作为一个独立的临床医学学科,不仅是当代医学发展的客观要求,也是社会经济发展到一定阶段的必然结果。

从广义上讲,重症医学不再是偏居医院一隅的临床医学专科,而是反映了医院(甚至院前)提供危重病患者所需要的迅速复苏及支持治疗的能力。另外,通过加速康复及ICU后随访门诊,重症医学还关注存活患者的需求。与此同时,重症医学也认识到医疗技术的局限性,越来越强调临终前的和缓医疗与有尊严的死亡。

一、全球范围内重症医学资源的不均衡

在很多高收入国家,尽管医院急性病的床位总数逐年递减,但ICU床位数及其比例却呈现显著增加的趋势,相应的医疗费用也增高。2005年,美国ICU全年收治危重病患者超过400万,医疗费用高达817亿美元,相当于国民生产总值的0.66%。在英格兰、威尔士和北爱尔兰,每年约有164 000名危重病患者入住ICU,住院病死率约为21%。中低收入国家缺乏相应的统计资料。然而,ICU床位数据可以反映不同国家之间重症医学资源的差距。例如,按照每10万人口统计,德国的ICU床位数为24.6张,加拿大为13.5张,英国为3.5张,而斯里兰卡和乌干达分别仅有1.6和0.1张。而且,中低收入国家的重症医学资源高度集中在大城市;美国波士顿按人口加权的ICU床位数相当于加纳第二大城市库马西的45倍。事实上,不同国家间重症医学资源的巨大差异仅仅是其医疗资源不均衡分布的缩影。

二、什么是重症医学?

重症医学(intensive care medicine,critical care medicine)是一个涉及多学科的临床医学专科,致力于已经或有可能发生急性、危及生命的器官功能障碍患者的综合诊疗。重症医学采用一系列针对器官功能(包括呼吸、循环及肾脏)的支持技术,关注脓毒症(sepsis)、急性呼吸窘迫综合征(acute respiratory distress syndrome,ARDS)和急性肾损伤(acute kidney injury,AKI)等临床综合征的综合治疗,更多强调器官功能障碍的病理生理及支持治疗,而非导致上述临床综合征的原发疾病的特异性诊治措施。因此,重症医学的重要任务之一即在原发疾病得到治疗并逐渐缓解的过程中,预防生理指标和/或器官功能的进一步恶化。

在某些国家,重症医学是一个独立的医学专科(primary specialty),从医学院毕业后即开始专科医生的培训过程。在另外一些国家,重症医学专科医生则需要首先完成其他专科(如内科、麻醉科、外科、急诊科或儿科)的培训,然后再进行有关重症医学的亚专科培训(subspecialty)。无论何种培训模式,都要求重症医学专科医生在掌握急性器官系统功能障碍诊断与治疗的知识和技能的同时,还应对原发疾病的发生发展、诊断与治疗原则具有一定程度的了解。

从另一方面讲,重症医学并非仅仅是一个临床专科,更应当是包括医生、护士、呼吸治疗师、理疗师、药剂师、微生物学家、社会工作者等多学科团队进行系统诊疗的体系。有关ICU的定义在全球不同国家有所不同,有时即便在同一医疗体系中也存在差异,受到医疗管理部门规定、经济因素(包括医疗资源分配及医疗费用报销方式)等多种因素的影响。多个专业组织和机构分别提出了不同的定义,表1-1-1总结了ICU中进行的重症医疗的特点,并与普通病房或其他专科进行的医疗活动相区别。

随着重症医学作为一个临床医学专科逐渐走向成熟,其诊疗范畴也相应拓宽。在很多国家和地区,对于危重患者的复苏及救治,甚至在急性病存活患者的康复过程中,ICU医护人员发挥着日益重要的作用。今天的重症医学已经超出了危重病患者的治疗本身,延伸至对重症患者家属的关注与支持,临终前的人文关怀以及做好准备应对今后的公共卫生事件。作为一个临床医学专科,重症医学最初定义为在医院的特定区域内进行的医疗活动,但是,今天的重症医学已经逐渐转变成一个没有围墙的临床医学专科。

表 1-1-1　ICU 的定义

英国重症医学会(The Intensive Care Society)	2013	ICU是医院内一个独立区域,特别配备医务人员及设备,用于罹患危及生命疾病患者的诊疗与监测。ICU通过充分发挥经验丰富的医生、护士及其他相关专业人员的知识与能力,能够为危重病患者的重要脏器功能支持提供必要的专业知识与设备
Smith 和 Nielsen	1999	为病情有可能恢复且能够从更密切监测与有创治疗中获益的患者提供医疗服务的场所,且这些医疗服务无法在普通病房或过渡病房安全实施
美国重症医学会(Society of Critical Care Medicine)	1999	ICU是对于生理指标极不稳定需要生命支持治疗的患者进行监测与治疗的场所。ICU中所提供的治疗水平高于普通病房或过渡病房
Haupt	2003	提供医疗服务及医务人员以确保危重病患者的适宜治疗
皇家麻醉师学院(Royal College of Anaesthetists)	2009	重症医学指与危重病(已经发生或可能发生危及生命的一个或多个器官系统功能衰竭)患者治疗有关的一系列知识与实践。重症医学包括提供器官功能支持;急性疾病的诊断与治疗;系统管理与患者安全;伦理学;临终关怀及针对患者家属的支持等
Valentin 和 Ferdinande	2011	ICU是医院内一个组织架构及空间地域相对独立的区域。ICU最好是一个独立的单元或科室,按照封闭式ICU模式由ICU医生全权负责诊疗工作,并与其他专科(尤其是原发疾病相关专科)密切协作。ICU具有明确的地域界限,以配备人力、技术和设备资源
澳大利亚和新西兰重症医学学院(College of Intensive Care Medicine of Australia and New Zealand)	2011	ICU是医院内一个独立区域,特别配备医务人员及设备,用于危重病患者(罹患危及生命的疾病、创伤及并发症)的诊疗与监测。ICU通过充分发挥经验丰富的医生、护士及其他相关专业人员的知识与能力,能够为危重病患者的重要脏器功能支持提供必要的专业知识与设备
爱尔兰重症医学学院与爱尔兰重症医学会联合委员会(Joint Faculty of Intensive Care Medicine of Ireland and Intensive Care Society of Ireland)	2011	ICU为危重病患者(可逆性疾病导致的急性器官功能障碍)提供生命支持治疗。ICU的目的在于对功能衰竭的器官进行支持,并对原发病因进行诊断和治疗。因慢性疾病过程导致有可能出现器官功能障碍的患者在围手术期或其他可逆情况时(如创伤)也可以从ICU的治疗中获益

当然,作为重症医学的临床实践基地,ICU集中了急性器官功能障碍的危重患者,由有经验及有专科知识与能力的医疗团队负责诊治,这仍然是重症医学得以成功的基础。

第四节 什么是重症监护病房

对于重症监护病房(ICU)的定义应当认识到不同国家和地区医疗体系中危重病患者医疗资源存在的巨大差异。在针对ICU的特点进行描述并根据这些特点及其提供治疗的能力对ICU进行划分时,应当认识到重症医学并非一个绝对的概念,更应当是根据特定医疗体系中既有医疗资源配置情况所确定的相对定义。

一、ICU与医院其他病房间的差别

区别重症医学与其他临床医学专科常规医疗实践的最重要的因素可分为五个范畴:

(一)物理空间

尽管重症医学已经越来越多地涉及ICU以外的医疗活动,但是医院中需要设定一个独立的区域,以便对病情最为严重的患者进行集中诊治,这一点仍然是定义一个ICU的核心。设定这一独立区域,能够保证最有效地集中专业人员和器官支持的技术及设备,从而使危重病患者最终获益。ICU的空间应当足够大,以容纳足够的ICU病床。且需要保证每张病床各个方向的空间,以方便患者的评估和治疗。同时还要能保证有效且可靠地实施感染控制措施。

理想情况下,每名危重病患者应当在单间病房内接受诊疗。每个病房内应配备洗手池,并且房间的设计应当能够方便地放置各种设备如监护仪、呼吸机和肾脏替代治疗设备等。应当配备(中心)供氧和负压吸引系统,而且最好提供自然光照明。病床及房间的分布应当方便医务人员在中心护士站进行观察,同时要保证有足够的空间以供家属探视甚至参与患者护理。有条件时,ICU应当配备至少一间负压病房,用于隔离呼吸道传染病患者。ICU中还应当设定独立的区域用于药物配制,仪器设备(如支气管镜和呼吸机管路等)的清洗及储存。中心护士站应当可以实时观察到每名患者监护仪上的参数,并能够记录和/或分析监测指标的变化趋势。ICU需要配备多台电脑,以供医务人员登录电子病历系统记录患者数据、获取检查结果和开具医嘱。ICU内还应设置会议室和值班室。最后,ICU中还应设置特定区域以便家属等待或方便与家属交流。

(二)支持及监测技术

ICU与普通病房最大的区别之一在于能够持续监测患者的生理指标,可以通过无创(经皮血氧饱和度,心率和血压,持续心电图或脑电图监测)或有创(血流动力学监测,颅内压监测等)手段进行监测,持续显示监测数据及其趋势,以便负责诊疗的医务人员随时了解当前情况及动态变化,从而对病情作出准确判断。

ICU中的呼吸支持设备应当包括氧疗(面罩和/或高流量氧疗系统)、传统及非传统机械通气设备[如体外膜肺氧合(ECMO)或体外二氧化碳清除装置等]。持续血流动力学监测指导药物应用进行血流动力学支持治疗。此外,部分ICU还需配备机械性循环辅助治疗设备,包括主动脉球囊反搏(IABP)、左心室辅助设备和ECMO等。ICU中常需要进行持续或间断肾脏替代治疗,因此需要常规配备相关设备。另外,营养支持治疗(肠内或肠外营养)和镇静镇痛治疗等相应的监测与治疗设备也是不可或缺的。当然,根据ICU收治患者的不同特点,某些ICU,尤其是专科ICU(如神经外科ICU,烧伤ICU,移植ICU)可能需要配备特殊的监测和支持治疗设备。

(三)人力资源

在ICU中负责诊疗的临床团队应当具有相应资质且由多学科组成。这一诊疗过程之所以区别于医院的其他专科,其核心在于一旦患者病情发生变化,重症医学团队能够通过团队所有成员的有效沟通,迅速制订并执行应对计划。

理想情况下,医疗和护理团队成员都应经过重症医学的高级专科认证,同时具备丰富的危重病诊治临床经验。除医生和护士外,团队成员还应包括呼吸治疗师(负责呼吸机及气道管理),理疗师(负责运动和康复训练),营养师(擅长病情复杂时的肠内、肠外营养支持),药剂师(熟悉危重病患者药物间相互作用及药物剂量调整),社会工作者(善于同患者及家属进行沟通),以及很多其他专业人员(如微生物学家帮助感染的诊断与治疗等)。

ICU 的危重病患者病情瞬息万变,要求医务人员必须立即到位并迅速作出正确决策。即便在人员充足的白天,也应当限制每名医生负责的患者数目,从而保证每名患者均得到充分的照护。ICU 对护理人员的需求远高于其他病房,根据患者病情不同以及其他辅助人员(包括助理护士及呼吸治疗师等)的配备情况,ICU 护患比也有所不同。此外,多学科团队的顺利运转需要合理的管理架构以及良好的沟通渠道,这对于 ICU 主任及护士长提出了更高要求,需要协调各方需求,制定相应制度。

(四)重症医学医疗服务的内容

除满足患者即刻诊疗需求外,ICU 还需负责诸多其他医疗服务。在医院内,ICU 的主要职责是为病情不稳定的患者提供医疗保障,即采用最先进的手段对患者进行评估、复苏和支持治疗。而且,ICU 也在医疗体系的整体中发挥作用,可以作为缺乏重症医学资源的小医院的转诊中心,也可以提供其他 ICU 无法实施的专科诊疗,如神经重症支持及监测、高级创伤治疗、复杂呼吸功能衰竭的治疗等。同时,适合无需 ICU 高强度支持治疗与监测的患者入住的低强度监护与治疗的过渡病房(high dependency unit, stepdown unit)也应当作为完整的重症医学临床治疗体系中重要的组成部分。

如前所述,ICU 的医疗与护理团队在 ICU 之外的危重病患者救治中也发挥着越来越重要的作用。例如,快速反应小组(rapid response team)或医疗急救小组(medical emergency team)能够为普通病房患者进行会诊,帮助内科和外科医疗团队及时处理紧急情况,必要时收治 ICU 以患者免病情恶化。例如脓毒症小组可以对病情不稳定的脓毒症患者提供初始治疗的支持。

近年来,随着对 ICU 存活患者关注度的增加,鼓励其在出院后继续接受特殊的门诊随访。这不仅能够保证危重病治疗的延续性,而且也增进了对于危重病远期预后的深入了解。

当 ICU 的加强治疗仅能延长死亡过程但无法改变临床预后时,ICU 医务人员同样需要具备专业技能以便对患者及家属提供必要的支持。对于某些患者而言,上述支持过程甚至应当在病情早期开始。此时,医务人员需要在患者入住 ICU 后,尽早了解患者有关临终阶段治疗的意愿。

(五)科研、教学及质量改进

对于每一个 ICU,应当持续评估其诊疗中的不足,基于最新证据实施最佳临床医疗实践持续改善医疗质量。在科研和教学方面,ICU 的医务人员有责任不断探索最佳医疗行为并分享相关信息与成果。尽管不同 ICU 在质量改进、科研和教学方面所投入的精力有所不同,但这应当是所有 ICU 从业人员共同追求的目标。唯有如此,才能真正为危重病患者提供更好的医疗服务,改善其临床预后。

综上所述,ICU 是一个有机的医疗系统,在急性器官功能障碍阶段,通过加强监测及多模态的器官功能支持治疗延续患者生命,为危重病患者提供专业的强化医疗及护理服务。尽管 ICU 原指医院内特定的医疗区域,但其医疗护理活动已经超越了 ICU 围墙的局限,延伸到急诊科、普通病房及 ICU 后门诊随访等。

二、ICU 的分类

世界危重病医学会联盟根据不同 ICU 对于危重病患者提供医疗和护理服务能力方面的差异(表 1-1-2),将 ICU 分为三类(表 1-1-3)。国内的实际情况可能有所不同,但这些分类方法和依据仍然具有一定的借鉴和参考价值。

表 1-1-2　对 ICU 进行分类的参考指标

有经验的 ICU 医生的人员配备情况
有经验的 ICU 护士的人员配备情况
其他专业人员如呼吸治疗师、理疗师、药剂师及营养师的配备情况
对于急性病的监测能力
对于功能衰竭器官进行支持的相关资源
物理空间的设计与规划
与 ICU 外延服务(急诊科,普通病房及出院患者随访)的整合情况
针对医务人员的正式的教学计划及职业发展规划
指定专门人员负责教学与培训
科研与质量改进能力
作为院内、社区及全国的医疗转诊中心所发挥的作用
应对自然或人为灾难或在疫情暴发时提高医疗服务的能力

表 1-1-3　ICU 的分类

	一级 ICU	二级 ICU	三级 ICU
治疗能力	生理指标平稳,轻度器官功能障碍的短期支持治疗	衰竭器官的基本支持治疗	针对器官系统的复杂全面支持与治疗
人员配备	具有一定重症医学临床经验的医生负责日间医疗工作	经过专科培训或同等经历的 ICU 医生负责日间医疗工作,夜间可提供咨询会诊	经过正式培训的 ICU 医生全天候(7/24)值班;有经验的 ICU 医生在院内随时支持
	有经验的护士全天候(7/24)负责护理工作	经过额外培训或具有同等经历的 ICU 护士全天候(7/24)负责护理工作	经过专科培训的 ICU 护士全天候(7/24)负责护理工作
	配备其他人员	相关人员(呼吸治疗师、理疗师、营养师、药剂师等)作为 ICU 医疗团队成员的要求各异	相关人员(呼吸治疗师、理疗师、营养师、药剂师等)常规作为 ICU 医疗团队成员
	护患比例超过普通病房;最好为 1∶4(1 名护士负责 4 名患者)或 1∶3	根据患者需求确定护患比例,但通常不低于 1∶3	根据患者需求确定护患比例,但通常不低于 1∶2
	每日查房;参与人员不固定	医生和护士常规参与每日查房	每日多学科查房,且根据患者病情随时查房
	重症医学继续教育投入差异较大	参与重症医学继续教育	常规参与医生和护士的重症医学继续教育
	院内其他专科提供支持差异较大	能够得到呼吸科、肾脏科、心脏科、感染科及普通外科医生的支持	能够迅速得到所有内科和外科专科医生不同程度的支持
监测能力	无创或微创监测,如经皮血氧饱和度、心脏监测、尿量等	根据病情决定进行动脉血压和中心静脉压的有创性监测	高级血流动力学监测(心导管,超声等);根据临床需求,进行呼吸、神经和其他生理功能的高级监测
		附近配备血气分析仪	ICU 中配备血气分析仪及其他床旁检查
单元设计及器官支持	特定的空间	特定的空间,配备中央监测站	特定的空间及单间病房,配备中央监测站
	仅有能力开展氧疗及无创通气支持	基础机械通气支持,心血管功能的药物支持,间断肾脏替代治疗,肠外营养	高级呼吸机及血流动力学支持,持续肾脏替代治疗,气管切开及其他基础手术操作
在医院内的医疗活动	仅限于特定的空间内	与其他急性病诊疗专科(如急诊科)的临时互动	外延团队,过渡病房;与急诊科密切协作
科研和教学	临时行为 基本的质量改进计划	有组织的员工教学活动 正式的质量改进计划 临时参与临床科研	正式的员工教学活动 正式的质量改进计划 主动参与临床科研 培训住院医生及专科医生
地区和社会需求的应对能力	仅为临时行为,但在灾难时可以作出一定响应 制定有关患者转诊至上级 ICU 的正式标准和计划	为院内危重病患者的诊治提供资源	作为社区或地区医院及其他 ICU 中危重病患者的转诊资源 灾难应对计划及能力

（一）一级 ICU

一级 ICU 指最基础级别的 ICU，其配备的 ICU 医生虽然具有危重病诊疗的临床经验，但不一定接受过正规的专科培训。ICU 医生负责日间的临床医疗工作，夜间提供咨询及会诊服务。护患比高于医院内其他病房，与 ICU 医生相似，ICU 护士也具备一定的临床经验，但不一定接受过正规的专科护理培训。配备非 ICU 团队的其他专业人员，但不一定常规参加多学科查房。一级 ICU 能够对生命体征（如经皮血氧饱和度，心电图）进行持续无创监测。器官功能支持治疗仅限于通过面罩或无创通气实施氧疗，以及短期有创机械通气，对于病情稳定的患者也可提供简单的长期机械通气支持。一级 ICU 在医院内有独立的物理空间，不负责 ICU 之外的外延服务，教学功能有限，也不负责正式的重症医学专科医师培训项目。一级 ICU 具有基本的质量改进计划，但并不常规参与科研工作，仅作为所在医院危重病患者的转诊中心。发生群体伤亡事件时，一级 ICU 没有能力或计划扩大其医疗服务能力。一级 ICU 通常需要制定将危重病患者转诊至上级医院的转诊标准和计划。

（二）二级 ICU

二级 ICU 配备的医生均接受过正式的重症医学专科培训。ICU 医生通常负责日间的临床医疗工作，夜间或节假日可通过电话提供指导。二级 ICU 均全天配备有相应资质的 ICU 护士，护患比高于医院内其他病房，通常不低于 1 : 3。配备其他专业人员虽然不一定是 ICU 团队中的成员，但常规参加多学科查房。二级 ICU 不仅能够对患者生命体征进行持续监测，还能够进行包括动脉血压和中心静脉压在内的有创性监测。二级 ICU 能够进行多项器官功能支持治疗，如气管插管与机械通气、使用血管活性药物及肾脏替代治疗等。二级 ICU 制订正式的质量改进计划，对临床工作及各种差错进行常规总结。二级 ICU 可以作为当地缺乏重症医学资源的医院的转诊中心。

（三）三级 ICU

三级 ICU 能够对病情最为危重的患者提供先进的医疗服务。三级 ICU 配备的医生和护士均接受过正规的重症医学专科培训。有资质的 ICU 医生和护士负责提供全天候的医疗护理服务，日间护患比通常为 1 : 1 或 1 : 2。经过培训的其他专业人员包括呼吸治疗师、理疗师、药剂师、营养师和微生物学家等通过参加每日多学科查房等常规参与患者的诊治过程。三级 ICU 能够进行多种监测和支持治疗，包括有创机械通气、有创血流动力学监测及肾脏替代治疗等。此外，三级 ICU 还需能进行其他专科性监测或治疗，如 ECMO、有创神经系统功能监测等。三级 ICU 经常作为专科医师培训的教学单位，并主动参加质量改进及临床科研活动。三级 ICU 是危重病患者的区域转诊中心，且当发生群体伤亡事件时，应当有完备的预案应对急剧增加的需求。三级 ICU 应当具备接诊需要接触隔离或呼吸道隔离患者的能力和设施。三级 ICU 还需负责 ICU 之外的外延服务。

综上所述，尽管 ICU 在医院的独立空间内整合专业的多学科团队治疗病情最为危重的患者，但 ICU 的意义又不仅限于此。随着重症医学专科逐渐走向成熟，ICU 的诊疗范畴也不断外延到院前急诊救治、普通病房中危重患者的救治以及 ICU 存活患者的康复与随访等。重症医学专科的诊疗能力受到当地需求及现有资源的限制，因此不同国家甚至地区之间的标准可能大相径庭。高级别的 ICU 应当开展针对年轻 ICU 医生和护士的教学计划，并积极参与科研和质量改进计划。

（杜　斌）

参 考 文 献

[1] Marshall JC, Bosco L, Adhikari NK, et al. What is an intensive care unit? A report of the task force of the World Federation of Societies of Intensive and Critical Care Medicine [J]. J Crit Care, 2017, 37: 270-276.

［2］杜斌.中国病理生理学会危重病医学专业委员会:中国重症医学发展的引领者与亲历者［J］.中华重症医学电子杂志,2015,1:10-12.

［3］Du B, Xi X, Chen D, et al. Clinical review: Critical care medicine in mainland China［J］. Crit Care, 2010, 14: 206.

［4］王瑶,于凯江.抓住机遇,迎接挑战:中华医学会重症医学分会的责任与使命［J］.中华重症医学电子杂志,2015,1:13-16.

［5］席修明.重症医学医师的家:中国医师协会重症医学医师分会［J］.中华重症医学电子杂志,2015,1:17-19.

第二章 重症医学的组织管理

重症医学科以综合性救治为重点独立设置，床位向全院开放，负责向重症患者提供及时、全面、系统、持续、严密的监护和救治。自从1982年第一张真正意义的重症医学科病房病床在北京协和医院设立以来，中国重症医学发展至今已有三十余年。随着重症床位逐年增加、接诊规模日趋增大、面临的疾病问题越来越复杂、更多的高精技术被应用，当前重症医学科的需求在挽救患者生命相关生存问题的基础上增加了专业如何成熟、规范发展的问题。当面临患者生命与学科发展的双重挑战时，重症医学的组织管理便成了重中之重的关键环节。

在秉持科学发展观，重视医疗质量与规范的背景下，卫生部重症医学质控评价中心陆续出台了《卫生部重症医学质量安全管理规范》和《卫生部重症医学质控评价中心医疗质量评价标准》，进行重症医学的学科建设与管理，完善重症医学的组织管理。

第一节 重症医学的组织管理

组织管理可分为以下几个方面：

1. **医疗方面** 创新重症监护病房（intensive care unit，ICU）的管理模式，通过多学科协作、取长补短、资源共享，更好地整合全院ICU资源，以此提高对重症患者的救治能力及临床医疗水平。

2. **科研方面** 力求建立学术交流平台和机制，对重大科研项目进行多学科的协同作战、联合攻关，提升科研能力和学术影响力。

3. **教学方面** 加强对ICU医师的临床带教和培训，安排各临床专科轮转，多学科共同完成重症医学专科医师的培训。通过开展全院性教学查房强化专项技术的推广及科室间的协作。

4. **管理方面** 探索ICU科学规范化的组织结构、人员培训、信息化建设和管理制度，以综合绩效为导向的再分配方案。

第二节 重症医学科设置的基本条件

重症医学作为临床医学的一个专业学科，在医疗系统中已经开始发挥着越来越重要的作用。重症是指已经或将要危及生命的临床综合征或疾病，通常表现为病情复杂、原因不明、迅速恶化等特点。治疗上常常需要打破一些原有的理念和方法，甚至对原有的方法重新定位。重症医学是对重症患者进行治疗和研究的学科，已经形成完整的专业理论体系和治疗方法。因此ICU应具备与其功能和任务相适应的场所、设备、设施及人员条件。

1. 重症医学科必须配备足够数量，受过专门训练，掌握重症医学的基本理念、基础知识和基本操作技术，具备独立工作能力的医护人员。其中医师人数与床位数之比应为0.8:1以上，护士人数与床位数之比应为3:1以上。根据需要配备适当数量的医疗辅助人员，有条件的医院还可配备相关的设备技术与维修人员。

2. 重症医学科至少应配备一名具有副高级以上专业技术职务任职资格的医师担任主任，全面负责医疗护理工作和质量建设。重症医学科的护士长应当具有中级以上专业技术职务任职资格，在重症监护领域工作3年以上，具备一定管理能力。

3. 重症医学科必须配置必要的监测和治疗设备，以保证危重症患者的救治需要。相关科室应具备足够的技术支持能力，能随时提供床旁超声检查、血液净化治疗、影像学以及生化和细菌学等辅助检查。

4. ICU病床数量应符合医院功能任务和实际收治重症患者的需要，三级综合医院ICU床位数为医院病床总数的2%~8%，床位使用率以75%为宜，全年床位使用率平均超过85%时，应该适度扩大规模。重症医学科每天至少应保留一张空床以备应急使用。

5. 重症医学科每床使用面积不少于15m^2，床间距大于1m；每个病房至少配备一个单间病房，使用面积不少于18m^2，用于收治隔离患者。

第三节 重症医学科的质量管理

一门学科走向成熟的标志是质量的呈现与保障。什么是质量？其本质是客观事物具有某种能力的属性，是指产品或服务满足规定需求和潜在需求的特征和特性的总和。质量的管理通常采用质量标准进行实施，要求事物的某些专属特征实现同质性。实际上，质量标准对质量管理所提出的需求仅是最低限度的要求，是必须要达到的。人们对质量一直具有更高层次的潜在需求，即随时间、地点、对象和社会环境不断变化而变化的需求。这种不断的变化和发展促成了新的质量标准，是质量管理在更高层面上的重要组成部分。

（一）重症医学科应当建立健全各项规章制度、岗位职责和相关技术规范、操作规程，并严格遵守执行，保证医疗服务质量。重症医学科应当加强质量控制和管理，指定专（兼）职人员负责医疗质量和安全管理。

（二）建立清单管理制度

1. **必要性** 重症医学的复杂性与日俱增，原因在于治疗器官功能衰竭及其他重大疾病时，会采取一系列的前沿手段、高效药物以及先进技术，因此需要高效的时间安排。典型的ICU内，患者平均每天需接受178次护理与治疗。每位患者通常需要由数十位医护人员在恰当的时间内有条不紊地施与上千次护理与治疗。鉴于人类在记忆力与注意力方面的先天局限性，如何安排这些护理与治疗存在极大的挑战，尤其在ICU的高压、高风险环境中，想要完成此类安排几乎是不可能的。高压及过度疲劳会影响医护人员的认知，使其无法完全严格按照正确的流程开展工作，从而导致

其操作错误率提高且效率明显下降。采用任务清单进行流程的标准化操作可确保有序开展所有步骤和行为，从而减少由疏忽或失误导致的高风险，改善患者的整体预后。清单通常包括一个特定任务中需谨记的所有关键点或操作步骤。与其他工具不同的是，清单介于非正式认知协助与方法之间，旨在为用户提供指导，并在任务完成后作为检验凭证，但不会得出预定的结论。清单可在以下4个方面发挥作用：辅助记忆、框架评估、诊断工具及标准和规范流程或方法。最终，清单需强调其便于医疗护理交接、降低变动性和提高效率的关键作用。

2. **分类** 清单主要分为以下4种基本类型：静态并行型、静态时序验证型、静态序列验证与确认型和动态型。不同类型清单间的差异在于参与人数及所需要素或行为要被证实的具体化程度。

（1）静态并行型清单仅需由单人负责，涵盖一系列阅读及完成任务的指令。例如麻醉医生在日常工作中使用的机器检查清单。

（2）静态时序验证型清单需由两人负责，通常由一人询问，另一人进行回复。第一个人读出一系列任务（询问），第二个人确认是否完成（回复）。例如中心静脉置管清单，护士询问每项任务或行为是否完成，而操作者予以回复并确认。

（3）静态序列验证与确认型清单多在小组内使用，通常任务或操作都由小组成员来完成。首先选出一人来陈述各个任务（询问），之后由相应的负责成员确认任务是否完成（回复）。这类例子如手术室中针对患者核对手术安全检查表。在开始手术前，外科医生会要求"暂停"，以陈述患者的确切信息、具体手术类型、左右位置及手术部位，然后会继续询问必要的器械是否准备就绪（由巡回护士确认）、患者的医疗情况以及是否备好血制品（由麻醉医生确认）。

（4）动态型清单使用流程图等工具可以帮助决策人员做出复杂的决策。这些工具通常基于存在多种可能选项的算法流程，医护人员必须依次进行选择来确定最佳途径。例如，美国麻醉医师学会制定的困难气道处理流程。在困难气道情况下，医疗组组长可根据事先决定的算法步骤进行指导，以保证手术中气道通畅，并随着手术进展，与其他成员就手术计划及个人角色进行沟通。

清单也可以根据使用情境进一步分类：正常或非正常清单。正常清单通常在日常操作过程中使用，例如航空业中的起飞前检查或医疗护理中患者的术前准备说明。非正常或紧急情况清单用于排除故障或减轻个人或系统故障带来的危害。清单可为状况恢复提供一种系统性的路径，有助于保证沟通可靠性、操作一致性，同时还可防止继发性错误。

危害要么被认为是医疗领域里一个不可避免的部分，要么更糟地被认为是操作不规范的结果。其实这种观点已经过时，因为它忽视了产生危害的系统性本质。其实每个系统都经过了完美的设计，以期实现预想的结果。为真正消除危害，不仅需要运用清单，更需要理解危害在系统中是可以避免的。因此，我们在设计系统时，必须有意识地将消除危害作为最终目标。新技术（如设备集成和传感器技术）为临床医生减少了确认工序的工作负担。利用这些新技术也将使我们不断消除危害，并应对多种潜在危害。只有通过这种广泛而系统的方式，我们才能切实消除医疗体系中可避免的危害和负担。

（三）收治患者的原则

1. 急性、可逆、已经危及生命的器官或者系统功能衰竭，经过严密监护和加强治疗短期内可能得到恢复的患者。

2. 存在各种高危因素，具有潜在生命危险，经过严密的监护和有效治疗可能减少死亡风险的患者。

3. 在慢性器官或者系统功能不全的基础上，出现急性加重且危及生命，经过严密监护和治疗可能恢复到原来或接近原来状态的患者。

4. 其他适合在重症医学科进行监护和治疗的患者。

慢性消耗性疾病及肿瘤的终末状态、不可逆性疾病和不能从加强监测治疗中获得益处的患者，一般不是重症医学科的收治范围。

ICU 收治患者的次序基于患者入住 ICU 的预估获益来确定，旨在"最大限度地优化获益"。重症医学会推荐使用这种方法，同时这也是临床实践中最常用的方法。然而，业界尚未就"获益"程度做出明确的定义。而医院生存或短期生存是许多研究的重点，"获益"还应包括远期预后，如

ICU 后质量调整寿命年（QALY），即寿命与生活质量的乘积。远期预后可被转化为更高的整体社会收益。因此，获益可由下述概念表述：

$$潜在获益 =（有重症治疗存活可能性 -$$
$$无重症治疗存活可能性）×$$
$$质量 - 调整生存期望年数$$

为能在有限的资源条件下最大限度地优化获益，ICU 应优先收治那些预估存活率可显著提高且可达到合理 ICU 后质量调整寿命年（QALY）的重症患者。这与将患者病症划分为"过轻"或"过重"的方法一致。病症"过轻"患者的死亡率通常较低。对于此类患者，收治入 ICU 很难将死亡率降至零。例如，在无重症医学科病房支持的情况下，如果患者的死亡率为 2%，并不能通过收治入 ICU 将死亡率降低至 2% 以下。相反，如果病情"过重"，即使有 ICU 的全力支持，死亡率仍高达 90%，而在无 ICU 支持的情况下死亡率则可高达 100%。此时，即使收治入 ICU 可以将死亡率降低，但也显得意义不大。除上述极端例子外，其他患者可从 ICU 获得同等生存获益，无论将死亡率从 90% 降低到 70%，还是从 30% 降低到 10%，都具有重大意义。此外如上文所述，重症患者存活并不是唯一需考虑的因素。如果患者在转出后不久就死亡或生活质量极为低下，那对他们来说收治入 ICU 没有任何益处。因此，预期寿命明显降低的患者，如高龄患者、伴有严重基础病或身体功能状态恶劣的患者，应降低其收治入 ICU 的优先级别。多项研究表明，临床实践中高龄患者可能会被拒绝收入 ICU，特别是在资源有限的情况下。大众重症工作组（Task Force for Mass Critical Care）于 2014 年发表的共识声明指出，在公共应急事件中若重症患者预期寿命不足 1 年或预估死亡率达到 90% 以上，则应拒绝收入 ICU。

需要指出的是，个别患者的潜在获益不应是唯一考量因素。为最大限度地造福整个社会，有必要从社会总资源消耗等方面考虑治疗患者可能产生的成本。因为在资源相对供不应求的 ICU 中，如果一名患者的资源消耗增加，就意味着其他患者的可用资源减少。因此，重症医学科病房患者的分诊涉及一系列复杂的决策过程，不仅包括多项估算，还需在缺少估算数据的情况下做出决策。这就可能导致预测不够精确。有研究发现，

ICU患者的死亡率可达64%,其中归为病症"过轻"的患者比例可高达8%。为解决此问题,大部分中心都尝试进行分诊评分。然而这些评分绝大多数都基于ICU收治后预估的死亡率来进行,并不能预估生存获益。而且上述评分还可能受限于不同ICU的条件。有学者进行了一项前瞻性观察研究提出了一种无需预估ICU患者死亡率及远期生存状况的初始拒绝收治评分体系和最终分诊评分体系,但其临床应用范围仍有待更多研究进行确认。Christian等提出将SOFA评分融入到收治评分中,将可能收治的患者进行分级:中、高收治优先级以及无需ICU收治。按照这种评分方法,当收治需求增加时需要再评估,并需综合考量临终管理等事宜。虽然上述尝试可以在一个中心或机构较好地预测死亡率,但其外推性欠佳。

也有学者提出质疑,不应将基于群体数据的ICU收治评分系统用于评估个体患者。但不可忽略的是西方医学的基础在于将群体数据用于评估个体患者,而效用主义方法旨在将最大化实现社会(群体)利益而非个体利益。另外也有学者将评分系统的失败归咎于校正过程的不理想。但关键问题并不在于校正过程,而在于收治人员的预测。如PREEDICCT研究组所述,未来患者收治评分系统的发展方法可能是针对不同疾病过程进行校正,同时基于结果指标(如存活、生活质量和资源消耗等)进行可比较的预测。虽然目前出现了越来越多涉及患者转出ICU后生活质量的数据,但我们仍难以预测重症患者的远期生活质量水平。另外,我们需要评估患者在ICU收治前的生活质量,因为人们可能认为重症治疗几乎不可能导致出院后生活质量的改善。现实难题在于,重症患者常常很难传达他们对生活质量的看法,这使得评估更为困难。也有数据表明,患者本人及其家属针对ICU收治前生活质量的评估是一致的。

(四)重症患者的转出

1. 急性器官或系统功能衰竭已基本纠正,需要其他专科进一步诊断治疗。

2. 病情转入慢性状态。

3. 患者不能从继续加强监护治疗中获益。

如果一名新患者相对于已收入ICU且需要生命支持的患者来说更具抢救价值,是否可以将后者转出而将新患者转入ICU?在临床实践中,ICU医生对已收治患者具有不可推卸的强制医护义务,将患者过早转出可能会导致死亡率明显增加。根据SCCM伦理委员会和ATS的规定,在收治非灾难或非战场患者的过程中,相比新患者,医护人员对已收入ICU的患者应承担更高的责任。而实际情况是,在重症治疗期间,将需要持续生命支持的患者转出ICU而腾床给更有抢救价值患者的想法并不可行。许多国家和地区已颁布临终生命支持法案。比如在中国香港,临床医学委员会规定,取消生命支持措施需要患者或其代理人知情同意。因此,转出患者受患者和代理人意愿的限制,通常并不可行。

(1)收治不足或过度收治:收治不足或过度收治的原因通常在于:分诊过程的准确性和门槛、地方法规及ICU医疗资源紧张。但这些问题并未被清晰界定,且彼此之间存在矛盾。对疾病的严重程度和患者需求认识不足通常会导致患者被拒绝或延迟收入ICU,最终导致预后不佳。收治标准过度自由则会导致过度收治,最终致使重症医学科病房资源消耗过速和存活率下降。当ICU过度收治时,医疗系统的成本和工作强度会急剧增加,进而导致总体成本效益显著下降。

(2)文化/社会/法律框架:重症医学科病房患者收治标准需与社会和法律标准保持一致。我们应鼓励对收治、伦理和应用策略(如决策可靠性)进行讨论。文化和社会期望对个体正义的表述和执行具有重大影响。例如,在以色列进行的一项调查显示,大部分医生表示他们可能会收治生活质量较差的患者,而在中国和许多欧洲国家,医生认为只有那些可获得潜在较高获益的患者才能被收入ICU。实施收治的社会认知并不具有普遍性。在某些地区,有传闻显示收治管理人员通常需面临现实和社会的双重压力,这就会严重影响公正原则的理想愿景。

ICU必须制定相关收治规定以优化医生的收治决策。此类规定应简明清晰对治疗提出切合实际的建议,并提前明确法律上的限制。在多元化社会中,我们应鼓励规定制定者之间进行开放包容的交流,以得到社会的广泛认可,而这又使社会就公正和预后目标(死亡率或QALY)以及常用的收治策略达成共识,如平等主义和效用主义。

通过这一过程，公众与顾问团队需事先认真学习收治的理论基础，以减少个体需求增加时的不确定性和不信任感。需要专业人员阐明集体获益高于个体获益的优先原则。在资源有限的情况下进行生命支持治疗，应针对 ICU 收治困难进行提前预警，从而实现社会总体获益。需再次强调的是，ICU 需在满员之前做出收治决定，一旦满员，ICU 只能拒绝收治患者。就长期而言，如果 ICU 的资源供不应求，社会和国家职能部门有义务提供更多的资源，如增加 ICU 资源、提供更多的过渡护理服务或通过审查导致高需求的项目来降低需求。为应对重症医学需求骤增的情况，ICU 应事前制定完善的应急预案。ICU 应仔细审查收治政策，并随医疗水平进步、更多预测数据的出现而进行更新。相关委员会应严格审查这些指南的实际意义。

总之，在资源有限时，针对危重患者做出收治决策是 ICU 管理过程中最难且压力最大的一项任务。收治过程通常会受伦理和临床实际情况的影响，主要因素包括近年来骤然增加的重症医学需求、医疗复杂程度、预后不确定性以及缺乏循证收治策略的数据。对于这一复杂的问题，业界至今仍没有完美的解决方案。无论选择平等主义还是效用主义策略，ICU 必须保证过程连贯、透明，并与当地文化、社会和法律框架相契合。合理性问责为公开讨论提供了一个框架，并可保障收治过程的一致性。ICU 需就收治策略和目标预后取得社会公认，无论社会是否相信死亡结果或质量生存年能够指导更优化的选择。收治标准和决策支持工具，例如收治评分，需根据医疗技术进展和新出现的预后数据及时进行更新。ICU 收治或不收治的疾病特异性数据对于做出更准确的收治决策来说是至关重要的。比如，我们之前基于同意和拒绝收治 ICU 患者进行比较研究后，逐渐认识并理解在资源有限的情况下收治最严重患者存在缺陷，而收治那些中等严重程度的患者反而产生最佳获益。策略需要在严格监督、讨论或再会诊的情况下反复修正，并根据新数据予以更新，从而实现更精确和知情同意的收治过程，以使整体社会获益最大化。

（五）重症患者由 ICU 医师负责管理，患者病情治疗需要时，其他专科医师应及时提供会诊。

应采取措施保证 ICU 医师和护士具备适宜的技术操作能力，并定期进行评估。对入住重症医学科的患者应进行疾病严重度评估，为评价重症医学科资源使用的适宜性与诊疗质量提供依据。

（六）定期进行标准化死亡率和并发症讨论会（MMC）

1. 背景 尽管 ICU 的治疗环境较佳且配备充足的医护人员，但由于治疗活动频繁，ICU 内仍时常发生致命性不良事件。由于诊断或治疗的复杂性、参与决策管理主体的多样性以及 ICU 患者多伴有多器官衰竭症状，因此 ICU 通常被认为是一个高风险的机构。1999 年，美国医学研究所发布了一份突破性报告——"To Err is Human, Building a Safer Health Care System"，根据报道的不良事件的类型，绝大多数错误都属于用药管理错误。在重症医学科病房所有医疗差错的病例中，3/4 发生在医疗行为的实施阶段，并且错误风险可累积。在过去的 20 年中，人们非常重视寻找改进的方法，目的是预防 ICU 中出现的不良事件。经医疗当局认可、基于循证医学的医疗实践亦是为了提高医疗质量。然而，对医疗质量与效率的持续改进并不足以让我们全面、充分地理解患者安全这一概念。患者安全会随潜在可预防的不良事件的减少或消失而改善。自动化、计算机化、双重检查和集束化治疗可减少人为失误，但这些方式均存在自身局限性。MMC 主要侧重于确定错误发生机制，这有助于 ICU 内的质量改进，培养医护人员的安全意识。

2. 必要性 相关研究已确定了诸多可改善患者安全的方法，如强制性不良事件报告或将结果与标准比较（例如标准化死亡率）。指出的是，需要上述措施和流程并不能确定不良事件的原因，故医护人员需要开展额外的工作。而这需要消耗大量的资源且无法将问题具体到个人过失、害怕报复或声誉损失方面。如果将死亡率列入绩效评估体系则有助于实施国家制定的患者安全相关的改善措施。为监测后续行动，医护人员可以将死亡率作为一项结果参数来衡量医护人员所面临的问题。事实上，很难仅通过已证实的结构和过程干预简单地推断原因。医护人员可以评估导致死亡或不良事件的原因并判断其是否可以预防。

医护人员通过组织MMC可以成功地提高医疗质量和患者安全。MMC可以用于评价治疗管理和改善患者的治疗效果。在MMC中，医护人员需要征求所有事件参与人员的意见，使用结构化框架，探讨潜在的影响因素，并分配管理责任以及提供后续建议。此外，通过MMC可以确定不良事件是否可以预防。也有学者提出跨学科讨论的方法，该方法强调，除教育价值外，MMC在临床管理和替代治疗的争论方面也可发挥相应作用。越来越多的医院已将MMC整合到自身的管理过程中。为此，医疗机构还编制了病例分析指南。传统观念上，MMC讨论的不良后果将归因于医护人员治疗患者的个人能力，而不是系统或过程导致的失败，虽然两者都可导致医疗差错，但由于临床医生可能会担心尴尬和名誉损害，可能并不愿在会议上公开讨论此类错误，如此便不利于消除不良事件，同时也不利于确保患者安全。因此，我们将阐述如何在ICU中实施的系统化MMC的相关事宜并讨论如何避免医护人员不愿讨论错误的情况。

3. MMC的流程

MMC规则：医护人员召开MMC的主要目的在于确定设计或规划、组织管理、培训及实践以期预防不良事件。在常规MMC召开之前，医护人员应事先举行一次非正式会议，明确MMC的召开目标和结构并确定MMC的相关事宜：在医护人员之间进行开放性讨论，回顾个人和团队所采取的干预和临床措施且不应涉及任何恐吓、羞耻或导致内疚的内容。在进行会议讨论之前，医护人员应首先营造一个安全且非批判性的环境，这些规则可在部门主管和MMC协调员签署的规章中正式规定，同时还应设立一个由护士长、一名护士和一名医师组成的永久性协调小组，该小组应出席每次MMC。此外，MMC需要在死亡问题方面保证回顾和讨论的结构化和系统化，并将讨论的方向引向改进系统和过程。MMC一般分为7个步骤，包括病例确定、病例准备和回顾、病例分析、病例讨论、病例分类、推荐和随访。

1）对象、时间、地点：每月定期举行MMC可以保证医护人员的出勤率，减少他们对细节的遗忘，并降低个人的内疚感。MMC是一种学习、改进和问责的会议，因此住院医师和初级医师必须出席，并在会上汇报和讨论病例。在MMC中，主持经验丰富的外部审计员能够以比患者直接医护人员更客观的视角组织讨论，从而有助于提高MMC的质量和实用性。护士参与MMC可以更好地平衡ICU工作的组织方法。

2）病例：MMC旨在对可预防的不良事件进行分析，但却不一定要吹毛求疵。详尽报告的不良事件并不一定比选定的不良事件或前哨事件作为安全或质量指标更好。MMC讨论的前哨事件应在初步非正式会议期间由参与者共同确定，事件（如功能缺陷）需被认为应在ICU实践工作中预防。根据经验，适合MMC分析的前哨事件包括ICU治疗期间突发的心搏骤停、意外拔管、拔管后24~48h内再行拔管后计划的插管行为，以及转出ICU后48h内重返等。尽管没有证据表明MMC会增加针对医疗损伤及医疗事故提起的诉讼，但不建议选择涉及司法起诉的病例。前哨事件可采用不同的方法收集，如使用医护人员可随时查看的"事件簿"或收集预先填写好的表单，但局限性在于医护人员的自愿性及病例的机密性。选择将在MMC中分析的不良事件时，应明确改善患者安全和医疗质量的目标，同时还应考虑病例的教育价值。

3）病例准备和回顾：直接参与患者治疗的住院医师和护士应在一位资深重症专家的监督下，根据以下标准准备病例报告：教学价值、医疗质量的改善、预防措施以及医疗或护理管理的评价。为提高综合学习体验，医护人员还应准备患者病史并列明不良事件的后果，同时列举可能对不良事件产生影响的个人、环境和组织等方面的相关因素。该框架可以保证以同样的方式回顾所有不良事件，还可以针对专题进行简短的文献综述。如果有尸检结果，可以将尸检结果纳入其中。

4）病例分析与讨论：MMC应以非评判性和非惩罚性的方式进行，由主持人总结病例，然后由与会成员确定并提出讨论的具体主题。在适当的时候，可以将已发表研究中的数据作为外部基准，与实际情况进行比较。主持人或高年资医护人员应主动报告各自所犯的类似或相关错误，并说明自己从这些错误中汲取的经验教训。其后，与会者就相关案例进行讨论。MMC的与会者（医生、护士和外部审计师）重点讨论事件的严重程度、因果关系（相关制度、ICU 环境、工作环境、团队的相关因素、个人因素、任务因素、员工管理），以及事件的可预防性。病例讨论旨在检查医疗系统和组织管理流程，以找出防止不良事件再发的方法。

5）病例分类和讨论意见：为了保证将重点放在确定事件的严重性、因果关系及可预防性上，可以采用匿名的预先印好的摘要或分析网格作为构建案例分析和讨论的指南。为了简化和明确 MMC 与会者做出的决定，可使用相关量表来对不良事件的严重性及其可预防性进行分类，并根据预先确定的项目对其因果关系进行分类。若促成不良事件的因素有很多，则与会者需共同讨论确定导致该不良事件的主要因素以及各因素的等级（主要或次要）。

主持人和外聘审计员通过总结分析案例来结束讨论。主持人鼓励所有与会者提供推荐意见以防止类似不良事件的复发。达成共识的每项预防措施由相关人员或工作组进行随访，并在所起草的协议中明确具体的实施时间。为了使系统高效工作，必须限制推荐意见的数量。针对法国 ICU 中 MMC 的实施情况进行的一项全国性调查结果显示，83% 的病例起草了新的流程，63% 的病例对现有流程进行了修改，50% 的病例制订了培训计划，72% 的病例改变了组织管理流程。委员会领导应负责编写一份基于匿名原则的 MMC 简要报告并坚持对原因和预防决策进行分析。还需将这份简报分发给 ICU 团队成员，以增强医护人员对不良事件风险及预防措施的认识。数据归档（分析摘要和会议记录）应遵循档案管理原则，而提供该记录的服务应遵循服务运作原则。这些数据和与不良反应记录还可用于评估预防措施的落实。

作为医学培训的重要组成部分，MMC 可以为 ICU 医护人员提供一个广阔的讨论和交流平台。MMC 可以通过改变组织文化来提高 ICU 医护人员的能力。医护人员能否改善治疗质量和患者安全，取决于针对结构和系统分析采用的评估方法。MMC 采取规范化、系统化的审查过程将有助于改进系统和组织的缺陷，MMC 还可提供会议结果及随访记录，以便于向医院管理层报告并做出保证。

通过重新关注患者的治疗和护理管理，MMC 可以改善重症患者诊疗的临床实践。如此，MMC 将有助于开展患者安全管理。

（七）其他物品的管理

ICU 的药品、一次性医用耗材的管理和使用应当有规范、有记录。仪器和设备必须保持随时启用状态，定期进行质量控制，由专人负责维护和消毒，抢救物品有固定的存放地点。医院应建立和完善重症医学科信息管理系统，保证重症医学科及时获得医技科室检查结果，以及质量管理与医院感染监控的信息。

第四节　院内感染控制和管理

1. ICU 需加强医院感染管理，建立专职院感管理团队，成员包括主治以上医师 1 名和专科护士 2~3 名；每日负责巡查并总结，每周进行一次例会报告和讨论院内感染病例。

2. 严格执行手卫生规范及对特殊感染患者的隔离。严格执行预防、控制呼吸机相关性肺炎、血管内导管所致血行感染、留置导尿管所致感染的各项措施，加强耐药菌感染管理，对感染及其高危因素实行监控。

3. ICU 的整体布局应该使放置病床的医疗区域、医疗辅助用房区域、污物处理区域和医务人员生活辅助用房区域等有相对的独立性，以减少彼此之间的干扰和控制医院感染。

4. 重症医学科应具备良好的通风、采光条件。医疗区域内的温度应维持在 24 ± 1.5 ℃左右。具备足够的非接触性洗手设施和手部消毒装置，单间每床 1 套，开放式病床至少每 2 床 1 套。

5. 对感染患者应当依据其传染途径实施相应的隔离措施，对经空气感染的患者应当安置负压病房进行隔离治疗。有合理的包括人员流动和物流在内的医疗流向，有条件的医院可以设置不同的进出通道。

6. 应当严格限制非医务人员的探访；确需探访的，应穿隔离衣，并遵循有关医院感染预防控制的规定。ICU 的建筑应该满足提供医护人员便利的观察条件和在必要时尽快接触患者的通道。装饰必须遵循不产尘、不积尘、耐腐蚀、防潮防霉、防静电、容易清洁和符合防火要求的原则。

第五节 医护人员基本技能要求

一、医师的资质和能力要求

1. 所有在 ICU 执行医疗活动的医生需经过严格的专业理论和技术培训,并考核合格。

2. 掌握重症患者器官、系统功能监测和支持的理论与技能,要对脏器功能及生命的异常信息具有足够的快速反应能力:休克、呼吸功能衰竭、心功能不全、严重心律失常、急性肾功能不全、中枢神经系统功能障碍、严重肝功能障碍、胃肠功能障碍与消化道大出血、急性凝血功能障碍、严重内分泌与代谢紊乱、水电解质与酸碱平衡紊乱、肠内与肠外营养支持、镇静与镇痛、严重感染、多器官功能障碍综合征、免疫功能紊乱。要掌握复苏和疾病危重程度的评估方法。

3. 除掌握临床科室常用诊疗技术外,应具备独立完成以下监测与支持技术的能力:心肺复苏术、颅内压监测技术、人工气道建立与管理、机械通气技术、深静脉及动脉置管技术、血流动力学监测技术、持续血液净化、纤维支气管镜等技术。

二、护士的资质和能力要求

1. 经过严格的专业理论和技术培训并考核合格。

2. 掌握重症监护的专业技术:输液泵的临床应用和护理,外科各类导管的护理,给氧治疗、气道管理和人工呼吸机监护技术,循环系统血流动力学监测,心电监测及除颤技术,血液净化技术,水、电解质及酸碱平衡监测技术,胸部物理治疗技术,重症患者营养支持技术,危重症患者抢救配合技术等。

3. 除掌握重症监护的专业技术外,应具备以下能力:各系统疾病重症患者的护理、重症医学科的医院感染预防与控制、重症患者的疼痛管理、重症监护的心理护理等。

第六节 基本设备要求

1. 每床配备完善的功能设备带或功能架,提供电、氧气、压缩空气和负压吸引等功能支持。每张监护病床装配电源插座 12 个以上,氧气接口 2 个以上,压缩空气接口 2 个和负压吸引接口 2 个以上。医疗用电和生活照明用电线路分开。每个床位的电源应该是独立的反馈电路供应。重症医学科应有备用的不间断电力系统(UPS)和漏电保护装置;每个电路插座都应在主面板上有独立的电路短路器。

2. 应配备适合的病床,配备防褥疮床垫。

3. 每床配备床旁监护系统,进行心电、血压、脉搏血氧饱和度、有创压力监测等基本生命体征监护。为便于安全转运患者,每个重症加强治疗单元至少配备 1 台便携式监护仪和 1 台床旁超声仪器。

4. 三级综合医院的重症医学科原则上应该每床配备 1 台呼吸机,二级综合医院的重症医学科可根据实际需要配备适当数量的呼吸机。每床配备简易呼吸器(复苏呼吸气囊)。为便于安全转运患者,每个重症加强治疗单元至少应有 1 台便携式呼吸机。

5. 每床均应配备输液泵和微量注射泵,其中微量注射泵原则上每床 4 台以上。另配备一定数量的肠内营养输注泵。

6. 其他必配设备:心电图机、血气分析仪、除颤仪、心肺复苏抢救装备车(车上备有喉镜、气管导管、各种管道接头、急救药品以及其他抢救用具等)、纤维支气管镜、升降温设备等。三级医院必须配置血液净化装置、各类血流动力学与氧代谢(不限于指氧等)监测设备。

第七节 监督管理

1. 省级卫生行政部门可以设置省级重症医学科质量控制中心或者其他有关组织对辖区内医疗机构的 ICU 进行质量评估与检查指导。

2. 医疗机构应当配合卫生行政部门及其委托的重症医学质量控制中心或者其他组织开展对重症医学科的检查和指导,不得拒绝和阻挠,不得提供虚假材料。

十年前,在老一代人艰苦创业的基础上,重症医学人共同努力,我国重症医学终于走上了专业化、规范化发展的道路。十年来,重症医学在新平台上飞速发展。放眼看去,从全国各地重症医学科病房建成数量和系统化方面，从重症医学从业人员不断增加方面，都取得了显而易见的成绩。但更为重要的是，重症医学的专业知识，专业技能得到更为广泛普及；新的科研成果进一步揭示重症发生发展的机制，学术内涵更加丰富，临床实践的依据更加充实；临床上已经在面对更加艰巨的挑战，治疗更为严重的重症患者。今天，重症医学的组织建设站上了一个新的、更高的平台，同道们在组织建设的基础上站上了新的起跑线。组织是一个机构的根本，决定了如何吸纳"营养"，如何才能结出重症"之花"。无论回首往事，还是展望明天，无不感受到重症医学焕发出的蓬勃朝气。面对脆弱的生命、面对社会巨大需求的呼唤、迎接艰难的挑战；克服了面前的困难，更大的难题紧接在后面。这正是学科的魅力，生命的魅力！更让人欣慰的是，在学科发展的道路上，重症医学人，正在给出一个又一个新的、正确的答案。

（隆　云　陈　焕）

参 考 文 献

［1］隆云.重症医学质量管理－实践指南［M］.北京：光明日报出版社，2018.

［2］中华医学会重症医学分会.《中国重症加强治疗病房（重症医学科病房）建设与管理指南》（2006）［J］.中国危重病急救医学，2006，18（7）：387-388.

［3］刘大为.重症医学发展的又一个十年—写在重症医学专业学科建立十周年的日子［J］.中华重症医学电子杂志，2018，4（03）：221-222.

［4］刘大为.学术定位对重症医学质量与安全的决定作用［J］.中华内科杂志，2012，51（8）：588-589.

［5］刘大为.重症患者管理体系的形成与发展［J］.协和医学杂志，2010，01（1）：40-43.

［6］张萌，李维勤，杨国斌，等.重症医学的组织管理［J］.医学研究生学报，2013，26（8）：882-885.

［7］刘大为.重症患者的治疗规范化与血流动力学支持［J］.中华内科杂志，2007，46（4）：270.

［8］Apfelbaum JL, Hagberg CA, Caplan RA, et al. Practice guidelines for management of the difficult airway: an updated report by the American Society of Anesthesiologists Task Force on Management of the Difficult Airway［J］. Anesthesiology, 2013, 118（2）: 251-270.

［9］Pronovost PJ, Watson SR, Goeschel CA, et al. Sustaining reductions in central line-associated bloodstream infections in Michigan intensive care units: a 10-year analysis［J］. Am J Med Qual, 2015, Epub.

［10］Latif A, Kelly B, Edrees H, et al. Implementing a multifaceted intervention to decrease central line-associated bloodstream infections in SEHA（Abu Dhabi Health Services Company）intensive care units: the Abu Dhabi experience［J］. Infect Control Hosp Epidemiol, 2015, in press.

［11］Ksouri H, Balanant PY, Tadié JM, et al. Impact of morbidity and mortality conferences on analysis of mortality and critical events in intensive care practice［J］. Am J Crit Care, 2010, 19: 135-145.

［12］Garrouste-Orgeas M, Philippart F, Bruel C, et al. Overview of medical errors and adverse events［J］. Ann Intensive Care, 2012, 2: 2.

［13］Higginson J, Walters R, Fulop N. Mortality and morbidity meetings: an untapped resource for improving the governance of patient safety［J］. BMJ Qual Saf, 2012, 21: 576-585.

［14］Kuteifan K, Mertes PM, Bretonnière C, et al. Implementation of morbidity and mortality conferences in French intensive care units: a survey［J］. Ann Fr Anesth Reanim, 2013, 32: 602-606.

［15］Pelieu I, Djadi-Prat J, Consoli SM, et al. Impact of organizational culture on preventability assessment of selected adverse events in the ICU: evaluation of morbidity and mortality conferences［J］. Intensive Care Med, 2013, 39: 1214-1220.

［16］Adhikari NK, Fowler RA, Bhagwanjee S, et al. Critical care and the global burden of critical illness in adults［J］. Lancet, 2010, 376（9749）: 1339-1346.

［17］Wunsch H. Is there a Starling curve for intensive care？［J］. Chest, 2012, 141（6）: 1393-1399.

［18］Christian MD, Sprung CL, King MA, et al. Triage: care of the critically ill and injured during pandemics and disasters: CHEST consensus statement［J］. Chest, 2014, 146（4 Suppl）: e61S-74S.

［19］Sprung CL, Artigas A, Kesecioglu J, et al. The Eldicus prospective, observational study of triage decision making in European intensive care units: Part II - intensive care benefit for the elderly［J］. Crit Care Med, 2012, 40（1）: 132-138.

[20] Shahpori R, Stelfox HT, Doig CJ, et al. Eldicus prospective, observational study of triage decision making in European intensive care units: Part I − European Intensive Care Admission Triage Scores[J]. Crit Care MEd, 2012, 40(1): 125–131.

[21] Shahpori R, Stelfox HT, Doig CJ, et al. Sequential organ failure assessment in pandemic planning[J].

Crit Care, 2010, 14(Suppl 1): 477.

[22] Christian MD, Fowler R, Muller MP, et al. Critical care resource allocation: trying to PREEDICCT outcomes without a crystal ball[J]. Crit Care, 2013, 17(1): 107.

[23] Capuzzo M, Moreno RP, Alvisi R. Admission and discharge of critically ill patients[J]. Curr Op Crit Care, 2010, 16(5): 499–504.

第三章　重症医学的专业培训

重症医学作为最年轻的临床医学学科,起源于为呼吸肌受累的脊髓灰质炎患者提供机械通气支持以改善其临床预后。事实上,这也是呼吸科及麻醉科等其他临床医学专科将重症医学作为其亚专科重要组成部分的原因之一。然而,在此后的 60 余年间,重症医学的临床医疗护理取得了长足进步,促进其理论体系日臻完善。中国的重症医学起步于 20 世纪 80 年代初,历经多年的艰苦努力,于 2009 年被当时国家卫生部认定为临床医学二级学科以及一级诊疗科目。

对于一个独立的临床医学学科而言,专科医师培训的重要性不言而喻。然而,多年以来,有关重症医学专科医生培训的适宜方式在国内外均存在不少争论。资料表明,国外现有的重症医学专业培训项目具有较大差异,甚至在同一国家中也存在不同形式。本章旨在讨论国外重症医学的不同培训模式,并结合国内现状对现行的专科医师规范化培训试点制度进行介绍。

第一节　国外的重症医学培训模式

当前,不同国家和地区施行的重症医学培训模式在制度设计、学员招收、培训内容、考核方法等诸多方面存在很大差别(表 1-3-1)。

美国施行的重症医学培训模式为多个亚专科(multiple subspecialty)模式,即完成了内科、外科、麻醉科或儿科的住院医师培训后,若希望接受重症医学培训,则由内科、呼吸内科、麻醉科或儿科等各个专科在其专科医师培训(fellowship)期间,分别延长一年期限,进行相应的重症医学知识与技能培训。因此,重症医学事实上是上述各个专科的亚专科。

与此不同,很多欧洲国家最初施行重症医学培训的单一亚专科(single subspecialty)模式,即只有麻醉科的专科医师培训阶段才能接受重症医学的亚专科培训。因此,重症医学仅仅是麻醉科的亚专科,其他专科医生无法从事重症医学的临床工作。

超级专科(supraspecialty)模式在前些年成为欧洲各国重症医学培训的主流模式。在此模式下,重症医学专科医师培训项目可以接收包括内科和外科等其他相关专科的住院医师。与单一或多个亚专科培训模式不同,此时由重症医学科而非原先各自专科负责重症医学专科培训的内容、实施与考核。

重症医学专科培训的另一种模式为独立专科(primary specialty)模式,即由重症医学科负责从住院医师直至专科医师的所有毕业后专科教育与

表 1-3-1　重症医学不同培训模式的比较

模式	培训对象	说明
超级专科模式	完成相关专科*培训的住院医师	共同的重症医学专科培训项目
亚专科模式		
单一	接受某个专科培训的住院医师	仅在某个专科培训中包含重症医学培训内容
多个	接受相关专科*培训的住院医师	相关专科*分别负责重症医学培训内容
独立专科模式	医学院毕业生即初级住院医师	由重症医学科直接负责所有的毕业后医学专科培训

* 相关专科指内科、外科、麻醉科和儿科

培训工作。

资料表明，很多国家也在根据实际情况，不断探索适宜的重症医学专科医师培训模式。例如，欧洲各国最初多采用单一亚专科模式，即由麻醉科负责重症医学专科医师的培训。但是，随着重症医学的不断发展壮大，对于重症医学专科医师的需求不断增加，其专业性要求也相应提高，因此，欧盟各国转而实施重症医师专科医师培训的超级专科模式。近年来，瑞士、英国、西班牙、爱尔兰、德国及法国等国先后施行了重症医学专科培训的独立专科模式。与此相似，2010 年以来，澳大利亚已经从原先的单一亚专科模式改为专科模式。在全世界范围内，美国是实施多个亚专科培训模式的唯一国家。

第二节　重症医学医师培训
不同模式间的争论

上述哪种重症医学专科医师培训模式最为适宜？对这一问题的争论，不同专科的观点迥异。其他专科的观点认为，重症医学亚专科培训是其专科培训不可分割的一部分。其主要理由包括：①重症医学专科培训的所有内容由某个专科全部负责过于复杂；②重症医学作为独立专科有可能影响各个专科之间的协作；③重症医学往往忽视原发疾病的诊治；④重症医学对医生身体及情绪的要求很高，难以做到终生投入，而其他专科背景此时可为年长的重症专科医生"留有出路"。

事实上，上述观点不能构成反对重症医学专科培训的充分理由。

首先，重症医学的内容纷繁复杂，在对多种不同原发疾病进行诊疗的同时，还涉及包括循环、呼吸、肾脏、消化、出凝血、神经系统等不同器官功能评估及支持治疗技术。此外，临终治疗、器官捐献、医学伦理与法律、团队协作、沟通技巧等多方面知识与技能也是重症医学的重要组成部分，也应当纳入培训内容。认为上述内容过于繁杂，无法由某个专科单独完成，因此支持实施亚专科培训模式，这一观点显然失之偏颇。另外，通过亚专科模式培训的医生往往精通于某一器官系统疾病，而缺乏应对危重病患者复杂病情的知识与能力。我们无法想象，一个 ICU 究竟需要配备多少名不同亚专科培训的医生，才能完成所有重要器官（系统）的诊疗任务？实际上，重症医学专科培训的优势之一在于，通过为期数年严格的标准化培训过程，更加全面系统地掌握重症医学的核心知识与技能，这样才能更好地应对 ICU 患者的各种危重病（如癫痫持续状态、急性肾损伤、感染性休克以及静脉血栓栓塞等）。这一培训体系无论在系统性，还是在持续时间以及培训强度上，均非为期仅一年的亚专科或超级专科培训可与之比肩。与之相比，尽管亚专科培训的重症医生对于其擅长疾病的救治效果可能更佳，但是，一旦患者出现其他器官系统受累，医生在知识结构与技能方面的先天不足反而可能导致预后恶化。

其次，重症医学非常重视临床工作各个利益攸关方的合作，这不仅包括与本专科医生、其他专科医生和护士，还包括与患者及家属等的合作。研究表明，封闭式 ICU 的建立并不一定伴随着其他专科会诊数量的减少，间接反映了重症医学对学科间协作的重视。事实上，近年来重症医学的飞速进步很大程度上得益于在重症医学这一救治平台上多学科的密切协作。

最后，尚无证据表明，随着年龄的增大，重症医学专科医生将离开这一专科。国外的例证恰恰相反。一方面，年长的重症医生可以花更多时间用于教学、科研以及管理工作。另一方面，国外的重症医学亚专科培训并不一定符合中国的实际情况。资料表明，在美国，尽管多个专科（特别是呼吸内科）担负了重症医学的亚专科培训，但是仅有 3.4% 的住院医生最终愿意从事重症医学的临床工作。因此，通过亚专科模式培训的重症医学专科医生无法满足临床需求。与此同时，由于美国的重症医生多数具有其他专科背景，在 ICU 工作时间有限。与其他国家主要为专职 ICU 医生的现实相比，其局限性不言而喻，甚至可能伴随危重病患者病死率的增加。

事实上，美国的重症医学同道也已认识到现有亚专科培训体系的局限性：①多个亚专科培训模式并存造成了重症医学的医疗实践、医生培训及认证的高度异质性，越来越远离统一标准；②对于病情复杂患者采用亚专科照护模式缺乏实际可行性；③多个亚专科模式可能加剧从业人员的短缺。因此，近年来，美国重症医学界也在不断呼吁建立独立的重症医学专科培训体系。

与其他专科观点不同，重症医学理论始终认为，危重病系不同专科疾病发展到一定阶段的共同特征，其临床表现及诊疗策略具有共同或相似的规律，此时更应从患者整体以及各个器官之间的相互影响出发，厘清诊疗思路，制订治疗计划，这样才符合重症医学的理念。

第三节　中国重症医学专科医师培训需要建立多方协作共赢的模式

中国的重症医学起步较晚，多种管理模式并存。研究表明，由重症医学科管理的综合 ICU 以及由各个专科负责的专科 ICU 各自占据半壁江山。这一格局的形成是包括医院历史沿革、专科优势、学科带头人等多种因素相互博弈的结果。另外，卫生主管部门先后颁布了与重症医学相关的多项行政规定。例如，要求三级以上医院必须设置重症医学科，急诊医学科必须设置急诊监护病房等。同时，相关专科的全国性学术组织也竞相发布指导性意见，强调专科培训的必要性和重要性。这些文件分别被包括重症医学科在内的各个专科用于证明重症医学专科或亚专科培训体系存在的合理性，也造成了重症医学多种培训模式并存的局面。

事实上，多种专科疾病一旦发展到危重病阶段，均表现为多器官功能障碍，具有其共性。此时，如何权衡各种治疗的优劣，区分主要和次要矛盾，整体把握诊疗原则，理所当然是重症医学的特长。同时我们应当承认，危重病阶段是专科疾病自然病程的延续，其救治理应成为一些相关专科（如急诊科、外科、内科、麻醉科等）培训的重要内容。

因此，相关专科应当认识到，重症医学已经成为独立的医学专科，其理论体系、专业知识与技能并非其他专科所能涵盖，需要经过系统的理论学习和临床实践方能掌握。从这个角度讲，开展重症医学专科培训是无法回避的大势所趋。另一方面，重症医师也需要理解，亚专科培训其实是重症医学专科培训的有益补充。因此，我们需要虚心

向传统专科学习，取长补短，在继续重视器官功能支持治疗的同时，特别加强对原发疾病的认识，进一步丰富重症医学的内涵。

纵观历史，临床医学各个学科的建立和发展，无一不是有赖于其自身的艰苦努力以及其他学科的大力协助，单纯借助行政手段并不可取，也是不可持续的。在可以预见的将来，中国重症医学专科培训模式与亚专科培训模式并存的现状将不会发生根本改变。为了促进重症医学学科的发展，应当抛弃"零和游戏"的错误观念，克服传统学科领域的狭隘以及学科之间的成见。正如当年麻醉学从外科学中独立之后，外科学非但没有因此衰败，反而与麻醉学相互促进，共同提高，在改进患者诊疗的同时，才能实现两个学科共同的跨越式发展。

当今重症医学专科的发展与此有相似之处。从全球范围上看，曾经作为多个相关专科亚专科的重症医学，如今具备了成为临床专科的条件；然而，这种脱离并非一定要建立在此消彼长的前提下，应当结合实际情况，具体分析各个学科的优势及劣势，在行政部门的协调下促成彼此合作共赢的局面。从国内医院的实际情况来看，这种局面的实现是大有可能的。

第四节　中国重症专科医师规范化培训制度的建立与实施

继 2013 年 12 月 31 日国家七部委发布《关于建立住院医师规范化培训制度的指导意见》并在全国推行住院医师规范化培训制度以来，2015 年 12 月 14 日，国家卫生和计划生育委员会、国务院医改领导小组办公室、国家发展和改革委员会、教育部、财政部、人力资源和社会保障部、国家中医药管理局、中国人民解放军总后勤部卫生部等八部委联合发布《关于开展专科医师规范化培训制度试点的指导意见》，由此推开了中国专科医师规范化培训的序幕。2018 年 6 月 5 日，国家卫生健康委员会批准重症医学科作为第二批试点专科，开展重症医学专科医师规范化培训试点工作。2018 年 8 月 30 日，国家卫生健康委员会公布了全国重症医学专科医师规范化培训第一批 78 家

培训基地名单。2019 年 3 月,全国重症医学专科医师规范化培训第一批学员进入培训基地,开始为期两年的学习和工作。

重症医学专科医师规范化培训试点制度建立之初,在强调重症医学学科整体理念的基础上,兼顾到国内重症医学多种培训模式并存的现实,根据超级专科模式制订了中国重症医学专科医师规范化培训制度。

根据这一制度要求,完成为期三年住院医师规范化培训的内科、外科和急诊科医生提出申请,经过统一考试后,可以参加由重症医学科主导的重症医学专科医师规范化培训计划。

重症医学专科医师规范化培训为期两年,分为相关专科轮转与重症医学科轮转两个阶段。根据规培学员的不同住院医师规范化培训背景,在相关专科轮转阶段制订不同的轮转计划(表 1-3-2)。具体说来,对于已经完成内科和急诊科住院医师规范化培训的学员,要求完成为期 6 个月的外科轮转(包括普通外科、胸心外科和神经外科)以及为期 3 个月的麻醉科轮转;对于完成外科住院医师规范化培训的学员,要求完成为期 9 个月的内科轮转(包括心血管内科、呼吸内科、消化内科和肾脏内科)。在为期 15 个月的重症医学科(综合 ICU)或至少包括内科和外科

ICU 在内的专科 ICU 轮转期间,要求完成 6 个月的总住院医师培训工作。

制定这一制度的出发点在于培养全面掌握重症医学知识与技能的专科医师,而不是仅仅了解内科重症(或外科重症)的专科 ICU 医生;在知识与能力方面,强调通过其他专科科室的轮转,病因治疗与支持治疗并重,弥补重症医学的短板;在具体实施方面,兼顾综合 ICU 与专科 ICU 并存的多种重症医学培训模式。

表 1-3-2 重症医学专科医师规范化培训内容

	轮转科室及时间 / 月				
	内科	外科	麻醉科	综合 ICU	合计
外科及相关专业[a]	9[c]	0	0	15[d]	24
内科和急诊[b]	0	6[e]	3	15[d]	24

a. 包括外科、外科(神经外科方向)、外科(胸心外科方向)、妇产科及麻醉科

b. 包括内科、神经内科和急诊科

c. 包括心血管内科(≥3 个月)、呼吸内科(≥2 个月)、消化内科(≥2 个月)和肾脏内科(≥2 个月)

d. 包括 6 个月总住院医师

e. 包括普通外科(≥2 个月)、胸心外科(≥2 个月)和神经外科(≥2 个月)

(杜 斌)

参 考 文 献

[1] Berthelsen PG, Cronqvist M. The first intensive care unit in the world: Copenhagen 1953 [J]. Acta Anaesthesiol Scand, 2003, 47: 1190-1195.

[2] McLean AS. Is a single entry training scheme for intensive care medicine both inevitable and desirable? [J]. Crit Care Med, 2015, 43: 1816-1822.

[3] Du B, Xi X, Chen D, et al. Clinical review: critical care medicine in mainland China [J]. Crit Care, 2010, 14: 206.

[4] 杜斌. 中国病理生理学会危重病医学专业委员会: 中国重症医学发展的引领者与亲历者 [J]. 中华重症医学电子杂志, 2015, 1: 10-12.

[5] Fink MP, Suter PM. The future of our specialty: critical care medicine a decade from now [J]. Crit Care Med, 2006, 34: 1811-1816.

[6] van Aken H, Vallet B, Mellin-Olsen J. Comment on Rubulotta et al. Intensive care medicine: Finding its way in the "European labyrinth" [J]. Intensive Care Med, 2012, 38: 1074-1075.

[7] Du B, Weng L. A multidisciplinary approach is key to the development of critical care medicine in mainland China [J]. Chest, 2014, 145: 1433.

[8] Barrett H, Bion JF. An international survey of training in adult intensive care medicine [J]. Intensive Care Med, 2005, 31: 553-561.

[9] 王春耀, 杜斌. 中国的重症医学: 专科抑或亚专科 [J]. 中华重症医学电子杂志, 2016, 2: 149-151.

[10] Prisco L, Donadello K, Shepherd SJ. Intensive care medicine curricula in Europe: docendo discimus [J]. Intensive Care Med, 2015, 41: 2180-2183.

[11] Diringer MN, Edwards DF. Admission to a neurologic/ neurosurgical intensive care units is associated with

reduced mortality rate after intracerebral hemorrhage [J]. Crit Care Med, 2001, 29: 635-640.

[12] Lott JP, Iwashyna TJ, Christie JD, et al. Critical illness outcomes in specialty versus general intensive care units [J]. Am J Respir Crit Care Med, 2009, 179: 676-683.

[13] Lorin S, Heffner J, Carson S. Attitudes and perceptions of internal medicine residents regarding pulmonary and critical care subspecialty training [J]. Chest, 2005, 127: 630-636.

[14] Angus DC, Kelley MA, Schmitz RJ, et al. Current and projected workforce requirements for care of the critically ill and patients with pulmonary disease: can we meet the requirements of an aging population? [J]. JAMA, 2000, 284: 2762-2770.

[15] Marik P, Myburgh J, Annane D, et al. What conclusions should be drawn between critical care physician management and patient mortality in the intensive care unit[J]. Ann Intern Med, 2008, 149: 770-771.

[16] Wunsch H, Angus DC, Harrison DA, et al. Comparison of medical admissions to intensive care units in the United States and United Kingdom [J]. Am J Respir Crit Care Med, 2011, 183: 1666-1673.

[17] Kaplan LJ, Shaw AD. Standards for education and credentialing in critical care medicine [J]. JAMA, 2011, 305: 296-297.

[18] Tisherman SA, Spevetz A, Blosser SA, et al. A case for change in adult critical care training for physicians in the United States: a white paper developed by the Critical Care as a Specialty Task Force of the Society of Critical Care Medicine [J]. Crit Care Med, 2018, 46: 1577-1584.

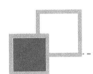

第四章 重症医学的医疗质量

第一节 重症医学质控现状

在任何时候，人们都希望能够获得高质量的医疗服务，同时希望医疗服务不会带来任何不良后果。事实上，现有的科学很难满足这样的要求，重症医学尤为如此。更多的时候，重症医学只能设法从不同的角度来改善医疗服务水平，也就是说，我们必须不断地提高医疗质量，并以此为目标进行合作。重症医学科的床位数目逐年增加，接诊规模日趋增大，面临的疾病越来越复杂，重症医学的医疗质量便成为重中之重的关键环节。近年来，医疗质量与患者安全已经引起人们的广泛关注，甚至视之为当代医学进步的主要的目标之一。医务人员常常容易忽略临床工作中的不良事件，也没有意识到这些差错可能会对患者预后产生严重影响。

20 世纪末，在美国进行了的两项关于医疗安全的大规模研究，结果均发现在住院患者中不良事件发生率在 2.9%~3.7% 之间，6.6%~13.6% 的不良事件导致患者死亡，进一步分析发现在这两项研究中半数以上不良事件都是可预防的。而且每年由此导致的医疗费用高达 170 亿 ~290 亿美元。这些触目惊心的数据引起了人们深刻的思考，为此 2000 年美国医学会（Institute of Medicine，IOM）成立了美国医疗质量评价委员会（Committee on Quality of Health Care in America），并分别发布了 "Crossing the Quality Chasm: A New Health System for the 21st Century" 和 "To Err Is Human: Building a Safer Health System" 两个在医疗质量与安全方面系统的指导文件，旨在建立更安全医疗系统。这些研究和指南的发布引起了世界范围内的医务人员、政府部门、医学学术团体对于医疗质量与安全的高度重视，也促使他们不断地去寻找

评价与改进医疗质量的系统方法。以前，医生主要通过对患者的情况进行随访来实施内部的质量控制，随着时代的发展以及医护人员对于评估各自工作质量的关注，这种方式已经远远不能满足临床的要求。目前普遍认为，对于重症医学科已经应该实施更加积极的质量改进方案，对于 ICU 的管理结构、诊疗过程以及患者转归等多个方面进行评价和管理。

在 1999 年，IOM 关于医疗质量、安全和差错的定义是医疗质量评价领域目前广为接受的基本理论之一。根据这个定义所谓医疗质量即医疗机构采用最新的专业知识，对患者个体或群体提供的医疗服务的结果同其疾病理论预后相近的程度。所谓安全则是指没有发生无意做错或漏做某事宜所导致的临床差错。而差错则是指完成任务过程中方法本身存在错误或未能按预定方案执行导致的错误。

医疗不良事件是指在临床诊疗活动中以及医院运行过程中，任何可能影响患者的诊疗结果、增加患者的痛苦和负担并可能引发医疗纠纷或医疗事故以及影响医疗工作的正常运行和医务人员人身安全的事件。不良事件可以是任何未预期的不适症状、体征、疾病或身体损害，可能与药物或医疗器械有关联但不一定存在因果关系的事件。

在医疗体系中，医疗质量与安全息息相关，医疗安全本质上是医疗质量的重要组成部分，没有医疗安全则不可能有高水平的医疗质量。随着两者越来越密切地整合在一起，很难绝对地将医疗安全与质量完全区分开来。

第二节 质量指标的概念与特征

ICU 中治疗的复杂性以及大量的生理体征和治疗过程的记录提供了海量的数据，这为医疗质

量的改进提供了大量有用的信息。凝练出的指标可以用来监测患者的治疗质量，同时还可以用来比较不同干预手段的优劣，还可与其他 ICU 进行对比。指标的监测和分析可以指导治疗的调整，从而改善患者的预后。

医疗质量指标是指可用于显示患者治疗质量的可衡量性特征。它包括三个方面的含义。第一，指标必须能够提供有关治疗质量的信息。治疗质量是一个比较宽泛的概念，需要用多种方式加以定义。这方面，美国医疗质量委员会提出了安全、有效、以患者为中心、及时、效率和公平等六个质量领域。安全指的是避免旨在帮助患者的治疗给他们带来伤害；有效指的是基于科学知识向所有可能获益的患者提供服务，不向预计不能受益的患者提供服务（分别用于避免使用不足或过度使用）；以患者为中心指的是提供尊重患者个体偏好，需求和有价值的治疗，确保所有的临床决定符合患者的价值观；及时指的是减少等待的时间，以及对于医患双方都可能有害的延误；效率指的是避免浪费，包括设备、物资、理念以及能源；公平指的是对于不同性别、种族、地理位置以及社会阶层的患者提供的医疗服务没有差异。这六个质量领域可以作为一种有效的分类方法。第二，指标作为治疗的一方面，必须可衡量。只有可量化的指标才能够用于比较，以及进一步制定标准，从而保证医疗质量评估体系的统一。第三，指标只是用于指示，而不是决定的限定。因为指标可能受到多种因素的影响，多种原因都可能使指标获得的结果出现错误。当指标数据表面上看起来不如预期时，我们应该全面彻底的分析影响以及决定指标的因素，才能得出与治疗质量相关的明确结论。

指标的特征决定了其在描述治疗质量过程中的表现，质量指标的特征主要包括以下几点：与临床决策有关，与结果和与结果相关的过程有关，能够指向可以导致改善的行为，易于测量，能及时和快速的提供，能用于不同的场景，基于证据或者以证据为基础的指南。与临床决策的相关性囊括了所监测项目发生的频率与患者所面临的风险。指标监测的内容应该可以预测或评价患者面临的利弊情况，否则这些信息并没有实际的意义。

第三节　质量指标的种类

1966 年，国际公共卫生界巨匠 Donabedian 教授第一次提出了医疗质量概念的三维内涵："结构—过程—结果"质量评价指标系统理论，这一医疗质量控制模型构筑了医疗质量控制系统的理论框架，把医疗成本、患者的获益和提供服务的相关风险置于统一的医疗质量范畴之内。在这个框架内，质量指标被分为结构指标，过程指标与结果指标。结构指标描述的是医疗机构中各类资源的静态配置关系与效率，如床位数、设备与人力配置、服务项目及范围、服务量等。在重症医学科中，一个典型的结构指标是重症医学科的床位数，重症医学医师的人数以及能够提供护理的护士人数。结构指标所描述的方面通常可通过增加投入来得到改善。然而，要实现这种改善可能需要花费很长的时间，比如增加 ICU 的床位数量。过程指标主要用于描述医护人员和患者之间的治疗过程，概括医疗机构动态运行质量与效率，如临床治疗和处理的路径、各项活动的检测与评鉴、员工培训与教育。这些指标的特点是易于测量，且容易对医疗护理过程的各个方面进行改变，所以常常会被优先使用。常见的过程指标包括住院时间、指南的依从性等。尽管过程指标在应用过程中具有明确的因素，但是毕竟患者最终的预后才是最关键的因素，反映预后的这些指标被称为结果指标。结果指标是对医疗机构结构与运行最终质量的测量评价，包括患者满意度测定、再住院率、发病率、死亡率、剖宫产率、患者的候诊时间等指标，从患者的角度来观察预后通常被用来反映医疗护理的效应。

另外，根据指标的公开程度与否也可以把指标分为内部指标和外部指标。内部指标是指医疗机构以及医护人员为改善治疗而采用的指标，这些指标属于非公开数据，不参与公开的排行，相对比较宽松，所出现的偏差可以在内部进行讨论，不用担心会导致公众的非议。通过充分的讨论分析，这些内部指标可改善数据登记或医疗服务流程。外部指标旨在向外界提供信息，比如公众，政府机关，保险公司或医疗卫生检查员。外部指标具有精确度高，可重复使用，解释明确，处理数据的风险低等特点,这些指标有助于提高治疗的透明度,常被用于进行比较、排行及评论。

第四节 质量指标的确定

在确定质量指标时,德尔菲法是专家们经常使用的一种方法。采用这种方法时,专家们会基于证据和各自的意见进行反复的讨论,然后做出选择。在确定指标时,指标的表面效度和建构效度均为需要考虑的问题。表面效度指的是测量的内容与测量目标之间是否适合,也可以说是指测量所选择的项目是否"看起来"符合测量的目的和要求。表面效度指的是指标应用领域的专家意见,当该领域的专家认为指标无效时,那么实施该指标是不明智的,可能会导致不良影响。指标的运用结果不会获得认可且产生的数据也不会提高医疗质量;建构效度最关心的问题是指标实际测量包括哪些特征?在评价建构效度时,调研人员要试图解释"量表为什么有效"这一理论问题以及考虑从这一理论问题中能得出什么推论。当质量指标是基于指南的推荐意见确定时,指南中的证据通常可以保证证据的结构效度。

同时遴选质控指标的选择应当遵循 RUMBA 原则,即 Relevant to the problem:要选择与质量最直接相关的, Understandable:易于理解的, Measurable:可量化, Behaviourable:可被质控所改变, Achievable:可实现。与质量相关值得注意的问题有很多,但并非所有这些问题都能够成为质控指标。选择质控指标,除了表面效度与建构效度外,还根据 RUMBA 原则选择,选择与质量直接相关、易理解、可量化、可测量、可实现、可改变的指标。

第五节 重症医学的医疗质量指标

近十年来重症医学领域医疗质量管理的许多研究也引入了 Donabedian 教授的三维理论,但在不同的国家,不同发展水平的国家,在重症医学质量控制领域采用的质量指标也存在差异。2012年挪威的 H. Flaatten 检索了所有至少能在一个国家范围应用内进行重症医学质量控制的指标,结果发现在全部 8 个国家中共采用了 63 个质量控制指标,而在这当中没有一个指标被所有国家采用 14。其中采用率最高的是标准化死亡率,有6 个国家采用了这一指标。其次是患者及家属满意度,重症医学医师床位比和呼吸机相关肺炎的发生率,都有 5 个国家采用了这些指标。尽管如此,所有的指标也都可以按照其特征分为结构指标,过程指标和结果指标,表 1-4-1 中列出了文献中采用的常见的质量控制指标。

欧洲重症医学会安全与质量特别委员会(the Task Force on Safety and Quality of the European Society of Intensive Care Medicine, ESICM)进行了关于改进重症医学安全与质量指标的研究,最终集中了欧洲 18 位致力于重症医学质量控制的专家,并选择出能够在 90% 以上成员达成共识重症医学质控的指标。研究充分考虑了各国国情及语言上的差异,从 2010 年 4 月至 2011 年 7 月,历经反复沟通的五个阶段,最终从第一个阶段的 102 项共 111 个指标中,按照"结构—过程—结果"模式筛选出获 90% 以上专家共识的 9 条指标(表 1-4-2)。

2015 年,为了加强医疗质量管理,规范临床诊疗行为,促进医疗服务的标准化、同质化,国家重症医学质量控制中心根据中国重症加强治疗病房(ICU)建设与管理指南,以及卫生部三级综合医院评审标准和细则,制定了我国的《重症医学专业医疗质量控制指标》(表 1-4-3)。在国家卫生和计划生育委员会的领导下,国家重症医学质控中心从 2015 年开始每年开展全国医疗质量与服务抽样调查,截至 2018 年,质控范围覆盖我国除港、澳、台外的全部省、直辖市、自治区及新疆生产建设兵团,质控医院数量 17 883 家,ICU 7 547 家,涉及住院日 2 549 134 679 日,ICU 患者 4 235 594 人。质控结果显示非计划气管插管拔管率,气管插管拔管后 48h 内再插管率,非计划转入 ICU 率,转出 ICU 后 48h 内重返率等指标经过干预后得到明显的改善;同时呼吸机相关性肺炎发病率,血管内导管相关血流感染发病率和导尿管相关泌尿系感染的发病率明显下降。可以看到通过制定、普及重症医学质控指标,质控理念和标准得到了广泛的普及,带来了医疗治疗的改变,同时也发现了不少问题,为国内重症医学质量控制的下一步工作指明了方向。

表 1-4-1　重症医学领域质量控制指标

结构指标	过程指标	结果指标
是否配备 ICU 专业人员	再次转入率	死亡率（标准化）
人员配备的水平	VAP 实施流程的依从性	VAP 的发生率
护士患者比	镇痛监测 / 流程	褥疮的发生率
ICU 床位数	早期肠内营养	患者 / 家庭满意度
多学科协作	正确的抗生素使用	血流感染
呼吸机的配备	无菌流程的依从性	深静脉通路感染
其他仪器的配备	临床转运	细菌耐药的发生
快速反应小组	占有率	血栓栓塞的发生率
患者人数	夜间转出的情况	成本
满足提供 ICU 护理的要求	延迟 ICU 入住或转出	工作负荷
不良事件上报系统	入住 ICU 时间	长期生存情况
是否安排专门的药剂师	机械通气持续时间	ICU 的心肺复苏发生率
	家属谈话记录	新发的消化道出血率
	临终流程	非计划拔管率
	每日目标的使用情况	员工流失率和满意度
	治疗性低温	严重的不良事件的发生率
	再插管率	
	应激性溃疡的预防实施	
	脓毒症指南实施的依从性	
	不恰当的输血	
	取消手术的比例	
	小潮气量的比例	
	血糖控制	
	不良药物事件率	
	坚持药物使用流程	
	继续医学教育	

表 1-4-2　欧洲重症医学会安全与质量特别委员会医疗安全与质量指标

类型	序号	指标描述	指标含义
结构	1	ICU 满足国家对于提供重症医学服务的要求	ICU 应当按照标准的资源配置和报告机制作为独立的单元
过程	2	24h 具备专业的重症医学专科医生	ICU 必须保证每天 24h 能够提供重症医学专科医生，以保证医疗质量，降低发病率和死亡率并减少重症患者的停留时间。如果住院医生不是专业重症医学人员也必须是有内科知识背景医生，以保证早期的复苏和每天 24h 的器官功能支持，这种情况下，重症医学专科医生必须尽快到岗予以支持

续表

类型	序号	指标描述	指标含义
过程	3	不良事件报告系统	每一个 ICU 单元都应当有一个特别的监督系统以记录每一个患者所发生的不良事件
	4	常规的多学科的临床查房	在重症患者中常规的多学科的临床查房能够保证医疗质量,降低死亡率和住院时间
	5	转出患者的标准交班制度	每一个 ICU 转出患者都应当有标准交班记录,包括收治原因,诊断,目前仍存在问题及需要进一步解决的问题。这个记录还应当包括为什么停用了长期使用的药物,为什么新加了药物以及这些新加的药物应当使用多长时间。这个记录应当是患者常规记录的一部分,并在患者转出 ICU 后在任何一个临床科室都可以读到
结果	6	标准死亡率的报告与分析	由于没有考虑到疾病的严重程度及复杂性,死亡率并不是一个很好的质量控制指标。采用根据疾病严重程度评分计算的标准化死亡率则可同根据疾病严重程度评分的死亡率预测模型进行比较。将一个 ICU 单位的标准死亡率同另一个类似的单位进行规范的比较,则能反映出其业务水平的高低,同时有助于质量的持续改进
	7	48h 内再转入 ICU 率	早期再转入 ICU 率高意味着 ICU 转出时的决策错误,这可能是由于患者尚不符合普通病房治疗条件,也有可能是普通病房医疗或接管医生的失误。早期再转入常常会增加住院时间,增加医疗资源的消耗且发病率和死亡率都会明显上升。这常常存在转出 ICU 时依然存在的器官功能不全进而导致高的医疗护理强度
	8	中心静脉导管相关感染发生率	中心静导管在重症患者抢救中几乎是必不可少的,而中心静脉导管相关感染是中心静脉导管最严重的并发症,也是 ICU 院内获得性菌血症最主要的来源,死亡率大约在 10%,并会引起 ICU 停留时间增加 5~8d
	9	意外拔管率	意外拔管常伴随很高的再插管率,并增加院内获得性肺炎及死亡的风险

表 1-4-3 重症医学专业医疗质量控制指标

指标类型	指标描述	指标定义
结构指标	ICU 患者收治率和 ICU 患者收治床日率	ICU 患者收治率是指 ICU 收治患者总数占同期医院收治患者总数的比例。ICU 患者收治床日率是指 ICU 收治患者总床日数占同期医院收治患者总床日数的比例。其意义在于可以反映全部住院患者 ICU 患者的比例及收治情况
	急性生理与慢性健康评分（APACHE Ⅱ 评分）≥15 分患者收治率（入 ICU 24h 内）	入 ICU 24h 内 APACHE Ⅱ ≥15 分的患者为重症患者。因此,APACHE Ⅱ 评分≥15 分患者数占同期 ICU 收治患者总数的比例能够反映 ICU 所收治的患者的病情危重程度
过程指标	感染性休克 3h 集束化治疗（bundle）完成率	感染性休克 3h 集束化治疗（bundle）完成率,是指入 ICU 诊断为感染性休克并全部完成 3h bundle 的患者数占同期入 ICU 诊断为感染性休克患者总数的比例。不包括住 ICU 期间后续新发生的感染性休克病例。这一指标能够反映感染性休克的治疗规范性与诊疗能力,从而间接反映 ICU 的诊治水平
	感染性休克 6h 集束化治疗（bundle）完成率	感染性休克 6h 集束化治疗（bundle）完成率,是指入 ICU 诊断为感染性休克全部完成 6h bundle 的患者数占同期入 ICU 诊断为感染性休克患者总数的比例。不包括住 ICU 期间后续新发生的感染性休克病例。如果 3h 不达标,6h 自动不达标。同 3h 集束化完成率一样,都可以反映感染性休克的治疗规范性与诊疗能力

续表

指标类型	指标描述	指标定义
	ICU 治疗性抗菌药物使用前病原学送检率	ICU 抗菌药物治疗前的病原学送检率是指以治疗为目的使用抗菌药物的 ICU 住院患者,使用抗菌药物前病原学检验标本送检病例数占同期使用抗菌药物治疗病例总数的比例,反映了 ICU 患者抗菌药物使用的规范性
	ICU 深静脉血栓(DVT)预防率	ICU 深静脉血栓(DVT)预防率是指进行深静脉血栓预防的 ICU 患者数占同期 ICU 收治患者总数的比例
结果指标	ICU 患者预计病死率	ICU 患者预计病死率是指 ICU 收治患者预计病死率的总和与同期 ICU 收治患者总数的比值。主要通过患者疾病危重程度(APACHE Ⅱ 评分)来预测,可以反映收治 ICU 患者的疾病危重程度,用来计算患者标化病死指数
	ICU 患者标化病死指数	ICU 患者标化病死指数是指通过患者疾病危重程度校准后的病死率,为 ICU 患者实际病死率与同期 ICU 患者预计病死率的比值。ICU 实际病死率为 ICU 死亡患者数(包括因不可逆病而自动出院的患者)占同期 ICU 收治患者总数的比例,除外入院时已脑死亡,因器官捐献而收治 ICU 的患者
	ICU 非计划气管插管拔管率	ICU 非计划插管拔管率是指非计划气管插管拔管例数占同期 ICU 患者气管插管拔管总数的比例。ICU 的非计划插管拔管率可以反映 ICU 的整体管理及治疗水平
	ICU 气管插管拔管后 48h 内再插管率	ICU 气管插管拔管后 48h 内再插管率是指气管插管计划拔管后 48h 内再插管例数占同期 ICU 患者气管插管拔管总例数的比例。不包括非计划气管插管拔管后再插管。主要用于反映对 ICU 患者脱机拔管指征的把握能力
	非计划转入 ICU 率	非计划转入 ICU 是指非早期预警转入,或在开始麻醉诱导前并无术后转入 ICU 的计划,而术中或术后决定转入 ICU。非计划转入 ICU 率是指非计划转入 ICU 患者数占同期转入 ICU 患者总数的比例
	转出 ICU 后 48h 内重返率	转出 ICU 后 48h 内重返率是转出 ICU 后 48h 内重返 ICU 的患者数占同期转出 ICU 患者总数的比例
	ICU 呼吸机相关性肺炎(VAP)发病率	ICU 呼吸机相关性肺炎的发生率是指 VAP 发生例数占同期 ICU 患者有创机械通气总天数的比例,通常用例/千机械通气日来表示
	ICU 血管内导管相关血流感染(CRBSI)发病率	ICU 内 CRBSI 的发病率是指 CRBSI 发生例数占同期 ICU 患者血管内导管留置总天数的比例,单位例/千导管日来表示
	ICU 导尿管相关泌尿系感染(CAUTI)发病率	CAUTI 的发病率是指 CAUTI 发生例数占同期 ICU 患者导尿管留置总天数的比例,单位为例/千导尿管日

第六节　质量指标的应用

PDCA 循环模型是应用最为广泛的质量改进模型,而指标是 PDCA 循环的关键因素。PDCA 是英语单词 Plan(计划)、Do(执行)、Check(检查)和 Act(处理)的第一个字母,PDCA 循环就是按照这样的顺序进行质量管理,并且循环不止地进行下去的科学程序。P(Plan)代表计划,包括方针和目标的确定,以及活动规划的制订;D(Do)代表执行,根据已知的信息,设计具体的方法、方案和计划布局;再根据设计和布局,进行具体运作,实现计划中的内容;C(Check)代表检查,总结执行计划的结果,分清哪些对了,哪些错了,明确效果,找出问题;A(Act)代表处理,对总结检查的结果进行处理,对成功的经验加以肯定,并予以标准化,对于失败的教训也要总结,引起重视。对于没有解决的问题,应提交给下一个PDCA循环中去解决。以上四个过程不是运行一次就结束,而是周而复始的进行,一个循环完了,解决一些问题,未解决的问题进入下一个循环,这样阶梯式上升的。PDCA是重症医学质量控制常用手段,经常而在这个体系中,实际上包含了从制订计划,到过程管理,及结果评价与处理的各个环节。这个流程又可称之为戴明循环(Deming cycle),即 Plan-Do-Check-Action(PDCA)循环。

Damon C 等发表在 JAMA 的一项多中心随机区组研究中,选择了加拿大安大略地区的15个社区医院的 ICU 来研究目前有较好循证医学证据的 6 项指南的执行情况,研究共分 3 个阶段,每个阶段持续 4 个月时间,完成一对指南的干预与观察。第 1 对为 VAP 预防指南与 DVT 预防指南,第 2 对为中心静脉置管皮肤消毒预防 CRBSI 指南与每日自主呼吸试验,第 3 对为早期胃肠营养与每日压伤评价。这个研究的关键是确立各个指南或干预措施的评价指标后,如何落实这些指南。这个研究设计严谨的教育与培训的过程,包括研究协调员每月一次召开的视频会议可以讨论研究的进程和干预的策略,视频会议也提供专家对指南的讲座,指南的参考书目以支持正在进行的目标指南,将指南尽量总结为易读的形式,支持各参与单位负责人进行教学。此外也有一些辅助提醒,譬如:一些提示语可以印在或贴在不同地方,一些预先印好的医嘱套餐和核查表格。很关键的一点是调查人员每日进行审核与总结,每月将统计结果通报各参与 ICU,而每个 ICU 还会收到与之配对的 ICU 的统计结果。这样实际上就构成从"计划—执行—检查—处理"的 PDCA 的完整流程。研究结果发现,所有目标指南在干预的 ICU 接受程度比对照组明显高,特别是 VAP 防治指南从第一个月 50% 接受程度到最后一个月为 90% 改变十分明显,对于皮肤消毒预防 CRBSI,最后一个月为 70.0%,而第一个月仅 10.6%,改善也很明显。

同样的,Maite 等进行的 IATROREF 研究也探讨了多种程序改善 ICU 医疗质量的命题。该研究纳入了法国的一所教学医院和两个社区医院的 3 个 ICU,设计了 3 个主要关于保障患者安全的干预的策略,分别是减少胰岛素管理差错策略、减少抗凝药物处方和给药差错策略、减少意外拔出气管插管和中心静脉导管的发生率的策略。研究在确定了研究对象,及要评价的策略后,根据每一策略确立各自需要的监测指标后,培训是研究的第一步。研究者通过现场向所有参与的 ICU 医护人员进行现场幻灯片形式的讲座,在整个研究期间,这些幻灯片可以随时从内部网上阅读,制作便于携带的关于建议如何避免目标策略差错的口袋书。同时在每一个干预措施进行中,每个 ICU 项目负责人和临床助理会每两周召集全体 ICU 医护人员开一次的质量改进反馈会议,会上向大家通报最近两周目标干预策略相关差错发生的情况以及依从性,并分析相关差错的原因,会议的最后由项目负责人向大家阐明需要改进的地方以减少差错的发生。经历了同样也是这样一个从"计划—执行—检查—处理"的 PDCA 的完整流程,研究发现减少胰岛素管理差错策略不仅在研究进行中使差错明显降低,而在研究完成后也显示出霍桑效应,这类差错也是比干预前明显降低。关于减少意外拔出气管插管和中心静脉导管的发生率的策略的差错在研究进行期间也是明显减少。

荷兰的 van der Voort 等系统回顾了近年来重症医学领域医疗质量控制的方法后,提出与 PDCA 流程内涵一致的循环的基于指标的质量改进方法[indicator-based quality improvement(IBQI)cycle]。他的指标体系大体沿用 Donabedian 教授的"结构—过程—结果"三维理论,而为了使这些指标能够真正被接受,他也十分强调教育与培训的过程。van der Voort 进一步总结如何使 IBQI 环能够更好地服务于 ICU,需要做到:①所有参与者的支持;②教育如何识别并应用质量控制指标;③强调数据的质量与反馈;④强调持续寻找能够改进医疗质量的指标;⑤建立患者数据管理系统和友好的界面;⑥要有专门的质量管理人员;⑦要有专门的质量管理协调人员。

我们的团队 2020 年在 Critical Care 上发表了一项有关国内 ICU 患者安全及重症质量控制的研究,从 2016 年到 2018 年,共纳入了中国大陆的 586 家医院,1 587 724 名患者。结果显示,与 2016 年相比,ICU 的床位数有了显著的提高,但是医生-床位比,护士床位比有所下降。呼吸机相关肺炎的发生率,ICU治疗性抗菌药物使用前病原学送检率以及深静脉血栓(DVT)预防率均有了持续而显著的改善,并且感染性休克6h集束化治疗(bundle)完成率也有了显著的改善,但ICU的死亡率却没有明显改善的趋势。研究表明,经过了持续的重症医学质量管理,中国大陆的ICU在某些方面得到了明显的改善,但是对死亡率的影响并不明显。另外,在2018年,其团队对于中国大陆的VV-ECMO和VA-ECMO的流行病学及入院死亡率也进行了调查,共纳入了1 700家医院的2 073例接受ECMO治疗的患者,结果显示,国内的ECMO的死亡率和医疗花费均相对较低,但存在着明确的地域差异,高龄、男性、处于欠发达地区以及在夏季进行治疗是死亡率升高的危险因素。

通过上述研究可以看到,全球重症医师尽管存在地域、发展水平等方面的差异,但都意识到了医疗质量与安全对保障重症患者治疗的重要意义。

第七节　质控数据的质量控制

重症医学质量控制虽然有了以上从定义,到质控指标的确立,再到质控方法的应用,但真正要做好重症医学质量控制,质控数据的质量是决定能否开展高水平质量控制的基础。因此,相关数据质量的控制可以说是决定质控工作成败的关键,唯有基于真实的质控数据分析与干预,才能真正反映出重症医学临床实践中存在的问题,真正找到切实地符合临床实际的质量改进措施。为此,国家卫生健康委员会医政医管局医疗质量处自2013年起,全面重新审视和分析各学科既往质量控制中存在的问题,从全新的高度思考与探索

解决质控数据质量的新途径。

传统医疗质量评价是通常由管理者导向,一般用主观的指标进行比较。数据采集手段是通过人工筛查采集数据。质量评价侧重被评价单位综合表现,发现显在的个人缺陷,或团队明显存在的问题。

在这个过程中,基于人工采集数据的缺陷十分明显,其准确性常难以把握,倾向性也十分明显。在数据准确性方面,人工填报过程常存在回忆甚至修饰的成分,数据也缺乏基本的校验,数据质量普遍堪忧。这一点已成为目前国内许多质控中心所面临的最为棘手的问题。一些质控中心开展质控工作已有数年,但数据一直不能对外发布的重要瓶颈就是数据的质量。

为此十分有必要构建一个能够真实反映临床情况的质控评价体系。这个新的体系应当具备以下特征:①标准化:构建本学科领域统一规范的评审标准与方法,借助循证医学、临床路径管理寻找最适宜的医疗服务模式,建立统一的指标评价体系。②信息化:基于各医院现有的信息系统基础上,采用信息化手段实现质控数据的实时采集。可以利用计算机技术,通过简化复杂的计算公式建立计算模型,取代手工填报,避免人为因素造成的指标不准确。③严谨性:自动采集的数据进行实时校验,自动审核数据,将问题数据筛出,并进行修正处理,屏蔽问题数据,进行再处理,以确保数据对外一致,避免出现同一数据不同内容,避免造假嫌疑。

为此国家卫生健康委员会医政医管局医疗质量评价处会同国家重症医学质控中心在现阶段将着力推动改进原有质控评价系统,建立基于信息化手段的全新质控体系。

(周　翔　丁　欣)

参 考 文 献

[1] Thomas EJ, Studdert DM, Burstin HR, et al. Incidence and Types of Adverse Events and Negligent Care in Utah and Colorado[J]. Med Care, 2000, 38 (3): 261-271.

[2] Brennan TA, Leape LL, Laird NM, et al. Incidence of adverse events and negligence in hospitalized patients:

Results of the Harvard Medical Practice Study I [J]. N Engl J Med, 1991, 324 (6): 370-376.

[3] Leape LL, Brennan TA, Laird N, et al. The Nature of Adverse Events in Hospitalized Patients: Results of the Harvard Medical Practice Study II [J]. N Engl J Med,

1991, 324 (6): 377-384.

[4] Centers for Disease Control and Prevention (National Center for Health Statistics). Deaths: Final Data for 1997 [J]. National Vital Statistics Reports, 1999, 47 (19): 27.

[5] Martin JA, Smith BL, Mathews TJ, et al. Births and Deaths: Preliminary Data for 1998 [J]. Natl Vital Stat Rep, 1999, 47 (25): 1-45.

[6] Institute of Medicine: Crossing the Quality Chasm: A Next Health System for the 21st Century [M]. Washington, DC, National Academy Press, 2001.

[7] Kohn LT, Corrigan JM, Donaldson MS. To Err Is Human: Building a Safer Health System [M]. Washington, DC, National Academy Press, 2000.

[8] Valentin A, Capuzzo M, Guidet B, et al. Patient safety in intensive care: Results from the multinational Sentinel Events Evaluation (SEE) study [J]. Intensive Care Med, 2006, 32: 1591-1598.

[9] Valentin A, Capuzzo M, Guidet B, et al. Errors in administration of parenteral drugs in intensive care units: Multinational prospective study [J]. BMJ, 2009, 338: b814.

[10] Graf J, Von Den Driesch A, Koch KC, et al. Identification and characterization of errors and incidents in a medical intensive care unit [J]. Acta Anaesthesiol Scand, 2005, 49: 930-939.

[11] Garrouste-Orgeas M, Timsit J, Adrie C, et al. Impact of adverse events in critically ill patients [J]. Crit Care Med, 2008, 36: 2041-2047.

[12] Garrouste-Orgeas M, Soufir L, Tabah A, et al. A multifaceted program for improving quality of care in intensive care units: IATROREF study [J]. Crit Care Med, 2012, 40 (2): 468-476.

[13] Sherman H, Castro G, Fletcher M, et al. Towards an international classification for patient safety: the conceptual framework [J]. Int J Qual Health Care, 2009, 21 (1): 2-8.

[14] Flaatten H. The present use of quality indicators in the intensive care unit [J]. Acta Anaesthesiol Scand, 2012, 56: 1078-1083.

[15] Scales DC, Dainty K, Hales B, et al. Prospectively defined indicators to improve the safety and quality of care for critically ill patients: a report from the Task Force on Safety and Quality of the European Society of Intensive Care Medicine (ESICM)[J]. Intensive Care Med, 2012, 38 (4): 598-605.

[16] Scales DC, Dainty K, Hales B, et al. A Multifaceted Intervention for Quality Improvement in a Network of Intensive Care Units [J]. JAMA, 2011, 305 (4): 363-372.

[17] van der Voort PH, van der Veer SN, de Vos ML. The use of indicators to improve the quality of intensive care [J]. Acta Anaesthesiol Scand, 2012, 56: 1084-1091.

[18] Cheng W, Ma XD, Su LX, et al. Cross-sectional study for the clinical application of extracorporeal membrane oxygenation in Mainland China, 2018 [J]. Critical care, 2020, 24: 554.

[19] He H, Ma X, Su L, et al. Effects of a national quality improvement program on ICUs in China: a controlled pre-post cohort study in 586 hospitals [J]. Critical care, 2020, 24: 73.

第二篇　循环重症

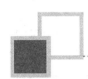

第一章 休克

第一节 休克的分类

休克,作为临床一种常见的危及生命的疾病状态,是重症患者最常见和最重要的临床问题。从最早的"打击""震荡"等描述,到"沼泽溪流"学说的病理生理,再到按病因分类的临床诊断治疗,人们对于休克的认识走过了一个漫长而又历久弥新的过程。近些年,随着血流动力学理论的发展以及监测技术日新月异的更新,我们对于休克认识不断前进,对于休克本质有了越来越清晰的描绘,从而导致了对原有治疗方法的巨大挑战,并引出新的治疗方法。这种认识水平的提高及治疗方法的进步,也促成了休克有关概念的更新。

一、休克概念的演变

"休克"一词最早于1737年由法国外科医师所使用,直到1827年,英国外科医生首次将"休克"与对损伤的生理反应联系起来,但仅限于描述明显的临床症状,并未涉及创伤后综合征的表现。1930年,Blalock等将动脉低血压作为休克的必要表现,将休克定义为"血管床和血管内容量不匹配造成的外周循环功能衰竭"。此后由于认识到组织灌注的重要性,Fink等将休克定义为"全身灌注异常导致的以广泛细胞缺氧及重要器官功能障碍为特征的临床综合征"。当氧输送的概念提出后,休克被定义为氧输送的减少不足以满足组织代谢的需求,包括氧运输障碍和组织利用障碍。2014年欧洲重症协会在休克与血流动力学共识中将休克定义为伴有细胞氧利用不充分的危及生命的急性循环衰竭。

确切地说,休克并非一种疾病,而是机体出现循环功能紊乱进而导致代谢障碍的一种综合征,是多种致病因素可能引发的病理生理过程;当可导致休克的始动因素作用于机体后,休克的病理生理过程即启动。如将这个过程看成一条线,休克的诊断标准只是这条线上的一个点,从血压到乳酸,不断向前推动休克诊断的路标节点,使我们得以更早地识别休克,但对于临床治疗来说,在这个点到来之前就确定这条线的存在,识别患者病情可能向休克发展的变化趋势,则更具有防治意义。以血压为例,虽然教科书上早已强调"血压不是诊断休克的唯一标准",大多数临床工作者也明白低血压与休克并不能划等号,但时至今日,血压仍然是医护人员临床实践中关注的重点内容之一,甚至在很多关于休克的临床研究中,血压也被作为重要的或唯一的诊断指标。但对于组织灌注来说,血压是非常不敏感的指标;机体可通过代偿机制保持血压的稳定,甚至不惜牺牲一部分器官或组织的灌注,如消化道。因此当血压出现下降时,提示机体已经对某种损伤的后果处于失代偿状态,说明这种损伤作用已经达到一定的严重程度或已持续了相当长的时间,即休克的过程不仅已经开始,且在沿着休克的过程向死亡行进了相当长的路程。而乳酸,作为在血压下降前更早出现变化的指标,使我们窥见了能更早识别休克的窗口;随着对以乳酸为代表的组织灌注指标的不断探索,我们对于休克的认识不再停留在血压的下降,而更关注血压下降前的病理生理改变。

重症医学的发展进步使人们对于休克的认知早已走过了对血压的崇拜阶段,而随着对乳酸的再认识以及诸如舌下微循环等可视化技术的不断涌现,我们能够更早窥探到休克的发生发展过程。休克,究其本质,是血液及血液的组成成分在机体内的流动发生了紊乱,导致细胞的生命受到威胁。临床上常用的不管是压力指标还是容量指标,都无法更好地评价这种流动,而用流量评价这种运动更接近流动的本质。流量指标的出现不仅能将休克时机体的改变更为完整地展现于临床，也在休克复苏的指标中起着龙头效应，让原有的压力指标或容量指标回归到其原本的位点。因此，休克无论被描述成有效循环血量急剧减少，还是氧输送不足，均是在阐述流量（血流量或氧流量）的改变；而休克复苏的过程即是恢复全身流量及局部流量的过程。

二、休克定义的思考

传统意义（包括既往教科书）上对于休克的定义是：有效循环血量减少、组织灌注不足所导致的细胞缺氧和功能受损的临床综合征。但休克的发生与发展是一个渐进的、连续的、无法绝对分割的临床过程。因此，休克的定义应避免一味强调结果，而忽视其发生发展的过程；否则，待出现这些结果后再去治疗，将错过预防休克发生的最佳时机。这和重症医学"没有突然发生的病情变化，只是病情变化突然被发现"的理念相悖，只有更早发现可能引起休克的蛛丝马迹，才能找到干预治疗的靶点，避免休克的发生，实现治疗未病的目标。基于此，国内重症医学专家们经过充分讨论商榷后，提出休克的中国定义的思考：各种原因引起全身灌注流量改变，导致组织器官氧输送不足与氧代谢异常的急性循环综合征。

休克的中国定义，一方面回归到休克形成的本质——灌注流量改变；另一方面更加强调休克的病理生理过程，因为无论组织器官灌注的降低在早期导致可逆性的细胞损伤，抑或组织器官灌注不足持续存在导致细胞损伤的不可逆状态，均是休克在不同阶段的不同表现形式。

三、休克分类的认知

休克有多种分类方法，多年来临床上一直按照病因进行分类。曾有学者将休克分为7类，包括低血容量性、心源性、感染性、过敏性、神经源性、梗阻性和内分泌性休克。这种分类方法明确指出了导致休克的病因，便于针对病因直接治疗；但随着对休克认知的不断深入以及血流动力学理论在临床的应用，导致休克患者死亡的主要原因不再是基础病因而是由此造成的循环功能紊乱。

并且，不同的病因导致的休克可以表现为相同或相近的血流动力学改变。因此，针对病因进行休克分类无法反映其共同的血流动力学特点，显示出明显的不足。1971年Weil教授提出基于血流动力学改变的新的分类方法，将具有共同"低阻"血流动力学特点的感染性、过敏性、神经源性休克归纳为一类——分布性休克，故而创造性地将休克分为4种类型，即低血容量性、心源性、分布性和梗阻性休克。这种休克分类方法反映了休克的诊断和治疗是以纠正血流动力学紊乱和氧代谢障碍为目标，目前已在全球医学领域得到普遍认同，更受到重症专业人员的广泛接受。值得一提的是，国内教科书在休克分类中多年来仍停留在病因分类，如"外科休克"这一说法，的确亟待更新，应在医学生接受最初临床医学教育阶段就开始灌输正确理论。

近些年，随着血流动力学理论、认知内涵的发展以及血流动力学监测手段的不断丰富，临床对于休克的评估监测更加直观和准确，亦更加贴近真实的病理生理过程。因此，当下对于休克的血流动力学分型愈加认同，休克的分型依然是：分布性（S, diStributive）、低血容量性（H, Hypovolemic）、梗阻性（O, Obstructive）及心源性（C, Cardiogenic）。但是对于相当比例的重症患者，病情极为复杂，很多情况并非只存在一种类型休克，而是多种休克类型并存，可以称之为混合性休克（K, mixed Kinds）。以上简称为SHOCK。

（一）分布性休克（S）

分布性休克的病理生理改变为外周血管收缩舒张功能失调，导致血流分布异常；其血流动力学特点表现为"高排低阻"，即全身血管阻力下降，并通常伴有高心排血量。研究显示，在所有住院休克患者中，分布性休克占66%，心源性和低容量性休克各占16%，梗阻性休克占2%。由此看出，分布性休克是重症患者最重要的休克类型。临床上分布性休克已循环容量改变为早期表现，常表现为循环容量不足；与低血容量休克不同的是，这种容量的改变并非绝对容量的丢失，而是仍然保留在血管内，但由于血管收缩与舒张调节功能异常导致容量分布在异常部位。因此，单纯补充容量并不能纠正分布性休克。

感染性休克（septic shock）是最为常见的分

布性休克。感染导致全身炎症反应激活,过多的炎症介质使机体对血流的调节处于失控状态,临床表现为相对性血管内容量不足和组织灌注压下降;而机体组织低灌注状态又是引起炎症反应的强烈因素,两者之间互为因果,形成恶性循环。但值得注意的是,分布性休克并非仅在感染时才会发生。创伤也是引起机体炎症反应的强烈因素,创伤或大手术后重症患者在进行充分容量补充后仍有部分患者需要依赖血管活性药物,提示机体仍处于休克状态,此时最有可能合并存在的休克正是分布性休克。除此之外,其他各种类型休克同样可作为炎症反应的始动因素,即使在解决原发问题后,也可能发展为分布性休克。例如失血引起的低血容量休克,当血容量丢失达40%且持续2h以上,则可能经过彻底止血及充分容量补充后仍不能使血压恢复,因为机体已产生多种炎症介质来影响血管通透性及血管张力,导致低血容量休克向分布性休克的转化;此时如果继续按照低容量性休克治疗,非但不能逆转休克,反而会导致严重的医源性损伤。由此可见,分布性休克可以是其他多种类型休克发展恶化的共同通路。

除了感染性休克,过敏性休克、神经源性休克以及内分泌性休克等均属于分布性休克范畴。过敏性休克是外界某些特异性过敏原作用于过敏个体而产生的IgE抗体与肥大细胞和/或嗜碱性粒细胞表面抗原相互作用,导致急性循环灌注不足和呼吸功能障碍的全身性变态反应。过敏性休克(anaphylactic shock)的临床表现和严重程度与机体的反应性、抗原进入量及途径有关;其发病通常较为突然并剧烈,若不及时处理常常危及生命。引发过敏性休克的物质中最常见的为抗生素,其他还包括蚊虫叮咬、异性血清、毒液、局部或全身麻醉药、化学性药物等。神经源性休克(neurogenic shock)是患者由于神经系统功能障碍导致周围血管的收缩舒张调节障碍所引起的休克类型,如脊髓损伤导致的休克;其病理生理过程为小动脉及静脉血管张力丧失导致静脉血管床容量增加。内分泌性休克(endocrine shock)常见于肾上腺皮质功能不全或衰竭、糖皮质激素依赖等;肾上腺皮质危象临床表现与感染极为相似,是由肾上腺产生的盐皮质激素和糖皮质激素缺乏引起,常见于重症患者,也可在肾上腺皮质功能不全的基础上急性发生。其诱发因素可以较轻,也可以非常严重,如发热、感染、创伤、手术等,均可诱发危象,突然停用糖皮质激素治疗或替代也能引起肾上腺皮质危象。

(二)低血容量性休克(H)

低血容量性休克的发生机制为有效循环容量的绝对丢失,常见于失血、胃肠道液体丢失(腹泻或呕吐)、脱水、利尿等原因。大面积烧伤以及重症胰腺炎早期由于毛细血管通透性增加,血管内容量大量外渗,也属于低血容量休克。低血容量的血流动力学特点表现为"低排高阻","低排"通常由于循环容量不足导致心输出量下降,"高阻"则是机体通过代偿性心率加快以及血管阻力增高来维持心输出量和循环灌注压。典型的临床表现为皮肤苍白、四肢冰凉湿冷(花斑纹),心动过速,外周静脉不充盈,尿量减少,神志改变等。通常引起容量丢失的原因如果及时被去除,有效容量可以得到及时补充,低血容量休克可以很快得到纠正。但如果休克持续存在,如上述失血性休克无法及时止血,机体将产生多种炎症介质,导致组织细胞、心血管及其他器官的损伤,持续损伤导致血管通透性及血管张力的变化,从而使低血容量休克的特点进一步复杂化,此时单纯的液体复苏不足以完全逆转休克进展。如上所述,机体已从单纯低血容量休克转化为分布性休克。

(三)梗阻性休克(O)

所有导致血流流动通道受阻的因素均可引起梗阻性休克,根据梗阻的部位可分为心外梗阻性休克和心内梗阻性休克。心外梗阻性休克是由于心脏外的血管回路中血流受阻引起,常见于心包缩窄或填塞、腔静脉梗阻、肺动脉栓塞或非栓塞性急性肺动脉高压、主动脉夹层、张力性气胸等;心内梗阻性休克常见于瓣膜狭窄、心室流出道梗阻等。梗阻性休克的血流动力学特点为"低排高阻",其在所有类型休克中所占比例最低,但产生的血流动力学改变最为急剧,危害也最大,通常需要快速明确梗阻的部位并解除梗阻。需要强调的是,心包填塞以及瓣膜狭窄等常被误认为心源性休克,但其本质并非泵功能衰竭,治疗上也与泵衰竭明显不同,因此已不再被认为是心源性休克。随着重症心脏超声的应用,更多类型的梗阻性休克在不断修正完善。以动态流出道梗阻为例,其病理生理过程为低血容量或心肌收缩力过强等诱因导致二尖瓣前叶在收缩期前向运动，因此形成左室流出道梗阻。此时如果贸然给予正性肌力药物，非但不能缓解休克，反而会进一步使其加重；而通过液体治疗纠正低血容量能够改善休克，但此时治疗的位点并不在低血容量休克，而是流出道梗阻。由此可见，梗阻性休克的根本治疗是梗阻的解除，如心包填塞/瓣膜狭窄的外科治疗、肺栓塞的溶栓治疗等。

（四）心源性休克（C）

心源性休克的发生机制为心脏泵功能衰竭，心肌梗死、爆发性心肌炎、严重心律失常等均可引起。心源性休克的血流动力学特点为"低排高阻"，但是左右心室衰竭引起的心源性休克会出现不同的病理生理改变，血流动力学参数也会表现出明显的局限性。冠状动脉左主干或前降支梗阻引起的左室前壁心肌梗死是心源性休克的最常见病因；40%的心肌失去功能即可导致心源性休克，可由一次大面积心肌梗死导致，也可能是多次心肌梗死的累积造成。左心源性的心源性休克患者血流动力学监测可出现左右心室容积增加、中心静脉压及肺动脉嵌顿压升高，但由于泵功能衰竭导致心输出量下降，灌注不足，机体将通过外周血管阻力升高来代偿；多表现为左心室前负荷的增加及肺循环淤血。右心源性的心源性休克的病理生理过程有所不同，大多数右室受累发生于左室下壁心肌梗死的患者中，单纯右室心肌梗死较为少见。右心衰竭引起的心源性休克则以右心室前负荷增加、体循环淤血为特点，但因为右心输出量不足，左心室前负荷则处于不足状态。因此，通过心脏超声可发现右室扩张、室间隔移位及左室舒张功能障碍。病因治疗同样是心源性休克治疗的重中之重，如冠状动脉血管的再通，心律失常的纠正等。但是对于爆发性心肌炎患者，由于其自限性的特点且无有效的病因治疗方法，生命支持治疗显得尤为重要；随着以体外膜氧合为代表的机械性循环辅助装置越来越多走入临床实践，爆发性心肌炎引起的心源性休克的生存率得到显著提高。

（五）混合性休克（K）

依据血流动力学特点的休克分型已经得到广泛认同。但对于临床重症，通常并非只存在一种休克，而是合并存在两种甚至3种休克类型。例如，感染性休克属于分布性休克，但进行液体复苏前因静脉扩张往往表现出明显的低血容量。另外，感染性休克时可引起严重的心肌抑制，合并心源性休克的例子并不少见。再如，典型的心源性休克表现为心室容量负荷的增加，然而在发生休克前很多患者常接受积极的利尿治疗，因此可能合并存在一定程度的低血容量。最后，任何原因的休克均会引起冠状动脉灌注压的下降，从而导致心肌缺血及心功能障碍。因此，对于临床休克患者应避免仅从单一的角度去评估休克类型，而忽略了混合性休克的可能性。

四、小结

随着血流动力学理论及认知内涵的发展，我们对于休克的评估与认识不断前进，更加贴近真实的病理生理过程。在此基础上，中国的重症医学专家们尝试提出休克的中国定义：各种原因引起灌注流量改变，导致组织器官灌注不足的急性循环功能衰竭综合征；同时对于休克分类有了新的思考。这些再认知的过程帮助我们更好地理解休克、评估休克、管理休克。尽管如此，对于休克未来仍有广阔的探索空间，而认知的改变必然带来休克理念的进步，使更多的临床休克患者从中获益。

（司　向　管向东）

参 考 文 献

[1] 管向东，司向.休克定义及分型的再思考[J].协和医学杂志，2019，10（5）：438-441.

[2] Millham FH. A brief history of shock[J]. Surgery, 2010, 148: 1026-1037.

[3] Cecconi M, De Backer D, Antonelli M, et al. Consensus on circulatory shock and hemodynamic monitoring. Task force of the European Society of Intensive Care Medicine [J]. Intensive Care Med, 2014, 40: 1795-1815.

[4] 刘大为.休克复苏：流量指标的龙头效应[J].中华内科杂志，2017，56：321-323.

[5] Weil MH, Shubin H. Proposed reclassification of shock states with special reference to distributive defects[J]. Adv Exp Med Biol, 1971, 23（0）: 13-23.

[6] Vincent JL, De Backer D. Circulatory shock[J]. N Engl J Med, 2013, 369: 1726-1734.

[7] Chawika Pisitsak, Keith R Walley. Does this patient have septic shock[J]? Intensive Care Med, 2017, 43(3): 429-432.

[8] Kauvar DS, Wade CE. The epidemiology and modern management of traumatic hemorrhage: US and international perspectives[J]. Crit Care, 2005, 9 Suppl 5: S1-S9.

[9] Nolan JP, Pullinger R. Hypovolaemic shock[J]. BMJ, 2014, 348: g1139.

[10] Slama M, Tribouilloy C, Maizel J. Left ventricular outflow tract obstruction in ICU patients[J]. Curr Opin Crit Care, 2016, 22: 260-266.

[11] Saito S, Toda K, Miyagawa S, et al. Diagnosis, medical treatment, and stepwise mechanical circulatory support for fulminat myocarditis[J]. J Artif Organs, 2018, 21: 172-179.

第二节 容量反应性与液体复苏治疗

一、前负荷的评估

前负荷是指肌肉在发生收缩前所承载的负荷。心脏前负荷本质上是指心脏舒张末期心肌纤维的初始长度，对心脏整体而言则是心肌收缩前所承受的负荷，包括压力负荷与容积负荷，是调节搏出量的重要因素。根据 Frank-Starling 定律，前负荷增加，即心肌初长度增加，心肌收缩力增强，每搏量增加。但如前负荷过度增加，超过心肌纤维最适初长度，则反而使心肌收缩力减弱，每搏量减少，长期前负荷增大，则心室代偿性扩张、收缩力减弱，从而发生心力衰竭。临床上通过评估前负荷来判断容量状态，心脏前负荷发生了改变提示容量状态发生了改变。

（一）前负荷评估的静态指标

1. **压力负荷指标** 压力指标是临床应用最早且最广泛地反映前负荷的指标。

（1）中心静脉压（CVP）：中心静脉压（central venous pressure, CVP），本质上是指右心房或者胸腔段腔静脉内的压力，并不完全等同于右室充盈压。因中心静脉与右心房和舒张末期的右心室间几乎没有阻力，故在心脏舒张末期，右房压与右室舒张末压相等，这是 CVP 反映前负荷的先决条件。

由于压力与容量之间并非线性关系，CVP 作为压力指标能否反映容量取决于心脏顺应性，即心室在单位容量改变时导致的压力改变。任何影响顺应性的因素均会对 CVP 反映容量造成影响。当心功能异常，如心肌梗死、心肌炎、急性瓣膜病、严重心律失常、心脏压塞等发生时，可出现容量未发生改变而 CVP 却显著升高的情况，因此，通常定义的 CVP 的参考范围不能准确反映容量状态。同时也有研究表明，CVP 在预测液体反应性方面，也不是一个可靠指标。

尽管大多数临床指南不再推荐 CVP 用来评估液体反应性，但在临床工作中，CVP 还是有意义的。当患者的容量状态所对应的心功能点在心功能曲线的上升支时，压力与容积之间仍然具有较好的一致性。在心功能正常时，将在较大范围内保持压力与容积的一致性，两者均能较好地反映前负荷。CVP 评估前负荷的价值应动态看待，例如随着扩容引起心室容量的增大，如恰好导致心功能点从上升支移动至平台支，则将引起心室顺应性的明显改变，其后较小的容量干预就可能引起较大的压力改变。

CVP 也是体循环静脉回流的阻力，是影响静脉回流（venous return, VR）的重要因素。在 Frank-Starling 定律被发现后，Guyton 等则推论：正常血液循环并不完全依赖心脏搏动，还有一种"后向力"将血液送回心脏，心脏泵功能仅产生"前向力"，射出与推送回心脏血液量相等。所谓"后向力"即指静脉系统的张力。静脉是容量血管，储备了人体大部分血液并具有一定的舒张功能，产生体循环平均充盈压（mean circulatory filling pressure, MCFP），其与 CVP 的差值，即静脉压力梯度就是 VR 的驱动力。

根据 VR 与心排血量（cardiac output, CO）相等，可以将静脉回流曲线与心功能曲线共同描记（图 2-1-1）。该曲线反映了 CO 实际上是由心脏功能和静脉回流功能共同决定的。在正常心功能的情况下决定 CO 的是静脉回流；而在正常静脉回流情况下，决定 CO 的是心功能。两条曲线的交叉点（C）表示静脉回流压力（CVP）与流量（CO）的对应关系，也就是说 CVP 受静脉回流（MCFP）和右心功能的影响，任何一个因素发生改变，均会使 CVP 的绝对值改变。

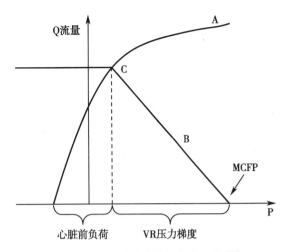

图 2-1-1　心功能曲线与静脉回流曲线

（2）肺动脉楔压：肺动脉楔压（pulmonary arterial wedge pressure，PAWP）是运用肺动脉漂浮导管（SWAN-GANZ 导管）嵌顿在某个肺小动脉后测量出的压力，因其与肺动脉舒张压、左室舒张末压近似，故 PAWP 较 CVP 能更好地反映左心压力前负荷。同时在既往理论中，动脉系统的流量更取决于左心室输出量，而左室前负荷与心排血量更相关，故 PAWP 曾被认为是反映左室前负荷或判断容量状态的"金标准"，并且心室功能失调最早的体征就是 PAWP 升高。

但随着对 PAWP 的深入理解，它的局限性逐步显现。从测定机制上，PAWP 不是对左房压（left atrial pressure，LAP）的直接测量，有多种影响压力的因素存在，易受胸腔内压力、心肌顺应性、心脏瓣膜功能等诸多因素影响，而且实施 Swan-Ganz 导管操作复杂，技术要求高，创伤大，容易出现各种并发症。

在稳定状态下，CO 与 VR 相等，右心决定 VR，是左心的基础，故右心前负荷对整个心脏功能具有决定性作用。右心通过射血为左心提供前负荷，调节左心的输出量。没有正常的右心功能就不会有正常的左心功能。在左右心不匹配的情况下，如果仅根据 PAWP 进行容量补充，不仅不能实现增加 CO 的目的，反而会出现因过量输液导致的严重后果。

2. 容量负荷指标

（1）右室舒张末容积指数（RVEDVI）：右室舒张末容积指数（right ventricular end-diastolic volume index，RVEDVI），为右心室前负荷的容积指标。该指标也是通过肺动脉漂浮导管获得，对容量复苏治疗具有一定的指导意义。有研究报道 RVEDVI<90ml/m² 的患者，对补液有反应，而 RVEDVI>140ml/m² 的患者对补液无反应。

（2）全心舒张末期容积指数（GEDVI）和胸腔内血容积指数（ITBVI）：全心舒张末期容积指数（global end-diastolic volume index，GEDVI）和胸腔内血容积指数（intrathoracic blood volume index，ITBVI），两者均是通过脉搏指示连续心排血量监测技术（PiCCO）获得的评估指标，GEDV 是舒张末期所有心房与心室容积之和，即全心的前负荷。ITBV 是 GEDV 与肺血管容积的总和，其与 GEDV 存在较好的相关性：ITBV=1.25×GEDV（ml/m²）。GEDV 和 ITBV 是容量负荷指标，能直接反映心脏舒张末期容量，避免了胸腔内压力、心肌顺应性、机械通气、药物等影响，比压力负荷指标的敏感性和特异性均高。Huber 等的研究显示 ITBVI 与 CI 显著相关，比 CVP 更能及时地评估心脏前负荷。

（3）左室舒张末容积（LVEDV）：左室舒张末容积（left ventricular end-diastolic volume，LVEDV），可通过心脏超声心动图获得。是反映心脏前负荷较为准确的指标，但易受操作者的技术水平、患者的个体差异等影响，而且在指标的连续监测方面存在困难。

3. 生物学标志物　左心室心肌细胞在容量负荷和压力负荷增高时，非活性前体 Pro-BNP 裂解为活性 BNP 和非活性 NT-proBNP。NT-proBNP 在心力衰竭中的诊断价值已得到了多数临床研究的证实。现有研究认为其可作为心脏前负荷预测指标，替代有创操作获得的指标如 PAWP 等，从而及时反映血流动力学状态，尽早指导药物治疗和液体管理。日本学者 Yamanouchi 等进行了一项关于血 NT-proBNP 作为高容量负荷患者心脏前负荷预测指标的研究，评估 NT-proBNP 与前负荷的相关关系，结果显示 NT-proBNP 与 CI 和 GEDVI 呈正相关，与血管外肺水（EVLWI）无相关性。Schulz 等研究显示，容量负荷升高会导致 NT-proBNP 水平的升高，但这种变化是由于血流动力学变化引起还是由于心脏结构或功能改变的影响尚需进一步阐明。

（二）前负荷的动态指标

前负荷的动态参数是指通过心肺相互作用

机制来评价容量的状态,判断容量反应性的指标。动态参数的变化幅度反映了前负荷与该指标的相关程度,通过监测动态参数并采取相应的控制措施,有利于指导容量复苏的治疗。

基于心肺相互关系理论衍生参数包括每搏变异率(SVV)、脉压变异率(PPV)、收缩压变异率(SPV)、右房压变异率(ΔRAP)、脉搏血氧饱和度波形容积变异度(PVI)、主动脉峰值血流速变异率(ΔPeak)、下腔静脉随呼吸变异指数(dIVC)等。这些参数利用在机械通气时,心脏和肺的相互作用,呼吸对胸腔压力产生周期性变化进而对前负荷产生周期性影响,模拟 Frank-Starling 曲线移动来判断容量反应性。其基本原理是正压通气吸气相肺泡充气导致肺泡周围小血管床受压,对肺毛细血管床起到挤压作用,相对增加左心室前负荷;同时胸腔压力上升,静脉回流减少,右心室前负荷减低,而数个心动周期后这种前负荷减低的影响传导至呼气相。通过肺循环传递这一效应,SV 在吸气相降至最低,而在呼气相达到峰值。当血容量不足时,左心室处于 Frank-Starling 功能曲线的上升段,由机械通气导致的每搏量变化比血容量正常时更为显著。当血容量充足时,左心室处于 Frank-Starling 功能曲线的平台段,每搏量的变化则不明显。这种心脏前负荷伴随呼吸周期的改变能否带来 SV 的改变可以较准确地预测容量反应性。

临床上,在使用这些参数预测容量反应性时受以下情况限制:最主要的限制是不能用于存在自主呼吸的患者,当患者在机械通气时合并有自主呼吸或完全自主呼吸的情况下,胸腔内的压力变化不规律,因此每搏量的变异度就不具有前负荷依赖性。因此,每搏量随呼吸变异度只能用于昏迷或深度镇静的机械通气者。其次,这些指标不能用于存在心律失常的患者,因为在这种情况下,每搏量的变异度主要由舒张期的变化引起,而不是心肺相互作用的影响。第三,这些指标不能用于低潮气量或低肺顺应性的患者,潮气量较低时,胸腔内的压力变化较小,不足以引起前负荷的显著变化,即使患者有前负荷依赖性。有研究证实脉搏压变异度在低潮气量(<8ml/kg)条件下失去了预测容量反应性的能力。第四,这些指标也不能用于需要使用高频通气的情况,如果心率和

呼吸频率的比值较低,呼吸频率增加到一定程度(>40 次 /min),导致每个呼吸周期内的心脏周期数太少,则心肺相互作用引起的每搏量变异效应就不能产生。最后,在腹内压过高或开胸手术条件下也不宜使用这些指标。

二、容量反应性评估

(一)容量反应性的定义

容量反应性反映机体扩容后的效果,即心功能对液体负荷的储备能力,是前负荷与心功能状况的综合反映。在血流动力学监测中,容量反应性的判断非常重要,准确的判断是容量治疗的关键。在临床治疗中,扩容后如果能观察到心率下降、血压上升、尿量增加、循环改善则提示容量反应性好,容量治疗有效。而从病理生理学角度,根据 Frank-Starling 定律(图 2-1-2),只有在左、右心室均处于心功能曲线上升支时,增加心脏前负荷才能显著提高心排血量,即容量反应性好;而当心室处于心功能曲线平台支时,即使增加心脏前负荷也难以进一步增加心排血量,即容量反应性差。

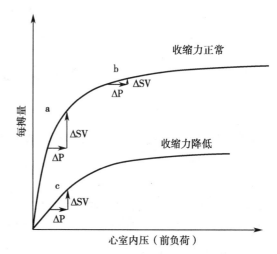

图 2-1-2 Frank-Starling 曲线与容量反应性

(二)评估容量反应性的指标

容量反应性的"金标准"是扩容后心排血量(CO)或每搏量(SV)较前增加 12%~15%。但临床治疗中获取 CO 的方法有限,因此常采用压力或容量前负荷的变化来代替 CO 的变化,而从获取方法而言可分为静态指标和动态指标。

临床上常用的静态前负荷指标主要包括中心静脉压(CVP)、肺动脉楔压(PAWP)等压力负

荷,及右心室舒张末容积指数(RVEDVI)、胸腔内血容量指数(ITBVI)和全心舒张末容积指数(GEDVI)等容积负荷指标。既往的观点认为前负荷低,液体反应性就好;反之则差。但近来多个临床研究表明静态前负荷数值并不能准确地评价和预测液体反应性。

大量研究已证实动态前负荷预测液体反应性的敏感性和特异性均明显优于静态前负荷。动态前负荷是通过心肺相互作用机制来评价容量的状态、预测液体反应性的功能指标。目前临床研究常用的动态前负荷参数包括:动脉波形相关指标(SPV、PPV、SVV)和腔静脉直径变异度等。

1. 收缩压变异(SPV) 机械通气时,以呼气末的收缩压作参照值,将呼吸周期中收缩压的最大值与参照值之间的差值定为 Δup,而将收缩压最小值与参照值的差值定为 Δdown,即 Δup=SBPmax−SBP 呼气末,Δdown=SBP 呼气末 −SBPmin。研究发现,血容量不足时,SBPmax−SBPmin 的差值增大,主要是 Δdown 值增加所致。1987年,Perel 等对该现象进行研究,将上述机械通气中收缩压值的变化定义为"收缩压变异(systolic pressure variation,SPV)",即:SPV=SBPmax−SBPmin。以 Δdown≥5mmHg 为界值预测每搏量增加 ≥15%,阳性预测值95%,阴性预测值93%。在失血性休克动物模型和感染性休克患者中的研究都证实,SPV 能够敏感地反映血容量的变化,预测液体反应性。

2. 脉压变异(PPV)和每搏变异量(SVV) 类似于 SPV,每搏变异量(stroke volume variation,SVV)和脉压变异(pulse pressure variation,PPV)是指通过记录单位时间内每次心脏搏动时的每搏量(stroke volume,SV)或脉压,计算出其在该段时间内的变异程度(以百分数表示)。SVV 通过脉搏指示剂心排量连续监测(pulse indicator continuous cardiac output,PiCCO)的脉搏轮廓技术实现心排血量的动态实时监测而获得,理论上 SVV 能更准确地反映左室 SV 的变化。SVV 和 PPV 的数值大,则容量治疗有效,液体反应性好。目前大量临床研究证实在机械通气时,PPV 可以准确地预测液体反应性,阳性预测域值在 10%~15%之间。还有研究表明 SVV≤10%,容量治疗无效,液体反应性差。

动脉波形相关的动态前负荷在预测容量反应性上明显优于传统的静态前负荷指标,但临床应用受到其他条件的制约,一般要求满足以下几点:机械通气,相对大的潮气量,无自主呼吸,无明显心律失常,无呼吸急促,无右心室衰竭,无腹腔内高压。

近来发现超声测量呼吸时大静脉直径变异度也可预测和判断容量反应性,部分空虚的血管提示低血容量,完全充盈的血管提示正常或高血容量。研究表明在完全机械通气、窦性心律时,下腔静脉变异度大于 18% 预示容量反应性好。

(三)评估容量反应性的方法

1. 容量负荷试验 容量负荷试验是近年来讨论最多的容量判断方法之一,也是临床最为常用的判断和评价液体反应性的方法。一般在 30min 内输入晶体溶液 500~1 000ml 或胶体溶液 300~500ml,并判断患者对液体的反应性及耐受性,从而决定是否继续容量治疗。早期,在监测 CVP、PAWP 的容量治疗时,遵循"2-5","3-7"法则。心脏充盈压增加而血流动力学无改善,则应减少输液。而现在更多采用直接监测连续 CO(CCO)、CI(CCI)变化或 SVV,PPV 变化等动态指标。容量负荷试验作为一种评价液体治疗反应性的诊断方法,简单而方便,但对于不同的个体,则可能面临额外地增加心脏容量负荷的风险,尤其对于心功能不全患者,可导致肺水肿发生风险的增加。

在连续监测前负荷指标的前提下,对于容量负荷试验中液体输入的速度和需要液体的种类也在逐步发生着变化。越来越多的作者发现,容量负荷试验具有下列特点:输液的速度越快,液体输入的总量越少,晶体溶液与胶体溶液的差别越小,临床提示意义越明确。可见,加快输液速度是进行容量负荷试验的发展趋势,而缓慢的输液,不仅有悖于容量负荷试验的初衷,也明确增加容量过负荷的危险性。

2. 被动抬腿试验(passive leg-raising test,PLRT) 抬高下肢可起到类似自体输血的作用,可以快速地增加回心血量约300ml,以前曾作为休克早期的抢救手段之一。抬高下肢,在重力作用下,静脉回流增加,可起到快速扩容的效果,同时监测循环系统的反应,来评价容量和预测液体治疗反应,称为被动抬腿试验。被动抬腿试验相当于自体模拟的容量负荷试验,但由于受到自身神经系统的调节,其作用一般可维持10min左右,研究表明多在下肢抬高后1~2min内可观察到心排血量的明显改变,技术上要求能够实时同步监测心排血量的变化,临床多使用动态指标如连续心指数(CCI)、SVV、PPV和经心脏超声技术监测主动脉流速的变化来预测反应性。

在评价容量反应性方法上,PLRT具有可逆性、可重复性、操作简单及不需要额外增加容量等优点,并不受自主呼吸和心律失常等因素的影响,具有广阔的前景。

3. 呼气末阻塞试验　呼气末阻塞试验预测容量反应性也是基于心肺相互作用原理,在呼气末打断呼吸,消除胸腔内压力增加对静脉回流的影响,从而使心室前负荷增加,相当于一种补液试验,对患者的容量反应性有良好的预测价值。研究显示,呼气末阻塞呼吸15s后以脉压≥5%或心脏指数≥5%预测患者容量反应性具有良好的灵敏度和特异度,且该试验不受心律失常的影响,其主要局限性是自主呼吸明显的患者可能无法耐受长达15s的屏气,且测量较复杂。

4. 微容量负荷试验　微容量负荷试验,即在1min内给予100ml微量胶体,然后通过经胸超声心动图测定主动脉瓣下速度时间积分来观察每搏输出量的变化,结果显示,速度时间积分指数增加10%预测容量反应性的灵敏度是95%,特异度是78%,这种试验相对于传统容量负荷试验引起容量过负荷的风险很小,而且操作简单无创。然而,一个很重要的限制是,需要特别精确的技术测定心排血量,且不能用于心律失常的患者。

三、液体治疗的指导原则

(一)容量反应性与液体复苏

重症患者液体治疗研究进展强调合适的时机用正确监测手段对合适的患者进行合适类型的液体治疗。那么,容量反应性对于液体治疗管理至关重要,因为只有对液体治疗有反应性,随着患者心脏输出量的增加,最终才可能受益于器官灌注的改善。同样重要的是,无反应者会受到过量液体负荷的伤害,导致心肺充血、组织水肿和氧合下降。但在进行容量负荷试验时,仅有50%的血流

动力学不稳定患者是具有容量反应性的(可以增加10%~15%的每搏量)。这说明重症医师准确判断患者容量反应性的重要意义和实际困难。

从根本上说,给患者输液的唯一理由是增加他们的每搏量,而且每搏量(心脏输出量)的增加必须是有益的,而这必须结合机体实际情况进行判断。有液体反应性者不等于都存在低血容量,并不都需要液体治疗(如正常成人);而对于当前无液体反应性的患者也需要评估是心脏功能问题还是容量负荷问题,如果是心脏功能问题,通过心脏功能调节,患者可能从无反应性变为有反应性。

(二)液体治疗是双刃剑

既往观念认为重症患者早期积极的液体复苏是增加血管内容积,改善组织灌注的积极措施之一。但随着研究的不断深入,液体复苏的弊端也逐渐显现。

首先,早期液体复苏会增加肺水肿的风险。重叠Frank-Starling和血管外肺水(extravascular lung water, EVLW)曲线的分析表明,由于心脏充盈压力和静水压的增加,EVLW(和组织水肿)随着患者对液体反应性的减弱而显著增加。这一过程在有内皮细胞损伤的患者(脓毒症、ARDS、胰腺炎、烧伤)更加明显。其次,液体治疗有增加液体过负荷的风险,而液体过负荷是急性肾损伤(acute kidney injury, AKI)的独立危险因素,同时前3天累积液体正平衡也是28天死亡率的独立危险因素。

(三)水肿不完全等于容量负荷过重

尽管血容量过多总是与水肿相关,但反过来并不总是正确的,也就是说,水肿不总是与容量过多有关,特别是在病程急性期患者,比如脓毒症或其他类型的血管内炎症反应(如胰腺炎,烧伤)患者,他们的毛细血管通透性发生改变。在这样的患者中,即使在平均充盈压力低时富含蛋白质的液体也会从血管内渗漏到间隙中,从而导致低血容量和组织水肿。低蛋白血症可加重这种水肿的形成和减缓其消退。如果合并血管张力下降,那么循环充盈压力将会更低,也就会引起相对血容量进一步下降。因此,在这些患者中,早期应用缩血管药物可以达到减少输液量并维持目标平均动脉压的目的。

（四）个体化液体复苏策略

2016 年 SSC 指南指出,对于脓毒症或脓毒症休克的急危重症患者而言,应该在就诊初即开始液体治疗,早期有效的液体复苏对稳定脓毒症引起的组织低灌注或脓毒症休克至关重要。今天指南中的液体治疗方案均基于 2001 年的 EGDT 研究,研究表明严重脓毒症或脓毒症休克患者在就诊最初 6h 内接受早期目标导向治疗（early goal-directed therapy, EGDT）,相比标准治疗组患者,EGDT 可以明显改善患者住院死亡率、降低乳酸水平、提升中心静脉血氧饱和度（central venous oxygen saturation, $ScvO_2$）、改善 APACHE 评分、减少严重器官功能不全发生率等,EGDT 对严重脓毒症和脓毒症休克患者的预后具有显著的益处。

脓毒症或脓毒症休克患者是需要立即进行病情评估和治疗的,液体治疗尤为关键,在初始 3h 内至少应给予 30ml/kg 晶体液复苏。30ml/kg 这个固定的初始液体量在输注期间可以使临床医师获得患者更详细的信息,同时得到更加准确的血流动力学数据。ARISE、PROMISE 和 PROCESS 等几个研究都认为 30ml/kg 的初始复液体量是合理的,当然还有很多患者有比这更多的液体需求,但对患者而言,液体治疗最重要的原则是对患者的初始评估和复苏后对治疗反应的动态评估。

早期的液体治疗很重要,后续的液体治疗同样关键,液体治疗应根据患者血流动力学状态重新评估的结果而定,如何快速准确地找到容量拐点,转入后期液体撤离治疗是重症患者治疗的重中之重。评估过程中应该包括完整的全身体检,可获得的生理参数（心率、血压、SpO_2、心率、体温、呼吸频率、尿量等可以获得的参数）和无创或有创的监测指标等。超声心动图是床边最佳的心功能评价工具,可以从三个方面为医师提供帮助:对患者血流动力学障碍定性判断;选择合适的治疗手段（补液,正性肌力药物或脱水）;对治疗反应性评估。

重症患者的液体管理对临床医师仍是巨大的挑战。液体治疗对临床医师和患者来说不单纯是输液,应该是一种重要的治疗方式,尽管液体复苏看似很简单,实际上十分复杂,恰当的液体治疗取决于对血流动力学不稳定患者的病理生理学状态把控。

四、液体复苏的实施

对存在明显组织灌注不足,容量反应性评估为阳性的重症患者,早期充分的液体复苏是挽救患者生命的一项重要治疗措施。然而,关于补液速率、输注液体类型及液体输入量等仍需进一步探讨研究。

（一）补液速率

早期有效的复苏对于改善脓毒症引起的组织低灌注或感染性休克至关重要。在确认患者存在脓毒症和/或伴有低血压和血乳酸升高后,应立即开始复苏,并要在 3h 内完成。指南建议,复苏早期至少静脉输注 30ml/kg（体重）的晶体液。尽管 30ml/kg 的液体容量缺乏数据支持,但最近的研究已经把这当作在复苏早期的常规做法,而且有观察研究的相关证据来支持。

从 2016 年 SSC 指南 3h bundle 到 2018 年 1h bundle,指南对复苏液体总量是有要求的（30ml/kg）,但对具体实施过程中的补液速率并没有相关推荐,后续还需要更多研究进一步明确。

（二）液体类型的选择

晶体液与胶体液的药理学特性和临床应用各不相同。晶体液的优点是费用低廉,使用方便,较少出现免疫变态反应,缺点是容易引起肺水肿和全身组织水肿,同时还引起疼痛和复视等不良反应。胶体液的优点是可以快速恢复 CO 和氧供,改善微循环灌注,致肺水肿和全身水肿的发生率很低;致恶心、呕吐的发生率也较低;缺点是费用昂贵,易导致凝血功能障碍和变态反应发生及肾功能损害等。

所有学者都赞同纠正低血容量的根本是液体复苏,积极的液体复苏是必需的,但对使用哪种溶液仍存在分歧。

1. 晶体液 主要包括非平衡晶体液（如,生理盐水）和平衡晶体液（如,乳酸林格液、Hartmann 液和 Plasmalyte 液）。

平衡晶体液 vs 生理盐水:用于危重症患者液体复苏的许多静脉用溶液氯离子含量高于血浆（如,生理盐水）,因此使用生理盐水大容量复苏时可能引起高氯性代谢性酸中毒。鉴于此,有人建议使用氯化物浓度较低的溶液替代生理盐水来进行容量复苏,又称平衡晶体溶液,包括乳酸林格液、乳酸-Hartmann 溶液、含有 75mmol/L 碳酸氢钠的 0.45% 盐水或 Plasmalyte。选择平衡溶液还是生理盐水取决于患者的具体情况,要考虑的因素包括:患者各种化学指标、估计的复苏容量(可能难以预计)、所用溶液可能引起的不良反应(如,乳酸林格液可引起低钠血症,生理盐水可引起高氯性酸中毒),以及医疗机构和医生的偏好。

临床医生应根据患者的治疗反应和不良反应的发生情况,尽量多地重新评估补液类型。该推荐的理论基础在于:目前缺乏理想的标准复苏溶液,随机试验数据并未显示平衡晶体溶液较之盐水在住院死亡率和保护肾功能方面始终存在优势(尤其是补液量较小的患者,如 <2L),且越来越多的亚组分析证据显示补液量较大者(如 ≥2L)采用平衡晶体溶液可能有益。

早期研究比较平衡晶体溶液和等张盐水治疗获益的结果不一致:一项最初发表于 2012 年、后于 2015 年又发表了扩展分析的研究报道称,使用限氯治疗策略(如,Hartmann 溶液、低氯白蛋白溶液或 Plasmalyte 148)的危重症患者发生 AKI 和需要肾脏替代治疗的比例低于标准静脉补液组(通常为等张盐水)。类似地,2015 年一项 meta 分析纳入了 21 项小型随机或非盲研究,报道了类似的 AKI 发病率降低,但死亡率无差异。

而随后一项随机试验纳入了 2 278 例危重症非创伤患者(大多为手术后),发现接受缓冲晶体溶液和生理盐水的患者 AKI 和肾脏替代治疗风险无差异。然而,该试验中的患者病情并不严重,不需要大容量复苏(平均补液量为 2L 或以下)。另一项 2017 年单中心群集随机试验在 974 例危重症成人中比较了等张盐水和平衡晶体溶液,也发现 30 日内两组的复合结局(死亡、透析或持续性肾功能不全)发生率无差异。但在输注更大量等张晶体溶液时,分配至接受等张盐水的患者该复合结局发生率较高。

然而,两项 2018 年大型试验报道(分别是 SMART 与 SALT-ED 试验),重症和非重症患者使用平衡晶体溶液可能获益:一项试验纳入了一家机构 5 个 ICU 中共 15 802 例成人患者,发现使用平衡晶体溶液(乳酸林格液或 Plasmalyte A)患者复合结局(30 日内全因死亡、新采取肾脏替代治疗或持续性肾功能不全)的发生率略低于等张

盐水组(14.35% vs. 15.4%),但该结局各部分的发生率差异无统计学意义。一项预设分析针对的是脓毒症患者[输液量高于中位值(中位值约 1L)],发现输注平衡晶体溶液者的 30 日死亡率较低(25.2% vs. 29.4%,调整 OR 0.8,95% CI 0.67–0.94)。研究报道,院内死亡、ICU 内不使用呼吸机或血管加压药的天数、2 期或更高程度 AKI 比例,以及出院前肌酐水平,均无差异。另一项平行试验纳入了 13 347 例先在急诊科接受治疗、后在 ICU 外住院治疗的非危重症患者,发现与等张盐水相比,平衡晶体溶液对 28 日内非住院天数无影响,但轻度减少了由全因死亡、新采取肾脏替代治疗和持续性肾功能不全构成的复合结局(4.7% vs. 5.6%)。虽然上述研究均开展得较好,但也被指出了一些问题,如中位输液量较小、研究人群存在异质性,以及复合结局差异极小。不过,近期不太可能开展设计更精良的试验来帮助临床医生选择等张盐水或平衡晶体溶液用于液体复苏。

2. 胶体 分为天然胶体和人工合成胶体,天然胶体主要包括白蛋白、血浆和各种血液制品;人工胶体主要包括明胶类、羟乙基淀粉类和右旋糖苷等。

(1)白蛋白:有些临床医生主张使用白蛋白溶液,因为相对于等张盐水补液,前者有以下两个可能的优势:①更快速扩充血浆容量,因为胶体溶液存留在血管内(盐溶液与此相反,3/4 的盐溶液进入间质组织);②出现肺水肿风险更低,因为不会发生稀释性低白蛋白血症。2011 年的 SAFE 试验共纳入了近 7 000 例低血容量性内科和外科 ICU 患者,随机分配至接受 4% 的白蛋白溶液或生理盐水进行液体复苏。两组患者的 28 日全因死亡率(研究的主要终点)、多器官功能衰竭、住院时长以及对全身 pH 值的影响类似。但在预先设定的脓毒症亚组患者中,使用白蛋白可减少总液体量并且可能降低病死率。2014 年的 ALBIOS 试验比较分析了单用晶体液和联合使用晶体液与 20% 白蛋白对脓毒症患者复苏效果的影响,结果表明,联合使用组的缩血管药物使用时间更短,感染性休克患者的死亡率更低(RR 0.87,95% CI 0.77~0.99)。2014 年 Xu 等人通过 meta 分析比较了白蛋白和晶体液治疗感染性休克患者的疗效,结果提示,与晶体液组比较,使用

白蛋白可显著降低死亡率。然而，由于白蛋白的费用高昂及作用的不确定性使其在临床上的使用受到限制。因此，在SSC指南中，仅在脓毒症和感染性休克患者需要输注大量晶体液时才推荐使用，而且关于白蛋白的使用量、目标水平及选用何种浓度（4%，5%，20%，25%）仍未明确。

（2）高渗淀粉溶液：使用高渗淀粉溶液与AKI风险升高有关，在一些研究中还与死亡率增加有关。对危重症患者（包括脓毒性休克患者）使用淀粉溶液不但缺乏益处，而且还有潜在不良反应。一项随机试验中，7 000例ICU患者被分配至接受6%羟乙基淀粉（hetastarch，HES）或等张盐水进行液体复苏，直至从ICU转出。与盐水复苏组相比，HES组发生需要肾脏替代治疗的AKI风险增高（7% vs. 5.8%，$p<0.05$），但死亡风险未增高。在随后的两篇meta分析当中，其中一篇排除了因一名研究者学术不端行为而撤回的7项试验；相较于常规液体复苏方案，HES与患者死亡风险增加有关（RR 1.08~1.09），也与肾脏替代治疗的风险增加有关（RR 1.09~1.25）。类似地，6S（Scandinavian Starch for Severe Sepsis/Septic Shock）随机试验对比了HES和乳酸林格液用于严重脓毒症和脓毒性休克患者的液体复苏，发现接受HES的患者死亡率更高，需要肾脏替代治疗的可能性也更大。

（三）输入液体量

患者对液体量的需求取决于疾病类型和病情严重程度。液体不足或过多都会导致不良临床结局，液体不足可引起低血容量，降低心排血量，进而减少组织灌注，并最终导致多器官功能衰竭和死亡。然而，过多的液体导致容量超负荷，引起组织水肿，改变器官功能，更重要的是使毛细血管渗透性发生改变，并加重组织水肿，而全身有效循环血容量并未增加。临床上肺水肿是最常见的，可迅速导致肺换气功能障碍。与此同时，其他器官的水肿可导致谵妄、腹腔间隔室综合征、伤口不愈合的发生。肾脏受组织水肿的影响也很大，静脉压的升高可导致急性肾衰竭的发生，因此，液体超负荷可增加急性肾衰竭的发生风险，并导致更坏的临床结局。

迄今为止，尚无统一的公式用于计算患者液体量的需求。尽管SSC指南推荐对感染性休克患者复苏液体量为30ml/kg的晶体液，但在临床实施过程中，可能会存在容量不足或过多的情况出现，因此，我们应当根据患者血流动力学的监测结果个体化的评估患者的液体需求量。

五、液体复苏的展望与评价

（一）液体复苏的时机

目前有关液体复苏开始的时间是液体复苏研究的热点和难点之一，SSC指南推荐对脓毒症和感染性休克患者尽早进行液体复苏，但具体实施方案（包括液体输入量、输入速率等）仍未明确。

（二）液体复苏的终点

传统复苏的最终目标是心率、血压、尿量恢复正常。但在满足上述目标后，仍可发生低灌注，长时间的低灌注可导致多器官功能障碍综合征（multiple organ dysfunction syndrome，MODS）。目前很多研究对多种指标进行探讨，寻求判定复苏终点的最佳指标，包括CO和氧耗、CI>4.5ml/（min·m²）、DO₂>670ml/（min·m²）、VO₂>166ml/（min·m²）、酸碱平衡、血乳酸值和特殊器官的监测等。显然，它们的作用和不足都是并存的，并不能完全作为复苏的最终目标。

目前，选择何种液体，何时作为复苏终点，以及何时输血都没有恰当的答案。

（三）理想的复苏液体

将来是否会有一种安全和有效的氧携带液体？高渗盐水或醋酸液体在液体复苏中的作用以及输注的时机尚不清楚。

（四）血流动力学的监测尤为重要

以往的监测实施往往较晚，因而效果及疗效较差。现提倡早期无创监测，无创监测可以向我们提供一个非常智能化的信息系统。如果在患者进入ICU之前就对其进行早期监测，并进行积极扩容治疗来改善血流动力学指标，则可减少许多不良事件的发生。

在过去的几十年，液体治疗得到了很大发展。在补充血容量和其他体液丢失时，液体的选择和其电解质成分应当是重点考虑的因素。今后，我们在临床实践中将会不断地增加对目标导向液体治疗的认识。我们还需要进一步研究液体复苏对免疫功能、炎症反应的影响，为寻求最好复苏液体和方法而努力。

（李建国 胡 波）

第三节 后负荷评价与升压药物

一、后负荷的定义和概念

心脏后负荷又称为压力负荷，是在心室开始收缩射血时遇到的阻力，体现心室壁的张力效应，也是心脏泵出血液进入血管系统的压力，可以看作是阻碍心脏做功射血的负荷或阻力，是对心脏输出量决定因素的半定量综合评估。对于右心系统，其后负荷主要为肺动脉压，在危重症患者主要表现为高的后负荷，在此章节不作详述，本章节主要讨论脓毒症休克常见的左心室的后负荷。

二、与后负荷相关的病理生理

影响左心室后负荷的因素主要包括构成体循环的结构、内容物及其功能等。经过肺循环氧合后的肺静脉血，从左心室搏出，流入主动脉及全身动脉及其若干分支，进入相应的器官，经过多次分支的小动脉，再经管径逐渐变细、数目逐渐增多的外周血管，最终到达毛细血管进行物质交换，变动脉血为静脉血，经过管径逐渐变粗、数目逐渐减少的静脉系统，汇集到上腔静脉和下腔静脉，回到右心房，到达右心室后经肺动脉再到肺脏进行气体交换，完成一次循环。在血液的循环过程中，左心室室壁、主动脉瓣、主动脉血管壁及其顺应性等影响心脏泵功能的因素，以及血液成分、全身小动脉和全身毛细血管组成的输送系统和血容量改变，在脓毒症休克时全身神经体液因素的变化和包括诊断、检测和药物治疗在内的各项措施的影响等，均可影响心脏的功能状态，导致后负荷增加或降低。这些因素在不同的病理诱因（如感染）作用下，从不同的角度、通过不同的作用途径单独或者几种因素联合影响心脏的后负荷。

（一）左心室心肌和心腔状况

左心室心肌和心腔的结构和/或功能改变，如心肌病、心肌纤维化、左室肥厚、左室扩张、左室室壁瘤和心力衰竭等，均可导致心室壁的厚度和表面张力产生不同程度的变化，导致心腔增大、左室扩张收缩不良，削弱左心室心肌舒缩能力，直接导致心肌收缩力和后负荷之间的关系发生变化，影响心脏的输出量。

（二）主动脉瓣状况

主动脉瓣是左心室射血首先经过的结构。主动脉瓣膜结构的改变（狭窄或缩窄）将使左心室的射血受阻、左心室后负荷增加，导致左心室射血不完全、血压下降，从而影响全身各器官和系统的血液供应，并增加心脏的做功和氧耗。

（三）主动脉顺应性

主动脉瓣后即连接主动脉，影响心脏后负荷的主动脉因素主要是其顺应性的改变。主动脉的顺应性既与血管内血容量、血管壁结构和血管壁张力等因素相关，也与肾上腺素能的调节关系密切。各种基础疾病如高血压、充血性心衰、扩张型心肌病、糖尿病和尿毒症等，可通过影响血管弹性纤维和缓冲调节能力等机制使主动脉血管壁增厚、顺应性降低，增加后负荷；此外，随着年龄的增长，血管的退行性变、加之代谢障碍等基础疾病的影响，也使血管壁弹性发生变化、血管的顺应性降低，从而增加后负荷。

（四）外周血管阻力

血液通过主动脉输送到外周的血管网，血管阻力是血液在血管系统中流动时所受到的总的阻力，大部分发生在小动脉，特别是微动脉，其收缩和舒张显著影响器官和组织中的血流量。外周血管阻力是影响后负荷的主要因素，故外周血管阻力也是临床中评价左心室后负荷的主要指标。

外周血管阻力与血压密切相关，血压是临床上反映外周血管阻力的常用指标。正常血压的维持除心脏和血容量的影响外，一定程度上取决于外周血管小动脉和微动脉对血流产生的阻力（即外周血管阻力），血压的变化经常被看作是外周血管阻力变化的综合反映。产生外周阻力的主要血管位于毛细血管之前，又称为毛细血管前阻力血管。影响这些血管的阻力因素主要包括：①血管平滑肌的受体类型及其敏感性：血管平滑肌受体的类型包括儿茶酚胺受体和非儿茶酚胺受体，这些受体受到刺激均可使血管产生收缩或舒张，影响小动脉血管床的横断面积及血管紧张度，从而对血管的阻力产生影响。例如，α_1肾上腺素能受体激动剂、循环中的儿茶酚胺、血管紧张素Ⅱ、血管升压素,以及交感神经系统激活和体温过低等均可导致血管(特别是小动脉)收缩,显著增加外周血管的阻力,使血压升高、增加后负荷;β_2肾上腺素能受体激动剂、乳酸、氢离子、一氧化氮、热疗和脓毒症等则可导致血管舒张、降低外周血管阻力,使血压降低、降低后负荷。影响血管平滑肌受体敏感性的因素很多,主要有体液因素(如血液的酸碱状态)、交感神经张力、肾素－血管紧张素－醛固酮系统等神经内分泌的调节因素等,这些因素均会导致外周血管阻力的变化,对后负荷产生不同的影响。影响交感神经系统活动的因素:主动脉夹层、房室瓣脱垂、心律失常、各种原因所致的心力衰竭,以及创伤、失血、缺氧、脓毒症、围手术期操作、疼痛、谵妄等各种应激状态,甲状腺和/或肾上腺皮质功能改变等因素,均可导致交感神经系统的功能状态发生改变、直接或间接影响全身体液的分布,导致外周血管阻力的变化,从而引起后负荷的相应变化。诊疗措施的影响,如高血压患者的降压药物的使用、镇痛镇静等诊疗措施,可导致外周血管阻力下降,后负荷降低。

(五)循环血容量

血容量是影响心脏负荷的主要因素之一,也是维持正常血管张力和血压的基础。血容量增加,容量负荷加大,可使后负荷增加;反之,血容量减少,后负荷降低。脓毒症患者常因摄入量减少、发热等导致液体消耗量增加、血液重新分布等原因的综合作用,导致血容量绝对或相对减少、后负荷降低。

除上述影响后负荷的因素外,血液的成分如血液黏度及血细胞比容等也对心脏的后负荷产生影响,血液黏度增高,则外周血管阻力增大、后负荷增加。重症患者的病情复杂,经常合并各种基础疾病、病情加重的诱因多、病理生理变化复杂,各种影响后负荷的因素经常混杂在一起、相互作用,在判断后负荷的状态、制订诊疗措施时必须综合考虑;而其中分子水平上复杂的作用机制,还有很多尚未明了,有广阔的探索空间。

三、后负荷异常变化的临床后果

在 ICU 的临床实践中,后负荷的异常变化常见于脓毒血症(尤其是脓毒性休克)患者,直接影响系统器官的功能状态,给脓毒症患者的临床容量管理、内环境调控和器官功能维护等临床管理措施的实施带来诸多挑战。

左心室后负荷增高主要见于主动脉瓣狭窄、高血压和各种原因导致的左心功能衰竭的早期,也可见于感染性休克时过量使用升压药的情形,处理不当将导致严重的临床后果。主动脉狭窄时,左室和主动脉之间收缩期的压力阶差会明显增加;其主动脉根部舒张压降低、左室舒张末压增高压迫心内膜下血管导致冠状动脉灌注减少、左室肥厚、甚至出现左心衰竭。在高血压的病理生理变化过程中,心脏和血管是其主要的靶器官。长期高血压将引起左心室心肌肥厚、心腔扩大,全身小动脉硬化、管腔内径缩小等,是导致重要器官灌注减少、缺血的重要因素。脓毒症休克时,某些医源性因素,如在未进行有效血压监测时盲目增加升压药物剂量以维持所谓的血压高值,导致升压药物过量而实际的外周血管阻力极高、后负荷增加过度,最终严重影响心、脑、肾脏等重要器官和全身的灌注、出现代谢极度紊乱而产生不可逆转的临床结局。

后负荷降低是危重症患者(尤其是脓毒性休克)常见的临床特征,前述各种因素(尤其是血容量相对不足、心肌灌注不良而心肌收缩力相对下降、全身血液重新分布、酸碱失衡等)的综合影响,是这些患者后负荷降低的主要原因,通常直接表现为低血压。持续的低血压可导致重要的脏器血液灌注不足、产生器官功能障碍。临床表现轻者可有烦躁、气促、心悸、头晕、疲乏等,严重者可出现表情淡漠、意识障碍乃至昏迷,可发生急性心律失常、急性心肌梗死、急性肾功能衰竭、脑卒中等,甚至发生猝死。

四、后负荷的评价方法

与所有患者的病情评估方法一样,正确评估后负荷必须从患者的整体情况出发,切忌单凭某一项指标就作出后负荷增加或者降低的临床判断。

(一)病史、临床症状和体征

临床工作中判断患者是否存在后负荷的增高或降低,需要首先了解病史、病理变化过程以及主要诊疗措施的影响等。导致左室后负荷增高的主要疾病或原因包括瓣膜疾病、动脉硬化、高血压病、交感神经兴奋、脓毒症和疼痛等应激、以及收缩血管药物的过量使用等。左室后负荷增加的临床表现轻者为头晕、胸闷不适，重者出现咳嗽、气促，甚至出现咯粉红色泡沫痰等急性左心衰竭表现；查体可发现呼吸频率加快、血压升高，双肺底干湿性啰音，心率加快、心脏舒张期奔马律等。引起左室后负荷降低的主要因素包括感染、脓毒症、肾上腺素皮质功能低下、不恰当的医疗干预措施（例如扩血管药物和镇痛镇静药物的过量使用等），左室后负荷降低可引起血压降低，并伴随脏器灌注不良的症状和体征，如神志障碍、皮肤花斑和尿量减少等。有基础疾病的患者在上述因素的作用下，其后负荷变化的速度和程度都将更大。故把握患者的病史和病理生理过程、熟悉后负荷变化的相关临床表现，是正确评估判断后负荷变化的基础。

（二）实验室检查

患者的左心室后负荷增加或降低，其实验室检查项目的结果尚无特异性表现，实验室检查结果反映的主要是原发病、诱发或加重因素以及后负荷变化所导致的器官功能变化相关的实验室检查结果。例如感染、脓毒症相关的病原学指标，心脏、肾脏、肝脏和中枢等器官的功能变化指标以及某些酶学、细胞因子变化的结果，脏器灌注不良和/或微循环障碍导致的呼吸和/或内环境紊乱指标包括血乳酸升高、中心静脉-外周动脉 CO_2 分压差增高、代谢性酸中毒等异常指标。这些实验室指标的变化在不同的患者或者同一患者不同的病理生理阶段均有不同的表现，反映受累器官的数量、受损程度和严重性也不一样，需要动态监测、并与患者的病史和临床表现联系起来综合分析，才能正确判断实验室结果与患者的病理生理状态是否具有关联性，为病情的判断和处理打下基础。

（三）器械检查

器械检查是左心室后负荷变化的主要定量监测手段，包括无创和有创两大类方法。无创方法包括袖带式血压计测量血压、放射和超声影像学检查等。无创血压检测方便快捷，临床上通常作为检测后负荷变化的临床常规方法；但无创血压监测在血压较低、或外周血管顺应性不佳等情况下准确性较差，因此在对以低血压为主要特征

的重症患者进行血压监测时应该引起注意。放射影像学包括 X 线胸片、CT、MRI、放射性核素扫描等检查，这些检查可以从不同的角度检测心脏和主动脉的结构性改变，如心脏及其房室的大小、瓣膜和血管硬化或钙化的情况等，其中左室壁增厚、主动脉增宽等征象可间接反映左室后负荷的情况；核素扫描除可反映心脏的结构情况外，还可以判断心肌的供血以及心脏的功能状况。超声检测在 ICU 中的应用日益广泛，是临床工作中评价后负荷变化的主要检测手段。超声检查可在床旁实时进行，迅速查明心脏及其瓣膜的结构、心功能状况、外周血管状况以及血容量的状况等，这些检测的相关数据对判断后负荷的动态变化、跟踪临床治疗的效果以及滴定血管活性药物的应用等均具有非常重要的指导意义。超声检测衍生而来的连续多普勒无创血流动力学监测系统（USCOM）、每搏连续无创血压监测系统（CNAP）等，其相关数据可以通过公式计算出外周血管阻力指数（Systemic vascular resistance index，SVRI）、多普勒鼻烟窝阻力指数（SBRI）等，其中 SVRI 与 SVRI 具有良好的相关性，可实时反映外周血管阻力的情况。高龄患者往往因为血管硬化而出现外周血管阻力下降，而感染性休克患者尤其伴随低舒张压时，往往提示存在低 SVRI。通过超声监测，并通过公式计算可出 SVRI：SVRI= $80 \times$（MAP-CVP）$\times$ BSA/CO，其中 BSA 为体表面积，BSA= $\sqrt{体重（kg）\times 身高（cm）/3\,600}$，CO=SV $\times$ HR，SV= $\pi \times R2 \times$ VTI，SV 为每搏量，π 为圆周率，R 为左室流出道（LVOT）半径，VTI 为左室速度时间积分。有创检测方法包括有创动脉压监测、漂浮导管（Swan-Ganz 导管）以及脉搏指示剂连续心排监测（pulse-indicated continuous cardiac output，PiCCO）等。有创血压监测通过外周动脉置入导管，可以直接、实时反映血压的变化，特别适用于血压低、血流动力学不稳定尤其是使用大剂量血管收缩药物的患者，还能为容量管理、血管活性药物的调整及循环状态、治疗反应性的评估提供及时、客观的证据支持，同时方便动脉采血做血气监测，是后负荷管理的临床重要评估手段。Swan-Ganz 导管、PiCCO 可通过其检测到的压力、心排血量和血管阻力等评估后负荷的定量变化，PiCCO 还可通过 PPV/SVV 比值，计算出动态动脉弹性（Ea'），

从而反映血管张力情况。

（四）影响后负荷评价的因素

心脏后负荷的增加或降低只是重症患者整体病理生理变化的其中一项指标,与患者的年龄、体格情况、基础疾病（如高血压病）、心脏和血管状况（如瓣膜疾病）、病情诱发和/或加重因素（如感染）等诸多因素密切相关,掌握这些因素可以间接判断患者左心后负荷状况;评价判断后负荷的无创性和有创性检查也可能受到上述因素的影响。例如不同体格特征（如肥胖患者）对无创血压检测时的袖带有不同的要求、肥胖患者超声检查时声窗质量可能不佳导致测量误差、心律失常或老年患者的血管状况等可导致 PiCCO 部分检测指标不准确等。因此,在进行后负荷评价检查时,需全面考虑患者各方面的因素、测量方法是否恰当等,才能正确判断测量的数据是否与患者的病理生理状态相吻合。

五、影响后负荷的主要药物及其机制

影响后负荷的主要药物有正性肌力药物和缩血管药物两大类,在使用这些药物处理后负荷异常的患者前,必须熟悉这些药物的特性和作用机制。为提高临床疗效、避免正性肌力药物和缩血管药物常见的心律失常、心肌缺血等不良反应,应根据临床症状和血流动力学状况的动态变化,在严密监测下根据滴定剂量、进行个体化调整的原则使用。

（一）正性肌力药物

正性肌力药物常用于处理后负荷降低。后负荷降低将导致心、脑、肾等重要脏器出现血流低灌注,如不及时处理或者处理不当将出现器官功能衰竭。正性肌力药物可增加心肌收缩力、增加心排血量,从而改善重要脏器的血流灌注、减少器官衰竭的发生。常用的正性肌力药物分为环磷腺苷（cAMP）依赖型和 cAMP 非依赖型两种。cAMP依赖型主要有:①β受体激动剂,代表药物为多巴胺和多巴酚丁胺;②磷酸二酯酶抑制剂,代表药物有氨力农和米力农;③腺苷酸环化酶激动剂,主要有毛喉萜等。cAMP非依赖型主要有:①强心苷类正性肌力药,主要为洋地黄类;②钙增敏剂,代表药物为左西孟旦。正性肌力药物的作用机制详见该章第四节。

（二）缩血管药物

临床常用的缩血管药物有去甲肾上腺素、精氨酸加压素和去氧肾上腺素等。脓毒症患者后负荷降低的主要原因之一是外周血管扩张,缩血管药物可收缩外周血管、改变全身血流的分布,增加重要脏器的血液灌注,但其效应在改善后负荷降低的同时也必定增加心脏的后负荷,需根据患者的具体情况平衡应用的时机和剂量。临床上缩血管药物以去甲肾上腺素最常用,其主要药理作用是激动α受体,同时还具有较弱的β受体激动作用,故在收缩血管的同时还具有轻度增加心肌收缩力的作用。需要注意的是,去甲肾上腺素也有收缩肺血管的作用,大剂量应用时可增加肺循环的阻力,故对右心功能不全的患者应当权衡利弊谨慎应用。精氨酸加压素近来在临床的应用逐渐增加,其主要药理作用是激活 V1 受体,具有收缩血管作用;由于肺血管缺乏 V1 受体,故精氨酸加压素不会导致肺动脉压的明显变化。去氧肾上腺素为单纯的α受体激动剂,可明显增加心脏后负荷,除非有证据支持外周阻力显著低下,否则应谨慎应用;此外,去氧肾上腺素增加肺循环阻力的作用强于去甲肾上腺素,故右心功能不全患者应尽可能避免应用。脓毒症患者多数表现为低心排、外周阻力显著降低,缩血管药物用量通常较大,在应用过程中需加强监测,以避免缩血管药物显著增高心脏后负荷、长时间血管收缩致肢端缺血坏死等不良临床后果。

六、升压药物的临床应用

（一）药物使用时机

低血压是各种重症患者（尤其是脓毒症休克患者）后负荷降低最常见的临床表现,与患者发病后摄入量不足、消耗增加和/或脓毒症导致的血流重新分布等因素密切相关。持续低血压将导致器官系统灌注不足,进而影响内环境稳定,甚至发展为多器官功能障碍,产生病理生理的恶性循环。故在积极处理原发疾病及其诱发（或加重）因素的同时,应根据患者的病理生理状态,选择合适的时机、选用恰当的升压药物,以提高临床救治效果。与通过加强心肌收缩力发挥作用的正性肌力药物有所不同,升压药物是一类能促进血管收缩、从而升高平均动脉压的药物,但也有许多升压药物兼具血管加压和正性肌力作用。循环系统的生理特性表明，维持正常生理范围的血压，除需要一定的血容量作为压力基础外，还需要心脏持续泵血，以及保持一定的阻力的外周血管。心脏持续泵血需要激活分布在心肌上的 β 肾上腺素受体，而维持血管阻力则需要依赖分布在外周血管的 α 受体。故何时开始使用升压药物、首先使用何种药物需要在临床工作中做具体的分析。

升压药物的使用虽然已经有相当长的经验积累，但其使用时机的把握仍然是临床上的热点问题。脓毒症休克的国际指南建议，使用升压药物的初始目标为平均动脉压（MAP）达到 65mmHg，脓毒症休克患者经过充分液体复苏 30ml/（kg·3h）仍无法纠正低血压则需要使用升压药物。问题是临床上患者的情况千差万别，患者的年龄、基础疾病、发生休克时的容量状况、病情的严重程度、对容量治疗的耐受情况等各有不同。容量不足固然会导致不良的临床后果；但过多的液体也会加重器官的负担、导致和 / 或加重器官组织水肿，同样会导致严重的临床后果。已有不少证据显示，严重脓毒症及感染性休克患者的累积液体正平衡与不良预后正相关，而早期使用升压药可能增加心排血量、改善微循环和预防有害的液体过负荷。故设定某个血压的目标值、输液的量和速度并不能适用于所有的患者和 / 或同一个患者不同的病理生理状态，即脓毒症休克指南的相关策略并不适用于所有患者，尤其是老年重症患者。在临床实际工作中，不能把升压药物的起始使用时机与开始、持续的液体管理混为一谈，最重要的处理策略是详细、动态评估患者低血压的相关情况，全面、正确把握患者的整体情况，根据其病理生理状态，结合升压药物的特性综合考虑使用时机。显然，关于升压药物的使用时机，仍然有非常宽广的探索空间，期待有更多高质量的随机对照研究提供临床参考。

（二）药物的选择与应用

升压药物的使用是后负荷降低患者临床处理的重要手段之一，药物的使用除掌握适当的用药时机之外，应以休克的病因和不同病理生理特征为导向选择合适的升压药物，例如脓毒症休克首选去甲肾上腺素，主要表现为心力衰竭但无明显低血压的患者可用多巴酚丁胺；而过敏性休克的

患者必须使用肾上腺素。此外，临床工作中还需根据药物的特性结合患者的具体情况选择适当的药物、并做好各项观察及时调整用药策略。例如各种升压药物的作用部位、效应机制各不相同，同一升压药物也可作用于不同的受体（如多巴胺），不同的受体其效应和 / 或作用强度不同、产生不同的药理作用，升压药物可通过与之相对应的受体直接作用或其触发的反射作用共同影响平均动脉压。故如使用一种药物未达到期望的效果，可考虑调整剂量或者加用其他作用位点的药物以达到升高血压的目标、并降低某种药物的剂量过高所致药物副作用的发生率。此外，大多数升压药物有剂量 - 反应曲线，它激动的主要受体亚型通常也呈现剂量依赖性。但不同的患者对药物的敏感性、器官功能对药物的耐受性、药物的清除率等均存在差异，加上可能存在的药物相互作用、其他治疗手段（如 CRRT）对药物的血浆浓度也可能存在影响，对药物剂量的把握需要综合考虑各种因素的影响。

休克涉及到多方面的问题，加上患者个体化的差异等影响因素决定了危重症患者的临床管理必须是综合性的，期望机械运用某些研究或某个指南的内容、使用某种药物或措施就能改善预后的做法经常难以奏效。2016 年国际脓毒症和脓毒性休克的管理指南对脓毒症休克患者使用升压药物推荐意见的推荐强度和证据级别各不相同。临床上最常用的血管收缩药物是去甲肾上腺素和多巴胺。指南推荐首选去甲肾上腺素（强推荐，中等证据质量），多巴胺替代去甲肾上腺素仅限于少数高度选择的患者，如心律失常风险极低、绝对或者相对心率缓慢的患者（弱推荐，低证据质量），小剂量多巴胺不作为肾脏保护剂（强推荐，高证据质量）。去甲肾上腺素的血管收缩效应占优势，在增加 MAP 的同时对心率和每搏输出量的影响较少，故去甲肾上腺素比多巴胺能更有效逆转感染性休克患者的低血压。多巴胺可能导致更多的心动过速和心律失常，可能更适用于心肌收缩功能受损患者；此外，有研究表明，多巴胺可影响通过小丘脑 - 垂体轴的内分泌反应，并具有免疫抑制作用。Debacker 等将 1 679 例心源性休克患者分为多巴胺组与去甲肾上腺素组，发现 28 天病死率虽然无差异，但多巴胺组的心律失常发

生率高于去甲组（24.1% *vs.* 12.4%，*p*<0.001）；亚组分析显示，多巴胺组可增加心源性休克患者的28d病死率（*p*=0.03）；推测原因可能为：多巴胺可增快心率、增加心肌耗氧、进而加重心肌缺血，伴随发生心律失常事件。这结论也在随后的meta分析中被证实，相对于去甲肾上腺素，多巴胺会增加心律失常的发生，并可能增加死亡率。因此，现有的研究证据显示，无论对于脓毒症还是心源性休克，去甲肾上腺素都要优于多巴胺。

为通过不同的作用途径达到升压的目标和/或减少药物的副作用，如果一种药物较高的剂量仍未达到治疗目标，则可以增加一种或一种以上的药物。血管升压素由下丘脑合成，是含有精氨酸的九肽物质，因而又称之为精氨酸加压素；因具有抗利尿作用，亦被称为抗利尿激素。研究表明，小剂量特利加压素与去甲肾上腺素联用可以提高平均动脉压或减少去甲肾上腺素的用量，并可通过改善组织血供、保护器官功能等显著改善临床效果。脓毒症休克国际指南将血管升压素推荐作为感染性休克治疗的一线血管活性药物，可以在使用去甲肾上腺素的同时，使用小剂量的血管升压素（0.03U/min）。指南建议血管升压素0.03U/min（弱推荐，中等证据质量）或肾上腺素联合去甲肾上腺素以达到目标MAP（弱推荐，低证据质量）；血管升压素0.03U/min联合去甲肾上腺素减少去甲肾上腺素的剂量（弱推荐，低证据质量）。VANISH研究探讨了早期使用血管升压素能否改善脓毒症休克患者的肾脏结局，结果显示，与去甲肾上腺素相比，早期使用血管升压素并没有增加患者的无肾衰时间，而且血管升压素和氢化可的松对结局并无交互影响。2018年我国的多中心研究也不支持血管升压素替代去甲肾上腺素，脓毒性休克患者特利加压素和去甲肾上腺素应用之间的死亡率没有差异，而特利加压素组患者的严重不良事件发生率较高。

多巴酚丁胺属于β受体激动药，无论是否合用去甲肾上腺素，均可选择性地增加心排血量，与异丙肾上腺素相比不会引起窦性心动过速。研究显示，多巴酚丁胺可以改善脓毒症休克患者的毛细血管灌注，但也可能增加心肌耗氧量，由此削弱了其在改善全身氧输送中的优势。多巴酚丁胺对血压影响有限，应用于心功能不全的患者，可能有

轻微升高血压的作用；而应用于血容量不足患者，血压则可能出现下降的情况。故指南建议在容量补足、应用升压药仍有低血压者可使用多巴酚丁胺（弱推荐，低证据质量）。研究显示，使用每分钟每千克体重几微克剂量的多巴酚丁胺就可以大幅增加心排血量，静脉输注量>20μg/（kg·min）还可能带来额外的益处。所以，在重症患者救治中，从来就没有固定的药物剂量限制，说明书或药典规定的剂量或许是一个相对安全的范围，较少考虑重症状态等因素，从重症患者个体化的角度观察，肯定不是一个最佳的剂量。因此，多巴酚丁胺的剂量应该按照个体化原则进行调整，以最大程度增加心排血量从而改善组织细胞氧供需的失衡状态。2019年发表在《中华危重症医学杂志》的一项纳入43个随机对照研究的Meta分析结果显示，去甲肾上腺素联合多巴酚丁胺可以减少脓毒症休克患者的28d死亡率，尤其是对于低心排患者。

常用升压药物的特性和建议剂量见表2-1-1。

中心静脉导管是升压药物的首选给药途径，一方面可以使升压药物更高效地从心脏分布到全身、作用到靶向血管，另一方面又可避免升压药物在外周血管渗出、造成组织损伤的风险。当然，由于脓毒症休克患者的病情紧急，在没有条件或者来不及放置深静脉导管的情况下，通过外周静脉给药也是可行的。

（三）临床观察

重症患者的血流动力学变化影响的因素众多，血流动力学不稳定、或者稳定与失衡交替出现是危重症患者常见临床表现之一，升压药物既能升高血压，也会使后负荷升高，从而增加心脏做功和耗氧量、甚至降低心排血量。升压药物的应用是否达到临床目标既与升压药物本身相关，也与导致后负荷变化的其他病理生理因素密切相关，故需要动态观察患者的临床表现、监测各项参数的变化，以及时调整升压药物的使用。

1. **生命体征** 神志状态、体温、心率、呼吸频率、血压、血氧饱和度等是升压药物使用过程中的基本监测指标。其中血压是观察升压药物作用最简单、直接的临床指标，其他指标可以间接反映升压药作用的综合临床效果。

2. **血容量和微循环灌注** 适当的血容量是

表 2-1-1 常用升压药物的特性和建议剂量

	剂量	心脏		外周血管		其他作用
		心率	心肌收缩力	缩血管效应	扩血管效应	
去甲肾上腺素	2~20μg/min	1~2+	2+	4+	0	作用其他平滑肌;影响代谢
肾上腺素	1~8μg/min	4+	4+	4+	3+	舒张支气管,抑制过敏物质释放,降低血管通透性;影响代谢
多巴胺	1~4μg/(kg·min)	1+	1~2+	0	1+	小剂量兴奋多巴胺受体,扩张肾血管,增加肾血流量,增加尿量
	5~10μg/(kg·min)	2+	2+	1~2+	1+	
	11~20μg/(kg·min)	2+	2+	2~3+	1+	
多巴酚丁胺	1~20μg/(kg·min)	1~2+	3+	1+	2+	少见
间羟胺	<100mg/d	1+	1+	3+	0	少见
血管升压素	<0.12mg/(kg·d)	0	0	4+	0	少见

纠正休克的基础,血容量不足将影响升压药物的作用效果,甚至加剧血压下降、加重休克。适当的血容量是改善后负荷的基础,在观察升压药物作用的同时必须关注血容量的状况。临床症状和体征、胸片、CVP 和超声等均可用于判定液体治疗的反应性,被动抬腿试验或补液试验联合即时每搏量监测判定容量治疗的反应性最准确。尿量是反映肾灌注和微循环灌注状况的有效指标,但敏感性和特异性较差;反映微循环状态的其他指标,如乳酸、混合静脉血氧饱和度等也有助于判断微循环的灌注情况;可视化微循环监测如甲襞微循环、舌下微循环等,近年也逐渐在临床中应用。

3. 内环境状况 内环境状态是升压药物改善后负荷的终极反映之一。内环境状况监测包括血气、血糖和电解质等。血气是监测机体代谢过程中内环境是否稳定的重要指标,酸碱平衡对升压药物的效应有重要影响。在酸性环境下,儿茶酚胺受体敏感性下降,可引起血管扩张、低血压、心率减慢,出现难以纠正的休克,因此要保证升压药的有效作用,必须及时纠正酸中毒。

4. 药物不良反应 升压药物在发挥升压作用的同时,也难免产生一定程度的副作用,常用升压药物的副作用与药物的相互作用简述如下:去甲肾上腺素的主要副作用、药物相互作用包括血管外渗漏可引起局部组织坏死;强烈的血管收缩可导致重要器官血流减少,如肾血流锐减导致尿量减少、组织血供不足导致组织缺氧和酸中毒等;

长期静脉滴注后突然停药,可出现血压骤降;与全麻药如氯仿、环丙烷、氟烷等同时使用,可使心肌对拟交感胺类药物反应更敏感,容易发生室性心律失常;与β受体阻滞药同用,各自的疗效降低,β受体阻滞后α受体作用突出,可发生高血压,心动过缓;与降压药同时使用,降压效应被抵消或减弱;与洋地黄类药物同时使用,容易导致心律失常等。肾上腺素的主要副作用、药物相互作用包括心悸、头痛、血压升高、震颤、无力、眩晕、呕吐、四肢发凉;有心律失常、严重者可由于心室颤动而致死的报道;用药局部可有水肿、充血、炎症;α受体阻滞剂以及各种血管扩张药可拮抗肾上腺素的加压作用;与全麻药合用,易产生心律失常甚至室颤;指、趾部局麻时加用肾上腺素,可能导致肢端供血不足而坏死;与洋地黄、三环类抗抑郁药合用,可致心律失常;与麦角制剂合用,可致严重高血压和组织缺血等。多巴胺的主要副作用、药物相互作用包括常见的胸痛、呼吸困难、心悸、心律失常、全身软弱无力感;长期应用大剂量或小剂量用于外周血管病患者,可出现手足疼痛或手足发凉等;外周血管长时期收缩,可能导致局部坏死或坏疽;与硝普钠、异丙肾上腺素、多巴酚丁胺合用,应注意心排血量的改变;大剂量多巴胺与α受体阻滞剂同用,后者的扩血管效应可被多巴胺的外周血管的收缩作用拮抗;与全麻药合用可使心肌对多巴胺异常敏感,引起室性心律失常;与β受体阻滞剂合用,可拮抗多巴胺对

心脏的 β_1 受体的作用等。多巴酚丁胺的主要副作用、药物相互作用包括心悸、恶心、头痛、胸痛、气短；剂量较大时可出现收缩压增加、心率增快；与全麻药（尤其环丙烷、氟烷等）合用，可能增加室性心律失常的发生率；β 受体阻滞剂可拮抗多巴酚丁胺对 β_1 受体的作用，导致 α 受体作用占优势，外周血管的总阻力加大；与硝普钠合用，可导致心排血量微增，肺楔嵌压略降。间羟胺的主要副作用、药物相互作用包括常见的头痛、眩晕、震颤、恶心、呕吐等；升压过快可引起肺水肿、心脏骤停、局部组织缺血坏死；有药物的蓄积效应、连续使用可引起快速耐受；与氟烷、环丙烷及其他卤族麻醉药合用，可诱发心律失常；洋地黄化患者加用间羟胺，更易诱发心律失常；与单胺氧化化酶抑制剂合用，升压作用增加；与胍乙啶与利血平合用，后者可增加对间羟胺升压作用的敏感性；与 α 受体阻断药合用，可阻断间羟胺的 α 受体作用，而保留 β 受体作用，使血管扩张、血压下降等。血管升压素的主要副作用、药物相互作用包括常见的面色苍白、高血压、腹痛、肠蠕动加快或腹部绞痛、恶心、腹泻、头痛；偶有心肌梗死、心力衰竭、呼吸困难及注射部位坏死；与催产素和甲基麦角新碱合用会增强血管收缩和子宫紧张的效应；可增强非选择性抑制剂对门静脉的降压作用；合并使用降低心率的药物可导致严重的心动过缓等。

七、结语

后负荷评价需要从患者的病史、发病和诊疗过程、病理生理变化特征等整体情况出发，全面掌握患者的病情发展趋势。随着技术的进步，评价后负荷的检测手段也在不断更新，但所有的检测结果均必须个体化结合临床进行综合考虑才能做出正确的判断。后负荷降低是脓毒症休克患者最突出的临床表现之一，对升压药物作用机制和患者的病理生理状态的把握是精准治疗的基础，而密切的临床观察是实现治疗目标的重要保证。但休克是一个相当复杂的病理生理状态，不可能用某一种升压药物、固定的用药时机和剂量，解决多种病因、不同基础状况患者的休克问题。近年来关于升压药物在循环系统功能障碍患者中应用的临床试验不胜枚举，争议亦从未停止过，期待有更多高质量的研究成果指导临床实践。

（覃铁和　王首红　黄道政
蒋　磊　魏学标）

参 考 文 献

［1］ Circulatory Shock［J］. N Engl J Med, 2013, 369: 1726-1734.

［2］ Steven M. Hollenberg. Understanding stress cardiomyopathy［J］. Intensive Care Med, 2016, 42: 432-435.

［3］ Rhodes A, Evans LE, Alhazzani W, et al. Surviving Sepsis Campaign: International Guidelines for Management of Sepsis and Septic Shock: 2016［J］. Crit Care Med, 2017, 45（3）: 486-552.

［4］ Tariq S, Aronow WS. Use of inotropic agents in treatment of systolic heart failure［J］. I Int J Mol Sci, 2015, 16（12）: 29060-29068.

［5］ Schmidt U, Schwinger RH, Müller-Ehmsen J, et al. Influence of halothane on the effect of cAMP-dependent and cAMP-independent positive inotropic agents in human myocardium［J］. Br J Anaesth, 1994, 73（2）: 204-208.

［6］ Toya Y, Schwencke C, Ishikawa Y. Forskolin derivatives with increased selectivity for cardiac adenylyl cyclase［J］. J Mol Cell Cardiol, 1998, 30（1）: 97-108.

［7］ RIVERS E, NGUYEN B, HAVSTAD S, et al. Early goaldirected therapy in the treatment of severe sepsis and septic shock［J］. N Engl J Med, 2001, 345（19）: 1368-1377.

［8］ ASFAR P, MEZIANI F, HAMEL J F, et al. High versus low blood-pressure target in patients with septic shock［J］. N Engl J Med, 2014, 370（17）: 1583-1593.

［9］ Vincent JL, De Backer D, Circulatory shock［J］. N Engl J Med, 2013, 369（18）: 1726-1734.

［10］ Rhodes A. Surviving Sepsis Campaign: International Guidelines for Management of Sepsis and Septic Shock: 2016［J］. Intensive Care Med, 2017, 43（3）: 304-377.

［11］ Lee EP. Strong correlation between doppler snuffbox resistive index and systemic vascular resistance in septic patients［J］. J Crit Care, 2019, 49: 45-49.

［12］ Holder AL, Pinsky MR. Applied physiology at the bedside to drive resuscitation algorithms［J］. J Cardiothorac Vasc Anesth, 2014, 28（6）: 1642-1659.

［13］ Padwal R. Optimizing observer performance of clinic blood pressure measurement: a position statement from the Lancet Commission on Hypertension Group［J］. J Hypertens, 2019, 37（9）: 1737-1745.

[14] Rhodes A, Evans LE, Alhazzani W, et al. Surviving Sepsis Campaign: International Guidelines for Management of Sepsis and Septic Shock: 2016[J]. Intensive Care Med, 2017, 43(3): 304-377.

[15] Liu ZM, Chen J, Kou Q, et al. Terlipressin versus norepinephrine as infusion in patients with septic shock: a multicentre, randomised, double-blinded trial [J]. Intensive Care Med, 2018, 44(11): 1816-1825.

[16] Mouncey PR, Osborn TM, Power GS, et al. Trial of early, goal-directed resuscitation for septic shock[J]. N Engl J Med, 2015, 372(14): 1301-1311.

[17] De Backer D, Biston P, Devriendt J, et al. Comparison of dopamine and norepinephrine in the treatment of shock[J]. N Engl J Med, 2010, 362(9): 779-789.

[18] De Backer D, Aldecoa C, Njimi H, et al. Dopamine versus norepinephrine in the treatment of septic shock: a meta-analysis[J]. Crit Care Med, 2012, 40(3): 725-730.

[19] Gamper G, Havel C, Arrich J, et al. Vasopressors for hypotensive shock[J]. Cochrane Database Syst Rev, 2016, 2: CD003709.

[20] Gordon AC, Mason AJ, Thirunavukkarasu N, et al. Effect of Early Vasopressin vs Norepinephrine on Kidney Failure in Patients With Septic Shock: The VANISH Randomized Clinical Trial[J]. JAMA, 2016, 316(5): 509-518.

[21] Cheng L, Yan J, Han S, et al. Comparative efficacy of vasoactive medications in patients with septic shock: a network meta-analysis of randomized controlled trials [J]. Crit Care, 2019, 23(1): 168.

[22] 中华医学会重症医学分会. 中国成人ICU镇痛和镇静治疗指南[J]. 中华危重病急救医学, 2018, 30(6): 497-514.

[23] 刘瑞金, 严静, 于凯江.《中国严重脓毒症/脓毒性休克治疗指南(2014)》的产生及新旧指南比较[J]. 中华危重病急救医学, 2015(9): 705-708.

第四节 心功能评价与强心药物

一、心功能评价在ICU中的地位

心功能指心脏做功的能力,主要是保证机体各组织器官无论在休息或活动状态均有足够的血液供应。对于重症患者而言,除了本身因为心脏疾病入住ICU,其他重症疾病比如脓毒症、急性肺栓塞等均可导致心功能下降,对患者预后必然造成不良影响。另外,无论是发生组织灌注不足或呼吸衰竭病因的寻找,抑或是血流动力学评估的过程中,对心功能的评估都很关键。因此,心功能的评估是重症患者评估的重中之重。近些年来,随着对重症血流动力学认识的不断深入,脉搏指示心排血量监测(PiCCO)尤其重症超声的普及,给重症患者心功能的评价带来了巨大的变革,各种评估手段反映的指标也在逐步靠近疾病本质。

既往重症医学科医生往往比较注重左心室的收缩能力评估,然而近几年随着重症血流动力学治疗的理论与实践的发展,对右心功能以及左心室舒张功能的评价越来越受到重视。2017年,中国重症血流动力学治疗协作组发布《重症右心功能管理专家共识》,在2016年发表的《中国重症超声专家共识》中强调了右室功能以及左心室舒张功能的评价的重要性,这些共识的出现不仅体现了对心功能认识的不断深入,也是心功能评价在ICU中的地位逐步升高的体现。

二、心肌收缩力评价常用手段

对于重症患者而言,心肌收缩力在心功能的评价中意义重大,也是临床判断心功能最常用的指标。在实际临床工作中,临床表现往往是评估心肌收缩力情况的第一步,需要重视相关临床表现对心肌收缩力下降的警示意义,尤其缺乏重症心脏超声、PiCCO等检测手段时,患者的临床表现意义非凡,左右心室收缩功能下降所致的临床表现并不相同,对于左心功能下降的患者而言,主要表现为肺循环淤血和心排血量降低所致的临床综合征,而右心功能下降的患者主要表现为体循环淤血,由于重症疾病的特点,往往难以通过询问患者不适主诉获得评估信息,心脏听诊、肺部体征、低垂部位水肿、颈静脉充盈等方面的体征需要得到重视。

由于某些临床表现具有一定的主观性,而且仅仅根据临床表现评价心功能并不准确,极有可能发生误判,相关血指标则能够在临床表现的基础上更进一步评价心功能,其中B型脑利钠肽(BNP)及其N末端脑钠肽前体(NT-proBNP)脱颖而出,具有里程碑的意义,研究表明,当心肌收缩力下降,会导致收缩末心室内容积增加,继而室壁张力升高,刺激心室分泌脑钠肽,经过一系列酶解过程,最终体现在BNP以及NT-proBNP的升高。最新指南认为，BNP<100ng/L、NT-proBNP<300ng/L通常可以排除急性心力衰竭，但是由于重症患者常常合并脓毒症、急性呼吸窘迫综合征、肾功能不全等可导致BNP及proBNP升高的非心衰因素，所以对于脑钠肽升高的情况需要结合患者的病史进行具体分析。混合静脉血氧饱和度（SVO_2）对于提示心功能也具有意义，心肌收缩力的下降将会导致心排血量的下降，氧供随之下降，当机体氧耗无明显改变时，必然会使得SVO_2下降，由于监测CVP（中心静脉压）、输液等所需，重症患者往往需要植入中心静脉导管（CVC），为测定中心静脉血氧饱和度（$SCVO_2$）提供了极大的便利，而$SCVO_2$和SVO_2的相关性强，变化趋势基本平行，可以用$SCVO_2$的变化反映SVO_2的变化，继而用于评估心功能变化。除此之外，中心静脉-动脉二氧化碳分压差（CO_2-gap）也有一定的价值，当重症患者心肌收缩力下降，心排血量的下降将会导致组织血流量的下降，对CO_2的清除能力降低，导致CO_2-gap的升高，因此CO_2-gap也有助于对心功能的判断，CO_2-gap正常范围一般小于6~8mmHg。

虽然患者临床表现以及血指标对于心功能具有一定的评估价值，但是由于重症患者病情纷繁复杂，往往需要更加精准的评估手段指导确定下一步治疗。目前临床上以重症超声、PICCO等无创及有创监测措施应用最为广泛，是指导血流动力学精细调整的重要手段。

重症超声的发展极大便利了床旁心功能连续、动态评价，目前重症超声对于心功能评价具有无可替代的地位，越来越多的重症医学科医生掌握了重症超声的基本技能，然而重症超声重在"重症"，而非技术本身，必须在重症医学理论指导下运用超声评估患者心功能。在具体心肌收缩力评估方面，包括定性和定量评估，前者观察心室收缩时室壁的增厚以及向心运动的程度，具有较强的主观性，需要综合考虑。定量评价又包括左心室（主要有射血分数（EF）、缩短分数（FS）、二尖瓣环位移（MAPSE）、左室dp/dt、速度时间积分（VTI）、每搏量（SV）、心肌做功指数（Tei指数）二尖瓣血流流速时间积分（VTI）等）以及右心室（三尖瓣环位移（TAPSE）、右室dp/dt、Tei指数等）评估的相关超声指标。值得注意的是任何指标均有不足

和优势，不同的患者适合不同的指标评估心功能，比如对于那些存在室壁节段性运动异常的患者而言，FS以及通过M超测量的EF并不适合评估，此时Simpson法测量的EF往往更加准确，EF除了心肌收缩力，也会受到前后负荷的影响，而dp/dt则不受前后负荷的影响，遗憾的是该超声指标仅能用于评估存在二、三尖瓣反流的患者。

除了上述一些常规的超声指标，近年来，斑点追踪心脏超声也逐步受到重视，它通过应变技术检测左右心室和心房壁的形变，非多普勒原理，且无角度依赖，尤其适用于评估心肌的收缩功能，能够帮助诊断脓毒性心肌病、应激性心肌病、重症心肌炎、急性冠脉综合征等疾病在内的重症心脏疾病。但是该技术对超声机硬件以及软件要求较高。目前在ICU极少开展，但可能是未来发展的方向。

超声评估心功能的准确性高度依赖操作者的技术水平和熟练程度，PICCO则克服了该缺点，它的指标包括热稀释参数（需要打冰水后获得数据）以及脉搏轮廓参数（持续获得），能够较全面地反映患者血流动力学状况，同样也用于评估心肌收缩功能[心排血量（CO）、每搏量（SV）、心功能指数（CFI）、全心射血分数（GEF）、左室收缩指数（dPmx）等]，但是PICCO是有创手段，而且植入相关导管需要一定的时间，部分参数需要打冰水后才能获取，因此即时性、无创性方面劣于重症心脏超声。

除了上述重症心脏超声、PICCO，临床上还有通过肺动脉漂浮导管（PAC）、部分二氧化碳重呼吸技术测定心排血量（NICO）以及心阻抗血流图（ICG）等技术来获得相关指标用于评估心肌收缩功能的手段，但是各有优劣。随着医学技术的发展，未来心功能评估手段必将走向无创及精准化。

三、临床常用强心药物介绍

由于重症心脏疾病在重症医学科并不少见，所以强心药物是重症医学科医生经常需要面临选择的治疗手段，临床上的强心药物类型包括洋地黄类、儿茶酚胺类、磷酸二酯酶抑制剂（PDEIs）、钙离子增敏剂等多种种类。

（一）洋地黄类

该类强心药物能选择性地抑制心肌细胞膜

Na$^+$-K$^+$-ATP 酶的活性,通过双向性 Na$^+$-Ca^{2+} 交换机制使 Ca^{2+} 内流增加,增加心肌细胞内 Ca^{2+} 浓度,发挥正性肌力作用。目前临床上常用的制剂包括地高辛、毛花苷 C 以及去乙酰毛花苷,洋地黄类强心药物的禁忌证包括急性心肌梗死(尤其 24h 内)、急性心肌炎、低钾血症、甲状腺功能低下、Ⅱ 度及以上房室传导阻滞以及洋地黄过敏。常见的不良反应是心律失常(室性早搏、传导阻滞)、胃肠道症状(恶心呕吐等)、神经系统及视觉障碍(精神错乱、黄视、绿视)等。

（二）儿茶酚胺类

包括多巴胺以及多巴酚丁胺,通过刺激心肌 β$_1$ 受体起到正性肌力作用。其中多巴胺是内源性儿茶酚胺去甲肾上腺素的前体,药理作用呈剂量依赖性,小剂量[<3μg/(kg·min)]通过作用于多巴胺受体改善肾脏血流,中等剂量[3~5μg/(kg·min)]通过 β$_1$ 受体起到正性肌力作用,大剂量[>5μg/(kg·min)]通过刺激 α 受体升高血压,用于急性心力衰竭伴低血压患者,多巴胺的主要不良反应是心动过速。多巴酚丁胺是多巴胺的衍生物,一般从小剂量开始,逐渐增加剂量,但不宜与 β 受体阻滞剂合用,不良反应同多巴胺。

（三）PDEIs

临床常用的药物是氨力农和米力农,该类药物通过抑制磷酸二酯酶活性,使得细胞内 cGMP 降解受阻,细胞内 cGMP 浓度升高,继而激活细胞膜上蛋白激酶,促进钙离子通道激活,钙离子内流增加,起到强心作用。其中米力农通过肾脏代谢,肾功能障碍患者需要适当减量,主要不良反应是低血压和心律失常。既往大规模研究发现长期使用米力农可增加患者病死率,因此,此类药物适合短期使用。

（四）钙离子增敏剂

左西孟旦是新一代钙增敏剂,它直接与肌动蛋白 C 的氨基酸氨基末端结合,加强肌动蛋白 C 与钙离子复合物的构象稳定性,促进横桥与细肌丝的结合,从而增强心肌收缩力,而且不增加心肌耗氧量,也没有促心律失常作用。主要是适应证是失代偿性、收缩功能不全的急性心力衰竭,半衰期长达 70~80h,故停药后对血流动力学影响可维持数天。主要不良反应的头痛、低血压、血红蛋白及血钾下降。

四、强心药物进展

Omecamtiv Mecarbil 是一种新型的正性肌力药物,它通过激活肌球蛋白增加心力衰竭患者的心肌收缩力,对心肌氧摄取、血压、心率或冠脉血流量均无明显影响,在 ATOMIC-HF 试验中,研究表明高剂量 Omecamtiv Mecarbil 能改善急性心力衰竭患者呼吸困难症状,2017 年 Omecamtiv Mecarbil 的 3 期临床试验 GALACTIC-HF 启动,此次试验为随机双盲、安慰剂对照的国际性多中心临床 3 期临床试验,总体策略是通过改善心力衰竭患者的心脏收缩能力来降低不良心脏结局,预计 2021 年结束试验。

Istaroxime 是一种新型的、具有抑制 Na$^+$/K$^+$-ATP 酶和激动肌浆网钙泵双重作用的抗心衰药。其对 Na$^+$/K$^+$-ATP 酶的抑制导致心肌细胞内钙离子浓度升高,从而促进心肌细胞的收缩。由于 istaroxime 促进心肌收缩的剂量与导致心律失常的剂量之间有较大的距离,故安全性较高。并且 istaroxime 起效和消除均十分迅速,所以进一步提高了安全性。但是该药物在人体的研究资料较少。

总体而言,目前临床上应用的强心药物种类不少,而且还有部分药物处于临床试验阶段,未来供重症医学科医师选用的强心药物种类趋于多样化,既需要指南,也更需要结合病理生理的个体化滴定治疗,治疗过程中需要动态、连续评估心功能以及监测药物不良反应。

（严 静 李 莉）

参 考 文 献

［1］中国重症超声专家共识［J］.中华内科杂志,2016,55（11）:900-912.

［2］刘大为.实用重症医学［M］.2 版.北京:人民卫生出版社,2017.

第五节 氧代谢和微循环监测

不同类型休克的宏观血流动力学往往表现为不同的特征,可以由心脏收缩和舒张能力的改变、血流的异常分布、毛细血管的开放充盈程度、动脉系统血管阻力的变化、血容量的变化决定休克的不同特性。尽管不同类型休克的特征不尽相同，但其中血管内皮细胞损伤和微循环功能障碍可能是推动休克病理生理进展的关键因素，在细胞代谢方面表现为以线粒体功能障碍为主的氧利用异常。目前的临床指南更多强调的是休克复苏的及时性、从宏观血流动力学和全身氧输送层面进行休克复苏，而关于微循环功能障碍和细胞代谢异常的针对性治疗仍在积极探索中。

一、氧代谢监测

（一）全身氧代谢监测

全身氧代谢监测主要包括氧输送、氧消耗、氧摄取率、动脉血乳酸浓度及混合静脉血氧饱和度等监测指标。

1. **氧输送（DO_2）**　单位时间内左心室泵血所提供给组织细胞的氧的总量，计算公式：DO_2=[$PaO_2 \times 0.003$+（$Hb \times SaO_2 \times 1.34$）]$\times CI \times 10$，由呼吸功能、血红蛋白浓度和心脏泵功能等三个因素共同决定。静息状态下氧输送正常值为500~600ml/（min·m²）。

2. **氧消耗（VO_2）**　单位时间内组织器官所消耗的氧量，计算公式：VO_2=CO×（CaO_2-CvO_2）×10=CO×[$Hb \times 1.34 \times$（SaO_2-SvO_2）+0.003×（PaO_2-PvO_2）]。感染性休克时氧消耗常常与氧输送具有病理依赖关系，即随氧输送增加，氧耗量也明显增加。VO_2也可用作代谢监测仪测定，其公式为VO_2=Vte×（FiO_2-FeO_2）ml/（min·m²），其中FiO_2为吸入氧浓度，FeO_2为呼出氧浓度，Vte呼出潮气量。静息状态下氧消耗正常值为160~220ml/（min·m²）。

3. **氧摄取率（O_2ER）**　单位时间内组织氧消耗量占氧输送量的比例，是评价氧供需平衡的指标，计算公式：O_2ER=VO_2/DO_2，正常值为20%~30%。正常情况下，DO_2改变时，O_2ER发生变化，VO_2保持不变，VO_2不受DO_2的影响。但当DO_2下降到某一临界值时，VO_2开始依赖于DO_2的变化，即使O_2ER增加也无法满足组织氧代谢的需要时，就发生无氧代谢。O_2ER可以作为判断患者预后的指标。

4. **氧需**　单位时间内维持组织细胞正常代谢所需要消耗的氧量，根据Shoemaker方法，氧需可经麻醉和体温校正后估算。氧需＝氧耗量（麻醉）×10-0.036 667×（98.6-T），其中T为华氏温度，氧耗量（麻醉）=10×体重（kg）×0.72。

5. **氧债**　氧需与机体实际氧消耗量的差值，反映机体缺氧的程度，可以判断机体是否缺氧。当氧消耗量与氧需的差值于零时，说明机体不缺氧，无氧债。但当氧消耗量与氧需的差值小于零时，则组织存在氧债，提示组织缺氧。因此，组织是否缺氧决定于氧输送与氧需是否能够保持平衡。

6. **混合静脉血氧饱和度（SvO_2）**　是上腔静脉血和下腔静脉血混合后通过肺动脉导管获得的静脉血氧饱和度，能够反映机体整体的氧平衡状态，可动态反映氧输送和氧消耗的关系，很好地反映组织器官摄取氧的状态，正常值为>65%，混合静脉血氧分压正常值为>40mmHg。如果SvO_2>75%，说明氧输送多于氧需或者氧摄取减少；75%>SvO_2>65%说明心功能正常，氧储备适当；65%>SvO_2>55%说明为氧储备有限，氧输送减少或氧需增加或者代偿性氧摄取；50%>SvO_2>30%说明氧储备不足，氧输送少于氧需或氧摄取耗尽，开始出现乳酸性酸中毒；30%>SvO_2>25%说明出现严重的酸中毒。但临床上中心静脉血氧饱和度（$ScvO_2$）更具可操作性，多通过颈内静脉和锁骨下静脉的中心静脉导管获得，但它是头、颈、上肢静脉血的混合，仅能反映机体上半身的氧代谢状况。由于氧需不同，腹部和下肢的血氧饱和度通常高于上腔静脉血，因此一般情况下SvO_2的绝对值高于$ScvO_2$。目前推荐$ScvO_2$作为SvO_2的替代指标。大量研究显示$ScvO_2$和SvO_2存在一定的相关性，$ScvO_2$值一般要比SvO_2值高5%~15%，这是因为混合静脉血是由中心静脉血混合了30%~40%血氧饱和度的心脏冠状静脉窦血组成，但是在临床上$ScvO_2$和SvO_2所代表的趋势是相同的，均反映组织灌注状态，提示全身氧输送-氧消耗的关系，可以相互参考。但在感染性休克时要充分考虑到下腔静脉血氧饱和度和心力衰竭时冠状静脉窦血氧饱和度对$ScvO_2$的影响。SvO_2的正常范围为60%~80%，SvO_2>70%曾经是感染性休克重要监测指标和早期目标导向性治疗复苏的终点之一。SvO_2/$ScvO_2$过高或过低，都是不正常的。SvO_2/$ScvO_2$降低的常见原因包括心排血量降低、血红蛋白结合氧的能力降低、贫血、血氧饱和度降低和组织氧消耗增加。$SvO_2/ScvO_2$ 升高的常见原因包括心排血量增加、微血管分流、组织细胞氧利用障碍、深镇静、应用神经肌肉阻滞剂和颅脑损伤后脑摄氧能力下降等。$SvO_2/ScvO_2$ 降低提示机体无氧代谢可能增加，氧输送不能满足氧需求，应增加氧输送，充分评价提高氧输送安全性和有效性。但是血流分布不均匀或组织氧利用障碍或微血管分流增加时，可能会使 $SvO_2/ScvO_2$ 异常升高，此时可能存在组织氧利用障碍，不能简单认为 $SvO_2/ScvO_2$ 正常或升高，就不存在组织细胞缺氧，需要结合动脉血乳酸进行鉴别。为避免出现低灌注区域微循环组织缺氧，尽管提高氧输送是方法之一，但是单纯提高氧输送也难以奏效。

7. 动脉血乳酸浓度 正常值 1~1.5mmol/L。乳酸是反映无氧代谢的敏感指标之一，也是反映隐匿性休克的敏感指标，能在宏观血流动力学监测指标改变之前提示组织低灌注与缺氧的存在。乳酸浓度持续升高，提示病情严重，预后不佳。研究表明，乳酸持续升高与 APACHE Ⅱ 评分密切相关，可以作为评价疾病严重程度及预后的指标之一；积极复苏后动脉血乳酸浓度的仍持续升高的患者预后不良，提出高乳酸持续时间（乳酸 >2mmol/L 所持续时间）的概念。感染性休克复苏 6h 内乳酸清除率 ≥10% 的患者，病死率明显降低（47.2% *vs.* 72.7%，$p<0.05$）。更多的学者认为乳酸是反映组织低灌注的指标；乳酸清除率是反映组织低灌注改善和组织细胞无氧代谢被纠正的指标，常作为血流动力学监测和治疗的指标，乳酸清除率对于预后评价更有价值。FINNAKI 研究的单变量分析显示，入院时乳酸大于 2mmol/L 的患者病死率更高，而多变量分析显示乳酸大于 2mmol/L 并不增加病死率，高乳酸血症持续时间超过 72h 是明显增加病死率的主要因素之一。荟萃分析同样表明，6~24h 内乳酸清除的改善，可降低病死率。在通过乳酸判断组织细胞出现无氧代谢时，需要区分是否与组织灌注相关。在肝功能衰竭时，乳酸也可能会显著升高；在严重低氧血症、肌肉痉挛持续发作、癫痫持续状态等情况下，也可引起动脉血乳酸明显升高，但此时与组织灌注不足无关。因此，当动脉血乳酸升高时，

也应结合其他反映组织灌注、氧代谢的指标共同解读。

根据氧输送和氧代谢理论，血乳酸可以结合混合静脉血氧饱和度、静-动脉血二氧化碳分压差等指标阶梯性指导血流动力学治疗。

有研究提示若将乳酸清除率与 $SvO_2/ScvO_2$ 结合应用，可在一定程度指导治疗复苏。乳酸不能直接指导具体的临床干预措施，但乳酸清除率却可作为完成一系列血流动力学治疗手段需要达到的指标。感染性休克患者乳酸增高时，经常需要液体复苏提高心排血量，同时应用去甲肾上腺素升高血压，达到改善组织灌注，清除乳酸的目的。若液体复苏和升高血压达到目标后仍不能降低乳酸时，则需要制定其他目标，通过其他方法实现降低乳酸的目的。$SvO_2/ScvO_2$ 也是反映氧输送和组织氧耗量的重要指标，连续评估 $SvO_2/ScvO_2$ 对于评估氧输送和氧消耗的平衡很有帮助。低血容量或心力衰竭等原因导致心排血量下降或者严重贫血时，氧输送下降，$SvO_2/ScvO_2$ 会明显低于正常，而在分布性休克时，心排血量正常甚至增高，$SvO_2/ScvO_2$ 也可以正常或升高。

中心静-动脉血二氧化碳分压差（$Pv-aCO_2$）：静-动脉血二氧化碳分压差主要反映机体清除 CO_2 的能力，作为流量充分性指标指导血流动力学中容量的治疗，正常范围 <6~8mmHg。近年来应用 $Pv-aCO_2$ 来代替混合静-动脉二氧化碳分压差，作为高级目标指导治疗的复苏终点之一。在心排血量低的范围内，$Pv-aCO_2$ 和心排血量呈显著线性负相关，可作为心排血量的粗略的替代指标。$Pv-aCO_2$ 显著增加时应警惕可能出现心排血量的严重降低。存在组织灌注不足同时合并 $Pv-aCO_2>6mmHg$，则提示机体清除能力 CO_2 下降，需要提高心排血量。

阶梯式应用上述三个内涵不同的监测指标，有利于血流动力学的精确调整。乳酸提示组织灌注不足，$SvO_2/ScvO_2$ 提示氧输送与氧消耗的平衡，$Pv-aCO_2$ 反映流量上升的空间。根据临床情况的不同，需要结合选择不同指标，进行综合评估和判断。

（二）局部氧代谢监测

局部氧代谢监测指标：胃肠黏膜 pHi、组织氧饱和度等。

1. **胃肠道黏膜 pH 监测** 是通过特殊的导管间接测量胃腔内的 PCO_2 和动脉血的 HCO_3^- 浓度来完成的。$pHi=6.1+Log(HCO_3^-/PrCO_2 \times 0.03 \times k)$，其中 $PrCO_2$ 为胃黏膜二氧化碳分压，k 为不同平衡时间相对应的校正系数。胃肠道黏膜 pH 值是反映胃肠道黏膜的灌注和氧代谢情况的敏感指标。胃肠道黏膜 pH 值 <7.35 说明胃黏膜缺血缺氧，pH 绝对值越低，缺血越严重。

2. **组织氧饱和度（StO_2）** 目前作为评价局部细胞代谢和微血管功能的监测手段和方法临床研究较多的是 StO_2 和氧负荷试验（VOT）。近红外光谱（NIRS）是一种无创技术，利用氧合血红蛋白和去氧血红蛋白对近红外光的不同吸收特性来评估骨骼肌组织的氧合。近红外光（680~800nm）很容易穿过吸收能力低的生物组织，仅被血红蛋白、肌红蛋白和氧化细胞色素吸收，但肌红蛋白和氧化细胞色素对光衰减信号的作用很小，因此，NIRS 信号主要来源于近红外光穿过的组织内的血红蛋白。不同成分对近红外光的吸收而衰减的程度不同，进而计算测定组织内相应成分的浓度，类似于脉搏血氧饱和度。根据比尔定律，NIRS 信号仅限于直径小于 1mm 的小动脉、毛细血管和小静脉。近红外光在组织中的穿透能力一般在 25mm 以内，接收器可检测到穿透深度 0~23mm 组织的近红外光信号。通过测定组织内的氧合血红蛋白和去氧血红蛋白之间的比例，即可计算出 StO_2。此外，还可计算组织的总血红蛋白和绝对组织血红蛋白指数，该指数代表检测探头附近组织的微血管内血容量。在实际临床工作中，NIRS 可以对脑、肠黏膜、肌肉等局部组织血氧饱和度进行实时动态监测，常用手掌侧鱼际肌部位的肌肉组织作为监测 StO_2 的部位。

（1）氧负荷试验（vascular occlusion test, VOT）：VOT 是一种定量评价微血管 / 微循环功能、局部组织氧代谢相对无创的方法，目前 VOT 多使用无创血压袖带加压（收缩压之上 50mmHg）来临时阻断上臂肱动脉血流 3~5min 后，释放血压袖带恢复血流，人为模拟前臂缺血 – 再灌注的模型，在再灌注期血流恢复的速度和幅度与微动脉和毛细血管的再开放的能力相关，体现了反应性充血的能力及微循环的储备功能。目前一般通过计算 VOT 再灌注期前臂局部血流和代谢相关指标变化的幅度和速度（例如 NIRS 技术测量 StO_2、ClarK 电极测量 $PtO_2/PtCO_2$、激光多普勒流量计测定局部组织血流量等）作为定量评价微循环功能和氧代谢无创的指标。

（2）StO_2：目前，在 VOT 中最常用的监测指标是 StO_2。在动脉血流阻断缺血期，局部肌肉组织血流灌注和静脉回流均被完全阻断，随着肌肉组织氧代谢，氧合血红蛋白减少，总血红蛋白不变，StO_2 持续下降，通常用 StO_2 去氧合速率（$RdecStO_2$，%/s）来反映肌肉组织的氧消耗；恢复动脉血流进入再灌注期后，局部反应性充血，氧合血红蛋白迅速增加，StO_2 恢复到缺血前的基线水平，通常用 StO_2 增加速率（$RincStO_2$，%/s）定量评估局部组织反应性充血的能力及微循环的完整性和储备的能力。有研究显示：严重脓毒症患者鱼际肌 VOT 再灌注期 $RincStO_2$ 增加率与组织血红蛋白绝对指数之间呈线性关系（$r^2=0.47$；$p=0.000\ 6$），证明低 $RincStO_2$ 能够反映组织血流减少。StO_2 体现了局部肌肉组织的氧代谢情况，数值越低提示存在的组织缺氧越严重。Bruce A.Crookes 和 Kenneth G. Proctor 等人测量了 707 例健康志愿者鱼际肌部位的 StO_2，范围为 87%±6%；其后又测量了 145 名创伤患者的 StO_2，无休克患者 StO_2 范围为 83%±10%（n=85）；轻度休克患者 StO_2 范围为 83%±10%（n=19）；中度休克患者 StO_2 范围为 80%±12%（n=14）；重度休克患者 StO_2 范围为 45%±26%（n=14），StO_2 可区分创伤患者休克的严重程度。还有研究表明，StO_2 可以作为判断是否需要输血治疗的参考指标以及指导低血容量性休克的复苏。但在感染性休克的病例的早期，由于外周肌肉组织和内脏血流分布异常，肌肉组织 StO_2 可能表现为正常，不能全面反映全身组织氧代谢的情况。

（3）StO_2 和 $SvO_2/ScvO_2$ 的相关性：StO_2 作为反映局部灌注的指标，同时也是全身灌注的体现，可作为 $SvO_2/ScvO_2$ 的替代指标。低心排血量状态，如心源性休克，特征是氧摄取率保持不变，与感染性休克相反。Hugo Možina 和 Matej Podbregar 通过单纯严重左心衰竭不伴有感染性休克（24 例）或严重左心衰竭伴有感染性休克（41 例）的患者，研究 StO_2 与 SvO_2 之间的相关性，应用近红外光谱测量上述 65 例患者和 15 例健康志愿者的骨骼肌组织 StO_2。结果发现单纯严重左心衰竭组与严重左心衰竭伴有感染性休克组及健康志愿者相比，StO_2 水平较低（分别为 58% ± 13%、90% ± 7% 和 84% ± 4%，$p<0.001$）。严重左心衰竭伴有感染性休克组的 StO_2 高于健康志愿者（$p=0.02$）。在单纯严重左心衰竭不伴有感染性休克组，尽管 StO_2 高估了 SvO_2（偏差 −2.3%，精确度 4.6%），StO_2 与 SvO_2 相关（r=0.689，$p=0.002$）。在单纯严重左心衰竭不伴有感染性休克组，StO_2 的变化与 SvO_2 的变化相关（r=0.836，$p<0.001$；$\Delta SvO_2=0.84 \times \Delta StO_2-0.67$），$StO_2$ 与 SvO_2 显著相关，SvO_2 的变化和 StO_2 的变化相关，StO_2 可作为 SvO_2 的替代指标，而且血浆乳酸浓度与 StO_2 值呈负相关（r=−0.522，$p=0.009$；乳酸 =−0.104 × $StO_2+10.25$）；但在伴有感染性休克组，StO_2 不能作为 SvO_2 的替代指标。Jaume Mesquida 和 Guillem Gruartmoner 等人在感染性休克患者中使用近红外光谱研究 StO_2 与使用肺动脉导管 PAC 获得的 DO_2 的相关性，结果发现 StO_2 与 DO_2、动脉和静脉氧含量以及 O_2ER 显著相关。$StO_2<75$%，预测 $DO_2<450$ml/（min·m²），灵敏度为 0.9，特异性为 0.9。在感染性休克患者中，低 StO_2 反映了极低的 DO_2，但与中度低的 DO_2 无关，用 StO_2 排除低灌注的敏感性较差。Jacques Creteur 和 Jean-Louis Vincent 等人在 24 例脓毒症患者、48 例感染性休克患者、18 例非感染患者、18 名健康志愿者中分别使用近红外光谱量化脓毒症和感染性休克患者 VOT 后的肌肉组织 StO_2 的变化及与 StO_2 的关系，结果发现脓毒症组和感染性休克组 RincStO$_2$ 显著低于非感染组和健康志愿者组（分别为 3.2 ± 1.6，2.3 ± 1.3，4.7 ± 1.4，4.8 ± 1.6，$p<0.05$），$\triangle StO_2$ 也显著低于非感染组和健康志愿者组（分别为 10 ± 6.3，7.8 ± 6.3，13.5 ± 6.5，15.6 ± 5.8，$p<0.05$）。脓毒症患者 RincStO$_2$（n=72）预测病死率，cut-off 值为 2.55%/s，ROC 曲线下面积为 0.797。近期，Diego Orbegozo 和 Jacques Creteur 等人使用近红外光谱（NIRS）结合 VOT 评价绵羊腹膜炎诱导脓毒症模型早期组织灌注和微循环的改变，结果显示脓毒症诱导后 8h 肌肉 StO_2 明显低于基线值，肌肉组织 StO_2 与股静脉血氧饱和度（r=0.820）强烈相关，与 SvO_2 中度相关（r=0.436）。

二、微循环监测

休克的临床表现都与微循环功能障碍有关，可以出现意识淡漠、烦躁不安、皮肤湿冷或花斑、少尿、毛细血管充盈时间延长等，常用的监测休克的指标包括：平均动脉压、尿量、中心静脉压、混合静脉血氧饱和度、心脏指数等。休克的治疗措施，是以改善上述血流动力学监测指标为目标的。上述指标相对容易测量，准确度和精确度高，曾经被认为是反映器官灌注较好的替代指标，但上述指标都缺乏特异性和敏感性，难以对严重程度进行量化。人们逐渐达成共识，这些宏观血流动力学参数并不能准确反映组织灌注，以上述血流动力学指标恢复正常的复苏，是液体超负荷的主要原因，而且即使上述体循环血流动力学宏观指标都得到改善，仍然可能存在微循环障碍，由此可见，改善体循环的血流动力学指标并不能保证微循环得到改善。所以，人们开始关注组织灌注的直接测量，如氧代谢和外周组织微循环，来取代上述传统指标。当然，细胞代谢的指标在反映组织细胞氧代谢的同时，也间接地反映了微循环的功能。

微循环是循环系统的基础，包括血液循环、组织液循环和淋巴液循环，直接参与细胞与组织间的物质交换，其功能可确保血液将氧气充分输送至各种组织细胞。由于组织液与淋巴液是无色的，临床观察非常困难，目前所谓的"微循环监测"是指能直接观察到的血液循环微血管血流的监测。微循环主要由小动脉、毛细血管和小静脉的分支网络组成，微循环监测通常集中在管径在 0~20μm 的血管上。休克时微循环障碍的特征是血流分布的不均一性，部分毛细血管低灌注甚至完全无灌注，而另一部分毛细血管灌注正常甚至是灌注增加。微循环血流分布的异质性导致低灌注区域发生缺氧，这也是宏观血流动力学指标和氧代谢指标不能完全发现微循环功能障碍的主要原因。对微循环，对微血管的形态、血流以及微血管周围情况进行监测和综合分析，有助于对病情的综合判定，尤其是对休克的诊断和治疗具有重要的指导意义。临床通过不同的方式进行微循环监测：①反映组织灌注的临床体征（如：意识状态、尿量、皮肤温度色泽、末梢充盈时间等）。②氧代谢监测（如：乳酸及乳酸清除率、氧输送和氧消耗、胃肠道黏膜 pHi、SvO_2、StO_2 等）。③红外光学持续动态监测（如：外周血流灌注指数、激光多普勒流量监测）。④微循环成像（如：舌下微循环成像技术）。

（一）微循环的间接评价

1. 组织 CO_2 张力 在缺氧时，无氧代谢使酸性代谢产物增多，需要 HCO_3^- 进行中和，从而导致局部组织中的 CO_2 张力升高。基于以上原理，通过组织 CO_2 张力可以评估微循环灌注和局部氧代谢。但监测组织 CO_2 张力的最佳部位尚不明确，胃、小肠和直肠等消化道黏膜组织或舌下黏膜、皮肤等组织均可以进行 CO_2 张力监测。有研究显示舌下黏膜 CO_2 反映早期组织灌注，舌下黏膜 CO_2 与动脉血乳酸变化具有高度一致性，与舌下血流量、内脏血流量有很好的相关性，与循环衰竭的严重程度呈正相关。还有研究显示：舌下黏膜 CO_2 与胃黏膜 CO_2 有很好的相关性。胃内正常黏膜组织 – 动脉 CO_2 梯度 <7mmHg，舌下黏膜 CO_2 与动脉 CO_2 的差值可以作为评价微循环灌注的指标。

2. 外周血流灌注指数（PI） 是衍生于血氧饱和度监测的光体积信号，根据外周动脉血管的收缩与舒张获得一个计算值，反映外周血流灌注的能力，具有无创、容易获取、可以实时连续监测的特点。目前主流的血氧饱和度监测都提供这项参数，但数值受测定部位、体温、体循环指标等影响。

3. 激光多普勒流量监测 根据激光检测红细胞的数目估测微循环血流量，通过测量小局部组织的血流量估测全身微循环的平均血流量。因为只能测量直径约 1mm 的微血管，所以仅能用于皮肤、肌肉等部位的血流测量，而且不能精确判断血管的形态、血流方向、微循环的异常分流等。

（二）微循环的直接评价

伴随着光学、流体力学、生物工程学等学科的飞速发展，微循环监测方法在医工合作下有了突破性的改进，使微循环监测在理论上和临床实践上取得了重大的进展。手持式正交偏振光谱（OPS）和侧流暗视野成像（SDF）等技术使得微循环监测真正从实验室走进临床，实现了床旁实时、无创、可视化观察休克患者的皮肤或舌下黏膜的微循环情况。

1. 偏振光谱成像（OPS）和侧流暗视野成像（SDF） 1971 年，Sherman 等人应用入射暗场照明显微镜成功地对猫脑、肺、肾、肝、肠系膜和肠的毛细血管进行了观察和照相。1987 年，Slaaf DW 等首次将多功能照明器、显微镜、偏光器和分析仪联合起来，从人体皮肤毛细血管、大鼠皮肤和肠道微血管中获得质量良好的显微图像，首次将 OPS 技术及手持式显微镜引入临床医学，实现了体表组织的微循环监测。在 1999 年，Slaaf DW 等改进技术装置通过 OPS 第一次在手术中监测人脑微循环，从此，利用 OPS 成像对微循环监测的研究开始大量涌现。到 2001 年左右，OPS 成像技术被用于结肠微循环的体内评估，拓展了其在临床上的应用。OPS 技术利用红细胞的等吸收点为 550nm 的特点，通过发出（550±70）nm 波长的绿光经过两个互相垂直的偏振镜，对偏正光入射绿光产生的消偏正光散射成像，成像后红细胞为黑色小体。OPS 成像技术可以对皮下 0.5mm 深度的微血管实现高清晰动态血流图像。OPS 的相关参数包括：灌注小血管密度（PVD）、灌流血管比例（PPV）、微循环血流指数（MFI）、不均质指数（HI）。尽管 OPS 成像技术推动了在活体微循环监测领域的跨越，但红细胞的运动引起的图像模糊导致毛细血管的次优成像，难以准确测量血流速度。因此，在 OPS 技术基础上，Goedhart 等人改良了微循环成像装置，称为旁流暗视野成像（SDF）。SDF 技术是 OPS 技术的衍生技术，和 OPS 技术原理相同，应用发光二极管发出（540±50）nm 波长的绿光，经过一个偏振镜独立极化后的光源照入皮下 1mm 深度组织，通过与视频帧速率同步的 LED 光照来改进成像，图像比 OPS 更清晰，能监测更深的毛细血管中的红细胞运动，分辨率更高。OPS 和 SDF 成像结果可进行半定量分析：血管直径［小血管：10~15μm；中血管：26~50μm；大血管：51~100μm］、血流（0：无血流；1：间歇流动；2：缓慢流动；3：持续流动）。

2006 年 11 月于阿姆斯特丹达成关于微循环图像获取与分析的共识——《如何评价微循环：圆桌会议共识》（表 2-1-2）。

表 2-1-2 评价微循环的评分系统

	De Backer 评分	MFI 评分
测量数据	总血管密度 小血管密度 灌注血管比例 小血管灌注比例（PPV） 灌注血管密度 小血管灌注密度（PVD）	微血管血流性指数
主要特征	可重复性好	可将灌注血管分型（过快、正常、血流缓慢）
	连续变量	分类变量

DeBacker 评分，是基于血管穿过在屏幕上三条水平和三条垂直的标线的密度的评分。血管密度的计算式为交叉标线的血管数除以标线总长度。灌注情况由肉眼观察分为有灌注（持续时间大于 20s 的血流）、间歇性灌注（至少 50% 的时间无血流）和无血流（至少 20s 无血流）。计算灌注血管比例（PPV%）和灌注血管密度（PVD）。用总血管密度（TVD）和灌注血管密度（PVD）来表示微循环密度；用 PVD/TVD 来表示灌注血管比例（PPV）；当图像中仅有管径 <20μm 的毛细血管时，PVD 也代表功能毛细血管密度（FCD）。

灌注血管比例（PPV%）计算公式：灌注血管比例 =100×（总血管数 – 无血流血管数 – 间歇性灌注血管数）/ 总血管数。灌注血管密度（PVD）计算公式：灌注血管密度 = 血管密度 × 灌注血管比例。

MFI 评分，测定四个象限中突出明显的血流类型，包括无流动（0）、间歇性流动（1）、缓慢流动（2）和正常流动（3），求四个象限的平均值。

DeBacker 评分和 MFI 评分两个评分系统可以结合使用，两个评分系统中小血管与大血管的区分界值是 20μm。

图像获取的共识：推荐每个患者需至少测定 3 个有效部位，如果可能则取 5 个有效部位，并对每个图像进行分析；在使用 OPS 与 SDF 设备时使用 5× 放大物镜观察人舌下微循环；为了避免施加多余压力，推荐观察时将显微镜轻退，直到不再接触所测区域，然后缓慢推进探针直到再次接触；图像获取应当包括有三个持续时间 20s 以上的高质量图像。

2006 年，Paul WG Elbers 和 Can Ince 两位学者根据感染性休克患者舌下黏膜的毛细血管 OPS 成像特点，建立了分布性休克微循环血流异常的分类，将分布性休克的微循环障碍分为以下五类：

（1）淤滞型：毛细血管处于淤滞状态，小静脉的血流正常或者血流缓慢。

（2）无灌注 / 连续型微循环：某一区域毛细血管没有血流灌注，与其邻近的另一部分毛细血管则灌注较好。

（3）淤滞 / 连续型微循环：某一区域毛细血管血流淤滞，与其邻近的另一部分毛细血管灌注正常。

（4）淤滞 / 高动力型微循环：某一区域毛细血管灌注呈高动力状态，与其邻近的另一部分毛细血管血流淤滞，一些微小静脉也呈现高动力状态。

（5）高动力型：微循环的各级血管均处于高动力的血流动力学状态。

基于微循环监测的分型方法可以起到半定量的评价作用，能够让临床医生直观地认识到微循环的功能状态，并能用于指导治疗和治疗反馈。

2. 偏振光谱成像和侧流暗视野成像的临床应用 目前对于舌下微循环能否准确反映全身微循环的变化仍存在很大的争议。在一项腹腔感染的前瞻性非干预的观察性研究显示，在腹腔感染引起的脓毒症的第 1 天，各组织血流分布完全不同，舌下黏膜和小肠黏膜的微循环血流指数不存在相关性，舌下黏膜不能准确地反映肠道黏膜微循环变化，但随着时间的推移，3 天后舌下黏膜和肠道黏膜微循环改变趋向一致，微血管血流指数趋向于相同。随后在羊内毒素血症的模型中得到了类似结果。此外，在儿茶酚胺抵抗的感染性休克患者中使用特利加压素后进行舌下 OPS 成像，尽管血流动力学有所改善，但 OPS 成像显示，小血管数量显著减少，最终完全停止流动，提示舌下微循环可能遭到破坏，因此，使用血管活性药物对不同组织微循环的改变是否一致仍需进一步研究，舌下微循环能否准确反映全身微循环的变化有待于进一步证实。

既往的研究观察到了感染性休克在微循环水平上存在血流分布不均、毛细血管灌注的显著差异、功能性分流等现象，并且这些现象的持续存在与器官衰竭的进展和病死率密切相关。临床上，这些现象可以部分解释一些感染性休克患者中心静脉血氧饱和度正常甚至升高、全身氧摄取率低于正常,但组织缺氧仍然持续存在的情况。内皮细胞功能受损、阻力血管舒缩调节功能障碍、中性粒细胞延迟凋亡、免疫血栓形成、毛细血管通透性增加、红细胞变形能力下降等因素阻碍大循环到微循环的氧输送,尽管全身氧输送达到或超过正常高限,但微循环内和组织细胞仍得不到正常的氧供进行能量代谢。目前虽然已不提倡提高感染性休克患者氧输送,但维持充足的氧输送仍然是必要的,避免出现低灌注区域微循环组织缺氧。应该强调的是,目前普遍使用的基于血流动力学的经典休克分类在优化体循环和氧输送方面是非常有价值的,早期积极复苏、保证宏观循环灌注、集束化治疗策略仍是防治和改善微循环功能障碍的主要手段。通过微循环监测识别不同类型微循环异常,在微循环监测指导下的复苏可能会成为休克早期目标导向治疗的有效监测手段,并可能为治疗干预提供指导。

人们一直在试图寻找在宏观血流动力学稳定后,改善微循环功能障碍的有效治疗手段:如通过输注红细胞改善微循环灌注、缩血管剂或舒血管剂、外源性一氧化氮、糖皮质激素、抗氧化剂等,但目前仍然没有令人满意的治疗策略和药物。

感染性休克的液体复苏目的在于恢复有效循环血量,通过增加心输出量、提升动脉血压改善微循环灌注。Julien Pottecher 和 Jacques Duranteau 等人的研究表明,感染性休克的患者在液体复苏后舌下微循环灌注得到明显的改善,但微循环的变化与宏观血流动力学的变化无显著关联,因此认为宏观血流动力学和微循环对液体负荷没有相同的剂量反应。Gustavo Ospina-Tascon 和 De Backer 等人研究了宏观血流动力学和微循环在感染性休克早期(诊断后 24h 内)或晚期(诊断后超过 48h)阶段对液体复苏的反应。结果发现,尽管液体复苏后心输出量和动脉血压都显著增加,在感染性休克早期的患者中液体复苏后微循环灌注血管密度确实增加,但在感染性休克晚期的患者中微循环灌注血管密度增加并不明显。Rick Bezemer 和 Can Ince 等人的研究显示在心脏手术患者中输入 1~3 单位浓缩红细胞后,舌下微循环灌注血管密度增加和组织氧合

改善,通过增加微循环密度而不是通过增加微循环流速来实现;他们研究输注红细胞对脓毒症患者微循环密度的影响,结果发现脓毒症患者输注红细胞后微循环密度并无改善,对此的分析是,在脓毒症中血流分布异质性和微循环(如内皮细胞和糖萼蛋白)受损可能降低输注红细胞在微循环水平上纠正贫血的作用。血管活性药物虽然可以有效的提升血压,但可以对微循环产生各种影响。Shaman Jhanji 和 Sarah Stirling 等人在感染性休克患者中发现应用去甲肾上腺素将平均动脉压从 60mmHg 提升至 90mmHg 后,全身氧输送从 487(418~642)ml/(min·m²)增加到 662(498~829)ml/(min·m²)(p<0.01),皮肤 PtO₂ 从 44 增加到 54mmHg(p<0.000 1),皮肤微血管流量从 26.1 增加到 33.3(p<0.05),SDF 却未发现舌下微血管血流指数、血管密度、灌注血管比例、灌注血管密度或异质性指数的变化,证明尽管应用去甲肾上腺素后会显著提升动脉血压,但对促进微循环血流可能完全无效。在 Shaman Jhanji 和 Rupert M Pearse 等人的另一项研究中发现,在腹部大手术的患者术后 8h 内,分别通过测量中心静脉压(CVP 组)、每搏输出量(SV 组)和每搏输出量与低剂量多巴酚丁胺 0.5mg/(kg·min)联合(SV+ 多巴酚丁胺组)指导的液体治疗的比较中,只有 SV+ 多巴酚丁胺组的治疗方案增加了氧输送和中心静脉血氧饱和度,同时显著改善了舌下和皮肤微血管血流,而 SV 组微血管流量保持不变,以 CVP 组微血管流量却出现恶化,以 Clark 电极测得的皮肤组织氧分压(PtO₂)仅在 SV+ 多巴酚丁胺组有所改善,事后分析显示急性肾损伤在 CVP 组显著高于 SV 和 SV+ 多巴酚丁胺组,(22% vs. 8%,p=0.03)。在 Arnaldo Dubin 和 Can Ince 等人的研究中同样发现,在感染性休克的患者中,随着增加去甲肾上腺素的剂量提升平均动脉压的同时,心脏指数、肺动脉压、全身外周血管阻力和每搏输出量指数均增加,但心率、氧输送和氧消耗、乳酸、阴离子间隙和静 - 动脉二氧化碳分压差保持不变。MAP 值分别为 65、75 和 85mmHg 时,SDF 显示舌下毛细血管微血管血流指数和灌注血管比例也没有显著增加,而且有降低灌注血管密度的趋势(线性趋势 p=0.045),增加 MAP 时灌注血管密度的变化与基础灌注血管密度呈负相

关（r^2=0.95，p<0.000 1）。去甲肾上腺素对微循环灌注的影响有相当大的个体间差异，去甲肾上腺素能够增加部分患者微血管的流量，也会减少正常微循环微血管的流量，MAP≥65mmHg 不足以改善微循环灌注，甚至对部分患者可能有害。这些研究的结果表明用固定的血压目标来指导复苏并不能保证改善微循环。De Backer 和 Jacques Creteur 等人已经通过一系列研究证明，在使用或不使用肾上腺素药物治疗的患者中，灌注血管的比例相似，感染性休克患者输注多巴酚丁胺可以显著减少非功能毛细血管的比例，局部应用乙酰胆碱可以进一步改善微循环灌注，乙酰胆碱的血管舒张作用能够增加感染性休克患者舌下微循环的毛细血管密度。Peter E Spronk 和 Can Ince 等人证实容量复苏后静脉输注硝酸甘油能够改善感染性休克患者的微循环灌注。Stephen Trzeciak 和 Ismail Cinel 等人认为外源性吸入一氧化氮可以在不改变宏观血流动力学稳定性的同时改善微循环灌注。

尽管在休克期间可以通过 OPS 或 SDF 直接监测微循环变化，但这种床旁、实时、快速量化暗视野显微镜测量微循环的技术也存在一定的缺陷，关于 OPS 或 SDF 直接监测微循环的临床研究结果也充满争议。尽管如此，微循环监测比心脏指数、每搏输出量、中心静脉压等宏观血流动力学指标更准确地判断微循环障碍、判断隐匿性休克。基于微循环灌注为基础的监测、包括乳酸清除率、SvO_2/$ScvO_2$、静脉 - 动脉二氧化碳分压差等易于获得的氧代谢参数的结合可以帮助诊断隐匿性休克，并可能会为休克的治疗提供高精度的判断，避免过度容量复苏、容量超负荷带来的危害。

（赵鸣雁）

参 考 文 献

[1] Kevin C Doerschug, Angela S Delsing, Gregory A Schmidt, et al. Impairments in microvascular reactivity are related to organ failure in human sepsis [J]. Am J Physiol Heart Circ Physiol, 2007, 293 (2): H1065-1071.

[2] Bruce A Crookes, Stephen M Cohn, Scott Bloch, et al. Can near-infrared spectroscopy identify the severity of shock in trauma patients [J]? J Trauma, 2005, 58 (4): 806-813; discussion 813-816.

[3] Matej Podbregar, Hugon Mozina. Skeletal muscle oxygen saturation does not estimate mixed venous oxygen saturation in patients with severe left heart failure and additional severe sepsis or septic shock [J]. Crit Care, 2007, 11 (1): R6.

[4] Jaume Mesquida, Guillem Gruartmoner, Maria Luisa Martínez, et al. Thenar oxygen saturation and invasive oxygen delivery measurements in critically ill patients in early septic shock [J]. Shock, 2011, 35 (5): 456-459.

[5] Daniel De Backer, Gustavo Ospina-Tascon, Diamantino Salgado. Monitoring the microcirculation in the critically ill patient: current methods and future approaches [J]. Intensive Care Med, 2010, 36 (11): 1813-1825.

[6] Orbegozo D, Su F, Xie K, et al. Peripheral Muscle Near-Infrared Spectroscopy Variables are Altered Early in Septic Shock [J]. Shock, 2018, 50 (1): 87-95.

[7] Paul WG Elbers, Can Ince. Mechanisms of critical illness—classifying microcirculatory flow abnormalities in distributive shock [J]. Crit Care, 2006, 10 (4): 221.

[8] E Christiaan Boerma, Peter H J van der Voort, Peter E Spronk, et al. Relationship between sublingual and intestinal microcirculatory perfusion in patients with abdominal sepsis [J]. Crit Care Med, 2007, 35 (4): 1055-1060.

[9] Arnaldo Dubin, Vanina Siham Kanoore Edul, Mario Omar Pozo, et al. Persistent villi hypoperfusion explains intramucosal acidosis in sheep endotoxemia [J]. Crit Care Med, 2008, 36 (2): 535-542.

[10] E C Boerma, P H J van der Voort, C Ince. Sublingual microcirculatory flow is impaired by the vasopressin-analogue terlipressin in a patient with catecholamine-resistant septic shock [J]. Acta Anaesthesiol Scand, 2005, 49 (9): 1387-1390.

[11] Jerome Duret, Julien Pottecher, Pierre Bouzat, et al. Skeletal muscle oxygenation in severe trauma patients during haemorrhagic shock resuscitation [J]. Crit Care, 2015, 19 (1): 141.

[12] Daniel De Backer, Katia Donadello, Yasser Sakr, et al. Microcirculatory alterations in patients with severe sepsis: impact of time of assessment and relationship with outcome [J]. Crit Care Med, 2013, 41 (3): 791-799.

[13] Koray Yuruk, Emre Almac, Rick Bezemer, et al. Blood transfusions recruit the microcirculation during cardiac surgery [J]. Transfusion, 2011, 51 (5): 961-967.

[14] Shaman Jhanji, Sarah Stirling, Nakul Patel, et al. The effect of increasing doses of norepinephrine on tissue oxygenation and microvascular flow in patients with septic shock [J]. Crit Care Med, 2009, 37 (6): 1961-1966.

[15] Shaman Jhanji, lement Lee, avid Watson, et al. Microvascular flow and tissue oxygenation after major abdominal surgery: association with post-operative complications [J]. Intensive Care Med, 2009, 35 (4): 671-677.

[16] Arnaldo Dubin, ario O Pozo, hristian A Casabella, et al. Increasing arterial blood pressure with norepinephrine does not improve microcirculatory blood flow: a prospective study [J]. Crit Care, 2009, 13 (3): R92.

[17] Peter E Spronk, an Ince, artin J Gardien, e et al. Nitroglycerin in septic shock after intravascular volume resuscitation [J]. Lancet, 2002, 360 (9343): 1395-1396.

[18] Stephen Trzeciak, smail Cinel, Phillip Dellinger, et al. Resuscitating the microcirculation in sepsis: the central role of nitric oxide, emerging concepts for novel therapies, and challenges for clinical trials [J]. Acad Emerg Med, 2008, 15 (5): 399-413.

第六节 休克的治疗策略

休克是危重病患者最常见和最重要的临床问题。根据病理生理特点，可以分为低血容量性、心源性、梗阻性和分布性休克四种类型。心血管疾病已经成为我国居民最常见的死亡原因，而泵功能衰竭导致的心源性休克是心血管疾病患者死亡的最重要原因之一。与此相似，低血容量性休克是创伤患者早期死亡的重要原因，也是45岁以下人口死亡的最常见原因之一。另外，尽管内科及外科治疗手段均取得了可喜进展，但是感染性休克患者的病死率仍未显著降低。所有类型的休克均可增加各种并发症的发生，包括严重感染、急性呼吸窘迫综合征（ARDS）和多器官功能障碍综合征（MODS）。确诊和怀疑休克的患者应当收入重症监护病房（ICU）进行治疗。对于病因不明的患者，单纯依靠输液治疗不能纠正的血流动力学不稳定患者，以及出现并发症的患者，需要进行有创血流动力学监测，包括持续动脉血压、中心静脉压（CVP）和/或肺动脉导管（PAC）等。

休克的治疗可分为针对原发病因的特异性治疗以及针对休克的一般支持性治疗。

一、病因治疗

休克是多种原因导致的临床综合征。尽管支持性治疗对于维持患者的生命至关重要，但病因治疗才是彻底逆转休克的关键所在。病因治疗根据休克的种类和原因有所不同。感染性休克时需要积极寻找感染灶并进行适当的引流，辅以正确的抗生素治疗；失血性休克时应当积极止血和输血；急性心肌梗死需要尽可能进行血管重建；大面积肺栓塞合并梗阻性休克时应当进行溶栓治疗；心脏压塞时必须进行心包穿刺引流。

二、休克的治疗策略

不同病因与不同类型的休克具有很多相似的临床表现，因此针对休克的一般支持性治疗措施也有很多共性。休克治疗的目的是在发生细胞不可逆损伤前恢复重要脏器的有效灌注。组织灌注受到灌注压及血流的影响。因此，治疗休克时应当维持适当的心输出量（CO）与平均动脉压（MAP）。与短暂的严重低血压相比，机体对于短时间低灌注的耐受性更好。因此，休克复苏治疗的首要目标是维持适宜的血压，其次才是维持足够的心输出量。

（一）维持适当的循环容量

各种原因和类型的休克均伴有绝对性和/或相对性循环容量不足。因此，在应用血管活性药物之前，需要进行积极的输液治疗，以纠正可能存在的低血容量。如果没有血流动力学监测手段，临床医生往往对于快速补液心存疑虑。但是，除非临床表现强烈提示左心室充盈压明显升高（通常包括心源性休克和明显的肺水肿），否则在休克治疗初期仍可进行快速补液。

快速输液试验或容量负荷试验（fluid challenge）的目的在于确定患者的循环容量状态，并指导此后的输液治疗及液体平衡。对于低血容量以外的其他类型休克，虽然单纯依靠循环容量调整不能保证足够的组织灌注压，但是也不应忽略维持适当容量的重要性。如果在低血容量未能得到有效纠正时应用升压药物，虽然能够维持血压，但可能影响组织灌注，导致器官功能障碍进一步恶化。

有关休克时液体选择的争论由来已久。争论的原因不仅在于不同液体的价格差异甚大，还与不同液体的胶体特性有关。尽管人工胶体溶液的扩容作用维持更为持久，但多项大样本临床试验表明，与晶体液相比，人工胶体溶液（尤其是羟乙基淀粉)能够增加危重病患者急性肾功能损伤(AKI)的风险。基于上述临床试验结果,欧洲已通过行政命令要求羟乙基淀粉溶液撤出欧洲市场;美国食品药品监督管理局(FDA)也要求危重病患者输注羟乙基淀粉溶液后,在90d内密切监测肾脏功能的动态变化。欧洲重症医学会(ESICM)发布的共识声明及拯救脓毒症行动国际指南(surviving sepsis campaign guidelines)也不推荐输注羟乙基淀粉溶液。另外,与平衡盐溶液相比,生理盐水远超生理水平的氯离子浓度(154mmol/L)所伴随的肾脏毒性近年来也得到了许多基础研究和临床试验的证实。然而,临床实践指南仍然将平衡盐溶液及生理盐水并列作为液体复苏治疗时的液体首选。

(二)保证足够的灌注压

休克治疗的首要目标是维持适宜的血压。尽管组织血流灌注才是保证组织灌注及氧合的关键,但是灌注压与血流量其实密切相关不可分割。健康人存在自身调节机制,即动脉血压在一定的范围内波动时,组织血流量不受影响。然而,危重病患者的自身调节能力丧失,组织血流灌注在很大程度上依赖于动脉血压。换言之,血压降低时血流量明显减少,而血压升高时血流量显著增加。因此,在评估组织灌注指标之前,首先要求维持充分的灌注压。

若通过积极调整循环容量仍无法维持适宜的血压,则需要使用升压药物(表2-1-3)。去甲肾上腺素是治疗不同类型休克的首选升压药物。即使对于心源性休克,若多巴胺的β肾上腺能受体兴奋作用导致心率加快,增加心肌耗氧,对临床预后造成负面影响;在这种情况下,去甲肾上腺素反而可能优于多巴胺。尽管临床医生还可以选择除儿茶酚胺外其他的升压药物(如血管升压素、血管紧张素),但迄今为止,尚没有临床研究证实选择不同的升压药物能够影响休克患者的临床预后。因此,一方面,这要求临床医生熟悉不同升压药物的副作用(表2-1-4);另一方面,这说明确定使用升压药物的适宜时机可能较讨论使用哪种升压药物更重要。

对于需要升高血压的休克患者,需要确定适宜的血压目标,这取决于休克的病因以及患者既往血压水平。对于创伤导致的活动性出血,强调将动脉收缩压维持在适宜水平。此时,动脉收缩压过高可能加重出血;反之,动脉血压过低可能影响其他组织的灌注。通常以动脉收缩压不超过90mmHg为宜。当然,如果出血已经得到有效控制,血压的维持水平可适当提高,以保证器官功能为目标。在纠正因组织低灌注造成的器官功能损害时,强调平均动脉压的重要性,因为平均动脉压反映了重要脏器的灌注压。例如,脑灌注压(CPP)=平均动脉压(MAP)-颅内压(ICP),而腹腔灌注压(APP)=平均动脉压(MAP)-腹腔内压(IAP)。因此,在治疗重度颅脑损伤或腹腔间隙综合征时,除积极降低颅内压或腹腔内压外,还需要提高平均动脉压,以维持必要的组织灌注压。

表2-1-3 休克时常用的血管活性药物

药物	剂量范围 / [μg/(kg·min)]	生理指标改变比例 /%				
		心率(HR)	心指数(CI)	每搏输出量指数(SVI)	外周血管阻力指数(SVRI)	左室每搏功指数(LVSWI)
异丙肾上腺素	1.5~18[*]	11~20	47~119	22~89	-24~-44	74~157
多巴胺	2~55	1~23	4~44	7~32	-6~18	5~91
肾上腺素	0.06~0.47	-6~27	24~54	12	-7~34	32~95
去甲肾上腺素	0.03~3.3	-6~8	-3~21	5~15	13~111	42~142
多巴酚丁胺	2~28	9~23	12~61	15	-6~-21	23~28
多培沙明	2~6	6~17	17~20	14	-15~-27	6
米力农[**]	0.5	1	49	47	-30	56

[*]mg/min

[**] 与其他强心药物包括多巴胺、多巴酚丁胺、去甲肾上腺素和 / 或肾上腺素联合应用

表 2-1-4 血管活性药物的主要不良反应

| 药物 | 心律失常 | | 血管 | | | | 代谢 |
	室上性	室性	心肌缺血	卒中	肢体	其他组织/器官	
多巴胺	房颤;多形房速;心脏传导异常	室速/室颤	+	+	+	+	未描述
多巴酚丁胺	房颤;多形房速	室速/室颤	+	未描述	未描述	未描述	低钾血症
肾上腺素	房颤;多形房速	室速/室颤	+++	+	+	+	乳酸酸中毒;高血糖;低血糖;胰岛素抵抗;低钾血症
去甲肾上腺素	房颤;多形房速;心动过缓	室速/室颤	++	+	+	+	未描述
血管升压素	房颤;心动过缓	室速/室颤	++	+	+	+	低钠血症
血管紧张素Ⅱ	±	室速	未描述	未描述	+	未描述	未描述
左西孟旦	房颤;多形房速;结性心动过速	室速/室颤	未描述	未描述	未描述	未描述	代谢性酸中毒;低钾血症
艾司洛尔	心动过缓;传导异常;窦性停搏;心跳停搏		+	未描述	+	未描述	高钾血症;代谢性酸中毒

对血压进行评估时还需要考虑患者平时的血压水平。如果高血压患者的既往血压控制不佳,"正常水平"的血压实际上意味着存在低灌注。因此,动脉血压的目标值应当以患者平时血压为准,而不应简单地设定某一个经验数值。

(三)评价组织灌注的充分性

对于休克患者而言,纠正低血容量,维持充足灌注压,其根本目的在于通过提高心输出量,改善组织灌注和器官功能。

实际上,循环干预的决策源于对组织灌注的评估。通常根据体格检查和/或实验室检查综合判断组织灌注情况。如果患者存在组织灌注不足的表现,如意识模糊、皮肤花斑、四肢皮肤湿冷、尿量减少、乳酸蓄积和/或代谢性酸中毒,则需要进行干预加以纠正。反之,如果灌注指标无明显异常,即使 CVP 或 CO 低于"正常范围",也没有指征进行干预。

一旦确定患者存在组织低灌注,应当进行积极的处理尽快纠正。如前所述,此时首先需要对循环容量作出判断,纠正可能存在的低血容量;其次,应当维持足够的血压即灌注压。如果循环容量充足,但患者仍处于低血压状态(液体复苏治疗无法纠正低血压),通常需要应用升压药物(如α受体激动剂)以保证组织的灌注压;再次,在确保满意的前负荷以及平均动脉压的前提下,如果患者仍有组织灌注不足的表现,则提示血流灌注不足,需要应用包括β受体兴奋剂在内的强心药物(表 2-1-3),以期改善组织血流。

三、休克治疗的新理念

(一)液体负荷过多及其预防

对于危重病患者尤其是休克患者而言,液体负荷过多是常见的临床表现。从发病机制上讲,休克时血管通透性增加,液体从血管内进入组织间隙,对器官功能造成不良影响(表 2-1-5)。液体负荷过多既可以是疾病严重程度的反映,也可以是治疗措施的后果。无论原因如何,液体负荷过多与罹患率和病死率密切相关。

针对休克患者的早期液体复苏治疗能够纠正低血容量,改善组织灌注,降低病死率。然而,过

表 2-1-5 液体负荷过多对器官功能的病理生理学影响

器官系统	液体负荷过多的影响	临床表现
中枢神经系统	脑水肿	认知功能障碍 谵妄
呼吸系统	肺水肿 胸腔积液	呼吸功增加 气体交换障碍 肺顺应性降低 血管外肺水增加
心血管系统	心肌水肿 心包积液	心肌收缩力异常 舒张功能障碍 传导异常
胃肠系统	肠壁水肿 腹水	吸收功能异常 肠梗阻 细菌移位 腹腔高压
肝胆系统	肝脏充血	胆汁淤积 合成功能障碍
肾脏系统	肾间质水肿 肾静脉压力升高	急性肾损伤 尿毒症 水钠潴留
皮肤与肌肉骨骼系统	组织水肿 淋巴回流异常 微循环障碍	伤口愈合不良 褥疮 伤口感染

度的液体复苏,尤其对于低血容量已经得到纠正的休克患者,可能造成液体负荷过多和/或组织水肿,增加并发症和死亡风险。因此,当休克得到纠正后,应当采取保守的液体治疗策略,及时限制液体入量,维持液体负平衡。

根据休克患者的临床表现及实验室检查,确定积极液体复苏与保守液体治疗策略的时机至关重要。根据休克治疗的时间进程,可以将(液体)复苏分为复苏(resuscitation)、优化(optimization)、稳定(stabilization)和降阶梯(de-escalation)四个阶段(表 2-1-6)。不同阶段液体治疗的获益和风险有所不同:复苏阶段液体治疗的主要目的在于迅速纠正低血压;优化阶段液体治疗的目的是改善组织氧输送;在稳定阶段,患者血流动力学稳定,应当限制补液;降阶梯阶段的治疗目标在于清除过多的液体。

通常情况下,多数需要液体复苏的患者就诊时处于复苏阶段。然而,某些患者可能在优化阶段就诊,此时患者没有低血压表现,处于休克的代偿期。对于此类患者,初始液体治疗的策略应当是通过快速补液试验(fluid challenge)评价患者的输液反应性,而并非不加鉴别地进行快速补液(fluid bolus)。此后,所有患者均进入稳定和降阶梯阶段。此时随着患者临床病情改善,液体治疗的目标转变为预防其不良反应。

（二）液体复苏的不同阶段

1. 复苏阶段 复苏阶段是休克患者复苏治疗的第一阶段,通常持续数分钟至数小时,目的在于挽救患者生命。此时应当首选液体复苏治疗,以纠正严重低血压及组织灌注不足(如高乳酸血症)。

需要根据患者病情及选择的液体种类确定输液量。例如,拯救脓毒症行动指南推荐,在最初 3h 内至少快速输注 30ml/kg 的晶体液。此时经常需要在有限的血流动力学监测下,通过多次快速补液以达到预先确定的目标血压。

表 2-1-6 休克复苏治疗不同阶段的特点

	复苏阶段	优化阶段	稳定阶段	降阶梯阶段
原则	挽救生命	挽救器官功能	器官功能支持	器官功能恢复
目标	纠正休克	优化并维持组织灌注	维持液体零平衡或负平衡	清除蓄积的体液,消除水肿
时间	数分钟	数小时	数日	数日至数周
患者特征	严重低血压 组织低灌注表现	病情不平稳 组织低灌注表现 需要升压药维持平均动脉压	病情平稳 无组织低灌注表现 升压药剂量稳定或降低	病情恢复 无组织低灌注表现 无需升压药至少 12h
血流动力学目标	自身调节机制的灌注压阈值	大循环及微循环血流指标	升压药减量且维持循环稳定	恢复到发病前状态

续表

	复苏阶段	优化阶段	稳定阶段	降阶梯阶段
治疗选择				
液体治疗	快速补液	根据病情确定输液速度和输液量 保守液体治疗策略	若口服入量足够,仅需要最少的维持液体	若可能应口服补液 避免不必要的静脉补液 利尿剂或其他方式清除液体
血管活性药物	升压药物	升压药物和强心药物	血管活性药物减量	
典型临床情况	感染性休克 严重创伤	术中目标指导治疗 烧伤 糖尿病酮症酸中毒	术后禁食阶段	病情恢复期完全肠内喂养 急性肾损伤恢复期

目标血压的确定应当个体化。需要根据最易受累器官(心脏和脑)自身调节机制的阈值下限确定目标血压。与此同时,还应当考虑患者的基础疾病。例如,慢性高血压患者需要维持较高的平均动脉压,才能避免肾脏灌注不足所造成的肾功能恶化。另外,不同类型休克患者的目标血压也有所不同:推荐多发创伤者的目标血压为收缩压80mmHg或平均动脉压55mmHg,维持过高的灌注压反而导致病死率增加;而大多数感染性休克患者初始平均动脉压应为65mmHg。

在初始复苏阶段,快速补液为首选治疗措施。但是,对于持续低血压患者,不应延误升压药物的治疗。尽管缺乏共识,但确定使用升压药物的适宜时机至关重要:如果在充分纠正低血容量前就开始使用升压药物,将造成组织灌注和器官功能进一步恶化;相反,部分患者经过充分液体复苏后仍呈现持续低血压,此时若延误升压药物的使用,也会导致器官功能恶化,甚至增加死亡风险。如果患者接受初始液体复苏后仍未能纠正低血压,则建议在适当的血流动力学监测指导下进行后续的输液和升压药物治疗。除常规的血压监测外,超声检查可以通过评估前负荷和心肌收缩力等指标更好地反映心脏功能。

2. 优化阶段　经过复苏阶段采取的必要措施后,休克患者不再处于即刻致命的危险之中,此时的主要问题是持续性或隐匿性组织灌注不足。优化阶段的治疗目标是增加组织氧输送,以偿还组织氧债,预防组织低灌注和组织水肿导致的后续器官功能障碍。优化阶段也有着较为严格的时间限制,通常为数小时到24小时。主要的治疗手段为输液、升压药物和强心药物。

快速补液试验(fluid challenge)的目的是通过增加心输出量提高氧输送,其做法是在特定时间内(通常为30min)快速输注一定容量(通常为500ml)的液体,并根据监测指标的变化判断心输出量的反应。然而,仅有半数休克患者在快速补液后心输出量明显升高。因此,判断患者能否从快速补液治疗中获益,对于后续的复苏治疗策略至为重要。尽管缺乏确定输液反应性的"金标准",但是,越来越多的临床医生倾向于使用动态指标而非静态指标(如中心静脉压[CVP]或中心静脉血氧饱和度[$ScvO_2$])评价输液反应性。许多研究表明,中心静脉压不是反映循环容量状态的良好指标,也不能准确预测输液反应性。根据中心静脉压指导液体复苏很容易导致液体负荷过多。临床医生可根据患者自主呼吸情况,选择不同的指标预测输液反应性。对于无自主呼吸的患者,脉压变异、每搏输出量变异以及通过超声测定的上(下)腔静脉或颈内静脉变异度能够较为准确预测输液反应性。如果患者存在自主呼吸,则可在被动抬腿前后测定心输出量、每搏输出量或主动脉血流变化判断输液反应性。在休克的复苏治疗阶段,应当根据确定的目标积极进行液体复苏。尽管早年的临床研究与指南推荐将组织灌注指标(乳酸或$ScvO_2$)作为复苏治疗终点,但近年来的多中心随机对照试验并不支持将上述指标的某一绝对数值常规作为感染性休克复苏治疗的目标。因此,应该通过临床评估及生理指标监测综合判断复苏治疗是否充分。换言之，复苏治疗终点应当进行个体化判断。当患者没有输液反应性，或已出现液体负荷过多的临床表现时，应当停止快速补液。

对于输液无反应或血管张力显著降低的患者，应尽早使用升压药物维持血压，以避免进一步的液体复苏治疗对患者造成的损害。当前负荷与后负荷纠正后，若患者仍有组织灌注不足和心功能障碍的表现，则需要使用强心药物改善组织灌注。

3. 稳定阶段 这一阶段的患者组织灌注充分，可能仍需升压药物维持血流动力学稳定，但升压药物剂量保持稳定或可逐渐减量。稳定阶段与后续的降阶梯阶段缺乏公认的液体治疗方案。但是，研究显示，早期积极液体复苏及后期保守液体治疗策略伴随感染性休克患者临床结局的改善。

此时需要谨慎权衡进一步补液的利弊，由于患者此时已没有组织灌注不足的表现，因此，对于没有持续液体丢失的患者，即使存在输液反应性，也应当采取限制液体的策略。通常可以酌情减少甚至停用静脉维持液，因为输注药物和营养时所给予的液体量足以补充正常的液体丢失（如肾脏，胃肠道和不显性丢失）。当然，在限液过程中需要通过生理指标和/或实验室检查，密切监测组织灌注指标的变化。

4. 降阶梯阶段 这一阶段的患者血流动力学稳定，没有组织灌注不足的表现，治疗目标是清除过多的液体。近期研究显示，旨在达到负平衡的治疗方案具有可行性，且伴随罹患率降低。例如，输液与导管治疗试验（FACTT）将 1 000 名急性呼吸窘迫综合征（ARDS）患者随机分为保守与自由输液策略组。入选患者循环状态稳定（平均动脉压 >60mmHg，无需升压药物治疗超过 12h），尿量满意。这些患者分别接受利尿剂使中心静脉压（CVP）<4mmHg（保守输液组）或 <10mmHg（自由输液组）。结果表明，尽管两组患者病死率并无差异，但保守输液组患者在随机分组后 7d 累计液体平衡显著减少，机械通气时间及 ICU 住院日缩短。为增强临床可操作性，将 FACTT 试验的限液治疗方案进行修订，只要循环稳定且升压药物在减量过程中即使用利尿剂限制液体平衡，也可达到同样的临床疗效。生物标志物也可用于指

导危重病患者的液体负平衡治疗。随机对照试验显示，B- 型利钠肽（BNP）>200pg/ml 时限制液体量并使用利尿剂，能够显著缩短机械通气患者的脱机过程，减少呼吸机相关肺炎及呼吸机相关事件的发生。

选择适宜的时机开始采取药物或非药物措施，以减少过多的液体负荷，才能保证降阶梯治疗顺利进行并避免并发症。有关时机的把握至关重要，但仍缺乏共识。对于很多患者，液体的降阶梯治疗表现为自发利尿的过程，无需采取强制性干预措施。然而，部分患者液体负荷过多，或机体清除液体能力不足，因而需要采取积极的干预措施。传统的组织灌注指标（如少尿得以纠正，乳酸水平下降，中心静脉血氧饱和度［ScvO$_2$］升高等）虽有帮助，但由于敏感性较低，因此并不适用于所有患者。此时可能需要对上述指标进行综合考虑。例如，上述两项随机对照试验中均要求停用升压药物超过 12h 后开始使用利尿剂。较为合理的做法是待患者血流动力学稳定和 / 或组织灌注恢复正常，且有液体负荷过多的表现却无法自行达到液体负平衡时，可以考虑使用利尿剂清除过多的液体。

根据对利尿剂的反应（即呋塞米应激试验），可以鉴别能够通过药物治疗达到液体负平衡的患者。回顾性研究及小样本的随机对照试验表明，联合应用白蛋白和利尿剂实现液体负平衡，可以改善患者临床结局。如果利尿剂反应不佳，可以采用非药物手段（如肾脏替代治疗）清除过多的液体。

在实现液体负平衡的过程中，需要警惕器官灌注不足的风险。FACTT 研究显示，尽管接受保守液体治疗策略的 ARDS 患者机械通气时间缩短，但心血管功能障碍更为明显，远期认知功能障碍更为突出。这些情况表明，对接受限制液体治疗或液体负平衡的患者，应当密切监测低血容量和 / 或组织灌注不足的表现。

（三）液体复苏治疗的监测与反复评估

在液体治疗的上述四个阶段，对患者液体需求的个体化评估至为关键。对于需要液体复苏的患者，及时输注液体，并经常对治疗反应及后续的液体需求进行再次评估。很多情况下，临床医生出于方便的原因，对所有休克患者选择固定不变

的液体治疗方案。尽管对于普通患者可以较为合理的预测其每日液体及电解质需求，但危重病患者显然与普通患者存在显著差异，每位患者的液体需求差异甚大，因而，在液体治疗的各个阶段，对于监测指标有不同的需求（表2-1-7）。

表2-1-7　休克不同阶段液体需求的评估措施

	复苏阶段	优化阶段	稳定阶段	降阶梯阶段
最低监测需求				
血压	X	X	X	X
心率	X	X	X	X
乳酸/动脉血气	X	X	X	X
毛细血管再充盈时间	X	X	X	X
意识改变	X			
尿量		X	X	X
液体平衡		X	X	X
适宜监测措施				
超声检查	X	X		
中心静脉压监测		X		
中心静脉血氧饱和度		X		
心输出量		X		
输液反应性		X		
快速补液试验		X		

在复苏阶段，常常根据简单的床旁监测指标而非复杂的评估方法（如心脏超声检查）指导初始液体治疗。在这一阶段，临床医生需要在床旁持续监测患者血流动力学指标，反复进行再次评估和/或快速补液试验，以预防致命性治疗过度或不足。一旦临床医生判断已经完成复苏阶段，则需要心脏超声、中心静脉压和中心静脉血氧饱和度监测（表2-1-7），为后续治疗提供参考。这些监测指标可能有助于临床医生确定从复苏阶段进入优化阶段的时机。

与复苏和优化阶段不同，稳定和降阶梯阶段的患者无需频繁评估，通常根据体格检查、血生化检查及临床病程确定静脉输液和/或利尿治疗（表2-1-7）。

（四）有关液体复苏治疗不同阶段的试验证据

近年来，一些临床试验对不同临床场景下不同液体成分的疗效进行了验证。确定这些临床

试验的研究对象处于液体复苏治疗的哪个阶段，对于解读其研究结果非常重要。例如，FIRST研究入选了接受复苏治疗的创伤患者。这些患者入选时乳酸水平升高，且第一个24h内的液体入量超过5 000ml，提示处于复苏阶段。与此相似，CRISTAL试验入选感染性低血压患者，需要输注大量液体，也属于复苏阶段的研究。

相反，SAFE试验与CHEST试验入选的多数患者液体需求量较小，且就诊至入选研究的时间间隔较长，因而处于优化而非复苏阶段。同样，围手术期液体治疗的多数研究属于优化阶段的临床研究。

1. **围手术期的液体复苏治疗**　围手术期接受液体治疗的患者是一组特殊人群（通常处于优化阶段）。一些临床试验显示，根据输液反应性的微创评估指标指导液体治疗，可以通过优化组织氧输送使患者获益。然而，这些临床试验并未采用肺保护性通气策略，因而导致了对液体治疗策略疗效的质疑。近期一项大样本研究表明，对于具有肺部并发症风险的腹部大手术患者，术中实施肺保护性通气策略能够降低胸腔内压，增加静脉回流和每搏输出量，从而减少术后一周内的肺部和肺外并发症。

2. **旨在预防器官损害的液体治疗策略**　即使没有明显液体丢失的患者可能也需要接受输液治疗。例如，在使用造影剂前，自发性腹膜炎的肝硬化患者，以及无法耐受口服补液的患者，均需要接受输液以防止器官损害。在上述情况下，使用的液体和种类各不相同。预防造影剂肾病的临床指南推荐，在使用造影剂前后12h，输注晶体液（生理盐水或碳酸盐平衡液）1~1.5ml/（kg·h），使尿量达到150ml/h，从而降低急性肾损伤的风险。如果无法在使用造影剂前进行水化，推荐在使用造影剂前1h至使用后6h输注晶体液3ml/（kg·h）。相反，对于合并自发性腹膜炎的肝硬化患者，建议输注白蛋白以减少腹水产生。需要强调的是，上述情况下液体治疗的目的在于优化组织灌注，减少器官损伤；此时应当根据基础疾病（尤其是肾功能和心功能衰竭情况）确定输液种类与输液量。与此同时，降阶梯治疗对于预防液体负荷过多的副作用也同样重要。

总之，危重病患者的液体负荷过多是普遍存在的现象，伴随罹患率及病死率增加；同时，在一

定程度上是可以预防的并发症。在休克治疗的各个阶段都可以采取特异性的液体治疗策略，以减少液体负荷过多的风险和不良后果。最有效的液体管理策略应当强调个体化，在早期积极液体复苏的基础上，重视后期的保守性液体管理策略。

（杜 斌）

参 考 文 献

[1] Perner A, Haase N, Guttormsen AB, et al. Hydroxyethyl starch 130/0.4 versus Ringer's acetate in severe sepsis[J]. N Engl J Med, 2012, 367: 124-134.

[2] Myburgh JA, Finfer S, Bellomo R, et al. Hydroxyethyl starch or saline for fluid resuscitation in intensive care[J]. N Engl J Med, 2012, 367: 1901-1911.

[3] Reinhart K, Perner A, Sprung CL, et al. Consensus statement of the ESICM task force on colloid volume therapy in critically ill patients[J]. Intensive Care Med, 2012, 38: 368-383.

[4] Rhodes A, Evans LE, Alhazzani W, et al. Surviving sepsis campaign: International guidelines for management of sepsis and septic shock: 2016[J]. Intensive Care Med, 2017, 43: 304-377.

[5] Cecconi M, De Backer D, Antonelli M, et al. Consensus on circulatory shock and hemodynamic monitoring. Task force of the European society of Intensive Care Medicine[J]. Intensive Care Med, 2014, 40: 1795-1815.

[6] Vincent JL, De Backer D. Circulatory shock[J]. N Engl J Med, 2013, 369: 1726-1734.

[7] Hoste EA, Maitland K, Brudney CS, et al. Four phases of intravenous fluid therapy: a conceptual model[J]. Br J Anaesth, 2014, 113: 740-747.

[8] Ogbonna C Ogbu, David J Murphy, Greg S Martin. How to avoid fluid overload[J]. Curr Opin Crit Care, 2015, 21: 315-321.

[9] Jan Benes, Mikhail Kirov, Vsevolod Kuzkov, et al. Fluid therapy: double-edged sword during critical care[J]? Biomed Res Int 2015, 2015: 729075.

[10] Wiedemann HP, Wheeler AP, Bernard GR, et al. Comparison of two fluid-management strategies in acute lung injury[J]. N Engl J Med, 2006, 354: 2564-2575.

[11] Grissom CK, Hirshberg EL, Dickerson JB, et al. Fluid management with a simplified conservative protocol for the acute respiratory distress syndrome[J]. Crit Care Med, 2015, 43: 288-295.

[12] Mekontso Dessap A, Katsahian S, Roche-Campo F, et al. Ventilator-associated pneumonia during weaning from mechanical ventilation: role of fluid management[J]. Chest, 2014, 146: 58-65.

[13] Mekontso Dessap A, Roche-Campo F, Kouatchet A, et al. Natriuretic peptide-driven fluid management during ventilator weaning: a randomized controlled trial[J]. Am J Respir Crit Care Med, 2012, 186: 1256-1263.

[14] Mikkelsen ME, Christie JD, Lanken PN, et al. The adult respiratory distress syndrome cognitive outcomes study[J]. Am J Res Crit Care Med, 2012, 185: 1307-1315.

[15] James MF, Michell WL, Joubert IA, et al. Resuscitation with hydroxyethyl starch improves renal function and lactate clearance in penetrating trauma in a randomized controlled study: the FIRST trial (Fluids in Resuscitation of Severe Trauma)[J]. Br J Anaesth, 2011, 107: 693-702.

[16] Annane D, Siami S, Jaber S, et al. Effects of fluid resuscitation with colloids vs crystalloids on mortality in critically ill patients presenting with hypovolemic shock: the CRISTAL randomized trial[J]. JAMA, 2013, 310: 1809-1817.

[17] Finfer S, Bellomo R, Boyce N, et al. A comparison of albumin and saline for fluid resuscitation in the intensive care unit[J]. N Engl J Med, 2004, 350: 2247-2256.

[18] Futier E, Constantin JM, Paugam-Burtz C, et al. A trial of intraoperative low-tidal-volume ventilation in abdominal surgery[J]. N Engl J Med, 2013, 369: 428-433.

[19] Lameire N, Kellum JA. Contrast-induced acute kidney injury and renal support for acute kidney injury: a KDIGO summary (Part 2)[J]. Crit Care, 2013, 17: 205.

第二章　心源性休克诊疗原则

第一节　概　　述

心源性休克（cardiogenic shock，CS）是由于心脏疾病或合并心功能障碍的心外疾病引起心脏泵功能下降，心输出量锐减，导致血压下降，重要脏器和组织灌注严重不足，引起全身性微循环功能障碍，继而出现一系列缺血、缺氧、代谢障碍及重要脏器损害为特征的病理生理过程，其基本机制为心泵功能衰竭。它可以是严重的心律失常及任何心脏病的末期表现，但急性心肌梗死是引起心源性休克最常见的病因，约占所有心源性休克的80%。在急性心肌梗死中，心源性休克发生率在5%~10%，由于再灌注治疗的进步，心源性休克的发生率有所下降；心源性休克一旦发生，疾病呈进行性进展，不及时治疗病死率达80%以上。

一、流行病学

20世纪70年代到80年代后期，心源性休克的发生率稳定在7.5%左右，其中ST段抬高型心肌梗死（STEMI）伴发心源性休克发生率在5%~8%，非ST段抬高型心肌梗死（non-STEMI）伴发心源性休克发生率在2.5%左右。在20世纪90年代起，心源性休克的发生率呈下降趋势。美国国家心肌梗死注册数据库的数据表明，伴发心源性休克的急性心肌梗死（AMI）患者中29%接诊时即为休克，71%在住院期间发展为休克。心源性休克的总死亡率在50%~80%，30d病死率为58%~64%，并占STEMI溶栓治疗后死亡患者死因的60%。

二、病因学

心源性休克可由心脏收缩功能降低、舒张功能障碍、心律失常等原因引起。急性心肌梗死并发左心室功能障碍是心源性休克的最主要病因。心瓣膜狭窄、心室流出道梗阻等心内梗阻性原因造成的心输出量下降，其本质上并不是泵功能衰竭，治疗上也与泵功能衰竭明显不同。因此，心内梗阻引起的休克已经不再被认为是心源性休克，应该属于梗阻性休克。常见病因见表2-2-1。

三、病理生理机制

左心功能不全引起心源性休克的心功能受损程度通常比较严重，心输出量下降引起血压及冠状动脉血供下降，心肌缺血反过来又降低心肌收缩力，形成恶性循环。严重的左室功能不全有时并不导致心源性休克，同样，在许多心源性休克患者中，左室射血分数仅轻度降低。

右心功能不全可引起或加重心源性休克，右心功能不全为主导致的心源性休克约占急性心梗心源性休克的5%。右心功能衰竭首先导致左、右心输出量下降，右室舒张末压 >20mmHg，右室压增高引起室间隔向左室腔移动，影响左室功能。因此，右心功能不全引起的心源性休克给予常规补液的方法可能不完全正确。研究者认为右室舒张末压 10~15mmHg 比较理想，但可能存在个体差异。

周围血管阻力变化、神经激素调节和炎症反应心输出量下降引起儿茶酚胺、血管升压素、血管紧张素水平增高，外周血管收缩，冠状动脉和周围重要脏器灌注增加，心脏后负荷也同时增加。神经激素反应激活促进水钠潴留，组织灌注增加，但可能诱发肺水肿。全身性炎症反应在心源性休克的发生和发展中起着重要作用，心源性休克患者肠道缺血，黏膜保护屏障作用减弱，肠道细菌移位，引起败血症，休克持续时间越长，炎症反应可能性越大。一氧化氮亦有促进炎症反应的作用，心梗后一氧化氮合成酶过量表达，产生过量的一氧化氮，引起血管扩张和心肌抑制作用。

表 2-2-1　心源性休克的常见病因

左心功能衰竭	心肌收缩功能障碍	心肌梗死或严重心肌缺血
		心肌病
		负性肌力药
		心肌顿抑
		酸中毒
		代谢紊乱（低磷、低钙血症）
	心肌舒张功能障碍	心肌缺血
		心肌肥厚
		限制型心肌病
		持续低血容量性休克
		感染性休克
		左右心室失协调
		心脏压塞
	左心后负荷明显增加	（属梗阻性休克）
右心功能衰竭	收缩力降低	右室梗死、缺血、缺氧、酸中毒
	右心后负荷明显增加	（属梗阻性休克）
心律失常		

医源性因素。与安慰剂比较，β 受体阻滞剂、血管紧张素转换酶抑制剂可能增加高危患者心梗早期左室心源性休克发生率。顺应性降低，可能发生肺水肿，有效循环血量下降，大剂量的利尿剂可使血浆容量进一步下降而促进心源性休克的发生，右心功能不全的患者容量补充过多可引起或加重心源性休克。

第二节　心源性休克的诊断标准

一、诊断标准

心源性休克主要有三个方面的表现：①持续低血压，收缩压 <90mmHg 或平均动脉压自基线下降 ≥30mmHg，持续时间 >30min；②心脏指数显著降低，存在肺淤血或者左心室充盈压升高；无循环支持情况下低于 1.8L/（min·m²），有循环支持情况下在 2.0~2.2L/（min·m²）之间；③器官灌注受损体征（至少一项），精神状态改变，皮肤湿冷，少尿，血清乳酸水平升高。

二、临床表现

心源性休克有两个主要特征：①血压明显降低：心源性休克收缩压常在 90mmHg 以下。②全身低灌注：由于心排血量持续性降低，组织脏器有效血液量减少，可出现相应的表现：神经系统症状有神志异常，轻者烦躁或淡漠，重者意识模糊，甚至昏迷；心肺症状有心悸、呼吸困难；肾脏症状有少尿或无尿，通常尿量在 20ml/h 以下；消化道可有肠梗阻表现；周围血管灌注不足及血管收缩可见皮肤苍白甚至花斑、湿冷、发绀等，同时还有原发病的症状，如 AMI、重症心肌炎、大块肺栓塞等可有胸痛；在主动脉夹层时有胸背部疼痛；重症心肌炎还可有上呼吸道感染症状，如发热、寒战等。

第三节　心源性休克的分型与分层

一、心源性休克的分型

根据临床表现及血流动力学指标不同，可分

为以下几种。

1. 湿冷型是心源性休克最常见的表现,约占心肌梗死相关心源性休克的 2/3。

2. 干冷型是对利尿剂尚有反应的慢性心衰亚急性失代偿期患者的常见症状,但 28% 急性心梗相关心源性休克也表现为干冷型。与湿冷型心源性休克相比,干冷型心源性休克通常 PCWP 较低,且既往常无心梗史或慢性肾脏疾病史。

3. 暖湿型可见于心肌梗死后全身炎症反应综合征和血管舒张反应后,此型心源性休克体循环血管阻力较低,脓毒血症和死亡的风险较高。

4. 血压正常型心源性休克尽管 SBP≥90mmHg,但存在外周灌注不足的表现,与血压降低型心源性休克相比,体循环血管阻力显著升高。

5. 右心室梗死型心源性休克占心梗相关心源性休克的 5.3%,其具有较高的中心静脉压。

二、心源性休克分层

心源性休克(CS)的预后可能因病因、疾病严重程度和合并症而差异很大。在不同的患者亚群中,治疗可能有广泛不同的结局,因此需要对 CS 进行更细致的分类,以指导治疗和预测结局。2019 年 5 月,美国心血管造影和介入学会(SCAI)发布了心源性休克分类共识,该共识按照心源性休克的不同阶段分为 A~E 五期,并分别从体格检查、生化标记物和血流动力学等方面进行了阐述。

A 期:风险期。处于 A 期的患者并未出现心源性休克的症状或体征,但存在发展为心源性休克的风险。这部分患者可能表现良好,体格检查和实验室检查结果正常。大面积心肌梗死或既往有心梗病史的急慢性心力衰竭患者可能归属这一期。

体格检查:颈静脉压正常;肺部听诊清晰;肢体温暖且灌注良好(远端脉搏强、精神状态正常)。

生化标记物:肾功能正常;乳酸水平正常。

血流动力学:①血压正常;②血流动力学指标:心脏指数≥2.5L/(min·m²);中心静脉压(CVP)<10mmHg;肺动脉血氧饱和度≥65%。

B 期:开始期(休克前期/代偿性休克期)处于此期的患者可能出现血压相对较低或心动过速,但不伴低灌注情况。低血压定义为收缩压<90mmHg,或平均动脉血压(MAP)<60mmHg 或较基线时下降 >30mmHg。体格检查可能出现轻度的容量超负荷,实验室检查结果可能正常。

体格检查:颈静脉压升高;肺部啰音;肢体温暖且灌注良好(远端脉搏强、精神状态正常)。

生化标记物:乳酸水平正常;轻微肾功能损害;BNP 水平升高。

血流动力学:收缩压 <90mmHg,或 MAP<60mmHg 或较基线时下降 >30mmHg;脉搏≥100 次 /min;心脏指数≥2.2L/(min·m²);肺动脉血氧饱和度≥65%。

C 期:典型期。这一期的患者表现为低灌注,为恢复灌注需要进行除容量复苏外的其他干预措施,如正性肌力药、升压药、机械支持或 ECMO。患者通常表现为血压相对较低,其中大多数表现为典型的休克症状,MAP≤60mmHg 或收缩压≤90mmHg,以及灌注不足。

体格检查:可能包括下列任何一项。状态不佳;皮肤苍白、斑驳、暗淡;容量超负荷;大面积啰音;Killip 分级 3 级或 4 级;需进行双水平气道正压通气(BiPAP)或机械通气;湿冷;精神状态急剧改变;尿量 <30ml/h。

生化标记物:可能包括以下任意一项。乳酸≥2mmol/L;肌酐水平翻倍,或肾小球滤过率下降 >50%;肝功能检查(LFTs)指标升高;BNP 升高。

血流动力学:可能包括以下任意一项。①收缩压≤90mmHg 或 MAP≤60mmHg 或较基线时下降 >30mmHg 且需要接受药物 / 器械治疗以达到靶目标血压;②血流动力学指标:心脏指数 <2.2L/(min·m²);肺毛细血管楔压(PCWP)>15;右房压(RAP)/PCWP≥0.8;肺动脉灌注指数(PAPI)<1.85;心脏输出功率≤0.6。

D 期:恶化期。患者即使接受了一系列治疗,但病情仍未稳定,需要进一步治疗。该期的分类要求患者进行了一定程度的适当治疗,且患者在 30min 后仍对低血压或终末期器官灌注不足的治疗无反应。

体格检查:同 C 期患者。

生化标记物:满足 C 期的任何一项,且出现恶化。

血流动力学:满足 C 期的任何一项,且需要多种升压药物或者需要机械循环辅助装置以维持灌注。

E 期：终末期。此期的患者出现循环衰竭，经常在进行心肺复苏时出现顽固性心脏骤停，或者正在接受多种同时进行的急性干预措施，包括 ECMO 辅助的心肺复苏。

体格检查：脉搏几乎消失；心力衰竭；机械通气；使用除颤器。

生化标记物：心肺复苏；pH≤7.2；乳酸≥5mmol/L。

血流动力学：不进行复苏就没有收缩压；无脉搏性电活动（PEA）或难治性室速 / 室颤；最大强度治疗时仍表现为低血压。

第四节　心源性休克的治疗

心源性休克与其他类型休克的血流动力学特征有所不同，常表现为前后负荷过高，而心输出量减少，导致有效循环血量不足。治疗原则为：确诊病因，及时纠正影响休克的心外因素，调整心脏前、后负荷，改善心肌收缩和舒张功能，适当合理使用血管活性药物，必要时联合使用机械辅助装置，以纠正休克，从而改善全身氧供与氧耗不平衡状态。

一、原发病紧急治疗

对于不同病因或表现的心源性休克，治疗方案存在差异。以急性心肌梗死为例，应立即抢救治疗，有效镇痛，挽救濒死和严重缺血心肌细胞，尽量缩小梗死范围、保护心功能，包括早期溶栓治疗、紧急经皮冠脉介入术和冠脉搭桥术。

1. **溶栓**　随着经皮冠状动脉介入术（PCI）在临床越来越广泛的应用，而又受溶栓有效性和再闭塞的局限，其在国内大医院的使用正逐渐减少。但对于无法行 PCI 或无法行转运 PCI 时，在 AMI 3h 内、最晚 12h 内溶栓，带来的临床获益是不容忽视的。且溶栓治疗快速、简便、经济、易行，尤其适用于无 PCI 技术的二级医院。

2. **经皮冠状动脉介入术**　目前 PCI 的有效性及安全性已得到了充分的论证。早期 PCI 恢复血流再灌注，有助于顿抑心肌及冬眠心肌的恢复。2012 年 PCI 最新治疗指南建议目前 STEMI 合并心源性休克者无论发病时间，也无论是否曾溶栓，均应紧急冠状动脉造影，若病变适宜，立即直接 PCI

（Ⅰb），建议处理所有主要血管的严重病变，达到完全血运重建。美国心脏学会（The American College of Cardiology，ACC）/ 美国心脏协会（The American Heart Association，AHA）指南中对于 <75 岁的患者进行血运重建为 Ⅰ 类推荐，大于 75 岁的患者为 Ⅰa 类推荐。目前早期 PCI 适应证有扩大倾向，但受医院条件、经济条件以及临床情况（包括肾衰竭、穿刺血管严重畸形及搏动减弱等）的限制，很大一部分患者无法行 PCI，此时药物治疗上升为主导地位。

3. **冠状动脉旁路移植术**　由于 CABG 需在体外循环下完成，容易造成全身炎症反应以及多器官功能障碍，现在非体外循环下 CABG 正逐步得到重视。ACC/AHA 指南建议 AMI 并发心源性休克的左主干或严重三支血管病变者应选择 CABG，目前正提倡建立由心脏内科、外科以及介入医师组成心脏团队，共同对复杂病变制定心肌血运重建的策略，为患者提供最佳选择。

其他：如发生急性心包填塞需紧急心包穿刺，发生心脏机械并发症时（心脏破裂、室间隔穿孔、乳头肌断裂）需尽快手术治疗。发生严重心律失常时需要积极抗心律失常治疗。

二、药物治疗

常用药物见表 2-2-2。

（一）正性肌力药

1. **多巴酚丁胺**　为 β_1 肾上腺素受体激动剂，对心率和外周血管阻力影响小。适用于心输出量降低、充盈压升高的患者。相对于多巴胺而言，其优势在于不引起去甲肾上腺素释放，且作用不依赖神经末梢中的去甲肾上腺素。由于对心率影响小，多巴酚丁胺可以降低心室扩张患者的心室充盈压和室壁张力，使心肌在舒张期获得更多血流。有研究提示，平均剂量 8.5μg/（kg·min）的多巴酚丁胺可以使心指数提高 33%，并降低全身血管阻力，而心率和血压没有变化。当有冠脉三支病变存在时，多巴酚丁胺可能会产生冠脉窃血，加重缺血区的缺血程度。

2. **多巴胺**　多巴胺的药效呈剂量依赖性。低剂量 <5μg/（kg·min）时，激动多巴胺受体，增加肾血流量，舒张外周血管。中等剂量 5~10μg/（kg·min）时，主要激动 β 受体，改善心功

表 2-2-2 心源性休克常用血管活性药物

药物	常用剂量		受体		
	μg/(kg·min)	α_1	β_1	β_2	多巴胺
多巴胺	0.5~2	–	+		+++
	5~10	+	+++	+	++
	10~20	+++	++	–	++
去甲肾上腺素	0.05~0.4	++++	++		
肾上腺素	0.01~0.5	++++	++++	+++	–
去氧肾上腺素	0.1~10	+++	–	–	–
抗利尿激素	0.02~0.04（U/min）	血管平滑肌 V1 受体 +			
多巴酚丁胺	2.5~20	+	++++	++	–
异丙肾上腺素	2~20（μg/min）	–	++++	+++	–
米力农	0.125~0.75	PD-3 抑制剂			
依诺昔酮	2~10	PD-3 抑制剂			
左西孟旦	0.05~0.2	钙增敏剂，PD-3 抑制剂			

能。高剂量 >10μg/(kg·min) 时，主要激动 α 受体增加全身血管阻力。有一项研究发现，一组心肌梗死后心源性休克的患者需要平均 17μg/(kg·min) 的多巴胺才能改善冠脉灌注压。这样大剂量的多巴胺导致心动过速，增加心肌氧需求并降低肾脏灌注。可见高剂量多巴胺对心肌的氧供和氧耗之间的平衡可产生不利影响，心源性休克的患者应慎用。

3. 地高辛 尽管洋地黄制剂有一定的正性肌力作用，但一般不用于心源性休克的治疗，仅在存在房颤伴有快速心室率时考虑使用。静脉使用小剂量地高辛可增加舒张期冠脉充盈时间，增加心输出量。

4. 异丙肾上腺素 通过激动 β_1 和 β_2 受体，增加心肌收缩力，降低外周血管阻力，但同时增加心率，明显增加心肌的氧耗。尽管异丙肾上腺素增加冠脉血流，但使缺血区血流进一步分流至非缺血部位，导致心肌梗死面积增加。

5. 去甲肾上腺素 去甲肾上腺素兼有 α 和 β 肾上腺素受体作用。低剂量时，激动心脏 β 受体，提高血压和心输出量。大剂量时主要激动 α 受体，通过增加全身血管阻力以提高血压，使心室后负荷增加，大剂量时可引起心率增快、心律失常、内脏缺血。

6. 其他药物 肾上腺素，一般作为多巴胺和多巴酚丁胺的后备药。磷酸二酯酶抑制剂：磷酸二酯酶抑制剂具有正性肌力和扩张血管作用。当有外周组织低灌注证据，伴或不伴有淤血，对最适宜剂量的利尿剂和血管扩张剂无效时可使用。临床应用的有米力农和依诺昔酮。左西孟旦是一种钙增敏剂，以钙依赖的方式与心肌肌钙蛋白 C 结合，它还通过开放腺苷三磷酸钾通道，达到舒张血管平滑肌的作用。左西孟旦形成的代谢物，具有长效活性（高达 7~9d），可以单次 24h 输注。

（二）血管舒张剂

可降低左心室后负荷，从而降低心肌氧耗。但是血压降低限制了其应用，也使外周氧输送更困难、更复杂。

1. 硝普钠 可降低心脏前后负荷。运用恰当，产生的左心室射血分数增加可部分抵消全身血管阻力降低的作用。硝普钠可产生冠脉窃血，加重缺血区的损害。剂量超过 3μg/(kg·min)、用药时间超过 3d 的患者可引起氰化物中毒，可输入维生素 B_{12} 预防。

2. 硝酸甘油 主要降低心脏前负荷，并反射性减轻左心室充盈。除此之外，还能扩张冠状动脉，可用于心肌缺血引起的心源性休克。硝酸甘油可用于急性瓣膜关闭不全的治疗。由于静脉容量增加会降低静脉回流，进一步降低心输出量，因此用药前应该明确患者的血容量状态。

3. 心源性休克血管活性药物选择　目前关于心源性休克血管活性药物选择的建议主要基于Meta分析和专家意见。法国及德国的研究一致推荐去甲肾上腺素和多巴酚丁胺作为一线药物。美国心脏协会发表的一份科学声明提倡在心源性休克中使用多巴胺。目前尚没有足够的证据证明任何一种升压药或强心药在死亡率方面优于另一种，因此，具体药物的选择可能应该个体化，并由治疗医生自行决定。

去甲肾上腺素是一种非常有效和可靠的升压药，在严重低血压心源性休克期间使用升压药是合理的，因为对许多患者来说，终末器官血流量的充分性与血压大致相关，而低血压与死亡风险增加有关。它增加MAP而没有任何伴随的心率增加。去甲肾上腺素与其他升压药相比有许多优点，包括：非常强的血管加压作用，相当于肾上腺素和去氧肾上腺素，并大于多巴胺；与肾上腺素相反，去甲肾上腺素不作用于 β_2 肾上腺素能受体，因此乳酸水平不增加；与多巴胺和肾上腺素相反，去甲肾上腺素增加心脏指数但不增加心率，从而不过度增加心肌耗氧量；与只作用于 α_1 肾上腺素能受体的去氧肾上腺素相反，去甲肾上腺素也作用于心脏 β_1 肾上腺素能受体，可能可以维持心室 - 动脉耦联。因此部分共识推荐去甲肾上腺素为心源性休克的一线升压药。与去甲肾上腺素相比，部分研究提示多巴胺可能增加心源性休克患者的心律失常事件风险及28d病死率。当需要快速恢复血压时，去甲肾上腺素是一种合理的一线药物。临床医生应结合临床、实验室和血流动力学多方面监测，来确定患者对治疗和药物的反应。去甲肾上腺素的起始剂量应较低 $[0.1\mu g/(kg \cdot min)]$ ，在稳定动脉血压后，临床医生必须评估去甲肾上腺素是否能够单独逆转低灌注的症状（低心排血量、低 SVO_2 、高乳酸血症、花斑、少尿）。如果不能，应考虑心源性休克时心输出量减少，添加一种强心剂可能有助于改善每搏量。如果去甲肾上腺素不能增加MAP，应该考虑使用机械循环支持。

目前比较强心药在心源性休克中作用的研究尚少，多巴酚丁胺，磷酸二酯酶抑制剂（IPDE），左西孟旦在临床中相对常用。这三种药物通过不同的途径起作用。多巴酚丁胺主要激动 β_1 受体，具有微弱的 β_2 和 α_1 活性。IPDE可以阻止环腺苷酸（cAMP）的降解，除促进心肌收缩外可产生动脉和静脉血管舒张。左西孟旦是一种钙增敏剂，以钙依赖的方式与心肌肌钙蛋白C结合，它还通过开放腺苷三磷酸钾通道，达到舒张血管平滑肌的作用。在心源性休克中，多巴酚丁胺可显著提高心率、心脏指数和 SVO_2 ，同时降低PAOP和乳酸。根据临床经验、实用性和成本，一般推荐多巴酚丁胺作为一线治疗，目前一般建议将去甲肾上腺素 - 多巴酚丁胺联用作为一线策略。左西孟旦不增加心肌耗氧量，也不损害舒张功能或具有促心律失常作用，理论上是治疗心源性休克的理想药物，目前没有高质量的研究评估左西孟旦在心源性休克中的应用。基于目前证据，推荐左西孟旦作为心源性休克部分亚组患者的二线治疗选择。

综上，对于低血压患者，在使用强心药之前，建议使用去甲肾上腺素，包括在院前、急诊室和导管室。在心肌梗死相关的心源性休克中，院前尽早应用去甲肾上腺素和冠状动脉血运重建能使患者获益。ICU内应进行完整的血流动力学监测，包括心输出量、SvO_2 或 $SvCO_2$ 、静脉动脉血 CO_2 分压差和血乳酸。如果存在持续低灌注迹象，应在去甲肾上腺素基础上添加多巴酚丁胺。对于既往使用 β 受体阻滞的患者或使用儿茶酚胺出现副作用（从发生严重心动过速到肾上腺素能性心肌病）的患者，尤其是使用多巴酚丁胺后，心输出量和心率没有增加的情况下，左西孟旦可能是一个很好的选择。强心药和升压药应尽可能以最低剂量、在最短时间内使用，一旦达到治疗目标，应结合患者临床、生物学和血流动力学指标逐渐降低使用剂量。当休克难以纠正时（尽管高剂量升压药/强心药，仍持续低血压、高乳酸血症、器官衰竭），应立即考虑使用机械循环支持，而不是增加剂量或添加药物。

（三）心源性休克的机械循环支持

由于传统药物治疗对心源性休克和慢性心衰患者疗效的局限性和副作用，促使了机械循环支持技术发展的要求。机械循环支持技术主要包括主动脉内球囊反搏（IABP），体外膜氧合（ECMO），经皮心室辅助装置（pVAD）和全人工心脏。ICU中治疗急性心源性休克最常用的机械循环支持技术是IABP和ECMO。

1. **主动脉内球囊反搏** 主动脉内球囊反搏（IABP）通过物理作用，提高主动脉内舒张压，增加冠状动脉供血和改善心肌功能，可提高心脏指数 0.5~1L/（min·m²）。理论上能改善血流动力学，提高冠状动脉血流量，增加重要器官的灌注，保持梗死动脉的开放，减轻全身炎症反应。IABP也是国际指南中对急性心肌梗死后心源性休克患者Ⅰ级推荐的治疗措施。但这种推荐主要是依据大量的注册资料，缺乏循证医学大型 RCT 试验依据。随着 IABP 在临床应用和研究的不断深入，其在急性心肌梗死合并心源性休克治疗中能否完全获益仍存在争议。

目前尚无有力证据支持 IABP 可以显著改善预后，但其在急性心肌梗死合并心源性休克患者中的应用可以使患者更加安全的进行血运重建治疗，为下一步治疗或转运争取时机。但需注意的是，IABP 可以作为心源性休克的辅助治疗手段，但仍需要溶栓或者 PCI 等再灌注手段进行根本性的治疗。对于应用时机来说，大多数学者认为宁早勿晚，不能在患者已经达到心衰的终末期或者心肌长期缺血的情况下应用，此时患者可能由于长时间的低灌注以及不可逆的心肌损伤而丧失抢救机会。

2. **体外膜肺氧合** ECMO 作为一种同时对心脏和呼吸具有支持作用的体外生命支持技术，在ICU 中得到广泛应用。常用于治疗伴有低氧合的难治的心源性休克，同时也可以作为紧急的双心室辅助措施。关于 ECMO 的应用指征或时机尚不太明确，一般对于心源性休克的患者若在应用大剂量血管活性药物、机械通气辅助通气、IABP 的辅助下，心脏指数仍然持续低于 2.0L/（min·m²）、收缩压≤90mmHg、乳酸性酸中毒，则考虑应用ECMO。患者在可逆性的急性心衰所导致的心源性休克阶段往往需要临时 ECMO 支持。如果存在长时间的低灌注和低氧合，会导致较差的预后，若存在适应证，尽早地使用 ECMO 可能改善预后。

3. **经皮左心室辅助装置（PL-VAD）** 心室辅助装置（VAD）通过部分或完全替代心脏泵血功能，以维持生命、等待心脏功能恢复，或作为进一步治疗的过渡。VAD 适用于严重心力衰竭、IABP 辅助无效或需要较长时间循环辅助的患者。IABP 的缺点在于不能完全去除左心室的负荷，它能提高心排血量约 20%，气囊只能在心脏还能排出部分血量的前提下工作，其对血压及冠状动脉血流的影响依赖于患者左心室的功能，对于血流动力学严重障碍的患者，仅能够提供有限的循环支持，左心室辅助装置借助外置的机械设备可以提供部分或完全的循环支持，即使在完全的左心衰竭的情况下，也可以主动的增加心排血量，甚至完全代替左心室功能，有助于组织的灌注，等待心功能的恢复，并打断心源性休克时的恶性循环，是心源性休克的重要治疗措施。

（王 毅 于湘友）

参 考 文 献

［1］ Contemporary Management of Cardiogenic Shock: A Scientific Statement From the American Heart Association［J］. Circulation, 2017, 136: e232-e268.

［2］ 心原性休克诊断和治疗中国专家共识（2018）［J］. 中华心血管病杂志, 2019, 47: 265-277.

［3］ SCAI clinical expert consensus statement on the classification of cardiogenic shock: This document was endorsed by the American College of Cardiology（ACC）, the American Heart Association（AHA）, the Society of Critical Care Medicine（SCCM）, and the Society of Thoracic Surgeons（STS）in April 2019［J］. Catheter Cardiovasc Interv, 2019, 94: 29-37.

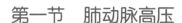

第一节　肺动脉高压

一、肺循环血管特点

肺循环血液来自于右心室,流经肺脏达到左心房后进入体循环。肺循环血管的血管壁薄,特别是中膜,血管腔较大,反映了肺循环低压,低阻力和血容量大的特点。相比而言,体循环的血管壁更厚,管腔更窄。解剖结构的特点决定了在病理状态下会给肺循环造成更严重更多的伤害。多种因素均可导致肺血管阻力增加,产生明显的梗阻,可引起急性肺心病或慢性肺动脉高压急性加重,导致休克的发生发展。

二、肺动脉高压的定义和分类

(一)肺动脉高压的定义

肺动脉高压(pulmonary arterial hypertension,PH)定义为一种由多种原因引起的静息状态下右心导管测得的平均肺动脉压(mean Pulmonary arterial Pressure,mPAP)≥25mmHg(1mmHg=0.133kPa)的血流动力学状态。需要强调的是肺动脉高压本身并非一种独立疾病,是一种涉及多个学科的临床病理生理综合征,是一种主要累及心血管及呼吸系统的血流动力学异常状态。

根据肺动脉楔压(pulmonary artery wedge pressure,PAWP)是否大于15mmHg,肺动脉高压可分为毛细血管前肺动脉高压(mPAP≥25mmHg,PAWP≤15mmHg)与毛细血管后肺动脉高压(mPAP≥25mmHg,PAWP>15mmHg)。毛细血管前肺动脉高压主要包括动脉性肺动脉高压、肺部疾病相关肺动脉高压、慢性血栓栓塞性肺动脉高压(Chronic thrombosis pulmonary hypertension,

CTEPH)及不明机制和/或多种机制引起的肺动脉高压。毛细血管后肺动脉高压主要包括左心疾病相关肺动脉高压和不明机制和/或多种机制引起的肺动脉高压。需要注意的是,以PAWP不超过15mmHg判定毛细血管前性肺动脉高压并不总是正确,例如某些左心疾病患者经过利尿、强心等管理后PAWP可能短期恢复正常,为此临床鉴别除了参考单一数值以外还需要结合患者病史及其他辅助检查。

毛细血管后肺动脉高压常常有可能合并肺部血管疾病出现毛细血管前、后混合性肺动脉高压,可以通过跨肺压力梯度(Trans-pulmonary pressure gradient,TPG)、舒张压梯度(diastolic pressure gradient,DPG)鉴别。TPG是指mPAP与PAWP的差值,当TPG升高(>12mmHg)时,提示肺动脉压力升高是左房压升高和肺血管病变混合因素导致。舒张压梯度是肺动脉舒张压与PAWP的差值,有研究报道与TPG相比,其受左房影响小,是判断肺血管疾病的指标。正常人群DPG波动在1~3mmHg,存在心脏疾病患者,DPG升高,但大多数病例仍然≤5mmHg,≥7提示合并肺血管疾病可能(表2-3-1)。

(二)肺动脉高压的分类

2008年第四届世界肺高血压会议根据相似的临床表现、病理表现、血流动力学特点和治疗策略,将不同临床情况的肺动脉高压分为5大类:动脉性肺动脉高压(特发性肺动脉高压、遗传性肺动脉高压、药物和毒物所致肺动脉高压、相关因素所致肺动脉高压、新生儿持续性肺动脉高压),左心疾病相关性肺动脉高压,与呼吸系统疾病和/或缺氧相关的肺动脉高压,慢性血栓性肺高压,未明确的多种因素所致肺高压。

2015年新指南中PH的临床分类主要有以下几个方面改变:①在遗传性PH亚型中除骨成型

蛋白Ⅱ型受体（BMPR2）基因突变外,增加其他基因突变类型引起的PH;②肺静脉闭塞病及肺毛细血管血管增生症分类更加细化;③将新生儿持续性PH单独列为1″类;④先天性或获得性左心流入或流出道梗阻、肺静脉狭窄及先天性心肌病引起的PH被列为第2大类;⑤第4大类PH定义为慢性血栓性肺动脉栓塞（chronic thromboembolic pulmonary hypertension, CTEPH）及肺动脉阻塞引起的PH;⑥由于慢性溶血引起的PH病理特点与其他PH不同,因此被列入了第5大类;⑦节段性

PH被列入第5大类PH中（表2-3-2）。

动脉性肺动脉高压是肺动脉高压的第一大类,常常进行性发展,导致肺血管阻力增高,右心负荷增加,预后相对较差。其血流动力学定义除满足前述mPAP≥25mmHg以外,还需要符合PAWP<15mmHg,肺血管阻力（Pulmonary vascular resistance, PVR）>3W,限定PCWP标准主要是排除左心疾病导致的毛细血管后肺动脉高压,而包含了肺血管阻力指标主要目的是尽可能除外无肺动脉病变的肺动脉压力增高。

表2-3-1 肺动脉高压血流动力学定义

定义	血液动力学特点	临床分类
肺动脉高压	mPAP≥25mmHg	所有分类
毛细血管前肺动脉高压	mPAP≥25mmHg	1. 动脉型肺动脉高压
	PAWP≤15mmHg	3. 肺部疾病相关肺动脉高压;4. 慢性血栓栓塞性肺动脉高压;5. 不明机制和/或多种因素所致肺动脉高压
毛细血管后肺动脉高压	mPAP≥25mmHg	2. 左心疾病相关性肺动脉高压
	PAWP>15mmHg	5. 不明机制和/或多种机制所致肺动脉高压
单纯性毛细血管后肺动脉高压	DPG<7mmHg 和/或 PVR≤3 wood 单位	
毛细血管前、后混合性肺动脉高压	DPG≥7mmHg 和/或 PVR>3 wood 单位	

注:mPAP:肺动脉平均压;PAWP:肺小动脉楔压;DPG:肺动脉舒张压差;PVR:肺血管阻力。1mmHg=0.133kPa

表2-3-2 肺动脉高压临床分类

肺动脉高压类别	包括的具体疾病
1 动脉性肺动脉高压	特发性;可遗传性（真核生物翻译起始因子2α激酶4、其他）;药物和毒物所致;相关性（结缔组织病、人类免疫缺陷病毒感染）
1' 肺静脉闭塞性疾病和/或肺毛细血管瘤病	特发性肺动脉高压;可遗传性肺动脉高压（骨成型蛋白Ⅱ型受体、其他）;药物和毒物所致的肺动脉高压;疾病相关性肺动脉高压（结缔组织病、人类免疫缺陷病毒感染、门脉高压、先天性心脏病、血吸虫病）
1″ 新生儿持续性肺动脉高压	
2 左心疾病所致的肺动脉高压	收缩功能不全;舒张功能不全;瓣膜病;先天性/获得性左心流出道/流入道堵塞和先天性心肌疾病;先天性/获得性肺静脉狭窄
3 肺部疾病和/或低氧所致的肺动脉高压	慢性阻塞性肺疾病;间质性肺疾病;其他伴有限制性和阻塞性混合型通气障碍的肺部疾病;睡眠呼吸暂停;肺泡低通气;慢性高原缺氧;发育异常
4 慢性血栓栓塞性肺动脉高压和其他肺动脉堵塞性疾病	慢性血栓栓塞性肺动脉高压;其他肺动脉堵塞性疾病[肺血管肉瘤、其他肺血管内肿瘤、肺动脉炎、先天性肺动脉狭窄、寄生虫（包虫病）]
5 原因不明和/或多种因素所致的肺动脉高压	血液系统疾病:慢性溶血性贫血,骨髓增生病,脾切除术后;系统性疾病,结节病,肺组织细胞增多症,淋巴管肌瘤病;代谢性疾病:糖原储积症,高雪氏病,甲状腺疾病;其他:肺肿瘤血栓性微血管病,纤维纵隔炎,慢性肾衰竭,节段性肺动脉高压

三、肺动脉高压的发生机制

肺血管重构,肺动脉压力、肺血管阻力升高和右心肥厚、右心衰竭为肺动脉高压主要的病理生理改变,导致这种病理生理改变的主要发病机制有:

1. **肺血管内皮功能紊乱**　在正常生理状态下,完整的内皮细胞对于保持平滑肌细胞的表型和血管壁结构有重要意义。缺氧、机械损伤、炎症、药物和毒素等因素会影响内皮细胞的结构、功能和代谢。内皮细胞受损后会影响其屏障功能,破坏内皮细胞和肺循环产生的血管活性物质之间的平衡以及他们对平滑肌细胞的调节功能,导致肺血管结构的改变。血浆 von Willebrand 子抗原水平是血管内皮细胞功能紊乱的一个标记物,有研究表明在肺动脉高压患者中其水平增高。

2. **分子机制改变**　与血管相关的内皮细胞,平滑肌细胞,成纤维细胞,血小板和巨噬细胞可生成多种血管活性药物。正常情况下,这些物质处于动态平衡,保持肺血管的正常生理结构和功能。细胞因子、信号通路、基因表达、离子通道功能等发生改变后,血管内大量异常增殖反应,导致不可逆性肺血管重构、肺动脉高压行程。近年来研究较多的热门机制包括:

（1）血管活性肽及其他血管活性物质:花生四烯酸的代谢产物包括前列腺素 E_1（PGE_1）、PGE_2、PGI_2 和血栓素。PGE_2 和血栓素有缩血管作用,PGE_1 和 PGI_2 有扩血管作用。肺动脉高压患者可能出现花生四烯酸代谢失衡和 PGI_2 合成酶减少。

（2）一氧化氮途径:一氧化氮（NO）与肺动脉高压的发病密切相关。大多数研究者认为肺动脉高压时 NO 合酶表达下降,导致 NO 合成减少,平滑肌细胞收缩,其含量与疾病的病因和严重程度相关。

（3）5-羟色胺:5-羟色胺（5-HT）为缩血管物质,主要由肠道内肠嗜铬细胞分泌,首先经过肝脏代谢经血流到肺,然后进入体循环。正常生理条件下血浆中游离的 5-HT 浓度较低,当低氧、炎症等刺激时,血小板可大量释放 5-HT 与受体结合或通过转运体进入细胞内而引发病理反应。有研究表明,在肺部 5-HT 主要与肺血管平滑肌细胞受体结合,进而引起肺血管收缩。而肺中小动脉平滑肌增殖是引起肺血管阻力增加、肺动脉压升高的主要原因。

（4）低氧诱导因子-1:低氧诱导因子-1（hypoxia inducible factor-1, HIF-1）是机体细胞在低氧环境下产生的一种结合 DNA 蛋白质因子,能够调节促红细胞生成素、血管内皮生长因子等目的基因,从而介导肺动脉对缺氧的反应。有研究发现血管内皮生长因子在肺血管重构时,作为低氧诱导因子-1 的下游基因可被大量激活。总之,HIF-1 调控的各种低氧反应基因在低氧性肺动脉高压形成过程中极为重要。

（5）血管壁平滑肌细胞钾离子通道:K^+ 通道是高度选择性的、允许 K^+ 跨膜转运的一种蛋白通道,机体共有四种 K^+ 通道。电压依赖性钾通道（K_V）可引起肺动脉平滑肌细胞收缩。抑制 K_V 可减少细胞内钾外流,引起细胞膜去极化,从而使钙离子通道开放,细胞质内钙离子浓度升高,最终导致血管收缩。有研究证实 K_V 通道功能障碍是特发性肺动脉高压（Iasevereal pulmonary hypertension, IPAH）的重要发病机制。

3. **遗传学机制**　基因突变是部分西方白种人群家族性肺动脉高压（family pulmonary artery hypertension, FPAH）和 IPAH 的致病基因,在至少 26% 的特发性 PH 人群中也发现有骨形态生存蛋白受体 2（BMPR2）基因突变。其特征性的遗传学表现为常染色体显性遗传,外显率逐渐降低或不完全,还有遗传早现现象,即 FPAH 患者的后代发病会逐渐提前,且能见隔代遗传现象。BMPR2 基因突变后可表达出未成熟或无功能的 BMPR2,阻断下游的信号通路,导致肺血管内皮细胞和平滑肌细胞的过度增生而造成肺动脉高压。

4. **免疫学机制**　一部分 IPAH 患者有雷诺现象,而且抗核抗体及抗 Ku 抗体阳性。另外,在红斑狼疮、硬皮病、免疫性甲状腺炎等免疫性疾病患者中肺动脉高压发生率很高,这都提示 IPAH 患者免疫系统可能有问题,部分 IPAH 患者的 HLAII 型自身抗体阳性也支持这个假设。

四、肺动脉高压的临床表现

肺动脉高压本身没有特异性临床表现,所有类型的肺动脉高压症状都十分相似。最常见的首发症状是活动后气短,晕厥或眩晕,胸痛,咯血等。患者首次出现症状的时间距离确诊为肺动脉高的时间与其预后明确相关。

1. **气促** 最常见的临床症状,标志右心功能不全的出现。有些患者出现活动后气促,甚至进餐时或进餐后出现气促。严重的肺动脉高压患者出现高枕卧位,甚至端坐呼吸,这是左心衰竭的经典症状,可能与左心室受到右心室的压迫变小,舒张功能减退有关。

2. **胸痛** 约 1/3 肺动脉高压患者出现此症状,可能与心肌缺血相关。

3. **头晕或晕厥** 多为活动时发生,儿童多见。在应用扩血管药物降低全身血压后会更明显。运动时不能提供额外心排血量时,出现劳力性晕厥。晕厥或眩晕的出现,标志患者心排血量明显下降。

4. **慢性疲劳** 为非特异性症状,但常见。

5. **水肿** 右心衰竭的表现。踝部和腿部水肿常见,严重肺动脉高压患者可有颈部和腹部饱满感,食欲减退,肝淤血,可能出现胸腔积液和腹水。

6. **抑郁** 疲乏可能导致抑郁,有些药物,或者肺动脉高压疾病本身引起抑郁。

7. **干咳** 比较常见,可能痰中带血(咯血)。

8. **雷诺现象(Raynaud's phenomenon)** 遇冷时手指变紫,这在结缔组织疾病相关的肺动脉高压患者中常见,但许多特发性肺动脉高压的患者也有该症状。

9. **其他** 口唇和指甲发绀;体重减轻;脱发;月经不规则甚至停经等。

五、肺动脉高压的检查

临床一旦疑诊肺动脉高压,就应该完善相关检查进一步确诊,并明确引起肺动脉压力增高的病因以及评估病情严重程度和预后。重症患者床旁常用的肺动脉压力检查方法包括了胸片、心电图、超声心动图、通气 – 灌注肺扫描等无创方法和实验室检查,心导管检查、动态血流动力学监测、肺活检等有创检查。下面就常用的检查方法进行介绍:

(一)无创检查

1. **心电图和胸片** 肺动脉高压患者的心电图通常会提示右心房增大和右心室肥厚的表现,并可帮助判断预后。胸片检查可能表现为心脏扩大、肺门增大和肺动脉扩张。尽管心电图和胸片的敏感性不高,但是无创性检查且价格便宜,可作为肺动脉高压患者的一线筛查检查,以帮助寻找继发性病因。

2. **超声心动图** 超声心动图是对肺动脉高压患者初筛和诊断的最有效检查,并且可以动态监测指导治疗效果和评估预后。大多数肺动脉高压患者二维超声心动图表现为右心房和 / 或右心室扩大,肺动脉扩张,并且几乎全部存在轻度至重度三尖瓣反流,通过三尖瓣反流速度可计算右心室收缩压,但反流为偏心性或非全收缩期时存在一定难度。不存在右心室流出道梗阻时,右心室收缩压与肺动脉收缩压相等。超声心动图在测量肺动脉高压时的血流动力学参数方面,与有创性检查一致性很好。除了发现肺动脉高压以外,超声心动图可以对左心和右心的结构和功能进行全方位评估,因此可以帮助直接鉴别导致肺动脉高压的病因,并且根据是否存在右房增大和右室增厚鉴别急性和慢性肺动脉高压,有助于病因治疗。超声心动图同样还能评价肺动脉高压的严重程度和预后。超声心动图可以通过测量偏心指数评估右心室扩张程度和左右心室压力改变的程度,预测治疗反应。三尖瓣环位移可较为准确反应右心室长轴收缩功能,Tei 指数的测量可反应右心室舒张功能受损的程度,对肺动脉高压患者预后有一定预测意义。

(二)有创检查

1. **心肌生化标记物检查** 脑钠肽与氨基末端脑钠肽前体是心肌损伤的标记物,血浆浓度与肺动脉高压患者右心功能不全的程度成比例,对肺动脉高压患者应常规检测。但是脑钠肽与氨基末端脑钠肽前体正常并不能排除肺动脉高压,其价值更多在于反应疾病严重程度、疗效和预后。基线脑钠肽水平 >150pg/ml,氨基末端脑钠肽前体 >1 400pg/ml 提示预后不良。

肌钙蛋白在心肌细胞膜完整时,不会透出细胞膜进入血循环。当心肌损伤时,细胞膜破坏释放入血。肌钙蛋白的高低是反应肺动脉高压严重程度和右心功能受损的血清标记物,其主要临床意义在于发现需要优化治疗的高危肺动脉高压患者。无论是脑钠肽、氨基末端脑钠肽前体还是肌钙蛋白均受到左心疾病、肾脏功能不全等因素的影响，临床需要综合因素鉴别。

2. **心导管检查** 通过心导管术可以了解肺循环血流动力学情况，是确诊肺动脉高压和描述其具体特征的"金标准"。肺动脉高压确诊的数值都只能通过肺动脉漂浮导管或右心导管术进行有创血流动力学监测方能获取。并且通过肺动脉漂浮导管可以实现持续监测肺动脉压力和测量肺动脉楔压的目标，对于严重的肺动脉高压可以实现滴定治疗。

六、肺动脉高压的治疗

（一）治疗肺动脉高压的可逆致病因素

肺动脉高压治疗很重要的方面是鉴别出潜在但可逆加重肺动脉高压症状的因素。这些因素包括容量过负荷、室上性心动过速、低氧血症、血管收缩和血栓形成等，临床应尽可能去除这些可逆因素。例如容量负荷在重度肺动脉高压中普遍存在，尤其是合并有左室病变的患者，是导致呼吸困难的常见因素。为了纠正肺动脉高压患者的容量过负荷，应优先考虑祥利尿剂应用。但需注意肺动脉高压患者对于前负荷变化特别敏感，血管内容量丢失引起的肾灌注减少和体循环低血压都可能导致器官损伤。

（二）肺血管扩张剂治疗

PH 都有两大特征，肺血管收缩和肺血管结构的改变，肺血管扩张剂是治疗肺动脉高压的一类重要药物，能降低肺动脉压力，改善患者血流动力学即肺的通气、灌流比的匹配，提高肺动脉高压患者的生活质量。当前主要的肺血管扩张剂主要有：钙通道阻断药，前列环素类药物，内皮素受体拮抗剂，磷酸二酯酶抑制剂，一氧化氮。2015 年新的指南增加了新型动脉性肺动脉高压靶向治疗药物。

1. **钙通道阻断药** 20 世纪 80 年代早期到 90 年代中期，钙通道阻断药（Calcium channel blocker, CCB）是治疗肺动脉高压的唯一药物。1995 年 CCB 被美国 FDA 批准治疗肺动脉高压，至今仍是用于治疗轻度功能性 PH 患者的一线药物。CCB 可使肺动脉压力持续下降，肺血管阻力减小，心排血量增加，但最多只有 20% 的 PH 患

者对 CCB 有反应，急性血管扩张试验阳性 PH 患者，长期用 CCB 治疗的 5 年生存率为 97%，而急性血管扩张试验阴性 PH 患者，长期用 CCB 治疗的 5 年生存率为 35%。因此，急性血管扩张试验阳性患者才可以用 CCB 治疗。

2. **前列环素类药物**

（1）依前列环素（epoprostenol）：长期静脉用依前列环索在纽约心脏学会（NYHA）心功能分级为 Ⅲ~Ⅳ 级的大多数 PH 患者中可改善其活动能力、血流动力学及生存率，目前被认为是重度 PH 治疗的"金标准"方法。

（2）曲前列环素（treprostinil）：曲前列环素是一种长效稳定的前列环素 PGI_2 关似物，作用持续时间为 3h。常规采用皮下注射治疗 PH，在不能耐受皮下注射药物的 NYHA 心功能 Ⅰ~Ⅱ 级和 Ⅰ 级 PH 患者中可使用静脉注射曲前列环素。

（3）伊洛前列环素（iloprost）：伊洛前列环素是通过雾化吸入直接作用于肺部治疗 PH 的前列环素 PGI2 类似物，化学性质稳定，可以通过口服、静脉、吸入给药，其血浆半衰期是 20~25min。伊洛前列环索单次吸入后持续时间约 60min，作用时间短，每天必须吸入 6~9 次，不良反应有咳嗽和全身血管扩张的相关症状。经雾化吸入伊洛前列环素治疗后肺动脉高压的患者两年生存率为 91%，而未治疗的对照人群预期生存率为 63%。

（4）贝前列环素（beraprost）：口服贝前列环素能选择性地扩张 PH 患者的肺血管，有研究提示其可改善患者活动能力与症状。

3. **内皮素受体拮抗药**

（1）波生坦（bosentan）：波生坦是口服双重内皮素受体拮抗药。研究表明波生坦能改善 NYHA 分级为 Ⅲ 和 Ⅴ 级有症状的特发性或结缔组织病相关肺动脉高压患者的症状、活动耐力、血流动力学指标和临床恶化的风险，目前已被推荐用于 NYHA 分级为 Ⅲ 和 Ⅳ 级的肺动脉高压患者。常用初始剂量为 62.5mg，每日 2 次，4 周后增量至 125mg，每日 2 次；或 250mg，每日 2 次，至少服药 16 周。有临床试验发现波生坦有较强的肝脏毒性作用，服用该药的患者有较高的肝功能异常发生率，血浆中转氨酶浓度升高，用药期间应密切监测肝功能。

（2）安贝生坦（ambrisentan）：是一种高选择

性内皮素受体拮抗药，每日口服一次，可提高 6 分钟步行距离，延缓临床恶化时间，常见的不良反应是外周水肿、头痛和鼻出血，可用于长期治疗，它可以显著改善 mPAP、PVR、心指数等指标，且其改善程度与 6 分钟步行距离有关，一年生存率为 95%，其中 93% 的患者继续安贝生坦单药治疗，两年后，6 分钟步行距离平均增长 25m。

4. 5 型磷酸二酯酶（PDE-5）抑制剂

（1）西地那非（sidenafil）：是具有口服活性的选择性环磷酸鸟苷（cGMP）-PDE-5 的抑制剂，通过增加细胞内 cGMP 浓度使平滑肌细胞松弛、增殖受抑制而发挥药理作用。研究表明其治疗肺动脉高压患者的临床效果显著，20~80mg 每日三次均能改善心肺血流动力学状态和运动耐量，且副作用如头痛、鼻腔充血和视力异常发生率很低。

（2）伐地那非（vardenafil）：伐地那非是一种更为高效、半衰期更长的 PDE-5 抑制剂，其作用是西地那非的 10 倍。长期口服伐地那非能降低 PH 患者的 PVR，改善活动耐量。

（3）他达那非（tadalafil）：他达那非是一种选择性 cGMP-PDE-5 抑制剂，可以有效提高 PAH 患者的运动耐量，延后临床恶化时间，提高生命质量。

5. 一氧化氮（NO）

通过激活鸟苷酸环化酶（cGMP），增加 cGMP 的生成而直接舒张血管平滑肌，同时能抑制平滑肌细胞增殖。吸入一氧化氮是第一个被 FDA 批准的选择性肺血管扩张剂，用于治疗新生儿持续性肺高压，需机械通气的低氧性呼吸衰竭。但是 NO 治疗有潜在毒性及产生毒性代谢产物。

6. 新型动脉性肺动脉高压靶向治疗药物

（1）马西替坦：是二联内皮素受体拮抗剂，SERAPHIN 研究纳入 742 例 PAH 患者，药物剂量为 3mg 或 10mg，平均服药时间超过 100 周，结果显示，马西替坦可减缓运动能力下降、PH 症状恶化及死亡。常见副作用包括贫血、鼻咽炎、咽喉疼痛、支气管炎、头疼和尿路感染。新指南推荐该药用于治疗 WHO Ⅱ~Ⅲ级的 PH 患者。

（2）Riociguat：该药为可溶性鸟苷酸环化酶激动剂，作用于一氧化氮-环磷酸鸟苷（NO-cGMP）通路，不依赖于 NO 而促进 cGMP 的生成。

新近的 PATENT 研究结果证实，Riociguat 可改善 PAH 和 CTEPH 患者的运动耐量、血流动力学和 WHO 功能分级，并可以延迟临床恶化时间。其与 5 型磷酸二酯酶抑制剂合用可引起低血压和其他相关副作用，故两者是禁忌合用。

（3）Selexipag：为一种口服的前列环素受体激动剂，该药物及其代谢产物可以在体内模拟前列环素，激活前列环素受体。新近的 GRIPHON 研究证实单用该药或在其他药物基础上加用该药均可以降低终点事件（包括全因死亡、因病情加重住院、肺移植术和房间隔造口术）发生率 40%。

7. 药物联合治疗

联合应用不同的药物取得最佳临床疗效是治疗 PH 的新观点。联合应用作用机制不同的药物，可以增强肺动脉高压的治疗效果，如在口服、吸入或静脉注射前列环素类似物的同时，给予西地那非或波生坦可以产生更好的疗效。2015 年新指南指出作为 I 级推荐的序贯治疗方案有：西地那非加马替生坦、波生坦加 Riociguat，内皮素受体阻滞剂或 5 型磷酸二酯酶抑制剂加 Selexipag、依前列醇加西地那非。推荐的起始联合治疗为：安立生坦和他达那非（Ⅰ，B），相比单独用药，起始联合治疗可以改善患者预后。

（三）心房间隔造口术和肺移植

充分使用上述内科治疗之后，患者仍无明显好转，即可推荐患者进行房间隔造口术和肺移植。单侧肺移植、双肺移植、活体肺叶移植及心肺移植已在国外成熟应用于肺动脉高压患者的治疗，主要指征：已充分内科治疗而无明显疗效的患者。肺移植技术明显延长了这些患者的寿命并提高了其生活质量，患者可以停止使用治疗肺动脉高压的药物。

第二节 右心功能衰竭

一、右心功能衰竭的定义

右心功能衰竭（right ventricular failure，RVF）是指任何原因引起的右心室收缩和/或舒张功能障碍，不足以提供机体所需要的心输出量时所出现的临床综合征。右心功能衰竭的诊断至少具备两个特征：①与右心功能衰竭一致的症状和特征；②右侧心脏结构和／或功能异常，或有右心内压增加的客观证据。根据右心功能衰竭发生和发展的过程，可分为慢性右心功能衰竭和急性右心功能衰竭。慢性右心衰竭是肺动脉高压患者的主要死因。急性右心功能衰竭常伴有血流动力学不稳定，在重症患者中发生率及其普遍，是重症患者死亡率升高的独立预测因素。本文主要论述的是重症相关的急性右心功能衰竭。

二、右心的解剖结构特点与右心功能衰竭的相关性

右心分为右心房和右心室，血液通过腔静脉回流至右心房，经三尖瓣流进右心室，再经肺动脉瓣进入肺动脉、肺毛细血管进行氧合。随着对右心认识的提高，右心结构和功能的评价在血流动力学治疗过程中起到十分重要的作用。

右心房位于左心房的右前方，呈不规则卵圆形，其长轴近似垂直位。前部为心房体，由原始心房演变而来，其壁内有许多带状肌束（梳状肌）向后连于界脊；后部分为静脉窦，由原始静脉窦发育而成，上下腔静脉和冠状静脉窦开口于此。右心房与左心房通过内侧壁房间隔相隔，卵圆孔是房间隔中部的一个开放区，位于胚胎期原发间隔与继发间隔的交界处。卵圆孔通常由原发间隔的一个薄片所覆盖。出生前，由于血流是从右到左，使卵圆孔持续开放。出生后，建立了正常的肺循环，由于心房内压力的增加，迫使原发房间隔的薄片压在卵圆孔的表面，而使卵圆孔闭合。正常人有 20% 比例卵圆孔发育不全或薄弱，这种解剖结构特点也会导致在右心房压力增高，卵圆孔重新开放，而出现右向左心内分流。

右心房具有壁薄、腔大的特点，在整个心动周期中，右心房具备三个功能：收缩期容纳上下腔静脉及冠状静脉窦血液的储存器功能；舒张早期，右心房具有借助右心室的抽吸作用被动的将血运输到右心室的管道功能；舒张晚期右心房主动收缩将血进一步泵入右心室的助力功能。随着右心室压力的增加，逐渐出现三尖瓣关闭不全，右心房增大，右房细胞发生肥大、凋亡、变形、坏死及纤维化等结构重构。故此右心房大小和压力的改变是循环血流动力学评估的重要内容。

正常的右心室位于胸骨后，心腔的最前方。右心室的形状复杂，与圆锥形的左心室相比，更近似于三角形。从心脏的前方看，右心室包绕着左心室；从心尖看，右心室的边缘就是心脏的边缘；从心脏横截面看，右心室为心月形。室间隔的弯曲使右心室流出道在左心室流出道的前方，出现了流出道的交叉。这一重要的解剖关系是超声探查先天性心脏病的重要依据（比如大动脉转位）。室间隔大部分由心肌组成，小部分由纤维膜组成。室间隔膜部是最薄弱的地方。室间隔缺损在膜部周围发生，称为膜周部缺损。右室的形状也受到室间隔位置的影响。右室在正常的压力负荷和电生理状态下，无论在收缩期还是舒张期室间隔向右室弯曲，表现为右心室包绕左心室。当右心室后负荷增加，右心室增大，室间隔变平，形成 D 字征，是右心压力增高的重要表现。

在正常的心脏，右室壁厚度是 3~5mm，主要分为两层，圆周排列的浅层心肌和纵向排列的深层心肌。左心室壁较厚，心肌纤维分为三层，浅层的斜型心肌纤维和纵向排列的心内膜下肌纤维，在此之间，主要是环形肌纤维，中间层环形肌纤维是左心室收缩的主要力量，由于存在特殊的心肌纤维结构，左室的运动形式更加复杂。右室也存在螺旋纤维，但是右室心肌没有中间层，所以更加依赖于心脏的长轴收缩，由于心肌纤维构成的差别也导致右心室的长轴收缩能力更强，而左心的短轴收缩能力更强。最为重要的是右心室的游离壁由横行肌纤维构成，明显薄于左心室，这种独特的解剖结构使得右心室对压力和容量的负荷均比较敏感，前负荷和后负荷的增加均会导致右心室内压力升高，使得右心室体积增加。为此右心体积的增大，往往是右心功能受累的第一表现。右心室增大会通过室间隔和心包导致左心室舒张受限，增加左室充盈压而导致血管外肺水增加。右心功能在肺水肿的生成机制中起着承前启后的重要作用，可通过左右心室间的相互影响使左心舒张受限，只要右心流量变化超出肺循环和左心适应性匹配范围时，均会导致肺水肿增加。

右心的解剖结构决定了右心的功能及病理生理的变化，熟悉右心的解剖结构，有利于我们更好的理解右心，理解血流动力学。

三、右心功能衰竭的病理生理改变特点

任何导致心血管结构和／或功能异常,损害右心室射血功能和／或充盈能力的因素都可引起右心功能衰竭。从临床与病理生理角度将其病因可分为两类:右心室压力超负荷和／或容量超负荷以及右心室心肌病变。

由于右心室的解剖和生理学特点,其对容量负荷的变化适应性较强,对压力负荷的变化适应性较弱。而左心室对压力负荷的变化适应性强,对容量负荷的变化适应性弱,因此容量和压力超负荷对左右心室会引起不同的心脏病理改变。慢性压力超负荷导致右心室进行性肥厚,右心室缺血和扩张,心肌收缩力下降;慢性容量超负荷导致右心室扩大,三尖瓣环扩张,三尖瓣关闭不全,同时右心室压力增高使室间隔向左偏移,右心室肥大挤压左心室,左心室舒张受限,导致左心室舒张末期压和肺小动脉嵌顿压升高,加重右心室的后负荷,进一步使右心室功能恶化。右心室心肌自身病变可导致心肌收缩和／或舒张功能障碍,右心室压力上升速度(dp/dt)降低和右心室舒张末压力增加,导致右心衰竭。而急慢性病因的不同又会导致不同的病理生理改变。

(一)急性右心功能衰竭

急性右心功能衰竭可因右室后负荷(在肺栓塞、低氧血症、酸血症时)突然升高或右室收缩力降低(在右室缺血、心肌炎、心脏术后休克时)而发生。每一种情况都代表独特的右室血流动力学改变。右室与高顺应性、低阻力的肺循环相匹配,适应容量而不是压力变化。在健康人中,肺血管阻力＜系统血管阻力的1/10。相反,左室与低顺应性、高阻力的系统动脉循环相匹配,更好地适应压力而不是容量的变化。因此,诸如大面积肺栓塞引起的右室后负荷急剧升高,可能突然降低右室搏出量,而右室收缩压增高很少。

右室收缩力的急性降低也可能是由于诸如心肌炎症和缺血这样的机制造成直接心肌损伤引起。右室搏出量降低可引起右室扩张,从而促进三尖瓣反流,后者又加重右室扩张,并驱动对左室充盈的心室相互依赖的影响。心室相互依赖被定义为通过心肌和心包从一个心室直接传递到另一个心室的力量。

右心充盈压升高还引起冠状窦充血,可降低冠脉血流并可能诱发右室缺血。伴有全身静脉充血的右侧充盈压增高对肝、肾功能也有不利影响,可进一步加重液体潴留并使右心衰竭恶化。

(二)慢性右心功能衰竭

慢性右心功能衰竭通常由于右室后负荷缓慢增高所致,而后负荷增高通常又是左心衰引起的,右心病变如三尖瓣反流所致的长期容量超负荷也能导致慢性右心功能衰竭的发生。长期压力或容量超负荷叠加于右室,首先可促进代偿性心肌细胞肥大和纤维化,类似于左心衰时发生的重构。如果负荷持续存在,那么右室将从代偿表型转向失代偿表型,后者以心肌细胞丢失和替换／纤维化为特征。在代偿期,肥大的右室开始出现收缩和舒张的等容相,右室收缩压和舒张末期容量均增高。在失代偿期,肺血管阻力和右房压均升高。当肺血管阻力持续增高时,心输出量随之下降,继而肺动脉压力降低。在肺血管阻力增高的情况下,肺动脉压力降低是一种不祥的临床征兆。

在心包完整的情况下,右室扩张最终可挤压左室腔,阻碍左室充盈,并使双心室舒张压平衡。尽管慢性右心功能衰竭患者可能需要更高的右室舒张末期压力(前负荷),但左心充盈减少,除了右室前向输出减少外,更大可能是由于右室扩张和心室相互依赖所致。即右室扩张并心包限制所致的跨壁压力增高可损害左室充盈(前负荷)。右室收缩功能不全合并双室舒张功能不全可减少心输出量,损害冠脉血流,并加重外周和腹部淤血。

四、重症患者急性右心功能衰竭的自主恶化循环

由于右心特殊的解剖和生理功能,右心功能极易受累并陷入自主恶化循环,导致严重血流动力学后果。重症相关的各种疾病如肺部病变、不同原因致肺血管收缩、急性呼吸窘迫综合征或不合理的机械通气等均导致急性肺动脉压升高,右心后负荷过高;左心功能不全时通过肺血管传递引起肺循环阻力增高,增加右心后负荷;不合理的液体治疗或由于肾功能不全,液体无法排出时导致的急性容量过负荷;右心冠状动脉缺血、脓毒症、药物毒物损伤、心肌病或外科手术直接损伤

等均可导致右心收缩、舒张和前后负荷的改变,而出现右心功能不全。右心从代偿到失代偿进展非常迅速,如肺高压急剧升高引起右房压和/或右室压快速升高,导致静脉回流受阻,中心静脉压力急剧升高,扩张的瓣环导致三尖瓣关闭不全,进一步增加右心前负荷,右心室增大,通过室间隔压迫左心室,影响其充盈,导致左房压升高,进一步促使肺动脉压上升,可引起右心和左心灌注进一步下降,进一步加重右心功能不全进入到自主恶化的恶性循环。同时,由于心输出量下降,器官静脉回流压力增高,外周各脏器组织的有效灌注压降低,造成组织器官缺血缺氧,将对机体造成严重不可逆的影响。

可见,由于右心受累后极易进入到自主恶化的恶性循环,同时由于心室间相互作用的机制,通过评估右心功能可进一步理解左心功能,并协调心室间的相互关联,因此在重症血流动力学治疗过程中,右心功能的评估管理具有重要作用。急性循环衰竭的患者,右心功能的评估决定着血流动力学监测的选择,如急性呼吸窘迫综合征同时出现右心功能受累或急性肺高压,可能需要在超声评估基础上,第一时间选择肺动脉漂浮导管进行连续监测。在治疗过程中通过评估右心功能,可发现血流动力学受累或不稳定的关键原因,因为不同类型的休克右心受累情况明显不同,直接影响着临床治疗方案的制订与实施。故在重症血流动力学治疗过程中,由于右心解剖结构的特点,决定了其病理生理改变特点,无论监测评估还是治疗,右心功能管理均是关键环节。

五、右心功能衰竭的临床表现

右心衰竭临床主要表现为体循环静脉淤血、右心排血量减少和肺动脉压力增高的症状和体征。

(一)症状

1. **呼吸困难** 较常见。由于右心功能障碍,右心排血量减少,导致氧合减少,血氧饱和度下降,运动耐量降低,并可导致左心排血量减少。继发于左心功能不全的右心衰竭患者,因肺淤血减轻,可能反而会减轻患者左心衰竭后的呼吸困难。分流性先天性心脏病或肺部疾病所致的右心衰竭,也均有明显的呼吸困难。

2. **消化道症状** 因胃肠道和肝脏淤血可引起上腹饱胀、食欲不振、恶心、呕吐及便秘等症状。长期肝淤血可以引起黄疸、心源性肝硬化的相应表现。

3. **心悸** 右心衰竭患者,由于交感神经系统过度兴奋、缺氧、心肌重构等,导致自主心脏节律紊乱,表现为心率加快和各种心律失常。致心律失常性右心室心肌病可引起严重的室性心律失常。

(二)体征

1. **右心室增大** 心前区抬举性搏动,心率增快,胸骨左缘第3、4肋间舒张早期奔马律,三尖瓣区收缩期反流性杂音,吸气时增强。肺动脉高压时可有肺动脉瓣第二音增强,并可出现胸骨左缘第2、3肋间的舒张期杂音(Graham-Stell杂音)。

2. **肝脏肿大** 重度三尖瓣关闭不全时,可发生肝脏收缩期扩张性搏动。持续慢性右心衰竭可致心源性肝硬化,此时肝脏触诊质地较硬,压痛可不明显。

3. **颈静脉征** 颈静脉压升高,反映右心房压力升高。颈静脉充盈、怒张、搏动是右心衰竭的主要体征,肝颈静脉反流征阳性则更具特征性。

4. **水肿** 先有皮下组织水分积聚,体质量增加,到一定程度后才出现凹陷性水肿,常为对称性。水肿最早出现在身体最低垂部位,病情严重者可发展到全身。

5. **胸腔积液和腹水** 系体静脉压力增高所致。大量腹水多见于三尖瓣狭窄、三尖瓣下移和缩窄性心包炎,亦可见于晚期心力衰竭和右心房血栓堵塞下腔静脉入口时。

6. **心包积液** 少量心包积液在右心或全心衰竭时并不少见。

六、右心功能的评价方法

临床上常规评估右心功能的方法包括中心静脉压、漂浮导管、心脏超声、磁共振、核素扫描等。

(一)中心静脉压

中心静脉压(central venous pressure,CVP)是临床上常规监测的项目,反映了右心回流和右心泵血之间的相互关系。若心脏射血能力强,能将回心的血液及时射到动脉内,中心静脉压则低。反之由于心力衰竭等原因造成的射血能力下降则会导致中心静脉压变高。利用 CVP 评价心脏前负荷和心脏功能需要了解其可能的影响因素例如常见的围心腔周围压力如腹内压、胸内压、心包压力的改变以及机械通气等呼吸因素的影响。像 Frank 一样，把心脏做离体实验，CVP 可以准确评估心脏的前负荷。但是在完整的循环中，CVP 由回心血量和心功能相互作用决定的。正常情况下，静脉回流和心脏功能同时增加，CVP 和前负荷均变化较小。因此，CVP 或许不能精确评估心脏的前负荷，但是 CVP 增高肯定是异常的。而影响 CVP 增高的因素又是相对固定的，逐一进行排查后可以帮助快速明确 CVP 增高的病因，找到异常环节所在。可见临床上 CVP 仍然是反映右心功能的简单实用指标，尤其是动态变化趋势具有更加重要临床意义。

（二）右心相关压力指标

肺动脉漂浮导管，也称 Swan-Ganz 导管，1970 年由 Swan 和 Ganz 首先研制成顶端带有球囊的导管，临床常用于各种血流动力学异常的监测和治疗。漂浮导管放置到位后，可以监测右房压（RAP）、肺动脉压（PAP）和肺毛细血管嵌压（PCWP）。RAP 反映了静脉回流和心脏功能的相互作用。PAP 反映右心室后负荷。PCWP 反映了肺毛细血管压力、肺静脉压、左房压和左心室舒张末期压力。通过热稀释原理，从右心房注入 4℃ 盐水，放置在肺动脉里的热敏电阻探头感知温度，获得热稀释曲线，计算心输出量，了解患者心脏功能。进一步可以计算出肺循环阻力（PVR）。根据 mPAP、PCWP、PVR 等参数，可以对肺动脉高压进行分型。根据肺 WEST 分区，肺动脉压、肺静脉压和肺泡压之间的关系，漂浮导管的前端应放在 WEST 分区的 3 区。Swan-Ganz 导管在放置和留置过程中需要警惕相关并发症的发生。随着对血流动力学的认识，当重症患者存在右心功能不全，舒张功能不全，左右心相互作用复杂情况时，对漂浮导管的滴定监测需求会越来越多。

右心导管是一种有创的介入技术。将导管经周围静脉送入上或下腔静脉、右房、右心室、肺动脉或肺小动脉进行造影，可以了解心脏的血流动力学改变，判断心功能状态和结构异常。右心导管可以从上腔静脉或下腔静脉途径进入，导管前端进入不同的部位，可以测量不同部位的压力

值和氧含量。根据 FICK 公式可以计算出肺循环血流量。通过公式计算出肺循环阻力，进一步可以通过造影的方式来了解心脏的收缩和舒张状态。在心输出量的测量公式里面，很多参数需要通过估算测得。因此，计算值和真实值存在一定的误差。

（三）心脏超声

心脏超声是目前床旁评估重症患者右心功能的最好手段。右心功能超声评估分为定性和定量评估。对于右室功能的定性判断，可以在胸骨旁长轴和心尖四腔切面观察右室的形状变化。正常情况下，右室的心尖部分在心尖四腔心切面无法观察到，如果右室心尖部分能够看到，甚至都高于左室心尖，就是右室扩大的证据。右室大小的测量应在心尖四腔心切面，正常情况下基底部直径舒张期在 3.5cm 左右，右室中部舒张期横径 3cm 左右，而右室的舒张末面积与左室舒张末面积比值不超过 0.6。其中右室基底部横径 >42mm，心室中部横径 >35mm 提示右室扩大。更好的评价右室扩张的方法是在心尖四腔心切面测量左右心室的舒张期横径比值。如果右室与左室横径比值超过 0.6 即为右室轻度扩大，而二者比值超过 1.0 则为右室重度扩大。另一个较常用的半定量的方法是在心尖四腔心切面测量右心与左心的舒张末面积比值，正常值 0.36~0.6。当比值 0.7~0.9 为右室中等扩张，大于等于 1 时为严重扩张。

室间隔矛盾运动是右室收缩期过负荷的标志。室间隔矛盾运动是心室相互作用的表现，右室收缩期过负荷导致右室收缩期延长，因此在左室舒张期开始时，右室仍处于收缩期，造成右室内压力高于左室，在左室舒张早期就出现室间隔向左运动。由于舒张期过负荷常与收缩期过负荷同时存在，因此在舒张期室间隔将处于受压左移的状态，直到左室开始收缩时，左室压力迅速超过右室，室间隔又迅速移回右侧，这种称为超声表现室间隔的矛盾运动。当室间隔矛盾运动的病因是急性肺栓塞或 ARDS 时，可以较早出现，当病因是左心功能不全时，可以出现在病程的后期。右室重度扩大或轻度扩大伴有室间隔矛盾运动均有病理意义。右室过负荷可以定性也可以定量进行评价。定量评价是测量收缩期离心指数（EI）。具体测量方法是在左室短轴乳头肌切面，收缩末 D1

是指在两个乳头肌之间左室内径测得的左室内径，收缩末 D2 是指垂直于 D1 测得的左室内径。EI=D2/D1。EI 正常值是 1。

心脏超声可以根据三尖瓣反流频谱峰值速度估测肺动脉收缩压。如果患者存在三尖瓣反流，在右室流入道切面或心尖四腔心切面利用连续多普勒测量三尖瓣的反流频谱，根据伯努利方程可估算出肺动脉收缩压，$PSAP=4V^2+$ 右房压。需要注意，反流速度的测量受到测量角度的影响，因此测量角度应尽量平行于反流束，这就要求从不同切面显示三尖瓣，尽量找到最高的反流速度。欧洲指南指出，应用三尖瓣反流测量肺动脉压力时，三尖瓣反流速度在 2.9m/s 和 3.4m/s 之间（估测 PSAP 37~50mmHg）或在 2.8m/s 以下但有右室肥厚或右室扩张的表现时，考虑为"肺动脉高压可能"；当三尖瓣反流速度在 3.4m/s 以上时（估测 PSAP 大于 50mmHg），诊断为"肺动脉高压"。由于应用血流频谱对压力的判断会受到测量角度的影响，因此为保证测量准确性，尽可能从不同切面进行测量，找到最大的反流速度。

三尖瓣瓣环收缩期位移（tricuspid annular plane systolic excursion，TAPSE），是评估右心长轴运动功能的较好指标。正常值应在 15mm 以上。COPD 的患者，TAPSE 是死亡率的独立危险因素。而且该指标在重症患者中的优势在于对图像质量要求较低。TAPSE 测量容易，反映右室的长轴功能。小于 16mm 反映右室收缩功能不全。测量方法是：在心尖四腔心切面，M 型超声测量，把取样容积放在三尖瓣环的位置，测得三尖瓣瓣环从舒张末期到收缩末期的移动幅度。虽然测量的是长轴的功能，但这个指标与其他反映右室收缩功能的指标相关性很好。

（四）心脏磁共振

磁共振（MRI）良好的时间和空间分辨率使其同时具备了同时显示心脏结构和功能的能力，加之不存在辐射损害，这种集形态功能及细胞学检查为一体的无创性检查，被认为是判断心脏结构和功能的"金标准"。MRI 对心脏功能的评价也是近年来的研究的热点话题。越来越多的学者认为 MRI 能测定心腔的容积，避免由于形态不规则而带来的误差。

心脏电影成像一般使用 b-SSFP，该序列采用较短的重复时间和较大的翻转角度，平衡梯度场并重新磁化射频脉冲，明显提高了血池和心肌的对比度，图像呈现"血亮、水亮和脂肪亮"的特点，并可以通过门控采集捕捉完整的心动周期，得到一系列真实跳动的图像。心脏磁共振评估心室不需要解剖学假设，不受体型、肺疾病、胸壁畸形的影响，具有较高的可重复性、较低的变异率。心脏磁共振可以计算出一系列评估右室形态和功能的指标，如：收缩末期和舒张末期容积，右室面积变化百分比，心输出量、每搏输出量及射血分数。肺动脉高压患者，由于肺循环阻力增加及右心室心输出量下降导致左室回心血量减少，左心室收缩末期容积和左心室舒张末期容积减小，左室峰值充盈下降。三尖瓣收缩期位移（tricuspid annular plane systolic excursion，TAPSE）也可以作为评估右室长轴收缩的指标与右心室射血分数具有良好相关性。

MRI 对血流的评价主要有两种方法：时间飞跃法（TOF 法）和相位对比法（PC 法）。PC 法是临床上常用的检测方法。是通过血液流动过程中的相位变化来测量血流速度，能够清楚地显示血管结构、血流方向、血流量及血流动力学等信息。PC 法可以测量 RV 流至肺动脉主干的血流，并得到一系列血流动力学指标，如正向流速（forward flow）、逆行流速（retrograde flow）、平均流速（average velocity）、峰值速度（peak velocity），可绘制成"时间 - 速度"曲线，计算曲线下面积可得右心室每搏输出量和右心室心输出量。PC 法的血流分析不受三尖瓣反流的影响，因而能更精确地反映肺动脉高压患者的右心室功能。另外通过公式顺应性（compliance）=（最大截面积 - 最小截面积）/ 最小截面积 × 100% 计算出主肺动脉顺应性。

（五）放射性核素显影

放射性核素显影是将放射性药物注入人体，探测体内放射性在脏器中随时间的变化，通过计算机对此放射性物质的时间 - 放射性曲线进行分析，获得定量参数用于评估心脏功能。核素显影测定心脏功能主要包括两种方法：首次通过法和平衡法。首次通过法显像是静脉注射放射性药物后，在静脉首次回流经右心房 - 右心室时通过高速扫描仪，记录并采集显影剂首次通过右心室时的影像。经过计算机处理计算出右心室射血分数,其优点是可以将右心房中的显影剂不计算到右心室内,避免了右心房显影剂的误差,能够准确地评估右心室射血分数。平衡法是通过心电触发,将右心循环分为多个阶段并记录多次右心室内显影剂的变化,从而计算右心功能。但是,该方法在右心早晚期,右心室和右心房造影剂不能完全区分开,因此该方法计算右心功能存在一定的误差。

右心功能评估的方法很多,每一种监测方法具有它的优点和缺点,根据临床需要谨慎选择。

七、右心功能衰竭的临床诊断

(一)诊断标准

右心功能衰竭诊断标准:①存在可能导致右心衰竭的病因。②存在右心衰竭的症状和体征。③心脏影像学检查显示存在右心结构和/或功能异常以及心腔内压力增高。所有怀疑右心衰竭的患者首选经胸超声心动图检查,心脏磁共振成像是评价右心功能最重要的方法,右心导管检查是确诊肺动脉高压的"金标准"(在静息状态下经右心导管检查测得平均肺动脉压≥25mmHg),对难治性右心衰竭或通过无创检查不能明确诊断时,建议行右心导管检查。利钠肽和肌钙蛋白升高等指标可提供病情严重程度和预后信息。④急性右心衰竭可根据诱发疾病(如急性肺血栓栓塞或急性右心室梗死)导致的急性低血压和休克而诊断。需与其他休克状态相鉴别,特别是由左心衰竭所致的心源性休克。慢性右心衰竭需与缩窄性心包炎相鉴别。

(二)鉴别诊断

右心衰竭的症状不具特异性,可出现于左心功能不全或其他疾病状态,鉴别主要依靠右心衰竭的体征和其他相应检查。要注意临床上经常同时出现左、右心系统的衰竭,其症状有时难以区分。右心衰竭的鉴别诊断主要是体循环淤血征象的鉴别诊断。颈静脉怒张需除外由于腔静脉系统疾病(如上腔静脉综合征等)所致。肝脏扩大需与原发肝脏疾病或其他原因引起的肝脏扩大相鉴别。外周水肿的鉴别比较复杂,需要鉴别各种可能导致水肿的原因,如肝脏疾病,肾脏疾病,低蛋白血症,甲状腺功能减低,腔静脉或下肢静

脉疾病,药物作用(如钙拮抗剂)等。浆膜腔积液(腹水、胸腔积液等)虽可能由右心衰竭所致,但需要鉴别可能引起这些征象的其他原因。在上述鉴别诊断中,存在引起右心衰竭的疾病和右心衰竭的直接客观证据是诊断的关键。应注意有些外周淤血的征象可由包括右心衰竭在内的多种原因所致,如下肢水肿是右心衰竭的表现,但也可由同时存在的低蛋白血症和肝肾功能异常所致。

在慢性右心衰竭的鉴别诊断中,缩窄性心包炎是一个特别要注意的问题。由于增厚心包的限制,患者可以出现与右心衰竭(特别是限制型心肌病)相似的临床表现。但其疾病本质不是右心室的衰竭。虽然部分患者可提供心包炎的病史,检查中可有一些血流动力学方面的细微不同,如左右心室充盈压差一般小于5mmHg,肺动脉压一般低于50mmHg,右心室舒张期平台压至少为右心室收缩峰压的1/3。但目前鉴别的主要方法还是依赖影像学(CT,MRI等)发现增厚的心包对心室舒张的限制。彩色多普勒超声心动图(包括经食管超声心动图)不但可发现增厚的心包,还可了解其限制的情况以及有无肺动脉高压。与缩窄性心包炎的鉴别对判断患者预后及是否可手术治疗有重要意义。

急性右心衰竭须与其他休克状态鉴别,特别是由于左心泵衰竭所致的心源性休克,存在左心系统疾病以及相应的左心功能检查可以用于鉴别。当左心疾病或其他休克情况无法解释时,应想到急性右心衰竭并做相应检查。

八、右心功能衰竭的治疗

(一)重症相关急性右心功能衰竭的治疗

重症相关的急性右心功能衰竭的治疗原则是明确导致急性右心功能衰竭的病因,在积极治疗导致右心衰竭的原发疾病基础上,优化右心前、后负荷和心肌收缩力的血流动力学管理。

1. 病因管理 重症相关急性右心功能衰竭常见的原因包括急性肺动脉栓塞、急性呼吸窘迫综合征(acute respiratory distress syndrome, ARDS)的右心功能损害、急性容量过负荷以及急性左心源性右心功能不全等。不同原因导致的急性右心功能不全,其病因治疗不同,例如大块肺动

脉栓塞的休克治疗主要强调溶栓治疗解除梗阻,而 ARDS 导致的急性右心功能不全主要以循环保护性的机械通气策略和原发疾病治疗为主。

2. 急性右心衰竭的前负荷管理 右心功能衰竭治疗中前负荷管理至关重要。在治疗初期应确定患者的容量状态,如患者容量状态不明或存在血流动力学不稳定或肾功能恶化,可采用有创血流动力学监测以帮助确定和维持合适的前负荷。近年来越来越多的研究发现,右心并不是薄一点的左心,其功能有自身的特性。右心一般在生理情况下处于无张力容积阶段,此阶段情况下右心并不符合 Starling 曲线。若予正向液体复苏,体循环平均充盈压增加,而右心的舒张末期压力并未出现变化,体循环平均充盈压与 CVP 差增加,静脉回流明显增加。而右心主要通过形状产生变化,将静脉回流的血液泵入肺动脉,心输出量增加;随着静脉回流的进一步增加,右室舒张末期压力轻度增加,右心室室壁处于低张力期,在此阶段,正向液体复苏可使右心舒张末容积进一步增加,右室舒张末压上升,心输出增加。但此阶段压力上升幅度不大,对右心来讲此阶段的范围很窄,是符合 "Starling" 曲线的阶段。不同原因如慢性肺动脉高压、肥厚性心肌病等可造成右心室室壁增厚,右心室会出现左心室化表现,几乎不存在无张力阶段,始终处于张力期,符合 "Starling" 曲线。如右心进一步增大,右心室舒张末期压力迅速增高,右心室室壁处于高张力期。此阶段中右心室的室壁顺应性明显下降,少量的液体改变会导致压力明显改变,增大的右心会使室间隔左移,通过室间隔和心包压迫左心,使左心舒张末面积缩小,左心舒张末压力增高,导致心输出量下降及肺水肿发生。在容量管理过程中,正确地判断患者右心处于何种张力状态,是决定容量治疗的关键。

3. 急性右心功能衰竭的后负荷管理 当右心功能不全急性加重时,肺动脉压升高是最主要的原因,应首先予以评估。血管活性药物在急性右心衰竭合并肺动脉高压患者的治疗中具有重要作用,目的在于降低右心室后负荷,增加前向血流以及增加右心室灌注。主要根据血流动力学评估结果选择药物。扩张血管活性药物是降

低肺循环压力的重要疗法。由于相关受体分布不一,应用血管活性药物时应注意其对肺循环和体循环的不同影响。一般扩张血管活性药物在作用肺循环时也可能影响到体循环,这种矛盾在重症患者中可能更为尖锐。扩张血管药物一方面扩张肺动脉,降低肺循环阻力,有利于右心功能恢复,降低 CVP;另一方面扩张血管药物也同时降低体循环压,导致循环的不稳定。尤其是应用扩血管药物时肺动脉压下降不明显而体循环压下降明显时,会导致跨室间隔压力的改变,出现室间隔向左侧移,左心舒张末容积明显减少,心输出量下降,导致体循环压力进一步下降,进入到右心的自主恶化循环。因此针对重症肺动脉高压患者,在选择扩张血管活性药物治疗时,需动态评估药物对肺循环和体循环的不同效应。

4. 急性右心功能衰竭的强心治疗 对右心室收缩力下降的患者,需注意除外左心室对其的影响。例如左心室心肌梗死导致心源性休克的重症患者,经常出现右心室收缩力明显下降,心输出量减少。此时,病因处理非常关键,只有改善心肌灌注恢复左心室收缩能力,才能根本改善左右心的收缩能力。洋地黄类药物过抑制 Na^+/K^+-ATP 酶,产生正性肌力作用,增强副交感神经活性,减慢房室传导,可增强心肌收缩力,减慢心室率。右心功能衰竭合并窦性心率大于 100 次 /min 或心房颤动伴快速心室率是应用地高辛的指征。缺氧和低血钾时容易发生洋地黄中毒,对于慢性阻塞性肺部疾病患者使用洋地黄要慎重。多巴酚丁胺主要是增强心肌收缩力,增加心输出量,不影响心脏前负荷,大剂量时还有血管扩张的作用,可以用于滴定治疗重度右心功能衰竭。短期应用多巴酚丁胺可增加心输出量,改善外周灌注,缓解症状,对于重症心衰患者,连续静脉应用会增加死亡风险。使用多巴酚丁胺时应监测血压,常见不良反应有心律失常、心动过速,偶尔可因加重心肌缺血而出现胸痛。

5. 急性右心功能衰竭合并心律失常的治疗 右心衰竭的患者常合并室内阻滞,当 QRS 间期大于 180ms 时,容易发生室性心动过速和心脏猝死。此时主要治疗导致右心功能衰竭的原发疾病减少室性心律失常的发生,如开通狭窄的冠状

动脉、矫正心脏畸形、解除瓣膜狭窄和降低肺动脉压力。对于可诱发的单型性室性心动过速可以考虑行射频消融治疗，对于发生猝死可能性大的患者建议置入埋藏式心脏复律除颤器。

（二）临床常见的几种重症相关急性右心功能衰竭治疗

1. 急性肺动脉血栓栓塞症 急性肺动脉血栓栓塞症的病情程度不同，临床表现各异。轻者可无任何症状，重者表现为突发呼吸困难、胸痛、晕厥、咯血等，可发生急性右心室扩张，右心衰竭甚至猝死，即"急性肺源性心脏病"。急性肺动脉血栓栓塞症可导致肺动脉压明显增高，肺动脉压持续增高者多伴有急性右心衰竭。由于心排血量的急剧下降，患者出现心悸、气短、烦躁不安、恶心、呕吐、心悸、发绀、出冷汗及血压下降等休克表现。

高危肺动脉血栓栓塞症所致急性右心衰竭和低心排血量是死亡的主要原因，因此呼吸和循环支持治疗尤其重要，其治疗主要包括：①溶栓和/或抗凝治疗：心源性休克和/或持续低血压的高危肺动脉血栓栓塞症患者，如无绝对禁忌证，首选溶栓治疗，常用尿激酶或人重组组织型纤溶酶原激活剂（rt-PA），溶栓后继续肝素抗凝治疗，应用普通肝素时需要检测活化部分凝血酶原时间（APTT），也可以应用低分子肝素或磺达肝癸钠，不需要监测 APTT；高危患者存在溶栓禁忌时可采用导管碎栓或外科取栓；对于伴有急性右心衰竭的中危患者不推荐常规溶栓治疗，但某些中危患者全面权衡出血获益风险后可给予溶栓治疗。②呼吸支持治疗：如果出现低氧血症（$PaO_2<60\sim65mmHg$），尤其有心排血量降低者，应予持续吸氧，通常采用面罩或鼻导管，吸入氧浓度应维持 PaO_2 和动脉血氧饱和度（SaO_2）尽可能接近正常水平（$PaO_2\geqslant60mmHg$），必要时可以采取机械通气，包括无创和有创机械通气。③循环支持治疗：对于急性肺动脉血栓栓塞症伴心源性休克患者不推荐大量补液，因为其根本病因在于解除梗阻。如果短期内病因无法解除时，需要评估血流动力学，明确液体治疗对肺循环和体循环的影响，是否能够带来心输出量的增加。急性肺动脉血栓栓塞症伴心源性休克患者推荐使用缩血管药物去甲肾上腺素，根据血压调整剂量，遵循后负

荷管理策略。

2. ARDS 合并急性肺心病 ARDS 患者本身即存在血流动力学紊乱，而反生理的有创正压通气可能加重和恶化血流动力学紊乱，再加上细菌毒素使心肌收缩功能受损，常常出现急性右心室扩张和右心衰竭。即便是在肺保护性通气策略下进行呼吸支持治疗，仍约 1/5 的患者发生急性肺心病。如何调节好 ARDS 患者机械通气与循环间的相互关系已成为重症医师的巨大挑战。因此北京协和医院刘大为教授团队提出了在机械通气时，实施以血流动力学评估和血流动力学治疗为导向的循环保护性通气策略，旨在强调实施机械通气时需保护循环功能，维持血流动力学稳定，以进一步改善患者预后。

为了预防和治疗 ARDS 相关的急性右心功能衰竭，ARDS 的循环保护性治疗策略主要包括：

（1）肺保护机械通气策略：采用小潮气量，保持相对较低水平的平台压，在保证氧合的基础上尽量降低呼气末正压（PEEP）的水平，同时积极控制感染，合理氧疗减少毒素和缺氧对心肌的损伤，均有助于预防和治疗右心衰竭。在机械通气治疗中，功能性肺容量的重要性也越来越被认识，肺容量和肺血管阻力之间的 U 形关系可以很好地解释这一点。在高肺容量时，肺泡血管的压缩直接增加肺血管阻力。在低肺容量时，肺倾向于塌陷，引发缺氧性肺血管收缩，影响肺泡外血管的几何形状并导致毛细血管脱离。塌陷还会增加肺异质性并减少参与有效通气的功能性肺的大小，故在广泛存在肺泡塌陷的 ARDS 中，即使推荐较低的潮气量也会引起明显的肺过度膨胀，这可以至少部分解释为什么在肺保护性通气时肺血管功能障碍（pulmonary vascular dysfunction，PVD）发病率仍然很高。

（2）俯卧位通气是降低 ARDS 合并急性肺心病时肺血管阻力的重要措施。正压通气可增加跨肺压从而增加肺循环阻力，影响肺血流。当 ARDS 患者氧合指数 $\leqslant150mmHg$ 且合并右心受累时，如若继续通过提高正压通气条件改善氧合指数，可能会进一步增加右心后负荷，导致循环进一步恶化。在这种情况下应首选俯卧位通气，降低肺循环阻力，减轻右心后负荷，改善氧合。有研究提示，在俯卧位通气时，维持驱动压

≤18mmHg、平台压≤27mmHg、$PaCO_2$ <48mmHg
等可降低右心后负荷,如达不到上述目标可通过
进一步降低潮气量（VT 3~4ml/kg）、增加呼吸频率
或行体外 CO_2 清除等方式来实现呼吸管理。

（3）维持恰当的容量,既保证适当的灌注又
可防止肺水肿,对保证右心功能的正常发挥具有
重要意义。机械通气时的液体管理具有阶段性。
在疾病早期血管通透性升高,血管内容量大量渗
出到组织间隙,导致有效血容量不足。同时正压
通气减少了回心血量,在早期或炎症反应阶段需
要充足的液体复苏,过多的补液又会加重肺水肿。
诸多矛盾造成此类患者的容量管理困难。在全身
炎症反应稳定或逐步得到控制后,组织间隙的水
向血管内移动,积极主动地液体负平衡就显得尤
为重要,然而需要避免过多的脱水,诱导组织灌注
不足。对上述时间窗或疾病阶段的识别非常重
要,在复苏早期应积极充分液体复苏,保证组织灌
注,而对于脱机阶段,应充分评估患者容量状态、
血管外肺水、心脏收缩和舒张功能等,警惕和预防
脱机相关肺水肿发生。

（4）心脏功能支持:机械通气对左右心功能
产生不同的病理生理作用,在进行机械通气前后
及通气过程中应密切评估心脏功能。在某种程
度上机械通气对左心功能是有利的,一定条件的
正压通气有利于减少静脉回流,降低心脏前负荷,
同时还能降低心脏后负荷,有利于心脏射血,因
此左心功能不全患者在撤离呼吸机时,需警惕脱
机所致的心功能不全,在脱机前应根据血流动力
学状态,给予相应的心功能保护措施例如维持较
低的前负荷、改善心脏舒张功能,提前给予强心
治疗等,临床比较常用的有多巴酚丁胺和左西孟
旦,有利于减少脱机后所致的急性肺水肿发生,提
高脱机的成功率。对右心而言,一般认为机械通
气加重右心功能不全,正压通气容易增加肺循环
阻力进而加重右心负荷,甚至引起急性肺心病,
但是如果 ARDS 时机械通气开放肺泡、纠正低氧
血症,同时也缓解了肺动脉痉挛,可以改善右心
功能,有利于肺脏自身功能的恢复,同时也有利
于右心功能的恢复。目前,以右心功能为导向的
机械通气策略已成为临床研究的焦点。例如当
出现急性肺心病,呼吸循环仍难以维持,则应考
虑体外膜氧合（ECMO）进行治疗,可以减少右

心室的充盈和射血的负担,同时改善左心室的充
盈。但 ECMO 支持期间需要抗凝而且高速转流
会影响血细胞,因此需要监测血小板和血红蛋白
改变。

3. 左心衰竭合并的右心功能衰竭　左心衰
竭合并右心衰竭大多为慢性病程即先有左心衰竭
随后出现右心衰竭。长期左心衰竭的患者,由于
左心室充盈末压增高肺静脉压力升高,引起肺动
脉高压。同时,由于右心负荷加重,右心室充盈压
升高,体循环静脉压升高。其特点为左、右心室心
排出量均减低,同时出现肺循环及体循环淤血的
病理生理状况。

左心衰竭合并右心衰竭急性期的治疗以挽
救生命为主。稳定期的治疗则侧重于防治心律
失常、康复和提高生活质量。基本治疗原则可以
遵循左心衰竭治疗的相关指南,但是需要更加重
视容量的平衡管理,保持恰当的前负荷是必要的。
因为这部分患者常常周围水肿严重,但是有效循
环血容量不足,利尿、扩血管等治疗容易导致体循
环低血压。稳定期患者要根据血压和心率情况适
当选用 ACEI/ARB、β 受体阻滞剂和醛固酮受体
拮抗剂。关于左心衰竭合并右心衰竭尚没有专门
的大规模的临床证据说明这些药物的效果,建议
按照收缩性心力衰竭指南来使用。左西孟旦除了
能提高心肌收缩力、舒张血管,降低血压外,还能
够扩张肺血管,降肺动脉压而改善右心功能,文献
报道可用于肺动脉高压导致的右心衰竭。针对
左心衰竭继发右心衰竭后如何使用心脏再同步
化治疗（CRT）,带有除颤功能的心脏再同步起搏
器（CRT-D）治疗,至今无明确的证据,建议参照
慢性心力衰竭指南。对严重终末期心力衰竭条件
允许的情况下可考虑使用 ECMO,左心辅助治疗,
为心脏移植或心肺移植过渡。然而,一旦发生右
心衰竭,单独的左心辅助可能加重右心的负荷,这
时建议使用双心室辅助挽救患者生命。对晚期
左心衰竭合并右心衰竭的患者大多病因无法纠
正,可考虑心脏移植但是要高度重视肺动脉压的
情况。

4. 右心瓣膜病　右心瓣膜病引起右心衰竭
并不常见,以慢性为主。常见引起右心衰竭的右
心瓣膜病为三尖瓣关闭不全、肺动脉瓣关闭不全
和肺动脉瓣狭窄,前两者多属于功能性关闭不全,

并非瓣膜本身病变所致,绝大部分是由于各种原因的肺动脉高压所致。其他引起三尖瓣关闭不全的病因包括感染性心内膜炎、Ebstein畸形和三尖瓣脱垂等。三尖瓣狭窄不会引起右心室衰竭,但是可使右心房压明显升高,并导致一系列类似右心室衰竭的体循环淤血表现。

右心瓣膜病导致右心衰竭的治疗主要包括:①基础疾病的治疗:多数三尖瓣关闭不全和肺动脉瓣关闭不全是功能性的,因此应针对引起三尖瓣和肺动脉瓣功能性关闭不全的基础疾病进行治疗,如肺动脉高压等。②遵循右心衰竭的一般治疗原则,但要防止过度利尿造成心排血量减少。③器质性瓣膜疾病的治疗应该遵循相关指南给予外科或介入治疗。

5. 急性右心室心肌梗死 急性右心室心肌梗死(Acute right ventricular myocardial infarction RVMI)主要由右冠状动脉闭塞(约占85%)和左冠状动脉优势型的回旋支闭塞(约占10%)所致,前降支极少成为罪犯血管。RVMI往往伴随左心室下后壁心肌梗死,单纯RVMI非常少见(≤3%),一旦发生,死亡率显著增加。右冠状动脉近端闭塞产生大面积RVMI和左心室下后壁梗死,可导致急性右心衰竭,典型者可表现为低血压、颈静脉显著充盈和肺部呼吸音清晰的三联征。患者可有Kussmaul征、奇脉、右心室奔马律、收缩期三尖瓣反流性杂音、心律失常(心房扑动、心房颤动、房室传导阻滞)。如果不及时干预,将出现低灌注甚至心源性休克。右心室心肌梗死导致的心源性休克死亡率与左心室相当。

急性右心室心肌梗死所致急性右心衰竭的治疗在积极治疗冠状动脉心脏病包括冠状动脉血运重建治疗的基础上,还主要包括:①慎用或避免使用利尿剂、血管扩张剂和吗啡,以避免进一步降低右心室充盈压,除非合并急性左心衰竭。②优化右心室前、后负荷:右心功能对前负荷有明显的依赖性,没有左心衰竭肺水肿征象的情况下,首选扩容治疗。补液可以增加右心室前负荷,增加心排血量,快速补液直至右房压升高而CO不增加或PCWP≥18mmHg时,停止补液。若无Swan-Ganz导管监测条件,可在严密观察下试验性快速补液,每次200~300ml,依靠血压、心率、周围灌注、肺部啰音作为治疗的判断指标。经扩容治疗后仍有低血压者,建议使用正性肌力药物如多巴酚丁胺、多巴胺、米力农和左西孟旦。③其他治疗积极治疗各种心律失常,有助于右心功能恢复。对顽固的低血压患者,主动脉球囊反搏(Intra-aortic balloon pumping,IABP)可以增加右冠状动脉灌注和改右心室收缩功能,条件允许可行考虑ECMO。

6. 心肌病 心肌病是累及心肌并导致心脏机械和(或)电活动功能障碍的一类心肌疾病,通常表现为心室肥厚或扩大,可分为原发性和继发性心肌病。心肌病可同时累及左心和右心,累及左心的心肌病出现左心衰后也可引起肺动脉高压,从而导致右心衰竭。常见可累及右心系统并导致右心衰竭的心肌病主要包括致心律失常性右室心肌病(arrhythmogenic right ventricular cardiomyopathy,ARVC)或致心律失常性右心室发育不良(Arrhythmic right ventricular dysplasia,ARVD)和限制型心肌病(restrictive cardiomyopathy,RCM),另外还有一些先天性心肌发育不良、致密化不全等。

ARVC或ARVD是一种较少见的心肌病,其主要特征是右心室(有时包括左心室)心肌被脂肪/纤维脂肪所取代。ARVC群体患病率约为1/1 000。该病最常被诊断为常染色体-显性模式和可变外显率的遗传性疾病,目前已发现至少有11个突变基因,而心脏桥粒基因是已确定引起ARVC的基因。ARVC治疗的主要目的是减少心律失常猝死的风险,次要目的是治疗心律失常和右心衰。有心脏停搏或威胁生命的室性心律失常(如持续性室性心动过速)的ARVC患者,应置入植入式除颤器(implantable cardioverter defibrillator,ICD)进行猝死的二级预防。存在一个或多个心脏性猝死高危因素(即广泛右心室损伤、左心室受累、不能解释的晕厥)的患者,作为一级预防可考虑置入ICD。尽管抗心律失常药物长期疗效不理想,但如胺碘酮、索他洛尔仍可作为抗心律失常的辅助治疗。导管射频消融可考虑用于因反复室性快速心律失常ICD频发放电的患者,ARVC发生右心衰竭时应该遵循右心衰竭的一般治疗原则,当存在难治性心力衰竭或室性快速性心律失常者应考虑心脏移植。

RCM是由多种原因所致的心内膜及心内腹

下心肌纤维化,心肌顺应性降低,心脏舒张功能严重受损,而收缩功能保持正常或仅轻度受损的心肌病。其中心肌淀粉样变为一种较常见的病因。某些类型的 RCM 有一些特殊的治疗方法,但多数 RCM 患者的预后较差,症状持续进展,死亡率高。

除缓解症状的治疗外没有特异的治疗方法。缓解症状的治疗包括利尿,适当应用血管扩张剂,控制心房颤动的心室率等。晚期对有适应证者应该进行心脏移植。

（艾宇航　张丽娜）

第四章 脓毒症与感染性休克

第一节 定义和诊断标准

一、脓毒症（sepsis）的定义和诊断标准

在sepsis3.0第三版国际共识定义未再区分sepsis和severe sepsis的概念，而强调的是脓毒症（sepsis）和感染性休克（septic shock）。脓毒症被定义为在感染情况下宿主失调的反应所致危及生命的器官功能不全。其诊断标准为怀疑感染+序贯器官衰竭评分（SOFA）评分变化大于等于2分（表2-4-1）。

表2-4-1 序贯器官衰竭评分（SOFA）

		0分	1分	2分	3分	4分
呼吸系统	氧合指数 PaO$_2$/FiO$_2$	≥400	<400	<300	呼吸支持下 <200	呼吸支持下 <100
凝血系统	血小板计数（×10^9/L）	≥150	<150	<100	<50	<20
肝脏系统	胆红素（μmol/L）	<20	20~32	33~101	102~204	≥204
心血管系统	mmHgug/（kg·min）	MAP≥70	MAP<70	多巴胺 <5 或任何剂量的多巴酚丁胺	多巴胺 5.1~15 或肾上腺素≤0.1 或去甲肾上腺素≤0.1	多巴胺 >15 或肾上腺素 >0.1 或去甲肾上腺素 >0.1
中枢神经系统	Glasgow 评分	15	13~14	10~12	6~9	<6
肾脏	肌酐（μmol/l） 尿量（ml/d）	<110	110~170	171~299	300~440 <500	≥440 <200

二、感染性休克（septic shock）的定义和诊断标准

感染性休克是sepsis的一个亚型，是指sepsis发生了严重的循环、细胞和代谢异常，病死率显著增加。感染性休克的临床诊断标准：在sepsis基础上经充分液体复苏后仍需使用升压药物治疗，和/或发生低血压（MAP 小于等于 65mmHg）和/或高乳酸血症（乳酸值大于 2mmol/l）。

纵观近几十年来对sepsis研究的历史，对sepsis相关的概念、定义和诊断标准形成有较大影响的事件有：1991年在芝加哥召开的由美国胸科医师协会/美国危重病医学会主办的共识会议（Consensus Conference），2001年在华盛顿召开的由美国危重病医学会/欧洲危重病医学会/美国胸科医师协会/美国胸科学会/美国外科感染学会主办的共识会议以及2016年美国危重病医学会/欧洲危重病医学会主办的共识会议。这三次会议分别形成了sepsis相关定义以及诊断标准的1.0、2.0以及3.0版本。

三、Sepsis 相关定义和诊断标准的变迁

（一）Sepsis 1.0 时代

1991 美国胸科医师学会和危重病医学会等

讨论和制定了 sepsis 及相关疾病的标准化定义并推荐在今后临床与基础研究中应用新的概念及标准。这是现代 sepsis 研究史上最重要的，也是重症医学界首个为 sepsis 及其相关术语在概念、定义和诊断制定规范标准的会议，后来的所有变化均是以其为基础，影响延续至今。该定义根据机体对感染的临床表现和各器官系统出现功能障碍的情况，把患者区分为从菌血症、全身性感染、严重感染、感染性休克直至到多器官功能障碍综合征这样一个疾病严重程度逐渐加重的过程。

全身性感染（sepsis）：定义为确认或怀疑有感染，同时满足 2 个或多个 SIRS 标准：

SIRS 是机体对不同的严重损伤所产生的全身性炎症反应，如出现下列 2 种或 2 种以上的表现，即可确诊为 SIRS：

（1）体温 >38℃或 <36℃。

（2）心率 >90 次 /min。

（3）呼吸频率 >20 次 /min。或动脉血二氧化碳分压（$PaCO_2$）<32mmHg（1mmHg=0.133kPa）。

（4）血白细胞计数（WBC）>12×10⁹/L 或 <4×10⁹/L，或未成熟粒细胞 >0.10。

严重的全身性感染感染（severe sepsis）：定义为全身性感染，同时合并一个以上器官功能不全、组织灌注不良或低血压。

感染性休克的定义

感染性休克是严重感染的一种特殊类型，指在严重感染患者给予足量液体复苏仍无法纠正的持续性低血压，常伴有低灌注状态或器官功能障碍。低灌注可表现为（但不限于）乳酸酸中毒、少尿或急性意识障碍。严重感染所致低血压是指无其他导致低血压的原因而收缩压 <90mmHg 或较基础血压降低 40mmHg 以上至少一个小时，或血压需要输液或血管活性药物维持。值得注意的是，某些患者由于应用了影响心肌变力的药物或血管收缩剂，在有低灌注状态和器官功能障碍时可以没有低血压，此时仍应视为感染性休克。

定义提出之后，人们对全身性感染、严重的全身性感染和感染性休克有了更明晰的认识，对高危患者的识别和治疗有了很大发展，感染性休克的死亡率也明显下降。但随着认识的加深和此标准的广泛应用，逐渐认识的其敏感性和特异性的不足。Sepsis 1.0 的缺陷表现在：①SIRS 诊断标准太过宽泛，缺乏特异性。以 SIRS 为基础的定义可以将一个简单感染或局部感染定义为 sepsis，例如上呼吸道感染的患者会出现 38℃以上的体温，细菌感染会有白细胞的升高，此时可以符合 sepsis 的标准，但严重程度不会引起临床医师的重视。②sepsis 诊断扩大化，因为 sepsis 纳入标准过于宽泛，2003—2011 年 sepsis 的诊断率提高了 170%，使得全球每年估计有 1 900 万患者因 sepsis 住院，而符合真正脓毒症诊断的病例是有限的，这大大浪费了医疗资源，造成了医疗花费的明显升高。③基于 SIRS 的 sepsis 诊断标准也缺乏敏感性，感染除导致炎症反应外，也可引起抗炎反应的增强。来自澳大利亚和新西兰的研究显示，感染伴发器官功能衰竭的患者中，1/8 患者并不符合 SIRS 诊断标准，这使得 sepsis 的漏诊率也升高，造成了死亡率的增加。

（二）Sepsis 2.0 时代

2001 年由美国危重病医学会 / 欧洲危重病医学会 / 美国胸科医师协会 / 美国胸科学会 / 美国外科感染学会组织召开华盛顿共识会议，该会议的目的是检讨芝加哥共识会议以及有关 sepsis 1.0 及其相关术语使用的情况，并对出现的问题和争议作出回应。事实上，在 sepsis 1.0 推出后，对其相关诊断方法质疑的声音始终没有中断过，批评主要集中在用感染 +SIRS 进行诊断 sepsis 的方法缺乏特异性。例如，健康成人剧烈运动后会出现心率快、呼吸频率快等 SIRS 表现，许多普通的感染也可以出现发热、中性粒细胞升高等 SIRS 表现，如果把这类患者也纳入 sepsis 范围，就失去了研究 sepsis 问题的意义，也造成临床诊断混乱。所以，华盛顿会议作出的最重要的一个决定就是重新制定 sepsis 的诊断标准。经过讨论，会议提出了包括 21 条临床症状和体征评估指标构成的 sepsis 新的诊断标准。

Sepsis 2.0 的诊断标准：

在 sepsis 1.0 的基础上加上 21 条诊断指标

全身情况

已证明或疑似的感染，同时含有下列某些征象：

发热（中心体温 >38.3℃）

低温（中心体温 <36.0℃）

心率 >90 次 /min 或大于不同年龄的正常心率的 2 个标准差

呼吸频率 >30 次 /min

意识状态改变

明显水肿或液体正平衡 >20ml/kg 超过 24h

高糖血症（血糖 >110mg/dl 或 7.7mmol/L）而
　　无糖尿病史

炎症参数

白细胞增多症（白细胞计数 >12×10⁹/L）

白细胞减少症（白细胞计数 <4×10⁹/L）

白细胞计数正常，但不成熟白细胞 >10%

C 反应蛋白 > 正常 2 个标准差

降钙素原 > 正常 2 个标准差

血流动力学参数

低血压（收缩压 <90mmHg；平均动脉压
　　<70mmHg，或成人收缩压下降 >40mmHg，
　　或按年龄下降 >2 标准差）

混合静脉血氧饱和度 >70% b

心排出指数 >3.5L/（min·m²）c、d

器官功能障碍参数

低氧血症（PaO₂/FiO₂<300）

急性少尿 [尿量 <0.5ml/（kg·h）至少 2h]

肌酐增加 ≥0.5mg/dl

凝血异常（INR>1.5 或 APTT>60s）

腹胀（无肠鸣音）

血小板减少症（血小板计数 <100×10⁹/L）

高胆红素血症（总胆红素 >4mg/dl 或 70mmol/dl）

组织灌注参数

高乳酸血症（>3mmol/L）

毛细血管再充盈时间延长或皮肤出现花斑

对于严重的全身性感染和感染性休克的定义及诊断标准，该版本指南仍然沿用 sepsis 1.0 版本的相关内容，没有进行更新。

该标准最大的特点就是提出了各器官和系统损伤的阈值，令人有回归 10 余年前多器官功能衰竭诊断标准的感觉。事实上，将器官损害纳入 sepsis 诊断标准看来是无法回避的选择，难度仍是在对阈值的确定，特别是在基础状态本身就有异常的慢性病患者。会议还提出，未来的诊断标准会向更精准的方向发展，从患者素因（predisposition，P），感染部位、类型和程度（insult，I），机体反应（response，R）和器官功能障碍（organ dysfunction）四个方面构成诊断内容，这无疑是一个非常理想化的诊断方法，但每一项在

当时都是研究的难题，未来能否做到以及有多大的必要性可以继续关注。

Sepsis 2.0 相关标准诊断指标过于繁杂，临床应用困难、依从性差，并且缺乏充分的研究基础和科学研究证据支持，对患者预后的预测价值不高，并未得到临床认可和应用，因此应用广泛的仍是 sepsis 1.0 标准。

（三）Sepsis 3.0 时代

对 sepsis 问题的关注至今已经 40 余年，并且诞生了许多与其相关的术语，业界对这些术语始终在努力更新和规范，目的是跟上对 sepsis 认识发展的步伐，统一认识和避免混乱、促进业界间用同样的理念和标准进行研究和交流，但尽管付出了这些努力，无论从理论到实践，对 sepsis 及相关术语的理解和使用仍存在许多问题且亟待解决。

2004 年一项调查报告发现，共识会议的实际影响力是非常有限的，或许只能停留在参会的专家层面，而临床医生的接受度甚微。该报告显示只有 22% 的重症医师和 5% 的其他专科医师能够明确说出 ACCP/SCCM 制定的 sepsis 相关的定义和诊断标准；当调查者给出六种不同的 sepsis 定义时，只有 17% 的受访者同意其中之一；高达 83% 的受访者认为 sepsis 定义是错误的；62% 的受访者自信能够提出可被业界普遍接受的更好的 sepsis 定义。显然，这种状态必然会影响到临床医生的临床和科研行为，由此也不难理解为什么当前临床研究质量会参差不齐，一个临床医师能够普遍接受和认可的定义和诊断标准亟待提出。

2015 年 1 月在美国危重病医学学会与欧洲重症监护医学学会组织下，19 名来自美国、欧洲、澳大利亚三地的病理学、临床试验以及流行病学专家组成特别专家组，以大数据为主要工具，对 sepsis 相关定义及诊断标准进行修订，旨在为 sepsis 患者的诊疗和管理提供参考，sepsis 3.0 主要基于人们对 sepsis 相关病理生理和临床表现的认识逐渐深入，提取各地区研究中更加可靠的临床数据，制定以生物学指标和病理生理学机制为基础的 sepsis 相关定义，在临床上更容易实现。该标准制定过程历时一年余，得到了 31 个国际专业协会的评审与认可。

Sepsis 的机体反应机制为：感染发生时，全身炎症反应与免疫抑制同时发生，都是代偿性的自

适应反应,都具有自身保护意义;炎症反应加剧并造成免疫功能抑制,是机体免疫炎症反应陷入失代偿的机制;深度免疫抑制引发的严重感染进一步加剧全身炎症反应,导致或加剧器官衰竭。

在 sepsis 3.0 中,Sepsis 被定义为在感染情况下宿主反应失调所致的危及生命的器官功能不全。也就是说当机体对感染的反应损伤了自身组织和器官进而危及生命就称为 sepsis。专家组经过讨论,认为 sepsis 应该指情况糟糕的感染,这种感染情况可导致器官衰竭,而器官衰竭是导致患者预后较差的重要因素。只要怀疑感染,即使是最低程度的器官功能障碍,相关的住院死亡率也超过 10%。

"severe sepsis" 严重感染的定义在 Sepsis 3.0 中停止使用,或者说 sepsis 3.0 时代所说的 sepsis 就是指之前的 severe sepsis 的概念,因为我们常规概念中的不伴有器官功能损伤的 "sepsis" 对患者的预后影响不大,但这并不代表 severe sepsis 从此消失,sepsis 患者器官功能衰竭同样存在严重程度的不同,其治疗和预后也不尽相同。在未来,根据器官功能衰竭程度的不同,对于 sepsis 可能进一步进行不同严重程度的分级和诊断。

Sepsis 的新定义强调了致命性的器官功能障碍,自然就需要有客观的工具进行评价。Seymour 等基于大型临床数据集对 SIRS、SOFA 和 Logistic 器官功能障碍评分系统(LODS)等进行比较,分析哪种指标能更精确的预测 sepsis 预后。一共查询了美国宾夕法尼亚州西南地区匹兹堡大学医疗中心附属医院和 12 家社区医院的 130 万例患者的电子病历数据。有 148 907 例可疑存在感染的患者,经确认均进行了体液培养及接受抗生素治疗。两种临床预后(住院病死率和死亡率,住 ICU 时间 ≥3d,或二者同时使用)常用于评估总体预测效度及由年龄、性别和并发症所确定的基线风险十分位区间的预测效度。对于在 ICU 内和 ICU 外被感染的患者,预测效度由两个不同标准的衡量要素决定:受试者工作特征曲线下面积(AUROC)和比较在不同评分系统基线风险十分位区间得分 ≥2 分或 <2 分的患者预后的差别。这些标准同时也通过了 4 个美国外部或非美国的数据库的验证,数据库包括了超过 700 000 例来自社区和医院获得性感染的患者(在社区和三级护理机构中治疗的患者)。最后得出结论,存在可疑感染的 ICU 患者,住院死亡率的差别,使用 SOFA 评分(AUROC=0.74;95% CI, 0.73~0.76)和 LODS 评分(AUROC=0.75;95% CI, 0.72~0.76)优于使用 SIRS 评分(AUROC=0.64;95% CI, 0.62~0.66)。在 SOFA 评分 ≥2 分的变化上,预测效度是相似的(AUROC=0.72;95% CI, 0.70~0.73)。而对于 ICU 外可疑存在感染的患者,其住院病死率的差别,使用 SOFA 评分(AUROC=0.79;95% CI, 0.78~0.80)或 SOFA 评分变化(AUROC=0.79;95% CI, 0.78~0.79)与 SIRS 评分相似(AUROC=0.76;95% CI, 0.75~0.77)。由于 SOFA 评分已经是重症医学领域常用的评分工具,简单易行,并且工作组在比较了 SIRS、SOFA 和 LODS 评分后,其优势显著,因此推荐将其作为 ICU 内 sepsis 的临床诊断。对于基础器官功能障碍状态未知的患者,推荐基线 SOFA 评分设定为 0,将感染后 SOFA 评分快速增加 ≥2 作为脓毒症器官功能障碍的临床判断标准。对于普通院内疑似感染人群而言,SOFA≥2 者的整体病死率约 10%,显著高于 S-T 段抬高心肌梗死 8.1% 的整体病死率。

感染性休克的定义

感染性休克是 sepsis 的一个亚型,是指 sepsis 发生了严重的循环、细胞和代谢异常,并足以使病死率显著增加。

感染性休克的临床诊断标准:在 sepsis 基础上经充分液体复苏后仍需使用升压药物治疗,和/或发生低血压(MAP 小于等于 65mmHg)和/或高乳酸血症(乳酸值大于 2mmol/l)。满足这一组合标准的感染性休克患者其住院死亡率超过 40%。感染性休克临床诊断标准有四个要素:充分的容量复苏、持续低血压、缩血管药物和乳酸升高,是通过 Delphi 调查法由工作组委员选择(14/17, 82.4%)而得的,随后前 3 个变量被纳入拯救全身性感染行动、匹兹堡大学医学中心和北加州 Kaiser Permanente 中心的 3 个大型电子病历数据集进行队列研究验证。结果支持以充分液体复苏后仍需升压药物以维持平均动脉压 ≥65mmHg 且血乳酸 >2mmol/L 作为感染性休克的诊断标准,从而鉴别具有高危死亡风险的脓毒症患者。工作组实际也认识到乳酸测定尽管广泛应用,但并非通用,尤其是医疗资源不足地区,但低血压和高乳酸的联合要比单一的指标能更好地涵盖休克定义中的循环和细胞代谢障碍,而且与高病死率有关。为此多数工作组委员(13/18,72.2%)同意该意见,并建议继续观察。

迄今为止,sepsis仍然是一个无法用"金标准"的诊断试验确诊的综合征。毫无疑问,sepsis之所以被关注是因为它对重症患者预后造成严重威胁,对此业界已经形成共识。但这样的一种严重并发症在1991年芝加哥共识会议上只是被轻描淡写地定义为"机体对感染作出的全身反应",显然不能准确地反映出其严重性。虽然全身炎症反应是形成sepsis的基础,但全身炎症反应则未必一定造成sepsis,令人遗憾的是,20余年来脓毒症、感染性休克以及器官功能障碍的定义基本没有更新,2001年华盛顿会议和2012年治疗指南均表示维持sepsis原定义不变,这已反映不出对其病理生理机制理解的进步。目前认为,脓毒症除了早期的促炎和抑炎反应外,还包括心血管、神经、生物合成、代谢等多种非免疫相关的机体反应,并且均与预后有关。而器官功能障碍,即使非常严重也不能等同于细胞炎性死亡。sepsis 3.0囊括了感染、宿主反应(包含炎症反应和涉及多系统的非免疫性反应)和器官功能障碍等要素,明确指出脓毒症的实质是失调的宿主反应和危及生命的器官功能障碍,这也是脓毒症与感染的主要区别与鉴别要点。这一新定义强调了由感染引发的宿主非稳态反应的重要性,超过感染本身的潜在致死性和及时诊断的必要性,这些都不是旧概念中的脓毒症是感染+机体的适应性炎性反应能涵盖的,可以说正是对发病机制的理解进步促成了脓毒症与感染性休克定义的演化。也正因脓毒症的新定义已指向器官功能障碍,原来的严重脓毒症从而停止使用。由于疑似感染时即使中等程度的器官功能障碍的住院病死率也达到10%以上,因此及时诊断脓毒症将有利于做出快速和适当的处置。对感染性休克而言,在2001年第2版定义中其被描述为急性循环衰竭的状态,而新版的定义则将感染性休克的概念扩展为脓毒症发生循环障碍及细胞/代谢异常,继而增加病死率的状态,这也与新定义中的脓毒症的三个要素紧密契合。

需要指出的是,sepsis的新定义和诊断标准虽然反映了感染导致的病理生理损害,但其有效性和可靠性需经进一步验证。尽管1991年提出的SIRS诊断标准存在缺陷,但机体对于感染所表现出的反应是客观存在的,只是尚不能全面了解和制定指标,以恰当评定这种反应。随着对感染导致的生理和病理生理改变等研究和认识的深入,相信通过不断的研究,未来会制定出恰当的感染导致机体反应的诊断标准。

(隆云 程卫)

参 考 文 献

[1] Singer M, Deutschman CS, Seymour CW, et al. The third international consensus definitions for sepsis and septic shock(sepsis-3)[J]. JAMA, 2016, 315(8): 801.

[2] Dellinger RP, Levy MM, Rhodes A, et al. Surviving sepsis campaign: international guidelines for management of severe sepsis and septic shock: 2012[J]. Crit Care Med, 2013, 41: 580.

[3] Dellinger RP, Levy MM, Carlet JM, et al. Surviving Sepsis Campaign: international guidelines for management of severe sepsis and septic shock: 2008[J]. Crit Care Med, 2008, 36: 296.

[4] Bone RC, Balk RA, Cerra FB, et al. Definitions for sepsis and organ failure and guidelines for the use of innovative therapies in sepsis[J]. The ACCP/SCCM Consensus Conference Committee. American College of Chest Physicians/Society of Critical Care Medicine. Chest, 1992, 101: 1644-1655.

[5] Martin GS, Mannino DM, Eaton S, et al. The epidemiology of sepsis in the United States from 1979 through 2000[J]. N Engl J Med, 2003, 348: 1546-1554.

[6] Kumar G, Kumar N, Taneja A, et al. Nationwide trends of severe sepsis in the 21st century(2000-2007)Chest, 2011, 140: 1223-1231.

[7] Dellinger RP, Schorr CA, Levy MM. A users' guide to the 2016 Surviving Sepsis Guidelines[J]. Intensive Care Med, 2017, 43: 299-303.

[8] Levy MM, Dellinger RP, Townsend SR, et al. The Surviving Sepsis Campaign: results of an international guideline-based performance improvement program targeting severe sepsis[J]. Intensive Care Med, 2010, 38: 367-374.

[9] Kaukonen KM, Bailey M, Suzuki S, et al. Mortality related to severe sepsis and septic shock among critically

ill patients in Australia and New Zealand, 2000-2012〔J〕. JAMA, 2014, 311: 1308.

〔10〕McPherson D, Griffiths C, Williams M, et al. Sepsis-associated mortality in England: an analysis of multiple cause of death data from 2001 to 2010〔J〕. BMJ Open, 2013, 3.

〔11〕American College of Chest Physicians/Society of Critical Care Medicine Consensus Conference. Definition for the sepsis and organ failure and guidelines for the use of innovative therapies in sepsis〔J〕. Crit Care Med, 1992, 20: 864-874.

〔12〕Levy MM, Fink MP, Marshall JC, et al. 2001 SCCM/ESICM/ACCP/ATS/SIS international se definitions conference〔J〕. Crit Care Med, 2003, 29: 530-538.

〔13〕Vincent JL, Quintairos E, Silva A, et al. The value of blood lactate kinetics in critically ill patients: a systematic review〔J〕. Crit Care, 2016, 20(1): 257.

〔14〕Vincent. The Last 100 Years of Sepsis〔J〕. American Journal of Respiratory and Critical Care Medicine, 2006, 173: 256-263.

〔15〕Vincent JL. The clinical challenge of sepsis identification and monitoring〔J〕. PLoS Med, 2016, 13(5): e1002022.

〔16〕Vincent JL, Rello J, Marshall J, et al. International study of the prevalence and outcomes of infection in intensive care units〔J〕. JAMA, 2009, 302(21): 1303-1310.

〔17〕Minne L, Abu-Hanna A, deJonge E. Evaluation of SOFA-based models for predicting mortality in the ICU: A systematic review〔J〕. Crit Care, 2008, 12(6): R161.

〔18〕Bhat SR, Swenson KE, Francis MW, et al. Lactate clearance predicts survival among patients in the emergency department with severe sepsis〔J〕. West J Emerg Med, 2015, 16(7): 1118-1126.

第二节　流行病学

近年来，随着器官支持手段的丰富及学科地位的提高，重症医学取得长足进步，但严重感染及感染性休克依然是威胁重症患者生命的常见病，是严重威胁人类健康的主要疾病之一，给我国乃至全球医疗卫生系统带来了巨大的负担。尽管sepsis指南不断更新，但其发病率仍有持续增长的趋势，住院病死率依然居高不下，成为重症患者最常见的死亡原因之一。因此，对于严重感染和感染性休克的研究越来越成为临床的热点。

从MODS概念至今，在过去的几十年中，由于医疗技术限制以及对疾病认识的局限，sepsis及感染性休克患者的住院病死率曾经超过70%，随着医疗水平的不断提高，sepsis的预后已有极大改善，病死率大约为30%~50%，但是由于sepsis1.0定义的局限性，很多研究的预后差异加大。2016年，随着我们对于sepsis的病生理过程理解的加深，利用大数据分析的方法，sepsis 3.0定义应运而生。

在传统的预后指标，如重症医学科（ICU）病死率、住院病死率等之外，社会越来越关注幸存者的远期恢复情况。因此在2012年，Moore等提出了"持续性炎症、免疫抑制和分解代谢综合征"（persistent inflammation-immunosuppression catabolism syndrome, PICS）的概念来描述其临床特征。

我们将从sepsis的发病率、死亡率、PICS概念和远期预后等角度来了解sepsis的流行病学。

一、sepsis的发病率

脓毒症的定义在过去几十年有不断的变迁。2016年以前被认为是感染引起的全身炎症反应综合征（sepsis1.0）；合并出现器官功能障碍定义为严重脓毒症；循环衰竭时定义为感染性休克。2016年sepsis3.0定义为机体对感染产生的炎症反应失调而引起生理学和器官功能损害的临床综合征。目前大部分sepsis的流行病学研究纳入人群均为2016年前，所用标准基本均为sepsis1.0。

1992年在芝加哥召开的美国胸科医师协会（ACCP）与美国危重病医学专业委员会（SCCM）联席会议上发布了sepsis1.0版本的定义后，监测sepsis的发病率就有持续增长的趋势。

2003年，Martin等在《新英格兰杂志》发表了极具权威性的sepsis流行病学调查，针对美国在1979—2000年间，sepsis的发病情况和预后进行的调查。调查结果显示，全美sepsis发病率在1979年为1‰左右，2000年上升到大约3‰，每年罹患sepsis的患者高达40 000余人次，其病死率依疾病严重程度而在15%~50%区间。进一步分析Martin的研究结果还显示，美国的sepsis发病率在1979—1991年间上升迅速，分析其原因可能为此阶段重症医学在美国发展迅速，治疗水平提升，一些多发伤、休克、大手术后继发器官功能衰竭的重症患者能够成功获得第一时间的救治，从而导致其在 ICU 住院时间延长。同时随着社会老龄化趋势，也使 ICU 患者越来越趋向于高龄化，免疫力平均水平越来越低，此阶段 ICU 内侵入性的有创血流动力学监测手段的大量普及、呼吸机的广泛使用等增加了院内感染的风险，因此 ICU 患者的整体群体感染率增加，成为 sepsis 发病率增加的重要原因之一。

医疗干预手段的增多可能增加了 sepsis 的发生率，而对其认识程度的提高则能有效控制 sepsis 发病率的增长并改善预后。21 世纪初，拯救 sepsis 运动组织（Surviving Sepsis Compaign，SSC）发表了巴塞罗那宣言并推出了 sepsis 治疗指南，其后于 2008 年、2012 年、2016 年多次更新了治疗指南，在全球大力推广 sepsis 的诊断标准和治疗规范。上述举措对提高全球的 ICU 医生对 sepsis 的诊断和治疗水平起到了积极作用。

2014 年在 JAMA 上发表了一篇澳大利亚和新西兰的全身性感染流行病学研究，研究显示在 2000—2012 年间，severe sepsis 和感染性休克患者的绝对病死率从 35% 降至 18.4%，进一步去除年龄和多重患病等因素后，sepsis 的病死率低于 5%。2015 年，Lagu 等的最新调查显示，全美 2003—2009 年严重 sepsis 的发病率、死亡率（例数 /10 万人口）和归因病死率（死亡例数 /100 例严重 sepsis 患者），2000—2007 年在一定人口群体中，诊断为严重 sepsis 患者的例数上升速度超过了严重 sepsis 死亡人数的上升速度。

2016 年，Fleischmann 等发表的系统综述显示，高收入国家和地区脓毒症和严重脓毒症的发病率分别为 437/10 万和 270/ 万。

针对我国的 sepsis 大规模流行病学研究也进行过多次。2007 年，Crit Care Med 杂志上发表了在中国的十家三甲教学医院内所做的 sepsis 流行病学的研究，研究纳入了十家医院中重症监护病房中，从 2004 年 12 月 1 日到 2005 年 11 月 30 日的所有成人转入，severe sepsis 的标准是 sepsis2.0 中的定义，对 3 665 名重症监护病房转入成人患者的数据进行了分析，其中 318 例（8.68%）severe sepsis，64.8% 为男性。严重患者的中位年龄是 64（47~74）岁，腹部是最常见的感

染部位（72.3%），其次是肺部（52.8%）。医院整体的 severe sepsis 的死亡率为 48.7%。死亡的高危风险因素包括年龄，恶性肿瘤的慢性合并症、革兰氏阳性细菌感染、侵袭性真菌感染、入院急性生理学评分和 SOFA 评分中存在呼吸、循环衰竭表现。

二、sepsis 的病因

感染部位上，根据 2014 年在全国 22 个独立的综合重症监护病房进行了为期两个月的前瞻性研究，肺部感染是 sepsis 患者最常见的感染源，占所有 sepsis 的 50% 以上，其次是腹腔感染及泌尿道感染。

致病菌在不同国家和地区，以及不用时间阶段有不同的特点。在美国，Martin 等研究显示，1979 至 1987 年，革兰氏阴性菌为全美 sepsis 的主要致病菌；1989 年以后，革兰氏阳性菌逐渐成为主要致病菌。到 2000 年，革兰氏阳性菌所占比例达到 52.1%，而革兰氏阴性菌仅占 37.6%。2016 年，van Vught 等在 JAMA 杂志报道，sepsis 最常见的致病菌为革兰氏阳性菌。

然而，国内的流行病学和美国略有不同，在中国重症监护临床试验组（China Critical Care Clinical Trials Group，CCCCTG）的研究中，228 个分离出病原菌的患者，包括了 171 例（53.8%）革兰氏阴性菌和 146 例（45.9%）革兰氏阳性菌。共 90 个（22.0%）患者有侵袭性真菌感染，革兰氏阴性菌占据大部分。在其他一些国内的研究中，也体现了类似的结果，这种差异可能是由于中国缺乏全国性的大规模流行病学研究，中国各地区的环境差异较大，病原学有所不同，还可能与抗菌药物滥用导致病原学的种类发生变化有关。

三、sepsis 的死亡率

sepsis 的死亡率在很长一段时间内主要关注焦点在 ICU 病死率、住院病死率、28d 病死率等指标，这些都是短期死亡率的统计指标。

在具有器官功能支持的 ICU 诞生以前，严重 sepsis 和感染性休克是致命性疾病，住院病死率超过八成。随着器官功能监测与支持技术水平的提高，以及 sepsis 相关指南的不断更新，sepsis 的

住院病死率已有所下降，从 1979 至 2000 年，美国范围内 ICU 中 sepsis 的病死率从 27.8% 下降到 17.9%。法国严重 sepsis 的 ICU 病死率从 1993 年的 56% 降低至 2001 年的 35%；在澳大利亚及新西兰范围内，从 2000 至 2012 年，严重 sepsis 及感染性休克的总体住院病死率由 35.0% 降至 18.4%。

在 sepsis 的死亡率影响因素中，器官功能障碍与 sepsis 的短期病死率关系密切。sepsis 的严重程度越高，病死率就越高。年龄也是 sepsis 的病死率的重要影响因素，Angus 等的研究显示，随着年龄增长，患者的病死率也逐渐升高，儿童的病死率为 10%，85 岁以上超高龄患者的病死率高达 38.4%。

在不同的流行病学研究报道中病死率不尽相同。大多数研究显示 sepsis 的住院病死率波动于 20%~50%。2016 年发表的一项荟萃分析显示，近 10 年来，发达国家的 sepsis 住院病死率为 17%，严重 sepsis 的住院病死率甚至高达 26%。据此推算，全球每年新发脓毒症患者 3 150 万例，死亡 530 万例，因而成为严重的公共卫生负担。需要注意的是，在国外此类的研究中，中低收入国家基于人口的脓毒症流行病学研究仍较有限，妨碍了对疾病负担的准确评估。

以上国外的研究显示，在过去的十几年里，脓毒症的临床诊治取得了明显进展。住院病死率逐年降低；但由于发病人数增加，因而年死亡人数仍不断增加。上述结果的出现可能包含两方面的原因：一方面，ICU 医生对严重 sepsis 的诊断水平较前提高；另一方面，sepsis 治疗的整体水平得到改善，病死率有降低趋势。而这一改变与重症领域内对 sepsis 诊断和治疗的不断改进提高是分不开的。这些都让我们看到了 sepsis 治疗的美好未来。

在中国，严重 sepsis（含感染性休克）的病死率及住院病死率分别为 28.7% 和 33.5%。在死亡率上我国与国外无明显的差异，但是需要注意的是国内统计的范围受限，大多为有大型三甲医院内数据，针对全国各地区和各级别的结果尚需要进一步统计。

2014 年，中国重症监护临床试验组（China Critical Care Clinical Trials Group，CCCCTG）发表了关于 sepsis 流行病学最新研究结果，这项在全国 22 个独立的综合重症监护病房进行了为期两个月的前瞻性队列观察中，sepsis 患者住 ICU 和住院死亡率分别为 28.7% 和 33.5%。在多变量分析中，APACHE Ⅱ 评分、ARDS、血液感染和癌症的发生与死亡率相关。最常见的感染部位是肺部和腹部。

Li Weng 等利用全国疾病监测系统死因监测系统（National mortality surveillance system，NMSS），对 2015 年 sepsis 相关性死亡进行了回顾性分析。由中国疾病控制中心主导的 NMSS 最早源自 1978 年建立的疾病监测系统，截至 2013 年，该系统在全国设置了 605 个监测点，覆盖了中国约 3.238 亿人口。调查结果显示，2015 年，605 个疾病监测点与败血症相关死亡率为 66.7 例 /10 万。利用这个结果推测我国在 2015 年估计有 1 025 997 例与败血症相关的死亡。男性、年龄、并发症是死亡的高危因素，而更高的收入与受教育年龄与死亡率负相关。通过这个研究我们了解到，在我国败血症相关的标准死亡率比较高，而且在一定程度上与人口和社会经济因素有关。

2020 年，CCCCTG 发表了一篇针对中国人的 BMI 和 sepsis 相关死亡的研究，对 50 万人进行了 10 年的随访，共有 1 957 例 sepsis 相关的死亡病例，结果显示，体重过轻、正常偏低体重和腹部肥胖与未来 sepsis 相关的死亡风险增加相关。在这篇研究中使用的是 sepsis3.0 标准定义。

令人不安的是，sepsis 不仅存在于成人，对儿童亦存在同样的易感性。2013 年，Liu 等在 *Lancet* 杂志报道了全球儿童流行病学的初步调查结果，调查建立的模型预测，在 2010 年全球死于感染相关疾病的小于 5 岁的儿童估计高达 760 万人。

远期病死率是 sepsis 非常主要的预后指标，但是一直没有获得短期预后指标相同的重视程度，研究显示，sepsis 患者在转出 ICU 后的数月至数年内，仍然具有较高的死亡风险。在不同的研究报道中，sepsis 的远期病死率有所不同，不同文献显示的 1 年病死率波动于 20%~70%，这些文献的统计时间跨度较大，因此死亡率的变化可能与 sepsis 指南的不断更新、对 sepsis 认识不断深化、医疗水平的进步有关。Wang 等的研究结果显示，sepsis 患者的 1 年病死率为 23%，5 年病死率达 43.8%。由此可见，随着时间的推移，sepsis 的病死率逐渐降低，且与 ICU 中的非 sepsis 患者相比，sepsis 患者的远期病死率更高。同时研究显示，sepsis 患者的年龄越大、sepsis 的严重程度越高，则远期病死率就越高。这使得延长随访时间成为 sepsis 预后相关研究的必然。

四、PICS 概念的提出

上文所述，随着对 sepsis 患者短期及远期预后研究的深入，随着近年早期液体复苏和器官功能支持的长足进步，大部分 sepsis 患者可以从早期的疾病打击下存活下来，因此 28 天死亡率和 ICU 死亡率明显下降，然而 1 年到 5 年的病死率仍非常高，针对这部分早期存活但远期预后不佳的 sepsis 患者具有显著的临床特征，2012 年，Gentile 等提出"持续性炎症、免疫抑制和分解代谢综合征"（Persistent Inflammation–Immunosuppression and Catabolism Syndrome, PICS）的新概念来描述其临床特征。PICS 是创伤、sepsis 等多种损伤因素导致的，以住院时间长、持续的炎症反应、免疫抑制、蛋白质高分解代谢为特点的一组临床综合征，通常表现为营养不良、反复院内感染，乏力，呼吸机依赖和精神障碍等，病死率较高。

（一）PICS 概念的提出

20 世纪 80 年代，SIRS 的概念提出，当时认为 sepsis 是失控的、持久的，并由感染因素诱发的 SIRS，过度炎症反应导致了远隔器官的损害和患者死亡。但是在临床实践发现，在 sepsis 的整个疾病发展过程中，机体并非处于一成不变的过度炎症反应状态，尤其是随着病程的延长，患者会出现显著的免疫抑制。针对 sepsis 患者病程后期的实验室检查显示，C 反应蛋白、白细胞介素 -1β 等促炎介质虽然持续表达，但抑炎介质表达也随之升高，同时 T 淋巴细胞、树突状细胞凋亡增加，针对这些临床和病理生理现象，有学者提出了假说来阐明 sepsis 患者的炎症免疫反应的不一致现象，假说认为：机体同时存在促炎和抗炎两种因子表达，当促炎的因子表达占优势时，机体表现为 SIRS 反应，但抗炎因子表达占优势时，机体表现为代偿性抗炎反应综合征（Compensatory anti-inflammatory response syndrome, CARS），促炎和抗炎因子表达的强弱有交替时，表现为混合性炎症反应综合征，CARS 的诊断标准是单核细胞 HLA-DR 表达率小于 30%。有研究对 sepsis 患者的尸检结果发现，死亡患者的脾中 HLA-DR、CD-4、CD-8 等表达较非 sepsis 患者显著下降，因此免疫抑制可能也是 sepsis 患者死亡的原因之一。这部分患者具有 MODS、住院时间长、反复发生院内感染、同时这一部分患者往往表现以肌肉为主的蛋白丢失为主的严重营养不良和虚弱，临床上曾经以"免疫麻痹""ICU 获得性肌无力"等名称来描述这些临床综合征，但都是从单一系统去描述综合征，因此都不够全面和准确。

而 PICS 概念，可以系统的概括这些经历早期休克复苏和器官功能支持后存活患者的系列临床综合征，包括持续的炎症反应和免疫抑制，以肌肉分解为特征的营养不良和肌无力。其临床表现有以下特征：①躯体损害：包括 ICU 获得性肌无力、吞咽困难、恶病质、慢性疼痛等，导致生活质量下降、社会能力下降甚至生活无法自理。②认知损害：患者出现认知能力下降，包括谵妄、记忆力下降、注意力减退，计划和执行能力降低等表现。③精神健康损害：包括抑郁、焦虑、情绪不稳定和睡眠障碍等。

（二）PICS 概念的更新

PICS 概念自 2012 年提出以后，在 2015 年和 2017 年进行了改进更新，目前包括以下四个方面：① ICU 住院天数大于 14d；②持续的炎症反应：CRP 大于 50μg/dl，维生素 A 结合蛋白小于 10mg/L；③免疫抑制：淋巴细胞计数小于 0.8×10^9/L；④分解代谢：血清白蛋白小于 30g/L，肌酐 / 身高指数小于 80%，住院期间体重下降超过 10% 或 BMI 小于 18kg/m^2。

（三）PICS 的治疗进展

当前临床中，PICS 的治疗面临多重困难。由于 PICS 患者同时存在慢性炎症和适应性免疫抑制，临床预防继发性感染难度大；其次 PICS 的早期确诊存在困难，同时患者存在多种免疫学和生理缺陷的存在，单一靶位的治疗难以改善临床预后。因此，PICS 的治疗不同于其他疾病，需要多管齐下，预防为主，治疗为辅。具体有以下推荐措施：①要针对病因进行确定性治疗，外科患者特别是要及时外科引流。早期干预,处理感染灶,合理使用抗生素至关重要。②尽早且充足的营养治疗,包括肠内营养(特别关注蛋白质摄入)、强化胰岛素治疗等。③加强患者转出 ICU 后的随访。患者经过 ICU 治疗后,通常回归到当地医院或回家休养,出院后的治疗和 ICU 的治疗脱节。因此 PICS 的干预措施,包括提高医师及公众对 PICS 的认识,这需要 ICU 医师、护士、家属、呼吸师、物理治疗师、社区医疗机构,乃至全社会的共同参与。④ICU 中的早期锻炼:对于 PICS 患者,根据心肺功能适当进行体力恢复性训练,必要时给予心理辅导都十分重要。越来越多的证据表明,束缚患者存在诸多的弊端,是发生谵妄、ICU 获得性肌无力和 PICS 的高危因素,接受早期活动和锻炼的重症患者,在治疗后期拥有更好的体能和功能。对于胸腺肽等获得性免疫功能调节的免疫治疗尚在临床试验阶段。

总体来说,PICS 患者受困于免疫抑制和感染的恶性循环,住院时间长,临床预后差,因此早期识别、早期防治对于预后的改善至关重要。

回顾全球范围内过去十余年,发达国家的 sepsis 发病率以每年 8%~13% 的速度急剧增加,其原因如前所述是多方面的:人口的老龄化、医疗侵入性高危操作技术广泛应用、耐药菌的出现和致病性更强的感染等。在发展中国家,由于营养不良、贫穷、医药的缺乏及不能及时治疗,均与 sepsis 的高死亡率有关。而让临床医生苦恼的是,院内感染中耐药菌株的比例日益增加,治疗变得越来越困难。欧美病原微生物耐药监测数据显示,近年来耐药菌株的快速增长尤其是在 ICU 的暴发流行,已成为医疗卫生系统的重荷,不仅增加了大量的医药花费,而且预后不良。然而,更加重要的是公众对 sepsis 的认识严重不足,这将严重影响 sepsis 的防治效果。

公众甚至临床医生对 sepsis 缺乏必要和正确的认知,必然导致临床诊断和治疗的延误,影响预后。无论在发达国家还是发展中国家,对 sepsis 认识的局限普遍存在。因此,全球 sepsis 联盟(Global Sepsis Alliance, GSA)执委会确定将每年的 9 月 13 日定为世界 sepsis 日(World Sepsis Day, WSD),此举旨在提高医务人员以及政府和公众对于 sepsis 的认知,鼓励政府投入更多的资源进行有关 sepsis 的宣传和研究,提高医护人员早期发现、诊断和治疗 sepsis 的能力,以达到进一步改善临床预后的目标。

(隆 云 周元凯)

参 考 文 献

[1] Singer M. The Third International Consensus Definitions for Sepsis and Septic Shock(Sepsis-3)[J]. JAMA, 2016, 315(8): 801-810.

[2] Simpson SQ. Sepsis Epidemiology From Administrative Data: Going, Going[J]. Crit Care Med, 2019, 47(5): 739-740.

[3] Levy MM. The Surviving Sepsis Campaign: results of an international guideline-based performance improvement program targeting severe sepsis[J]. Intensive Care Med, 2010, 36(2): 222-231.

[4] Angus DC, van der Poll T. Severe sepsis and septic shock [J]. N Engl J Med, 2013, 369(9): 840-851.

[5] Martin GS. The epidemiology of sepsis in the United States from 1979 through 2000[J]. N Engl J Med, 2003, 348(16): 1546-1554.

[6] Kaukonen KM. Mortality Related to Severe Sepsis and Septic Shock Among Critically Ill Patients in Australia and New Zealand, 2000-2012[J]. Journal of the American Medical Association, 2014, 311(13): 1308.

[7] Walkey AJ, Lagu T, Lindenauer PK. Trends in sepsis and infection sources in the United States[J]. A population-based study. Ann Am Thorac Soc, 2015, 12(2): 216-220.

[8] Fleischmann C. Assessment of Global Incidence and Mortality of Hospital-treated Sepsis. Current Estimates and Limitations[J]. Am J Respir Crit Care Med, 2016, 193(3): 259-272.

[9] Cheng B. Epidemiology of severe sepsis in critically ill surgical patients in ten university hospitals in China[J]. Critical Care Medicine, 2007, 35(11): 2538-2546.

[10] Zhou J. Epidemiology and Outcome of Severe Sepsis and Septic Shock in Intensive Care Units in Mainland China [J]. Plos One, 2014, 9(9): e107181.

[11] van Vught LA. Incidence, Risk Factors, and Attributable Mortality of Secondary Infections in the Intensive Care Unit After Admission for Sepsis[J]. JAMA, 2016, 315(14): 1469-1479.

[12] Brun-Buisson C. EPISEPSIS: a reappraisal of the epidemiology and outcome of severe sepsis in French intensive care units[J]. Intensive Care Med, 2004, 30

（4）：580-588.

[13] Angus DC, Wax RS. Epidemiology of sepsis: an update [J]. Crit Care Med, 2001, 29（7 Suppl）: S109-116.

[14] Weng L. Sepsis-related mortality in China: a descriptive analysis [J]. Intensive Care Med, 2018, 44（7）: 1071-1080.

[15] Weng L. Body-mass index and long-term risk of sepsis-related mortality: a population-based cohort study of 0.5 million Chinese adults [J]. Critical Care, 2020, 24（1）: 534.

[16] Liu L. Global, regional, and national causes of child mortality: an updated systematic analysis for 2010 with time trends since 2000 [J]. Lancet, 2012, 379（9832）: 2151-2161.

[17] Karlsson S. Long-term outcome and quality-adjusted life years after severe sepsis* [J]. Critical Care Medicine, 2009, 37（4）: 1268-1274.

[18] Wang HE. Long-term mortality after community-acquired sepsis: a longitudinal population-based cohort study [J]. BMJ Open, 2014, 4（1）: e004283.

[19] Laupland KB. One-year mortality of bloodstream infection-associated sepsis and septic shock among patients presenting to a regional critical care system [J]. Intensive Care Med, 2005, 31（2）: 213-219.

[20] Gentile LF. Persistent inflammation and immunosuppression: a common syndrome and new horizon for surgical intensive care [J]. Journal of Trauma & Acute Care Surgery, 2012, 72（6）: 1491-1501.

[21] Bone RC. Sir Isaac Newton, sepsis, SIRS, and CARS [J]. Crit Care Med, 1996, 24（7）: 1125-1128.

[22] Boomer JS. Immunosuppression in patients who die of sepsis and multiple organ failure [J]. JAMA, 2011, 306（23）: 2594-2605.

[23] Mira JC. Sepsis Pathophysiology, Chronic Critical Illness, and Persistent Inflammation-Immunosuppression and Catabolism Syndrome [J]. Crit Care Med, 2017, 45（2）: 253-262.

[24] Hodgson CL. A Binational Multicenter Pilot Feasibility Randomized Controlled Trial of Early Goal-Directed Mobilization in the ICU [J]. Crit Care Med, 2016, 44（6）: 1145-1152.

第三节 初始复苏策略

重症感染是 ICU 常见的疾病之一，严重感染时常会引起多个器官功能出现障碍，进展为脓毒症。根据 2016 年发布的脓毒症 3.0 新定义，脓毒症是指宿主对感染产生的失控反应，并出现危及生命的器官功能障碍。其重点强调了感染导致器官功能损害的机制及其严重性，提示需对此类患者进行早期识别和干预。而回到具体的临床诊断标准，对于 ICU 内的感染或可疑感染患者，当器官功能衰竭评分（SOFA）升高≥2 分，可诊断为脓毒症。而脓毒症患者经积极液体复苏后仍需要升压药物维持平均动脉压≥65mmHg，并且血乳酸 >2mmol/L 则为感染性休克。感染性休克作为临床上高发病率、高死亡率的疾病之一，如何规范有效的复苏，最大限度地挽救重症患者的生命，对重症医学医护人员仍是一个巨大的挑战。

从病理生理机制来看，感染性休克属于分布性休克的范畴。其基本机制为血管收缩舒张调节功能异常。血流动力学特点为：体循环阻力下降、心输出量增高、肺循环阻力增加和心率的改变。血压下降主要是继发于阻力血管的扩张，而导致组织灌注不良的基本原因是血流分布异常。当存在严重感染时，会引起全身炎症瀑布反应的激活，多种炎症介质包括细胞因子、激肽、补体、凝血因子和花生四烯酸被激活或释放到全身，导致心血管和其他器官功能的广泛损害。这些介质（尤其是肿瘤坏死因子 α、白介素 -1、血小板活化因子和前列腺素）能够使感染性休克时外周血管阻力明显下降。

在进行液体复苏之前，感染性休克还常呈现低血容量的表现。导致相对性低血容量的首要原因为静脉血管扩张导致的血管容量增加。感染性休克的动物模型研究已充分验证了这一现象。此外感染性休克时循环中存在的多种炎症介质会引起血管平滑肌舒张，同时破坏血管内皮细胞的完整性，导致体液进入第三间隙。也是全身性感染引起相对低血容量的原因。在充分液体复苏后，静脉充盈压力回升，心输出量通常明显升高。但因血管张力的调节仍存在麻痹，仍会表现为持续低血压。因为低血压的影响，左心室与右心室每搏功指数均下降。此时尽管全身血流量增加，但由于血液不能到达缺氧的组织，或者组织不能利用营养底物，因此血清乳酸水平往往升高，提示多为无效灌注。此外，很多研究表明，感染性休克患者还存在心肌抑制（两侧心室扩张，射血分数下降）。这可能与循环中的肿瘤坏死因子、白介素 -1、血小板活化因子及白三烯等炎症介质的心肌抑制作用相关。一旦合并心肌抑制，会使感染性休克的血流动力学特点更趋复杂，在临床治疗调整上面临更加棘手的局面。

一、初始液体复苏

初始液体复苏是脓毒症治疗的基础手段，容量状态和容量反应性评估则是脓毒症早期容量管理的核心内容。容量过多引起静水压升高，器官水肿，影响器官功能的恢复，而容量不足则引起循环不稳定，组织低灌注，导致器官功能衰竭。在休克复苏早期强调的是充足的容量复苏，避免组织低灌注，但到了休克恢复期，则强调反向容量复苏，需要主动进行脱水治疗，减轻组织水肿，促进器官功能恢复。容量状态评估是指对机体循环容量的整体评估，容量状态可能是过负荷的，也可能是容量不足的，需根据患者病理生理状态决定。容量反应性评估则主要评价心脏前负荷的储备功能，即增加心脏前负荷是否会引起心输出量相应的增加。在这里需要强调的是，存在循环内容量不足多伴随存在容量反应性，但存在容量反应性并不等同于存在容量不足，容量反应性更多地是反映心脏前负荷的潜能。在此，我们强调不应仅仅通过脓毒症的早期、中期、晚期来简单地判断容量状态，容量管理是全过程管理，需要结合血流动力学的理念，实现目标化、精准化、个体化的早期容量复苏。

（一）容量状态的评估

通常情况下，容量状态的评估是容量复苏的第一步。在临床上常通过结合病史、症状、查体和血流动力学指标来确定患者是否处于低血容量状态。

1. **传统监测** 病史、症状及体格检查对于低血容量的诊断是很有帮助的。患者如具有明显诱发低血容量的疾病，如出血、腹泻、呕吐，或存在明显引发血管渗漏的疾病，如感染、过敏等，均提示临床医生需警惕存在绝对或相对容量不足。此外若患者若表现出明显的口渴、口干也是容量不足的重要提示。在此基础上，通过查体可发现皮温与皮肤色泽、心率、血压、尿量和精神状态等指标的改变，作为判断灌注是否充分、是否疑似容量不足的证据。容量不足早期即可出现心率加快，而血压的变化则相对滞后，因此需要严密地

动态监测。休克初期由于代偿性血管收缩，血压可能保持或接近正常，而随着休克进展的进展，血压也会出现明显下降。此外尿量是反映肾灌注较好的指标，也可以间接反映循环状态。当尿量 $<0.5ml/(kg \cdot h)$，比重增加者，提示血容量不足。除此之外，高钠血症、高蛋白血症、高血红蛋白、高血细胞比容、血尿素氮升高（与肌酐升高不成比例）、直立性低血压等非特异性指标的异常也可作为临床判断的辅助指标。有研究发现，除大量失血（>1 000ml）外，多数临床表现判断低血容量或脱水状态的敏感性较低，尤其是心肺储备功能较好的年轻患者以及部分老年创伤患者。上述结果表明，单纯依靠临床表现判定患者的容量状态并不可靠。

2. **血流动力学监测**

（1）压力指标：中心静脉压（CVP）、肺动脉楔压（PAWP）是常用的判断血容量状态的压力学指标，CVP反映右心压力负荷，PAWP反映左心前负荷。由于CVP与心脏前负荷（即右室舒张末容积）呈正相关关系。因此临床上常根据CVP的数值判断循环容量。然而同心率、血压一样，许多研究表明CVP、PAWP并不能精确地预测血容量的情况，一篇纳入24个研究803名患者的Meta分析显示CVP和血容量相关性差，CVP及CVP/ΔCVP均不能预测液体反应性，预测的准确性约50%。而其他临床实验也显示，CVP与心室舒张末容积的关系受到心脏顺应性的影响，同时还与胸腔内压、正压通气参数设置、自主呼吸强度及心脏后负荷密切相关。例如，慢性阻塞性肺疾病（COPD）患者由于肺动脉高压导致右室顺应性下降，因此心脏前负荷正常时CVP即明显升高。此外，研究还表明CVP并不能准确反映危重症患者左心前负荷，而且根据CVP数值也不能预测输液反应性。因此，在临床上不能通过CVP来指导液体管理。在对液体有反应的患者和无反应的患者之间CVP、PAWP的数值并没有统计学差异。因此，通过CVP、PAWP的数值并不能区分患者对液体输注有反应还是无反应，也无法判断患者的血容量状态。

PAWP是通过漂浮导管测得的，用来反映左室前负荷的压力指标。与CVP相比，它排除了肺循环的干扰，更接近于反映左心舒张末的容量状

态。然而如上所诉，其也受到心脏顺应性、心脏后负荷等因素的影响，因此在反映真实前负荷状态时也存在一定的局限。尽管 CVP、PAWP 等压力指标在判断容量状态上与容积指标相比缺乏精准性，但由于容积指标在临床监测中不易获取，仍CVP 最易获取，且与容积指标存在一定相关性，因此临床上初始容量评估时仍常采用压力指标。但当对 CVP、PAWP 数值反映容量状态的准确性存在疑问时，临床医生应当寻找其他的证据进行综合判断。

事实上，当无法确定患者是否存在低血容量时，临床医生常常通过容量负荷试验进行试验性治疗。经典的容量负荷试验要求在 15~20min 内快速输注晶体液 250~500ml（或等量胶体液），每 10min 监测 CVP 或肺动脉楔压（PAWP），并根据 2~5 原则或 3~7 原则对容量状态进行评估（表 2-4-2）。更多情况下，临床医生习惯根据容量负荷试验中患者心率及血压的变化趋势判断容量状态。在快速补液时，如果患者心率明显下降，血压升高，则提示存在低血容量。

表 2-4-2　容量负荷试验的评估原则

CVP	PAWP	说明
≤2mmHg	≤3mmHg	继续快速补液
2~5mmHg	3~7mmHg	暂停快速补液，等待10min 后再次评估
≥5mmHg	≥7mmHg	停止快速补液

CVP，中心静脉压；PAWP，肺动脉楔压

（2）容积指标：容积指标在压力变化的过程中保持相对独立，不会受到胸膜腔内压力等其他因素的影响，被认为能更准确地反映容量状态。右心室舒张末期容积（RVEDV）可以通过漂浮导管测得、左心室舒张末期血容积（LVEDV）可以通过超声心动图测得。胸腔内血容积指数（ITBVI）、全心舒张末期容积指数（GEDVI）通过 PiCCO 经肺热稀释技术测得。与压力指标相比，容积指标更接近真实的容量状态，避免了心血管顺应性、胸腔压力等因素对容量的准确判断。

（3）基于心肺相互作用机制动态血流动力学导向液体复苏：心肺相互作用机制的现象在临床上早已观察到。正压通气时，人们发现动脉

压的波形及压力值会随间歇的吸气与呼气发生升高与降低，呈周期性改变，血容量不足时，这种改变尤为显著，甚至可在自主呼吸时中也能观察到。有人称之为"逆脉搏反常现象"（reversed pulsus paradoxus）。前负荷动态指标的本质主要指通过吸气和呼吸导致肺循环血容量的变化来模拟"反向容量负荷试验"的效应，进而起到预测容量反应性的作用，也有学者称为功能性血流动力学指标。肺血容量约 450ml，占全身血量 9%。肺组织和肺血管可扩张性大，肺血容量的变化范围较大用力呼气，肺部血容量减少至 200ml；而在深吸气地可增加到约 1 000ml（自主呼吸）自主吸气、正压吸气时，肺容积均扩张，但对肺血容量的作用相反。目前大量研究已证实前负荷动态参数预测容量反应性的敏感性和特异性均明显优于静态前负荷参数。呼吸周期变化对心肺相互关系的作用机制的是复杂的，目前主要机制如下：

1）基于 Guyton 及同事提出体循环平衡模型，VR=CO=ΔP/Rvr（MCFP-CVP）/Rvr，心功能曲线与静脉回流曲线交点，即反映了当前的血流动力学状态。心脏位于胸腔内，胸腔内压可以引起心脏顺应性的改变，导致心功能曲线的移动。在自主呼吸主动吸气时，胸腔内压下降，跨肺压下降，心功能曲线左移，因此主动吸气时，CO 增加，CVP（RAP）下降，当心脏位于心功能曲线的上升支，这种效应将更加明显。同样，在正压通气时，心功能曲线右移，如果心脏位于心功能曲线上升支，CO 则出现明显的下降。因此临床上通过监测呼吸过程中 CVP 变化幅度，SV（或脉压）变化幅度等可以判断心脏处于心功能曲线的位置，即可预测容量反应性，评价心脏前负荷储备能力。但常要求呼吸作用足够明显，胸腔内压变化显著，才能引起心功能曲线的移动。

2）另外的观点认为，在机械通气时，吸气相胸腔内压增加，静脉回流减少，右室前负荷减少，同时跨肺压增加又引起右室后负荷增加，最后引起右室射血减少（在吸气末达到最低），经过几次心搏后（即心肺传输时间，cardiaopulmonary transit time，CPTT），左室充盈随之下降，左室射血减少（在呼气末达到最低）；另外吸气时，肺循环内血管受到挤压，引起左室 SV 一过性增加（即

左心前负荷效应，left cardiac preload effect）；同时胸腔内压增加，降低左室后负荷，有利于左室射血。目前认为左室 SV 周期性的变化主要与吸气时右室充盈，射血减少相关。因此，机械通气引起的左室 SV 变化幅度大则提示左右心室均处于心功能曲线的上升支，此时容量反应性良好。反之，如果左室 SV 变化幅度小，则提示至少存在一个心室处于心功能曲线的平台期，对液体反应差。常用指标如下：①ΔRAP：Magder 等人对 33 例 ICU 患者扩容治疗进行观察研究，其中 12 例自主呼吸，21 例正压通气，符合吸气均可引起 PAWP 下降 >2mmHg，液体治疗为给予生理盐水扩容至 PAWP 增加 >2mmHg，结果表明以吸气引起 RAP 下降 ≥1mmHg 来预测 CO 增加 0.25L/min，阳性预测值为 84%，阴性预测值 93%。但 ΔRAP 应用时需要主动吸气引起胸膜腔压力的明显下降，才能引起心功能曲线移动。这对于危重症患者而言，多数处于镇静和机械通气状态，这一点常难以实现，限制了临床使用。②Δdown，SPV：在机械通气时，呼气末的收缩压作参照值，将呼吸周期中收缩压的最大值与参照值之间的差值定为 Δup，而将收缩压最低值与参照值的差值定为 Δdown，即 $\Delta up=SBP_{max}-SBP_{呼气末}$，$\Delta down=SBP_{呼气末}-SBP_{min}$。研究结果发现，血容量不足时，$SBP_{max}-SBP_{min}$ 的差值增大，并且主要是 Δdown 值增加所致。1987 年 Perel 等对该现象进行进一步的研究，并将上述机械通气中收缩压值的变化正式定义为"收缩压变异"（systolic pressure variation, SPV），即：$SPV=SBP_{max}-SBP_{min}$。Tavernier 等对 15 例机械通气脓毒血症患者进行液体复苏进行观测，结果显示补液引起 PAWP 和 LVEDV 明显增加，SPV 和 Δdown 也明显下降（$p<0.01$）。对扩容治疗反应组和无反应组比较，LVEDV、SPV 和 Δdown 在容量复苏前后有明显差别，而 PAWP 无区别。以 Δdown ≥5mmHg 为界值预测每搏输出量增加 ≥15%，阳性预测值 95%，阴性预测值 93%。在失血性休克动物模型和感染性休克患者中研究亦证实，SPV 能够敏感地反映血容量的变化，预测容量反应性。③SVV、PPV：间断正压通气可使左右心室的前负荷发生周期性改变。吸气相胸腔内压升高，静脉回流血量减少，因而右心室前负荷降低，后负荷升高，从而引起右心室每搏输出量（stroke

volume, SV）下降，且至吸气末到达最低点。经过 2~3 个心动周期后，左心室充盈也随之减少，左心室前负荷降低，左心室 SV 减少，且在呼气相达到最低。如果患者循环状态位于 Frank-Starling 曲线的上升支，那么前负荷变化将引起 SV 的显著改变；如果心功能位于 Frank-Starling 曲线的平台阶段，那么前负荷变化所引起的 SV 改变较小。因此，SV 随呼吸改变的幅度能够预测输液反应性。每搏输出量变异度（stroke volume variation, SVV）与脉压变异度（pulse pressure variation, PPV）指通过记录单位时间内每次心脏搏动时的每搏输出量或脉压，计算它们在该段时间内的变异程度。SVV 和 PPV 的数值越大，给予容量负荷后 CO 增加得越多，表明有效血容量不足就越明显。如果 SVV>10%，给予容量负荷后可出现 CO 的增加；PPV ≥13% 为界值对于判断液体治疗后其心排指数的变化具有高度的敏感性和特异性。

需要指出的是，动态参数临床应用常受到其他条件的制约，存在一定的局限性。其应用要求固定潮气量的容量控制通气，Vt 在 8~12ml/kg，其变异幅度还受到潮气量大小的影响，研究表明在低潮气量容量控制通气时，PPV 的预测容量反应性有效阈值也相应有所下降。另外存在其他的因素引起每搏量幅度变异时，如：有心律失常，自主呼吸，动态参数则不能有效预测液体治疗反应性。在感染性休克患者，PS 模式通气，SVV 不能预测容量反应性。有学者总结了 PPV 应用的 Checklist 表（表 2-4-3）如下：

表 2-4-3　PPV Checklist 表

√	机械通气，并且无自主呼吸？
√	低 HR/RR（严重窦缓、高频通气）
√	保护性通气策略（Vt ≥8ml/kg）？
√	窦性心律？
√	胸壁顺应性正常（胸腔关闭、无连枷胸）？
√	严重的心脏瓣膜病变？
√	心功能不全（右心或左心）？
√	腹腔内压是否正常？

应用动态指标判断容量反应性时，需要注意考虑到其影响因素，以免导致临床的误判，例如急性肺性病 / 肺动脉高压，PPV 及 SVV 往往很高，

此时 PPV 一般多大于 20%,但并非提示存在容量反应性,急性肺性病/肺动脉高压时应用 PPV 及 SVV 预测容量反应性容易出现假阳性;反之,在给患者进行高频通气时,PPV 及 SVV 往往很低,此时 PPV 可小于 5%,但并非提示不存在容量反应性,此时 PPV 及 SVV 预测容量反应性出现假阴性。

（4）容量负荷试验:也称为快速补液试验,是目前临床最为常用的判断和评价容量反应性的方法。一般在 30min 内输入晶体 500~1 000ml 或胶体 300~500ml,并判断患者对容量反应性(血压增高及尿量增多)及耐受性(有无血管内容量过负荷的证据),从而决定是否继续扩容治疗。早在 1979 年 Max. H Wail 提出 CVP,PAWP 导向"2-5","3-7"法则,即在快速扩容的过程密切监测 CVP、PAWP 的变化,进而判断下一步容量治疗的有效性和安全性。近年有学者提出 mini- 容量负荷试验应用更少的液体能更快地判断机体对容量负荷的反应,即 1~2min 内快速推注 50~100ml 生理盐水观察机体反应,但其需要床旁实时监测心输出量的变化,目前 mini- 容量负荷试验临床实用价值有待进一步证实。

临床启动容量负荷试验的常用标注是:低血压、心率快、尿少、乳酸高、灌注不足、ScvO₂低、花斑。临床描述容量负荷试验时,需强调以下 5 个核心要素:①液体的种类;②液体的用量;③所用的时间;④预期病理生理效应(纠正低血容量、纠正心率快、纠正组织灌注、提高 CO、提高尿量、提高充盈压等);⑤患者的特点(血流动力学、左右心功能、呼吸状态、潜在的疾患等)。

2015 年针对容量负荷试验在 ICU 中应用现状全球调查发现(在全球 46 个国家,311 个中心,共纳入 2 213 名患者)容量负荷试验所用的液体量:中位数 500ml(500~1 000);所用时间:中位数 24min(40~60 min);所用速度:1 000(500~1 333)ml/h;启动指征:低血压 1 211(59%,*CI* 57%~61%),前负荷监测:静态前符合指标 785/2 213 cases(36%),动态前负荷指标 483/2 213(22%),调查进一步发现容量负荷试验的结果对临床医生的液体管理行为影响有限。其结论认为容量负荷试验的操作流程尚缺乏统一标准,临床医生对容量负荷试验的临床应用及认识水平急需

提高。

（5）被动抬腿试验:抬高下肢增加回心血量被作为休克早期的抢救措施之一。据文献报道,抬高下肢可起到类似自体输血的作用,可以快速地增加回心血量 200~300ml 左右。通过抬高下肢,快速增加静脉回流,增加心脏前负荷,起到快速扩容的作用,同时监测循环系统的反应,从而来判断循环容量和预测液体治疗反应,称为被动抬腿试验(the passive leg-raising test, PLRT),也称为自体容量负荷试验。在某种程度上,被动抬腿试验相当于自体模拟的快速补液试验。抬高下肢引起的前负荷增加及心输出量改变的作用并不是持续存在的,一般可维持 10min 左右,研究表明多在下肢抬高后 1~2min 内观察到心输出量的明显改变,因此从技术上要求能够实时监测心输出量的变化,目前临床研究多使用经食管心脏超声技术监测在被动抬腿期间主动脉流速的变化,来预测治疗是否有反应。

Boulain 等人在 39 例急性循环衰竭机械通气的危重症患者中研究表明,PLR 后引起 SV 的改变与快速补液引起的 SV 的改变密切相关(r=0.77;*p*<0.001),PLR 引起的桡动脉脉压(PPrad)的变化和快速补液引起的 SV 的变化密切相关(r=0.73;*p*<0.001),PRL 同时结合 PPrad 的变化可以预测液体治疗的反应。

Monnet 等人前瞻性研究 71 例机械通气患者中 PLRT 的应用,其中 31 例存在自主呼吸或心律失常,以补液后主动脉流速增加≥15% 定义为对液体治疗有反应,得出以 PLR 后主动脉流速增加≥10% 来预测心脏对液体治疗有反应,敏感性 97%,特异性 94%;以 PPV≥2% 预测心脏对液体治疗有反应,敏感性 60%,特异性 85%;在自主呼吸的亚组中,PPV≥12% 预测液体治疗有反应的特异性仅为 46%,而 PLRT 预测液体治疗反应并不受到自主呼吸和心律失常的影响。Lafanechere 等人在 22 例急性循环衰竭,接受大剂量血管活性药的患者,以 PLR 后主动脉流速增加≥8% 来预测液体治疗有反应,敏感性 90%,特异性 83%;PPV≥12% 的预测液体治疗有反应敏感性 70%,特异性 92%。

近来有研究者使用普通心脏超声技术监测主动脉流速 PLR 期间的变化,发现以 PLR 后主

动脉流速增加≥10%~13%预测液体治疗有反应，敏感性和特异性均大于80%，可以区分出自主呼吸的患者能否从扩容治疗获益。PLR在实际临床应用过程中还存在一定局限性和关注点：①抬腿过程中需要强调实时进行心输出量及主动脉流速等相关延伸指标的监测，但这也限制其临床应用；②抬腿过程中对交感神经刺激的识别，由于抬腿过程中可能出现疼痛等引起交感神经刺激，出现血压升高、心率增快等表现，影响PLR效应的判断，因此抬腿过程中应注意观察是否有疼痛表现，尽量避免人工举起患者下肢，采取操控电动床使床头放下、床尾抬高，最大限度减少操作者之间差异；③抬腿体位要求：PLR初始应保持患者半坐位45°（躯干抬高45°，下肢水平），然后控制电动床使床头放至水平，床尾升高45°（即躯干水平、下肢抬高45°），观察PLR效果，最后还要再恢复至初始体位，反向验证一次。

（6）超声评估容量反应性：近几年随着重症超声的发展，凭借其便利性、无创性、可重复性、安全性的特点，在容量评估和容量反应性判断也发挥出越来越大的作用。无论是经胸超声心动图还是经食管超声心动图，都可以选择动态血流动力学指标对容量进行监测和评估，其代表指标是主动脉峰流速变异率以及腔静脉直径变异率。

主动脉峰流速变异率（ΔPeak）可通过经食管超声（transesophageal echocardiography）测得，是预测机械通气患者扩容后血流动力学效应的准确指标，ΔPeak值越高，说明扩容后心脏指数增加越明显。有研究观察了71名重症患者，通过应用经食管超声测量降主动脉峰流速的呼吸变异率，预测液体反应性，其敏感性和特异性高达97%和94%，并且优于脉压的变化率。

腔静脉直径变异率是通过探测上腔或下腔（SVC/IVC）直径随呼吸运动的变化，判断循环系统对液体治疗的反应性及循环容量状态的指标，包括上腔静脉呼吸塌陷率和下腔静脉呼吸扩张率。研究发现，感染性休克患者上腔静脉呼吸塌陷率为36%时，预测容量反应性的敏感性和特异性均在90%以上。而另一项研究则发现，对于感染性休克的患者下腔静脉扩张率为18%时，预测容量反应性的敏感性和特异性为90%。

（二）初始复苏策略

一旦临床初始诊断严重感染或感染性休克，应考虑到积极液体复苏。Rivers等2001年就提出了针对脓毒症的早期目标导向治疗（EGDT）的策略。具体内容包括在6h内达到复苏目标：①中心静脉压（CVP≥8~12mmHg）；②平均动脉压>65mmHg；③尿量>0.5ml/（kg·h）；④ScvO$_2$>70%。若液体复苏后CVP达8~12mmHg，而ScvO$_2$或SvO$_2$仍未达到70%，需输注浓缩红细胞使血细胞比容达到30%以上，或输注多巴酚丁胺以争取达到复苏目标。其中在复苏第一步，就要将CVP提升到8~12mmHg，使容量指标处于相对较高的水平，避免了大多数情况下可能存在的容量不足。然而诚如上文所述，CVP不仅反映容量，还受到心脏顺应性及肺循环、心包腔的影响，因此对于严重心功能不全、肺动脉高压、心脏压塞的患者存在严重的局限性。因此，在后期的ProCESS研究、ARISE研究和ProMISe研究中并没有显示早期目标导向治疗（EGDT）的策略较常规治疗有降低病死率的优势，但常规治疗组患者同样给予了大容量液体复苏，这反而更能说明液体治疗的重要性。此外，Lee等研究中对复苏的时间提出了更高的要求，其发现3h积极复苏者病死率更低。

正是基于无论采取常规治疗策略还是EGDT策略，在休克初始阶段需要输注大量液体，且有严格的时间要求。因此在2018年最新的脓毒症指南中，为是临床操作简便易行，推荐对于脓毒症相关的低血压患者，在初始3h内给予30ml/kg晶体液输注的液体复苏。这一建议对脓毒症初始诊断刚确立、尚未建立血流动力学监测的患者具有重要意义，大大增快了复苏措施的启动速度。尤其对于非ICU环境的脓毒症和感染性休克复苏，使其在初始即可把握正确的治疗方向，为后续治疗措施争取时间。

需要强调的是：初始液体复苏策略仅适用于休克伊始，对于ICU医护人员，还需要更加精确的血流动力学调整目标。因此在初始复苏同时，还要通过CVP、床旁超声等评估寻找患者合适的容量状态。

（三）复苏液体的选择

液体复苏治疗时可以选择晶体溶液（如生理盐水和等张平衡盐溶液）和胶体溶液（如白蛋白

和人工胶体）。由于 5% 葡萄糖溶液很快分布到细胞内间隙，因此不推荐用于液体复苏治疗。

1. 复苏液体的有效性

（1）晶体液与胶体液：液体复苏治疗常用的晶体液为生理盐水和乳酸林格液。晶体液获得容易，价格低廉，是液体复苏的一线选择。一项大样本随机对照双盲的研究（SAFE）纳入了 6 997 名重症患者，比较生理盐水与 4% 白蛋白复苏对重症患者预后的影响，结果两组 28d 的生存率没有差别，没有脑损伤的创伤患者 28 天生存率也没有差别，而有脑损伤的创伤患者，晶体液组的预后还优于白蛋白组。最新的一项 Meta 分析纳入了 63 个 RCT 研究，结果发现晶体液和胶体液用于外伤、烧伤、术后患者的复苏，生存率无差别。

（2）高渗盐 / 高渗盐 – 胶体混合溶液与晶体液：高渗盐 / 高渗盐 – 胶体混合溶液曾被认为对于创伤导致的低血容量患者的预后和减少并发症是有益的，特别是存在颅脑损伤的患者；有多项小样本研究表明，高张盐溶液可以很快升高平均动脉压而不加剧脑水肿，因此可能有利于患者预后。然而近几年的多项大样本随机对照双盲的研究已经否认了这个观点：2010 年一项大样本双盲 RCT 研究（纳入 853 名院前创伤低血容量休克患者）结果显示：与生理盐水相比，高张盐溶液（high tension salt solution，HTS）和高张盐 / 右旋糖苷（hypertonic saline/dextran，HSD）并没有改善患者的预后，三组 28d 生存率分别是 74.4%、73% 和 74.5%；在 24h 内没有输血的低血容量休克患者中，输注 HTS/HSD 组的死亡率远高于 NS 组，三组 28d 的死亡率分别是 10%、12.2% 和 4.8%。另两项大样本随机对照双盲研究纳入了低血压的脑损伤和正常血压的脑损伤患者，结果显示高渗溶液较等渗晶体液并没有改善这些脑损伤患者的预后。

（3）胶体液：胶体溶液和晶体溶液的主要区别在于胶体溶液具有一定的胶体渗透压，因此，低血容量休克时若以大量晶体液进行复苏，可能引起胶体渗透压的下降，同时出现组织水肿。一项多中心、前瞻、随机对照临床研究纳入了 200 名大手术后低血容量患者，比较乳酸林格液、明胶、羟乙基淀粉和白蛋白的复苏效果，胶体的复苏效果优于晶体，可以显著提高心指数、全心舒张末期

容积和氧输送指数。两项小样本前瞻、随机研究提示，胶体液在稳定血流动力学作用和起效时间方面都优于晶体液。一项比较晶胶体对微循环和组织氧供影响的综述，分析了 14 篇相关文献，发现多数文献趋向于胶体液改善组织灌注、微循环和组织氧供优于晶体液。SAFE 研究患者入组资料分析结果显示，基础白蛋白水平与预后并无关系，然而针对存在低白蛋白血症（≤30g/L）重症患者的研究显示，输注白蛋白不仅可以减少复苏液体的用量，还可以改善器官功能。目前关于白蛋白对脓毒症患者预后影响的最大研究——ALBIOS 研究，对 1 121 例脓毒症休克患者的亚组分析中发现，白蛋白组患者的 90 天死亡率明显降低，但是新出现的器官功能衰竭、序贯器官衰竭评分、住 ICU 时间和住院时间等在两组间差异均无统计学意义。尽管当前关于白蛋白是否改善脓毒症患者预后的 3 大 RCT 研究（EARSS、SAFE、ALBIOS）均无利于含白蛋白复苏液的证据，但是，合并上述研究的 Meta 分析表明白蛋白能够显著降低脓毒症患者死亡率。2014 年发表的另外一篇关于脓毒症液体复苏的 Meta 分析表明：液体复苏过程中，与其他液体相比，白蛋白可能降低死亡率。

2. 复苏液体的安全性　常用复苏液体除了即刻的副作用（如加重出血），还应该注意其延迟的并发症如影响创伤后的免疫功能、液体过多（导致腹腔室隔综合征、肺水肿等）、贫血、血小板减少、电解质 / 酸碱平衡紊乱、心肺并发症等。

（1）晶体液：生理盐水的特点是等渗，但含氯高，大量输注可引起高氯性代谢性酸中毒；乳酸林格液的特点在于电解质组成接近生理，含有少量的乳酸。一般情况下，其所含乳酸可在肝脏迅速代谢，大量输注乳酸林格液应该考虑到其对血乳酸水平的影响。

（2）高渗盐 / 高渗盐胶体混合溶液：高张盐溶液主要的危险在于医源性高渗状态及高钠血症，甚至因此而引起的脱髓鞘病变。在烧伤患者中使用 HTS 与乳酸林格液相比较，虽可以减少第 1 个 24h 液体的需要，但能导致高钠血症以及急性肾功能损害，增加患者病死率。

（3）胶体液：已有研究证实，人工胶体可以引起急性肾功能损害、凝血功能障碍。羟乙基淀

粉（HES）平均分子质量越大，取代程度越高，在血管内的停留时间越长，扩容强度越高，但是其对肾功能及凝血系统的影响也就越大，并且具有一定的剂量相关性。近年来，几项大样本、多中心、随机对照研究（6S，CHEST）显示，与晶体液比较，使用 HES 130/0.4 或 0.42 将增加脓毒症患者 90d 死亡或/和使用肾脏替代治疗（renal replacement therapy，RRT）的风险。HES 130/0.4 或 0.42 安全性问题受到更进一步的关注。随后的 4 项 Meta 分析结果均证实，HES 130/0.4 或 0.42 与重症患者（尤其脓毒症患者）不良预后（包括病死率和 RRT 使用率）有关。以此为重要的循证医学证据，近几年拯救脓毒症运动（survivingsepsis campaign，SSC）临床实践指南强烈推荐：在脓毒症患者容量复苏中反对应用 HES。不仅如此，美国食品与药品管理局（FDA）已禁止对脓毒症患者使用 HES（包括 HES 130/0.4 或 0.42）。羟乙基淀粉的临床使用，尤其在脓毒症患者中的应用，似乎已走到了尽头。然而，是否摒弃 HES 在学术界仍存在争议。其焦点在于：在限定剂量的情况下，HES 130/0.4 或 0.42 引起急性肾损伤（acute kidney injury，AKI）的临床证据欠充分；与晶体液比较，HES 130/0.4 或 0.42 引起脓毒症患者 90d 病死率升高的结论在不同 RCT 研究中存在异质性。

临床上对于白蛋白的争论从未间断过。20 世纪末，一些研究认为应用白蛋白可以增加死亡率，之后的 SAFE 研究和 Meta 分析发现白蛋白没有增加重症患者的死亡率。SAFE 亚组分析研究又显示对于合并颅脑创伤的患者白蛋白组的病死率明显高于生理盐水组。SAFE 研究的另一项亚组分析结果显示，输注白蛋白可以延长重症患者的活化凝血活酶时间。2014 年发表了一项多中心随机对照研究（ALBIOS），1 818 例脓毒症患者分别使用 20% 白蛋白和晶体作为复苏液体，结果表明，使用白蛋白复苏组有更稳定的血流动力学指标及更低的净液体平衡量，其 28d 及 90d 病死率差异并无统计学意义。另外一个在法国完成的多中心研究（EARSS），共纳入 798 例脓毒症休克受试者，在 6h 内随机分配到治疗组和对照组，前 3 天治疗组接受 100ml 的 20% 白蛋白，对照组接受 100ml 生理盐水，结果表明 28d 死亡率两组亦

没有差异。再次，从另一角度证实白蛋白与生理盐水一样在液体复苏中具有良好的安全性。

（四）小结

脓毒症早期液体复苏，需要结合患者容量状态、容量反应性等血流动力学参数实现目标指导治疗，在液体复苏选择上目前不推荐人工胶体，晶体液和白蛋白是推荐常用液体。

二、血管活性药物

严重脓毒症和感染性休克在重症医学科（intensive care unit，ICU）非常常见，文献报道感染性休克患者占休克患者的比重高达 62%。2012 年 SSC 指南明确指出，具有缩血管效应的药物主要是去甲肾上腺素、肾上腺素、多巴胺和血管升压素。血管收缩药物的应用是治疗休克的重要措施之一，同时血管收缩药物亦是一把双刃剑，若使用不当，可能会加重微循环障碍，造成器官功能损害。近年出现的床旁直视下成像技术，如正交偏振光谱成像（orthogonal polarization spectral imaging，OPS）和旁流暗场（sidestream dark field，SDF）成像，使我们能够直接对微循环进行可视化的监测与研究。越来越多的研究向我们揭示了危重疾病状态的微循环变化及血管收缩药物对微循环的影响。

（一）去甲肾上腺素

去甲肾上腺素是治疗感染性休克患者的首选血管活性药物，它通过增加感染性休克患者外周血管阻力，从而提升血压；但关于影响微循环方面的研究不多。有研究通过 SDF 成像技术评价不同剂量去甲肾上腺素对感染性休克患者舌下微循环的影响，结果发现通过增加去甲肾上腺素输注以升高 MAP 时，灌注毛细血管密度的变化与基线灌注毛细血管密度呈负相关（R2=0.95，$p<0.000\,1$），提示使用去甲肾上腺素升高 MAP 可能并不是改善感染性休克患者微循环灌注的一个恰当方法，还有可能对部分患者有害。

为何有些感染性休克患者经积极液体复苏和血管活性药物的救治，大循环指标如血压、中心静脉压、心率等已达标；隐藏在这些所谓"正常"指标下的组织微循环障碍仍存在或恶化，细胞能量代谢失衡仍未得到有效纠正，尤其是近年来以线粒体功能障碍为核心的细胞病性缺氧（cytopathic hypoxia）仍然存在或恶化，Torgersen C 等对此进行了研究。细胞病性缺氧被认为是全身性感染（sepsis）和感染性休克的最重要的病理生理学改变之一，是导致 MODS 的重要原因。可见，使用血管收缩药物治疗感染性休克患者时不能仅仅满足于传统全身血流动力学指标的改善，还需兼顾微循环的状态是否改善。去甲肾上腺素等药物不是剂量越大越好，表面上的血压恢复正常可能是牺牲了微循环的一种舍本逐末的做法。

（二）肾上腺素

肾上腺素是儿茶酚胺和肾上腺能受体激动剂，可使血液再分布以优先保证心脏和大脑的血液供应，增加冠脉灌注压和脑灌注压，还可使室颤更容易经电除颤转复，一直是心肺复苏（cardiopulmonary resuscitation，CPR）指南推荐的首选用药，作为 CPR 首选药物应用已经超过 50 年。2020 年美国心肺复苏指南建议，在成人心脏骤停期间，每 3~5min 使用标准剂量 1mg 肾上腺素静脉注射或骨髓腔内注射。但限于伦理等原因，其用药依据多数来源于动物实验，目前尚无随机对照的临床试验来证明其标准剂量的有效性。另一方面，使用肾上腺素存在增加心肌耗氧量的风险，可能加重心肌损伤，甚至累及其他器官。有研究显示，使用肾上腺素可能导致通气／血流比例严重失衡、自主循环恢复（restoration of spontaneous circulation，ROSC）后患者的心肺功能不稳定，还可能降低存活出院率、增加远期不良神经功能预后的风险。Ristagno 等人研究发现心肺复苏时使用肾上腺素会减少微循环血流，导致脑缺血，提示肾上腺素的使用可能是导致心肺复苏后神经功能恢复差的原因之一。由此可见指南推荐的药物也绝非圣药，仍需要更多的证据验证。

儿茶酚胺类药物孰优孰劣一直存在争议，去甲肾上腺素可能存在如下副作用：①增加左室后负荷，可能降低心排量；②增加心肌耗氧量，增加心肌缺血风险，特别是冠脉循环受损患者；③细胞内钙负荷超载而出现心律失常。Debacker 等将 1 679 例心源性休克患者分为多巴胺组与去甲肾上腺素组，发现 28 天病死率虽然无差异，但多巴胺组的心律失常发生率高于去甲组（24.1% vs. 12.4%，p<0.001）。进一步亚组分析显示，多巴胺组可增加心源性休克患者的 28d 病死率（p=0.03）。推测原因可能为：多巴胺可增快心率、增加心肌耗氧，进而加重心肌缺血、伴随发生心律失常事件。因此，对心源性休克患者去甲肾上腺素要优于多巴胺。Bruno 等针对心源性休克血管活性药物的应用，进行了随机对照研究，结果表明，肾上腺素可致一过性乳酸水平升高、心率明显增快以及心律失常和胃黏膜局部灌注不良。相反，去甲肾上腺素组出现心率减慢、乳酸水平升高及 P（g-a）CO$_2$ 下降，改善全身及局部氧合。因此去甲肾上腺素联合多巴酚丁胺似乎是心源性休克患者更安全、可靠的选择。

（三）血管升压素

血管升压素由下丘脑合成，是含有精氨酸的九肽物质，因而又称之为精氨酸加压素；因具有抗利尿作用，亦被称为抗利尿激素。目前得到证实的血管升压素受体具有五个亚型，分别是 V1 受体、V2 受体、V3 受体、缩宫素受体和嘌呤能（purinergic）受体，各受体在人体器官组织的分布及相关功能不尽相同。2012 年 surviving sepsis campaign 指南，将血管升压素推荐作为感染性休克治疗的一线血管活性药物，可以在使用去甲肾上腺素的同时，使用小剂量的血管升压素（0.03U/min）或作为去甲肾上腺素的替代（GRADE 2）。随着临床应用数量的增加，血管升压素对感染性休克的作用近年受到了广泛的关注。

多个临床研究证实，血管升压素能明显改善感染性休克患者血压、改善外周血管阻力。2008 年 VASST 研究显示：在较轻的感染性休克患者中，小剂量的血管升压素组的 28d 病死率较去甲肾上腺素组降低（26.5% vs. 35.7%，p=0.05），提示小剂量血管升压素在治疗感染性休克时，休克较轻的患者效果可能更显著，早期使用可能较晚期使用效果更好。但是，VASST 研究也发现：对总体死亡率而言，血管升压素较去甲肾上腺素并无优势，有学者认为 VASST 研究中使用的血管升压素剂量过小，对结果可能产生影响。2010 年 Torgersen 等人研究发现，较大剂量（0.067U/min）的血管升压素与小剂量（0.033U/min）相比更能明显改善休克患者的血流动力学状态。因此，血管升压素的最佳剂量仍需大样本高质量 RCT 研究去探讨。

（四）休克复苏中血管活性药物使用策略

每四年左右，欧美重症医学会都会发表了"拯救脓毒症运动（SSC）：严重脓毒症和感染性休克指南更新"。该指南使用 GRADE 法则推荐分级，推荐强度分为强烈推荐和弱推荐。研究质量为"高""中""低"""非常低"，以替代以前的 ABCD 分类。证据级别依次降低："高"为证据级别最高，多为高质量 RCT 研究；"非常低"为证据级别最低，多为病例总结或专家意见。同时还加入了未分类强推荐意见，如最佳实践意见（Best Practice Statement）。指南对重症感染和感染性休克患者使用血管活性药物做出明确推荐意见，相关推荐意见具体如下：①推荐去甲肾上腺素作为首选升压药（强推荐、中等质量等级）；②为达到目标平均动脉压（MAP），建议使用去甲肾上腺素联合血管升压素（最大剂量 0.03U/min，弱推荐、中等质量证据）或者肾上腺素（弱推荐、低质量证据），或加用血管升压素（最大剂量 0.03U/min，弱推荐、中等质量证据）以降低去甲肾上腺素剂量；③建议在特定患者（如心动过速风险低且伴有绝对或相对心动过缓的患者）中使用多巴胺作为除去甲肾上腺素意外的辅助升压药（弱推荐、低质量证据）；④不推荐使用小剂量多巴胺作为肾脏保护药物（强推荐、高质量证据）；⑤在充分液体复苏且使用升压药物后仍然存在持续性低灌注的患者，建议使用多巴酚丁胺（弱推荐、低质量证据）；⑥若条件允许，建议所有使用升压药物的患者应尽快行动脉置管连续监测血压（弱推荐、极低质量证据）；从这些推荐意见的推荐强度和证据级别可以看出，休克其实是一个相当复杂的病理生理状态，不可能用某一种血管收缩药物解决多种病因、不同基础状况患者的休克问题。

三、休克复苏的集束化策略

2016 年 SSC 指南中 sepsis bundle 包括早期 3h 内和 6h 内必须完成的治疗内容。3h 内完成的内容有：乳酸测定；抗生素使用前留取血标本；使用广谱抗生素；如果有低血压或血乳酸 >4mmol/L，立即给予 30ml/kg 的晶体液进行液体复苏。6h 内完成的内容有：如经初期液体复苏后低血压仍不能纠正，即可使用血管活性药物，维持 MAP≥65mmHg；如经充分容量复苏后，动脉低血压仍持续存在（感染性休克）或初始乳酸 >4mmol/L，则需要进行 CVP 及 ScVO₂ 测量来指导治疗；重复监测乳酸水平。在 2016 年更新的指南中，把原来的 3 小时和 6 小时 Bundles 整合成一个"1 小时 Bundle"，并明确主张要立即开始复苏和治疗。其具体内容包括：

（一）测定血乳酸水平

血清乳酸水平虽然不是直接反映组织灌注的指标，但可以作为替代指标。乳酸升高可能代表了组织缺氧，也可能代表过量的 β 肾上腺素能受体刺激导致的糖酵解加速，或由于可能会导致更糟糕预后的其他病因。有随机对照试验显示，以乳酸水平为导向的复苏策略可以显著降低病死率。

如果患者的初始乳酸水平升高（>2mmol/L），应在 2~4h 内再次测量，将乳酸降至正常水平作为指导复苏的目标，将升高的乳酸水平作为组织灌注不足的标志。

（二）使用抗生素前抽取血培养

若抗生素使用得当，培养标本中的细菌会在第一剂抗生素应用后数分钟内即可被杀灭，因此必须在应用抗生素之前获得血培养标本，以便更好地识别病原菌、改善预后。至少要获取两套（需氧与厌氧）血培养标本。不应为了获取血培养标本而延迟抗生素的给药治疗。

对出现脓毒症或脓毒性休克的患者应立即开始经验性广谱抗生素治疗，即静脉注射一种或一种以上抗菌药物，以期覆盖所有可能病原菌。一旦获得病原菌培养及药敏试验结果或者确认患者并未发生感染，经验性抗感染治疗应当立即被限制或停止。

对疑似感染的早期抗感染治疗与抗生素管理之间的联系仍然是高质量脓毒症治疗的本质问题。若后来证明不存在感染，那么就不应继续进行抗感染治疗。

（三）静脉补液

早期有效的复苏对于改善脓毒症引起的组织低灌注或脓毒性休克至关重要。由于情况紧急，在确认患者存在脓毒症和 / 或伴有低血压和血乳酸升高后，应立即开始复苏，并要在 3h 内完成。指南建议，复苏早期至少静脉输注 30ml/kg（体重）的晶体液。尽管 30ml/kg 的液体容量缺乏数据支持,但最近的研究已经把这当作在复苏早期的常规做法,而且有观察研究的相关证据来支持。在脓毒症的亚组中,胶体与晶体溶液相比,没有任何明显的优势,考虑到白蛋白的费用较高,强烈支持在脓毒症和脓毒性休克患者的最初复苏阶段中使用晶体溶液。一些证据表明,患者在ICU治疗期间给予持续的液体正平衡是有害的,除了最初的复苏,在静脉液体管理中需要仔细评估患者是否存在容量反应性。

(四) 升压药的应用

使重要器官尽快恢复足够的灌注压是复苏治疗的关键部分,刻不容缓。若初始液体复苏后血压仍未恢复,则应在第1h内使用升压药使平均动脉压(MAP)≥65mmHg。感染性休克中升压药以及联用强心药/升压药的生理作用在大量文献综述中均有提及。

在此基础上,在结合其他支持措施,共同推进重症感染和感染性休克的管理。具体包括:

1. 感染病灶的处理 原发感染灶得不到及时有效的处理,单纯的抗生素治疗则达不到理想的效果。原发病灶的处理包括局部感染灶和脓肿的引流,坏死组织清除,撤除可能导致感染的人工治疗装置等。感染灶的搜寻应建立在仔细询问病史、全面细致的体格检查及必要的实验室及影像学检查基础上,依据疾病发生的过程加以判断。尽快确定感染灶和致病微生物,对初期抗生素的经验性使用及后期的目标性治疗非常重要。

2. 抗生素的应用 尽早开始抗感染治疗对重症感染患者的预后非常关键。抗生素治疗应尽可能在患者临床诊断确立后1h内启动。不能单纯因为搜寻与处理病灶而延误抗生素使用的时机。研究显示,严重感染导致低血压后1h内给予了广谱抗生素,患者的生存率可达79.9%,抗生素使用每延误1h,存活率降低7.6%。抗生素选择是否恰当与患者结局直接相关,不恰当的抗生素选择可增加10%~15%死亡率。早期经验性抗生素选择时应根据感染的部位、程度、性质及患者状态选择抗菌谱广、组织浓度高的抗生素,同时应考虑社区和院内感染的流行病学特点和患者情况,考虑是否需要覆盖阴性菌、阳性菌、真菌及病毒等微生物,同时还应考虑使用剂量、途径等。经验性使用抗生素48~72h后,应及时进行临床评价以评估

抗感染效果,并根据细菌学培养结果考虑是否需要调整抗生素。抗生素的疗程由多种因素决定,临床疗效好的敏感菌感染,一般疗程为7~10d;多重耐药菌(如非发酵菌类细菌)感染或患者病情严重或有复杂感染灶、人工植入物等感染则需适当延长疗程。定时评估疗效并结合相应的感染生物标记物,如PCT(前降下钙素原)等来及时撤除抗生素,可降低耐药菌和多药耐药菌的发生率。对于感染无缓解或加重的患者,需考虑以下原因:①感染灶未得到有效控制;②未有效覆盖可能的病原菌;③剂量是否适当。对于临床症状快速改善的患者,则需考虑能否缩短抗生素使用的疗程、依据获得的资料进行"降阶梯治疗",已避免增加耐药性的产生和减少药物副作用。

3. 器官功能支持治疗 器官功能的支持治疗是严重感染治疗中不能忽视的部分。传统的抗感染理念在"抗菌"上非常重视,强调"菌"的鉴定、"药"的敏感和"灶"的清除。但却对"救命"的早期液体复苏和"治病"的重要器官功能支持认识不足,忽略了感染本质上是微生物与机体间相互作用所产生的炎症反应过程。各脏器功能既在此过程中受到损伤,其功能的发挥又对细菌的清除、免疫反应的调控及稳态维持至关重要。重症感染的ICU治疗策略在传统理念的基础上更强调对机体器官功能监测与支持,以顺应和支持机体在这一复杂过程中应对感染的自我保护、自我抵抗机制。近十余年来严重感染患者的死亡率从居高不下的局面开始逐步下降,有力。

(隆　云　汤　铂)

参 考 文 献

[1] Shankar-Hari M, Phillips GS, Levy ML, et al. Developing a New Definition and Assessing New Clinical Criteria for Septic Shock: For the Third International Consensus Definitions for Sepsis and Septic Shock (Sepsis-3) [J]. JAMA, 2016, 315: 775-787.

[2] Marik PE, Baram M, Vahid B. Does central venous pressure predict fluid responsiveness? A systematic review of the literature and the tale of seven mares [J]. Chest, 2008, 134: 172-178.

[3] Weil MH, Henning RJ. New concepts in the diagnosis and fluid treatment of circulatory shock [J]. Thirteenth

annual Becton, Dickinson and Company Oscar Schwidetsky Memorial Lecture. Anesth Analg, 1979, 58: 124-132.

[4] Pinsky MR. Combining Functional Hemodynamic Measures to Increase Precision in Defining Volume Responsiveness[J]. Crit Care Med, 2017, 45: 558-559.

[5] Monnet X, Pinsky MR. Predicting the determinants of volume responsiveness[J]. Intensive Care Med, 2015, 41: 354-356.

[6] Mesquida J, Gruartmoner G, Ferrer R. Passive leg raising for assessment of volume responsiveness: a review[J]. Curr Opin Crit Care, 2017, 23: 237-243.

[7] Orso D, Paoli I, Piani T, et al. Accuracy of Ultrasonographic Measurements of Inferior Vena Cava to Determine Fluid Responsiveness: A Systematic Review and Meta-Analysis [J]. J Intensive Care Med, 2018: 885066617752308.

[8] Rivers E, Nguyen B, Havstad S, et al. Early goal-directed therapy in the treatment of severe sepsis and septic shock[J]. N Engl J Med, 2001, 345: 1368-1377.

[9] Nguyen HB, Jaehne AK, Jayaprakash N, et al. Early goal-directed therapy in severe sepsis and septic shock: insights and comparisons to ProCESS, ProMISe, and ARISE[J]. Crit Care, 2016, 20: 160.

[10] Finfer S, Bellomo R, Boyce N, et al. A comparison of albumin and saline for fluid resuscitation in the intensive care unit[J]. N Engl J Med, 2004, 350: 2247-2256.

[11] Bulger EM, May S, Kerby JD, et al. Out-of-hospital hypertonic resuscitation after traumatic hypovolemic shock: a randomized, placebo controlled trial[J]. Ann Surg, 2011, 253: 431-441.

[12] Beck V, Chateau D, Bryson GL, et al. Timing of vasopressor initiation and mortality in septic shock: a cohort study[J]. Crit Care, 2014, 18(3): R97.

[13] Sennoun N, Montemont C, Gibot S, et al. Comparative effects of early versus delayed use of norepinephrine in resuscitated endotoxic shock[J]. Crit Care Med, 2007, 35(7): 1736-1740.

[14] Ristagno G, Tang W, Huang L, et al. Epinephrine reduces cerebral perfusion during cardiopulmonary resuscitation[J]. Crit Care Med, 2009, 37(4): 1408-1415.

[15] De Backer D, Biston P, Devriendt J, et al. Comparison of dopamine and norepinephrine in the treatment of shock[J]. N Engl J Med, 2010, 362(9): 779-789.

[16] Levy B, Perez P, Perny J, et al. Comparison of norepinephrine-dobutamine to epinephrine for hemodynamics, lactate metabolism, and organ function

variables in cardiogenic shock. A prospective, randomized pilot study[J]. Crit Care Med, 2011, 39(3): 450-455.

[17] Russell JA, Walley KR, Singer J, et al. Vasopressin versus norepinephrine infusion in patients with septic shock[J]. N Engl J Med, 2008, 358(9): 877-887.

[18] Torgersen C, Luckner G, Schroder DC, et al. Concomitant arginine-vasopressin and hydrocortisone therapy in severe septic shock: association with mortality[J]. Intensive Care Med, 2011, 37(9): 1432-1437.

[19] Polito A, Parisini E, Ricci Z, et al. Vasopressin for treatment of vasodilatory shock: an ESICM systematic review and meta-analysis[J]. Intensive Care Med, 2012, 38(1): 9-19.

[20] Vincent JL, De Backer D. Circulatory shock[J]. N Engl J Med, 2013, 369(18): 1726-1734.

[21] Serpa NA, Nassar AJ, Cardoso SO, et al. Vasopressin and terlipressin in adult vasodilatory shock: a systematic review and meta-analysis of nine randomized controlled trials[J]. Crit Care, 2012, 16(4): R154.

[22] Lakhal K, Ehrmann S, Runge I, et al. Tracking hypotension and dynamic changes in arterial blood pressure with brachial cuff measurements[J]. Anesth Analg, 2009, 109(2): 494-501.

[23] Monnet X, Rienzo M, Osman D, et al. Passive leg raising predicts fluid responsiveness in the critically ill [J]. Crit Care Med, 2006, 34(5): 1402-1407.

[24] A Lafanechère 1, F Pène, C Goulenok, et al. Changes in aortic blood flow induced by passive leg raising predict fluid responsiveness in critically ill patients[J]. Crit Care, 2006, 10(5): R132.

[25] Yealy DM, Kellum JA, Huang DT, et al. A randomized trial of protocol-based care for early septic shock[J]. N Engl J Med, 2014, 370(18): 1683-1693.

[26] Peake SL, Delaney A, Bailey M, et al. Goal-directed resuscitation for patients with early septic shock[J]. N Engl J Med, 2014, 371(16): 1496-1506.

[27] Mouncey PR, Osborn TM, Power GS, et al. Trial of early, goal-directed resuscitation for septic shock[J]. N Engl J Med, 2015, 372(14): 1301-1311.

第四节　辅助治疗措施

感染性休克是脓毒症(sepsis)最严重的表现形式,为全世界医疗卫生系统带来极大疾病负担。每年约有千分之一的患者因脓毒症入院,感染性休克在ICU患者中的发病率约为10%。脓毒症和感染性休克的病死率分别为 20% 和 50%。而脓毒症患者即使能够出院，其 5 年病死率也高达 80%。此外，脓毒症幸存者中，约有 50% 的患者远期表现为认知功能减退。近年来，人们致力于改善脓毒症患者预后。尽管目前已在抗感染治疗及综合治疗方面取得明确进展，但拯救脓毒症运动（Surviving Sepsis Campaign, SSC）指南仍强调了有效的辅助治疗措施的欠缺。本章节将对严重感染及感染性休克的辅助治疗措施予以总结。

一、激素

激素在感染性休克中的应用一直是研究及争议的热点。重症患者存在影响垂体轴的内分泌系统变化。在应激状态下，机体分泌大量皮质醇；在严重感染情况下，由于肝肾降解酶的活性减弱，皮质醇分解减少。上述两种机制共同导致皮质醇与 ACTH 浓度的比值异常升高，这种现象叫做 ACTH- 皮质醇分离。尽管皮质醇水平升高，但脓毒症患者存在皮质醇抵抗现象，称为皮质功能不全。2008 年，学者们将这一现象定义为危重症相关皮质醇不足（critical illness related corticosteroid insufficiency, CIRCI）。其特征表现为液体复苏效果不佳的顽固性低血压，常伴有谵妄、昏迷，实验室检查提示低血糖、低钠血症、高钾血症、代谢性酸中毒和嗜酸细胞增多。尽管目前尚无确定性诊断试验，但随机血浆皮质醇水平通常低于 $10\mu g/dl$，注射 $250\mu g$ ACTH 后 60min 复测皮质醇水平升高幅度低于 $9\mu g/dl$。因此，早期应用小剂量氢化可的松替代治疗可以逆转 CIRCI，进而改善患者预后。

传统的感染性休克治疗中认为小剂量激素可以缩短休克时间、缩短 ICU 住院时间，有可能改善患者的发病率及死亡率，但近年来的大规模随机研究未能对此加以证实，因而小剂量激素对重症感染的治疗价值仍需进一步的研究。近期发表的 APPROCHS 研究结果表明，氢化可的松治疗可以使难治性感染性休克患者的生存获益（43% vs. 49.1%）；说明有益的效果可能在难治性感染性休克患者中更易得到体现。经充分液体复苏及血管活性药物治疗后，患者血流动力学能够恢复稳定者不建议静脉应用氢化可的松。如果无法维持稳定的血流动力学指标，应考虑静脉应用氢化可的松，以补充可能存在的继发性皮质功能不全所致的皮质激素缺乏。此时可考虑给予生理需要量的激素补充，且不需要进行 ACTH 刺激试验。可使用氢化可的松 200mg/d，持续静脉滴注，休克改善后，激素即应逐渐减量。对于激素的应用，没有固定的持续时间、逐渐减量和突然停药的临床指导方案之间的比较研究。SSC 指南建议在不需要升压药物时逐渐减量。

未来对激素应用的主要方向是逐步明确可以从激素治疗中获益的人群。2019 年新发布的 VANISH 随机试验确定两种基于转录组学的脓毒症反应信号（transcriptomic sepsis response signatures, SRSs），SRS1 是相对免疫抑制，SRS2 是相对免疫亢进；结果发现感染性休克患者发病时转录组学指标与激素疗效相关，激素可以增加免疫亢进型的 SRS2 亚组病死率。维生素 C（抗坏血酸）具有强大的抗氧化特性，是内源性儿茶酚胺和加压素生物合成中重要的酶辅助因子，可以通过改善巨噬细胞和 T 细胞免疫来增强宿主防御机制。尽管定期补充维生素 C，危重患者的维生素 C 水平仍然极低。在感染性休克患者中，尽管通过肠内营养或者肠外营养达到目标摄入量，但维生素 C 缺乏仍较为常见。在 I 期临床研究中，高剂量维生素 C 可以减轻严重脓毒症患者的器官衰竭和促炎血浆生物标志物，且无副作用。也有报道显示，维生素 C 可显著降低血管加压药物的需求量。维生素 B_1（硫胺素）在碳水化合物代谢和能量产生中起着重要作用。感染性休克患者常见绝对或相对的硫胺素缺乏症，这种缺乏可能表现为原因不明的乳酸酸中毒。既往研究表明静脉注射硫胺素可降低诊断为硫胺素缺乏症患者的乳酸水平和死亡率。此外，静脉注射硫胺素也可能与感染性休克患者肾脏替代治疗的需求减少和肾功能改善有关。因此，对于难治性感染性休克的患者，建议每日给予维生素 C 和硫胺素，达到峰浓度，直到休克纠正。由于两种药物之间存在协同作用，联合使用可能更加有效。近期一项研究表明，静脉使用氢化可的松、维生素 C 和硫胺素联合治疗可以显著减少器官衰竭、血管加压药物支持的持续时间和患者病死率。对于激素与维生素 C 和硫胺素联用效果的临床研究确认，也是未来激素应用的方向。

最近指南推荐,经充分液体复苏和血管活性药物使用后即可以维持稳定的血流动力学指标(同初始液体治疗目标)的患者不应再给予激素治疗。只有在上述干预的情况下血流动力学指标依然不稳定者才考虑应用皮质类固醇激素,以补充可能存在的"继发性皮质功能不全"所致的皮质激素"缺乏"。此时可考虑给予"生理需要量"的激素补充,且不需要进行 ACTH 刺激试验。可使用氢化可的松 200mg/d,持续静脉滴注,休克改善后,激素即应逐渐减量。

二、血液制品的使用

对于严重感染或感染性休克的患者何时需要输注红细胞,TRISS 试验和 ProCESS 试验的研究结果表明,70~75g/L 与 90~100g/L 相比,二者对于感染性休克患者的 90d 死亡率相当。因此,如果无心肌缺血、严重低氧血症或急性出血等情况,只有在血红蛋白浓度低于 70g/L 时才考虑输注红细胞。目前还没有关于促红细胞生成素在脓毒症患者中的临床试验数据,一般重症患者使用促红细胞生成素也没有发现对死亡率构成影响,但可能会增加血栓事件的风险,所以不推荐使用促红细胞生成素来纠正脓毒症相关性贫血。关于新鲜冰冻血浆,目前尚无针对脓毒症患者的 RCT 研究。基于专家意见,若无出血或计划进行侵入性操作,不建议使用新鲜冰冻血浆纠正凝血功能。对于血小板减少的严重感染或感染性休克的患者目前也没有相关的 RCT 研究。若血小板计数 $<10 \times 10^9/L$,即使没有出血征象,也建议预防性输注血小板;如果患者有较高的出血风险,血小板计数 $<20 \times 10^9/L$ 即需要预防性输注血小板;对于活动性出血、需要进行外科手术或侵入性操作的患者,建议将血小板计数提升到 $\geq 50 \times 10^9/L$ 以减少出血风险。

三、免疫干预治疗

针对严重感染或感染性休克的全身炎症反应进行免疫调控,一直是临床与基础研究的热点。静脉输注免疫球蛋白对毒素介导的严重感染和感染性休克患者具有免疫学效益,存在生物学合理性。然而,自 2012 年 SSC 指南发布以来,并没有新的有关静脉输注免疫球蛋白的 RCT 研究。一些荟萃分析未能证实其存在益处。因此,目前指南并不建议在 Sepsis 或感染性休克的患者中给予静脉输注免疫球蛋白的治疗;但也有专家学者认为还需要进一步的临床试验来证实免疫球蛋白能否使感染性休克患者获益。其他可以抑制炎症反应或提高机体免疫功能的药物也未能在临床研究中获得确定性的结果。由于目前的技术和指标很难准确地判定患者的免疫功能状态,因此难于对患者开展合适的免疫功能调控。

四、抗凝治疗

抗凝血酶血浆活性降低与脓毒症患者弥散性血管内凝血的发生有关。但Ⅲ期临床试验结果表明患者死亡率之间无显著统计学差异。此外,使用抗凝血酶还与增加患者的出血风险有关。尽管伴有弥散性血管内凝血的脓毒症患者的亚组分析显示,接受抗凝血酶的患者存活率更高,但是这一结论仍需要未来的研究加以进一步证实。因此,对于脓毒症及感染性休克患者,不建议使用抗凝血酶治疗。对于重组可溶性血栓调节蛋白,一项脓毒症伴弥散性血管内凝血患者的Ⅲ期 RCT 研究正在开展,尚需等待其结果。对于肝素而言,系统综述显示其潜在的生存率优势而不会增加大出血风险,但其整体作用仍需等待未来的 RCT 研究数据予以证明。因此 SSC 指南对血栓调节蛋白或者肝素的使用,无推荐意见。在弥散性血管内凝血和怀疑终末器官微血栓形成的情况下,并且在没有绝对禁忌证的情况下,可以静脉应用低剂量肝素。重组活化蛋白 C 在 2004 和 2008 版 SSC 指南中有推荐,但由于 PROWESS-SHOCK 试验未发现其在成人感染性休克患者中的有效性,因而已经退市。

五、机械通气治疗

严重感染或感染性休克患者并发急性呼吸窘迫综合征(acute respiratory distress syndrome, ARDS)比例很高,约为 25%~45% 不等,其死亡率超过 40%,需要机械通气治疗。机械通气应遵循肺保护性通气策略。成人脓毒症诱导的 ARDS 患者推荐按理想体重给予 6ml/kg 的潮气量,而不是 12ml/kg 的潮气量,以保证严重 ARDS 患者的平台压小于 30cmH$_2$O。建议高 PEEP 用于成人脓毒症诱导的严重 ARDS 患者。建议肺复张手法用于成人脓毒症诱导的严重 ARDS 患者。对成人脓毒症诱导的严重 ARDS 患者且 $PaO_2/FiO_2<150mmHg$ 者推荐俯卧位，而不是仰卧位。成人脓毒症诱导的 ARDS 患者不建议使用高频振荡通气。对脓毒症相关性 ARDS 的无创通气目前没有推荐意见。若成人脓毒症诱导的严重 ARDS 患者 $PaO_2/FiO_2<150mmHg$，建议神经肌肉阻滞剂应用≤48h。在必须使用肌松剂的情况下，无论是间断给予还是持续应用，都需要采用恰当的方法密切监测肌松程度。由于肌松剂可能导致脱机困难，应避免对于不伴有 ARDS 的严重感染患者应用肌松剂。成人脓毒症诱导的 ARDS 患者若无支气管痉挛，不建议使用 β2 受体激动剂。成人脓毒症诱导的非 ARDS 的呼吸衰竭患者建议使用低潮气量通气。机械通气的脓毒症患者建议床头抬高 30°~45° 以减少反流误吸，防止呼吸机相关性肺炎的发生。机械通气的脓毒症患者撤机前应达到以下条件：血流动力学稳定，无新的患病危险因素，较低的通气条件和 PEEP 水平，所需吸氧浓度可以通过面罩或鼻导管吸氧实现；对于达到这些条件的患者，建议进行自主呼吸试验，以指导尽快脱机。对可耐受脱机的机械通气的脓毒症呼吸衰竭患者推荐建立脱机规范流程。

此外，对于接受机械通气的严重感染患者，无论是持续还是间断的镇痛、镇静治疗，均应尽可能维持最低限度的镇静程度，并依据患者情况和治疗措施随时调整以达到合适的目标。不伴有 ARDS 的严重感染患者应避免应用肌松剂，因其易导致脱机困难。在必须使用肌松的情况下，无论是间断给予还是持续输注，都需要采用恰当的方法密切监测肌松程度。针对早期脓毒症相关 ARDS 患者和 $PaO_2/FiO_2<150mmHg$ 时，肌松剂使用最好不超过 48h。

六、镇静与镇痛

镇静药物通过心肌抑制和全身血管扩张加剧低血压的过程，微循环血流也可能因此受损加重。目前的 SSC 指南建议最小化、间断的镇静。对于接受机械通气的严重感染患者，无论是持续还是间断的镇静镇痛治疗，建议均应维持最低限度的镇静程度，随时根据患者情况和治疗措施进行调整以达到合适的目标。感染性休克的患者由于脓毒性脑病而意识水平下降，因此镇静需求往往低于一般 ICU 脓毒症人群。另外，肝脏代谢和肾脏清除率的降低可能导致休克患者中镇静剂的累积。对于难治性感染性休克患者，应将其镇静作用降至最低；在需要镇静的情况下，基于以阿片类药物为主镇痛优先方案，结合低剂量丙泊酚滴定到指定的目标镇静评分。

七、血糖控制

既往研究认为，积极控制血糖可以显著降低感染、呼吸机依赖、急性肾功能不全、高胆红素血症、胆汁淤积、多脏器功能衰竭等并发症的发生，甚至可以显著降低重症患者 ICU 住院病死率。但后续研究发现，采用"强化胰岛素治疗"严格控制感染患者血糖水平并不能改善其相关的临床结局，而且反而因其有更高的低血糖风险导致死亡风险增加。因此，目前指南强调，对 ICU 严重感染或感染性休克患者，建议使用基于规范流程的血糖管理方案，若两次血糖 >180mg/dl 则启用胰岛素治疗，目标是血糖上限≤180mg/dl，而不是≤110mg/dl。治疗初始需每 1~2h 实施血糖监测，直到血糖水平及胰岛素剂量达到稳定，随后延长为每 4h 监测血糖。应谨慎解读床旁毛细血管血糖值，因为这种测量方法可能无法准确地估计动脉血或血浆的血糖水平。若患者有动脉置管，建议使用动脉血而非毛细血管血进行血糖监测。此外，有研究发现控制血糖波动幅度（血糖变异度）也许比控制血糖水平更具有临床意义。

八、肾脏替代治疗（renal replacement therapy，RRT）

尽管有许多非随机研究报道使用连续肾脏替代治疗（continuous renal replacement therapy，CRRT）有改善生存率的趋势，但两项荟萃分析均表明接受 CRRT 和间断肾脏替代治疗（intermittent renal replacement therapy，IRRT）的患者在院内死亡率方面没有显著差异。即使仅分析 RCT 研究的结果，仍未得出 CRRT 和 IRRT 孰优孰劣的结论。迄今为止，数个相关的前瞻性随机对照试验发现 CRRT 与 IRRT 死亡率之间无显著差异，而连续治疗组的死亡率甚至更高,原因在于不平衡的随机化分组导致连续治疗组的疾病严重性更高。如果使用多变量模型来调整疾病的严重程度时,各组之间的死亡率无显著差异。大多数比较 RRT 在危重症患者中的研究均存在偏倚风险,例如随机化失败、研究期间修改治疗方案、CRRT 类型不同、受试者群体不同等。最近一项大规模 RCT 共入组 360 名患者,发现 CRRT 与 IRRT 组之间的生存率无显著差异。综上所述,若严重感染或感染性休克的患者合并急性肾损伤需要 RRT,CRRT 和 IRRT 均可,其短期生存率无显著差异。然而,目前尚无 RCT 评价 CRRT 和 IRRT 对血流动力学稳定性方面的影响。有两项前瞻性试验报道 CRRT 具有更好的血流动力学稳定性,但不能改善组织灌注和生存率。也有研究并未发现 CRRT 和 IRRT 对平均动脉压和收缩压的下降具有统计学差异。但有研究发现 CRRT 在容量平衡的管理上有明显的优势。因此,血流动力学不稳定的严重感染患者建议使用 CRRT 进行液体平衡的管理。在目前的文献综述中,RCT 的研究结果提示 CRRT 剂量对脓毒症急性肾损伤患者的死亡率并无显著影响。美国的急性肾衰竭试验网络和澳大利亚/新西兰的 RENAL 研究也没有提示高剂量肾脏替代的好处。现有的脓毒症患者相关的 RCT 的荟萃分析也没有表现出剂量和死亡率之间的任何显著关系。尽管目前没有证实标准剂量与高剂量血液滤过相比的生存获益,但在难治性感染性休克中,目前主流观点认为应以高剂量开始早期血液滤过,这有助于快速控制和纠正代谢性酸中毒、降低血管加压药物的需求,并改善心输出量。高剂量血液滤过与不良反应之间无显著相关性,但必须考虑适当的抗生素剂量、维生素及微量元素的补充。关于 RRT 的时机问题,2016 年发表的两项相关的 RCT 结果表明,早期 RRT 治疗增加了死亡率,增加透析的使用和中心静脉导管的感染率。在这两项 RCT 中,RRT 的入组标准和开始时间并不相同,但早期 RRT 确实存在潜在的危害性,例如中心静脉导管感染,同时,治疗效果和成本似乎不能满足预期。因此,脓毒症患者出现肌酐升高或少尿等急性肾损伤表现时,若无明确透析指征则不建议使用 RRT。

九、碳酸氢钠的使用

尽管碳酸氢钠在治疗 ARDS 患者限制潮气量相关的高碳酸血症等情况下可能有效,但尚无证据支持使用碳酸氢钠治疗脓毒症所致的低灌注和高乳酸血症。两项双盲交叉 RCT 在乳酸酸中毒患者中比较等渗盐水和碳酸氢钠的治疗效果,结果并未显示血流动力学变化或血管活性药物剂量需求的统计学差异。但在这些研究中,pH<7.15 的患者数量很少,并且患者并非都存在感染性休克,也有肠系膜缺血等其他疾病。使用碳酸氢钠会导致高钠血症、液体过负荷、血清钙离子减少、乳酸和二氧化碳分压升高,而这些因素是否影响预后尚未明确。在 pH 较低的情况下,碳酸氢钠的使用是否会对血流动力学和血管活性药物造成影响,进而影响临床预后,目前尚未明确。因而,如果因低灌注导致患者乳酸酸中毒时,若 pH≥7.15,应积极优化液体治疗,处理原发病,改善组织灌注;不建议使用碳酸氢钠来改善血流动力学或者减少血管活性药物的剂量。

十、静脉血栓预防

ICU 患者静脉血栓栓塞症风险较高,其中,深静脉血栓发生率可高达 10%,而肺栓塞发生率约为 2%~4%。严重感染或感染性休克患者常伴有高凝状态,加上镇静镇痛治疗、肢体制动和体位约束等原因,更容易发生深静脉血栓,甚至出现肺栓塞。血管活性药物的应用也是 ICU 获得性深静脉血栓的独立危险因素。对于没有抗凝禁忌的患者,推荐使用肝素或者低分子肝素进行静脉血栓栓塞症(venous thromboembolism,VTE)的预防。如果没有低分子肝素的禁忌证,推荐低分子肝素而不是普通肝素用于 VTE 的预防。任何情况下都建议药物联合机械措施预防 VTE。当药物预防存在禁忌证(如血小板减少症、严重凝血病、活动性出血以及近期颅内出血史等)时,建议使用机械性 VTE 预防。尽管当前抗凝治疗的进展颇多,但在重症患者中的应用经验较少,因此指南并没有对其他新型抗凝药物的应用提供意见。

十一、应激性溃疡的预防

应激性溃疡与危重患者的预后密切相关。其发生机制尚不明确,一般认为与抗胃酸保护性机制、胃黏膜低灌注、胃酸产生增加及消化道氧化应激损伤有关。机械通气超过48h和凝血病是危重症患者消化道出血的最强临床预测因素。危重症患者消化道出血的发生率约为2.6%,预防在危重症患者中尤为重要。尽管目前尚无专门针对脓毒症与感染性休克患者应激性溃疡的RCT研究数据,但其他研究发现该人群容易发生消化道出血。因此,严重感染或者感染性休克的患者若存在消化道出血的危险因素(如凝血病、机械通气超过48h、低血压等),推荐进行应激性溃疡的预防。当存在应激性溃疡预防指征时,建议使用质子泵抑制剂或H₂受体阻断剂。无消化道出血危险因素的患者不推荐进行应激性溃疡预防治疗。对于没有出血风险的患者则不应该给予质子泵抑制剂,以减少VAP以及艰难梭菌感染的风险。

十二、营养支持

严重感染会破坏肠道上皮和微生物群之间的互利平衡,进而导致多器官功能障碍的产生和延续。脓毒症时细胞因子的释放直接阻碍肠肌细胞功能,抑制肠神经肌肉传递,导致胃肠激素失调,引起肠水肿的形成。除了这些"内在"机制外,休克时胃肠功能障碍的主要"外在"危险因素是使用具有血管收缩作用的药物,如儿茶酚胺或血管升压素。虽然休克本身会导致血液从肠道重新分布,血管活性药物的频繁使用增强内脏血管收缩,这可能因使用的休克类型或血管活性剂而异。此外,血管活性物质对内脏总血流的影响可能不能代表个体内脏器官的变化。在危重症的急性期,营养支持选择肠内途径还是肠外途径的决定主要取决于胃肠道的功能,但是,个体的代谢耐受性应决定常量营养素的摄入。在很大程度上基于啮齿类动物的实验,肠内营养的益处与各种积极的生理(非营养)对胃肠道功能的影响有关,包括维持肠道结构、功能和肠道激素完整性和减轻肠道内氧化应激的机制。因此,血流动力学稳定后的早期肠内营养被认为是通过稳定肠道作为脓毒症所致器官功能障碍来改善预后的。然而,对肠内营养途径的热衷很大程度上忽略了啮齿动物和人类的胃肠道有很大差异这一事实。此外,外源性底物供应的肠外途径也有利于肠道健康:肠外营养支持肠细胞的更新速度,增加肠蛋白合成速度,并通过直接提供基质到隐窝来降低凋亡率。此外,即使经过数周的完全肠外营养,也未观察到人类肠道蛋白含量、肠细胞增殖或微绒毛形态的显著变化。相反,积极的肠内营养既不能阻止肝脏脂肪含量的显著增加,也不能阻止持续的蛋白质分解代谢。然而,与营养供应途径无关,所提供的常量营养素的数量和类型可能对自噬和炎症反应的活性很重要。

对于严重感染和感染性休克患者,目前指南仍强调的是肠内营养的重要性。能够肠内营养的重症患者不建议早期单纯肠外营养或肠外联合肠内营养(除非启动的是早期肠内营养)。对不可早期肠内营养的脓毒症或感染性休克危重患者,反对在前7天内单纯肠外营养或联合肠内营养(除非启动的是葡萄糖输注与可耐受的肠内营养)。对能耐受肠内营养的脓毒症或者感染性休克患者建议早期启动肠内营养,而非禁食或单纯输注葡萄糖。对脓毒症或者感染性休克的重症患者,早期低喂养与早期足量肠内营养均可;若初始的喂养模式为早期低喂养,则需根据患者的耐受度增加肠内营养量。对脓毒症或者感染性休克的重症患者不建议使用ω-3脂肪酸增强免疫。对脓毒症或者感染性休克的非外科重症患者不建议常规检测胃残余量,但对不耐受喂养或存在反流性误吸的高风险者,建议监测胃残余量。对脓毒症或者感染性休克的喂养不耐受的危重患者,建议使用促胃肠动力药物。对喂养不耐受或者存在反流误吸高风险的脓毒症或者感染性休克患者建议留置幽门后喂养管。虽然静脉补充硒等某些微量元素能改善重症感染患者可能存在的硒缺乏,有利于对抗氧自由基的损伤作用,但使用硒剂治疗严重感染或感染性休克尚未得到明确的循证医学证据支持,目前指南对脓毒症或者感染性休克患者不推荐使用静脉补硒。同样,在免疫营养方面,目前SSC指南不建议使用精氨酸,不推荐使用谷氨酰胺。对脓毒症或者感染性休克患者使用卡尼汀没有建议。并不建议使用含有特殊免疫调节作用添加剂的营养配方。对于血流动力学不稳定的患者,最新指南一致建议谨慎提供肠内营养。2016 年,重症监护医学会和美国肠外营养学会的指南和肠内营养建议,在患者完全复苏之前应保留肠内营养;如果存在血流动力学不稳定,则不应使用肠内途径。本建议适用于低血压患者,这些患者正在启动血管活性药或正性肌力药支持,或必须增加以维持足够的灌注压力或心输出量。在低而稳定剂量血管活性药物支持的患者中,可能需要谨慎提供肠内营养,但如果出现肠缺血的早期症状(腹胀、麻痹性肠梗阻的症状、呕吐/胃残余增加或包括乳酸酸中毒在内的酸碱紊乱),则应立即停止提供肠内营养。感染性休克患者在复苏完成前也应保留肠内营养;对于感染性休克急性期的患者,不推荐完全的肠外营养或联合肠内营养。SSC 指南提出了同样的建议。欧洲重症监护医学协会(ESICM)2017 年《危重病人早期肠内营养实践指南》建议对接受血管活性药或强心药并且灌注未达标的未能控制的休克患者延迟进行肠内营养治疗。一旦休克得到控制,就应立即启动低剂量的肠内营养支持治疗。由于早期肠内营养是本指南的重点,除了在一般危重病人中使用早期肠内营养而不是早期肠外营养或延迟肠内营养建议外,没有对肠内营养与肠外营养的比较提出任何建议。最近,欧洲临床营养与代谢学会(ESPEN)更新了他们关于危重病人医学营养治疗的指南。ESPEN 指南引用了 ESICM 专家组定义的肠内营养禁忌,包括休克、未控制的低氧血症、酸中毒和肠缺血等。ESPEN 建议,当休克未控制,血流动力学和组织灌注目标未达标时,不要使用肠内营养。根据 ESICM 指南,只有在休克由液体和血管活性药物控制的情况下,才推荐低剂量的肠内营养。强调在肠内营养期间需要密切监测胃肠功能,以避免遗漏肠缺血的迹象和症状。NUTRIREA-2 的结果可能影响了后一项建议的制订。值得注意的是,ESPEN 并没有明确指出早期肠外营养与早期肠内营养在休克患者中的作用。

(隆 云 张佳慧)

参 考 文 献

[1] Rhodes A, Evans LE, Alhazzani W, et al. Surviving Sepsis Campaign: international guidelines for management of sepsis and septic shock: 2016 [J]. Intensive Care Med, 2017, 43: 304-377.

[2] Nandhabalan P, Ioannou N, Meadows C, et al. Septic shock: our pragmatic approach [J]. Crit Care, 2018, 22(1): 215.

[3] Kyriazopoulou E, Giamarellos-Bourboulis EJ. Pharmacological management of sepsis in adults with a focus on the current gold standard treatments and promising adjunctive strategies: evidence from the last five years [J]. Expert Opin Pharmacother, 2019, 20(8): 991-1007.

[4] Annane D. Adjunctive treatment in septic shock: What's next? [J]. Presse Med, 2016, 45(4 Pt 2): e105-109.

第五节 感染性心肌病的诊断和治疗

感染性心肌病(sepsis-induced cardiomyopathy, SIC)是一种可逆性的心肌功能障碍,发生于脓毒症或感染性休克的基础上。SIC 在患病之前并不存在,随着危重病的发生而出现,又随着危重病的治愈而迅速恢复。

脓毒症(sepsis)是感染引起的全身炎症反应失控而导致的可危及生命的器官功能不全。脓毒症患者可出现全身各个器官的功能损害,约 50% 脓毒症患者出现不同程度的心肌抑制,而一旦并发 SIC,其病死率可增加 2~3 倍。研究发现危重病患者发生 SIC 的死亡率与发生心肌梗死的死亡率相当,均高于肌钙蛋白正常的患者。与肌钙蛋白正常的危重患者相比,出现 SIC 的患者发生低血压的比例、需要机械通气的比例以及平均 ICU 滞留时间均显著增加。

一、SIC 的概念及认识过程

1984 年帕克等人首先报道了这样一类疾病,他们发现在部分感染性休克的患者中出现了明显的心肌功能障碍,主要表现为射血分数的下降和左心室舒张末期容积的增加,这种变化起病急骤,症状明显,但随着脓毒症的好转可在7~10d内完全恢复。不同的研究发现脓毒症患者SIC的发病率不尽相同,最高的可达44%,SIC的出现会导致患者住院时间延长,住院费用增加,并会导致病死率明显增加,统计显示并发SIC的脓毒症患者死亡率是无SIC脓毒症患者的2~3倍。迄今为止,对于SIC仍无明确及统一的定义,但是SIC有三个重要特征:①左心室扩张。但不同于传统的心肌病,虽然其左心室舒张末期容积明显增加,但充盈压正常或降低,这可能是因为左心室的顺应性增加导致的。②射血分数下降。由于左心室舒张末期容积的增加,射血分数的下降并不代表每搏输出量一定下降,有研究发现,SIC时虽然射血分数下降,但部分患者的每搏输出量是正常的,有的甚至是升高的。③如脓毒症好转,心脏病变会在7~10d内恢复正常。在SIC的诊断中前面两点是非常重要的,而且容易通过心脏超声检测到。所以,在SIC的诊断中,心脏超声是必不可少的检查。

二、SIC 的发病机制

SIC的发病机制极其复杂,早期研究集中在冠状动脉灌注不足引起的心肌缺血。现在研究发现SIC的发生既不是由于某支冠脉流域大量心肌细胞坏死,导致左心室收缩和/或舒张失协调所致,也不是由于慢性心肌劳累无力的急性恶化。目前观点认为,脓毒症心肌病是Sepsis/MODS过程中的一个环节,它与Sepsis/MODS中其他器官功能障碍的发生具有相似的机制。作为Sepsis/MODS过程中的靶器官之一,炎症反应不仅直接损伤心肌,还通过影响心肌细胞的线粒体功能、心脏的肾上腺素受体、心肌细胞钙离子转运、心肌细胞凋亡以及心脏微循环等环节,导致心功能障碍。脓毒症心肌功能障碍的发病机制主要包括:①心肌抑制物;②心肌能量代谢障碍;③氧自由基;④钙超载及钙失衡;⑤心肌肾素-血管紧张素系统等,许多因素共同作用引起心肌结构和功能异常。

(一)心肌抑制物

1. 细菌毒素的直接作用 脓毒症时细菌毒素会成为血循环中的心肌抑制物,细菌产生的毒素通过内源性物质如自由基、细胞因子等介导损伤,直接作用于心肌细胞,其毒性与内毒素剂量成正比。实验研究发现给予实验鼠内毒素注射,可引起大鼠心肌收缩力明显下降。

2. 炎性因子 脓毒症细菌毒素入血后刺激单核-巨噬细胞、中性粒细胞、淋巴细胞等多种免疫细胞,激活机体免疫应答,释放多种心肌抑制因子如肿瘤坏死因子(TNF-α)、白介素1(IL-1)、白介素6(IL-6)等。TNF-α可直接或间接造成心肌损伤,引起心肌细胞凋亡、心肌收缩和舒张障碍,使用TNF-α抗体的治疗可以明显改善左心室功能而不改变左室的充盈压。IL-1是另一重要的心肌抑制因子,由机体免疫细胞受TNF-α刺激后产生,抑制心肌收缩力,且二者有协同作用。IL-6亦参与急性期脓毒症心肌的损伤,脑膜炎球菌性脓毒症患者血中单核细胞IL-6表达增加与心功能改变程度相一致。最近研究发现SIC患者中血清组胺浓度明显增高,提示组胺有可能参与了SIC的发病。

3. 一氧化氮(NO) NO在脓毒症中可致血管舒张、线粒体呼吸功能抑制和释放促炎细胞因子,高浓度的NO也可诱导心肌细胞凋亡导致心功能不全。研究表明,在SIC患者中使用一氧化氮合酶抑制剂可以使受到损害的心肌细胞功能部分恢复,表现为可以明显增加心肌收缩力,增加平均动脉压和外周血管阻力,减少血管活性药物的使用。

(二)心肌能量代谢障碍:线粒体损伤

线粒体是心肌能量代谢的主要场所。脓毒症时,心肌线粒体呼吸功能紊乱,使其氧化磷酸化受损,三磷酸腺苷合成减少,诱发心功能障碍。研究发现线粒体的功能障碍可能在SIC发生中起关键作用。线粒体功能障碍主要表现为以下特点:3期呼吸下降,ATP生成减少,膜电位降低,4期呼吸增加,线粒体肿胀和脆性增加。SIC时线粒体功能障碍包括以下几个方面:①脓毒症时线粒体活性氧自由基的产生增加并进一步导致氧化应激。SIC时心肌能量代谢障碍使得细胞色素氧化酶无力将氧原子还原为水分子,产生活性氧自由基,氧自由基可以直接攻击粒体,导致蛋白发生羰基化反应,脂质发生过氧化反应,最终使线粒体发生不可逆性损害,引起心脏功能失调。②脓毒症时线粒体内一氧化氮合酶活性增加,一氧化氮的生成增加，一氧化氮的增加会导致线粒体内蛋白的硝基化和硝基酪氨酸的含量的增加，导致线粒体的损伤。研究发现给予一氧化氮合酶抑制剂治疗可以明显减少线粒体的损伤，增加 ATP 的合成并改善预后。③线粒体内膜上存在一种电压和钙离子依赖的通道，称为线粒体通透性转换孔（MPTP），在脓毒症时，氧化应激、ATP 能量不足以及钙离子超载均会引起 MPTP 的开放，结果是线粒体膜电位丢失，3 期呼吸减少，线粒体 ATP 生成减少，线粒体膜肿胀破裂，最终导致促凋亡途径激活和细胞凋亡。④米切尔的化学渗透能量传导理论认为，电子通过 OXPHOS 链并最终转移到 O_2 上，所产生的自由能被用来建立 H 梯度。质子通过 F0F1-ATP 酶的 F0 亚基返回到基质中，从而从 ADP 中再生 ATP。在病理状态下，质子不通过 F0F1-ATP 酶而通过解偶联蛋白返回基质，称为线粒体解偶联，线粒体解偶联导致 ATP 产生的下降，从而导致心肌能量供应下降，致使心肌功能障碍。脓毒症时，线粒体的解偶联明显增加，心肌能量供应下降，导致 SIC。

（三）氧自由基

氧自由基（ROS）可引起脂质过氧化、蛋白氧化水解、ATP 耗竭、DNA 破坏、催化花生四烯酸代谢，从而使心肌细胞功能受到抑制，降低心肌收缩力，减少心排血量，引起脓毒症时的"心肌冬眠"。ROS 在 SIC 中发挥了重要作用，主要依据有：①脓毒症动物模型心肌组织中丙二醛等过氧化脂质产物增多，而超氧化物歧化酶及谷胱甘肽过氧化物酶等抗氧化物质减少，心肌出现间质充血水肿及炎性细胞浸润等病理学改变伴功能障碍；②应用维生素 C 等抗氧化剂治疗脓毒症减少了心肌线粒体细胞色素 C 等细胞凋亡启动子的释放，改善了脓毒症心肌损伤。

（四）钙超载及钙失衡

心肌兴奋-收缩偶联的关键在于胞质内钙离子（Ca^{2+}）浓度的变化，脓毒症可影响心肌 L 型钙通道，使调控心肌 Ca^{2+} 释放通道受体减少，从而导致心肌收缩和舒张功能障碍。此外，胞质内过高的 Ca^{2+} 还可激活钙依赖性酶类，引起心肌细胞膜通透性增大，DNA 裂解，最终导致心肌功能障碍同时脓毒症时产生的细胞因子、一氧化氮等均可通过不同途径干扰心肌细胞 Ca^{2+} 的代谢，进而影响心肌细胞的功能。

（五）肾素-血管紧张素系统（RAS）失调

心肌 RAS 系统参与心肌局部血管紧张和血流量的调节，增加交感神经末梢释放儿茶酚胺，并调节心肌收缩功能。在脓毒症状态下，心肌 RAS 的过度激活参与心肌缺血-再灌注损伤等过程。细菌毒素及细胞因子共同作用下导致的低血压和低血容量是 RAS 系统被迅速激活的重要原因。RAS 的激活是为了维持组织的灌注，但过量分泌的血管紧张素 II（Ang II）又不可避免地造成了心肌损伤。近年来 RAS 在感染性心肌病中备受关注，脓毒症模型中发现，脓毒症早期使用 ACE 抑制剂和血管紧张素受体阻滞剂是有意义的，可能与 RAS 拮抗剂引起的血流动力学改变有关，包括分流减少、脓毒症相关微循环障碍的改善、组织水肿减轻等，有助于预防心肌损伤并降低病死率。

三、SIC 的临床表现

脓毒症患者 SIC 的发病率并不低，有报道可达 44%，重症患者可在脓毒血症极早期发生 SIC，这些患者易伴发低血压、心力衰竭和心律失常等。大部分 SIC 患者缺乏典型的临床表现，因此很容易被忽视。SIC 的临床表现主要有三个方面：心肌酶的升高、心电图的变化以及血流动力学和心肌力学的变化。

（一）心肌酶的升高

SIC 患者往往伴有心肌酶的升高，心肌肌钙蛋白（TnI）比较敏感，SIC 患者大都存在不同程度的 TnI 升高，在轻症患者中有时除 TnI 升高外，往往没有明显的临床症状，也没有心电图、其他心肌酶学和心脏超声改变。部分文献称之为隐匿性心肌损伤。

（二）心电图的改变

部分 SIC 患者可有心电图的改变，最常见的心电图改变多为心肌缺血损伤的表现，如 ST-T 段压低、抬高，T 波倒置等。严重的情况可能会发生心律失常，如各种心动过速、传导阻滞、甚至猝死。

（三）血流动力学和心肌力学的变化

SIC 患者普遍存在心脏收缩和舒张功能损害。轻度 SIC 患者，如隐匿性心肌损伤患者尽管不会出现心电图改变和超声室壁运动的异常，但是却会出现左室舒张功能的下降和射血分数的下降。40%~50% 脓毒血症患者合并可逆性心功能不全。约 7% 患者出现严重心衰。心肌收缩和舒张功能的下降是增加危重病患者院内死亡率和并发症的主要因素。SIC 的血流动力学特点有：

1. **左心室收缩功能不全** 左心室收缩功能不全表现为心脏超声检查中 EF 的下降，是第一个用来评估 SIC 的指标。Parker 在 1984 年首次使用放射性核素心脏造影术测量 LVEF、CO，研究了 20 例感染性休克患者，以 LVEF 作为左心室收缩功能障碍的标准，发现 50% 患者存在左心室收缩功能障碍。他提出以此为标准，在感染性休克的患者中 SIC 的发病率可高达 50%。在后续的研究中，无论是经胸心脏超声或是食管超声还是肺动脉漂浮导管均发现 SIC 患者存在左心室收缩功能不全，EF 值下降并有不同程度的左心室的扩张。

2. **左心室舒张功能不全** 左心室舒张功能是左心室顺应性的主要标志。在 SIC 时，无论左心室收缩功能如何，随着左心室舒张功能的下降，左心室舒张末期压力升高。脓毒症时液体的大量补充使前负荷明显增加，并通过增加左心室的舒张末期容积可以显著地增加左心室舒张末期压力。有研究发现，在给予更多液体复苏的患者中左心室舒张功能障碍更为常见。无容量反应性的患者相对于有容量反应性的患者，左心室舒张末期压力的增高更为明显，这也提示对于容量复苏反应的差异可能与心脏功能有关。左心室舒张功能的障碍直接导致左心系统压力的增高，从而使肺循环和右心系统压力增高，最终导致肺水的增加和组织的水肿。

有研究发现感染性休克患者中，约 50% 患者存在左心室舒张功能障碍；20% 患者同时有左心室收缩和舒张功能不全，有左心室收缩舒张功能不全或左室舒张功能不全的患者中心肌肌钙蛋白水平是升高的，但假如患者病情恢复，在 7d 内其收缩舒张功能和心肌肌钙蛋白水平会恢复到正常水平。

3. **右心室功能不全** 右心室功能障碍可以单独存在，亦可以与左心室功能不全合并存在。

如同左心室收缩功能一样，右心室收缩功能依赖于双重因素，右心室本身的收缩力和右心室后负荷。故右心室收缩功能与患者肺损伤程度密切相关，急性肺损伤会导致低氧血症、高碳酸血症和酸中毒等，这些因素均会导致肺血管收缩、肺动脉高压，从而导致右心室收缩功能障碍。研究发现无急性呼吸衰竭患者中，右心室收缩功能障碍的发生率高达 52%，而在急性肺损伤患者中发生率更高。右心室收缩功能障碍会导致全身静脉回流减少，这可以解释为何在左心室收缩功能障碍者中，其左心室充盈压正常甚至降低。

四、SIC 的检查和监测

SIC 临床上除了脓毒症的表现外，往往有心肌损伤的表现，主要表现在心肌酶学等生物标记物的改变和心脏影像学的变化，同时还有血流动力学的变化。

（一）生物标志物

心肌肌钙蛋白是心肌细胞中的特异性调节蛋白，对心肌损伤具有高度的敏感性和特异性，当心肌细胞膜被破坏时，肌钙蛋白释放入血导致其升高。SIC 患者往往都存在不同程度的肌钙蛋白升高，但肌钙蛋白升高并不一定提示 SIC 的存在，因为脓毒症的患者存在多种机制导致心肌损伤，比如微循环功能障碍，心肌细胞缺血和再灌注损伤，细菌内毒素直接对心肌细胞的毒性作用，炎性介质等都可以损伤心肌，因此脓毒症患者肌钙蛋白水平升高提示存在心肌损伤，此时亦需行超声检查以明确是否存在 SIC。

脑钠肽是一种多肽类神经内分泌激素，主要在心室肌细胞合成和分泌，在心室壁张力增加时大量释放。研究表明，SIC 时血脑钠肽水平明显升高。主要原因为 SIC 患者存在急性左心室扩张，左心室舒张末期容积增加，脑钠肽分泌增加。同肌钙蛋白一样，低脑钠肽水平可以排除 SIC 的存在，高水平的脑钠肽不一定确诊 SIC，需行心脏超声检查以明确。

组蛋白是指真核细胞中与 DNA 结合形成染色质的一类特殊蛋白。研究发现血清组蛋白水平与心肌损伤成正相关；组蛋白水平越高，患者心肌细胞活力越差；而对组蛋白血清培养的心肌细胞使用组蛋白抗体后发现心肌细胞活力明显改善,证实组蛋白抗体具有保护心肌细胞的作用,但组蛋白能否作为感染性心肌病的一种标志物尚待进一步明确。

(二)心脏影像学检查

1. 超声心动图 超声心动图是目前评估感染性心肌病的"金标准",亦是目前临床应用最广泛的评价心功能的无创检查技术。而且超声心动图还可以监测左、右心室的舒张功能,这是其他监测方法所无法比拟的。但超声心动图亦有其局限性,其一是它与操作者的技术有关,其二是不能提供连续的血流动力学变化,需要重复测量。

对左心室收缩功能的评估主要使用组织多普勒成像技术,而二尖瓣环收缩期最大的运动速度(Sm)<8cm/s 或左室 EF 值 <45% 时认为存在左心室收缩功能障碍。而对于左心室舒张功能的评估,与经二尖瓣口的血流峰不同,组织多普勒成像测量二尖瓣环运动峰不受充盈压影响,且舒张早期二尖瓣环运动速度与心室肌弹性回缩直接相关,故国际上常用二尖瓣瓣口舒张早期血流峰值流速(E),二尖瓣侧壁瓣环处舒张早期峰值速度(E′)表示,其中 E/E′>15 或者 E′<8cm/s 提示左室舒张功能障碍。同时目前比较前沿的评估右心室收缩功能的指标包括右心室舒张期射血分数(RVEF)、三尖瓣环收缩期位移(TAPSE)和三尖瓣环收缩期峰值速度。

2. 斑点追踪成像 斑点追踪成像(STI)是近年出现的可定量分析心功能的一种新方法,由于其没有角度依赖性,不受周围心肌的牵拉和心脏整体运动干扰,在评价左室整体和局部收缩功能及协调性方面较超声心动图更具优势。

目前有二维斑点追踪成像技术(2D-STI)和三维斑点追踪成像技术(3D-STI)。2D-STI 可以对心肌组织的斑点回声进行追踪,有助于理解心肌的生理及机械变形,可用于评价整体和局部的左心室功能。目前整体纵向应变(GLS)是评价左心室应变的常规指标。2D-STE 在其他超声心动图参数(如与 LVEF 值结合)基础上,能够更加早期、敏感地评价心肌功能异常。而 3D-STI 可以在三维容积内更客观、准确地追踪心肌的运动轨迹,弥补了 2D-STI 扫描平面内所追踪心肌运动斑点不足的局限性。有研究表明 3D-STI 可以准确地、可重复地测量心肌缺血患者左心室舒张和收缩末期容积、每搏输出量、LVEF 值,且与 MRI 测值显著相关。该方法有望对复杂的心肌运动进行评价。

3. 心肌磁共振 磁共振(MRI)良好的时间和空间分辨率使其具备同时显示心脏结果和功能的能力。心肌活性和灌注成像是心肌 MRI 独有的优势,其影像分辨率远高于核素显像。SIC 时心肌 MRI 显示心肌细胞的水肿或代谢改变,这不同于心肌的缺血或坏死的表现,这种心肌的变化也与心肌的可逆性损伤一致,有研究认为这是心肌在脓毒症状态下的一种自我保护的冬眠状态。

(三)血流动力学监测

肺动脉漂浮导管(PAC)可以用来监测感染性休克患者的血流动力学状态,它通过低心输出量和高心脏充盈压反映心功能不全,但是这种评估方法也存在质疑:脓毒症时外周血管阻力的降低,即使存在心功能不全,心排输出量也可能正常甚至升高,而且感染性心肌病患者左心室充盈压一般正常或降低。另外由于 PAC 不能监测心脏的舒张功能,同时,由于 PAC 的技术要求较高,有创操作并可能存在多种并发症,导致 PAC 的临床应用受到一定限制。

脉搏指示连续心输出量(PiCCO)监测由于可获得连续、动态的血流动力学信息,而且由于其微创、简便等特点从而得到临床上的广泛应用。研究表明,在感染性休克患者中,通过 PiCCO 测得的心功能指数(CFI)和心脏超声获得的 LVEF 具有很好的相关性,CFI<3.2/min 提示 LVEF<35% 的敏感度 81%,特异度 88%,但使用 CFI 来评估心功能的方法亦存在一定的缺陷,因其受到心脏前负荷和后负荷的影响比较大,而且其无法很好地评估心室的舒张功能和右心功能而在心肌抑制评估中受到一定的限制。

五、SIC 的诊断和鉴别诊断

(一)诊断

SIC 至今未有统一的诊断标准,临床上一般以脓毒症患者出现心脏肌钙蛋白升高,心脏超声显示左心扩张,射血分数下降,除外心肌梗死等其他心脏病变,即可诊断,SIC 随着脓毒症的好转一般在 7~10d 内完全恢复。

（二）鉴别诊断

1. **急性心肌梗死**　脓毒症患者并发急性心肌梗死并不多见，急性心肌梗死多伴有典型的心前区疼痛，心电图上导联选择性的 ST-T 改变，心脏超声可见节段性室壁运动障碍以及病变不可逆等，这些都可以作为二者的鉴别点。

2. **应激性心肌病**　应激性心肌病多发生于严重创伤患者，老年女性多见，临床表现为剧烈胸痛，心电图酷似心肌梗死改变，有心肌生物学标志物的升高，但冠状动脉造影正常。心脏影像学检查发现心尖部不运动并呈球样扩张，心底部代偿性收缩增强，左心室收缩期呈典型的"章鱼篓"样改变。与 SIC 一致的是应激性心肌病也是可逆性病变，随着病情的好转可以完全恢复。

六、SIC 的治疗

SIC 没有特异性治疗方法，治疗原则包括感染源的控制、液体复苏、改善心肌功能、其他器官功能支持，必要时给予缩血管药物和正性肌力药物等。

（一）液体复苏

当重症感染、感染性休克患者存在相对或绝对容量不足时，快速有效的液体复苏可以起到良好的效果。液体复苏在脓毒症的治疗中具有非常重要的意义。早期目标导向的液体复苏已在临床应用多年，虽然近来研究发现并不能改善预后，现在人们普遍一致认为，脓毒症的治疗应侧重于感染的控制和通过液体复苏和血管活性药物的使用来优化血流动力学参数。在感染性心肌病患者中，液体复苏可能需要更加慎重，单纯液体复苏不能恢复左心室功能，相反过度的液体负荷对机体是有害的。感染性心肌病使用何种液体进行复苏一直存在争议。研究发现不同类型液体复苏（白蛋白、高渗生理盐水、普通生理盐水）对感染性心肌病小鼠的心脏功能的影像不同，白蛋白和高渗生理盐水对小鼠心脏可能具有保护作用。如同脓毒症的液体复苏一样，哪种液体复苏有利于感染性心肌病仍需要进一步的研究。

（二）升压药物

1. **去甲肾上腺素（NE）**　NE 是一种血管收缩药物和正性肌力药物，药物使用后可以提高患者的心排血量，促进血压升高，维持冠状动脉的血流和脑部血流。NE 的 α 受体兴奋作用，可以促进血管收缩，增加胃肠道的血流灌注，提高患者的氧供和氧摄取率。同时 NE 可提高乳酸清除率，MAP 上升，能有效地改善患者的内器官灌注，改善组织器官的缺氧和缺血。当进行充分的液体复苏，仍不能达到早期目标治疗的目标时就需加血管活性药物以使平均动脉压达到 65mmHg。近些年的指南统一推荐 NE 作为首选的血管活性药物。NE 能够增加外周血管阻力，曾有人担心使用后可能会导致心输出量下降。但感染性休克本身具有外周血管阻力明显降低的特征，研究表明应用 NE 后心输出量不会降低，而且 NE 也能显著增强心肌收缩力，增加心输出量、增加内脏血流及脑血流。

2. **血管升压素（AVP）**　AVP 与 V1 受体作用后可引起周围皮肤、骨骼肌、小肠和脂肪血管的强烈收缩，而对冠脉血管和肾血管床的收缩作用相对较轻，小剂量血管升压素（0.03U/min）可用于其他升压药治疗无效的感染性休克患者，以提高 MAP 或者减少 NE 的用量。有研究发现，对于伴有急性肾衰竭的感染性休克患者，应用小剂量血管升压素较单纯应用 NE 更受益。一项包含 7 项 RCT 的 Meta 分析结果显示，严重感染患者应用小剂量血管升压素或其类似药特利加压素（TP）与 NE 相比，不良反应发生率和病死率均无差别。因此，我们建议在 NE 基础上加用小剂量血管升压素，以升高 MAP 或减少 NE 用量。TP 是血管升压素的类似物，具有类似的升压作用，但药效慢。一些研究表明 TP 因其具有高选择性的 V1 受体和较长的半衰期，升压作用更加有效，维持时间更久。

3. **多巴胺（DA）**　DA 通过提高感染性休克患者的 SV 和心率提高 MAP 和 CO，可能对心功能低下者更有效，但是与 NE 相比，DA 具有更高的心律失常（如心动过速，室性或室上性心律失常）发生率。一项 Meta 分析显示，DA 会增加患者心律失常的不良风险，因此，建议在无快速心律失常风险或者存在绝对或相对缓脉的感染性休克患者中使用 DA 作为 NE 的替代血管升压药物。

（三）正性肌力药物

1. **多巴酚丁胺**　多巴酚丁胺是 β 受体激动剂，具有增加心肌收缩力、提高心排出量的作用。

常应用于 SIC 患者,脓毒症指南指出当患者进行了充分的液体复苏,且有足够的平均动脉压,但组织灌注仍然不足时可以加用多巴酚丁胺。但是大剂量的多巴酚丁胺有导致心律失常,甚至增加病死率的不良反应,因此多巴酚丁胺在脓毒症及 SIC 治疗中的作用目前仍存在争议。

2. 左西孟旦　是 Ca^{2+} 增敏剂,作用方式不依赖于肾上腺素受体。可使每搏输出量和心指数增加,而心率和心肌耗氧无明显变化。前瞻性随机对照研究发现,SIC 患者中,在多巴酚丁胺效果不佳的情况下,使用左西孟旦可以增加心输出量和左心射血分数,降低肺动脉楔压,降低血乳酸水平,改善全身和局部的组织灌注。与多巴酚丁胺相比,在严重的心功能衰竭患者中,左西孟旦可以明显降低血中炎症介质水平,降低血 BNP 水平,改善血流动力学状态。多项 Meta 分析表明左西孟旦在改善预后方面较安慰剂或对照组有优势。几项小规模 RCT 研究表明,在 SIC 患者中,左西孟旦较多巴酚丁胺在提高心排指数,改善氧输送方面具有更好的效果,但并未改善生存预后。左西孟旦在感染性心肌病中的作用可能需要更多、更大规模的研究去证实。

3. 米力农　由于血管扩张作用和缺乏强的阳性数据,不推荐用于治疗感染性心肌病。

(四)β 受体阻滞剂

β 肾上腺素能高度激活是感染性心肌病发病的重要因素,此时使用 β 受体阻滞剂可能获益。越来越多的研究显示 β 受体阻滞剂,特别是 $β_1$ 受体阻滞剂能够防止或减轻脓毒症患者长期的儿茶酚胺暴露和炎性介质的毒性作用,从而为 SIC 的治疗提供了新的思路和手段。但过多的 β 受体阻滞剂具有负性肌力作用,可能降低心肌收缩力,在 SIC 患者中可引起已经抑制的泵功能进一步衰竭,导致低心排加重和肺淤血。所以关于 β 受体阻滞剂用于感染性心肌病治疗仍存在很大的争议。有建议在 SIC 患者中应用 β 受体阻滞剂应该从最小量开始,并使用滴定法给药,而过程中要对其潜在的负面作用严密监测。

(五)机械辅助治疗

主动脉内球囊反搏术(IABP)能显著改善 SIC 患者血流动力学指标,增加冠状动脉组织血流灌注,减轻心脏后负荷,提高心脏指数,减少血管活性药物,降低病死率。在美国,IABP 作为一种心脏辅助装置,已被美国食品和药品管理局(FDA)批准用于感染性休克的辅助治疗。有动物实验研究表明,在感染性休克合并低心输出量的犬中,IABP 能延长存活时间,降低升压药物的剂量。亦有临床研究表明,IABP 能明显改善感染性休克患者的血压,提高心输出量,增加尿量,降低 28 d 的病死率。

体外膜肺氧合(ECMO)的适应证在近些年来不断扩展,适应于各种原因引起的严重心源性休克,SIC 呈可逆性心肌改变,心功能多在 7~10d 内恢复,因此当严重心肌抑制时,可以早期给予 V-A ECMO 高流量支持,偿还氧债,并减少或停用强心药物,减少血管活性药物的使用,减少心律失常等并发症的出现,为心脏的恢复赢得时机。研究发现 ECMO 的应用能够明显降低 SIC 患者病死率。当然迄今为止,机械辅助措施例如 IABP 或者 ECMO 似乎不是感染性心肌病的标准治疗方法,但可能是重症感染导致严重心肌抑制,同时对其他治疗无反应时的最后选择。关于 IABP 或 ECMO 应用于感染性心肌病的治疗仍需要更多更大规模的研究。

(六)基因治疗

目前脓毒症依然是 ICU 的主要死亡原因之一,约 1/4 的患者死亡,究其原因,一方面脓毒症发病后第一时间治疗的及时程度、具体措施和救治目标国内外及不同地区存在差异,另一方面基因多态性是决定人体对于脓毒症这一应激打击易感性和耐受性差异的重要因素。目前,国内外越来越多研究者将视线聚焦在免疫反应通路中关键基因的多态性变化,并探索他们之间的关系,在这条通路中因 Toll 样受体(TLRs)在自身免疫中起着重要的作用而备受关注,而作为识别病原体相关分子模式受体的 TLR4 占着极其重要的地位。TLR4 信号通路最终产生的 TNFα、IL-1β 作为最重要的心肌抑制因子在脓毒症心功能不全中发挥重要作用。抑制 TLR4 的表达或应用其抑制剂可以减轻由细菌感染所致的系统性炎症反应。目前,针对 TLR4 的小 RNA 干扰(siRNA)药物正在研发中。

总之,感染性心肌病可以影响左心室和右心室,而且是可逆的。多种机制可以导致感染性心肌病,但目前为止没有发现哪一种机制在感染性心肌病中起核心作用。有多种方法可以评估感染性心肌病,超声心动图是诊断感染性心肌病最常用的方法。心脏只是感染的受害者,而不是始动因素,故感染性心肌病没有特异性治疗方法,主要在于脓毒症原发感染的控制以及一些支持治疗。深入研究感染性心肌病的发病机制、探索新的治疗方法任重而道远。

（李树生）

参 考 文 献

[1] Singer M, Deutschman CS, Seymour CW, et al. The third international consensus definitions for sepsis and septic shock (sepsis-3) [J]. JAMA, 2016, 315 (8): 801-810.

[2] Cunnion RE, Schaer GK, Parker MM, et al. The coronary circulation in human septic shock [J]. Circulation, 1986, 73 (4): 637-644.

[3] Vieillard-Baron A. Septic cardiomyopathy [J]. Ann Intensive Care, 2011, 1 (1): 6.

[4] Kakihana Y, Ito T, Nakahara M, et al. Sepsis-induced myocardial dysfunction: pathophysiology and management [J]. J Intensive Care, 2016, 4 (1): 22.

[5] Pathan N, Franklin JL, Eleftherohorinou H, et al. Myocardial depressant effects of interleukin 6 in meningococcal sepsis are regulated by p38 mitogen-activated protein kinase [J]. Crit Care Med, 2011, 39 (7): 1692-1711.

[6] Barth E, Radermacher P, Thiemermann C, et al. Role of inducible nitric oxide synthase in the reduced responsiveness of the myocardium to catecholamines in a hyperdynamic, murine model of septic shock [J]. Crit Care Med, 2006, 34 (2): 307-313.

[7] Takasu O, Gaut JP, Watanabe E, et al. Mechanisms of cardiac and renal dysfunction in patients dying of sepsis [J]. Am J Respir Crit Care Med, 2013, 187: 509-517.

[8] HobaiI A, Edgecomb J, LaBarge K, et al. Dysregulation of intracellular calcium transporters in animal models of sepsis induced cardiomyopathy [J]. Shock, 2015, 43 (1): 3-15.

[9] MacKenzie A. Endothelium-derived vasoactive agents, AT1 receptors and inflammation [J]. Pharmacol Ther, 2011, 131 (2): 187-203.

[10] Salgado DR, Rocco JR, Silva E, et al. Modulation of the reninangiotensin-aldosterone system in sepsis: a new therapeutic approach [J]? Expert Opin Ther Targets, 2010, 14 (1): 11-20.

[11] Jabot J, Monnet X, Bouchra L, et al. Cardiac function index provided by transpulmonary thermodilution behaves as an indicator of left ventricular systolic function [J]. Crit Care Med, 2009, 37 (11): 2913-2918.

[12] Wang J, Ji W, Xu Z, et al. Clinical significance of plasma levels of brain natriuretic peptide and cardiac troponin T in patients with sepsis [J]. Exp Ther Med, 2016, 11 (1): 154-156.

[13] Doi K, Leelahavanichkul A, Yuen PS, et al. Animal models of sepsis and sepsis-induced kidney injury [J]. J Clin Investig, 2009, 119: 2868-2878.

[14] Smeding L, Plotz FB, Groeneveld AB, et al. Structural changes of the heart during severe sepsis or septic shock [J]. Shock, 2012, 37: 449-456.

[15] Reynolds CM, Suliman HB, Hollingsworth JW, et al. Nitric oxide synthase-2 induction optimizes cardiac mitochondrial biogenesis after endotoxemia [J]. Free Radic Biol Med, 2009, 46: 564-572.

[16] Joshi MS, Julian MW, Huff JE, et al. Calcineurin regulates myocardial function during acute endotoxemia [J]. Am J Respir Crit. Care Med, 2006, 173: 999-1007.

[17] An J, Du J, Wei N, et al. Differential sensitivity to LPS-induced myocardial dysfunction in the isolated brown norway and Dahl S rat hearts: Roles of mitochondrial function, NF-κB activation, and TNF-α production [J]. Shock, 2012, 37: 325-332.

[18] Chopra M, Golden HB, Mullapudi S, et al. Modulation of myocardial mitochondrial mechanisms during severe polymicrobial sepsis in the rat [J]. PLoS ONE, 2011, 6: e21285.

[19] Kozlov AV, Staniek K, Haindl S, et al. Different effects of endotoxic shock on the respiratory function of liver and heart mitochondria in rats [J]. Am J Physiol Gastrointest Liver Physiol, 2006, 290: G543-G549.

[20] Hassoun SM, Marechal X, Montaigne D, et al. Prevention of endotoxin-induced sarcoplasmic reticulum calcium leak improves mitochondrial and myocardial dysfunction [J]. Crit Care Med, 2008, 36: 2590-2596.

[21] Piquereau J, Godin R, Deschenes S, et al. Protective role of PARK2/Parkin in sepsis-induced cardiac contractile and mitochondrial dysfunction [J]. Autophagy, 2013, 9: 1837-1851.

[22] Zang QS, Sadek H, Maass DL, et al. Specific inhibition of mitochondrial oxidative stress suppresses inflammation and improves cardiac function in a rat pneumonia-related sepsis model [J]. Am J Physiol Heart Circ Physiol, 2012, 302: H1847-H1859.

[23] Parker MM, McCarthy KE, Ognibene FP, et al. Right ventricular dysfunction and dilatation, similar to left ventricular changes, characterize the cardiac depression of septic shock in humans [J]. Chest, 1990, 97(1): 126-131.

[24] Bouhemad B, Nicolas RA, Arbelot C, et al. Acute left ventricular dilatation and shock-induced myocardial dysfunction [J]. Crit Care Med, 2009, 37(2): 441-447.

[25] Røsjø H, Varpula M, Hagve TA, et al. The FINNSEPSIS Study Group. Circulating high sensitivity troponin T in severe sepsis and septic shock: distribution, associated factors, and relation to outcome [J]. Intensive Care Med, 2011, 37(1): 77-85.

[26] Lorigados CB, Soriano FG, Szabo C. Pathomeehanisms of myocardial dysfunction in sepsis [J]. Endocr Metab Immune Disord Drug Targets, 2010, 10(3): 274-284.

[27] Merx MW, Weber C. Sepsis and the heart [J]. Circulation, 2007, 116(7): 793-802.

[28] Kalbitz M, Grailer JJ, Fattahi F, et al. Role of extracellular histones in the cardiomyopathy of sepsis [J]. FASEB J, 2015, 29(5): 2185-2193.

[29] Alhamdi Y, Abrams ST, Cheng Z, et al. Circulating histones are major mediators of cardiac injury in patients with sepsis [J]. Crit Care Med, 2015, 43(10): 2094-2103.

[30] Nagueh SF, Appleton CP, Gillebert TC, et al. Recommendations for the evaluation of left ventricular diastolic function by echocardiography [J]. Eur J Echocardiogr, 2009, 10(2): 165-193.

[31] Ng PY, Sin WC, Ng AK, et al. Speckle tracking echocardiography in patients with septic shock: a case control study (SPECKSS) [J]. Crit Care, 2016, 20(1): 145.

[32] Delphine H, Martin K, Julien N, et al. Comparison of real-time three dimensional speckle tracking to magnetic resonance imaging in patients with coronary heart disease [J]. Am J Cardiol, 2012, 109(2): 180-186.

[33] Parker MM, Shelhamer JH, Bacharach SL, et al. Profound but reversible myocardial depression in patients with septic shock [J]. Ann Intern Med, 1984, 100(4): 483-490.

[34] Jardin F, Brun-Ney D, Auvert B, et al. Sepsis-related cardiogenic shock [J]. Crit Care Med, 1990, 18(10): 1055-1060.

[35] Repessé X, Charron C, Vieillard BA. Evaluation of left ventricular systolic function revisited in septic shock [J]. Crit Care, 2013, 17(4): 164-167.

[36] Bouhemad B, Nicolas RA, Arbelot C, et al. Acute left ventricular dilatation and shock-induced myocardial dysfunction [J]. Crit Care Med, 2009, 37(2): 441-447.

[37] Landesberg G, Gilon D, Meroz Y, et al. Diastolic dysfunction and mortality in severe sepsis and septic shock [J]. Eur Heart J, 2012, 33(7): 895-903.

[38] Bouhemad B, Nicolas-Robin A, Arbelot C, et al. Isolated and reversible impairment of ventricular relaxation in patients with septic shock [J]. Crit Care Med, 2008, 36(3): 766-774.

[39] Kimchi A, Ellrodt AG, Berman DS, et al. Right ventricular performance in septic shock: a combined radionuclide and hemodynamic study [J]. J Am Coll Cardiol, 1984, 4(5): 945-951.

[40] Hogue B, Chagnon F, Lesur O. Resuscitation fluids and endotoxin-induced myocardial dysfunction: is selection a load-independent differential issue [J]? Shock, 2012, 38(3): 307-313.

[41] Morelli A, De Castro S, Teboul JL, et al. Effects of levosimendan on systemic and regional hemodynamics in septic myocardial depression [J]. Intensive Care Med, 2005, 31(5): 638-644.

[42] Avgeropoulou C, Andreadou I, Markantonis KS, et al. The Ca-sensitizer levosimendan improves oxidative damage, BNP and pro-inflammatory cytokine levels in patients with advanced decompensated heart failure in comparison to dobutamine [J]. Eur J Heart Fail, 2005, 7(5): 882-887.

[43] Hamzaoui O, Georger JF, Monnet X, et al. Early administration of norepinephrine increases cardiac preload and cardiac output in septic patients with life-threatening hypotension [J]. Crit Care, 2010, 14(4): R142.

[44] De Backer D, Aldecoa C, Njimi H, et al. Dopamine versus norepinephrine in the treatment of septic shock:

a meta-analysis［J］. Crit Care Med, 2012, 40（3）: 725-730.

［45］ Dellinger RP, Levy MM, Rhodes A, et al. Surviving sepsis Campaign: international guidelines for management of severe sepsis and septic shock2012［J］. Intensive Care Med, 2013, 39（2）: 165-228.

［46］ Solomon SB, Minneci PC, Deans KJ, et al. Effects of intra-aortic balloon counterpulsation in a model of septic shock［J］. Crit Care Med, 2009, 37（1）: 7-18.

［47］ Pořízka M, Kopecký P, Prskavec T, et al. Successful use of extra-corporeal membrane oxygenation in a patient with streptococcal sepsis: a case report and review of literature［J］. Prague Med Rep, 2015, 116（1）: 57-63.

［48］ Fujisaki N, Takahashi A, Arima T, et al. Successful treatment of panton-valentine leukocidin-expressing Staphylococcus aureus-associated pneumonia co-infected with influenza using extracorporeal membrane oxygenation［J］. In Vivo, 2014, 28（5）: 961-965.

［49］ Lesnefsky EJ, Chen Q, Slabe TJ, et al. Ischemia, rather than reperfusion, inhibits respiration through cytochrome oxidase in the isolated, perfused rabbit heart: Role of cardiolipin. Am J Physiol Heart Circ Physiol, 2004, 287: H258-H267.

第三篇 呼吸重症

第一章　急性呼吸窘迫综合征

第一节　名称、定义与诊断标准

急性呼吸窘迫综合征（acute respiratory distress syndrome, ARDS）是在严重感染、休克、创伤及烧伤等疾病过程中，肺毛细血管内皮细胞和肺泡上皮细胞炎症性损伤造成弥漫性肺泡损伤，导致的急性低氧性呼吸功能不全或衰竭。以肺容积减少、肺顺应性降低、严重的通气/血流比例失调为病理生理特征，临床上表现为进行性低氧血症和呼吸窘迫，肺部影像学上表现为非均一性的渗出性病变。

一、急性呼吸窘迫综合征诊断的变迁

1967年Ashbaugh通过观察了12名患者存在顽固低氧血症、肺泡弥散功能障碍、肺顺应性下降等临床表现，由于该临床综合征组织学表现为肺泡塌陷和肺泡内出血，类似于婴儿呼吸窘迫综合征，随后，Petty和Ashbaugh详细描述了该临床表现，并且提出"成人呼吸窘迫综合征"（Adult Respiratory Distress Syndrome）。4年以后，"成人呼吸窘迫综合征"被正式推广采用。根据病因和病理特点不同，ARDS还曾被称为休克肺、灌注肺、湿肺、白肺、成人肺透明膜病变等。

1994年欧美联席会议（AECC），以统一概念和认识，提出了ARDS的现代概念和诊断标准。推荐的诊断标准包括：急性发病；X线胸片表现为双肺弥漫性渗出性改变；氧合指数（PaO_2/FiO_2）<300mmHg；肺动脉嵌顿压（PAWP）≤18mmHg，或无左心房高压的证据。达上述标准为ALI，而PaO_2/FiO_2<200mmHg为ARDS。

然而，该诊断标准仍然存在一些缺陷：①没有对"急性发病"进行准确的定义；②没有较为准确的预测指标能够鉴别哪些病情有可能进展到ARDS的患者；③氧合指数200~300mmHg之间的患者没有进一步的分类；④胸片的诊断标准不具有特异性；⑤忽略了机械通气和呼气末正压（PEEP）对PaO_2/FiO_2的影响；⑥在ARDS患者中由于机械通气和液体复苏，PAWP一般较高；⑦AECC的诊断标准与病理解剖比较，敏感性为84%，特异性为51%。

所以，2011年柏林欧洲年会中，Ranieri教授代表ARDS定义工作组提出了新的柏林诊断标准，该诊断标准遵循了临床可行性、可靠性和有效性。

临床诊断标准的可行性就是依据临床常用的检查指标就能对疾病进行诊断。新的诊断标准就从起病时间、氧合指数、肺水肿的来源和胸片的表现四个方面对ARDS进行诊断，而并未采用平台压、无效腔、肺水、炎症指标、CT或EIT等其他非常规检查手段，所以在临床依据常规入院检查即可对患者进行诊断。

诊断标准的可靠性就是不同医师依据诊断标准对同一患者的诊断应当一致。柏林诊断标准不光从氧合指数的角度区分了轻中重度ARDS，并且通过胸片区分了中重度ARDS，比较AECC的诊断，柏林诊断在临床上更具可操作性和可靠性。

诊断标准的有效性意味着医师依据诊断标准能够很快做出诊断，并且诊断的敏感性和特异性都比较高。柏林诊断标准对患者的诊断符合ARDS患者的临床表现，并且临床医师依据诊断还可以对患者的预后进行初步的评价。

ARDS柏林诊断标准（表3-1-1）在AECC标准制定的基础上，进一步完善了ARDS的诊断依据。第一，将ARDS依据氧合指数分为三个病程连续发展的过程，并且去除了急性肺损伤的诊断标准；第二，对于ARDS起病时机进行了规定；第三，加入了PEEP对氧合指数的影响；第四，剔

除了 PAWP 对心功能不全的诊断,支持高静水压肺水肿并非导致呼吸衰竭的主要原因;第五,临床可以借鉴胸片,协助对 ARDS 中重度的分层;第六,诊断提出了导致 ARDS 的一些危险因素,但主要还是为了排除心源性肺水肿;第七,柏林诊断标准的有效性较 AECC 标准更高,其预计病死率的受试者工作曲线(ROC)下面积分别为 0.577(95% CI 0.561~0.593)vs. 0.536(95% CI 0.520~0.553;p<0.001)。

表 3-1-1　ARDS 柏林诊断标准

急性呼吸窘迫综合征		
轻度	中度	重度
时机	由于创伤、烧伤、感染等因素引起一周内新发或加重呼吸系统症状	
低氧血症	PEEP≥5cmH$_2$O　　PaO$_2$/FiO$_2$: 201~300mmHg	PEEP≥5cmH$_2$O　　PaO$_2$/FiO$_2$≤200mmHg	PEEP≥5cmH$_2$O　　PaO$_2$/FiO$_2$≤100mmHg
肺水肿	不能完全用心功能衰竭或容量过负荷解释呼吸衰竭的原因	
影像学表现	双肺不透明浸润影	双肺不透明浸润影	浸润影至少 3 个象限

　　但就目前研究制定的 ARDS 柏林诊断标准,仍然存在一些缺憾。首先,柏林诊断标准仅能作为诊断,而作为评价临床预后的价值较小;其次,该诊断去除了一些非临床常规评价指标,比如平台压、无效腔测定等,可能会降低诊断的特异性;再次,虽然对胸片的诊断依据较前有所完善,但评价标准依然不清楚,可能会出现诊断可靠性的下降;最后,ARDS 柏林诊断标准来源于一些研究的临床数据和专家意见,能否符合临床诊断并且广泛推广,可能还需要进一步的临床研究。

二、急性呼吸窘迫综合征的鉴别诊断

　　具有全身性感染、休克、重症肺部感染、大量输血、急性胰腺炎等引起 ARDS 的原发病;疾病过程中出现呼吸频速、呼吸窘迫、低氧血症和发绀,常规氧疗难以纠正缺氧;血气分析示肺换气功能进行性下降;X 线胸片示肺纹理增多,边缘模糊的斑片状或片状阴影,排除其他肺部疾病和左心功能衰竭,应考虑 ARDS。

　　ARDS 突出的临床征象为肺水肿和呼吸困难。在诊断标准上无特异性,因此需要与其他能够引起与 ARDS 症状类似的疾病相鉴别。

　　1. **心源性肺水肿**　见于冠心病、高血压性心脏病、风湿性心脏病和尿毒症等引起的急性左心功能不全。其主要原因是左心功能衰竭,致肺毛细血管静水压升高,液体从肺毛细血管漏出,致肺水肿和肺弥散功能障碍,水肿液中蛋白浓度不高。

而 ARDS 的肺部改变主要是由于肺泡 - 毛细血管膜损伤,致通透性增高引起的肺间质和肺泡性水肿,水肿液中蛋白浓度增高。根据病史、病理基础和临床表现,结合 X 线胸片和血气分析等,可进行鉴别诊断(表 3-1-2)。

　　2. **其他非心源性肺水肿**　ARDS 属于非心源性肺水肿的一种,但其他多种疾病也可导致非心源性肺水肿,如肝硬化和肾病综合征等。另外还可见于胸腔抽液、抽气过多、过快,或抽吸负压过大,使胸膜腔负压骤然升高形成的肺复张性肺水肿。其他少见的情况有纵隔肿瘤、肺静脉纤维化等引起的肺静脉受压或闭塞,致肺循环压力升高所致的压力性肺水肿。此类患者的共同特点为有明确的病史,肺水肿的症状、体征及 X 线征象出现较快,治疗后消失也快。低氧血症一般不重,通过吸氧易于纠正。

　　3. **急性肺栓塞**　各种原因导致的急性肺栓塞,患者突然起病,表现为剧烈胸痛、呼吸急促、呼吸困难、烦躁不安、咯血、发绀和休克等症状。动脉血氧分压(PaO$_2$)和动脉血二氧化碳分压(PaCO$_2$)同时下降,与 ARDS 颇为相似。但急性肺栓塞多有长期卧床、深静脉血栓形成、手术、肿瘤或羊水栓塞等病史,查体可发现气急、心动过速、肺部湿啰音、胸膜摩擦音或胸腔积液、肺动脉第二心音亢进伴分裂、右心衰竭和肢体肿胀、疼痛、皮肤色素沉着等深静脉血栓体征。X 线胸片检查有时可见典型的三角形或圆形阴影,还可见肺动脉段突出。典型的心电图可见 I 导联 S 波

表 3-1-2 ARDS 与心源性肺水肿的鉴别诊断

	ARDS	心源性肺水肿
发病机制	肺实质细胞损害、肺毛细血管通透性增加	肺毛细血管静水压升高
起病	较缓	急
病史	感染、创伤、休克等	心血管疾病
痰的性质	非泡沫状稀血样痰	粉红色泡沫痰
痰内蛋白浓度	高	低
BALF 中蛋白 / 血浆蛋白比值	>0.7	<0.5
体位	能平卧	端坐呼吸
胸部听诊	早期可无啰音；后期湿啰音广泛分布，不局限于下肺	湿啰音主要分布于双肺底
PAWP	≤18mmHg	>18mmHg
X 线		
心脏大小	正常	常增大
血流分布	正常或对称分布	逆向分布
叶间裂	少见	多见
支气管血管袖	少见	多见
胸膜渗出	少见	多见
支气管充气征	多见	少见
水肿液分布	斑片状，周边区多见	肺门周围多见
治疗		
强心利尿	无效	有效
提高吸入氧浓度	难以纠正低氧血症	低氧血症可改善

加深、导联 Q 波变深和 T 波倒置（即 $S_I Q_{III} T_{III}$ 改变）、肺性 P 波、电轴右偏、一过性不完全或完全性右束支传导阻滞。D- 二聚体大于 $500\mu g/L$。选择性肺动脉造影和胸片结合放射性核素扫描可确诊本病。

4. 特发性肺间质纤维化 此病病因不明，临床表现为刺激性干咳、进行性呼吸困难、发绀和持续性低氧血症，逐渐出现呼吸功能衰竭，可与 ARDS 相混淆。但本病起病隐袭，多属慢性经过，少数呈亚急性；肺部听诊可闻及 Velcro 啰音，具有特征性。

5. 慢性阻塞性肺疾病并发呼吸衰竭 此类患者既往有慢性胸、肺疾患，常于感染后发病；临床表现为发热、咳嗽、气促、呼吸困难和发绀；血气分析示 PaO_2 降低，多合并有 $PaCO_2$ 升高。而 ARDS 患者既往心肺功能正常，血气分析早期以动脉低氧血症为主，$PaCO_2$ 正常或降低；常规氧疗不能改善低氧血症。可见，根据病史、体征、X 线胸片、肺功能和血气分析等检查不难与 ARDS 鉴别。

第二节 急性呼吸窘迫综合征的流行病学

ARDS 是临床常见危重症。根据 1994 年欧美联席会议提出的 ALI/ARDS 诊断标准，ARDS 发生率为每年 13~23/10 万。2014 年的研究显示，ARDS 发病率高达每年 79/10 万，提示 ARDS 发病率逐年增高，而且 ARDS 患者占 ICU 重症患者 10% 以上，如果患者在住院过程中发生了 ARDS，病死率会明显增加。因此，ARDS 的发病明显增加了社会和经济负担，这甚至可与胸部肿瘤、AIDS、哮喘或心肌梗死等相提并论。

病因不同，ARDS 患病率也明显不同。严重感染时 ARDS 患病率可高达 25%~50%，大量输血可达 40%，多发性创伤达到 11%~25%，而严重误吸时，ARDS 患病率也可达 9%~26%。同时存在两个或三个危险因素时，ARDS 患病率进一步升高。另外，危险因素持续作用时间越长，ARDS 的患病率越高，危险因素持续 24、48 及 72h，ARDS 患病率分别为 76%、85% 和 93%。

ARDS 病死率较高，与 1967 年最初提出 ARDS 相比，目前 ARDS 的病死率没有显著变化，在 30%~70% 之间。对 1967—1994 年国际正式发表的 ARDS 临床研究进行荟萃分析，3 264 例 ARDS 患者的病死率在 50% 左右。LUNG-SAFE 研究组于 2014 冬季年在 5 大洲 50 个国家 459 个 ICU 中进行为期 4 周的研究，在参研 ICU 收治的 29 144 名患者中，3 022（10.4%）满足 ARDS 标准。其中，2 377 名患者在 48 小时内发生 ARDS，并接受有创机械通气治疗呼吸功能衰竭。轻度 ARDS 的患病率为30.0%（95% *CI* 28.2%~31.9%），中度 ARDS 为46.6%（95% *CI* 44.5%~48.6%），重度 ARDS 为23.4%（95% *CI* 21.7%~25.2%）。在为期4周的研究期间，ARDS 约为0.42例/ICU床位，占 ICU 患者的10.4%（95% *CI* 10.0%~10.7%），机械通气患者的23.4%。本研究还发现，ARDS 的发病率存在一定的地域差异。在欧洲，ARDS 约为0.48例/ICU床位；北美洲 ARDS 约为0.46例/ICU床位；南美洲 ARDS 约为0.31例/ICU床位；亚洲 ARDS 约为0.27例/ICU床位；非洲 ARDS 约为0.32例/ICU床位；大洋洲 ARDS 约为0.57例/ICU床位。由于缺乏总人群 ICU 收治率的数据，本研究只能得到 ICU 收治患者中 ARDS 的发病率。病死率方面，本研究发现，轻度 ARDS 的住院病死率为34.9%（95% *CI* 31.4%~38.5%），中度 ARDS 为40.3%（95% *CI* 37.4%~43.3%），重度 ARDS 为

46.1%（95% *CI* 41.9%~50.4%）。与前期研究数据相比，ARDS 的病死率无明显下降。LUNG-SAFE 这项多中心前瞻性研究提示，尽管近年来针对 ARDS 的研究层出不穷、新的诊疗理念不断更替，但 ARDS 发病率、病死率仍高，仍是亟须解决的医疗难题。

影响 ARDS 预后的因素主要包括年龄、病变的严重程度、病因以及是否发展为 MODS。其中，感染导致的 ARDS 病死率高于其他原因引起的 ARDS。研究表明，发病早期低氧血症的程度与预后无相关性；而发病后24~72h 之间 PaO_2/FiO_2 的变化趋势可反映患者预后；另外，肺损伤评分（LIS）（表3-1-3）也有助于判断预后。研究显示，LIS>3.5患者生存率为18%，2.5<LIS<3.5生存率为30%，1.1<LIS<2.4生存率为59%，LIS<1.1生存率可达66%。

表3-1-3 LIS 评分

评分	0	1	2	3	4
低氧血症（PaO_2/FiO_2）	≥300	225~299	175~224	100~174	<100
胸片	无肺不张	肺不张位于1个象限	肺不张位于2个象限	肺不张位于3个象限	肺不张位于4个象限
PEEP 水平（cmH_2O）	≤5	6~8	9~11	12~14	≥15
呼吸系统顺应性（ml/cmH₂O）	≥80	60~79	40~59	20~39	≤19

注：上述4项或3项（除肺顺应性）评分的总和除以项目数（分别为4或3），得到 LIS 结果

第三节 肺保护性通气策略

肺泡大量塌陷是 ARDS 病理生理改变的基础。在病理生理学表现为肺容积明显减少，肺顺应性降低和肺通气血流比例失调。基于病理生理学基础的肺保护性通气策略是治疗 ARDS 的根本手段。

一、ARDS 的病理生理变化

1. 肺容积减少 ARDS 患者早期就存在肺容积减少，表现为肺总量、肺活量、潮气量和功能残气量明显低于正常。由于 ARDS 患者的肺容积明显减少，实际参与通气的肺泡减少，常规或大潮气量机械通气易导致肺泡过度膨胀和气道平台压力过高，加重肺及肺外器官的损伤。

2. 肺顺应性降低 肺顺应性降低是 ARDS 的特征之一，表现为需要较高的气道压力，才能达到所需的潮气量。肺顺应性降低主要与肺泡表面活性物质减少引起的表面张力增高和肺不张、肺水肿导致的肺容积减少有关。ARDS 亚急性期，肺组织如出现广泛的纤维化，可使肺顺应性进一步降低。

3. V/Q 比例失调 V/Q 比例失调是导致 ARDS 患者严重低氧血症的主要原因。间质性肺水肿压迫小气道，表面活性物质减少导致肺泡部分萎陷，均可引起相应肺单位通气不足，导致 V/Q 比例降低，即功能性分流，而广泛的肺不张和肺泡水肿引起局部肺单位只有血流而无通气，即真性分流，是导致顽固低氧血症的主要原因。研究显示，ARDS 早期的肺内分流率可高达30%以上。

二、基于病理生理学变化的肺保护性通气策略

1. **病因治疗**　原发病是影响 ARDS 预后和转归的关键，及时去除或控制致病因素是 ARDS 治疗最关键的环节。主要包括充分引流感染灶、有效的清创和合理应用抗菌药物。腹腔、肺部感染的迁延，急性胰腺炎的发展等都使病因治疗相当困难。

2. **肺保护性通气策略**

（1）小潮气量通气：由于 ARDS 患者大量肺泡塌陷，肺容积明显减少，常规或大潮气量通气易导致肺泡过度膨胀和气道平台压过高，加重肺及肺外器官的损伤。目前有 5 项多中心 RCT 研究比较了常规潮气量与小潮气量通气对 ARDS 病死率的影响。其中 Amato 和 ARDSnet 的研究显示，与常规潮气量通气组比较，小潮气量通气组 ARDS 患者病死率显著降低，另外 3 项研究应用小潮气量通气并不降低病死率。进一步分析显示，阴性结果的 3 项研究中常规潮气量组和小潮气量组的潮气量差别较小，可能是导致阴性结果的主要原因之一。目前认为对于 ARDS 患者应给予 6~8ml/kg PBW 潮气量通气，但同时需要监测平台压力的变化（表 3-1-4）。

（2）控制平台压：气道平台压能够客观反映肺泡内压，其过度升高可导致呼吸机相关性肺损伤。在上述 5 项多中心 RCT 研究中，小潮气量组的气道平台压均 <30cmH$_2$O，其中结论为小潮气量降低病死率的 2 项研究中，对照组气道平台压 >30cmH$_2$O，而不降低病死率的 3 项研究中，对照组的气道平台压均 <30cmH$_2$O（表 3-1-5）。若按气道平台压分组（<23、23~27、27~33、>33cmH$_2$O），随气道平台压升高，病死率显著升高（$p=0.002$）。而以气道平台压进行调整，不同潮气量通气组（5~6、7~8、9~10、11~12ml/kg）病死率无显著差异（$p=0.18$），并随气道平台压升高，病死率显著增加（$p<0.001$）。说明在实施肺保护性通气策略时，限制气道平台压比限制潮气量更为重要。对 ARDS 患者实施机械通气时应采用肺保护性通气策略，气道平台压不应超过 30~35cmH$_2$O。小潮气量和控制平台压的肺保护性通气已经证实能够降低 ARDS 患者的临床预后。但是，近期的多中心研究发现，虽然广大的医生已经认识到肺保护性通气策略的重要性，但小潮气量在临床实施的比例仅为 30%~40%，因此，临床医师对 ARDS 的肺保护性通气治疗的依从性亟待提高。

表 3-1-4　NIH ARDS net 机械通气模式和参数设置方法

通气模式——容量辅助/控制通气
潮气容积 6ml/kg（理想体重*），并保持气道平台压 <30cmH$_2$O
潮气容积 6ml/kg 时气道平台压 >30cmH$_2$O，减少潮气容积至 4ml/kg（理想体重）
动脉血氧饱和度或经皮血氧饱和度 88%~95% 之间
不同 FiO$_2$ 对应的预期 PEEP 水平

FiO$_2$	0.3	0.4	0.4	0.5	0.5	0.6	0.7	0.7	0.7	0.9	0.9	0.9	0.9	1.0
PEEP	5	5	8	8	10	10	10	12	14	14	14	16	18	20~24

*理想体重的计算公式：

男性 =50+0.91[身高（cm）−152.4]

女性 =45.5+0.91[身高（cm）−152.4]

表 3-1-5　5 个 ARDS 小潮气容积与常规潮气容积机械通气的比较研究

作者	病例	潮气容积/（ml/kg）		病死率/%		p
		对照组	小潮气容积	对照组	小潮气容积	
Amato 等	53	11.9 ± 0.5	6.1 ± 0.2	71	38	<0.001
Brochard 等	116	10.4 ± 0.2	7.2 ± 0.2	38	47	0.38
Stewart 等	120	10.6 ± 0.2	7.2 ± 0.8	47	50	0.72
Brower 等	52	10.2 ± 0.1	7.3 ± 0.1	46	50	0.60
ARDSnet	861	11.7 ± 0.1	6.3 ± 0.1	40	31	0.007

由于ARDS肺容积明显减少,为限制气道平台压,有时不得不将潮气量降低,允许$PaCO_2$高于正常,即所谓的允许性高碳酸血症。允许性高碳酸血症是肺保护性通气策略的结果,并非ARDS的治疗目标。急性二氧化碳升高导致酸血症可产生一系列病理生理学改变,包括脑及外周血管扩张、心率加快、血压升高和心输出量增加等。但研究证实,实施肺保护性通气策略时一定程度的高碳酸血症是安全的,但临床研究并未证实允许性高碳酸血症能够改善ARDS患者的临床预后,而且高碳酸血症是导致急性肺心病的高危因素。

(3)PEEP的选择:ARDS广泛肺泡塌陷不但可导致顽固的低氧血症,而且部分可复张的肺泡周期性塌陷开放而产生剪切力,会导致或加重呼吸机相关性肺损伤。充分复张塌陷肺泡后应用适当水平PEEP防止呼气末肺泡塌陷,改善低氧血症,并避免剪切力,防治呼吸机相关性肺损伤。因此,ARDS应采用能防止肺泡塌陷的最低PEEP。

ARDS最佳PEEP的选择目前仍存在争议。有学者建议可参照P-V曲线低位转折点压力来选择PEEP。Amato及Villar的研究显示,在小潮气量通气的同时,以静态P-V曲线低位转折点压力+$2cmH_2O$作为PEEP,结果与常规通气相比ARDS患者的病死率明显降低,2008年Talmor的研究也发现使用呼气末跨肺压滴定PEEP也能降低ARDS患者病死率。除此之外,还有多种PEEP的选择方法,如氧合法、最大顺应性法、肺牵张指数法、氧输送法、CT法、依据静态压力-容积曲线吸气支低位拐点、呼气支拐点选择PEEP及EIT选择PEEP等方法。目前尚无足够证据支持何种方法选择最佳PEEP,在很大程度上依靠临床医生的经验。

第四节 保护性通气策略的新概念

随着对呼吸生理及病理生理理解的深入,临床医师能够采取更多的手段和措施对ARDS的肺不均一性进行监测,对ARDS呼吸功能进行精准的评估和支持,并且引进了一些新的理念和技术进一步完善保护性通气策略。

1. **应力、应变的控制** 应力(stress)和应变(strain)是20世纪60年代提出的概念,然而其理论直到20世纪90年代才被运用到ARDS的机械通气当中。应力是在外力作用下肺内部反作用力的分布,相关的结构变形称为应变。在线性范围内两者的关系可以表示为:stress=K×strain。应变与基础肺容积(V_0)以及肺容积变化量(ΔV)相关(strain=$\Delta V/V_0$);stress在数值上与跨肺压的变化值ΔPL相同。由于ΔV可以用潮气量(TV)代替,因此上述应力与应变的关系对应于跨肺压和潮气量可表示为:$\Delta PL=K×TV/V_0$。其中,K是指肺特异性弹性阻力,在无明显肺纤维化等结构性病变的人体中约为$13cmH_2O$。

容积伤的发生与肺的应变显著增加相关。通常,当ΔV达到FRC的两倍,即肺容积达到肺总量(TLV)时,strain达到其生理高限值2,相应地此时应力亦处于生理高限值$26cmH_2O$;若此时跨肺压继续增大而导致肺容积进一步增加,则会因为肺纤维骨架中胶原纤维的断裂而发生肺组织结构的损伤,临床上可以使用跨肺压监测来评估患者的肺应力的变化,使用氮气洗入洗出法监测呼气末肺容积和功能残气量,计算患者的肺应变。因此,积极控制肺应变能够减轻肺损伤的发生。

2. **跨肺压的评价** 跨肺压(P_L)是肺泡内压(P_{alv})与胸膜腔内压(P_{pl})的差值($P_L=P_{alv}-P_{pl}$),是驱动肺泡开放,促使肺通气的根本动力。临床上可以用呼气末或吸气末屏气条件下的气道压(P_{aw})近似代替肺泡内压,以食管内压来近似代替胸膜腔内压,两者差值即为跨肺压。

(1)吸气末跨肺压过高会导致肺损伤:吸气末跨肺压的控制可以减轻肺损伤。吸气末跨肺压的监测能够排除胸壁对于呼吸功能的影响,因此,对于部分重度ARDS患者当胸壁弹性阻力显著增高时,即使平台压明显增高,而跨肺压亦可能较低。在重度ARDS患者研究中发现,虽然所有患者平台压均已超过$30cmH_2O$的保护性通气策略气道压力上限,但进一步提高部分患者PEEP

水平,控制吸气末跨肺压达到生理高限 25cmH$_2$O 后,能够维持患者的氧合并改善临床预后。

(2)呼气末跨肺压可用于 PEEP 滴定:"萎陷伤"是 VILI 的另一重要机制,是指萎陷的肺泡周期性开放及闭合所导致的肺损伤。ARDS 患者存在不同程度的肺泡萎陷,并且在重力依赖区尤为明显。呼气末跨肺压降低所导致的肺泡萎陷与 ARDS 患者萎陷伤的发生密切相关。不同 ARDS 胸壁弹性阻力各不相同,在相同 PEEP 水平下,胸壁弹性阻力较高的患者呼气末跨肺压较低,此时 PEEP 水平可能并不能够使萎陷肺泡开放;而对于胸壁弹性阻力较低的患者,其呼气末跨肺压却可能显著增高而导致肺泡的过度膨胀而引起肺损伤。因此 Talmor 等人根据跨肺压滴定 PEEP 水平对 ARDS 患者进行机械通气,结果显示以跨肺压滴定 PEEP 机械通气组患者氧合水平及呼吸系统顺应性均显著优于常规 PEEP 机械通气组患者,提示根据跨肺压滴定 PEEP 水平可能在减少肺泡萎陷的同时避免肺泡过度膨胀,减少了肺损伤的发生。

3. **驱动压的监测** 由于 ARDS 患者的肺容积与呼吸系统顺应性(Crs)显著相关,因此用潮气量(Vt)/Crs 替代肺应力去指导个体化的呼吸机参数设置,我们将其定义为驱动压(DP= Vt/Crs)。在容量控制通气,吸气流速恒定且患者没有自主呼吸的情况下,驱动压 = 平台压 –PEEP。Chiumello 的研究发现驱动压与肺应力显著相关,是良好的肺应力的替代指标,在肺应力为 24~26cmH$_2$O 时,驱动压的 Cutoff 值为 15cmH$_2$O,所以,监测驱动压可能是个理想的无创方法预测肺应力,从而指导呼吸机参数的设置,最终改善 ARDS 患者的预后。Amato 通过研究了肺保护性通气策略中各个独立因素(低平台压、低潮气量、高呼气末正压、驱动压)与患者 60d 生存率的关系,发现只有当呼吸机参数的设置导致驱动压降低时,才能改善患者生存率,而 Vt、PEEP 并没有与患者生存率显著相关。Villar 分析了 478 例接受肺保护性通气策略治疗的 ARDS 患者的 Vt、PEEP、平台压、驱动压与患者死亡风险的关系得出了类似的结论,首先,当驱动压大于 19cmH$_2$O 时,驱动压增加伴随着高死亡风险;其次,Vt、PEEP 对患者的死亡率却没有影响。为了进一步验证驱动压对患者死亡率的评价作用,Guerin C 等通过随机对照研究分析了 787 例 ARDS 患者,结果显示,在接受肺保护性通气策略治疗的 ARDS 患者中,驱动压是预测患者死亡风险的独立因素,因此肺保护通气在给予小潮气量、控制平台压的基础上还需要注意控制驱动压。

4. **机械能量负荷的监测** ARDS 肺损伤不是单独一个因素或指标引起,作用于肺的能量增加是导致肺损伤的关键。鉴于 VILI 是由多种因素如潮气量(Vt)、驱动压(ΔP)、流速(flow)、呼气末正压(PEEP)及呼吸频率等(RR)综合作用的结果,Gattinoni 教授提出通过压力 – 容积曲线计算出肺的能量负荷(Mechanical Power),包含了上述所有导致 VILI 危险因素的权重计算,并通过动物及临床研究证实肺能量负荷可能是评估综合因素导致 VILI 的有效方法。理论上 Mechanical Power 超过一定的临界值可导致 VILI,但临床上导致 VILI 的 Mechanical Power 临界值仍未确定。近期对临床数据库分析显示,机械通气时 Mechanical Power 超过 17.0J/min 的患者病死风险增加,但仍需要进一步前瞻性临床研究证实。

Mechanical Power 可以理解为单位时间内(每分钟)每次呼吸潮气量产生的动态应变施加在肺部的能量的总和。每次呼吸施加于肺部的能量可以通过在相应的 Vt 及 PEEP 设置下通过模拟的压力 – 容积曲线下面积计算出来,也可以根据实际监测到患者的压力 – 容积曲线下面积测定(图 3-1-1)。

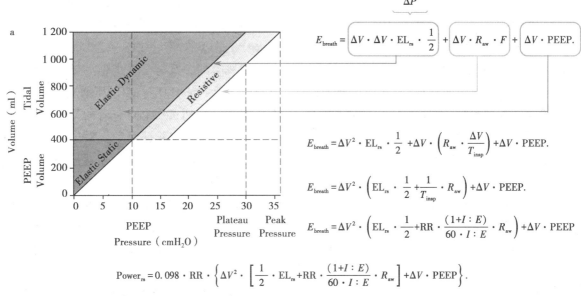

图 3-1-1　Mechanical Power 的计算公式及测定方法

E_{breath}= 每次呼吸作用在肺上的能量；ΔV=Tidal volume= 潮气量；EL_{rs}= 呼吸系统弹性阻力；R_{aw}= 气道阻力；PEEP= 呼气末正压；ΔP= 驱动压；RR= 呼吸频率；$I:E$= 吸呼比；Plateau Pressure= 气道平台压；F= 吸气流速；Peak Pressure= 气道峰压；PEEP Volume=PEEP 导致的肺容积增加；$Power_{rs}$= 每分钟作用于肺部的能量

第五节　挽救性治疗

小潮气量、控制平台压、驱动压及最佳 PEEP 设定的肺保护性通气策略已经成为 ARDS 的规范治疗措施，而肌松药物的使用、俯卧位通气、高频通气（HFOV）及体外膜氧合支持（ECMO）已经成为中重度 ARDS 挽救性治疗措施也已经广泛应用于临床。

1. 肺复张的实施　充分复张 ARDS 塌陷肺泡是纠正低氧血症和保证 PEEP 效应的重要手段。为限制气道平台压而被迫采取的小潮气量通气往往不利于 ARDS 塌陷肺泡的膨胀，而 PEEP 维持肺复张的效应依赖于吸气期肺泡的膨胀程度。目前临床常用的肺复张手法包括控制性肺膨胀、PEEP 递增法及压力控制法（PCV 法）。其中实施控制性肺膨胀采用恒压通气方式，推荐吸气压为 30~45cmH$_2$O、持续时间 30~40s。临床研究证实肺复张手法能有效地促进塌陷肺泡复张，改善氧合，降低肺内分流。一项 RCT 研究显示，与常规潮气量通气比较，采用肺复张手法合并小潮气量通气，可明显改善 ARDS 患者的预后。然而，ARDSnet 对肺复张手法的研究显示，肺复张手法并不能改善氧合，试验也因此而中断。

虽然前期的研究及近期的荟萃分析提示肺复张有助于改善中重度 ARDS 患者的临床预后，但 2017 年的一项大规模多中心研究发现给予中重度 ARDS 患者进行肺复张和最佳 PEEP 滴定的治疗（n=501）与对照组使用常规 PEEP 治疗（n=509）相比，提示肺复张会增加中重度 ARDS 患者的病死率及气压伤的发生率。基于这一研究可以否认肺复张对 ARDS 的治疗作用吗？当然不是。其主要原因在于：①研究纳入较多的肺部感染及肺内源性 ARDS 的患者，这一类患者往往是肺可复张性低，给予积极复张弊大于利；②研究中使用的肺复张压力较高，45cmH$_2$O 并且维持 2min，这一压力较既往研究中使用的复张压力高，是可能导致气压伤的主要因素，气压伤的发生对于中重度 ARDS 患者往往是致命性的；③研究中纳入较多感染性休克存在循环不稳定的患者，在给予肺复张时对于循环的影响可能是导致患者预后不良的因素之一；④研究中给予复张压力高，这一治疗会引起循环的波动，进而需要更多的液体复苏，因此在肺复张组较对照组使用了更多的液体［1 610（756~2 669）*vs.* 1 309（580~2 568），p=0.06］，这一措施往往使肺水肿进一步恶化；⑤ARDS 患者往往早期使用肺复张会有较好的治疗效果，而研究中肺复张的治疗持续了 7 日，

ARDS 后期的复张治疗往往会增加气压伤的风险。因此,这一研究得出的结论进一步印证,在临床肺复张治疗中需要关注 ARDS 的肺可复张性、肺复张压力和循环的稳定。

2. 肌松药物的使用 中重度 ARDS 过强的自主呼吸会导致肺损伤。首先,重度 ARDS 患者在呼吸机正压通气的情况下,若合并有过强的自主呼吸,呼吸机通气正压与胸腔内压之间形成的跨肺压将会显著增高,增高的跨肺压一方面会导致非重力依赖区的肺泡过度膨胀,另一方面会导致塌陷肺泡和正常通气肺泡间局部应力的明显升高,这很有可能导致患者出现气压伤和生物伤;其次,ARDS 患者往往存在肺不均一性改变,重度 ARDS 患者尤为明显,这种情况下应力在肺内传导会出现差异,自主呼吸时膈肌收缩产生的应力作用在肺重力依赖区后不能均匀地传递到肺各个部位,而主要作用于重力依赖区塌陷肺组织,进而使局部肺应力增加,也会导致肺内气体会从应力较小的非重力依赖区向应力较大的重力依赖区转移,从而导致局部容积伤的发生,进而加重局部肺损伤;第三,过强的自主呼吸会导致重度 ARDS 患者肺水肿的加重,通气血流比例失调更加明显,导致氧合进一步的恶化;第四,过强的自主呼吸会导致人机不同步的发生,进而影响到 ARDS 临床预后。

中重度 ARDS 存在呼吸窘迫需要积极控制自主呼吸以减轻肺损伤。2010 年对于 $PaO_2/FiO_2<120mmHg$ 中重度 ARDS 患者研究发现,早期 48h 内使用肌松药物能够降低患者的临床预后,而且对于中重度 ARDS 患者使用肌松药物能够控制过强的自主呼吸引起呼气末跨肺压的波动,避免呼气末肺泡的塌陷,从而能够改善氧合及呼吸功能。然而,2019 年 NEJM 多中心研究虽然未能证实早期肌松改善患者的临床预后,但其可能的原因与研究对照组 PEEP 使用过高、未能监测跨肺压以评估患者呼吸驱动及肌松组患者可能存在反向触发等因素相关。目前的临床观点仍需要评估 ARDS 的呼吸窘迫程度,进而评估是否需要保留自主呼吸。

3. 俯卧位通气 俯卧位通气是改善 ARDS 通气/血流比例失调的重要措施之一,其不仅可以促进 ARDS 患者重力依赖区塌陷肺泡复张从而改善氧合,而且可以减轻肺泡过度膨胀,改善肺组织病变的不均一性,降低异常的肺组织应力/应变。PROSEVA 研究发现,针对氧合指数 $\leq 150mmHg$ 的 ARDS 患者,俯卧位通气能够降低中重度 ARDS 患者的病死率,但是针对俯卧位通气持续时间尚无定论,目前认为俯卧位通气每日至少维持 16h 以上,并且患者在氧合、肺可复张性、肺静态顺应性、机械通气设置及其他器官功能改善后可以终止俯卧位通气,PROSEVA 研究建议当患者在俯卧位变为仰卧位 4h 后,在 $PEEP \leq 10cmH_2O$ 和 $FiO_2 \leq 60\%$ 下,$PaO_2/FiO_2 \geq 150mmHg$ 可以考虑终止俯卧位通气。虽然循证医学证明俯卧位通气有助于改善氧合指数 $\leq 150mmHg$ 的 ARDS 患者,但俯卧位通气时 PEEP 的选择、俯卧位时深镇静对 ICU 相关性神经肌肉功能的影响及俯卧位治疗患者的指征选择等方面仍需要进一步临床研究的证实。

俯卧位通气的临床疗效还与 ARDS 的病因有关,肺内原因和肺外病变引起 ARDS 的病理生理变化不同。肺内原因所致的 ARDS,病理改变以肺泡上皮细胞损伤导致的肺实变为主;而肺外原因所致的 ARDS,以肺毛细血管内皮细胞损伤导致肺间质、肺泡水肿和肺泡萎陷为主,因此,两者对俯卧位通气的反应不同,而且具有时间依赖性。研究表明,俯卧位通气对肺外原因 ARDS 氧合的改善明显优于肺内原因 ARDS。

俯卧位通气可通过翻身床来实施,实施过程中需要有专人保证患者气道的通畅,避免压迫气管插管,注意各导管的位置和连接是否牢靠。没有翻身床的情况下,需在额部、双肩、下腹部和膝部垫入软垫。防止压迫性损伤和胸廓扩张受限。俯卧位通气伴随危及生命的潜在并发症,包括气管内插管及中心静脉导管的意外脱落,但予以恰当的预防,这些并发症是可以避免的。患者在处于俯卧位状态下,必须经常检查气管插管的位置、中心静脉导管的位置、胸管的位置等,并且积极给予调整。对于合并有休克、室性或室上性心律失常等的血流动力学不稳定患者,存在颜面部创伤或未处理的不稳定性骨折的患者,为俯卧位通气的相对禁忌证。

4. 高频通气 高频振荡通气(HFOV)通过往复运动的活塞泵、扬声器隔膜或旋转球的方式产生正弦波,使气管内气体产生高频往返运动,将气体主动送入和吸出气道。ARDS 患者实施 HFOV 过程中,应用一定水平的驱动压(即气道平均压),可保持肺泡持续处于膨胀状态,避免了常规通气模式呼气时的肺泡塌陷,避免了肺泡反复塌陷复张导致的肺损伤,同时也避免了由于部分肺泡塌陷所致的肺内分流,有助于改善 ARDS 患者氧合。动物实验显示,在气道平均压相同的情况下,与传统通气模式相比,HFOV 通气时,气道抽吸物中炎症介质水平明显降低并且能够改善患者的氧合,30d 的病死率为 43%~67%。但是 2013 年 NEJM 发表 OSCILLATE 和 OSCAR 两个多中心随机对照临床研究显示 HFOV 不能改善 ARDS 患者预后,随后 Huang、Smailys 等相继发表的多个 meta 分析也显示 HFOV 改善 ARDS 氧合,不增加并发症,但不降低 ARDS 患者病死率。但高频通气的使用与使用时机、肺部病变状况及可复张性,而且在设定方面需要优化通气频率并给予滴定平均气道压,在治疗过程中需要密切监测患者对治疗的反应等因素相关,因此,高频通气的使用需要谨慎选择患者,而且高频通气的治疗仍需要进一步临床研究评价。

5. 体外膜氧合技术(ECMO) ECMO 最初是通过体外血液气体交换来治疗可逆性的呼吸衰竭,继而成为各种原因引起的心肺功能衰竭的替代措施。常用的装置有体外膜氧合(ECMO)、体外膜氧合加二氧化碳去除(ECCO_2R)以及血管内氧合装置(IVOX)等。ECMO 对肺的作用可以改善组织供氧、排出二氧化碳,并且可以减轻常规机械通气造成的高吸入氧浓度和机械损伤;对心脏的作用可以维持有效循环,减少心脏做功,减少血管活性药物的使用。2009 年的 CESAR 研究使 ECMO 在重症 ARDS 治疗中的作用备受关注,该研究发现,澳大利亚和新西兰的多家中心对于 H1N1 流感病毒感染的治疗中,常规机械通气治疗无法纠正的顽固性低氧血症和 / 或高碳酸血症的 ARDS 患者约 68 例,接受 ECMO 治疗后其病死率可下降至 21%。随后的研究对于呼吸功能障碍尤其是重症 ARDS,ECMO 在改善氧合的同时,有利于肺的休息和修复,已经成为重度 ARDS 治疗的一线选择。

然而,ECMO 仅适用于病情可逆,常规治疗措施无效的重度 ARDS 患者,其指征包括:第一,病情可逆,在 PEEP 15~20cmH_2O 支持下,氧合指数仍低于 80mmHg 的呼吸衰竭;第二,在积极调整的常规机械通气治疗下,存在失代偿的呼吸性酸中毒(pH<7.15);第三,在常规机械通气的积极治疗下,患者存在过高的平台压(≥35~45cmH_2O)。ECMO 团队的合作是成功实施 ECMO 治疗的保证,其包括,重症医师、外科医师、灌注师、护士及相关的科研人员,还需要 ECMO 中心对于 ECMO 团队在设备和科研的支持及流程的制定和治疗质量的控制。影响 ECMO 治疗成功还会受到一些因素影响,比如,错误的 ECMO 模式选择、患者的病情不可逆、高龄、ARDS 合并多器官功能衰竭、ECMO 治疗前机械通气时间过长和缺乏 ECMO 的治疗经验。因此,ECMO 治疗虽然已经成为重度 ARDS 的治疗手段,但 ECMO 的实施仍需要结合当地医院的治疗经验、组建有效的 ECMO 团队、制定合适的流程并且选择恰当的患者,才能改善重度 ARDS 的临床预后。

ARDS 是 MODS 的一个重要组成部分,对 ARDS 的治疗是防治 MODS 的一部分。在进行 ARDS 呼吸功能支持和治疗的同时,不容忽视对原发病的控制及循环功能、肾功能、肝功能等器官功能的监测和支持。

（邱海波）

参 考 文 献

[1] 邱海波,杨毅,管向东,等. ICU 主治医师手册[M]. 南京:江苏科技出版社,2013.

[2] Thompson BT, Chambers RC, Liu KD. Acute Respiratory Distress Syndrome[J]. 2017, 377: 562–572.

[3] Thomas Geiser. Mechanisms of alveolar epithelial repair in acute lung injury – a translational approach[J]. Swiss Med Wkly, 2003, 133: 586–590.

[4] Takeshi Yoshida, Marcelo BP Amato, Domenico Luca

Grieco, et al. Esophageal Manometry and Regional Transpulmonary Pressure in Lung Injury[J]. Am J Respir Crit Care Med, 2018, 197: 1018-1026.

[5] Sahetya SK, Mancebo J, Brower RG. Fifty Years of Research in ARDS. Vt Selection in Acute Respiratory Distress Syndrome[J]. Am J Respir Crit Care Med, 2017, 196: 1519-1525.

[6] Gordon D Rubenfeld, Margaret S Herridge. Epidemiology and Outcomes of Acute Lung Injury[J]. Chest, 2007, 131: 554-562.

[7] Bellani G, Laffey JG, Pham T, et al. Epidemiology, Patterns of Care, and Mortality for Patients With Acute Respiratory DistressSyndrome in Intensive Care Units in 50 Countries[J]. JAMA, 2016, 315: 788-800.

[8] Atul Malhotra MD. Low-Tidal-Volume Ventilation in the Acute Respiratory Distress Syndrome[J]. N Engl J Med, 2007, 357: 1113-1120.

[9] ARDS Definition Task Force, Ranieri VM, Rubenfeld GD, et al. Acute respiratory distress syndrome: the Berlin Definition[J]. JAMA, 2012, 307: 2526-2533.

[10] Gattinoni L, Tonetti T, Cressoni M, et al. Ventilator-related causes of lung injury: the mechanical power [J]. Intensive Care Med, 2016, 42: 1567-1575.

[11] Cressoni M, Chiumello D, Algieri I, et al. Opening pressures and atelectrauma in acute respiratory distress syndrome[J]. Intensive Care Med, 2017, 43: 603-611.

[12] Frat JP, Thille AW, Mercat A, et al. High-flow oxygen through nasal cannula in acute hypoxemic respiratory failure[J]. N Engl J Med, 2015, 372: 2185-2196.

[13] Schmidt GA, Girard TD, Kress JP, et al. Official Executive Summary of an American Thoracic Society/American College of ChestPhysicians Clinical Practice Guideline: Liberation from Mechanical Ventilation in Critically IllAdults[J]. Am J Respir Crit Care Med, 2017, 195: 115-119.

[14] Fan E, Del Sorbo L, Goligher EC, et al. An Official American Thoracic Society/European Society of Intensive Care Medicine/Societyof Critical Care Medicine Clinical Practice Guideline: Mechanical Ventilation in Adult Patientswith Acute Respiratory Distress Syndrome[J]. Am J Respir Crit Care Med, 2017, 195: 1253-1263.

[15] Slutsky AS, Hudson LD. PEEP or No PEEP—Lung Recruitment May Be the Solution[J]. N Engl J Med, 2006, 354: 1839-1841.

[16] Amato MB, Meade MO, Slutsky AS, et al. Driving pressure and survival in the acute respiratory distress syndrome[J]. N Engl J Med, 2015, 372: 747-755.

[17] Ferguson ND, Cook DJ, Guyatt GH, et al. High-frequency oscillation in early acute respiratory distress syndrome[J]. N Engl J Med, 2013, 368: 795-805.

[18] Young D, Lamb SE, Shah S, et al. High-frequency oscillation for acute respiratory distress syndrome[J]. N Engl J Med, 2013, 368: 806-813.

[19] Peek GJ, Mugford M, Tiruvoipati R, et al. Efficacy and economic assessment of conventional ventilatory support versus extracorporeal membrane oxygenation for severe adult respiratory failure(CESAR): a multicentre randomised controlled trial[J]. Lancet, 2009, 374: 1351-1363.

[20] Guérin C, Reignier J, Richard JC, et al. Prone positioning in severe acute respiratory distress syndrome[J]. N Engl J Med, 2013, 368: 2159-2168.

[21] Brodie D, Curtis JR, Vincent JL, et al. Treatment limitations in the era of ECMO[J]. Lancet Respir Med, 2017, 5: 769-770.

[22] Amato MB, Barbas CS, Medeiros DM, et al. Effect of protective-ventilation strategy on mortality in the acute respiratory distress syndrome[J]. N Engl J Med, 1998, 338: 347-354.

[23] The acute respiratory distress syndrome network: Ventilation with lower tidal volumes as compared with traditional tidal volumes for acute lung injury and the acute respiratory distress syndrome[J]. N Engl J Med, 2000, 342: 1301-1308.

[24] Eichacker PQ, Gerstenberger EP, Banks SM, et al. Meta-analysis of acute lung injury and acute respiratory distress syndrome trials testing low tidal volumes[J]. Am J Respir Crit Care Med, 2002, 166: 1510-1514.

[25] Reilly JP, Christie JD, Meyer NJ. Fifty Years of Research in ARDS. Genomic Contributions and Opportunities [J]. Am J Respir Crit Care Med, 2017, 196: 1113-1121.

[26] Barbaas CS, Dematos GF, Pincelli MP, et al. Mechanical ventilation in acute respiratory failure: recruitment and high positive end-expiratory pressure are necessary[J]. Curr Opin Crit Care, 2005, 11: 18-28.

[27] Barr J, Fraser GL, Puntillo K, et al. Clinical practice guidelines forthe management of pain, agitation, and delirium in adult patients in the intensive care unit[J]. Crit Care Med, 2013, 41: 263-306.

[28] Gattinoni L, Caironi P, Cressoni M, et al. Lung Recruitment in Patients with the Acute Respiratory Distress Syndrome[J]. N Engl J Med, 2006, 354: 1775-1786.

[29] Writing Group for the Alveolar Recruitment for Acute Respiratory Distress Syndrome Trial(ART) Investigators. Effect of Lung Recruitment and Titrated

Positive End-Expiratory Pressure (PEEP) vs Low PEEP on Mortality in Patients With Acute Respiratory Distress Syndrome: A Randomized Clinical Trial[J]. JAMA, 2017, 318: 1335-1345.

[30] Morais CCA, Koyama Y, Yoshida T, et al. High Positive End-Expiratory Pressure Renders Spontaneous Effort Noninjurious[J]. Am J Respir Crit Care Med, 2018, 197: 1285-1296.

[31] Papazian L, Forel JM, Gacouin A, et al. Neuromuscular blockers in early acute respiratory distress syndrome [J]. N Engl J Med, 2010, 363: 1107-1116.

[32] National Heart, Lung, Blood Institute PETAL Clinical Trials Network, et al. Early Neuromuscular Blockade in the Acute Respiratory Distress Syndrome[J]. N Engl J Med, 2019, 380: 1997-2008.

[33] Schmidt M, Pham T, Arcadipane A, et al. Mechanical Ventilation Management during ECMO for ARDS: An International Multicenter Prospective Cohort[J]. Am J Respir Crit Care Med, 2019, doi: 10. 1164/rccm. 201806-1094OC.

[34] Peek GJ, Mugford M, Tiruvoipati R, et al. Efficacy and economic assessment of conventional ventilatory support versus extracorporeal membrane oxygenation for severe adult respiratory failure (CESAR): a multicentre randomised controlled trial[J]. Lancet, 2009, 374: 1351-1363.

[35] Combes A, Hajage D, Capellier G, et al. Extracorporeal Membrane Oxygenation for Severe Acute Respiratory Distress Syndrome[J]. N Engl J Med, 2018, 378 (21): 1965-1975.

第二章 严重气流梗阻的治疗

第一节 支气管解痉药

多种肺部疾病均可出现气流受限,主要包括支气管哮喘、慢性阻塞性肺疾病(含慢性支气管炎、肺气肿,后文简称慢阻肺)、气道肿物等。其中,短期内气流受限加重的主要原因是气道痉挛、塌陷、阻塞引起的气道阻力增加。严重气流受限是由于气道阻力增加或弹性回缩力减小引起。此时,应用支气管解痉药解除气道痉挛是改善严重气流受限最重要的治疗之一。

支气管解痉药包括β肾上腺素受体激动剂、抗胆碱能药物、糖皮质激素、茶碱类及磷酸二酯酶抑制剂等,本节以支气管哮喘和慢阻肺急性加重为例介绍β肾上腺素受体激动剂、抗胆碱能药物及茶碱类药物。

(一)β肾上腺素受体激动剂

β肾上腺素能药物是目前批准用于临床治疗哮喘和阻塞性肺疾病最有效的支气管扩张剂。在不同的β受体激动剂中,各种药物的起效速度和作用持续时间各不相同。吸入性短效选择性β2肾上腺素受体激动剂是哮喘或者慢阻肺急性加重的主要治疗方法,而吸入性长效选择性β2肾上腺素受体激动剂(与吸入糖皮质激素联用)则主要用于长期控制。

1. 作用机制 肾上腺素可同时激动α和β受体,通过修饰肾上腺素分子,使之选择性作用于β1受体和β2受体(如异丙肾上腺素),即研发出β受体激动剂。进一步修饰结构可使药物选择性作用于支气管平滑肌上的β2受体,目标是扩张支气管、且不会激动心肌上β1受体而导致心动过速。与非β2选择性药物(如奥西那林)相比,治疗气道疾病时应优先选择性激动β2肾上腺素受体且可吸入给药的药物(如沙丁胺醇、左沙丁

胺醇、沙美特罗、福莫特罗),因为这些药物的支气管扩张作用与非β2选择性药物相当、但对心脏刺激较小。

β2受体是G蛋白偶联跨膜受体,可激活腺苷酸环化酶,活化后产生环磷酸腺苷(cyclic adenosine monophosphate, cAMP)引起支气管平滑肌松弛。目前尚未完全阐明cAMP引起平滑肌松弛的具体机制,但很可能涉及蛋白激酶A的活化和细胞内钙浓度的变化。β2受体被激活也可通过其他机制影响钾通道。多种其他细胞表面的β肾上腺素受体在哮喘发病机制中也发挥着不可忽视的作用,β2受体激动剂还可以通过与这些受体发生相互作用发挥效应,例如β2受体激动剂可能减少肥大细胞介质释放,抑制中性粒细胞、嗜酸性粒细胞和淋巴细胞的功能反应,加强黏液纤毛输送,并影响血管张力和水肿的形成等。β2肾上腺素受体的功能及该受体多态性是β受体激动剂在不同个体中反应不甚相同的理论基础。

各种β受体激动剂分子结构的差异决定药物支气管扩张作用的起效和持续时间。例如,通过结构修饰而降低对儿茶酚氧位甲基转移酶和单胺氧化酶降解的易感性,能够延长作用时间(相对于异丙肾上腺素)。此外,福莫特罗和沙美特罗的长亲脂性侧链附着于质膜,可以延长药物与肾上腺素能受体结合的持续时间。沙美特罗的亲脂性侧链通过备用结合位点(而非细胞膜亲水表面上的通常结合位点)而使该药进入细胞膜,并活化β肾上腺素能受体。福莫特罗有一个不同的亲脂性侧链,该药起效时间与沙丁胺醇相当。

2. 临床应用 短效β2受体激动剂(short acting beta2 agonist, SABA)是急性治疗哮喘急性发作和慢阻肺急性加重的首选药物。但是多种因

素均可影响个体对药物的反应,例如急性加重的病因(以气道痉挛为主者效果优于气道水肿或黏液阻塞者)、给药途径、急性发作的触发机制(变应原暴露、感染等)、β受体激动剂同时使用其他药物、症状持续时间较长(如数日而非数分钟)等。因此无法精确预测患者对于治疗的反应。

给药途径包括吸入、口服、皮下给药、静脉给药等多种方式,临床常用吸入和皮下给药两种方式,因为口服更高剂量的β受体激动剂才能达到与吸入制剂相当的支气管扩张反应,而且口服吸收较差且胃肠道代谢快。此外,口服疗效会延迟,药物达峰浓度后才出现支气管最大扩张作用,因此口服给药仅适用于轻至中度哮喘症状,且不能采用其他给药途径或其他给药途径不能立即可用的患者。

吸入性SABA(如沙丁胺醇)是哮喘急性发作和慢阻肺急性加重时的首选治疗。对于可正确使用定量吸入器(metered-dose inhaler, MDI)的患者,初始治疗通过MDI吸入2~6次SABA;进行有创机械通气时,可以将储雾器连在呼吸机回路的吸气支,在吸气相予以吸入。雾化吸入相同剂量SABA的临床获益并不优于MDI,但是对于因年龄、其他原因无法配合使用MDI治疗的患者可选择雾化疗法。采用MDI或雾化器的SABA治疗可在30~60min时重复,直至肺功能出现最大程度改善。

对于严重过敏反应或无法配合吸入治疗的哮喘急性发作患者,可以予以皮下/肌肉内给药,肾上腺素0.3mg皮下注射或者肌内注射,根据情况每20min重复使用一次,共3次。但是此给药方式并不优于雾化吸入的方法,不改善研究人群或任何特定亚组中的患者结局。对于慢阻肺急性加重的患者,因为多数患者年龄偏大、合并慢性肺源性心脏病及其他心脏疾病的概率较大,心律失常和心肌缺血的风险增高,因此几乎不使用肾上腺素皮下注射。所有患者均不推荐直接静脉给药,因为静脉给药与更多不良反应有关。

3. 不良反应 β受体激动剂可出现若干副作用,震颤最为常见。口服给药比吸入治疗更明显。心率增快和心悸为剂量依赖性,与非选择性药物相比,使用选择性β2受体激动剂(如沙丁胺醇)时这两种情况较少见。使用储雾器或雾化器腔可通过减少药物在口腔中的沉积来减少这些副作用,这种沉积可促进副作用但非支气管扩张。

(二)抗胆碱能药物

抗胆碱能药(也称毒蕈碱受体拮抗剂)和β肾上腺素能受体激动剂均能有效逆转气道梗阻中的可逆部分。然而,与β2受体激动剂相比,吸入性异丙托溴铵被更多地用做慢阻肺患者的首选支气管扩张剂。一方面对心脏刺激作用极弱,另一方面,"肺部健康研究(Lung Health Study)"这一里程碑式研究中唯一评估的支气管扩张剂是异丙托溴铵,体现了抗胆碱能药在慢阻肺治疗中的重要性。

1. 作用机制 副交感神经系统在调节支气管肌舒缩张力中发挥着重要作用。各种类型的刺激可引起副交感神经活动反射性增加,进而促进支气管收缩。乙酰胆碱(acetylcholine, ACh)是胆碱能神经末梢的内源性神经递质,其作用通过烟碱型和毒蕈碱型胆碱能受体介导。毒蕈碱型受体主要存在于受节后副交感神经支配的自主效应器细胞上,至少有5种亚型,其中至少有M1~M3等3种在肺部表达:M1受体存在于支气管周围神经节细胞上,节前神经于此处将信号传输至节后神经;M2受体存在于节后神经上;M3受体存在于平滑肌上。M1和M3受体介导迷走神经的副交感神经性支气管收缩效应。ACh及其类似物可激活M1和M3受体,从而刺激气管支气管腺体的分泌,并引起支气管收缩。另一方面,激活M2受体会限制ACh的进一步产生,并抑制副交感神经介导的支气管收缩。因此,理想的抗胆碱能药应该仅抑制M1和M3受体,而不抑制M2受体。

阿托品是毒蕈碱型受体拮抗剂的原型药物,通过竞争性阻止ACh与中枢神经系统、外周神经节以及平滑肌、心肌和分泌性腺体中神经效应器位点的毒蕈碱型受体结合,从而抑制ACh的作用。季铵类药物(如异丙托溴铵)是天然存在的叔胺化合物(如阿托品)的合成衍生物。异丙托溴铵是研究最广泛且最常用于临床的季铵类抗胆碱能药。异丙托溴铵和阿托品均胃肠外给药时,两者产生的作用相似,包括支气管扩张、心动过速以及抑制唾液分泌。但与阿托品不同的是,异丙托溴铵对中枢神经系统没有明显作用,经肺或胃肠道的吸收不佳,也不会抑制黏液纤毛清除。因此,如果对慢阻肺患者使用异丙托溴铵,则可避免使用阿托品时会出现的一些影响,包括避免下气道分泌物增加等。即使给予患者超过推荐剂量的异丙托溴铵,其心率、血压、膀胱功能、眼压或瞳孔直径几乎没有变化,因此较为安全。

2. **临床应用** 异丙托溴铵同样可以采用定量吸入器或者雾化吸入的方式给药。MDI 的推荐剂量为一次 2 揿、一日 4 次,但给予明显更高剂量(一次 4~8 揿、一日 4 次)时患者亦耐受良好。雾化用溶液每 2.5ml 单位剂量含有 500μg 异丙托溴铵,目前推荐采用这一剂量、一日给予 3~4 次。异丙托溴铵所产生的支气管扩张程度反映了副交感神经张力的水平。正常人吸入异丙托溴铵能完全防护吸入性刺激物(例如,二氧化硫、臭氧、雾化柠檬酸或香烟烟雾)所致的支气管收缩。然而,哮喘和/或特应症患者对这些刺激物的反应性更强,因而受到的保护作用较弱。在气道严重阻塞时,吸入性颗粒进入气道的渗透过程受损;所以气道疾病较严重的患者可能需要更高剂量以获得最大作用。更高剂量给药可延长支气管扩张作用的持续时间,而不是增加支气管扩张的程度。

对于慢阻肺急性加重、哮喘急性发作的患者而言,异丙托溴铵常与吸入性短效 β 肾上腺素受体激动剂联用。沙丁胺醇和异丙托胺联用时常用剂量为每 4~6h 通过 MDI 吸入两吸,或者每 6h 通过软雾吸入器吸入一吸。联合治疗的支气管扩张作用强于单用任一种药物,因此,现在更多地联合用药。

3. **不良反应** 吸入性抗胆碱能药的全身性吸收可能使易感患者(例如良性前列腺增生或有下尿路症状的患者)发生急性尿潴留的风险增加。

(三)甲基黄嘌呤类药物

甲基黄嘌呤类药物(以茶碱为代表)的价值存有争议,对部分患者可能有益。然而,甲基黄嘌呤类药物的治疗指数较窄;因此,长期使用时其

毒性可为重要问题,仔细的监测至关重要。一般将茶碱归类为支气管扩张剂,其作用包括抗炎、免疫调节和保护支气管,这些作用促使该药成为哮喘和慢阻肺的辅助治疗药物。

茶碱产生支气管扩张作用的分子机制是抑制磷酸二酯酶(phosphodiesterase, PDE)3,但抗炎作用可能是源于抑制 PDE4 和激活组蛋白去乙酰基酶(在重度哮喘和慢阻肺中此酶减少)。激活组蛋白去乙酰基酶会导致已激活的炎症基因失活,可能进而促成了茶碱逆转糖皮质激素耐受的作用。

但是对于慢阻肺急性加重的患者,茶碱类药物并没有显示出特别的优势。一项 80 例慢阻肺急性加重的非酸中毒(pH 值 >7.32)患者接受了雾化吸入支气管扩张剂和口服糖皮质激素,并被随机分配至接受静脉用氨茶碱[0.5mg/(kg·h)]或安慰剂。结果显示,当与大剂量雾化支气管扩张剂及口服糖皮质激素一起使用时,未发现常规氨茶碱治疗有任何临床重要的额外作用(如肺量计检查、症状评分或住院时间的差异)。这与之前一项纳入 4 项更小型试验的荟萃分析的结果相似。除了缺乏有效性以外,甲基黄嘌呤类药物导致的恶心和呕吐比安慰剂组明显更多,还有更频繁的震颤、心悸及心律失常的趋势。

茶碱多用于稳定期的患者,可引起稳定期慢阻肺患者明显的支气管舒张,FEV_1 或肺活量的改善幅度范围为 8%~35%,联合治疗(茶碱加雾化吸入 β2 受体激动剂或抗胆碱能药物)时效果最显著。对于使用中-大剂量吸入性糖皮质激素仍控制不佳的哮喘患者,与继续增加吸入性糖皮质激素相比,加用茶碱可以更好地控制症状和改善肺功能。通常适合采用 10mg/(kg·d)的起始剂量,起始剂量最高为 300mg。对于肥胖患者,采用理想体重来计算剂量。首选长效缓释制剂。如果在 3~7d 后没有获益或不良反应的征象,可上调茶碱剂量,直至达到目标血药浓度。监测首选血药峰浓度,而非谷浓度。为了正确地测定峰浓度,如果一日给药 2 次,则在早晨给药后 3~7h 取血样;如果一日给药 1 次,则在给药后 8~12h 取血样。一般而言,慢阻肺患者的目标血清茶碱浓度为 8~12μg/ml。一旦达到合适的血清水平,之后就可

每 6~12 个月测定 1 次，或在患者临床状态或其他药物的使用情况改变时测定。由于茶碱在肝脏代谢，故任何可扰乱肝功能的情况都可能快速改变茶碱水平。另外，茶碱清除率会随年龄增长而降低，很多药物可与茶碱相互作用，必须要密切监测药物水平，并知晓其可能的相互作用。由于茶碱的治疗指数较窄，用药前必须权衡茶碱的潜在有效性与毒性。

（四）未来与展望

近年来，在联合使用支气管扩张剂方面有较多的研究进展，但是联合用药方案更多是针对稳定期的患者。慢性阻塞性肺疾病全球倡议组织（GOLD）提出了一个慢阻肺严重程度分类系统，根据症状的严重程度和频率以及患者急性加重和住院的风险来确定疾病严重程度，用于指导稳定期患者的治疗。评估症状使用的是改良英国医学研究理事会（mMRC）呼吸困难评分，或慢阻肺评估测试（CAT）。对于所有慢阻肺患者，都应开具短效支气管扩张剂（如：β 受体激动剂、抗胆碱能药），按需使用以缓解呼吸困难的间歇性加重（Grade 1A）。对于没有使用长效抗胆碱能药的患者，可为其开具短效 β 受体激动剂（SABA）联用短效抗胆碱能药（short acting muscarinic antagonist，SAMA），以实现更大的急性支气管扩张剂收益。对于正在使用长效抗胆碱能药的患者，通常使用 SABA 以快速缓解慢阻肺症状。对于症状轻微（即 mMRC 分级 <2 级）且急性加重风险低（即每年急性加重 0~1 次）的 A 类患者，可按需使用 SABA 或 SAMA 以缓解或预防症状；如果单药疗效不足，可联用 SABA-SAMA。对于症状更严重（即 mMRC 分级 ≥2 级或 CAT 评分 ≥10 分）、但急性加重既往史显示急性加重风险低（即每年急性加重 0~1 次）的 B 类患者，指南推荐规律使用长效吸入性支气管扩张剂。在临床实践中，倾向于使用长效抗胆碱能药。如果单用长效支气管扩张剂未能控制症状，可以考虑加用另一种选自其他类别的长效支气管扩张剂。对于日常生活中症状轻微（即 mMRC 0-1 级或 CAT 评分 <10 分）、但过去 1 年的急性加重病史导致急性加重风险高（即急性加重 ≥2 次 / 年，并且有 1 次或多次急性加重导致住院）的 C 类患者，由于长效抗胆碱能药

物（long acting muscarinic antagonist，LAMA）可降低急性加重发生率，指南建议规律予以 LAMA 治疗，而非长效 β2 受体激动剂（long acting beta2 agonist，LABA）。备选疗法包括 LAMA 与 LABA 联用，或 LABA 与吸入性糖皮质激素（inhaled corticosteroids，ICS）联用。对于症状负荷较重（即 mMRC 分级 ≥2 级，或 CAT 评分 ≥10 分）且急性加重风险高（即急性加重 ≥2 次 / 年，且有 1 次或多次急性加重导致住院）的患者，指南推荐 LAMA 联合 LABA 的规律治疗，而非单用长效支气管扩张剂或 LABA 联合吸入 ICS。可能的例外情况为临床表现或检查结果提示哮喘 - 慢阻肺重叠的患者；对于这些患者，可能更优选 LABA-ICS 联用。对于接受 LABA-LAMA 联用或 LABA-ICS 联用后仍有症状或复发急性加重的患者，可以考虑 3 种药物联合治疗（LABA-LAMA-ICS）。

哮喘患者联合用药的方案与慢阻肺有所不同。对于重度持续性哮喘患者，首选的治疗方案是中等剂量或大剂量吸入性糖皮质激素，并联合一种吸入性 LABA。在重度哮喘患者的治疗中，除了吸入性糖皮质激素和 LABA 以外还可以联合白三烯调节剂，即所谓的"三联控制药物治疗"。LABA 不用作重症哮喘的单药治疗，如果尝试 LABA 治疗后，哮喘症状、SABA 使用情况及客观测量指标未改善，则应考虑停用。若对重度哮喘的控制情况仍旧较差，可能需要每日或隔日应用口服糖皮质激素。

（詹庆元　冯莹莹）

参 考 文 献

［1］Cazzola M，Page CP，Rogliani P，et al. β2-agonist therapy in lung disease［J］. Am J Respir Crit Care Med，2013，187：690.

［2］Sorkness CA. Beta-adrenergic Agonists//Adkinson NF，Bochner BS，Busse WW，et al. Middleton's Allergy：Principles and Practice. 7th ed. Philadelphia：Mosby，2009：1485-1503.

［3］Johnson M. Beta2-adrenoceptors：mechanisms of action of beta2-agonists［J］. Paediatr Respir Rev，2001，2：57.

［4］Johnson M. Molecular mechanisms of beta（2）-adrenergic receptor function，response，and regulation［J］. J

Allergy Clin Immunol, 2006, 117: 18.

[5] Wolfe JD, Yamate M, Biedermann AA, et al. Comparison of the acute cardiopulmonary effects of oral albuterol, metaproterenol, and terbutaline in asthmatics[J]. JAMA, 1985, 253: 2068.

[6] Idris AH, McDermott MF, Raucci JC, et al. Emergency department treatment of severe asthma. Metered-dose inhaler plus holding chamber is equivalent in effectiveness to nebulizer[J]. Chest, 1993, 103: 665.

[7] Salmeron S, Brochard L, Mal H, et al. Nebulized versus intravenous albuterol in hypercapnic acute asthma. A multicenter, double-blind, randomized study[J]. Am J Respir Crit Care Med, 1994, 149: 1466.

[8] Travers A, Jones AP, Kelly K, et al. Intravenous beta2-agonists for acute asthma in the emergency department [J]. Cochrane Database Syst Rev, 2001: CD002988.

[9] Anthonisen NR, Connett JE, Kiley JP, et al. Effects of smoking intervention and the use of an inhaled anticholinergic bronchodilator on the rate of decline of FEV1[J]. The Lung Health Study. JAMA, 1994, 272: 1497.

[10] Brown JH, Taylor P. Muscarinic receptor agonists and antagonists//Hardman JG, Limbird LE, Molinoff PB, et al. Goodman and Gilman's The Pharmacological Basis of Therapeutics. 9th ed. New York: McGraw-Hill, 1996: 141.

[11] Barnes PJ. Theophylline[J]. Am J Respir Crit Care, 2013, 188: 901.

[12] Duffy N, Walker P, Diamantea F, et al. Intravenous aminophylline in patients admitted to hospital with non-acidotic exacerbations of chronic obstructive pulmonary disease: a prospective randomised controlled trial[J]. Thorax, 2005, 60: 713.

[13] Barr RG, Rowe BH, Camargo CA. Methylxanthines for exacerbations of chronic obstructive pulmonary disease [J]. Cochrane Database Syst Rev, 2003: CD002168.

[14] Ram FS, Jardin JR, Atallah A, et al. Efficacy of theophylline in people with stable chronic obstructive pulmonary disease: a systematic review and meta-analysis[J]. Respir Med, 2005, 99: 135.

[15] Evans DJ, Taylor DA, Zetterstrom O, et al. A comparison of low-dose inhaled budesonide plus theophylline and high-dose inhaled budesonide for moderate asthma[J]. N Engl J Med, 1997, 337: 1412.

[16] Global Initiative for Chronic Obstructive Lung Disease(GOLD). Global Strategy for the Diagnosis, Management and Prevention of Chronic Obstructive Pulmonary Disease: 2019 Report. www.goldcopd.org (Accessed on February 04, 2019).

[17] National Asthma Education and Prevention Program: Expert panel report III: Guidelines for the diagnosis and management of asthma. Bethesda, MD: National Heart, Lung, and Blood Institute, 2007. (NIH publication no. 08-4051) www. nhlbi. nih. gov/ guidelines/asthma /asthgdln. htm(Accessed on June 03, 2018).

第二节 糖皮质激素

一、糖皮质激素的抗炎作用

糖皮质激素(glucocorticoid, GC)具有强效抗炎作用,是治疗常见气道疾病最有效的抗炎药物之一。GC 的抗炎功能可以作用于炎症细胞和结构细胞。GC 可以抑制嗜酸性细胞、T 淋巴细胞、肥大细胞、巨噬细胞、树突状细胞等,无论是从对于细胞的凋亡、减少、细胞因子的释放和激活,都有着很强的调节作用。另外,GC 对结构细胞的影响主要表现在对于上皮细胞、炎症因子介质的抑制,减轻血管内皮细胞的渗漏;可以上调气道平滑肌的 β2 受体,和 β2 受体兴奋剂紧密地结合,解除气道平滑肌痉挛;同时,还可以抑制腺体的分泌,减少痰液的产生。GC 的这些分子作用对常见气流梗阻疾病,如慢性阻塞性肺疾病(chronic obstructive pulmonary disease, COPD)、支气管哮喘,可以抑制气道黏膜炎症、水肿及分泌亢进,降低气道高反应性,减少气流受限并改善肺功能。

迄今为止,GC 的抗炎机制仍未完全阐明,一般认为 GC 的抗炎效应主要是通过 GC 和糖皮质激素受体(glucocorticoid receptor, GR)结合后发挥一系列生物学效应实现的。其抗炎作用机制包括影响靶细胞转录调控和蛋白质合成。气道中所有细胞都表达胞质 GR,但表达水平不同,GC 在进入细胞时形成 GC-GR 复合体,然后该复合体发生构象改变暴露核定位信号并转位至细胞核内。在细胞核内,活化的 GR 结合至糖皮质激素反应元件(glucocorticoid-response element, GRE),全面上调特异性靶基因的转录,被激活的基因有些具有抗炎作用,包括膜蛋白 -1,分泌性白细胞蛋白酶抑制剂,白细胞介

素 -10（interleukin-10，IL-10）及 NF-κB。虽然 GC 具有促进基因转录的功能，但其强大的抗炎作用仍是通过对炎症和免疫基因的抑制实现的。过去认为活化的 GR- 配体复合体与 DNA 结合于负性 GRE 处抑制炎性基因表达，还有观点认为激活的 GR 单体和介导炎性基因表达的转录因子相互作用诱导组蛋白上酶的修饰及染色质的重构从而抑制炎性基因的表达。

二、GC 在 COPD 中的应用

COPD 是一种以气道和全身炎症为特征的慢性气道疾病。吸入性糖皮质激素（inhaled corticosteroids，ICS）在某种程度上可减少这种炎症的程度，目前 ICS 对 COPD 患者有益的临床证据有限，尽管如此，仍有近 50% 的 COPD 患者会接受 ICS 治疗。广泛应用 ICS 的原因可能是 COPD 存在"哮喘"样表现，目前有很多研究探讨了 ICS 对 COPD 患者肺功能、呼吸系统症状、急性加重患病率、病死率、肺癌患病率及气道炎症的影响。数据表明 ICS 治疗会减少 COPD 急性加重患病率及略改善呼吸系统症状，但对肺功能改善和病死率影响小或无影响。全身性 GC 可改善 COPD 急性加重患者的症状和肺功能，减少住院时间。尚未在随机对照试验中研究过 ICS 对 COPD 急性发作的疗效。因此，对于 COPD 急性发作，不能用 ICS 治疗替代全身性 GC。

1. GC 在 COPD 稳定期中的应用 ICS 是稳定期 COPD 阶梯式管理的重要组成部分，其应用目的为控制呼吸系统症状、减少急性加重次数、改善患者的肺功能及生存质量。应用 ICS 治疗的 COPD 患者通常存在中 - 重度的气流阻塞，现不推荐将 ICS 作为稳定期 COPD 患者的单药治疗，因为吸入性支气管扩张剂带来的获益更多且不良反应更少。然而，对于应用最佳吸入性支气管扩张剂方案后仍存症状、反复或严重急性加重的 COPD 患者，需要加用 ICS 治疗。证据表明 ICS-LABA 联合疗法在降低急性加重的发病率和缓解症状方面比单独使用 ICS 或 LABA 更有优势。有人推测，对全身性 GC 试验治疗反应良好的 COPD 患者更可能从 ICS 治疗中获益，但支持这一理论的证据极少，因此，不推荐基于患者对全身性 GC 试验性治疗的反应来决定是否接受 ICS

治疗。目前尚不明确 ICS 的最佳剂型、剂量以及给药方案。评估 ICS 对 COPD 患者影响的大型临床试验使用了相对较高剂量的 ICS（布地奈德，一次 400μg，一日 2 次；或氟替卡松，一次 500μg，一日 2 次）获得了较小的临床获益，但也观察到一些全身性的不良反应（如白内障、肺炎等）。低剂量 ICS 可控制部分哮喘患者且相对毒副作用小，尚不明确对于 COPD 患者是否也是如此。因此，未来需要更多临床研究来比较不同剂量 ICS 的获益与风险。

2. GC 在 COPD 急性加重中的应用 全身性 GC 治疗能降低门诊 COPD 急性发作患者的复发率、改善肺功能。一项随机试验纳入了 147 例因 COPD 急性发作于急诊科就诊后离院的患者，研究其口服 GC 在门诊治疗中的疗效，患者接受了 10 日的口服泼尼松（40mg）或安慰剂治疗。接受泼尼松治疗组在 30 日内因呼吸困难而再次就诊的可能性更低（27% vs. 43%，$p=0.05$）。除了复发率更低，泼尼松组患者治疗 10 日后在呼吸困难症状及 FEV_1（34% vs. 15%）方面较安慰剂组均有改善。另外，在支气管扩张剂治疗基础上加用全身性 GC，可改善住院 COPD 急性加重患者的症状和肺功能，减少住院时长。一项纳入 9 项研究的系统评价（n=917）发现，与安慰剂相比，应用全身性 GC 使治疗失败的风险降低 50% 以上；并且降低出院 1 个月后的复发风险（HR 0.78，95%CI 0.63~0.97）；在开始治疗后的 3d 内，GC 组的 FEV_1 有显著改善；GC 组患者的住院时间更短，但 GC 组的高血糖风险相比安慰剂组显著增加（OR 2.79，95%CI 1.86~4.19）。

口服 GC 可以被快速吸收，几乎能获得 100% 的生物利用度，并且治疗大多数 COPD 急性发作时疗效似乎与静脉 GC 相当。上文提到的系统评价比较了胃肠外 GC 与口服 GC 在 COPD 急性加重患者中的应用，结果发现，在主要结局（治疗失败、复发率或病死率）或任何次要结局方面两组差异无统计学意义。通常，静脉用 GC 可以用于以下情况：COPD 重度急性发作、在家口服 GC 治疗无效、不能口服药物，或者因脏器灌注功能下降而可能存在吸收障碍（如休克）的患者。

尚不清楚全身性 GC 治疗 COPD 急性发作

的最佳剂量。GOLD 指南建议，使用泼尼松一次 40mg、一日 1 次的等效剂量治疗 COPD 急性发作患者。根据急性发作的严重程度，常用的治疗方案从泼尼松一次 30~60mg、一日 1 次到甲泼尼龙一次 60~125mg、一日 2~4 次不等，越来越多的证据支持使用中等剂量而非大剂量的 GC 治疗 COPD 急性发作。例如，一项关于 GC 剂量的对比分析探讨了 79 985 例因 COPD 急性发作住院患者的临床结局。治疗初两日，口服 GC 治疗组中位剂量为 60mg，静脉治疗组为 556mg，较低剂量治疗患者的治疗失败风险并没有更高。对于 COPD 急性发作导致即将出现或已经出现急性呼吸衰竭的患者，许多临床医生使用更大剂量的静脉制剂，如静脉给药甲泼尼龙一次 60mg、一日 1~4 次的等效激素类药物，但支持这种做法的数据有限。一项观察性队列研究纳入了 17 239 例因 COPD 急性发作入住 ICU 的患者，结果发现接受 240mg/d 或更低剂量甲泼尼龙治疗的患者相比较高剂量组（>240mg/d）住院时间稍有缩短（−0.44 日，95%CI −0.67~−0.21），住 ICU 时间也稍有缩短（−0.31 日，95%CI −0.46~−0.16），且低剂量 GC 组患者的机械通气时间更短，胰岛素需求更少。

目前尚不明确全身性 GC 治疗的最佳疗程，这往往取决于急性发作的严重程度和治疗反应。GOLD 指南建议 GC（如，泼尼松 30~40mg/d）治疗 5 日，而欧洲呼吸学会 / 美国胸科学会指南建议疗程最长为 14 日，因此，5~14 日的 GC 应用可能是合理的。SCCOPE 试验比较了 2 周与 8 周全身 GC 治疗方案，发现更长的疗程没有带来更多获益，并且 8 周治疗组患者的 GC 相关副作用更多。REDUCE 研究探讨了小于 2 周 GC 疗程对 COPD 急性发作的有效性，试验纳入了 314 例 COPD 急性发作患者，其中 289 例需要住院治疗，将患者随机分配至 5 或 14 日的泼尼松（40mg/d）治疗组。结果显示，两组患者在与下一次急性发作间隔时间、180 日内急性发作可能性或肺功能恢复方面没有差异，该研究表明 5 日 GC 疗程可能与 14 日结局相当，需进一步研究来确定是否某些患者接受较长疗程获益更多。一项系统评价纳入 8 项研究，共 457 例参与者，比较了不同持续时间的全

身性 GC 治疗，发现 3~7 日与 10~15 日疗程相比，治疗失败的风险没有差异（OR 1.04，95%CI 0.70~1.56），该系统评价纳入了上述 REDUCE 试验的数据，认为 5 日疗程口服 GC 可能与 14 日或更长疗程效果相当，需要进一步的研究来得出两者等效的结论。全身性 GC 疗程结束时，如果患者已明显恢复，则可直接停用 GC，而不是逐渐减量至停药。若症状未完全恢复，可尝试在疗程结束后的 1 周内逐渐减量至停药，以确定是否需要更长时间的 GC 疗程。值得注意的是，GC 全身给药的方法会出现不良反应，如肥胖、肌无力、高血压、心理障碍、糖尿病、骨质疏松、皮肤病变等。

三、GC 在哮喘中的应用

吸入及口服药物治疗是大部分哮喘患者症状控制的有效方式。2007 年 NAEPP 专家小组提出了阶梯式药物治疗法，依据症状控制的情况选择个体化升降阶梯治疗，而哮喘控制情况的评估基于以下方面：过去 2~4 周的控制情况（根据病史或调查问卷）、当前 FEV$_1$ 或 PEFR，以及风险估计。

1. **GC 在哮喘持续期中的应用**　对于轻度持续性哮喘患者，首选的长期控制药物是小剂量 ICS。规律使用 ICS 能够减少哮喘症状发作频率、对 SABA 的需求、提高生存质量，以及降低急性发作的风险。对于中度持续性哮喘患者，首选小剂量 ICS 联合某种吸入性长效 β 受体激动剂（long-acting beta agonist，LABA），或者是中等剂量的 ICS。前一个联合方案已证实与增加 ICS 剂量相比，在控制哮喘症状方面更加有效。替代策略包括在小剂量 ICS 基础上加用白三烯调节剂或茶碱。对于重度持续性哮喘患者，首选的治疗方案是中等剂量（4 级）或大剂量（5 级）ICS，并联合一种吸入性 LABA。在重度哮喘患者的治疗中，许多医生会在 ICS 和 LABA 的联合治疗方案中额外加用白三烯调节剂，即所谓的"三联控制药物治疗"。若对重度哮喘的控制情况仍旧较差，可能需要每日或隔日应用口服 GC。

2. **GC 在哮喘急性发作中的应用**　轻 - 中度持续性哮喘患者急性加重可选择按需使用快速

缓解药 + 控制药物的复方吸入器,以及在症状发作时提高剂量,甚至口服激素治疗来缓解症状。例如,福莫特罗作为 LABA 起效迅速,布地奈德 - 福莫特罗既可用做每日控制,也可用作快速缓解症状(最大剂量为每次治疗吸入 6 次,或者一日吸入 8 次)。已证实在未规律使用 ICS 的患者中,与单用 SABA 相比,布地奈德 - 福莫特罗复方吸入器缓解急性症状和预防重度哮喘发作的效果更佳。对于轻 - 中度、PEF≥60% 预计值、自我管理能力良好且无危及生命的哮喘发作既往史的哮喘患者,一旦症状控制不理想,可通过提高 ICS 的剂量(即基线剂量的 4 倍)减少急性发作。若在哮喘症状控制水平恶化的早期采取此法,例如出现呼吸道病毒感染的征象即使用,可防止发作或者减少发作的严重程度或持续时间。在 403 例哮喘症状轻度加重且峰流速小幅度下降(例如下降 15% 持续 2 日或下降 30% 持续 1d)的患者中,与不改变 ICS 的剂量相比,使用 4 倍剂量可降低应用口服 GC 的可能性(RR 0.43,95%CI 0.24~0.78)。当已出现哮喘急性发作,将吸入型糖皮质激素剂量加倍不足以终止病程。中 - 重度哮喘发作患者需启用口服糖皮质激素治疗,其特征是 SABA 治疗后症状未缓解或者在 1~2d 内复发或持续,和 / 或使用吸入型短效支气管扩张剂后 PEF 小于个人最佳值或预计值的 80%。有研究显示,短疗程糖皮质激素(如泼尼松 40~60mg/d、连用 5~7d,或其等效剂量)可显著降低 2 周内再次重度发作的可能性,并减少 2 周后症状重度持续的比例。

口服 GC 应注意药物常见不良反应,包括睡眠障碍、食欲增加、消化道反应等。糖皮质激素疗程≤3 周时,如果患者另外使用吸入型糖皮质激素,则口服用药无需逐渐减量再停药。如果院内患者不能使用口服 GC 或依从性差,有时会给予肌内注射长效糖皮质激素制剂治疗(例如,肌内注射浓度为 40mg/ml 的曲安西龙混悬液,剂量 60~100mg)。肌内注射糖皮质激素的缺点包括:给药后 12~36h 起效,慢于口服用药;效果持续时间有个体差异,通常为 2~4 周。停用口服糖皮质激素后,规律使用吸入型糖皮质激素是预防哮喘复发的重要方法,也是预防重度哮喘发作导致肺功能下降的重要手段。

3. GC 在妊娠期哮喘患者中的应用 全身性糖皮质激素已广泛地应用于妊娠期间哮喘症状发作及控制重度哮喘。对于妊娠女性而言,都必须要将妊娠期间口服糖皮质激素的潜在风险与哮喘未得到控制对母婴所造成的风险相权衡。关于使用全身性糖皮质激素对产妇和婴儿带来的危害主要包括:先天畸形(主要是腭裂)、子痫前期、妊娠期糖尿病、低出生体重和新生儿肾上腺皮质功能减退,但由于未控制重度哮喘的相关风险包括母亲或胎儿死亡,远高于使用全身性糖皮质激素的潜在副作用。因此,当需要在妊娠期间应用口服糖皮质激素治疗重度哮喘时,应积极使用此类药物。与口服 / 全身性应用糖皮质激素相比,吸入性糖皮质激素的安全性更高,建议稳定期患者规律应用控制症状。

(田 野 詹庆元)

参 考 文 献

[1] Ratman D, Vanden Berghe W, Dejager L, et al. How glucocorticoid receptors modulate the activity of other transcription factors: a scope beyond tethering[J]. Mol Cell Endocrinol, 2013, 380: 41.

[2] Gan WQ, Man SF, Sin DD. Effects of inhaled corticosteroids on sputum cell counts in stable chronic obstructive pulmonary disease: a systematic review and a meta-analysis[J]. BMC Pulm Med, 2005, 5: 3.

[3] Niewoehner DE, Erbland ML, Deupree RH, et al. Effect of systemic glucocorticoids on exacerbations of chronic obstructive pulmonary disease. Department of Veterans Affairs Cooperative Study Group[J]. N Engl J Med, 1999, 340: 1941.

[4] Nannini LJ, Poole P, Milan SJ, et al. Combined corticosteroid and long-acting beta(2)-agonist in one inhaler versus inhaled corticosteroids alone for chronic obstructive pulmonary disease[J]. Cochrane Database Syst Rev, 2013: CD006826.

[5] Burge PS, Calverley PM, Jones PW, et al. Randomised, double blind, placebo controlled study of fluticasone propionate in patients with moderate to severe chronic obstructive pulmonary disease: the ISOLDE trial[J]. BMJ, 2000, 320: 1297.

[6] Aaron SD, Vandemheen KL, Hebert P, et al. Outpatient oral prednisone after emergency treatment of chronic

obstructive pulmonary disease［J］. N Engl J Med，2003，348：2618.

［7］Walters JA，Tan DJ，White CJ，et al. Systemic corticosteroids for acute exacerbations of chronic obstructive pulmonary disease［J］. Cochrane Database Syst Rev，2014：CD001288.

［8］Global Initiative for Chronic Obstructive Lung Disease （GOLD）. Global Strategy for the Diagnosis，Management and Prevention of Chronic Obstructive Pulmonary Disease：2019 Report. http：//www. goldcopd.org（Accessed on February 04，2019）.

［9］Lindenauer PK，Pekow PS，Lahti MC，et al. Association of corticosteroid dose and route of administration with risk of treatment failure in acute exacerbation of chronic obstructive pulmonary disease. JAMA，2010，303：2359.

［10］Kiser TH，Allen RR，Valuck RJ，et al. Outcomes associated with corticosteroid dosage in critically ill patients with acute exacerbations of chronic obstructive pulmonary disease［J］. Am J Respir Crit Care Med，2014，189：1052.

［11］Leuppi JD，Schuetz P，Bingisser R，et al. Short-term vs conventional glucocorticoid therapy in acute exacerbations of chronic obstructive pulmonary disease：the REDUCE randomized clinical trial［J］. JAMA，2013，309：2223.

［12］Walters JA，Tan DJ，White CJ，et al. Different durations of corticosteroid therapy for exacerbations of chronic obstructive pulmonary disease［J］. Cochrane Database Syst Rev，2018，3：CD006897.

［13］Global Initiative for Asthma（GINA）. Global Strategy for Asthma Management and Prevention（2018 update）. www. ginasthma. org（Accessed on March 15，2018）.

［14］McKeever T，Mortimer K，Wilson A，et al. Quadrupling Inhaled Glucocorticoid Dose to Abort Asthma Exacerbations［J］. N Engl J Med，2018，378：902.

［15］McKeever T，Mortimer K，Wilson A，et al. Quadrupling Inhaled Glucocorticoid Dose to Abort Asthma Exacerbations［J］. N Engl J Med，2018，378：902.

［16］Chapman KR，Verbeek PR，White JG，et al. Effect of a short course of prednisone in the prevention of early relapse after the emergency room treatment of acute asthma［J］. N Engl J Med，1991，324：788.

［17］Dombrowski MP，Schatz M. ACOG Committee on Practice Bulletins-Obstetrics［J］. ACOG practice bulletin：clinical management guidelines for obstetrician-gynecologists number 90，February 2008：

asthma in pregnancy. Obstet Gynecol，2008，111：457. Reaffirmed 2019.

第三节　其他药物

对于严重气流梗阻的其他药物治疗，不同疾病指南推荐不同，以下将分别阐述 COPD 和支气管哮喘治疗中的其他药物选择。

一、COPD 其他药物选择

1. **抗生素**　GOLD 指南建议中度或重度 COPD 急性发作，需要有创或无创性机械通气并出现呼吸困难加重和脓痰增多的患者应使用 3~7d 抗生素治疗。初始抗生素选择时采用"危险分层（包括年龄、合并症、COPD 分级、急性加重频率、过去 3 个月抗生素应用情况"的方法，对具有耐药微生物风险的患者提供更合理的抗生素方案。

无危险因素的 COPD 患者急性加重期推荐使用具有抗嗜血杆菌（*Haemophilus*）活性的新型大环内酯类、多西环素、复方磺胺甲噁唑或头孢菌素类。不推荐阿莫西林是因为该药可被很多非分型流感嗜血杆菌和大多数卡他莫拉菌株灭活。药物选择取决于既往治疗情况、药物不良反应、药物相互作用和痰培养及药敏结果。对于无危险因素的 COPD 患者，要区分有无假单胞菌感染的风险，对于风险不高者推荐使用阿莫西林克拉维酸或呼吸喹诺酮类（左氧氟沙星、莫西沙星）。有危险因素的 COPD 患者但无住院指征，一般使用环丙沙星，因为该药在体外抗假单胞菌的活性更强。对于有感染假单胞菌风险、但无微生物学证据的患者，左氧氟沙星除了有抗假单胞菌活性以外，还有抗肺炎链球菌和卡他莫拉菌的活性。对于住院患者，抗生素选择取决于假单胞菌的感染风险。如果存在感染假单胞菌的危险因素，可选择头孢吡肟、头孢他啶、哌拉西林他唑巴坦和左氧氟沙星等。如果住院患者没有感染假单胞菌的危险因素，可使用第三代头孢菌素（头孢曲松或头孢噻肟），或呼吸喹诺酮类（左氧氟沙星、莫西沙星）。对于临床和实验室证据显示感染流行性感冒，并且因 COPD 急性发作需要住院的患者，推荐给予抗病毒治疗。吸入扎那米韦有发生急性支气管收缩的风险,因此这类患者优选奥司他韦。

除了抗菌作用之外,某些抗生素可能还具有抗炎作用,尤其是大环内酯类。在通过支气管扩张剂和抗炎药物予以最佳 COPD 治疗后,如果患者仍频繁发生急性加重,建议使用阿奇霉素预防治疗。建议较低的剂量(一次 250mg,一周 3 次)减少不良反应。值得注意的是,大环内酯类和喹诺酮类药物一样,应避免用于 QT 间期延长的患者。应用期间应定期评估患者的听力。

2. 磷酸二酯酶抑制剂 磷酸二酯酶 -4(phosphodiesterase-4)抑制能减轻炎症,促进气道平滑肌松弛。罗氟司特是一种口服 PDE-4 抑制剂,获批用于伴慢性支气管炎且频繁急性加重(一年至少 2 次急性加重或 1 次需住院的急性加重)的重度 COPD 患者,以降低 COPD 急性加重的风险。一些呼吸系统用药已证实可减少 COPD 急性加重,如 LAMA、LABA/ICS 复方制剂;研究显示,当在这些药物的基础上加用时,罗氟司特或能进一步降低 COPD 急性加重的风险。临床实践中,罗氟司特一般限用于接受了可耐受的最大强度吸入治疗后仍有急性加重的 COPD 患者。罗氟司特治疗时,如果起始剂量为 250μg(一日 1 次,持续 4 周),随后增加至 500μg(一日 1 次),或许能降低治疗的中断率。然而,低剂量时疗效不肯定,且药物不能长期使用。罗氟司特与 CYP3A4 诱导剂(如利福平、苯巴比妥和卡马西平)及 CYP3A4 和 CYP1A2 的双重抑制剂(如红霉素、酮康唑和西咪替丁)均可发生相互作用;与后者合用会增加罗氟司特的全身暴露,导致不良反应。罗氟司特对肺功能的益处有限。因此,该药应当用于维持治疗以预防急性加重,而不是用于改善其他的 COPD 结局。美国 FDA 警示,罗氟司特可能与不良精神反应的发生率有关,慎用于抑郁患者。其他不良反应包括失眠、腹泻、恶心、呕吐、体重减轻和消化不良。

3. 乙酰半胱氨酸 N- 乙酰半胱氨酸(N-acetyl-cysteine)能液化黏液和 DNA(通过断裂二硫键),当足量使用时具有抗氧化作用。支持 COPD 急性发作时使用 N- 乙酰半胱氨酸等黏液活性剂的证据很少,在 COPD 患者中不推荐常规使用口服 NAC。一项双盲试验纳入 50 例 COPD 急性发作患者,将他们随机分配至接受为期 7 日的 NAC(一次 600mg,一日 2 次)或安慰剂组,结果发现,两组患者在 FEV_1 变化率、肺活量、血氧饱和度和住院时长方面没有差异。其他研究对口服 NAC 在 COPD 患者中的作用也得出了相互矛盾的结果,仅有 2 项使用大剂量口服 NAC 的试验有获益证据:PANTHEON 试验将 1 006 例中至重度 COPD 中国患者(FEV_1 占预测值的 30%~70%)随机分配至 NAC(600mg)组或安慰剂组,一日 2 次,治疗 1 年。NAC 组急性发作次数减少(危险度比 0.78,95%CI 0.67~0.90),但两组间的肺功能和生存质量无显著差异。另一项为期 1 年的试验中,120 例中重度 COPD 患者被随机分配到高剂量 NAC(1 200mg/d)组或安慰剂组,与安慰剂组相比,NAC 组运动能力或生存质量未见显著改善,但发作频率下降(0.96 次 / 年 *vs.* 1.71 次 / 年,$p=0.019$)、呼气中段流速有轻度改善[用力呼气流量(forced expiratory flow,FEF)为 25%~75%],但 FEV_1 无改善。不同研究之间结果存在差异的原因可能包括:NAC 的剂量依赖效应(如剂量低于 1 200mg/d 时缺乏抗氧化作用)、口服时进入支气管肺泡液的穿透性差,以及在使用 ICS 的患者中 NAC 作用降低。在早期研究中,NAC 通过吸入或支气管镜检查时直接灌注给药,因为人们发现 NAC 直接应用 1min 内可使黏液液化,在 5~10min 达到最大效应。然而,雾化 NAC 可导致急性支气管痉挛,因此需要同时使用 β- 肾上腺素能激动剂。由于联用 NAC 和 β 受体激动剂,所以很难知道对黏液纤毛清除的作用是否源于雾化 NAC 而与 β- 受体激动剂无关。

4. 其他巯醇类药物 厄多司坦是一种安全性确切,胃肠道副作用少的黏液溶解剂。EQUALIFE 研究纳入 155 例 COPD 患者,发现与安慰剂组相比,治疗组患者急性发作减少了 30%、住院天数减少了 58%、健康状况改善并且降低了 COPD 相关疾病的花费。厄多司坦除黏液溶解特性外,还有抗炎作用,在一项关于吸烟 COPD 患者的研究中,它能降低白三烯(leukotriene,LT)B4 和氧化应激标志物的水平。羧甲司坦在中国开展的 PEACE 研究是一项随机双盲试验,其中 709 例中至重度 COPD 患者被随机分配至 500mg 羧甲司坦治疗组或安慰剂组,一日 3 次,治疗 12

个月。与安慰剂组相比,羧甲司坦治疗组的患者每年每人平均发作减少 0.34 次(分别为 1.35 次 *vs.* 1.01 次)。圣乔治呼吸问卷调查显示,12 个月时治疗组患者的生存质量有明显改善。所以,对于不能使用 ICS 联合长效 LABA 或长效毒蕈碱类药物的 COPD 患者,此类药物可能是治疗 COPD 急性发作的另一种选择。然而,没有明确证据表明作为吸入性治疗方案的补充治疗时它们能有效减少发作。

5. 雾化镁剂 重度哮喘急性发作时静脉给予镁剂有支气管扩张作用,但对于 COPD 急性发作患者,在雾化沙丁胺醇的基础上加用雾化等渗镁剂对 FEV_1 没有改善。

二、哮喘其他药物治疗

1. 硫酸镁 越来越多的证据表明,静脉给予硫酸镁对重度哮喘发作的成人和儿童均有益处。镁剂价廉,适宜剂量所带来的不良反应极小。NAEPP 指南建议,对于在初始治疗后 1h 未见效的哮喘重度发作患者,可给予硫酸镁 25~75mg/kg 治疗(最大剂量 2g);哮喘发作若危及生命,也可加用该药。鉴于硫酸镁的安全性以及早期治疗的有效性,故在临床实践中,可以 50mg/kg(最多 2g)的剂量持续 20min 静脉给药。应用时应预防临床显著的低血压,肾衰竭是镁剂输注的相对禁忌证。有小型研究评估了硫酸镁治疗哮喘患儿的疗效,在沙丁胺醇和糖皮质激素常规治疗无效的患儿中,硫酸镁治疗能改善肺功能或临床哮喘评分,而未观察到严重不良反应如低血压。针对这些研究的 meta 分析发现,当在支气管扩张剂和糖皮质激素的基础上加用硫酸镁时,可有效预防哮喘中至重度急性发作患儿的住院率[绝对危险降低率(ARR)0.26,95%*CI* 0.12~0.39]。

2. 抗 IgE 治疗 对于大剂量 ICS 联合 LABA 未能充分控制的哮喘患者,如果有客观证据表明对某种变应原过敏,并满足特定条件可考虑使用奥马珠单抗进行抗 IgE 治疗。奥马珠单抗已获美国 FDA 批准用于治疗以下患者:年龄 6 岁及以上、IgE 水平为 30~700IU/ml、常年变应原皮试或特异性 IgE 试验阳性,且经 ICS 治疗不能完全控制的中至重度持续性过敏性哮喘患者。该药给药方式是皮下注射,每 2~4 周 1 次,剂量取决于患者

的体重和血清 IgE 水平[每月每单位 IgE(U/ml)0.016mg/kg],通常剂量为一次 150~375mg。单个注射部位的注射剂量不能超过 150mg,以防局部反应。患者对奥马珠单抗治疗的反应差异较大且难以预测,中至重度哮喘患者中总体反应率平均为 30%~50%(反应:定义为吸入性氟替卡松的剂量降低,急救药物的使用减少及哮喘症状减轻)。需要治疗至少 12 周才能确定抗 IgE 治疗的疗效;因此,通常会试用 3~6 个月后再得出有关疗效的结论。

3. 抗 IL-5 治疗 IL-5 是促嗜酸性粒细胞性细胞因子,参与气道炎症反应。美泊利单抗和瑞利珠单抗是抗 IL-5 单克隆抗体;Benralizumab 是抗 IL-5 受体 α 抗体。对于传统治疗控制不佳的重度嗜酸性粒细胞性哮喘患者这些单克隆抗体治疗适用。美泊利单抗用于有嗜酸性粒细胞表型(嗜酸性粒细胞计数≥150/μl)的 12 岁或以上重症哮喘患者的辅助、维持治疗,可减少急性发作。该药为皮下注射给药,注射部位为上臂、大腿或腹部,一次 100mg,每 4 周 1 次。瑞利珠单抗可用于有嗜酸性粒细胞表型(外周血嗜酸性粒细胞绝对计数≥400/μl)的 18 岁或以上重症哮喘患者的辅助、维持治疗。在一些研究中,瑞利珠单抗可使哮喘急性发作减少约 50%,使用方法为一次 3mg/kg,静脉输注 20~50min,由于其全身性过敏反应的发生率较高(约 0.3%),推荐给药后观察一段时间,其最常见的不良反应是口咽痛(发生率≥2%)。Benralizumab 是抗 IL-5 受体 α 的细胞毒性单克隆抗体,用于有嗜酸性粒细胞表型(如外周血嗜酸性粒细胞计数≥300/μl)的≥12 岁(加拿大地区≥18 岁)重症哮喘患者的辅助治疗。Benralizumab 可通过增强抗体依赖的细胞毒性耗竭表达 IL-5 受体的细胞(嗜酸性粒细胞和嗜碱性粒细胞),并可阻断 IL-5 与其受体结合。该药减少嗜酸性粒细胞数量的效果强于抗 IL-5 抗体。该药使用方法为最初 3 剂 30mg/每 4 周 1 次,之后 30mg/8 周 1 次,皮下给药,亦容易出现全身性过敏反应,使用前后应做好相应抗过敏准备。

4. 抗生素 大环内酯类抗生素兼备抗菌和抗炎作用,因此有人认为其可能对重症哮喘有益,但与相关资料矛盾。当前指南建议不要长期使用大环内酯类药物治疗重症哮喘,除非需要治

疗特定的感染，因为长期使用有可能诱导细菌耐药。如果患者疑似急性呼吸系统感染后导致哮喘发作，使用大环内酯类抗生素可能有效，通常给予4~6周的克拉霉素或阿奇霉素抗非典型病原体治疗。另外，对于治疗合并感染者（如细菌性肺炎、细菌性鼻窦炎），有必要联合抗生素治疗。除此，对于哮喘急性发作常规给予抗生素没有获益。

（田野 詹庆元）

参 考 文 献

［1］Global Initiative for Chronic Obstructive Lung Disease（GOLD）. Global Strategy for the Diagnosis, Management and Prevention of Chronic Obstructive Pulmonary Disease：2019 Report. http://www. goldcopd.org（Accessed on February 04, 2019）.

［2］Seemungal TA, Wilkinson TM, Hurst JR, et al. Long-term erythromycin therapy is associated with decreased chronic obstructive pulmonary disease exacerbations［J］. Am J Respir Crit Care Med, 2008, 178：1139.

［3］Chong J, Leung B, Poole P. Phosphodiesterase 4 inhibitors for chronic obstructive pulmonary disease［J］. Cochrane Database Syst Rev, 2017, 9：CD002309.

［4］US Food and Drug Administration prescribing information for Daliresp. https://www. accessdata. fda. gov/drugsatfda_docs/label/2018/022522s009lbl. pdf（Accessed on February 06, 2018）.

［5］Black PN, Morgan-Day A, McMillan TE, et al. Randomised, controlled trial of N-acetylcysteine for treatment of acute exacerbations of chronic obstructive pulmonary disease［ISRCTN21676344］［J］. BMC Pulm Med, 2004, 4：13.

［6］Black PN, Morgan-Day A, McMillan TE, et al. Randomised, controlled trial of N-acetylcysteine for treatment of acute exacerbations of chronic obstructive pulmonary disease［ISRCTN21676344］［J］. BMC Pulm Med, 2004, 4：13.

［7］Tse HN, Raiteri L, Wong KY, et al. High-dose N-acetylcysteine in stable COPD：the 1-year, double-blind, randomized, placebo-controlled HIACE study［J］. Chest, 2013, 144：106.

［8］Moretti M, Bottrighi P, Dallari R, et al. The effect of long-term treatment with erdosteine on chronic obstructive pulmonary disease：the EQUALIFE Study［J］. Drugs Exp Clin Res, 2004, 30：143.

［9］Dal Negro RW, Visconti M, Tognella S, et al. Erdosteine affects eicosanoid production in COPD［J］. Int J Clin Pharmacol Ther, 2011, 49：41.

［10］Zheng JP, Kang J, Huang SG, et al. Effect of carbocisteine on acute exacerbation of chronic obstructive pulmonary disease（PEACE Study）：a randomised placebo-controlled study［J］. Lancet, 2008, 371：2013.

［11］Edwards L, Shirtcliffe P, Wadsworth K, et al. Use of nebulised magnesium sulphate as an adjuvant in the treatment of acute exacerbations of COPD in adults：a randomised double-blind placebo-controlled trial［J］. Thorax, 2013, 68：338.

［12］National Asthma Education and Prevention Program：Expert panel report Ⅲ：Guidelines for the diagnosis and management of asthma.（NIH publication no. 08-4051）. Bethesda, MD：National Heart, Lung, and Blood Institute, 2007. www. nhlbi. nih. gov/guidelines/asthma/asthgdln. htm（Accessed on September 01, 2007）.

［13］Cheuk DK, Chau TC, Lee SL. A meta-analysis on intravenous magnesium sulphate for treating acute asthma［J］. Arch Dis Child, 2005, 90：74.

［14］Omalizumab package insert. http://www. accessdata. fda. gov/ drugsatfda_docs/label/2016/103976s5225lbl. pd（Accessed on July 11, 2016）.

［15］Holgate ST, Chuchalin AG, Hébert J, et al. Efficacy and safety of a recombinant anti-immunoglobulin E antibody（omalizumab）in severe allergic asthma［J］. Clin Exp Allergy, 2004, 34：632.

［16］US Food and Drug Administration. https://www. accessdata. fda. gov/drugsatfda_docs/label/2017/125526s004lbl. pdf（Accessed on May 10, 2018）.

［17］US Food and Drug Administration. Reslizumab（Cinqair）prescribing information. http://www. cinqair. com/pdf/PrescribingInformation. pdf（Accessed on March 28, 2016）.

［18］US Food and Drug Administration. Prescribing information for Fasenra（benralizumab）. https://www. accessdata. fda. gov/drugsatfda_docs/label/2017/761070s000lbl. pdf（Accessed on January 18, 2018）.

［19］FitzGerald JM, Bleecker ER, Nair P, et al. Benralizumab, an anti-interleukin-5 receptor α monoclonal antibody, as add-on treatment for patients with severe, uncontrolled, eosinophilic asthma（CALIMA）：a randomised, double-blind, placebo-controlled phase 3 trial［J］. Lancet, 2016, 388：2128.

［20］Kew KM, Undela K, Kotortsi I, et al. Macrolides for chronic asthma［J］. Cochrane Database Syst Rev, 2015：CD002997.

［21］Vestbo J, Agusti A, Wouters EF, et al. Should we view chronic obstructive pulmonary disease differently after

ECLIPSE ? A clinical perspective from the study team[J]. Am J Respir Crit Care Med, 2014, 189: 1022.

第四节 严重气流梗阻的病理生理

慢性阻塞性肺疾病急性加重(acute exacerbation of chronic obstructive pulmonary disease, AECOPD)以及重症哮喘急性发作是严重气流梗阻最常见的两种情况。慢性阻塞性肺疾病(COPD)特征性病理表现为累及全肺的慢性炎症反应,在中央气道(内径 >2~4mm)表现为杯状细胞化生、黏液腺分泌增加以及纤毛功能障碍,在外周气道(内径 <2mm)则表现为管壁增厚所致的管腔狭窄,而肺实质组织(呼吸性细支气管、肺泡、肺毛细血管)结构广泛破坏导致肺弹性回缩力下降,呼出气流驱动压力降低导致呼气气流缓慢。支气管哮喘以气道高反应性为特征。严重的哮喘急性发作可分为两种情况:一种起病相对缓和,但持续不缓解,药物治疗效果不佳,病情逐渐进展至危重状态,其病理改变主要为气道上皮细胞破坏伴黏膜水肿、黏膜下嗜酸性粒细胞浸润,气道内广泛黏液栓形成;另一种为急性起病,迅速(数分钟至数小时)加重至呼吸衰竭状态,病理改变为以速发型炎症反应为主,主要表现为严重气道痉挛。上述病理生理的改变是最终导致动态肺过度充气(dynamic pulmonary hyperinflation, DPH)及内源性呼气末正压(intrinsic positive end-expiratory pressure, $PEEP_i$)的形成,这是理解严重气道梗阻患者机械通气实施原则与参数调节的关键。

健康人平静呼吸呼气末的肺容量为功能残气量(functional residual capacity, FRC),此时胸壁与肺组织的弹性回缩力相等,肺泡内压相对大气压为 0,驱动气体流动的压力为 0,呼气末流量为 0。而在以上病理情况下,呼气末气体不能充分呼出,随着每一次呼吸,呼气末肺容积进行性增加,随之增加的肺组织弹性回缩力和降低的气道阻力共同作用促进呼气流速增加,直到在限定呼气时间内将潮气量的气体完全排出,呼气末肺容积将达到

稳定。以上呼气末肺容积逐渐增加的过程称之为 DPH,DPH 必然导致呼气末呼吸系统弹性回缩力增加(压力现象),即产生 $PEEP_i$。

接受机械通气的患者其 $PEEP_i$ 的产生机制更为复杂:①机械因素,包括呼吸机管路、气管导管扭曲、打折,管路内冷凝水阻塞,气管导管被痰栓阻塞等;②呼吸机设置不当,如呼气时间过短,过高的吸呼比等;③患者本身的因素,包括呼气气流受限、气道痉挛、呼吸频率过快等。其中很重要的一个因素为呼气气流受限(expiratory flow limitation, EFL),即在一定肺容积状态下不能通过增加跨肺压来增加呼气气流的状态,其形成机制多以"等压点"学说来解释。在呼气相,肺泡内压力=胸腔内压+肺弹性回缩力,因需克服气流摩擦阻力做功,因此气道内压力从肺泡到气道开口是逐渐降低的,气道内压力逐渐下降过程中,有一个点的压力正好与胸腔内压相等,该点即所谓的气道"等压点"。等压点之下(靠近口腔)的气道由于气道内压小于胸腔内压而受到挤压。正常健康人的等压点一般位于具有软骨结构的大气道,因此即使气道内压小于胸腔内压,也不会造成气道的塌陷。COPD 患者因慢性炎症所致气道结构破坏,气道阻力增加,气道内压力下降较正常更快,气道等压点上移(向远端气道方向移动)至小气道,使得等压点以上小气道(无软骨环)陷闭(气道内压小于胸腔内压),此时等压点以上气道内压力与大气压梯度虽然存在,但气流为 0,即使通过增加胸腔内压也不足以增加呼气气流,因此 COPD 患者的 $PEEP_i$ 形成是上述各种原因共同作用形成伴有 EFL 的 DPH 所致。而重症哮喘急性发作的患者,增大的气道阻力主要来自气道痉挛或痰栓阻塞所致,外周易塌陷小气道在呼气过程中气道内压力始终为正值(气道内压大于胸腔内压),该类患者在此情况下不存在等压点上移现象,因此,不伴有 EFL 的 DPH 是引起该类患者 $PEEP_i$ 的原因。

$PEEP_i$ 的存在使得患者在吸气初期必须首先产生足够的吸气压力克服 $PEEP_i$,再使肺内压低于大气压进而才能产生吸气气流,因而显著增加吸气做功,即增加患者吸气触发的难度,可能造成延迟触发或无效触发等人机不协调发生。此外,$PEEP_i$ 使肺压力-容积曲线趋于平坦,在吸入相

同容量气体时需要更大的压力驱动,从而使吸气负荷进一步增大,同时逐渐增大的呼气末肺容积增加肺损伤的风险。在 AECOPD 或重症哮喘急性发作时,上述呼吸力学异常进一步加重,加之肺容积增大造成胸廓过度扩张压迫膈肌,使其处于低平位,曲率半径增大,膈肌收缩效率降低,从而使氧耗量和呼吸负荷显著增加,呼吸肌疲劳超过自身的代偿能力使其不能维持有效的肺泡通气,造成缺氧及二氧化碳潴留,严重者发生呼吸衰竭。除了对呼吸系统的不良影响,PEEP$_i$ 的存在会增加胸腔内压,导致回心血量下降,同时 PEEP$_i$ 通过增加肺血管阻力引起右心后负荷增加,在机械通气过程中 PEEP$_i$ 使得患者需要产生更大的胸内负压触发呼吸机送气,增加的胸内负压引起左心跨室壁压增加,进而增加左心后负荷,以上因素综合作用导致心输出量下降。严重时可能诱发心律失常、心脏电 – 机械分离甚至心搏骤停。

基于以上不同机制,对于 COPD 患者,外源性 PEEP 的设置可以在吸气初期减少触发做功,而在呼气相,设置适当水平的外源性 PEEP 可以降低下游气道与肺泡之间的压力差,可能使气道等压点下移(向口腔侧),促进之前呼气相闭陷的小气道维持开放状态,保证气体的排出。但是,当外源性 PEEP 超过内源性 PEEP 时,它将会导致动态肺过度通气加重,并引起血流动力学的恶化。因此,对于 PEEP$_i$ 主要是由于 EFL 导致的患者,外源性 PEEP 的设置一般不超过静态内源性 PEEP 的 80%~85%。相反,对于重症哮喘急性发作的患者,PEEP$_i$ 的形成是由于气道阻力增加引起,而不是 EFL 所致,因此该类患者在行控制通气时,外源性 PEEP 的设置对减少患者呼吸功没有任何作用,反而只会增加呼气末肺容积。

在自然呼吸时,各种原因引起的气流阻塞必然伴有呼气不足,为维持适当的通气量以及不增加呼吸做功,患者采用深而慢的呼吸形式,从而保障 FRC 恢复至正常水平,并保持动脉血气结果稳定。若气流阻塞进一步加重,呼吸形式的调节不能代偿时,FRC 增加,肺容积的增加使小气道扩张,呼气驱动增加,与深而慢的呼吸共同作用维持呼气充分完成,动脉血气仍可维持在正常范围内。若气流阻塞进展到更严重的程度,通过以上代偿机制仍不能使呼气充分完成时,必然导

致肺组织过度充气和 PEEP$_i$ 的形成,肺容积的增加超过最佳 FRC 使肺血管阻力增加,当 FRC/TLC 超过 67%,肺弹性阻力显著增加,胸廓超过弹性零位,肺和胸廓均参与吸气阻力的形成,呼吸做功增加。此时患者的呼吸肌力量不能有效克服气流阻力、PEEP$_i$ 和弹性阻力,呼吸变浅,静息时即存在呼吸困难,出现通气不足和高碳酸血症。

综上,严重气流梗阻的病理生理改变主要为各种原因引起的呼气阻力增加(气道痉挛、阻塞、EFL 等)进而导致 DPH 的发生以及 PEEP$_i$ 形成,最终导致通气功能障碍。在该类患者机械通气应针对 PEEP$_i$ 的不同的发生机制,通过不同的机械通气设置,一方面是使疲劳的呼吸肌得到充分休息,避免持续高水平呼吸做功,另一方面是避免 DPH 及其不良影响进一步加重。

第五节 无创正压机械通气

一、AECOPD

在 AECOPD 的早期,患者神志清楚,分泌物较少或自主咳嗽咳痰能力较强(气道保护能力尚可),并且血流动力学尚且稳定,呼吸肌疲劳是导致呼吸衰竭的主要原因,此时无创正压通气(noninvasive positive pressure ventilation,NPPV)可以作为一线选择的呼吸支持方式。其目的是改善通气,减少呼吸做功,降低 PEEP$_i$ 的不良影响,避免气管插管及有创机械通气。

对中度呼吸性酸中毒($7.25 \leqslant pH < 7.35$)及有呼吸困难表现(辅助呼吸肌参与呼吸、呼吸频率 >25 次/min)的 AECOPD,与常规治疗相比,NPPV 不但具有良好的即时效应(NPPV 短时间应用后呼吸窘迫症状缓解,基本生命体征好转,血气指标改善),还能显著降低气管插管率、院内/ICU 病死率和住院/住 ICU 时间。

对于 $pH \geqslant 7.35$ 的 AECOPD 患者,由于其通气功能尚可,$PaCO_2$ 处于较低水平,pH 在代偿范围内,传统的做法是不给予呼吸支持,仅予常规治疗。一项在普通病房开展的应用 NPPV 治疗早期 AECOPD 患者的多中心 RCT 中,根据血气指标进行亚组分析后提示,对于 $pH \geqslant 7.35$ 的患者,

在入选后 2h 即可出现呼吸频率降低、辅助呼吸肌的参与减少、后期气管插管率较对照组明显降低（2.8% *vs.* 11.3%，*p*=0.047）。这可能与 NPPV 早期使用缓解呼吸肌疲劳、防止呼吸功能不全进一步加重及提高患者的自主排痰能力有关。

对于 AECOPD 合并严重高碳酸性呼吸衰竭的患者（pH<7.25），近期的 Cochrane 综述总结，尽管该类患者气管插管率和死亡率均较高，但若在重症加强病房的严密监测下实施，NPPV 在该类患者中的获益与中度呼吸性酸中毒（7.25≤pH<7.35）患者相当。但若应用 NPPV 后 1~2h 呼吸困难症状或血气指标无明显改善则须及时改用有创机械通气（invasive positive pressure ventilation，IPPV）。

NPPV 绝对禁忌证：气道保护能力和自主呼吸能力较差，以及无法应用面罩的患者均为 NPPV 禁忌证，包括：①误吸危险性高及气道保护能力差，如昏迷、呕吐、气道分泌物多且排出障碍等；②心跳或呼吸停止；③面部、颈部和口咽腔创伤、烧伤、畸形或近期手术；④上呼吸道梗阻等。

NPPV 相对禁忌证：①无法配合 NPPV 者，如紧张、不合作或精神疾病，神志不清者；②严重低氧血症；③严重肺外脏器功能不全，如消化道出血、血流动力学不稳定等；④肠梗阻；⑤近期食管及上腹部手术。

参数设置：AECOPD 的 NPPV 起始一般设置 EPAP 5~8cmH$_2$O，IPAP 5~10cmH$_2$O，FiO$_2$ 0.8~1.0，待患者逐渐适应后，调节 IPAP 及 EPAP 逐步增加 IPAP 与 EPAP 之间的压力梯度以达到最大呼气潮气量至呼吸做功降低。

经鼻高流量（high flow nasal cannula，HFNC）氧疗近年被广泛应用于急性呼吸衰竭的呼吸支持中，它通过高水平的吸入氧浓度改善 I 型呼吸衰竭患者的低氧；与此同时，HFNC 可提供较低水平呼气末正压，在一定程度上减少呼吸做功，被认为在病情稳定高碳酸血症患者中应用具有不错的安全性。新近发表的一项小型前瞻性观察性研究提示，对于中度高碳酸血症的 AECOPD（PaCO$_2$ 均值为 54.5mmHg，pH 均值为 7.32），与 NPPV 组相比，接受 HFNC 氧疗的患者气管插管率、30d 病死率、6h 及 24h 后 pH、PaO$_2$、PaCO$_2$ 水平均无显著差异。虽然目前尚缺乏高级别的循证依据支持，HFNC 氧疗可能使部分高碳酸血症不严重的 AECOPD 患者获益，但对于严重气流梗阻的 AECOPD，HFNC 所能提供的压力支持水平并不足以改善肺组织过度充气的不良影响，其价值有限。

二、重症哮喘急性发作

理论上，NPPV 提供的气道内正压本身可能有一定气道舒张作用，而设置适当水平的呼气相气道内正压（expiratory positive airway pressure，EPAP）可以降低吸气触发阶段为克服 PEEP$_i$ 而增加的呼吸肌做功，也有助于在呼气末维持肺泡一定水平开放，从而改善通气 / 血流失衡；而吸气相气道内正压（inspiratory positive airway pressure，IPAP）的设置可通过增加通气量以减少二氧化碳潴留及呼吸功。且 NPPV 可避免开放气道所带来的呼吸机相关性肺炎的风险，因此，理论上相对稳定的重症哮喘的患者可能从 NPPV 中获益。早期的前瞻性研究发现，与对照组患者相比，接受 NPPV 的重症哮喘患者呼吸窘迫症状得到明显缓解，动脉血气指标明显改善，甚至可避免气管插管；而近期一项病例 - 对照回顾性研究同时对比了接受 NPPV 或 IPPV 的重症哮喘以及无需机械通气的对照组患者的临床结局，NPPV 组无一例恶化为需气管插管或死亡，而 IPPV 组患者死亡率高达 41.2%。但从以上研究所纳入的人群可以看到，NPPV 组患者在入组时的 PaCO$_2$ 及 pH 水平均基本在正常值范围内，提示患者的原发病相对较轻，而上述研究中 IPPV 组患者在入组前多已出现严重内环境紊乱甚至心搏骤停。因此，对于重症哮喘急性发作，NPPV 治疗窗很窄，可尝试用于病程短、气流梗阻相对轻的患者，以缓解呼吸窘迫，而对于已存在气道黏膜肥厚、严重气道痉挛甚至合并大量黏液栓等严重气道梗阻的患者，表现为肺泡通气量迅速减少和严重通气 / 血流失调，甚至已发生严重低氧血症及呼吸性酸中毒，IPPV 通常是该类患者的主要治疗手段，不适当的 NPPV 不但无法使其获益，甚至可能延误 IPPV 的最佳时机，造成无法逆转的不良结局。国内有单位对重症哮喘急性发作的死亡病例进行回顾性分析发现，哮喘本身并非直接死亡原因，大多在院前、入院时甚至治疗过程中出现心跳呼吸骤停，复苏及气管插管后仍无法改变结局。因此，虽然近年我国及国外关于哮喘防治的指南有所更新，但仍缺乏高质量的循证依据支持 NPPV 在重症哮喘急性发作中的应用，其应用指征、程序和参数设置等问题，尚需要进一步的探索。

针对危重哮喘患者 NPPV 的具体操作，最理想的是先使用简易呼吸器随患者的呼吸进行较高氧浓度的人工辅助呼吸，迅速改善患者致死性低氧血症，待患者适应、酸中毒有所缓解后再行 NPPV，则更为安全。其具体操作方法推荐为：起始设置 EPAP 0~5cmH$_2$O，IPAP 5cmH$_2$O，FiO$_2$ 1.0，患者逐渐适应后，调节 IPAP 逐步增加以达到最大呼气潮气量至呼吸做功降低。在无创通气的同时也可利用呼吸机管路雾化吸入支气管扩张剂。NPPV 过程中可能出现以下问题：若紧扣面罩，患者常觉憋气更严重而不能耐受；由于患者呼吸频率快、焦虑烦躁，人机协调不好；胃肠胀气时增加胃内容物吸入的危险性；张口呼吸时，易出现气道分泌物干燥。在 NPPV 实施过程中需密切监测患者状态及血气指标，若 NPPV 不能迅速改善病情，应备好气管插管及镇痛、镇静、肌松药物，务必及时行 IPPV。下列情况下不宜进行 NPPV：收缩血压 <90mmHg 或应用升压药物，心电图显示心肌缺血或严重心律失常，昏迷、抽搐或需建立人工气道以清除分泌物，危及生命的低氧血症。

第六节　有创正压机械通气

一、AECOPD 的 IPPV

（一）适应证

早期 NPPV 的干预明显减少了 AECOPD 患者 IPPV 的使用，但对于有 NPPV 禁忌或使用 NPPV 失败的严重呼吸衰竭患者，一旦出现严重的呼吸形式、意识、血流动力学等改变，应及早插管改用 IPPV。IPPV 具体指征包括：①分泌物多且引流困难，气道保护功能丧失；②PaCO$_2$ 进行性升高伴严重的酸中毒（pH≤7.20）或出现嗜睡等意识改变；③顽固性低氧血症；④有明显呼吸肌疲劳征象，呼吸微弱等；⑤NPPV 治疗失败的患者。上述指标中以分泌物引流困难、出现明显意识障碍、严重低氧、pH 显著下降等使用 IPPV 的

指征最强。

（二）人工气道的建立

AECOPD 患者行 IPPV 时，人工气道应首选气管插管，其常见途径包括经鼻气管插管和经口气管插管。经鼻气管插管时，患者耐受性较好，可经口饮食，插管留置时间长，且口腔护理方便，但导管管径相对较细不便痰液引流，且鼻窦炎的发生率较高。经口气管插管操作相对简单，管径较粗，便于痰液引流，鼻窦炎的发生率较低。由于有创 – 无创序贯通气技术应用的日益成熟，AECOPD 行 IPPV 的时间较前明显缩短。综合考虑，目前推荐 AECOPD 患者行 IPPV 治疗时，人工气道宜选经口气管插管。

气管切开主要用于长期机械通气、头部外伤、上呼吸道狭窄或阻塞、解剖无效腔占潮气量较大（如单侧肺或一侧肺严重毁损）的患者。对于需长期机械通气的患者早期气管切开能降低机械通气时间及住 ICU 时间，但气管切开后可能发生气管狭窄；对可能因反复呼吸衰竭而需要多次接受人工通气的 COPD 患者，再次实施气管插管或气管切开皆非常困难，因此应严格掌握气管切开的指征，原则上应尽量避免气管切开。若需行气管切开，可选经皮扩张气管切开术。

（三）通气模式的选择与参数调节

1. **通气模式的选择**　主要取决于患者自主呼吸能力的强弱。在通气早期，为了改善呼吸机疲劳，在使用镇痛、镇静的基础上控制通气较为合适，但需尽量减少控制通气的时间。一旦患者的自主呼吸有所恢复，宜尽早采用辅助通气模式，保留患者的自主呼吸，使患者的通气能力得到锻炼和恢复，为撤机做好准备。

常用的通气模式包括辅助控制模式（A/C）、同步间歇指令通气（SIMV）和压力支持通气（PSV）。其中 SIMV+PSV 和 PSV 已有较多的实践经验，临床最为常用。PSV 人机协调性好，患者感觉舒适，所以上机早期即可考虑单独应用或与低频率的 SIMV 联用，这样有利于及时动员自主呼吸能力，减少撤离呼吸机难度，防止呼吸肌萎缩，减少正压通气对心血管功能的影响。

2. **通气参数的调节**　DPH 和 PEEP$_i$ 是导致呼吸衰竭最重要的呼吸力学改变，为缓解其不利影响，可采取限制潮气量和呼吸频率、增加吸气流

速等措施促进呼气,同时设置合适水平的外源性PEEP,降低吸气触发做功,改善人机的协调性。

（1）潮气量或气道压力:目标潮气量达到6~8ml/kg即可,或使平台压不超过30cmH$_2$O和/或气道峰压不超过35~40cmH$_2$O,以避免DPH的进一步加重和气压伤的发生;同时要配合一定的通气频率以保证基本的分钟通气量,使PaCO$_2$值逐渐恢复到缓解期水平,以避免PaCO$_2$下降过快而导致的碱中毒的发生。

（2）通气频率:需与潮气量配合以保证基本的分钟通气量,同时注意过高频率可能导致DPH加重,一般10~15次/min即可。

（3）吸气流速:一般选择较高的峰流速（40~60L/min）,使吸呼比（I:E）≤1:2,以延长呼气时间,同时满足AECOPD患者较强的通气需求,降低呼吸功耗,并改善气体交换。

（4）PEEPi的评估与测量:从流量-时间曲线中呼气末流量不归零可得知PEEP$_i$的存在,从压力-时间曲线上可以得到呼气末时的压力,但这个压力是在呼吸机端测量所得,并不能反映呼气末肺泡内的压力。可采用呼气阻断法（expiration hold）测量静态PEEP$_i$并据此调节外源性PEEP,即在被动呼气的机械通气患者呼气末进行阻断,经过一段时间之后,各个肺泡和气道间的压力将平衡,此时所测得的压力称之为静态PEEP$_i$。但值得注意的是,静态PEEP$_i$只能反映各个开放肺泡内压力的平均值。动态PEEP$_i$是指从呼气末到吸气开始时的压力变化,该方法的前提假设是吸气开始前的压力变化是用来克服PEEP$_i$所产生的呼吸系统呼气末弹性回缩力。由于肺内各个肺泡的时间常数不一样,动态PEEP$_i$仅能反应具有最快时间常数的肺泡的PEEP$_i$。

设置外源性PEEP:加用适当水平PEEP可以降低AECOPD患者的气道与肺泡之间的压差,从而减少患者吸气负荷,降低呼吸功耗,改善人机协调性。控制通气时外源性PEEP一般不超过PEEP$_i$的80%~85%,否则会加重DPH。临床也可常采用以下方法进行设定:在定容通气条件下从低水平开始逐渐地增加外源性PEEP,同时监测平台压,以不引起平台压明显升高的最大外源性PEEP为宜。

（5）吸氧浓度:通常情况下,AECOPD只需

要低水平的氧浓度就可以维持基本的氧合。若需要更高水平的氧浓度来维持患者基本的氧合,提示存在合并症和/或并发症,如肺不张、肺栓塞、气胸、心功能不全等。

（四）镇痛镇静的应用

AECOPD的镇痛镇静一般应用于疾病较严重、呼吸窘迫严重的早期,其应用目标是达到人机协调的最浅镇痛镇静水平,镇痛镇静药物的使用不仅可以使IPPV患者耐受气管插管,改善人机对抗,同时可以降低代谢及氧耗,缓解呼吸肌疲劳,使呼吸肌得到充分的休息,减少气压伤以及气胸的发生。药物治疗开始前应常规评估患者的器官功能状态及器官储备能力,并充分掌握不同镇痛镇静药物的作用原理、用药剂量、药代动力学、不良反应等。非常重要的一点是,镇痛治疗是镇静的前提与基础。临床常用的阿片类镇痛药物包括吗啡及芬太尼类,其中芬太尼脂溶性高于吗啡,镇痛效果是吗啡的100倍,且比吗啡具有更小的促组胺释放作用,对血流动力学影响更小。咪达唑仑等苯二氮䓬类镇静药物虽清除半衰期短,且具有较好的顺行性遗忘作用,但由于常发生药物蓄积,且易对血流动力学产生较显著的影响而应慎重选择。丙泊酚因其起效迅速、作用短暂,因此具有停药后清醒快、质量高的优势,不良反应发生率低,因此可作为机械通气的重症哮喘患者镇静的首选。新型肾上腺素能α$_2$受体激动剂右美托咪定兼顾镇静与镇痛作用,同时没有明显的呼吸抑制、心血管抑制以及停药后反跳,但对血流动力学不稳定的患者,在快速注射右美托咪定时可引起心动过缓和低血压等后果,应予警惕。注意过度镇痛及镇静可能增加呼吸机相关性肺炎发生的风险,加速膈肌功能障碍的发生并诱导发生ICU获得性衰弱,最终导致机械通气时间及住院时间的延长,增加死亡风险。有时尽管已充分镇痛镇静,但仍存在明显人机不协调,造成气道高压,甚至PaO$_2$下降,此时需应用肌松剂,但应用时间不宜太长,特别是在合并使用大剂量糖皮质激素治疗的危重哮喘患者,容易诱导发生类固醇相关肌病,导致撤机困难。

（五）IPPV的撤离

当患者满足以下条件时,可考虑进行撤机:①引起呼吸衰竭的诱发因素得到有效控制;②神

志清楚,可主动配合;③自主呼吸能力有所恢复;④通气及氧合功能良好:$PaO_2/FiO_2>250mmHg$,$PEEP<5\sim8cmH_2O$,$pH>7.35$,$PaCO_2$达缓解期水平;⑤血流动力学稳定:无活动性心肌缺血,未使用升压药治疗或升压药剂量较小。

当患者满足上述条件后,可逐渐降低部分通气支持模式的支持力度,而增加患者的自主呼吸成分,直至过渡到完全自主呼吸。常用的部分支持通气模式包括SIMV+PSV和PSV模式。在运用SIMV+PSV模式撤机时,可逐渐降低SIMV的指令频率,当调至$2\sim4$次/min后不再下调,然后再降低压力支持水平,直至能克服气管插管阻力的压力水平($8\sim10cmH_2O$),稳定$4\sim6h$后可脱机。单独运用PSV模式撤机时,压力支持水平的调节可采取类似方法。与其他撤机方式相比,SIMV可能会增加撤机的时间,不宜单独运用于撤机。

自主呼吸试验(spontaneous breathing trial, SBT)是指导撤机的常用方法之一。但对于部分SBT成功的AECOPD患者,尤其是长期机械通气者,在拔管后48h内仍可能需要重新气管插管。因此,SBT只可作为AECOPD撤机前的参考。

35%~67%的COPD患者存在撤机困难,其59%的机械通气时间用于撤机,需逐步撤机。造成这些患者撤机困难的主要原因是呼吸泵功能和呼吸负荷之间的不平衡,表现为撤机过程中呼吸肌肌力下降、中枢驱动增强、$PEEP_i$和气道阻力增加等,也可由于营养不良、心功能不全和呼吸机依赖等因素造成。所以,对于撤机困难的COPD患者,在逐渐降低通气支持水平和逐渐延长自主呼吸时间的同时,还应积极地为撤机创造条件:①增强呼吸肌肉的功能:保持适宜的中枢驱动力、加强呼吸肌肌力和耐力的训练、避免电解质紊乱和酸碱失衡等;②减少呼吸肌负荷:如降低$PEEP_i$和气道阻力、减少DPH的形成、避免人工鼻的使用等;③加强营养支持;④对于有心功能不全的患者,在撤机过程中可适当地使用扩血管、利尿等药物改善患者的心功能;⑤加强心理支持,增强患者对撤机的信心。

近年来,国内外学者将NPPV运用于辅助撤机,发现这种早期拔管改为NPPV的方法,可以显著提高撤机成功率,缩短IPPV和住ICU的时间,降低院内感染率,增加患者存活率。

患者能脱离呼吸机并不意味着能拔除气管内导管。在拔管前应确认患者的咳嗽反射正常,可以有效地清除气管内分泌物和防止误吸,无明显喉头水肿等导致气道阻塞的临床倾向方可考虑拔管。拔管后需密切监测患者生命体征、神志和氧合状态的变化,鼓励患者咳嗽排痰,禁食2h以上,以防止误吸的发生。若拔管后出现气道阻塞、呼吸窘迫、喘鸣、血气指标的严重恶化等情况需及时重新气管插管。

（六）无创正压通气在AECOPD患者撤机中的应用

采取NPPV辅助撤机的方法,是指接受IPPV的急性呼吸衰竭患者,在未达到脱机后能有效自主呼吸的撤机标准之前即脱离IPPV,去除人工气道,继之施行NPPV。

1. NPPV在AECOPD患者撤机中的临床价值

（1）缩短留置气管内导管的时间,减少人工气道相关并发症。近30%的急性呼吸衰竭患者在行IPPV病情得到控制后需要逐步撤机(weaning),而无法耐受截然脱机(withdraw),而行IPPV的AECOPD患者需要逐步撤机的比例更高达35%~67%。延长IPPV时间会带来许多并发症,如气道损伤、呼吸机依赖,另一个重要问题是由于带有气管内导管,可造成细菌沿气管–支气管树移行、气囊上滞留物下流,加之吸痰等气道管理操作污染、呼吸机管道污染等,造成呼吸机相关性肺炎(ventilator associated pneumonia, VAP),使病情反复、上机时间延长和撤机困难,而VAP的死亡率较普通院内获得性肺炎高2~10倍。鉴于气管内导管在VAP发生中的关键作用,有人提出将之改称为人工气道相关肺炎(artificial airway-associated pneumonia)。若能在保证通气效果的前提下,尽可能地缩短留置气管内导管的时间,将有助于减少人工气道相关并发症,这就使采取NPPV辅助撤机成为实际需要。

（2）提供正压通气支持,避免再插管 NPPV与IPPV的主要区别在于是否建立有创人工气道,而两者的正压通气原理是相同的,与IPPV时相比,NPPV同样可以有效地降低呼吸功耗和改善气体交换。因此,可以将机械通气的治疗作用分为两个方面：人工气道的治疗作用（引流气道分泌物、防止误吸、保证有力的呼吸支持）和呼吸机的正压通气作用。由于NPPV技术引入急性呼吸衰竭的治疗，使建立人工气道和行正压通气不再必然联系在一起，这使采取NPPV辅助撤机在技术上成为可能。

撤机后48h内再插管率在5%~15%之间。再插管使患者住ICU的时间明显延长，院内感染率及院内死亡率都显著增加。所以，应尽量避免撤机后再插管的发生。对于满足传统撤机标准撤机后立即使用NPPV的患者，其ICU病死率显著降低，亚组分析显示NPPV的这种治疗作用在具有慢性肺疾病的患者更突出。如果在撤机后等到呼吸衰竭加重再使用NPPV，其死亡率显著高于常规治疗（25% vs. 14%）。因此，对于尚未达到传统撤机标准而提前拔管的患者，更有早期应用NPPV的需要，而不必等到呼吸衰竭明显加重时才给予NPPV干预。

2. 无创正压通气辅助撤机的实施 成功实施NPPV辅助撤机的关键在于：病情评估，IPPV与NPPV切换点的把握，NPPV的规范操作。

（1）病情评估：适合采取NPPV辅助撤机的病例首先应具备如前所述应用NPPV的基本条件。再者，由于NPPV的通气支持水平有限，对于基础肺功能很差而需较高呼吸支持水平的病例也不适合。

（2）IPPV与NPPV切换点的把握：实施NPPV辅助撤机的另一个关键是正确把握IPPV转为NPPV的切换点。由于COPD急性加重主要是由支气管-肺部感染引起，AECOPD患者建立有创人工气道有效引流痰液并合理应用抗生素后，在IPPV 5~7d时支气管-肺部感染多可得到控制，临床上表现为痰液量减少、黏度变稀、痰色转白、体温下降、白细胞计数降低、胸片上支气管-肺部感染影消退，这一肺部感染得到控制的阶段称为"肺部感染控制（pulmonary infection control，PIC）窗"。PIC窗是支气管-肺部感染相关的临床征象出现好转的一段时间，出现PIC窗后若不及时拔管，则很有可能随插管时间延长并发VAP。出现PIC窗时患者痰液引流问题已不突出，而呼吸肌疲劳仍较明显，需要较高水平的通气支持，此时撤离IPPV，继之NPPV，既可进一步缓解呼吸肌疲劳，改善通气功能，又可有效地减少VAP，改善患者预后。国外的研究在IPPV早期以T管撤机试验为标准，对撤机试验失败的患者行NPPV辅助撤机。对肺部感染不显著的COPD患者可采用此法，而支气管-肺部感染明显的患者，以PIC窗的出现作为切换点，更符合COPD急性加重的治疗规律。

（3）由于患者提前拔管后还合并有较明显的呼吸肌疲劳和呼吸功能不全，往往还需要较长时间地使用NPPV。因此，规范操作NPPV能保证患者从中获得最佳呼吸支持，是成功实施NPPV辅助撤机另一重要方面。

二、重症哮喘急性发作的IPPV

（一）人工气道的建立

在保守治疗或短期NPPV支持后患者病情无缓解，并伴有意识状态改变，心率、呼吸减慢或骤停，可伴有呼吸衰竭，气管插管常是必然和必要的抢救手段。IPPV的主要目的是改善呼吸衰竭，缓解呼吸肌疲劳，减轻肺过度充气，避免气道高压。因重症哮喘急性发作一般插管上机时间短，病情缓解相对较快，推荐经口气管插管，理由是：经口插管操作迅速，可在充分镇痛、镇静甚至肌松下操作；经口气管插管口径相对较大，有利于减少气道阻力并引流痰液。因哮喘患者再次危重发作的可能性大，而气管切开易导致气道狭窄，使急救时再次气管插管的难度进一步增大，因此尽量避免气管切开操作。需强调的是，气管插管延迟或操作不顺利是重症哮喘急性发作患者的重要死亡原因，因此优先选择简单快速的插管技术。

（二）IPPV模式选择

机械通气的主要目的是避免气道高压和减轻肺过度充气，原则上采用"控制性低通气"通气策略。对于选择何种模式，目前没有统一的意见，容积控制通气（volume controlled ventilation，VCV）和压力控制通气（pressure controlled ventilation，PCV）均可以选择。

根据PCV模式的设计理念推测，在危重哮喘急性发作时，由于存在高水平气道阻力，恒定压力送气可能会产生难以接受的肺泡低通气现象；而另一方面，研究也发现，与VCV相比，PCV模式可以使通气分布更均一，可以以相对较低的通气压力,更好地减轻患者二氧化碳潴留。

在密切监测吸气压的情况下采用 VCV 是危重哮喘机械通气的常见选择。在 VCV 时,选择何种吸气流速波形较为合适现仍无定论。在相同潮气量(V_t)、吸气时间(T_i)和平台压(P_{plat})条件下,方波流速波产生的气道峰压较递减波高。但根据重症哮喘病理生理特点,峰压的形成气道阻力起到重要作用,因此气道峰压大部分消耗于气道,并不能反映大部分肺组织的肺泡扩张压。但是在临床实践中,与方波相比,临床医生更倾向于选择递减波,因为其所产生的吸气压力较小,能避免高压报警所致安全阀的开放,保证潮气量输送的稳定。

(三)初始 IPPV 参数设置

模式为 VCV 或 PCV;分钟通气量 <10L/min,潮气量设置为 6~8ml/kg(理想体重),呼吸频率控制在 10~14 次 /min,平台压 <30cmH$_2$O,吸气流速 60~80L/min,吸气流速波形为减速波,呼气时间 4~5s,PEEP 不超过 0~3cmH$_2$O,FiO$_2$ 使 SaO$_2$ 维持在 90% 以上即可。

(四)关于外源性呼吸末正压(PEEP$_e$)的使用问题

Tuxen 等观察到逐渐增加 PEEP$_e$(5~15cmH$_2$O)会引起成比例的、严重的吸气末肺容积和 FRC 增加,并伴有 P$_{plat}$ 升高,此外,还会出现食管压和中心静脉压增加,心排血量和血压降低。如前所述,重症哮喘急性发作产生 PEEP$_i$ 的机制与 COPD 患者不同,其气流梗阻的原因主要由于气道痉挛或黏液栓阻塞所致,并非 EFL,因此,PEEP$_e$ 在 COPD 患者的"瀑布效应"在危重哮喘是不成立的,PEEP$_e$ 的设置不仅不能抵消 PEEPi 而减少吸气触发阶段呼吸做功,还会加重 DPH。鉴于此,在危重哮喘患者实施 IPPV 时,PEEP 设置水平不应超过 0~3cmH$_2$O。当然,临床实践中重症的哮喘 –COPD 重叠综合征(ACOS)患者也并不少见,当 ACOS 患者需要行 IPPV 时,如何选择 PEEP,如何依据病情变化调整 PEEP,还需要进一步探讨,但不变的原则是不应该以增加呼气末肺容积为代价设置 PEEP$_e$。

(五)肺过度充气的识别与监测

肺组织过度充气是影响严重气道梗阻患者肺泡通气量、造成气压伤和导致循环功能抑制的基础原因。气压伤与单纯肺过度充气难以鉴别,但后果严重。而血容量不足和心功能不全本身也导致低血压,并容易与过度充气导致的低血压相混淆,但处理方法不同,必须充分识别。

监测肺过度充气可采用在充分镇静与使用肌松剂后,在足够长的时间(通常为 60s)测量从吸气末到静态功能残气位所呼出的容量(VEI)来进行。在对 22 位危重哮喘患者行机械通气时发现,VEI 超过 20ml/kg 可能会有增加低血压和气压伤的危险。实际上,VEI 在预计气压伤发生上的理论优势只被很少的观察研究证实。值得注意的是,通过呼气末暂停技术测量 PEEP$_i$,有时会产生非预料的低值,这可能由于气道陷闭的缘故。因此,对于一般患者,尤其哮喘患者,P$_{plat}$ 仍推荐为监测肺过度充气的主要指标。为精确测量,吸气暂停时间需要维持几秒钟,使气体在不均一的哮喘肺组织内均匀分布。另外,测量时需保证呼吸回路系统无漏气现象发生。推荐将 P$_{plat}$ 的上限设置于 30cmH$_2$O。有研究发现,90 位急性重症哮喘患者的平均 P$_{plat}$ 为 26cmH$_2$O 时气压伤的发生率仅为 4%。与其他指标相比,P$_{plat}$ 可能是最好的评估危重哮喘患者肺过度充气和气压伤危险性的指标。

(六)镇痛、镇静与肌松剂的应用

镇痛、镇静在危重哮喘患者实施 IPPV 时有重要作用,其应用获益及注意事项与在 AECOPD 患者中相似。值得注意的是,对于严重哮喘急性发作的患者,有时单纯镇痛、镇静药物不能充分抑制自主呼吸,此时需使用肌松剂,而该类患者常合并应用静脉糖皮质激素,两者联合使用可能增加肌病风险,如类固醇相关肌病、危重症肌病等,表现为停用肌松剂后持续肌肉无力、瘫痪,肌酶升高,肌电图异常,病理检查示肌源性或神经源性改变。因此,使用肌松剂时应以间断用药为主,并尽可能降低用药总量。

(七)气道湿化

因为使用热湿交换器增加呼气气道阻力及增加无效腔量,气道湿化推荐采用加热湿化器,而不要使用热湿交换器。

(詹庆元 于歆)

参 考 文 献

[1] 中华医学会呼吸病学分会临床呼吸生理及 ICU 学组 . 无创正压通气临床应用中的几点建议[J]. 中华结核和呼吸杂志, 2002, 25(3): 130-134.

[2] 全国无创机械通气协作组 . 早期应用无创正压通气治疗急性加重期慢性阻塞性肺疾病的多中心前瞻性随机对照研究[J]. 中华结核和呼吸杂志, 2005, 28: 680-684.

[3] 中华医学会重症医学分会 . 慢性阻塞性肺疾病急性加重患者的机械通气指南[J]. 中华急诊医学杂志, 2007, 16(4): 102-109.

[4] 有创 – 无创序贯机械通气多中心协作组 . 以 "肺部感染控制窗" 为切换点行有创与无创序贯性通气治疗慢性阻塞性肺疾病所致严重呼吸衰竭的多中心前瞻性随机对照研究[J]. 中华结核和呼吸杂志, 2006, 29(1): 14-18.

[5] Leatherman J. Mechanical ventilation for severe asthma [J]. Chest, 2015, 147(6): 1671-1680.

[6] Osadnik C R, Tee V S, Carson-Chahhoud K V, et al. Non-invasive ventilation for the management of acute hypercapnic respiratory failure due to exacerbation of chronic obstructive pulmonary disease[J]. Cochrane Database Syst Rev, 2017, 7: D4104.

[7] Soffler MI, Rose A, Hayes MM, et al. Treatment of Acute Dyspnea with Morphine to Avert Respiratory Failure[J]. Ann Am Thorac Soc, 2017, 14(4): 584-588.

[8] Lee M K, Choi J, Park B, et al. High flow nasal cannulae oxygen therapy in acute-moderate hypercapnic respiratory failure[J]. Clin Respir J, 2018, 12(6): 2046-2056.

[9] Crisafulli E, Barbeta E, Ielpo A, et al. Management of severe acute exacerbations of COPD: an updated narrative review[J]. Multidiscip Respir Med, 2018, 13: 36.

[10] Bond K R, Horsley C A, Williams A B. Non-invasive ventilation use in status asthmaticus: 16 years of experience in a tertiary intensive care[J]. Emerg Med Australas, 2018, 30(2): 187-192.

[11] Mosier J M, Hypes C D. Mechanical Ventilation Strategies for the Patient with Severe Obstructive Lung Disease[J]. Emerg Med Clin North Am, 2019, 37(3): 445-458.

第三章　机械通气的撤离

机械通气的撤离既是机械通气治疗的最终目的，也是目前临床工作面临的重要挑战。机械通气一旦开始，就应该努力创造条件及时撤离呼吸机。延迟撤机将增加医疗费用和机械通气相关并发症，过早撤机又可能导致撤机失败，增加再插管率和病死率。因此临床医生在做出患者是否撤离呼吸机的决定时应持积极而谨慎的态度，除了有效纠正引起呼吸衰竭的直接原因外，还应考虑呼吸中枢驱动力、外周呼吸肌力和耐力、心血管等多种因素，积极地为撤机创造条件。撤机成功的关键是对撤机时机的把握，需有经验的医生基于疾病的病理生理综合分析各项撤机指标对患者成功撤机的可能性进行正确评估，并根据呼吸机撤离方案指导撤机，用客观的标准衡量并指导撤机过程的每一个步骤，最终达到成功撤机的目的。

本章将对以撤机概念及分类、撤机时机和撤机前的准备进行阐述。

第一节　撤机概念及分类

机械通气的撤离是指行机械通气患者在原发病得到控制，通气与换气功能得到改善后，撤除机械通气对呼吸的支持，使患者恢复完全自主呼吸的过程（简称撤机）。由使用机械通气支持呼吸转而完全依靠患者自身的呼吸能力来承担机体的呼吸负荷，需要一个过渡和适应的阶段。大部分接受机械通气的患者可以经过此阶段而成功撤机。而部分患者难以达到通气需求与自主呼吸能力间的平衡，而出现撤机困难和撤机失败。一般而言，机械通气持续时间与撤机难易有关，机械通气时间越长，就越难成功撤机。据统计，ICU内约25%的机械通气患者机械通气时间超过7d，可能面临撤机困难。

一、撤机定义和分类的演变

机械通气是挽救各种原因导致呼吸衰竭的有用工具，机械通气时间越长，出现呼吸机相关并发症的概率越高；同样，撤机失败也会导致不良后果，如机械通气时间延长、住ICU和住院时间延长、死亡率增加等。撤机的根本目的是缩短机械通气时间，这对每个患者都是至关重要的一步。既往的研究中，由于许多撤机概念不统一，为临床结局研究、流行病研究等诸多方面造成混乱。2007年，在匈牙利布达佩斯举办了关于撤机与机械通气的国际共识会议（internatinal consensus conference，ICC）上，根据自主呼吸试验（spontaneous breathing trial，SBT）（定义为经过T管试验或≤8cmH$_2$O的低水平压力支持）的次数、脱机持续时间和脱机结果把机械通气患者分为简单脱机、困难脱机和延长脱机。简单脱机是指成功通过首次SBT，并成功拔管；困难脱机是指需要至少3次SBT或从首次SBT至成功脱机时间需要7d以内时间；延长脱机是指需要至少3次SBT或从首次SBT至成功脱机时间超过7d。但考虑到临床实践的多样性，如未行SBT、拔管后需行无创通气支持或气管造口术的患者并非少数。为了对最大数量的患者进行分类，在既往ICC分类基础上，2017年WIND（the weaning according to new definition）研究组织，根据机械通气时间、撤机时间和方式，对撤机进行了新的定义和分类。

首先，把以任何形式尝试首次断开呼吸机称为撤机开始，把患者成功脱机或死亡称为撤机终止。然后，对插管患者和气管造口术患者分别定义了机械通气撤机尝试和撤机成功。对于插管患者，撤机尝试分为两种情况：进行了SBT（无论拔管与未拔管）与未行SBT直接拔管（不考虑拔管形式：计划拔管，意外拔管或自行拔管）。对于气管造口术患者,撤机尝试指经气管造口自主呼吸连续≥24h,期间无任何机械通气。撤机成功的标准为①气管插管患者:患者拔管后存活,且7内未再插管,或7d内转出ICU未进行有创机械通气。②气管切开患者:患者撤机后自主呼吸,7d内未再进行机械通气,或自主呼吸状态转出ICU。

脱机失败定义为:SBT失败或拔管后48h内需要再插管。此外,根据撤机过程的持续时间(即首次脱机尝试与撤机终止间的持续时间)和预后,可将所有机械通气患者分为4类(图3-3-1),无撤机、短期撤机、困难撤机、延迟撤机。其中延迟撤机进一步分为延迟撤机至撤机成功和延迟撤机失败。

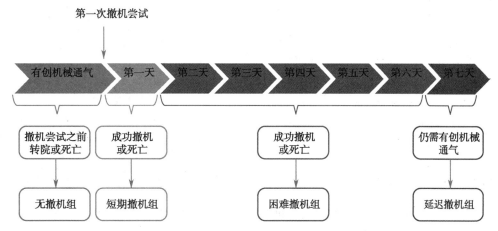

图3-3-1 机械通气患者撤机分类

相比ICC的撤机分类,WIND分类关于撤机尝试的定义融合了导致拔管的所用情况,包括SBT后拔管及无SBT拔管。在临床实践中,可能存在拔管前不行SBT而拔管成功可能性非常高的情况,如基础心肺功能正常的外科全麻术后或伴有昏迷的非复杂性药物过量。此外,WIND分类将非计划拔管作为一种撤机尝试(大多情况下撤机成功)。ICC分类撤机成功定义为拔管且拔管后48h内无需任何通气(包括有创和无创通气)支持。考虑到频繁使用无创通气可能延长再插管前的时间,WIND分类将撤机成功的时间定义修改为7d,并建议将拔管成功定义延长至7d。此外,WIND分类还考虑了气管造口术患者。ICC分类中没有定义气管造口术患者,且这类患者常被排除在撤机研究之外。既往研究将气管造口术患者的撤机成功定义为:通过气管套管或直接通过气管造口自主呼吸48h~5d。

二、撤机分类对预后的评估

迄今为止,采用ICC分类的6项研究报道多数为低样本量、单中心研究,或回顾性研究,由于研究设计的差异和定义的限制,这些研究结果难以得到一致性的结论,缺乏关于撤机过程的前瞻性数据,以及与撤机过程相关死亡率的大样本研究。WIND研究填补了这一空缺。WIND分类采用首次脱机尝试与撤机结局(撤机成功或死亡)间的时长来定义组,从而使分类更加容易,有助于评估患者预后。

WIND分类中的短期撤机组包括早期成功撤机和拔管后死亡无再插管的患者。WIND研究显示,短期撤机组患者数最多(占整个研究队列的57%,撤机队列的75.2%)。困难撤机组和延迟撤机组患者约占25%,两组人数相当。这表示基于WIND分类的未来研究可更好的解释困难撤机发展的病理生理过程,从而制订相应的治疗方案,进而防止短期撤机和困难撤机发展至延迟撤机。WIND研究显示,各组间的机械通气持续时间、住ICU时间和死亡率均有显著差异。既往基于ICC分类的研究显示,从简单撤机组到延迟撤组患者机械通气的总时长依次增加,WIND研究也得到了类似的结果。然而,WIND研究还发现,困难撤机组和延迟撤机组间的差异主要在于首次撤机尝试后机械通气的时长,两组之间的首次撤机尝试前的机械通气时间没有差异,强调了在首次脱机尝试之后新发事件的重要性。WIND研究结果表明,三个撤机组彼此间是相对独立的群体,并可预测不同的结局。延迟撤机组患者提示为有特殊医疗需求、需长期住院和高医疗资源消耗的群体,但其具体系统性的结局需更好地分析。

由于ICC分类中不包括拔管后早期死亡或撤机失败的患者,因此,既往的撤机队列研究报道的ICU死亡率非常低,尤其是ICC简单撤机组和困难撤机组的死亡率(一般人群0%~7%,COPD队列达12%),这并不符合临床实际情况。WIND分类突出了三个撤机组间的差异。WIND研究结果表明,首次撤机尝试失败后,机械通气天数与死亡风险相关,其中在第2天和第6天之间有一个稳定期。这对临床医生而言是非常有用的预后提示信息。

三、撤机分类的优缺点

WIND分类对"撤机尝试"和"成功撤机"的简单定义,使得WIND研究可对整个队列进行分类,并克服了大多数ICC分类所存在的问题,满足了日常临床实践的需要。但WIND研究是一个观察性设计,本身具有其固有限制。除此之外,还应该注意到,参与WIND研究的ICU均来自欧洲(其中一半位于大学医院),尽管WIND研究组织认为,WIND分类方案是可适用于全球的临床工具,但仍有必要进行进一步的研究,尤其是在亚洲国家地区。另外,除了机械通气设置外,WIND研究只收集了很少的临床数据,并且为减少研究者的工作量,该研究未行患者转出ICU后随访。

综上所述,撤机一直是机械通气治疗中的难点,这不仅是由于呼吸衰竭的病因多样、病情轻重不一,而且机械通气患者自主呼吸功能的恢复是渐进的过程,很难找到一个明确的撤机点。WIND分类提出的撤机尝试和成功撤机的新定义,允许对几乎所有机械通气患者进行分类,这与优化撤机过程以及设计和进行该领域的未来研究有关。首次撤机尝试是通气患者ICU住院期间的一个主要环节。WIND分类由首次脱机尝试与撤机终止之间的时间跨度定义了三个撤机组,三个撤机组间的发病率和死亡率非常不同,死亡率在首次脱机尝试失败之后开始增加。

（徐 磊）

参 考 文 献

[1] Fagon JY, Chastre J, Vuagnat A, et al. Nosocomial pneumonia and mortality among patients in intensive care units[J]. JAMA, 1996, 275: 866-869.

[2] Provost KA, El-Solh AA. Complications associated with mechanical ventilation//Tobin MJ. Principles and practices of mechanical ventilation, 3rd ed. New York: McGraw-Hill Education, 2012: 973-994.

[3] Epstein SK, Ciubotaru RL. Independent effects of etiology of failure and time to reintubation on outcome for patients failing extubation[J]. Am J Respir Crit Care Med, 1998, 158: 489-493.

[4] Thille AW, Richard J-CM, Brochard L. The decision to extubate in the intensive care unit[J]. Am J Respir Crit Care Med, 2013, 187: 1294-1302.

[5] Boles J-M, Bion J, Connors A, et al. Weaning from mechanical ventilation[J]. Eur Respir J, 2007, 29: 1033-1056.

[6] Esteban A, Ferguson ND, Meade MO, et al. VENTILA Group. Evolution of mechanical ventilation in response to clinical research[J]. Am J Respir Crit Care Med, 2008, 177: 170-177.

[7] McConville JF, Kress JP. Weaning patients from the ventilator[J]. N Engl J Med, 2012, 367: 2233-2239.

[8] Ely EW, Baker AM, Dunagan DP, et al. Effect on the duration of mechanical ventilation of identifying patients capable of breathing spontaneously[J]. N Engl J Med, 1996, 335: 1864-1869.

[9] Girard TD, Kress JP, Fuchs BD, et al. Efficacy and safety of a paired sedation and ventilator weaning protocol for mechanically ventilated patients in intensive care (Awakening and Breathing Controlled trial): a randomised controlled trial[J]. Lancet, 2008, 371: 126-134.

[10] Blackwood B, Alderdice F, Burns K, et al. Use of weaning protocols for reducing duration of mechanical ventilation in critically ill adult patients: Cochrane systematic review and meta-analysis[J]. BMJ, 2011, 342: c7237.

[11] Peñuelas O, Frutos-Vivar F, Fern' andez C, et al. Ventila Group. Characteristics and outcomes of ventilated patients according to time to liberation from mechanical ventilation[J]. Am J Respir Crit Care Med, 2011, 184: 430-437.

[12] Tonnelier A, Tonnelier J-M, Nowak E, et al. Clinical relevance of classification according to weaning difficulty[J]. Respir Care, 2011, 56: 583-590.

[13] Sellares J, Ferrer M, Cano E, et al. Predictors of

prolonged weaning and survival during ventilator weaning in a respiratory ICU [J]. Intensive Care Med, 2011, 37: 775-784.

[14] Funk GC, Anders S, Breyer MK, et al. Incidence and outcome of weaning from mechanical ventilation according to new categories [J]. Eur Respir J, 2010, 35: 88-94.

[15] Pu L, Zhu B, Jiang L, et al. Weaning critically ill patients from mechanical ventilation: a prospective cohort study [J]. J Crit Care, 2015, 30: 862. e7-862. e13.

[16] Jeong BH, Ko MG, Nam J, et al. Differences in clinical outcomes according to weaning classifications in medical intensive care units [J]. Plos One, 2015, 10: e0122810.

[17] Béduneau G, Pham T, Schortgen F. Epidemiology of Weaning Outcome according to a New Definition. The WIND Study. Am J Respir Crit Care Med [J]. 2017, 195 (6): 772-783.

第二节 撤机时机与准备

一、撤机时机

目前对于撤机时机的掌握主要依据对各项撤机指标的综合分析和临床医生的经验判断。尽管资深的专科医师常能预测机械通气患者能否成功撤机,但临床上仍希望有客观性的预测指标来指导临床撤机,从而减少对临床经验的依赖。这样尽可能科学性的明确机械通气患者能够恢复自主通气的时间,以便减少不必要延长机械通气时间以及减少困难撤机的患者在撤机后出现的严重心肺功能紊乱和心理恐惧,同时评价许多不同方面的心理功能,了解不同患者依赖呼吸机的原因。

(一)呼吸泵功能判定

1. 最大吸气压(maximal inspiratory pressure, MIP)和最大呼气压(maximal expiratory pressure, MEP) 最大吸气压和最大呼气压是患者平静呼吸几次后,最大吸气或呼气时的气道压力,为反映全部吸气肌和呼气肌强度的指标。最大吸气压计算公式:男性 MIP=143-0.55×年龄,正常值为 $130 \pm 32cmH_2O$;女性 MIP=104-0.51×年龄,正常值为 $98 \pm 25cmH_2O$。最大呼气压计算公式:男性 MEP=268-1.03×年龄,正常值为 $230 \pm 47cmH_2O$,女性 MEP=170-0.53×年龄,正常值为 $165 \pm 29cmH_2O$。

测量方法包括:①利用床边呼吸功能检测仪直接测定;②利用呼吸机的吸气和呼气保持键,测定最大吸气压和最大呼气压(MIP 测定:按住呼吸机"呼气保持键",同时要求患者配合做最大吸气努力,即为 MIP;MEP 测定:按住"吸气保持键",同时要求患者配合做最大呼气努力,气道压力升高的最大水平,即为最大呼气压)。

最大吸气压的监测有助于评价患者吸气肌功能和指导患者撤机。最大吸气压降低提示吸气肌功能减弱,见于神经肌肉疾病及慢性阻塞性肺疾病等。最大呼气压的监测可评价患者呼气肌功能及咳嗽、排痰能力。

2. 浅快呼吸指数(Rapid shallow breathing index, RSBI) 呼吸急促是反映呼吸功能低下的一项较灵敏指标。对 10 例撤机成功者和 7 例撤机失败者的研究发现,撤机失败组,全部患者的呼吸频率 >25 次 /min,撤机成功组,3 例患者的呼吸频率 >25 次 /min。呼吸急促与潮气量(Vt)下降有关,撤机失败组的 VT <300ml,撤机成功组,8 例(80%)患者的 Vt>300ml。

浅快呼吸指数(呼吸频率表 / 潮气量, f/Vt): <80 提示易于撤机;80~105 需谨慎撤机;>105 提示难于撤机。优点:①易于测量;②不需患者呼吸费力和配合;③能精确评价患者恢复自主呼吸的能力。

3. 潮气量(Tidal volume, Vt) 潮气量是患者每次呼吸所吸入的气体量。潮气量监测分为吸气潮气量和呼气潮气量,多数呼吸机可直接监测,也可通过呼吸功能检测仪进行监测。潮气量反映患者通气功能,而吸气潮气量与呼气潮气量的差异可反映呼吸机及气管插管是否漏气。Vt>3~5ml/kg(理想体重)可作为预示撤机成功的一项指标。

4. 每分通气量(minute ventilation volume, MV)/最大分钟通气量(maximal minute ventilation volume, MMV) 每分通气量是患者每分钟呼吸所吸入的气体量,为潮气量和呼吸频率的乘积。正常值是 6~8L/min。可通过呼吸机直接监测,也可通过床边呼吸功能检测仪监测。每分通气量的监测可反映患者的通气功能,并指导呼吸机调整。

最大分钟通气量的正常值为50~250L/min，MV与MMV的关系可反映呼吸储备情况。有研究发现MV<10L/min，MMV>2×MV时可预测撤机成功率（100%）及预测撤机失败率（71%）。

5. **胸腹运动** 1982年Cohen第一次提出胸腹运动时是一种可行的、重要的评价撤机结果的指标，胸腹运动同步可以作为预测撤机成功的一项指标。

6. **呼吸功** 呼吸功是指呼吸肌克服阻力（肺及胸廓的弹性回缩力、气道阻力、组织阻力）维持通气量所做的功。正常人平静呼吸时，吸气过程是主动、耗能的；呼气过程是依靠肺和胸廓的弹性回缩力，使扩张的肺回归到功能残气量位，是被动、无耗能的过程。因此，呼吸肌仅在吸气时做功。患者的呼吸功的正常值是0.3~0.6J/L，<0.75J/L，提示脱机成功；>0.75J/L，可导致呼吸肌疲劳；介于0.85~1.15J/L，是典型的运动负荷增加；>1.25J/L是严重呼吸肌疲劳的高负荷状态。

7. **跨膈压（transdiaphragmatic pressure，Pdi）** 跨膈压为腹内压与胸内压之差，反映膈肌收缩强度。经鼻腔插入双气囊胃管，远端气囊至于胃内，测定胃内压力，相当于腹腔内压，近端气囊至于食管下1/3处，测定食管内压，相当于胸腔内压，两者之差为跨膈压。

最大跨膈压（Pdimax）的正常值为90~215cmH$_2$O。跨膈压的监测可评价膈肌的收缩功能，指导机械通气患者撤机，最大跨膈压明显降低提示膈肌疲劳。

8. **膈肌张力-时间指数（diaphragmatic tension-time index，TTdi）** 该指标是反映呼吸肌耐力的良好指标，正常人平静呼吸时约为0.02。膈肌的力量个体差异很大，为减少个体差异，将膈肌收缩产生的跨膈压（Pdi）的平均值和最大跨膈压（Pdimax）的比值用来反映收缩强度，吸气时间（Ti）与呼吸周期总时间（Ttot）的比值反映膈肌收缩持续的时间，两者的乘积即为TTdi。用公式表示为：TTdi=Pdi/Pdimax×Ti/Ttot。在有吸气阻力负荷存在的情况下，当TTdi值0.15时发生膈肌疲劳的时间将明显缩短。

9. **其他** 除上述指标外，膈肌肌电图（EMG），肺-胸顺应性（C）和气道阻力（R）等亦

有助于对呼吸泵功能作出判断。

在上述呼吸力学指标中，反映呼吸肌肌力的指标（如MIP）对预测撤机的重要性不如反映呼吸肌耐力的指标（如TTI）重要，因为不同的患者可以具有同样呼吸肌肌力以克服呼吸负荷，但在相同负荷时所能耐受的时间是不一样的，即呼吸肌耐力是不相同的。在负荷相同时，能经受住较长时间者可能意味着撤机成功。另一方面，对某一患者而言，其呼吸肌耐力是一定的，所能耐受的呼吸负荷也是一定的。明确呼吸肌耐力与呼吸负荷之间的关系，对于判断撤机时机和阐明呼吸衰竭的机制以及指导呼吸支持水平的调节具有重要意义。

（二）气体交换能力的判定

1. **动脉血气指标：**

（1）PaO$_2$≥60mmHg（FiO$_2$≤0.35）；P（A-a）O$_2$<350mmHg（FiO$_2$=1.0）；PaO$_2$/FiO$_2$>200mmHg；自主呼吸时或者相当于自主呼吸时pH>7.3。

（2）COPD患者：pH>7.30，PaO$_2$>50mmHg，FiO$_2$<0.35，PaCO$_2$恢复至患病前基础水平。

2. **肺内分流（Qs/Qt）** 肺内分流是指心排血量中不经过肺毛细血管直接进入人体循环的血流。肺内分流速可根据肺毛细血管氧含量和动脉血氧含量差值与肺毛细血管氧含量和混合静脉氧含量差值之比计算。肺内分流反映肺内通气与血液灌流比例，并能指导机械通气模式的调整。正常值为3%~5%，撤机时建议分流率小于15%~25%。

3. **无效腔比（Vd/Vt）** 无效腔比是患者无效腔通气量占潮气量的百分比。无效腔比可通过呼吸功能监测仪直接监测，也可通过计算获得。常常通过监测呼出气平均二氧化碳分压和动脉血二氧化碳分压计算无效腔率。无效腔率的监测有助于评价无效腔对术后患者通气功能的影响，并寻找无效腔增加的原因。正常小于0.3，撤机时建议小于0.55~0.6。

4. **反映组织氧合状况的指标** 中心静脉血氧分压（PvO$_2$）、中心静脉血氧饱和度（SvO$_2$）、血乳酸水平、氧输送（DO$_2$）和氧耗量（VO$_2$）、胃黏膜内pH值（pHi）等对判断是否具备有效的组织气体交换能力和预测撤机转归也有一定价值，但目前临床应用较少。

（三）心脏负荷判定

呼吸机的撤离是一个将呼吸机的做功逐渐向患者转移的过程，撤机过程的呼吸力学变化引起了一系列心血管系统与呼吸系统的病理生理变化，此时胸腔内压力从正压瞬间转为负压，继而静脉回心血量增加，左心室舒张末期容积增大，根据 Frank-Starling 机制，心排血量随之增加，主动脉跨壁压增大，右心前负荷、左心后负荷增加，肺循环血容量增加，血管外肺水增多，肺顺应性及换气功能下降，从而直接影响撤机结局。撤机过程还可引起交感神经兴奋导致儿茶酚胺释放，外周血管收缩，从而增加心脏后负荷，直接增加心肌做功。

对于心肺功能正常的患者来讲，因其具有强大的心肺代偿能力，可迅速适应撤机过程。但对于基础心功能不全的患者，则需提高警惕，即撤机过程中，心脏是否能够耐受突然增加的前后负荷成为撤机成败的关键。因而，Gerbaud 等认为撤机对于心脏而言是一次运动负荷试验。Zapata 等对 100 例机械通气超过 48h 的 ICU 患者进行研究，SBT 持续 30~120min。研究表明，心力衰竭引起撤机失败的患者在进行 SBT 前血浆 BNP 或 NT-proBNP 均处于较高水平。BNP>263ng/L、NT-proBNP>1 343ng/L、ΔBNP>48ng/L（ΔBNP 为 SBT 开始前与结束后 BNP 的差值）、ΔNT-proBNP>21ng/L 可认为 SBT 失败是由心力衰竭引起。BNP 和 NT-proBNP，尤其是 BNP，可预测和诊断心力衰竭引起的 SBT 失败，BNP 有较好的预测作用，而 ΔBNP 有较好的诊断作用。已有的关于 BNP 水平升高对撤机结局预测的研究样本量均较小，且多为单中心研究，导致气管插管的原发疾病也较为单一，BNP 可否更早、更准确地发现撤机过程中的心功能不全并成功指导撤机有待进一步研究。BNP 与 NT-proBNP 相比，究竟哪个指标对指导撤机起到更好的预测作用也需进一步研究。

（四）神经肌肉功能评定

1. **平均吸气流速** 平均吸气流速能较好地反映呼吸驱动的指标，但受机械特征影响较大，从而限制了其在临床的应用。

2. **口腔闭合压力（P0.1）** 口腔闭合压力为气道关闭时，吸气 0.1s 时的口腔压力或胸腔内压力。测胸腔内压力较气道压力更为准确，它不受气道阻力等机械因素的影响，但受呼吸肌收缩能力的影响，口腔闭合压力与膈神经肌电图的变化呈线性相关，是反应呼吸中枢兴奋性的常用手段。正常值为 2~4cmH$_2$O。口腔闭合压力增高见于：①呼吸肌机械负荷过重，呼吸中枢代偿性活动增强；②呼吸肌功能未完全恢复，产生一定收缩力需较大的中枢活动。当口腔闭合压力 >6cmH$_2$O 时，脱机困难。

（五）代谢和内分泌状态

电解质、酸碱水平、激素水平等均是影响撤机的因素。血钾、磷、镁离子浓度降低对呼吸肌有抑制作用。代谢性碱中毒可明显抑制呼吸，在慢性 Ⅱ 型呼吸衰竭中具有重要意义。甲状腺和肾上腺皮质功能下降在重症患者中常见，对呼吸功能产生不利影响。因此，在撤机时需保证内分泌代谢状态稳定，血电解质水平基本正常。

（六）营养状态

机械通气治疗的危重患者，机体处于高分解代谢状态，存在全身炎症反应和器官功能障碍，大多有较为严重的营养不良，这可导致患者机体免疫功能低下，更会引起呼吸肌疲劳进而加重呼吸衰竭，甚至多器官功能衰竭。故而，作为重症患者整体治疗的重要部分，合理而有效的营养支持至关重要。

欧洲肠外肠内营养学会（ESPEN）指南指出，危重症患者 APACHE Ⅱ 评分 >10 分时存在重度营养风险，需进行营养支持，但营养支持只有在生命体征稳定（血流动力学、呼吸功能稳定 – 包括药物、呼吸机等治疗措施控制下）的情况下才能进行。在生命体征稳定的条件下，危重病患者的营养支持可在入 ICU 后 24~72h 内进行。ESPEN 推荐的危重患者急性应激期营养热量目标为 20~25 kcal/（kg·d），应激及代谢状态稳定时能量适当增加到 25~30kcal/（kg·d）。美国社会的肠外肠内营养（ASPEN）同样主张危重成人能量需求是 25~30kcal/（kg·d）。早期营养支持有助于改善危重病患者的临床结局。

二、撤机前准备

从呼吸力学的角度可以认为：呼吸衰竭的发生是由于呼吸泵功能（包括中枢驱动力和外周驱

动力)不能适应呼吸负荷的增加而需要呼吸机辅助通气;撤机即意味着呼吸泵能完全耐受呼吸负荷时适时停止呼吸支持。所以,一旦患者上机,除了有效纠正引起呼吸衰竭的直接原因外,还应从保持呼吸中枢驱动力、改善外周呼吸肌力和耐力、降低呼吸负荷等多个环节创造条件,积极地为撤机创造条件。

(一)有效地纠正引起呼吸衰竭的直接原因

有效地纠正引起急性呼吸衰竭的直接原因(支气管-肺部感染,肺水肿,气道痉挛,气胸等)是撤离机械通气的首要条件。只有在这一条件具备后,才可以考虑撤机问题。

(二)促进患者呼吸泵的功能

1. 保持患者呼吸中枢适宜的神经驱动力 撤机前应使患者有良好的睡眠,否则会使呼吸中枢对低氧和高碳酸血症的反应下降;尽量避免使用镇静剂;纠正代谢性碱中毒,以免反射性地引起肺泡通气量下降;纠正感染中毒、电解质紊乱等原因所致脑病;对近期脑血管意外者待其神经功能有所恢复后再行撤机。

2. 纠正引起呼吸肌肌力下降或呼吸肌疲劳的因素

(1)长期机械通气患者常存在营养不良,使呼吸肌能量供应不足、肌力下降并会导致呼吸肌萎缩,使呼吸肌难于适应撤机时的负荷增加。在机械通气中积极、适量地补充营养将对保持呼吸肌功能有极大帮助。

(2)长期机械通气的患者亦常合并呼吸肌的失用性萎缩。在病情允许并注意避免呼吸肌疲劳的前提下,及早改用部分通气支持(partial ventilatory support),加一部分呼吸负荷于患者呼吸肌,有助于防止呼吸肌的失用性萎缩。

(3)低钾、低镁、低磷、低钙血症会影响呼吸肌的收缩功能,需积极纠正。

(4)维持良好的循环功能和氧输送能力是撤机的重要前提条件。采取有效的措施加强心脏的泵血功能,改善心脏的做功条件,维持适当的血容量和血红蛋白含量对于保持机体和呼吸肌的氧合过程有重要意义。一般认为撤机前患者的血压、心率、心排血量宜基本在正常范围并保持稳定,无心律失常,外周灌注良好,血红蛋白含量不宜低10g/dl。循环功能障碍(特别是在休克或左心衰

时)和贫血会明显减少呼吸肌的供血、供氧,使其肌力减退。

(5)低氧、高碳酸血症、酸中毒将使呼吸肌力下降,需根据患者的背景疾病情况将其维持在一个可以耐受的范围内。在机械通气的过程中有时会因过度通气而产生呼吸性碱中毒,此时肾脏增加 HCO_3^- 的排出量来维持酸碱平衡。以后撤机时因通气量相对减少,$PaCO_2$ 升高而肾脏未及代偿,可致酸中毒发生,对呼吸肌收缩力产生不利影响。故撤机前应注意避免呼碱。对 COPD 病例需注意勿使 $PaCO_2$ 低于缓解期的水平。

(6)对合并有神经-肌肉病变(巴德-吉亚利综合征,脊髓灰质炎,膈肌损伤,肌无力症等)的病例,需待其病情较显著恢复后再考虑撤机。

(7)肺气肿和肺动态过度充气将压迫膈肌下移,使膈肌变平坦,不利于膈肌做功。通过前述扩张支气管、减小 PEEP$_i$ 的措施将使这种状况好转。

(8)重症患者有时合并原因不明的多神经病(critical illness polyneuropathy, CIP),易造成明显的撤机困难。有人认为与长期或大量地使用皮质激素或神经-肌肉阻断剂有关,故对这两类药物的长期或大量应用宜持慎重态度。

(三)减小呼吸负荷和呼吸功耗

1. 减小呼吸阻力

(1)减小患者气道阻力:积极清除气道分泌物,使用支气管扩张剂解除气道痉挛。

(2)减小人工气道及呼吸机气路阻力:小口径气管插管会明显增加气流阻力,需尽可能采用大口径导管;有作者建议对撤机难度较大者均行气管切开;呼吸机管道过细或过长及某类型的湿化器对气道阻力有较大影响,需尽量调换;呼吸机参数中吸气流速设置过低将增加吸气做功;按需阀(demand-valve system)供气方式时触发呼吸机送气所需负压、触发延迟及触发后送气流量可能会小于患者吸气需要的情况会增加呼吸功耗,在撤机时使用 CPAP 或 PEEP 时问题更为突出,长时间通气易于诱发呼吸肌疲劳。若有条件采用流量触发型或有 flow-by 功能的呼吸机,有助于减少患者呼吸功耗。

对于气管插管行机械通气的患者,在控制通

气模型下,呼吸机可以完全克服气管插管的阻力。但是,随着患者病情的好转,在撤机过程中自主呼吸所占比重逐渐增加,人工气道阻力的问题就会愈发突出。气流通过导致管道两端形成压力差,患者不得不增加呼吸肌做功以对抗此压力。自动气管导管补偿(automatic tube compensation,ATC)是近年来发展起来的一项新型的呼吸模式辅助技术,它易于设置,可以准确抵偿人工气道(气管插管)的阻力,目的使患者呼吸时的感觉如同未插管。因此,有人称ATC为"电子拔管"。ATC可以辅用于任何通气模式,使用时依气管导管管径作相应的设置,可以根据需要选择完全阻力代偿(100%)或部分代偿(1%~99%)。设置不同的代偿水平可以用于撤机过程中呼吸肌的锻炼。在同一通气模式和相同参数的情况下,加用ATC可以减少患者的呼吸功耗。

(3)减小内源性呼气末正压(PEEP$_i$):PEEP$_i$的存在会引起吸气功耗增加。减小PEEP$_i$主要方法是加用一个小于PEEP$_i$水平的PEEP,可以起到降低吸气做功和延缓呼吸肌疲劳的作用。另一种减小PEEP$_i$的方法为采用PS方式改善通气后使呼吸频率降低,呼气时间延长而起到降低PEEP$_i$的作用。

(4)治疗肺炎和肺水肿,引流大量胸腔积液,治疗气胸,减少PEEP,治疗腹胀或其他原因引起的腹压升高,采用半卧位或坐位,以改善肺和胸廓的顺应性。

2. 减少呼吸前负荷

(1)发热、感染中毒、代酸会明显增加氧耗和二氧化碳产生量,使通气量增加,呼吸负荷加大,撤机前应努力纠正。

(2)避免热量摄入过多(超过3 000~4 000kal/d),减少营养成分中碳水化合物比例,适当增加脂肪产热比例(使呼吸商≤0.8),以降低二氧化碳产生量,减小呼吸负荷。

(3)分析、纠正引起无效腔通气增加的原因,减少分钟通气量。

(四)帮助患者做好撤机的心理准备,取得患者的配合

长期接受机械通气的患者,因已习惯于呼吸机辅助呼吸并对自身呼吸能力有疑虑,担心撤机后会出现呼吸困难甚至窒息死亡,因而产生对机械通气的依赖心理。在开始撤机前应向患者说明其病情已明显好转,初步具备了自主呼吸的能力和撤机的必要性,讲解所拟采取的撤机步骤和撤机中患者可能有的感觉(轻度气促等),使患者对撤机过程在思想上有所准备,建立恢复自主呼吸的信心,取得患者的配合。

(徐 磊)

参 考 文 献

[1] 中华医学会重症医学分会. 机械通气临床应用指南(2006)[J]. 中国危重病急救医学, 2007, 19(2): 65-72.

[2] Laghi F, D'Alfonso N, Tobin MJ. Pattern of recovery from diaphragmatic fatigue over 24 hours[J]. J Appl Physiol (1985), 1995, 79(2): 539-546.

[3] Laghi F, Cattapan SE, Jubran A, et al. Is weaning failure caused by low-frequency fatigue of the diaphragm[J]. Am J Respir Crit Care Med, 2003, 167(2): 120-127.

[4] MacIntyre N. Discontinuing mechanical ventilatory support[J]. Chest, 2007, 132(3): 1049-1056.

[5] MacIntyre NR, Cook DJ, Ely EW, et al. Evidence-based guidelines for weaning and discontinuing ventilatory support: a collective task force facilitated by the American College of Chest Physicians; the American Association for Respiratory Care; and the American College of Critical Care Medicine[J]. Chest, 2001, 120(6 Suppl): 375S-395S.

[6] Peñuelas Ó, Thille AW, Esteban A. Discontinuation of ventilatory support: new solutions to old dilemmas[J]. Curr Opin Crit Care, 2015, 21(1): 74-81.

[7] 邱海波. ICU主治医师手册[M]. 南京: 江苏科学技术出版社, 2007.

[8] Jubran A, Grant BJ, Laghi F, et al. Weaning prediction: esophageal pressure monitoring complements readiness testing[J]. Am J Respir Crit Care Med, 2005, 171(11): 1252-1259.

[9] Beydon L, Cinotti L, Rekik N, et al. Changes in the distribution of ventilation and perfusion associated with separation from mechanical ventilation in patients with obstructive pulmonary disease[J]. Anesthesiology, 1991, 75(5): 730-738.

[10] Koletzko B, Goulet O, Hunt J, et al. Guidelines on Paediatric Parenteral Nutrition of the European Society of Paediatric Gastroenterology, Hepatology and Nutrition(ESPGHAN) and the European Society for

Clinical Nutrition and Metabolism（ESPEN），Supported by the European Society of Paediatric Research（ESPR）[J]. J Pediatr Gastroenterol Nutr，2005，41 Suppl 2: S1-87.

第三节　撤机方式与过程

撤机方式有很多种，根据经验以及患者病情的实际情况选择最合适的撤机方式，可以使得撤机成功率明显升高，降低再插管风险。

一、SBT（自主呼吸试验）

（一）SBT方式

1. T型管　T管撤机是最古老的一种方法，当患者不需要通气支持能够自主呼吸一段时间，且达到撤机标准时，可开始撤机步骤，即自主呼吸试验（SBT）。T管与气管插管或气管切开管直接相连，连接加温湿化装置，吸入加温加湿气体，保持FiO_2不变或者稍高于呼吸机支持时的FiO_2（一般不超过10%），保证流经T管的气体流量3倍于患者的自主通气量，以保证超过患者的吸气峰流速小于最大供气流速。完全自主呼吸，通过短时间（30~120min）动态观察，评价自主呼吸能力是否满足呼吸负荷。若患者经过一段时间的试验后，生命体征无明显波动，可认为SBT成功，具备撤机拔管条件。若患者不能耐受T管实验，则尽快终止试验，继续予以此前设置的呼吸支持，或者予以全机械支持，减少患者呼吸肌疲劳，为下一次SBT做准备。

2. 低水平PSV　PSV可以作为一种撤机模式进行应用，通过不断下调PSV支持力度，使得呼吸机做功不断减少，患者呼吸肌做功逐渐增强，当PSV水平降低到用来克服呼吸机管路以及气管插管阻力时，可以考虑撤机拔管，这样就可以直接过渡为SBT的一部分。一般来说克服呼吸机管路以及气管插管阻力所需要的PSV水平在5~12cmH_2O，也就是说当PSV降至这个水平的时候，考虑患者全身情况，可以撤机拔管。

3. CPAP　通过增加患者功能残气量、减少肺泡萎陷，改善患者氧合状态，在吸气状态时，气道正压可以减少患者呼吸肌做功，但在呼气状态时，直接增加呼气阻力。使用CPAP模式撤机应注意：CPAP撤机主要是适用于由于功能残气量降低导致的低氧血症，这部分患者呼吸肌功能和负荷基本正常。CPAP所提供的气流要足够大，才能满足患者吸气需要，如果吸气压力水平低于CPAP水平，说明气流不足，需要上调CPAP支持条件。

（二）SBT撤机

SBT的目的是测试气管插管/切开上机患者的自主呼吸能力，若SBT成功，可认为患者非常有可能成功地撤机拔管。SBT的方法同前述。行SBT前患者需具备的条件见表3-3-1。

表3-3-1　SBT前需具备的条件

临床评估	足够的咳嗽能力
	没有过多的气道分泌物
	导致出现急性呼吸衰竭的病因得到解决
客观评估	病情稳定
	稳定的血流动力学状态（HR<140次/min，SBP 90~160mmHg，或极少量的升压药物）
	稳定的代谢状态
	充分的氧合
	FiO_2 40%情况下SaO_2>90%（P/F≥150mmHg）
	PEEP≤8cmH_2O
	足够的肺功能
	呼吸频率<35次/min
	MIP≤-25~-20cmH_2O
	VT>5ml/kg
	VC>10ml/kg
	RBSI<105/（min·L）
	没有严重的呼吸酸中毒
	足够的觉醒状态
	无镇静或者轻度镇静下保持清醒

观察如表3-3-2的指标，若2h内达到其中之一即停止试验，判断为SBT失败。反之，2h内未达到其中任何一项指标即为SBT成功。

表 3-3-2 评估 SBT 是否成功指标

临床评估	激动和焦虑
主观指标	
	精神状态低落
	多汗
	发绀
	呼吸努力增加的证据
	辅助呼吸肌活动增加
	痛苦面容
	呼吸困难
客观指标	$PaO_2 \leq 50\sim60mmHg$ on $FiO_2 \geq 0.5$ 或 SaO_2 <90%
	$PaCO_2 >50mmHg$ 或者 $PaCO_2$ 增加 8mmHg
	pH<7.32 或者 pH 下降 ≥0.07
	$fR/VT>105/(min \cdot L)$
	fR>35 次/min 或者增加超过 50%
	心率 >140 次/min 或者增加超过 20%
	SBP>180mmHg 或者增加超过 20%
	SBP<90mmHg
	心律紊乱

停止 SBT 后,再接呼吸机行有创通气,使患者心率、血压、呼吸频率、血气指标恢复试验前水平。准备直接撤机的患者可以考虑撤机拔管。

二、撤机模式

目前有多种呼吸机模式可用于撤机过程,包括压力支持通气(PSV)、同步间歇指令通气(SIMV)、SIMV+PSV、双水平气道正压通气(BIPAP)、成比例辅助通气(PAV)、Smartcare 与T 型管间断脱机等,在选择撤机模式时,需根据患者病情及撤机模式的特点,个体化选择撤机模式。

(一)压力支持通气(PSV)

当呼吸机模式设置为 PSV 模式时,患者存在规律的自主呼吸,呼吸机按照此前设置好的压力支持水平,加强患者每一次自主触发的呼吸过程。PSV 模式时,自主呼吸完成从吸气触发到吸呼气转换的整个呼吸流程。PSV 的压力通过呼吸机直接设置,呼吸流程中其他的呼吸频率、吸气时间、吸气流速由呼吸机与患者共同调节,所以应用 PSV 模式的患者舒适性更高。从理论上讲,PS 可以对抗机

械通气时气管插管内径和呼吸机管路长度所增加的那部分额外的呼吸功,这样更有利于患者成功撤机。而且 PSV 模式既是一种常用的撤机模式也可以无缝对接 SBT 试验,它也是三种 SBT 模式之一。

应用压力支持撤机,在患者耐受的前提下压力支持水平不断降低。当低水平的 PSV 成功时(如 5~10cm H₂O),患者被认为已准备好拔管。在PSV 期间,当流量降低到呼吸机设置的水平(例如,5L/min 或 25% 的峰值吸气流量)时,呼吸机从吸气阶段进入呼气阶段。但这可能受到两种因素的影响:①呼吸机系统漏气;②高气道阻力和顺应性。慢性阻塞性肺病患者由于患者吸气流速下降缓慢可以将呼吸周期延长。在这些情况下,吸气时间可能会延长。如果患者主动呼气,这可能会使呼吸机循环到呼气阶段。或者,呼吸机将在 3~5s 后自动开始下一个呼吸流程。

由于不同的患者所采用的气管插管内径、插管的扭曲程度抑或呼吸机管路中湿化后的水蒸气凝结水分多少不同,这样就造成了气道阻力的差异。目前临床上使用的呼吸机,大部分带有导管补偿功能,通过设置机械通气的方式,如气管插管还是气管切开,管径大小型号,可以大致计算出需要抵抗管路阻力所需要的呼吸机支持力度。

撤机方案:通气模式调整为 PSV 模式,逐渐降低 PS 水平,对于肺功能较差患者,且长期接受MV 的患者(尤其是 COPD 患者),可试将通气模式转为 PSV 模式,上调 PS 至 20~25cmH₂O,如已经采用 PSV 模式,可逐渐降低 PS 支持,每小时降低 2cmH₂O,若患者出现生命体征恶化及呼吸肌疲劳的征象,表明患者不能耐受如此低的 PS 支持水平,立即上调 PS 支持至准备撤机前的水平。当PS 维持在 5~7cmH₂O 水平 2h 后,可以准备撤机拔管。对于无基础肺疾病且接受短期(<1 周)机械通气患者,可每间隔半小时,下调 PS 水平,PS下调至 5~7cmH₂O。患者一般情况良好,生命体征稳定,无自觉不适,可以进行 SBT。

(二)同步间歇指令通气(SIMV)

SIMV 也是经常应用的一种撤机模式。他通过逐渐减少呼吸机支持频率、同时患者自主呼吸得到加强。在 SIMV 模式时,呼吸机辅助呼吸和患者的自主呼吸交替出现,这对于患者呼吸机的撤离有很大的帮助。

此种模式下控制呼吸与患者的努力同步（即它们是患者触发的）。控制呼吸可以是容量控制或压力控制。患者自身的吸气努力会产生自发性呼吸，这是受压力支持的。SIMV 最初的目的是在控制呼吸时使呼吸肌休息，在自发呼吸时使肌肉活动。撤机是通过降低控制呼吸频率来实现的，需要更多的自主呼吸努力来保证分钟通气量。

撤机方案：通气模式调整至 SIMV，逐渐降低呼吸机支持频率。对于长期呼吸机支持的患者（尤其是 COPD 患者），可将呼吸频率逐渐降至 8~10 次 /min，潮气量不变，每小时可减少呼吸频率 2 次。若患者出现呼吸疲劳的表现或者生命体征恶化，可回调至开始时的呼吸机设置，甚至可以高过之前设置的水平，若患者呼吸窘迫症状仍无好转，可予以小剂量镇静药物应用，使患者得到充分休息。为下一次撤机储备力量。若呼吸机支持频率顺利降至 4 次 /min，持续时间达 2~4h 以上，可考虑撤机。但是尤其应该注意的是呼吸机支持频率不可以降至 0，因为人工气道本身存在一定的阻力，这部分阻力是通过呼吸机支持来代偿的。如果呼吸机频率设置过低，在低辅助条件下支持时间过长可能会导致呼吸肌疲劳，出现不应该出现的撤机失败。对于那些没有基础肺部疾病，通气时间短于 1 周的机械通气患者，可每隔 30min，降低呼吸机频率，如果支持频率可以降低至 4 次 /min，持续时间达 2h 以上，患者无明显呼吸窘迫表现，可以进行撤机前评估。

（三）SIMV+PSV

这种撤机方法主要适用于那些单独应用 SIMV 模式或者 PSV 模式撤机，并且存在一定呼吸肌疲劳的患者。调节的方法是撤机的初始阶段主要应用 SIMV 模式，随着呼吸机支持频率的下降，锻炼患者的自主呼吸功能，直至过渡为纯 PSV 支持模式，再降低压力支持力度，直至成功撤机。

撤机方案：通气模式转换为 SIMV+PSV 模式，逐渐降低呼吸机支持频率。对于存在严重肺部疾患的患者，且长期接受机械通气的患者（如 COPD），可依照如下方案撤机，将呼吸机支持频率调节为 8~10 次 /min，潮气量不变，PS 调节为 20~25cmH₂O，首先逐渐下调呼吸机支持频率，每小时每次下调不超过 2 次 /min，逐渐降至 4 次 /min，此后逐渐降低 PS 2~5cmH₂O，将 PS 降低至 15~20cmH₂O，若患者仍可耐受，将呼吸机支持频率降至 0，若患者情

况仍稳定，可继续降低 PS 支持，若患者 PS 降低至 5~7cmH₂O，可坚持 2~4h 可以考虑撤机拔管。若上述下调过程中患者出现呼吸窘迫等表现，则将呼吸机支持条件上调至准备撤机前模式，若患者呼吸窘迫仍无好转，可继续上调支持条件，若效果仍差，可以应用小剂量镇静药物，使患者得到充分休息，为下一次撤机做准备。对于无肺部基础疾病且短期（<1 周）接受机械通气的患者，可每隔 30min 降低呼吸机频率，直到降为 0，继而降低压力支持水平，如果压力支持水平降至 5~7cmH₂O，患者可以很好地耐受，无明显呼吸窘迫，可以考虑撤机拔管。

（四）双水平气道正压通气（BIPAP）

BIPAP 也就是双水平气道正压模式，也是一种临床常见的模式，它的应用范围更广，可以从初始呼吸机支持开始一直应用到准备撤机的呼吸支持的全过程，又被称作为全能模式。它主要通过设置呼吸机的两种压力支持水平即 P_high 以及 P_low（PEEP）、FiO₂、峰值斜率、吸气时间、PS 来完成整个呼吸周期的辅助控制。这种模式的优势是可以较长时间保持较高的气道压，有助于保持肺泡的持续开放，防止肺泡萎陷。气道压力接近平均气道压，明显减少气压伤出现。保留自主呼吸，减少对肺循环影响。如果患者自主呼吸努力较强，呼吸机不会限制患者的自主呼吸，从而产生人机对抗，患者的自由度以及舒适度较高。但是患者如果自身呼吸需求过高，过快的呼吸频率可能会造成呼吸循环的过快终止，产生大量气体陷闭，提高内源性 PEEP，这样的情况下需要应用镇静肌松药物来控制患者的呼吸。由于双向压力和吸呼比可随意调节，有更广泛的应用范围。

撤机流程：如果呼吸机初始 FiO₂ 设置过高，待患者病情趋于稳定后首先下调 FiO₂，当 FiO₂ 下降至 50% 以下时，若患者 P_high 设置超过 25cm，可以酌情逐渐下调至 20cmH₂O，与此同时注意同步下调 P_low，在保证患者氧合的情况下，注意尽量保证患者的驱动压尽量小于 15cmH₂O，根据患者的耐受程度酌情下调呼吸机支持频率，使患者自主呼吸逐渐增强，锻炼患者自身呼吸肌功能，由于胸腔负压增加，回心血量逐渐增多。心功能基础状态较差的患者，需要缓慢下调呼吸机支持频率。一般呼吸机频率每小时下调 1~2 次较为妥当。当呼吸机支持频率下降为 4 次 /min，P_high 在 20cmH₂O 以下，PEEP 在 5~6cmH₂O，FiO₂ 40% 以

下，患者可以在此条件下耐受超过 2h，可以准备行下一步撤机前评估，此时撤机较为安全。

BIPAP 作为一种撤机模式，结合了 PSV 和 CPAP 的优点，呼吸机条件逐步下调，患者呼吸肌做功逐渐增加，同时维持一定的功能残气量，防止肺泡萎陷，改善氧合状态。这些都是 BIPAP 作为一种优秀撤机模式得以在临床广泛应用的基础。

（五）成比例辅助通气（PAV）

成比例辅助通气是一种正反馈通气模式，通过呼吸机把患者自主呼吸努力依照一定的比例进行放大，从而减轻患者自身呼吸肌做功的一种辅助通气模式。比例辅助通气是一种近期研究比较多的撤机模式。患者具备撤机条件后，可以逐渐降低呼吸机支持比例，逐渐增加患者自身呼吸肌做功，达到成功撤机目的。

由于成比例支持通气原理的特殊性，它相比其他传统撤机模式有一定的优势：①应用本模式时，患者与呼吸机同步性好，有研究证实，应用 PSV 或者 SIMV 模式时，呼气的不同步往往直接导致无效触发或者双触发，呼吸频率受到明显的影响。而应用 PAV 时，由于中枢神经指令吸气的结束直接导致呼吸机送气的结束，很少会出现呼吸不同步的情况，从而避免人机对抗，对撤机更有利。②PAV 模式对于患者的通气需求更加敏感，因为 PAV 模式是一种正反馈模式，患者的呼吸努力越大，呼吸机支持越强，更好的满足患者的呼吸需求。有研究证实，PSV 及 PAV 模式时，如果束缚患者胸腹部可以直接导致患者呼吸阻力增加，或者二氧化碳潴留导致呼吸需求增加时，虽然此时压力支持患者呼吸肌做功明显高于 PAV，但前者潮气量明显下降，它主要通过增加呼吸频率来代偿满足机体通气量升高的需求。而 PAV 模式潮气量降低及呼吸频率无明显增加。这也能够说明，PAV 相比较 PSV 可以更好地适应患者通气需求的变化。③镇静剂使用量明显减少，由于人机同步性更好，人机对抗明显较少，这也就减少了镇静药物使用的频次及剂量。进一步缩短撤机时间，避免长期呼吸机支持导致的一系列并发症。

撤机流程：目前关于 PAV 模式调节尚存在一定争议，但一般将初始设置调节 70% 比例支持，然后每 1~2h 逐渐下调呼吸机支持力度 10%~20%，直至降至 30% 比例支持，准备撤机。

（六）SmartCare

SmartCare 是一种计算机控制的智能撤机模式。呼吸机通过监测患者潮气量、自主呼吸频率、呼气末二氧化碳水平，酌情自动降低压力支持水平，待支持压力水平降至一定水平后，若患者自身呼吸情况稳定，呼吸机电脑系统自动提示医师可以考虑撤机。所有程序均为全自动控制，首先需要医师输入患者基本情况，是否存在 COPD 病史及脑系疾病病史。打开进程后，呼吸机根据患者情况自动判断是否可以考虑撤机，这大大减轻了临床医生的工作负荷，是一种比较先进的闭环呼吸机模式。

虽然这是一种智能撤机模式，但是也不能完全脱离临床实践。还是需要依据患者自身情况和医师对患者病情整体评估来做出是否撤机的选择。这种智能撤机模式对整个撤机流程进行标准化的操控，对于临床经验不足的医生可以起到提示作用，避免长期呼吸机支持造成的不良并发症出现。

（七）T 型管间断脱机

使用 T 型管撤机是一种使患者交替依靠机械通气支持呼吸和完全依靠自主呼吸的撤机手段。在撤机过程中逐渐增加患者自主呼吸的时间，直至患者能够适应长期自主呼吸状态并保持较好的通气和氧合功能。撤机时患者通过连接于气管内导管的 T 型管呼吸经过湿化的氧气。采用 T 管撤机的器械简单，通气管路阻力小，但存在以下问题：撤机中无过渡地直接给患者完全脱开呼吸机，易于诱发呼吸肌疲劳并能使患者精神紧张；对左心功能不全的病例可能因胸腔压骤然下降，使回心血量明显增加而使心衰加重；因不能使用呼气末正压而难于防止部分未完全恢复正常的肺泡萎陷；脱机时必须时刻有人在场密切监护，即 T 管撤机虽然对器械的要求低，但耗时费力。

三、撤机过程

（一）急性呼吸衰竭的治疗

呼吸衰竭原因是否纠正或者明部分改善。导致急性呼吸衰竭的根本原因是通气血流比问题。产生这些问题的原因不外乎肺源性以及肺外源性。严重的肺部炎症，直接导致通气血流比例失调，出现无效腔样通气或者是肺内分流，这些都是导致呼吸衰竭的常见原因。导致上述问题出现的原因是否得到解决，或者这些问题解决的快慢，直接影响到呼吸机是否可以尽快撤除。肺部炎症是否得到有效控制是首先需要考虑的部分。此外心源性肺水肿也是一种常见导致呼吸衰竭的原因,常见的是急性心肌梗死导致的急性左心衰竭,他造成的肺循环淤血导致肺血管静水压升高,组织渗出增加。直接影响肺组织气体交换,可迅速出现呼吸衰竭。此外肾衰竭造成容量负荷增加,也直接导致肺部渗出增多,影响肺部气体交换功能。主要的治疗方法是控制感染、限制液体输注、利尿减轻容量负荷。如果上述影响肺部功能的问题得到完全或者部分解决,那么患者可以考虑准备撤除呼吸机支持。

此外还有一些影响呼吸功能的肺外因素,如严重的全身炎症反应状态,例如急性胰腺炎,严重的胸廓畸形或者损伤,需要呼吸机保证呼吸功能。各种原因导致的昏迷,或者是中枢神经系统功能异常,导致呼吸节律不规整、潮式呼吸、呼吸暂停,或者神经肌肉功能问题,这些情况都需要解决原发的疾病,保证患者的正常呼吸功能,在这个基础上才可以考虑撤机问题。

(二)撤机开始时机的判断

从呼吸机支持开始,就应该准备在合适的情况下尽早撤机,过早撤机可能会造成患者呼吸肌负荷增高,呼吸肌疲劳,导致撤机失败。延迟撤机也会带来一系列严重的并发症,例如呼吸机相关性肺炎,气道黏膜损伤,长期呼吸机支持可造成呼吸肌萎缩。影响日后成功撤机的概率。所以说撤机的时机选择也是非常关键的问题。在撤机前应该积极纠正影响患者撤机的各种因素,控制感染、液体管理、原发疾病的治疗。每日进行撤机评估,看患者是否做好撤机的准备,评估患者各方面的条件,无论是从疾病本身控制方面,还包括患者的心理准备方面,都应该做好各方面的评估。

对于是否可以撤除呼吸机支持,有以下评估方法:①呼吸衰竭潜在原因是否得到逆转或者部分改善;②充分的氧合(例如,PaO_2/FiO_2 150~200;PEEP 5~8cmH_2O;FiO_2 0.4~0.5)和(pH>7.25);③血流动力学稳定性,定义为无活动性心肌缺血和无严重的低血压[即未使用血管升压药物,或仅使用低剂量的血管加压药(如多巴胺或多巴酚丁胺)<5μg/(kg·min)];④自主吸气的能力。这些标准的使用必须个性化。一些不符合上述所有标准的患者(如慢性低氧血症低于所述阈值的患者)可

能也可以停止机械通气,需要根据每个患者的实际情况来决定是否行 SBT。

(三)测定患者客观生理指标

在进行撤机前评估阶段,可以通过机器获得一些可以客观评价患者呼吸功能恢复情况的指标来指导撤机。例如潮气量,$P_{0.1}$,MIP,浅快呼吸指数(RSBI)、呼吸功来评估患者。临床应用最广泛的是潮气量,如果自主潮气量可以大于 5ml/kg,肺活量 >10ml/kg。这两项指标被用来评估患者肺功能恢复情况。$P_{0.1}$ 是自主呼吸 0.1 秒的气道闭合压,是判断患者呼吸中枢呼吸努力的一项指标,应该小于 -2~$-4cmH_2O$,如果 $P_{0.1}$>$-6cmH_2O$,常认为是撤机困难呢。MIP 应该大于 $-20cmH_2O$,如果 MIP<$-20cmH_2O$,被认为是呼吸肌收缩储备力下降,存在呼吸肌疲劳表现。浅快呼吸指数是呼吸频率除以潮气量。浅快呼吸指数小于 105 被认为对于判断成功撤机有着良好的指示作用。还有能反映呼吸负荷的指标。例如呼吸功,通过记录食管压力容积环(P-V 环),可计算呼吸功,正常值为 0.3 ~0.6J/L,呼吸功升高常见原因是气道阻力增加,肺顺应性降低,内源性 PEEP,呼吸机管道及气管插管阻力增加。呼吸功的监测对于撤机和拔管有着很好的预测意义,呼吸功 <0.75J/L,提示撤机成功概率高,呼吸功 >0.75J/L,提示呼吸肌疲劳,0.85 ~1.14J/L 是典型的运动负荷增加,而当呼吸功 >1.25J/L 提示严重呼吸肌疲劳的高负荷状态。但是这些指数应用起来也需要注意,潮气量的计算应用理想体重,而并非实际体重。由于 $P_{0.1}$ 是反应中枢神经系统指令患者自主呼吸时产生的 0.1s 的气道闭合压,所以在合并神经系统疾患的患者,$P_{0.1}$ 指示作用不强。MIP 也存在上述的问题。呼吸功的计算往往存在很多影响因素。浅快呼吸的计算根据不同的 SBT 模式,计算出的数值也有所不同,一项比较 PSV、CPAP 与 T 型管试验患者的 RSBI 值的研究显示,当计算 RSBI 值时,患者的通气支持模式会显著影响 RSBI 值。在 T 型管试验中平均值为 100,PSV 平均值为 46,CPAP 模式下数值为 63,这反映了 PSV 或 CPAP 可影响 VT,因此计算出的 F/VT 截然不同。所以如果要使用 RSBI,RSBI 的计算应在从呼吸机上断开后,将手持呼吸计连接到与气管插管连接的 T 型管 1min,或者根据不同模式之间差异,依据不同的阈值来判断撤机的可能性。所以说并不能仅仅依靠一些参数决定患者是否具

备撤机的条件,需要综合患者的基础情况,参考一些客观指标,做出综合判断。这样既能够缩短呼吸支持时间,也可以增加患者撤机成功率。

(四)SBT评估患者自主呼吸的可能性

当患者具备规律而有力的自主呼吸时,呼吸机条件逐渐下调至低辅助支持,进入撤机模式,如果患者SBT成功,观察0.5~2h时间,患者病情稳定,具备撤机条件。但是SBT包括多种方式,它们之间有没有最优的选择,最近有一些关于选择不同SBT模式是否影响撤机成功率的文章引发了许多讨论,这项试验评估患者T管实验以及PSV支持进行SBT的成功率,认为进行较短时间的PSV可能比T管成功撤机的比例更高。

(五)拔管,移除气管插管

SBT成功意味着患者可以尝试撤机,但是并不意味着所有患者可以拔除气管插管,这里需要考虑患者是否存在气道保护能力,咳嗽能力的大小。若患者丧失吞咽反射或者是咳痰能力不足,那么还应该保留人工气道,避免出现呼吸衰竭,最常见的办法就是气管切开治疗,长期保留人工气道,利于痰液引流,随时可再予以呼吸机支持。

那么当患者SBT成功的时候是否就意味着患者可以成功撤机拔管了。有证据显示如果插管患者将气囊放气的话,如果没有漏气或者漏气量不足,那么拔管后出现撤机失败的风险会明显升高,有的患者也会出现明显的声音嘶哑。通过漏气实验来指导撤机拔管可以明显增加撤机成功率。如果漏气实验失败,可以在拔管前4h静脉应用激素减少撤机失败的风险以及拔管后声音嘶哑。但是也不是所有的患者都需要行漏气实验,但存在高危因素的患者应该行漏气实验。高危因素包括:创伤性插管,插管时间>6d,气管插管型号较大,女性患者,意外拔管后再插管。漏气实验失败后应用激素后没有必要再行漏气实验。可以直接准备撤机拔管,但是要准备好再次插管的器具,必要时还应该准备紧急气管切开。

(六)失败者重新插管

若患者再次出现呼吸衰竭,而此时已经拔除气管插管,可先试予以无创通气支持,无论是应用无创正压通气还是应用经鼻高流量吸氧,都可以作为一种尝试。若无创通气支持效果不佳,或者患者出现意识丧失等问题时,应该再次予以气管插管呼吸机支持。

一些患者在撤机拔管前被认为存在撤机失败的风险,这些因素包括高龄、合并慢性阻塞性肺疾病、充血性心力衰竭或者在SBT期间出现高碳酸血症。这些患者被认为是应用预防性无创通气支持策略的适应人群。而且有研究表明,在这些人群中应用预防性无创通气支持,可以明显降低撤机失败风险。而且对于缩短住院时间以及降低近期、远期病死率都有很大的益处。

(徐 磊)

参考文献

[1] Subirà C, Hernández G, Vázquez A, et al. Effect of Pressure Support vs T-Piece Ventilation Strategies During Spontaneous Breathing Trials on Successful Extubation Among Patients Receiving Mechanical Ventilation: A Randomized Clinical Trial[J]. JAMA, 2019, 321(22): 2175-2182.

[2] Perkins GD, Mistry D, Gates S, et al. Effect of Protocolized Weaning With Early Extubation to Noninvasive Ventilation vs Invasive Weaning on Time to Liberation From Mechanical Ventilation Among Patients With Respiratory Failure: The Breathe Randomized Clinical Trial[J]. JAMA, 2018, 320(18): 1881-1888.

[3] Baptistella AR, Sarmento FJ, da Silva KR, et al. Predictive factors of weaning from mechanical ventilation and extubation outcome: A systematic review[J]. J Crit Care, 2018, 48: 56-62.

[4] MacIntyre NR, Cook DJ, Ely EW Jr, et al. Evidence-Based Guidelines for Weaning and Discontinuing Ventilatory Support: A Collective Task Force Facilitated by the American College of Chest Physicians, the American Association for Respiratory Care, and the American College of Critical Care Medicine[J]. Chest, 2001, 120(6 Suppl): 375S-395S.

[5] MacIntyre N. Discontinuing mechanical ventilatory support[J]. Chest, 2007, 132(3): 1049-1056.

[6] Macintyre NR. Evidence-based assessments in the ventilator discontinuation process[J]. Respir Care, 2012, 57(10): 1611-1618.

[7] Fan E, Zakhary B, Amaral A, et al. Liberation from Mechanical Ventilation in Critically Ill Adults[J]. An Official ATS/ACCP Clinical Practice Guideline. Ann Am Thorac Soc, 2017, 14(3): 441-443.

[8] Boles JM, Bion J, Connors A, et al. Weaning from mechanical ventilation[J]. Eur Respir J, 2007, 29:

1033-1056.

[9] Ghiasi F, Gohari Moghadam K, Alikiaii B, et al. The prognostic value of rapid shallow breathing index and physiologic dead space for weaning success in intensive care unit patients under mechanical ventilation [J]. J Res Med Sci, 2019, 24: 16.

[10] 朱蕾, 钮善福. 机械通气 [M]. 2版. 上海: 上海科学技术出版社, 2007.

[11] 万献尧, 马晓春. 实用危重症医学 [M]. 北京: 人民军医出版社, 2008.

第四节　撤机失败原因与对策

一、撤机失败的定义

2005年4月, 欧洲呼吸学会 (ERS)、美国胸科学会 (ATS)、欧洲重症监护医学学会 (ESICM)、重症监护医学学会 (SCCM) 和法语系危重病医学会 (SRLF) 在匈牙利首都布达佩斯召开国际共识会议 (ICC), 对撤机相关的六个问题达成共识意见。ICC定义的撤机失败为自主呼吸试验 (SBT) 失败或拔管后48h内需要再插管。自主呼吸试验失败定义为患者出现下列主观和客观情况: ①主观情况: 躁动和焦虑、精神状态低迷、大汗、发绀、呼吸努力增加的表现 (辅助呼吸肌活动增加、面部表情痛苦、呼吸困难); ②客观情况: $F_iO_2 \geq 0.5$ 时 $P_aO_2 \leq 50 \sim 60mmHg$ 或 $S_aO_2 < 90\%$; $P_aCO_2 > 50mmHg$ 或 P_aCO_2 增加 $>8mmHg$; $pH < 7.32$ 或 pH 下降 >0.07; $f/VT > 105/(min \cdot L)$; $R > 35$ 次/min 或 R 增加 $\geq 50\%$; $HR > 140$ 次/min 或 HR 增加 $\geq 20\%$; 收缩压 $>180mmHg$ 或收缩压增加 $\geq 20\%$; 收缩压 $<90mmHg$; 心律失常。2016年WIND研究组织对撤机进行重新定义和分类, 在该分类中, 撤机失败的定义为气管插管患者拔管7d内死亡或需要再插管, 气管造口患者经气管造口自主通气小于7d。ICC定义应用广泛, 但ICC分类中没有定义气管造口患者, 且气管造口患者常常被排除在撤机研究之外。WIND分类克服了ICC分类中的大多数问题, 但尚未得到广泛应用。

二、撤机失败的原因与对策

撤机失败的原因复杂, 涉及多种因素。撤机失败本质上是通气需求与呼吸、心血管、神经等系统功能之间的不平衡。撤机失败在撤机分类中应归属于困难撤机或延迟撤机。2010年Heunks等将导致困难撤机的因素总结为ABCDE五个因素。A (airway/lung): 气道和肺; B (brain): 脑; C (cardiac): 心脏; D (diaphragm): 膈肌; E (endocrine): 内分泌。

(一) 气道和肺

气道阻力增加、呼吸系统顺应性下降导致呼吸做功增加, 进而可导致撤机失败。

气道阻力增加通过三种机制影响撤机。第一, 气道阻力增加可减慢肺泡气体排空速度, 导致呼气不完全, 产生内源性呼气末正压 (PEEP$_i$), PEEP$_i$ 增加吸气前负荷, 患者必须通过吸气肌收缩抵消 PEEP$_i$, 产生肺泡和大气压的压差, 才能产生吸气流速; 第二, PEEP$_i$ 导致肺过度膨胀, 使膈肌处于长度-张力曲线不理想的位置上, 影响其收缩功能及产生负压的能力; 第三, PEEP$_i$ 可导致无效触发, 影响人机协调。气道阻力增加的相关因素见表3-3-3。撤机前, 支气管镜检查可评估大气道情况。如果要评估是否存在气管软化, 支气管镜检查时需要将患者与呼吸机断开。气囊漏气试验 (CLT) 是评估上呼吸道通畅性的有效方法, 对14项相关观察性研究的荟萃分析显示, CLT失败预测上呼吸道阻塞的灵敏度和特异度分别为56%和92%。对于CLT失败患者, 一般不建议贸然拔管, 综合评估认为可以尝试拔管的患者, 至少在拔管前4h静脉应用皮质激素, 可降低再插管和喘鸣的发生, 拔管同时要做好再插管和床旁紧急气道开放准备。气道阻力可通过吸气末屏气和流速-时间曲线可评估。对于阻力负荷增加的情况, 根据相应原因, 可给予支气管扩张剂和糖皮质激素, 应用抗生素治疗感染, 通过分泌物吸引、胸部物理疗法 (叩背和体位引流) 增加分泌物廓清等治疗措施, 处理后重复评估气道阻力变化。对于应用压力支持模式撤机的慢性阻塞性肺疾病 (COPD) 患者来说, 设置合适的呼气触发灵敏度对于限制 PEEP$_i$ 和降低呼吸做功非常重要。将呼气触发灵敏度从吸气峰流速的5%降到40%, 可明显降低 PEEP$_i$ 和呼吸做功。此外, 应用适当的外源性 PEEP, 可改善吸气触发, 降低吸气做功。

呼吸系统顺应性下降的原因见表3-3-3。呼吸系统顺应性可应用吸气末和呼气末屏气评估。根据影像学检查、血管外肺水监测评估的呼吸系统顺应性下降原因，改善呼吸系统顺应性的措施包括：应用利尿剂或 CRRT 超滤脱水减轻肺水肿及胸腹壁水肿，穿刺引流胸腔积液或气胸，下胃管或肛管排气，腹腔穿刺引流降低腹压，治疗肺炎，引流分泌物，促进塌陷肺泡复张，应用支气管扩张药或调整呼吸机设置降低 $PEEP_i$。

表 3-3-3 机械通气患者气道阻力增加和
呼吸系统顺应性下降的相关因素

气道阻力增加	呼吸系统顺应性下降
气管内导管（管径细、痰液潴留）	胸壁
大气道	肥胖
气管狭窄	水肿
气管软化	胸腔积液、气胸和腹水
肉芽组织形成	腹胀、腹压增加
声门水肿	胸壁畸形
痰液潴留	肺
小气道	肺炎、肺水肿、肺不张、肺实变、肺出血
COPD 和哮喘	肺间质疾病、肺纤维化、ARDS
ARDS	内源性 PEEP

（二）脑功能障碍

与困难撤机相关的脑功能障碍主要是谵妄。有学者专门研究了谵妄在撤机中的作用，结果表明，谵妄导致拔管失败风险增加四倍以上。谵妄可应用 ICU 意识模糊评估量表（CAM-ICU）进行评估，其效果已经得到充分验证。在 ICU 中，与发生谵妄相关的可逆危险因素包括使用抗精神病药物、疼痛、制动、低氧血症、贫血、脓毒症、睡眠剥夺等。针对上述危险因素，积极治疗原发病，充分镇痛，早期活动有可能减少谵妄发生。咪达唑仑也是发生谵妄的危险因素。一项多中心研究表明，与咪达唑仑镇静相比，右美托咪定镇静可降低谵妄发生率，缩短机械通气时间。其他精神心理障碍，如焦虑和抑郁，可能也会影响撤机，研究显示，抑郁症与长期撤机机构的患者的撤机失败有关，而药物治疗抑郁症有利于撤机。在 ICU 患者

中，睡眠中断经常发生，但没有数据显示睡眠结构紊乱对撤机的影响。改善患者睡眠的措施包括在夜间限制噪音、光线和护理干预，以及充分治疗疼痛/不适。

（三）心功能障碍

从机械通气转变为自主呼吸会给心血管系统增加额外的负荷，静脉回心血量增加，会增加心脏前负荷，胸腔内负压导致左室后负荷增加，增加心肌氧耗，从而导致心功能不全或冠状动脉缺血加重。一些患者有明确的缺血性心脏病、瓣膜性心脏病、收缩和舒张功能障碍，一些患者的心功能不全仅仅在撤机时负荷增加才表现出来。

在 SBT 的最后阶段可进行心电图检查评估有无心肌缺血。此外，在 SBT 前和 SBT 结束时测量中心静脉氧饱和度（$S_{cv}O_2$）可作为困难撤机心功能障碍的筛查工具。脑钠肽（BNP）是心肌牵张时从心肌释放的一种激素。在 SBT 失败和拔管失败的患者中，BNP 的变化明显高于拔管成功的患者。对于考虑可能存在心功能障碍者，可应用 Swan-Ganz 导管或超声心动图测量肺动脉阻塞压和心排血量。

对于由于心功能不全撤机困难的患者，需要降低心脏前后负荷和应用强心药。目前，还没有研究比较不同的强心药在困难撤机患者中的效果。小规模观察性研究显示，左西孟旦有助于心功能不全患者的撤机，但该结果尚未被对照试验证实。

（四）膈肌/呼吸肌功能

撤离机械通气依赖于足够的呼吸驱动信号以及该信号在神经元、神经-肌肉接头和呼吸肌的完整传递。任何一个环节的功能障碍都可能导致撤机失败。大部分撤机失败的患者呼吸驱动是增强的，呼吸驱动障碍是撤机失败的少见原因。完全没有中枢驱动的情况见于脑炎、脑干出血/缺血、神经外科并发症等。代谢性碱中毒、机械通气本身或镇静/催眠药物也可能会影响中枢驱动，而只有镇静/催眠药物与撤机时间延长有关。格林巴利综合征、重症肌无力和运动神经元疾病也可累及呼吸肌，通常在撤机前就已经明确，有时是在撤机困难的患者中新发现的。大多数引起撤机困难的神经肌肉问题是在 ICU 内新获得的。在 ICU 中，最常见的影响撤机的神经肌肉问题是包括危

重症多发性神经病（CIP）和危重症肌病（CIM），活检结果显示，CIP 和 CIM 常同时存在。上述神经肌肉问题与病情严重度、多器官功能障碍、暴露于皮质类固醇、高血糖和住 ICU 时间延长等有关。

评估呼吸驱动最常用的测试是第 100ms 的气道阻塞压（$P_{0.1}$）。正常 $P_{0.1}$ 0.5~1.5cmH$_2$O，需要注意的是，$P_{0.1}$ 不仅取决于呼吸驱动，还取决于吸气肌力量。因此，$P_{0.1}$ 降低并不是呼吸驱动受损的一个非常特异的指标，但如果 $P_{0.1}$ 正常或升高，可以排除呼吸驱动受损。床旁评价呼吸肌力量是困难的，在机械通气或自主呼吸患者中，对吸气肌的整体评估可以通过测量最大吸气压获得。但是，最大吸气压测量取决于患者的配合程度，并受气管内导管的影响。电生理检查和肌肉活检可诊断危重症神经肌肉异常，但床旁诊断常用 MRC 评分。膈肌功能障碍的诊断复杂，可应用电生理检查评估膈神经传导速度和膈肌肌电图。通过刺激膈神经测量跨膈压可评估膈肌收缩性，但由于需要放置食管气囊和胃气囊，其临床应用受限。

针对呼吸驱动下降，应减少镇静剂使用，避免过度镇静，及时纠正代谢性碱中毒。早期活动，进行吸气肌功能锻炼有可能改善患者的呼吸力量，改善撤机结局。补充抗氧化剂（维生素 C 和 E）也可能减少呼吸机依赖时间。

（五）内分泌、代谢和营养

肾上腺功能减退和甲状腺功能减退也影响撤机。研究显示，肾上腺功能减退患者补充皮质醇较安慰剂组缩短了撤机时间，具体机制尚不清楚。甲状腺功能减退可导致呼吸驱动下降，呼吸肌肉无力；营养不良也可引起呼吸肌无力，降低呼吸驱动导致撤机困难。电解质异常如低钾、低磷、低镁都会导致肌肉无力，但是这些电解质异常与撤机困难的关系并不确定。代谢性酸中毒和发热会增加呼吸做功，与撤机困难相关。

（徐 磊）

参 考 文 献

［1］Boles J M, Bion J, Connors A, et al. Weaning from mechanical ventilation［J］. Eur Respir J, 2007, 29（5）: 1033-1056.

［2］Beduneau G, Pham T, Schortgen F, et al. Epidemiology of Weaning Outcome according to a New Definition. The WIND Study［J］. Am J Respir Crit Care Med, 2017, 195（6）: 772-783.

［3］Heunks L M, van der Hoeven J G. Clinical review: the ABC of weaning failure——a structured approach［J］. Crit Care, 2010, 14（6）: 245.

［4］Ochoa M E, Marin M C, Frutos-Vivar F, et al. Cuff-leak test for the diagnosis of upper airway obstruction in adults: a systematic review and meta-analysis［J］. Intensive Care Med, 2009, 35（7）: 1171-1179.

［5］Schmidt G A, Girard T D, Kress J P, et al. Liberation From Mechanical Ventilation in Critically Ill Adults: Executive Summary of an Official American College of Chest Physicians/American Thoracic Society Clinical Practice Guideline［J］. Chest, 2017, 151（1）: 160-165.

［6］Chiumello D, Polli F, Tallarini F, et al. Effect of different cycling-off criteria and positive end-expiratory pressure during pressure support ventilation in patients with chronic obstructive pulmonary disease［J］. Crit Care Med, 2007, 35（11）: 2547-2552.

［7］Salam A, Tilluckdharry L, Amoateng-Adjepong Y, et al. Neurologic status, cough, secretions and extubation outcomes［J］. Intensive Care Med, 2004, 30（7）: 1334-1339.

［8］Inouye S K, Bogardus S J, Charpentier P A, et al. A multicomponent intervention to prevent delirium in hospitalized older patients［J］. N Engl J Med, 1999, 340（9）: 669-676.

［9］Marcantonio E R, Goldman L, Mangione C M, et al. A clinical prediction rule for delirium after elective noncardiac surgery［J］. JAMA, 1994, 271（2）: 134-139.

［10］Riker R R, Shehabi Y, Bokesch P M, et al. Dexmedetomidine vs midazolam for sedation of critically ill patients: a randomized trial［J］. JAMA, 2009, 301（5）: 489-499.

［11］Rothenhausler H B, Ehrentraut S, von Degenfeld G, et al. Treatment of depression with methylphenidate in patients difficult to wean from mechanical ventilation in the intensive care unit［J］. J Clin Psychiatry, 2000, 61（10）: 750-755.

［12］Jubran A, Lawm G, Kelly J, et al. Depressive disorders during weaning from prolonged mechanical ventilation［J］. Intensive Care Med, 2010, 36（5）: 828-835.

［13］Chien J Y, Lin M S, Huang Y C, et al. Changes in B-type natriuretic peptide improve weaning outcome predicted by spontaneous breathing trial［J］. Crit Care Med, 2008, 36（5）: 1421-1426.

［14］Sterba M, Banerjee A, Mudaliar Y. Prospective

observational study of levosimendan and weaning of difficult-to-wean ventilator dependent intensive care patients[J]. Crit Care Resusc, 2008, 10(3): 182-186.

[15] Latronico N, Fenzi F, Recupero D, et al. Critical illness myopathy and neuropathy[J]. Lancet, 1996, 347 (9015): 1579-1582.

[16] Watson A C, Hughes P D, Louise H M, et al. Measurement of twitch transdiaphragmatic, esophageal, and endotracheal tube pressure with bilateral anterolateral magnetic phrenic nerve stimulation in patients in the intensive care unit[J]. Crit Care Med, 2001, 29(7): 1325-1331.

[17] Martin A D, Davenport P D, Franceschi A C, et al. Use of inspiratory muscle strength training to facilitate ventilator weaning: a series of 10 consecutive patients [J]. Chest, 2002, 122(1): 192-196.

[18] Huang C J, Lin H C. Association between adrenal insufficiency and ventilator weaning[J]. Am J Respir Crit Care Med, 2006, 173(3): 276-280.

第五节 撤机后序贯性治疗

序贯通气是指急性呼吸衰竭患者行有创通气后,在未达到拔管-撤机标准之前即撤离有创通气,继之以无创通气,从而减少有创通气时间,与有创通气相关的并发症也因之减少。目前,序贯通气技术在急性加重并严重呼吸衰竭患者的治疗中运用较为成功。实施序贯通气的一个关键是正确把握有创通气转为无创通气的切换点。在国内,80%~90%的急性加重是由支气管-肺部感染引起,急性加重患者建立有创人工气道有效引流痰液并合理应用抗生素后,在有创通气6~7d时支气管-肺部感染多可得到控制,这一肺部感染得到控制的阶段称为"肺部感染控制窗",出现肺部感染控制窗时患者痰液引流问题已不突出,而呼吸肌疲劳仍较明显,需要较高水平的通气支持,此时撤离有创通气,继之无创通气,既可进一步缓解呼吸肌疲劳,改善通气功能,又可有效地减少呼吸机相关肺炎等的发生,改善患者预后。

不同的技术,如无创通气(noninvasive ventilation, NIV)、经鼻高流量湿化氧疗(high-flow nasal cannula oxygen therapy, HFNC)或传统氧疗(Conventional oxygen therapy, COT),用于支持氧合或自主通气。

一、无创通气

(一)无创通气的定义

NIV是一种不需要人工气道(气管内插管或气管切开)的机械通气支持形式,通过各种接口提供(如面罩、头盔)。NIV通常包括持续气道正压通气(CPAP)和无创双水平正压通气(BiPAP)。

(二)无创通气的特点

无创通气特点有四个:①无意漏气;②压力支持不能过高;③增加患者呼吸功耗;④依赖患者依从性。

1. 无意漏气 由于面罩与患者脸部贴合不紧密以及张口呼吸产生的漏气称之为"无意漏气"。漏气会影响触发,即漏气对管道内压力和流速的影响,使得呼吸机在判断患者吸气与否时,出现误差,表现为误触发和无效触发。

2. 压力支持不能过高 压力越高,患者舒适性越差,依从性就越差。食管开放压力是$25cmH_2O$,如果无创通气压力超过$25cmH_2O$可能造成胃胀气。无创通气实际运用中最常用的吸气压力是$12{\sim}14cmH_2O$。

3. 增加患者呼吸功耗 呼吸机在吸气时给予患者压力支持有助于减少患者的吸气做功,但呼气时的压力则会妨碍患者呼气,导致患者呼气功耗增加。另外,当吸气压力超过患者可耐受的水平以后,患者的吸气功耗不会因为呼吸机做功的增加而进一步降低,甚至可能会因为患者不舒适,导致吸气功耗增加的情况。

4. 依赖患者依从性 面罩带来的幽闭感、持续的面罩内正压、无法避免的呼气阻力增加使得患者在初次进行无创通气时很难适应,甚至因此拒绝无创通气。因此在进行无创通气时,可从较低的支持水平开始通气,待患者适应后再逐渐提高支持水平。

(三)无创通气对生理的影响

NIV对呼吸和心血管系统有多种生理影响。CPAP和呼气末正压可防止呼气末气道闭合和肺泡塌陷,从而促进肺泡复张、增加充气肺容积、减少通气-灌注失调,改善低氧血症。NIV也减少呼吸功。吸气压力支持降低了膈肌做功和能量消耗。呼气末正压通过降低存在呼气末正压患者的吸气阈值负荷,增加呼吸系统的顺应性,进一步减少呼吸做功。

与自主呼吸相反,NIV 正压作用可在整个呼吸周期中产生胸内正压(ITP)。ITP 升高产生心血管影响如下:①右心室静脉回流减少,右心室前负荷减少;②肺血管阻力增加,右心室后负荷增加;③中心静脉压升高;④左心室后负荷因系统血压降低而降低;⑤左室前负荷降低,左室射血减少。由于心排血量的高低主要取决于前负荷,因此 NIV 的综合效应是心排血量的降低。研究显示在一组稳定 COPD 患者中,平均压力支持 18cmH$_2$O 的通气使心排血量减少 16%,而 24cmH$_2$O 压力支持使心排血量降低了 24%;应用持续气道正压≥15cmH$_2$O 健康受试者心排血量减少 20%~30%。心源性肺水肿及心力衰竭导致的急性呼吸衰竭(ARF)是胸内压变化的一个结果(从机械通气时的正压通气到拔管后负压通气),这种情况在患有心脏疾病(如冠状动脉疾病或二尖瓣疾病)患者拔管期间并不少见。在这种情况下,CPAP 在整个呼吸周期提供了恒定的正压会增加胸内压,减少右心房静脉回流,降低左室跨壁压(相应地降低左室后负荷),从而增强左室功能,减少血管外肺水。一些研究表明,与 COT 相比,心源性肺水肿患者中应用 NIV 产生许多有利的生理效应,包括改善呼吸力学和气体交换、减少呼吸做功、降低收缩压和心率,可以减少插管和改善预后。NIV 总体结果主要取决于潜在的心血管疾病。在低容量血症或限制性心肌病患者中,可发生代偿性交感神经反应:心动过速、血管收缩、少尿、水和氯化钠潴留,而对于伴液体超载的充血性心力衰竭和高血压患者,ITP 可改善心功能。

(四)无创呼吸机特点

1. 无创呼吸机管路 无创呼吸机只有一根吸气管路,没有呼气管路,无创通气的患者呼气是通过呼气阀进行。经呼气阀漏出的气体称为"有意漏气"。

2. 无创呼吸机有自动调节吸气触发和呼气触发灵敏度的功能 在一定压力下,经呼气阀的有意漏气是固定值,而无意漏气的波动会干扰呼吸机对患者自主呼吸触发的判断,大多数无创呼吸机都具有自动调节触发灵敏度的功能。

3. 无创呼吸机没有定容通气模式 患者需要的分钟通气量一般在 6~8L/min,但有意漏气

超过 10L/min。经面罩还会有无意漏气。一般 20~30L/min 的漏气量是比较常见的。如此大量漏气的前提下,无创呼吸机是无法按照定容通气的方式送气,也不能使用容量控制通气测定呼吸力学,在无创通气中是不适于用顺应性和气道阻力高低评估病情的。无创呼吸机只能采用定压通气的方式送气。

4. 面罩选择 面罩作为无创呼吸机重要的组成部分,选择合适的面罩直接关系无创通气的成败。常用的面罩有:鼻罩、口鼻罩、鼻枕、全脸面罩、头盔式面罩。

(五)常用的无创通气模式

常用无创呼吸机通气模式分为两种:单水平正压通气(CPAP)和双水平正压通气(BiPAP)。BiPAP 在无创呼吸机模式选择界面上称作 S 模式、S/T 模式、T 模式(或 PCV 模式)。另外包括 AVAPS 在内的智能无创通气模式也是属于双水平正压通气。

1. BiPAP 和 BIPAP BiPAP 为"双水平正压通气",BIPAP 为"双相正压通气"。BIPAP 是德尔格呼吸机的专利机械通气模式。BiPAP 则是飞利浦伟康的无创呼吸机商标,意即双水平正压通气无创呼吸机,与其对应的是 CPAP 呼吸机。BiPAP 缩写只会出现在呼吸机商标的位置上,而不会出现在参数设置中模式选择界面,取而代之的是"S"或"S/T"两个缩写。

2. CPAP 模式 医院最常用的无创呼吸机是双水平呼吸机,与之对应的就是单水平呼吸机,即 CPAP。无创呼吸机的 CPAP 模式只需要设定一个参数 CPAP(持续气道正压),即无论在吸气还是呼气,呼吸机均保持气道压力在恒定的设定值 CPAP,此时呼吸机是没有做功的。当单水平呼吸机无法满足需求时,必须使用双水平呼吸机。

3. S 和 S/T 模式 S 代表呼吸机根据患者自主呼吸给予送气或停止送气,没有吸气时间限定;T 代表呼吸机在患者停止呼吸一段时间后,给予一次有吸气时间限定的控制通气。S/T 模式需要设定四个重要参数:吸气压力(IPAP)、呼气压力(EPAP)、呼吸频率、吸气时间。呼吸机在患者吸气时给予较高的压力 IPAP,呼气时给予较低的压力 EPAP。其工作原理同有创呼吸机上的自主通气模式 SPONT,PEEP 相当于 EPAP,IPAP-EPAP=PSV。相对于 S 模式,S/T 模式则需要多设

置两个参数,呼吸频率和吸气时间。

无创通气时的控制通气是低效或无效的,因为无创通气低水平的压力支持并不能带来有效的通气,必须要呼吸机和患者同步呼吸才能完成基本的通气。出现较多控制通气的原因有:呼吸频率设置过高或患者自主呼吸无法被呼吸机感知。在排除呼吸机传感器故障后,其原因有:一是自主呼吸微弱甚至停止;二是存在舌后坠等上气道梗阻的情况;三是管道和面罩某个位置漏气过多,导致触发不良。必要时可能需要终止无创通气改为气管插管有创通气。

4. PCV 模式 T模式在无创呼吸机 V60 上则叫 PCV 模式,即有创呼吸机的压力控制通气模式。其参数设置及呼吸波形同压力控制通气模式是一样的,需要设定吸气压力、呼吸频率、吸气时间三个主要参数,EPAP 等同于有创呼吸机的

PEEP。在 PCV 模式下,每一次呼吸的吸气时间都是相同的。在 S/T 模式下,只要没有触发控制通气,所有呼吸的吸气时间都可以不同。

(六)无创呼吸机的报警设置与错误触发

人机同步与否是影响 NIV 治疗效果和成功率的重要问题。最常见的现象是无效触发(呼吸机不能识别患者的呼吸努力;可能继发于高 PEEPi 或不适当的吸气触发敏感性),然后是自触发(在没有患者呼吸努力的情况下释放预设压力)、双重触发(由于患者持续呼吸努力,在平均吸气时间不到一半的时间间隔内,连续释放两个预设压力支持)。其他类型的人机不同步包括吸气延迟(机械吸气时间 > 神经吸气时间)、吸气提前(机械吸气时间 < 神经吸气时间)和流量不同步(对吸气正压 IPAP 的加压比率不合适)参见图 3-3-2。人机不同步是 NIV

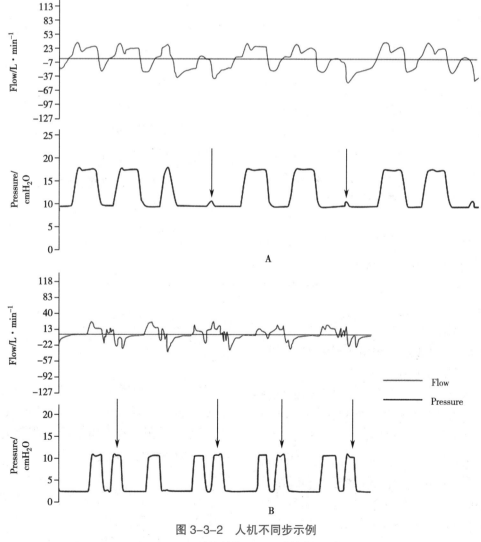

图 3-3-2 人机不同步示例
A. 无效触发;B. 双重触发

期间一种常见的现象,大量人机不同步定义为:超过40%的患者发生大于患者的呼吸努力的10%。人机不同步的数量与泄漏量和更高的压力支持有关。

无创呼吸机的报警设置类似于有创呼吸机的报警设置。包括呼吸频率过高、过低报警,潮气量过高、过低报警,压力过高报警,分钟通气量过低报警。

人机不同步的"金标准"是记录膈肌的电活动和食管的压力变化,但监测设备复杂且有创。另外,通过观察患者和呼吸机的呼吸节律可以检测到人机不同步。最实用的方法应该是分析压力和流量波形。然而,临床医生必须认识到,观察呼吸波形并不是检测人机不同步的理想方法:患者的呼吸努力可能不会改变流量–时间曲线或压力–时间曲线,而其他因素可能会影响它们,如气道分泌物或心脏颤动。有研究表明,20%的无效呼吸努力未被波形分析检测到。

(七)无创通气过程中的监测

尽管有很多有关NIV治疗效果证据,但NIV仅在适当使用、适当监测和能够预测恶化的情况下才能实现其益处。否则,NIV可能是有害的,因为它可以推迟或放弃诸如有创通气之类的有效治疗的决定。患者存在的风险因素越多,需要监测水平越高。无创通气过程中监测指标见表3-3-4。

副作用监测:与NIV相关的副作用通常是轻微的,但它们可能对NIV的成功产生负面影响。严重的副作用相对较少,但如果发生,应考虑停止NIV支持通气。

(1)轻微副作用

1)接口相关副作用:患者的依从性及NIV的成功在很大程度上取决于接口。口鼻面罩是最常用的接口类型。使用口鼻面罩最常见的问题之一是与压力有关的皮肤水泡和损伤,20%~34%患者存在该问题。然而,面罩位置的松动可能会导致过多的无意漏气。无意漏气可能会降低NIV的效率、降低患者的耐受性、导致觉醒和睡眠分裂、增加人机不同步。对口鼻面罩不能耐受的患者,头盔可能是一种安全的替代方案;可以考虑使用全脸面罩,ARF患者通常耐受性良好。

表 3-3-4　无创通气过程中监测指标

临床参数	舒适度
	对面罩等的耐受性
	R
	呼吸困难及应用辅助呼吸肌
	意识(GCS, Kelly–Matthay 评分)
	上呼吸道保护能力及有效咳嗽
	胃胀
	疾病严重程度评分(APACHE II 评分)
	镇静镇痛评分
生理参数	氧饱和度
	动脉血气分析(pH, $PaCO_2$, PaO_2)
	经皮 CO_2 监测
	呼吸末 CO_2
通气参数	R
	V_{TE}, V'E
	漏气量
	波形(流速–时间曲线,压力–时间曲线,二氧化碳图)
	PEEPi
	人–机交互作用
心脏参数	血压
	ECG
	心脏彩超
其他	放射学评估(胸片、CT)
	肺及膈肌超声

注:R:呼吸频率;V_{TE}:呼气潮气量;V'E:分钟通气量;PEEPi:内源性 PEEP

其他与接口相关的轻微副作用包括皮疹、鼻充血和干燥以及眼耳刺激,通过改变接口或其他基本干预措施(如使用局部软膏、鼻用激素、盐水或缓解充血滴剂)可以很容易地控制副作用。

2)胃胀:吞气征是一种相对常见的疾病,在接受 NIV 治疗时,可能会增加呕吐和吸入性疾病的风险。应监测患者胃胀的风险,对于腹胀加重、持续恶心呕吐的重症患者,应考虑采用鼻胃管减压作为预防措施。

3)分泌物清除:大量分泌物的存在增加了NIV失败的风险。理想情况下,清醒的患者应该能够通过有效的咳嗽来清理呼吸道。但是,精神状态改变的患者可能需要鼓励咳嗽。物理治疗技术和气管吸痰可能对一些患者有帮助。另外,对于因神经肌肉疾病而引起的无效咳嗽、痰潴留的患者,应采用机械注气-排痰措施。

(2)严重并发症

1)肺炎:约3%~10%接受NIV支持通气的患者发生医院获得性肺炎(HAP)。吸入性肺炎可能是昏迷和/或不能保护上呼吸道的患者的另一并发症。开始NIV通气后胃过度膨胀的风险增加。约5%接受NIV患者发生吸入性肺炎。

2)气胸:应用NIV气胸发生率较低(<5%)。主诉急性胸痛和不明原因的呼吸困难的患者应使用胸片或超声进行筛查。气胸患者应考虑降低吸气和呼气压力、胸腔引流、转移到HDU/ICU,因为NIV失败的风险很高。

二、经鼻高流量湿化氧疗

(一)HFNC的定义

HFNC是指一种通过高流量鼻塞持续为患者提供可以调控并相对恒定吸氧浓度(21%~100%)、温度(31~37℃)和湿度的高流量(8~80L/min)吸入气体的治疗方式。该治疗设备主要包括空氧混合装置、湿化治疗仪、高流量鼻塞以及连接呼吸管路。

(二)HFNC的生理学机制

1. **呼气末正压(PEEP)效应**　HFNC通过输送高流速气体的方式,可以维持一定水平的PEEP,维持肺泡开放,有利于呼气末肺泡复张和气血交换。研究结果显示,HFNC流量每增加10L/min,患者咽腔PEEP就增加0.5~1cmH_2O($1cmH_2O=0.098kPa$),流量增加到60L/min时,闭口的女性受试者咽腔PEEP可达到8.7cmH_2O左右,男性为5.4cmH_2O;张口呼吸情况下女性为3.1cmH_2O,男性为2.6cmH_2O左右。

2. **生理无效腔冲刷效应**　HFNC通过为患者提供恒定的、可调节的高流速空氧混合气体,冲刷患者呼气末残留在鼻腔、口腔及咽部的解剖无效腔的气体,可明显减少患者下一次吸气时吸入的CO_2的含量。Möller等发现CO_2清除率和HFNC的气体流速和佩戴时间直接相关。气道内FiO_2呈流速依赖性增加和CO_2呈流速依赖性减少,HFNC减少重复呼吸和无效腔,从而改善肺泡通气和气体交换的假设。

3. **维持黏液纤毛清除系统功能**　HFNC主要关注于提供相对精确的恒温和恒湿的高流量氧疗,降低医用干冷气体对上下呼吸道黏液纤毛系统功能和黏膜的影响。

4. **降低患者上气道阻力和呼吸功**　鼻咽腔通过提供较大的表面积对吸入气体进行湿化和温化,但同时吸入气体之间的摩擦会对气流产生明显的阻力。HFNC可以提供满足患者吸气流速需求、恒温恒湿的高流量气体,不仅降低吸气阻力,同时避免患者对吸入气体进行温化所需的代谢消耗,减少患者的呼吸做功。而且与COT输出的低流量氧气方式相比,HFNC能提供符合或超过患者所需的吸气峰流速,减少了吸气时空气的稀释作用,使得吸入氧气的浓度不会受到患者的呼吸频率、吸气流速、呼吸形态等因素的影响,为患者提供精确稳定的吸氧浓度,有利于改善患者氧合。患者低氧状态得到改善,呼吸更舒适,自主用力呼吸减弱,加之PEEP作用,呼吸功会随之降低。研究显示,与标准面罩相比,HFNC降低了食管压力波动(平均降低19%)和压力-时间乘积(平均降低28%),其中压力-时间乘积是呼吸代谢做功的一个测量值。

(三)HFNC临床应用

1. HFNC与NIV的主要区别见表3-3-5

2. HFNC的适应证及禁忌证见表3-3-6

3. HFNC临床应用推荐见表3-3-7

表 3-3-5 HFNC 与 NIV 的区别

比较项目	HFNC	NIV
连接方式	鼻塞	口鼻面罩、鼻罩、全脸面罩等
压力支持	通过高流量提供不稳定的气道压,辅助通气效果有限	可设置不同水平的通气支持和模式,如 BiPAP、PCV、CPAP 等,预设压力相对稳定
漏气	允许一定量漏气,漏气较多影响治疗效果	允许一定量漏气,漏气较多严重影响人机同步
人机配合	基本不需要人机配合,不需要吸呼切换	需人机配合,重症患者对呼吸机要求很高,呼吸之间人机同步直接决定治疗成败
舒适度	较好	较差,有幽闭感
气道保护	有利于患者咳痰和气道保护	重症患者要注意气道保护和湿化问题
治疗目标	主要关注恒温恒湿,提供相对精确的 FiO_2	主要关注改善患者通气及换气功能,解决低氧和高碳酸血症,缓解呼吸肌疲劳
适应患者	轻中度 I 型呼吸衰竭,对 II 型呼吸衰竭应用一定要慎重	可以广泛应用于 II 型和 I 型急慢性呼吸衰竭

注:HFNC:经鼻高流量湿化氧疗;NIV:无创通气;BiPAP:双水平正压通气;FiO_2:吸氧浓度

表 3-3-6 HFNC 的适应证及禁忌证

适应证

1. 轻 - 中度 I 型呼吸衰竭（$100mmHg \leqslant PaO_2/FiO_2 < 300mmHg$）

2. 轻度呼吸窘迫（R>24 次 /min）

3. 轻度通气功能障碍（pH ≥ 7.3）

4. 对传统氧疗或无创通气不耐受或有禁忌证者

相对禁忌证

1. 重度 I 型呼吸衰竭（$PaO_2/FiO_2 < 100mmHg$）

2. 通气功能障碍（pH<7.3）

3. 矛盾呼吸

4. 气道保护能力差,有误吸高风险

5. 血流动力学不稳定,需血管活性药

6. 面部或上呼吸道手术不能佩戴 HFNC 者

7. 鼻腔严重堵塞

8. HFNC 不耐受

绝对禁忌证

1. 心跳呼吸骤停,需紧急气管插管有创机械通气

2. 自主呼吸微弱、昏迷

3. 极重度 I 型呼吸衰竭（$PaO_2/FiO_2 < 60mmHg$）

4. 通气功能障碍（pH<7.25）

注:HFNC:经鼻高流量湿化氧疗;吸入氧浓度:1mmHg=0.133kPa

表 3-3-7　HFNC 临床应用推荐

疾病	推荐内容	证据等级
有创通气撤机	对于再次插管低风险患者,HFNC 与 COT 比较可降低拔管后再插管率,但与 NPPV 比较不能降低再插管率	II
	对于再次插管高风险患者(无高碳酸血症),HFNC 与 COT 比较不能降低再插管率	II
	有创机械通气撤机后 HFNC 不能缩短住 ICU 时间,也不能降低病死率	III
外科术后	外科术后脱机序贯应用 HFNC 可提高患者舒适度,降低心脏术后患者升级呼吸支持的需求	I
	减少胸外科手术患者的住院天数	II
	与 COT 相比,HFNC 不能降低腹部外科手术的再插管率	II

注:HFNC:经鼻高流量湿化氧疗;NPPV(Non Invasive Positive Pressure Ventilation):无创正压通气;COT:传统氧疗

(四)HFNC 临床操作

1. HFNC 参数设置及撤离标准:

(1)HFNC 参数设置:

1)I 型呼吸衰竭:气体流量(Flow)初始设置 30~40L/min;滴定 FiO_2 维持脉氧饱和度(SpO_2)在 92%~96%;温度设置范围 31~37℃。

2)II 型呼吸衰竭:气体流量(Flow)初始设置 20~30L/min,根据患者耐受性和依从性调节;如果患者二氧化碳潴留明显,流量可设置在 45~55L/min 甚至更高,达到患者能耐受的最大流量;滴定 FiO_2 维持 SpO_2 在 88%~92%;温度设置范围 31~37℃。

(2)HFNC 撤离标准:原发病控制后逐渐降低 HFNC 参数,如果达到以下标准即可考虑撤离 HFNC:吸气流量 <20L/min,且 FiO_2<30%。

2. 使用中注意事项

(1)上机前应和患者充分交流,说明治疗目的的同时取得患者配合,建议半卧位或头高位(>20°);

(2)选择合适型号的鼻塞,建议选取小于鼻孔内径 50% 的鼻导管;

(3)严密监测患者生命体征、呼吸形式运动及血气分析的变化,及时做出针对性调整;

(4)张口呼吸患者需嘱其配合闭口呼吸,如不能配合者且不伴有二氧化碳潴留,可应用转接头将鼻塞转变为鼻/面罩方式进行氧疗;

(5)舌后坠伴 HFNC 效果不佳者,先予以口咽通气道打开上气道,后将 HFNC 鼻塞与口咽通气道开口处连通,如仍不能改善,可考虑无创通气其他呼吸支持方式;

(6)避免湿化过度或湿化不足,密切关注气道分泌物性状变化,按需吸痰,防止痰堵窒息等紧急事件的发生;

(7)注意管路积水现象并及时处理,警惕误入气道引起呛咳和误吸,应注意患者鼻塞位置高度高于机器和管路水平,一旦报警,应及时处理管路冷凝水;

(8)如若出现患者无法耐受的异常高温,应停机检测,避免灼伤气道;

(9)为克服呼吸管路阻力,建议最低流量最好不小于 15L/min;

(10)注意调节鼻塞固定带松紧,避免固定带过紧引起颜面部皮肤损伤;

(11)使用过程中如有机器报警,及时查看并处理,直至报警消除;

(12)使用过程中出现任何机器故障报错,应及时更换并记录报错代码提供厂家售后,严禁报错机器继续使用。

三、传统氧疗

传统氧疗法(COT)是用来纠正低氧血症和防止组织缺氧,防止转向无氧代谢、乳酸酸中毒而最终导致细胞和组织损伤。COT 由简易设备提供,这些设备分为低流量设备(如鼻导管和简单口罩,有或没有储气囊)和高流量设备(如文丘里面罩)。低流量鼻导管的最大设置氧气流量

4L/min，超过该流量就会因气道干燥产生不适，而文丘里面罩或储氧面罩可以设置最大 O_2 流量 15L/min。文丘里面罩设置 FiO_2 更可靠，而其他设备只能在设置氧流量的基础上估计 FiO_2。所有传统氧疗设备真正输送的 FiO_2 不仅依赖于氧流量，还依赖患者的吸气流量、呼吸频率、潮气量，在最高的值时会导致吸入室内空气、减少输送 FiO_2。

四、不同患者群体的通气策略选择

拔管后可采用三种通气策略：辅助，对于自主呼吸试验失败但要减少有创通气的持续时间及其相关并发症的特定患者应用支持通气；预防，防止拔管后 ARF 的发生；治疗，拔管后 ARF 患者避免再次插管。拔管后通气策略见图 3-3-3。

（一）辅助策略

脱机困难的患者可能出现有创机械通气延长相关的并发症。在这些患者中，脱机阶段持续时间可超过总通气周期的 40%~50%。当这些患者在自主呼吸试验后不能满足拔管标准时，无创通气策略的辅助目的即允许早期拔管、有创机械通气时间更短和脱机进程更快。NIV 是 COPD 或高碳酸血症患者拔管后唯一用于辅助目的的呼吸支持技术。研究发现在有创通气（拔管前）和 NIV（拔管后）期间进行的压力支持通气，其气体交换、膈肌做功和呼吸力学方面产生了相同的效果。接受 NIV 的患者 ICU 住院时间、总住院时间、有创机械通气的持续时间和总通气时间都明显缩短，而且脱机失败、呼吸机相关性肺炎、气管切开和再插管率也明显降低。

欧洲呼吸学会 / 美国胸科学会（ERS/ATS）指南建议使用 NIV 来辅助高碳酸血症性 ARF 患者的机械通气脱机（条件性推荐，证据等级中级），而没有为低氧血症患者提供建议。没有研究评估 HFNC 辅助机械通气脱机的效果。有研究表明在

接受心胸外科手术的患者中，HFNC 或 NIV 治疗失败的可能性有相似的影响，但纳入的患者太少，无法得出有意义的结论。

（二）预防策略

拔管后的呼吸支持预防目的是避免计划拔管患者出现拔管后 ARF。拔管失败存在各种危险因素。可以分为与患者相关或合并症相关的危险因素、急性病理相关的危险因素以及与功能参数相关的危险因素。最常见的危险因素是高龄（>65 岁）和潜在的心脏或呼吸系统疾病。患者的类别（即内科或外科）也很重要，与外科术后（拔管失败率 <10%）相比，拔管失败在危重患者中更为常见（高达 20% 以上）。

1. **重症患者** 对于重症患者拔管后的相关研究表明经 HFNC 治疗患者显示出比文丘里面罩更好的氧合作用。HFNC 与 72h 再插管患者比例减少、拔管后发生 ARF 率减少、喉水肿需要再插管减少相关。在 ICU 患者中，HFNC 是一种比 COT 更有吸引力和更有效的方法来预防拔管后 ARF。

一些研究评估了 NIV 在高危 ICU 患者中的预防作用。Nava 等人发现与 COT 相比，拔管后立即早期应用 NIV 能有效预防高危重症患者拔管后 ARF，NIV 组再插管率显著降低。Ferrer 等人发现在拔管后有 ARF 风险的患者中，NIV 和文丘里面罩提供的 COT 之间再插管率没有差异。Thille 等人发现，实施预防性 NIV 治疗可以显著降低存在拔管失败风险患者的再插管风险。Hernàndez 等人研究比较了 HFNC 和 NIV 对存在拔管失败风险的危重患者的影响，发现 HFNC 在预防再插管方面并不劣于 NIV。与 NIV 相比，HFNC 的优势在于它的易用性和操作人员所需的技能和专业知识较低，HFNC 的耐受性非常好，这反过来可能促进其应用，并能增加患者对治疗的依从性。研究也表明

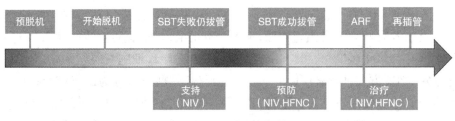

图 3-3-3 拔管后通气策略

HFNC 可以作为 NIV 的有效替代治疗方法来预防高危患者发生 ARF,尽管其应用仍有待进一步研究。

ERS-ATS 指南建议,应该使用 NIV 来预防高危患者拔管后 ARF(如年龄 >65 岁或有潜在心脏或呼吸疾病的患者)(条件性推荐,证据等级低)。同样的建议也被美国胸科医师学会的临床实践指南推荐用于重症患者机械通气脱机(强推荐,证据等级中级)。

2. 术后 ERS-ATS 指南建议术后 ARF 患者使用 NIV(条件性推荐,证据等级中级)。研究发现与 COT 相比,术后预防性的 NIV 均可改善肺容量和气体交换,并可能减少肺部并发症、再次插管和住院时间。很少有试验评估 HFNC 和 COT 在预防心脏或胸外科手术患者术后 ARF 方面的效果。HFNC 在这些患者拔管后的潜在作用仍不清楚。

(三)治疗策略

在拔管后 ARF 患者中应用通气支持治疗策略,目的是避免重症患者和术后患者再次插管。

1. 重症患者 ERS/ATS 指南建议,NIV 不应该用于治疗拔管后 ARF(条件性推荐,证据等级低级)。研究发现 NIV 和 COT 对拔管后 ARF 患者全因死亡率的影响,两组再插管率和 ICU 住院时间无明显差异。迄今为止没有关于危重患者使用 HFNC 治疗是可行的数据。

2. 术后 与内科患者相比,ERS-ATS 指南建议术后 ARF 患者使用 NIV 用于治疗(条件性推荐,证据等级中级)。研究发现,与 COT 相比,术后应用 NIV 改善了肺不张和气体交换,并可能减少再插管率、死亡率、ICU 住院时间和并发症。与应用 COT 相比,在肺切除术后、腹部手术及实体器官移植术后 ARF 患者,应用 NIV 可以减少再插管并发症发生率及 ICU 死亡率。在心胸外科手术后出现 ARF 的患者中,HFNC 和 NIV 当用于治疗目的时,两者在避免再次插管方面等效。

(四)临床意义

机械通气脱机是一个复杂的过程。拔管后应根据患者类别(内科或外科)、拔管后 ARF 风险水平,以及引起 ARF 的原因选择合适的呼吸支持策略。无论在何种情况下,任何拔管后呼吸支持技术的使用都不应延迟气管插管,并在更合适的时机将其升级为有创机械通气,因为延迟插管会使患者的预后恶化,并增加死亡率。表 3-3-8 列出了拔管后不同通气支持技术的设置水平建议。

五、不确定方面及未来研究

拔管后使用通气支持有一些方面存在不确定性。数据表明,头盔和面罩等接口的选择可能影响 NIV 产生的后果。评估不同 NIV 接口作用

表 3-3-8 各种通气模方式的通气设置

项目	NIV	CPAP	HFNC
设置	通气模式:压力支持通气 PSV:5~15cmH$_2$O PEEP:4~5cmH$_2$O,可至 8~10cmH$_2$O 吸气触发灵敏度:尽量高,避免自动触发(如:流速触发 1~2L/min) 吸气触发灵敏度:25%~30%,可升至 50%~60% FiO$_2$:尽量低,达到目标 SPO$_2$	PEEP:5~10cmH$_2$O 流速:>30L/min FiO$_2$:尽量低,达到目标 SPO$_2$	流速:30~60L/min 气体温度:31~37℃ FiO$_2$:尽量低,达到目标 SPO$_2$
目标	TV:6~8ml/kg 理想体重 R:≤30 次/min SPO$_2$:92%~98%,合并慢性肺疾病者:88%~92%	R:≤30 次/min SPO$_2$:92%~98%,合并慢性肺疾病者:88%~92%	R:≤30 次/min SPO$_2$:92%~98%,合并慢性肺疾病者:88%~92%

注:TV:潮气量

以及 HFNC 或体外气体交换等新兴技术必将是未来研究的领域。治疗量、时间和强度对于已确定的实践（NIV，CPAP）和新技术（如 HFNC）也是需要研究的领域。对于特定人群如高碳酸血症患者，以及其他技术如通过经静脉膈神经刺激对膈肌进行电起搏以减少膈肌功能失调，对此需要进一步研究。最后，早期物理治疗可以在脱机过程中发挥重要作用。在这些领域的研究正在进行中，可能有助于改善脱机结果。

六、结论

拔管后无创通气支持对提高机械通气脱机效果具有重要作用。现在有一些可用的技术，还有一些正在出现。拔管后呼吸支持使用量、时间和持续时间，以帮助临床医生在合适的地点、合适的时机给予合适的患者使用合适的设备。

（徐 磊）

参 考 文 献

[1] Corley A, Caruana LR, Barnett AG, et al. Oxygen delivery through high-flow nasal cannulae increase end-expiratory lung volume and reduce respiratory rate in post-cardiac surgical patients[J]. Br J Anaesth, 2011, 107(6): 998-1004.

[2] Moller W, Feng S, Domanski U, et al. Nasal high flow reduces dead space[J]. J Appl Physiol, 2017, 122: 191-197.

[3] Mauri T, Turrini C, Eronia N, et al. Physiologic effects of high-flow nasal cannula in acute hypoxemic respiratory failure[J]. Am J Respir Crit Care Med, 2017, 195: 1207-1215.

[4] 2019 年成人经鼻高流量湿化氧疗临床规范应用专家共识[J]. 中华医学会呼吸病学分会. 中华结核和呼吸杂志, 2019, 2.

[5] Maggiore SM, Battilana M, Serano L, et al. Ventilatory support after extubation in critically ill patients[J]. Lancet Respir Med, 2018, 6(12): 948-962.

[6] Rochwerg B, Brochard L, Elliott MW, et al. Ofcial ERS/ATS clinical practice guidelines: noninvasive ventilation for acute respiratory failure[J]. Eur Resp J, 2017, 50: 1602426.

[7] Stephan F, Barrucand B, Petit P, et al. High-flow nasal oxygen vs noninvasive positive airway pressure in hypoxemic patients after cardiothoracic surgery: a randomized clinical trial[J]. JAMA, 2015, 313: 2331-2339.

[8] Hess DR. The role of noninvasive ventilation in the ventilator discontinuation process[J]. Respir Care, 2012, 57: 1619-1625.

[9] Huang HW, Sun XM, Shi ZH, et al. Effect of high-flow nasal cannula oxygen therapy versus conventional oxygen therapy and noninvasive ventilation on reintubation rate in adult patients after extubation: a systematic review and meta-analysis of randomized controlled trials[J]. J Intensive Care Med, 2017.

[10] Thille AW, Boissier F, Ben-Ghezala H, et al. Easily identified at-risk patients for extubation failure may benft from noninvasive ventilation: a prospective before-after study[J]. Crit Care, 2016, 20: 48.

[11] Maggiore SM, Idone FA, Vaschetto R, et al. Nasal high-flow versus Venturi mask oxygen therapy after extubation. Effects on oxygenation, comfort, and clinical outcome[J]. Am J Respir Crit Care Med, 2014, 190: 282-288.

[12] Schmidt GA, Girard TD, Kress JP, et al. Ofcial Executive Summary of an American Thoracic Society/American College of Chest Physicians Clinical Practice Guideline: liberation from mechanical ventilation in critically ill adults[J]. Am J Respir Crit Care Med, 2017, 195: 115-119.

[13] Ouellette DR, Patel S, Girard TD, et al. Liberation from mechanical ventilation in critically ill adults: an Ofcial American College of Chest Physicians/American Thoracic Society Clinical Practice Guideline: inspiratory pressure augmentation during spontaneous breathing trials, protocols minimizing sedation, and noninvasive ventilation immediately after extubation[J]. Chest, 2017, 151: 166-180.

[14] Stephan F, Barrucand B, Petit P, et al. High-flow nasal oxygen vs noninvasive positive airway pressure in hypoxemic patients after cardiothoracic surgery: a randomized clinical trial[J]. JAMA, 2015, 313: 2331-2339.

[15] Patel BK, Wolfe KS, Pohlman AS, et al. Effect of

noninvasive ventilation delivered by helmet vs face mask on the rate of endotracheal intubation in patients with acute respiratory distress syndrome: a randomized clinical trial[J]. JAMA, 2016, 315: 2435-1441.

[16] Reynolds SC, Meyyappan R, Thakkar V, et al. Mitigation of ventilator-induced diaphragm atrophy by transvenous phrenic nerve stimulation[J]. Am J Respir Crit Care Med, 2017, 195: 339-348.

[17] Elkins M, Dentice R. Inspiratory muscle training facilitates weaning from mechanical ventilation among patients in the intensive care unit: a systematic review [J]. J Physiother, 2015, 61: 125-134.

第四篇 肾脏重症

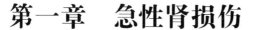

第一章 急性肾损伤

第一节 急性肾损伤的
定义和诊断标准

急性肾损伤（acute kidney injury，AKI）指肾小球滤过率（glomerular filtration rate，GFR）的突然下降，导致尿素氮和其他氮质代谢产物蓄积，并引起体液和电解质失衡的临床过程。AKI在重症患者中具有较高的发病率，并明显影响患者的临床结局。本节将对AKI的定义和诊断标准进行介绍。

一、急性肾损伤定义和诊断标准的演变

（一）从急性肾衰竭到急性肾损伤

人类对肾损伤的认识可以追溯到古希腊时期，但直到18世纪才有了较为详细的描述。1796年，Batista Morgagni提出了"少尿"的概念。1802年，William Herberden将肾功能损伤时出现的少尿现象定义为"Ischuria Renalis"。1909年，Dr.Bright认识到感染、妊娠、烧伤及中毒等因素均可引起急性肾损伤，当时称作"Acute Bright's Disease"。1917年，Davies提出了"War Nephritis"；1941年Bywater和Beall提出了"挤压综合征"，又称Bywater综合征。直到1951年，Smith等通过对急性肾损伤生理、病理和临床现象较为完整的观察，提出了急性肾衰竭（acute renal failure，ARF）的概念。

虽然ARF这一概念得到广泛应用，但却缺乏统一的定义和诊断标准。2004年，一项调查显示ARF的定义和诊断标准多达200余种，这造成了对这一疾病的认知混乱，并对临床和科研工作的同质化开展造成了障碍。2004年，由肾脏和重症医学专家组成的急性透析质量倡议小组（Acute Dialysis Quality Initiative，ADQI）首次对ARF进

行了统一的定义，并制定了RIFLE诊断标准（the Risk，Injury，Failure，Loss and End-stage Kidney criteria）。这一标准的建立使得人类科学共同体对AKI的认识与探索统一到共同的框架中来，具有里程碑的意义。

但ARF这一概念有其局限性，突出表现在临床工作者往往用其来指代较严重的肾损伤，甚至是需要血液净化的重度肾功能损伤。因此，ARF这一术语不利于早期识别肾功能的轻度异常，不能反映肾功能随时间的动态改变，临床工作者容易产生"全或无"的概念，有悖于对AKI早期诊断和及时干预的理念。

基于以上认识，2007年急性肾损伤网（acute kidney injury network，AKIN）对RIFLE标准进行了修订，建议用AKI这一术语取代ARF，把急性轻度肾功能下降的患者也纳入其中。与ARF相比，AKI涵盖了肾损伤从微小改变到最终衰竭的整个过程，强调即使是肾功能的轻度下降也具有明显的临床意义，并导致患者的不良临床结局，突出了早期诊断和预防在AKI治疗中的重要性。自此，AKI逐步取代了ARF这一概念，广泛应用于临床和医学研究工作。

（二）从RIFLE诊断标准、AKIN诊断标准到KDIGO诊断标准

1. RIFLE诊断标准 该标准主要基于血清肌酐值（serum creatinine，Scr）和尿量在7d内的急性变化，将ARF分为5期，即风险期（risk，R）、损伤期（injury，I）、衰竭期（failure，F）、功能丧失期（loss，L）和终末肾病期（end stage kidney disease，ESKD）。分别取各期第一个英文字母组成缩写RIFLE，具体诊断标准见表4-1-1。RIFLE标准不仅统一了ARF的定义和诊断标准，而且建立了ARF是一动态发展疾病谱系的认知基础，为AKI诊断体系搭建了

初步框架,后续的诊断标准均在此基础上发展而来。

2. AKIN 诊断标准 2007 年,AKIN 对 RIFLE 标准进行了修订,提出了 AKI 的 AKIN 诊断标准(表 4-1-2)。该标准将 AKI 定义为发生在 48h 内的肾功能急性减退,包括以下三种情况:①Scr 增高≥26.5μmol/L(0.3mg/dl);②Scr 增高至≥基础值的 1.5 倍;③持续 6h 尿量 <0.5ml/(kg·h)。

与 RIFLE 标准相比,AKIN 标准有几点显著改变:①用 AKI 取代了 ARF 这一术语;②将 AKI 的诊断时间窗由 7d 缩短为 48h;③由于肾功能的轻微下降即造成患者预后的显著改变,因此将 AKI 的诊断阈值(Scr)下调,提高了 AKI 诊断的敏感度,进一步强调了对 AKI 的早期识别;④将 AKI 由轻到重分为 3 期,去除了 RIFLE 标

准中的 L 期和 E 期,因为这两期属于对 AKI 的预后判断,而与急性期严重程度无关;⑤去掉了 GFR 这一诊断指标,因为 GFR 数值是通过公式估算出来的,而 GFR 估算公式仅在患者病情稳定时才较为准确。在重症患者中,由于疾病状态导致的全身病理生理改变使得估算结果会出现较大偏差,从而造成诊断和分期错误。⑥在使用尿量作为诊断标准时,需要排除影响尿量的其他原因(尿路梗阻,容量复苏不充分,使用利尿剂等)。

3. KDIGO 诊断标准 2012 年,改善全球肾脏病预后组织(The Kidney Disease Improving Global Outcomes, KDIGO)在 RIFIE 和 AKIN 标准的基础上于发布了最新的 AKI 定义、诊断及分期标准,即 KDIGO 诊断标准(见表 4-1-3)。

表 4-1-1 急性肾衰竭的 RIFLE 诊断标准

分期	Scr 或 GFR 变化	尿量变化
风险期(R)	Scr 较基础值升高 >1.5 倍,或 GFR 较基础值下降 >25%	<0.5ml/(kg·h),持续时间 >6h
损伤期(I)	Scr 较基础值升高 >2 倍,或 GFR 较基础值下降 >50%	<0.5ml/(kg·h),持续时间 >12h
衰竭期(F)	Scr 较基础值升高 >3 倍;或 GFR 较基础值下降 >75%;或 Scr≥353.6μmol/L(4mg/dl)伴急性增加≥44.2μmol/L(0.5mg/dl)	≤0.3ml/(kg·h),持续时间 >24h;或无尿 >12h
功能丧失期(L)	持续肾衰竭 >4 周	
终末肾病期(E)	持续肾衰竭 >3 个月	

注:Scr,血清肌酐值;GFR,肾小球滤过率

表 4-1-2 急性肾损伤的 AKIN 诊断标准

分期	Scr 变化	尿量变化
1 期	Scr 较基础值升高 1.5~2 倍,或 Scr 升高≥26.5μmol/L(0.3mg/dl)	<0.5ml/(kg·h),持续时间 >6h
2 期	Scr 较基础值升高 2~3 倍	<0.5ml/(kg·h),持续时间 >12h
3 期	Scr 较基础值升高 >3 倍;或 Scr≥353.6μmol/L(4mg/dl)伴急性增加≥44.2μmol/L(0.5mg/dl);或需要 RRT	≤0.3ml/(kg·h),持续时间 >24h;或无尿 >12h;或需要 RRT

注:Scr,血清肌酐值;RRT,肾脏替代治疗。

表 4-1-3 急性肾损伤的 KDIGO 诊断标准

分期	Scr 或 GFR 变化	尿量变化
1 期	Scr 较基础值升高 1.5~1.9 倍,或 Scr 升高≥26.5μmol/L(0.3mg/dl)	<0.5ml/(kg·h),持续时间 6~12h
2 期	Scr 较基础值升高 2.0~2.9 倍	<0.5ml/(kg·h),持续时间≥12h
3 期	Scr 较基础值升高 >3 倍;或 Scr≥353.6μmol/L(4mg/dl);或需要 RRT;或患者 <18 岁,eGFR 降低至 <35ml/(min·1.73m²)	<0.3ml/(kg·h),持续时间 >24h;或无尿≥12h

注:Scr,血清肌酐值;RRT,肾脏替代治疗;eGFR,估计肾小球滤过率

KDIGO 标准将 AKI 定义为以下三种情况中的任意一种：①48h 内 Scr 增高≥26.5μmol/L；②Scr 增高至≥基础值的 1.5 倍，且明确或经推断其发生在之前 7d 内；③持续 6h 尿量 <0.5ml/（kg·h）。KDIGO 标准将 AKI 分为 3 期，当患者的 Scr 和尿量符合不同分期时，采纳最高分期。与 AKIN 标准相比，KDIGO 标准稍有改变：①将肌酐升高的时间窗从 48h 延长至 7d，由于部分患者在入院时即处于 AKI 病程中，时间窗延长有助于降低漏诊率，尤其是对社区获得性 AKI；②在 AKI 3 期的判定标准中，只需要 Scr≥353.6μmol/L（4mg/dl），取消了 Scr 急性增加≥44.2μmol/L（0.5mg/dl）这一条件。这使得分期标准更简化，有利于重症患者及时得到有效治疗；③对儿童和婴儿患者，由于人体肌肉含量少，因此肌酐往往升高不显著，所以可采用估计肾小球滤过率（estimated glomerular filtration rate，eGFR）进行分期。

（三）从急性肾损伤到急性肾脏病

根据 KDIGO 指南，AKI 被定义为发生于 7d 内的肾功能急性下降，而慢性肾脏病（chronic kidney disease，CKD）则被定义为持续 90d 以上的肾脏结构或功能异常。由此带来的问题在于，病程处于 7~90d 的肾损伤患者无法进行合适的诊断归类，更加重要的是，它造成了 AKI 和 CKD 两种疾病的割裂。越来越多研究显示，AKI 和 CKD 并不是两个独立疾病，而是肾损伤过程中不同病程阶段的分别表现。基于以上认识，2017 年，KDIGO 提出了急性肾脏病（acute kidney disease，AKD）这一概念，并将其定义为：发生于 AKI 后 7~90d 的急性或亚急性肾功能损害或下降状态。AKD 的结局包括完全恢复、AKI 复发、AKD 进展和 / 或死亡；当 AKD 持续超过 90d，则被认为进展为 CKD。KDIGO 同时对 AKD 进行了分期（表 4-1-4）。AKD 定义的提出，使得 AKI、AKD 和 CKD 形成了一个完整的肾损伤疾病动态发展过程。

二、目前急性肾损伤定义和诊断标准的局限性

如上所述，目前 AKI 的定义和诊断标准仍在不断发展和完善之中，其主要的不足之处体现在以下几方面：

（一）缺乏病因学诊断

迄今为止，AKI 的三个诊断标准都未关注 AKI 的病因诊断。AKI 并不是一个单一疾病，而是一组由多种病因造成的临床综合征。不同病因造成的 AKI，其病理生理改变、临床表现、需要的干预措施和预后存在明显的差异。因此，需要重视 AKI 的病因诊断。

（二）尿量指标的局限性

以上三项诊断标准均将尿量变化作为诊断 AKI 的指标之一。但尿量变化作为 AKI 的诊断标准存在以下几方面的问题：①尿量受到多方面因素的影响，包括患者的容量状态、肾脏灌注、尿路通畅性、使用利尿药物等，因此不能准确反应患者的肾功能状态。②尿量变化作为 AKI 的诊断和分级标准并未得到一致的证据

表 4-1-4 急性肾脏病的分期及标准

分期	标准
0 期[*]	A：不满足 B 或 C B：持续的肾脏损害、修复和 / 或再生的证据，或反映肾小球、肾小管储备功能的指标下降 C：Scr 较基础值升高，但小于 1.5 倍基础值 B/C：Scr 较基础值升高，但小于 1.5 倍基础值，并有持续的肾脏损害、修复和 / 或再生的证据
1 期	Scr 位于 1.5~1.9 倍基础值
2 期	Scr 位于 2.0~2.9 倍基础值
3 期	Scr 位于基础值 3 倍或以上；或 Scr 升高至≥353.6μmol/L（4mg/dl）[**]；或持续需要 RRT

注：Scr，血清肌酐值；RRT，肾脏替代治疗。

[*] 在 AKI 后，即使肾脏没有明显的遗留损害，但是肾脏仍处于易受损期。

[**] 假设患者 Scr 基础值 <353.6μmol/L（4mg/dl），并已发生 AKI

支持。部分研究显示,相较尿量变化,Scr 变化能够更好地预测 AKI 患者 ICU 病死率。但也有研究表明,尿量变化较 Scr 诊断 AKI 的敏感性更高,对预后的预测价值更大。③精准计量尿量变化不易实现。在临床实践,尤其是在非 ICU 环境中,对患者每小时的尿量进行实时监测较难实现,这容易造成对 AKI 的漏诊和诊断延迟,而解决这一问题则需要额外的医疗资源投入。

(三) Scr 指标的局限性

通过测定 Scr,可以估算 GFR,评估患者肾功能,因此 Scr 的绝对值和变化趋势在以上三项诊断标准中均具有重要地位。但 Scr 也具有一些明显的缺陷:①Scr 测定值会受患者性别、年龄、体重、饮食、药物、营养状态、肌肉代谢等因素的影响而波动。②除肾小球可以滤过肌酐外,肾小管也可以分泌一部分肌酐,这造成以 Scr 值来估算 GFR 的不准确。③只有当 GFR 下降超过 30%~50% 时,Scr 才会出现明显异常。因此,以 Scr 作为诊断 AKI 的生物标志物,会造成对 AKI 的诊断延迟和对病情严重程度的误判。④Scr 基础值难以确定。常用的确定 Scr 基础值的方法有:采用公式估算基础值;以入院第一次 Scr 值为基础值;以此次入院前 7~365d Scr 平均值为基础值等。但这些方法要么不能准确反映基础值,要么对医疗系统和医疗资源具有较高的要求,因此,准确确定 Scr 基础值仍是一大难题。

(四) 缺乏敏感、特异的诊断标志物

理想的 AKI 诊断标志物应具有以下特点:①具有肾脏特异性,最好是由受损的肾脏细胞直接产生;②体内标志物的浓度与肾脏受损程度、疾病严重程度呈正比例关系;③在 AKI 的早期,肾脏功能仍处于可逆阶段时,体内的标志物浓度即可出现异常,为早期临床干预提供指导;④体内标志物的浓度可以随疾病进程而变化,从而可以实现对疾病进程和治疗反应的监控;⑤对 AKI 预后具有良好的预测价值;⑥检测方便,可重复性好。基于以上标准,我们可以看到,Scr 和尿量变化只是肾脏损伤的间接结果,均不能敏感、特异地诊断 AKI,只是目前条件下可接受的诊断指标,而不是最佳指标。

第二节 急性肾损伤的流行病学

一、急性肾损伤的发病率

由于 AKI 的定义及诊断标准不断演进,因此准确的 AKI 发病率仍难以获得。就现有的流行病资料来看,全球范围内,AKI 的发病率仍居高不下,甚至有逐步上升的趋势,这可能与采用了更敏感的 AKI 诊断标准,人口老龄化,患者基础疾病增多等因素相关。

在发达国家和地区,住院患者 AKI 发病率为 3%~18.3%,其中不超过 5% 的 AKI 患者需要肾脏替代治疗(renal replacement therapy, RRT)。而重症患者中,AKI 的发病率明显增高,1/3~2/3 的 ICU 患者可能罹患 AKI,其中 10%~15% 的患者需要 RRT,且需要 RRT 的 AKI 患者比例仍在上升。英国的流行病学资料显示,需要 RRT 的 AKI 患者自 1998—1999 年度的 15.9/100 万升至 2012—2013 年度的 208.7/100 万;加拿大的数据同样显示,自 1996 年到 2010 年,需要 RRT 的 AKI 患者比例升高了四倍。

发展中和不发达国家的 AKI 流行病学资料相对缺乏,一项纳入了 266 项研究(共 4 502 158 名患者),采用 KDIGO 诊断标准的荟萃分析显示,在发展中和不发达国家的住院患者中,AKI 的发病率约为 21%,需要 RRT 的 AKI 患者约占住院患者总数的 2% 和 AKI 患者的 11%。这显示,在发展中和不发达国家,AKI 的发病率可能更高。

二、急性肾损伤的病因和危险因素

AKI 的病因常根据病理生理机制分为肾前性、肾性和肾后性三类,需要注意的是,AKI 的病因往往不是单一的,尤其是在重症患者中,AKI 往往是多因素致病。例如脓毒性休克患者,导致 AKI 的原因可能包括肾前性和肾性两个方面,因此,需要全面考虑和分析 AKI 患者的病因。

诸多危险因素使得患者罹患 AKI 的风险增高、病情恶化、病程延长或预后变差。因此,早期识别和祛除危险因素,对于预防 AKI 发生,改善 AKI 预后具有重要意义。AKI 常见的危险因素包括高龄(>65 岁)、男性、糖尿病、心功能衰竭、肝硬

化、低蛋白血症、CKD 病史、蛋白尿、使用肾毒性药物（如非甾体类抗炎药、血管紧张素转换酶受体抑制剂、造影剂、质子泵抑制剂等）、脓毒症、心外科手术、低血压、低血容量等。

不同发展程度国家的患者，其 AKI 的病因和危险因素存在部分差别。在发达国家，常见的病因和危险因素包括：脓毒症、脓毒性休克、复杂大手术、肾毒性药物、烧伤等。而在发展中和不发达国家，尤其是偏远和农村地区，常见的病因和危险因素则是：痢疾和地方性传染病（如疟疾、登革热、霍乱、钩端螺旋体病等）、产科并发症（子痫、产后大出血、产褥期感染等）、动物毒液（蛇咬伤、蜂蜇伤等）、肾毒性的传统药物和膳食、极端环境下的剧烈劳动（冻伤、热射病等）。

三、急性肾损伤的预后

（一）AKI 的整体预后

AKI 很少以单一疾病出现，而往往是以疾病合并症的形式出现，例如 AKI 常继发于创伤、感染、休克等疾病，这些原发疾病的严重程度、是否得到及时纠正又会影响 AKI 的发生、发展和转归。因此单独判断 AKI 的预后是较为困难的，但越来越多的流行病学资料显示，AKI 是导致患者死亡的独立危险因素。

非 ICU AKI 患者的病死率为 10%~20%，Vincent 等的荟萃分析显示，对于需要 RRT 的 AKI 患者，其病死风险进一步增高，最高可达 50%。且 AKI 的严重程度与患者住院时间、重症监护需求、RRT 需求和发展为 CKD 的风险呈正相关。Thakar 等的研究显示，AKI 患者的病死风险与 AKI 严重程度呈正相关（AKIN 1 期，OR 值 2.2；AKIN 2 期，OR 值 6.1；AKIN 3 期，OR 值 8.6）。而 Hoste 等组织的一项全球多中心研究显示，在 ICU 患者中，AKI 2 期和 3 期患者的死亡风险（KDIGO 2 期，OR 值 2.9；KDIGO 3 期，OR 值 6.9）明显高于非 AKI 患者。

（二）AKI 的肾脏预后

就肾脏功能而言，AKI 患者可能会出现由重到轻的五种器官功能结局：①肾功能持续无法恢复，需要长期 RRT；②肾功能恢复不全，处于 CKD 1~3 期；③肾功能部分恢复，Scr 位于 1~1.5 倍基础值；④肾功能部分恢复，但存在肾功能持续受损

的证据（如蛋白尿）或丧失肾功能储备；⑤肾功能完全恢复。在这五种结局中，第一和第五种都相对少见，大部分 AKI 患者都会处于长期隐匿的病程中，并伴随肾脏、心血管系统等全身不良事件发生，如脑卒中、心功能衰竭、急性冠脉事件、肝功能受损、器官纤维化和消化道出血等。Holmes 和 Wallace 的研究显示，9%~23% 的 AKI 患者会在出院后出现肾功能逐步恶化；而 Horne 等的研究显示，在三年随访期内，24.6% 的 AKI 患者最终发展为 CKD。即使是肾功能完全恢复的 AKI 患者，肾功能出现恶化的风险也会持续 10 年以上。近期 Kellum 等的研究显示 AKI 患者肾功能恢复的速度和时程也与肾功能结局密切相关，肾功能恢复速度越快，耗时越短，患者的长期预后越好。因此，对于 AKI 患者，一方面需要尽可能早期祛除致病因素，缩短病程，促进肾功能恢复，以争取良好的器官功能结局；另一方面则需要长期仔细监测患者肾功能，避免肾功能出现反复和持续恶化。

（刘 畅 彭志勇）

参 考 文 献

［1］ Bellomo R，Ronco C，Kellum J A，et al. Acute renal failure-definition，outcome measures，animal models，fluid therapy and information technology needs：the Second International Consensus Conference of the Acute Dialysis Quality Initiative（ADQI）Group［J］. Critical Care，2004，8（4）：R204-212.

［2］ Mehta R L，Kellum J A，Shah S V，et al. Acute Kidney Injury Network：report of an initiative to improve outcomes in acute kidney injury［J］. Critical Care，2007，11（2）：R31.

［3］ Kellum J A，Lameire N. Diagnosis，evaluation，and management of acute kidney injury：a KDIGO summary（Part 1）［J］. Critical Care，2013，17（1）：204.

［4］ Li K T，Burdmann E A，MehtaR L. Acute Kidney Injury：Global Health Alert［J］. Acta Nephrologica，2013，27（1）：6.

［5］ Rewa O，Bagshaw S M. Acute kidney injury—epidemiology，outcomes and economics［J］. Nature Reviews Nephrology，2014，10（4）：193-207.

［6］ Kellum JA，Sileanu FE，Bihorac A，et al. Recovery after acute kidney injury［J］. Am J Respir Crit Care Med，2017，195：784-791.

［7］ Chawla LS，Bellomo R，Bihorac A，et al. Acute kidney

disease and renal recovery: consensus report of the Acute Disease Quality Initiative (ADQI) 16 Workgroup [J]. Nat Rev Nephrol, 2017, 13: 241-257.

[8] Horne K L, Packington R, Monaghan J, et al. Three-year outcomes after acute kidney injury: results of a prospective parallel group cohort study [J]. BMJ Open, 2017, 7 (3): e015316.

[9] Hoste EAJ, Kellum JA, Selby NM, et al. Global epidemiology and outcomes of acute kidney injury [J]. Nat Rev Nephrol, 2018, 14 (10): 607-625.

第三节 急性肾损伤的生物标志物

一、急性肾损伤生物标志物

近年来,随着 RIFLE (Risk, Injury, Failure, Loss of Kidney Function, End-Stage Kidney Disease)、AKIN (Acute Kidney Injury Network) 和 KDIGO (Kidney Disease Improving Global Outcomes) 等诊断分类标准的变迁,急性肾损伤 (acute kidney injury, AKI) 定义的标准化取得了长足进展。然而,这些标准依赖血清肌酐 (serum creatinine, SCr) 和尿量等在 AKI 早期不敏感的指标,且会受多种因素影响。SCr 水平会受其生成 (年龄、性别、饮食、肌肉质量)、消除 (既往肾功能障碍) 及分泌 (药物) 等因素的影响。不同方式的肾脏替代治疗 (renal replacement therapy, RRT) 也会影响 SCr 的水平。此外,如何确定 SCr 基线水平值至今仍无统一标准。对于尿量来说,如果不使用导尿管很难准确评估,低血容量和利尿剂也会显著改变尿量水平。除此之外,SCr 及尿量仅能反映肾脏滤过功能的变化,其数值并不能用于估测肾脏代谢、内分泌及免疫等功能,这些因素均会影响早期诊断 AKI 的准确性,对其临床分期及治疗策略的选择也会有较大干扰。

上述局限性促使我们去寻找一种能够类似于心肌损伤时肌钙蛋白作用的标志物,可以指示肾脏损伤的"肾肌钙蛋白"。因此,理想的 AKI 生物标志物应该是能够预测和诊断 AKI 的生物标志物:确定损伤的位置、类型和病因;预测结果;并启动和监测治疗干预措施 (如是否需要 RRT)。

2005 年,美国肾脏病学会首次将生物标志物列为最优先研究项目。同年,Mishra 等在 *Lancet* 发表了一篇关于接受心脏手术的儿童在体外循环 (cardiopulmonary bypass, CPB) 术后生物标志物与 AKI 关系的研究,从而开启了对 AKI 生物标志物研究的大幕。

近年来,随着对 AKI 病理生理学认识的加深,研究者发现一些肾损伤生物标志物具有早期预测 AKI 发生发展的作用。其中研究较多,作用较突出的标志物有中性粒细胞明胶酶相关脂质运载蛋白 (neutrophil gelatinase-associated lipocalin, NGAL)、组织金属蛋白酶抑制剂 -2 (tissue inhibitor of metalloproteinase-2, TIMP-2)、胰岛素样生长因子结合蛋白 7 (insulin-like growth factor binding protein 7, IGFBP7)、半胱氨酸蛋白酶抑制剂 (cystatin C, Cys-C)、N- 乙酰 -β-D- 氨基葡萄糖苷酶 (N-acetyl-glucosaminidase, NAG)、肾损伤分子 1 (kidney injury molecule-1, KIM-1)、白细胞介素 - 6 (interleukin-6, IL-6)、白细胞介素 -18 (interleukin-18, IL-18)、肝型脂肪酸结合蛋白 (liver-type fatty acid-binding protein, L-FABP)、钙卫蛋白 (calprotectin)、铁调素 (hepcidin)、等。这些生物标志物不仅来源、生理功能不同,其在肾损伤时释放的时机、分布及病理意义亦不同。NGAL 及 KIM-1 可以反映肾小管损伤,Cys-C 反映肾小球滤过,TIMP-2 及 IGFBP7 反映肾小管的应力而 IL-18 则反映肾内的炎症情况。

除此之外,还有一些生物标志物指标,如促红细胞生成素 (erythropoietin, EPO)、尿胎球蛋白 A、尿液血管紧张素原 (angiotensinogen, AGT)、尿脂肪酸结合蛋白、丛生蛋白等,这些指标可能有更好的敏感性,并可能对 AKI 的病因进行更好的区分。但绝大多数标记物尚处于评估阶段,距离临床常规应用仍有距离。

二、部分生物标志物简介与相关研究

随着对 AKI 生物标志物研究的不断进展,尽管还没有某一生物标志物能够达到"肾脏的肌钙蛋白"的目标,但是其中某些生物标志物仍具有临床应用价值,并进入了商业化应用。比如,L-FABP 已经在日本被批准使用,NGAL 在欧洲部分地区被允许临床使用,Cys C 在我国已经有商品化的检测试剂盒,并在一些医院里常规检测,而美国食品药品监督管理局 (Food and Drug Administration,

FDA）则推荐使用 TIMP-2 和 IGFBP7 作为 AKI 生物标志物进行检测。以下就对部分临床应用价值较高的生物标志物进行介绍：

（一）中性粒细胞明胶酶相关脂质运载蛋白

中性粒细胞明胶酶相关脂质运载蛋白（neutrophil gelatinase-associated lipocalin, NGAL）是一种相对分子量为 25kD 的蛋白质，在细胞中可起铁离子转运蛋白的作用，常整合到中性粒细胞的明胶酶上，在人类一些组织（如肾、结肠、肺上皮细胞）中极少表达，但在受损的上皮细胞中会大量诱导，在缺血或肾毒性损害时显著上调，高表达于受损肾小管，促进上皮细胞再生，是一种缺血性或肾毒性 AKI 的早期敏感并特异的生物学标记物。

2005 年首次有研究用 NGAL 识别了接受心脏手术后的 71 个患儿中有 20 个发生了 AKI，发生了 AKI 的患儿在体外循环（CPB）后 2h 尿 NGAL 发生了明显变化，明显早于 SCr。这也是首篇发表的关于生物标志物与 AKI 关系的论文。在 AKI 啮齿类动物模型中进行的研究表明，再灌注后 1h 给予 NGAL 可以保护肾脏并减轻其缺血 - 再灌注损伤的严重程度。尿液和血浆 NGAL 都可能对 AKI 期间发生的肾内分子和细胞事件产生影响，并已用于预测 AKI 的发生和病程。

NGAL 在重症、心脏手术、脓毒症、创伤和造影剂肾病患者中均显示了对 AKI 高效、准确的预测价值。许多临床研究表明，NGAL 在发生 AKI 时其上升比血清肌酐上升早 24~48h。虽然 NGAL 的浓度在损伤后约 6h 即可达峰值，但有证据表明，在损伤后 5d 内，其浓度还会持续升高。

NGAL 也有其局限性，会受到某些自身疾病的影响，如严重脓毒症、炎症反应性疾病及某些恶性疾病。在大规模验证研究中发现，即使在校正了年龄、基线 SCr、疾病严重程度、脓毒症等混杂因素之后，NGAL 仅在单独使用时略微提高了临床模型的预测性能。其次，NGAL 的界限值范围很宽，而且成年人界限值高于小儿，心脏手术患者的界限值高于造影剂肾病患者。因此，对于应用 NGAL 的各种临床情况，均需建立各自的正常范围和界限值，这制约了 NGAL 的广泛应用。

但是，NGAL 作为一种生物标志物，不仅能在 AKI 中预测肾脏损伤，反映肾损伤严重程度，辅助鉴别肾前性和肾性 AKI，也有可能在肾功能恢复过程中起到标志作用，随着对 NGAL 更多的深入研究，通过对 NGAL 的早期检测、动态监测，以及 NGAL 与其他生物学指标的联合检测，为临床选择肾脏病治疗时机、判断疗效及预后提供了广阔的前景。

（二）胰岛素样生长因子结合蛋白 7 与组织金属蛋白酶抑制剂 -2

这两种生物学标志物的发现揭示了细胞周期改变在 AKI 发生机制中的作用。胰岛素样生长因子结合蛋白 7（insulin-like growth factor binding protein 7, IGFBP7）是 IGFBPs 家族的一名新成员。它是一种分子量约为 29kD 的糖蛋白，可由上皮细胞、血管内皮细胞、平滑肌细胞等分泌，可以在血浆、尿液以及肠道、膀胱、肾等组织中被检测到。组织金属蛋白酶抑制剂 -2（tissue inhibitor of metalloproteinase-2, TIMP-2）是基质金属蛋白酶 2（matrix metalloproteinase 2, MMP-2）的天然抑制剂，参与调节细胞生长和凋亡。当 DNA 受到损伤时，肾小管上皮细胞可分泌 TIMP-2。IGFBP7 与 TIMP-2 均是细胞周期 G_1 期阻滞的诱导物，在因脓毒症或缺血导致的急性肾损伤中，肾小管上皮细胞中 IGFBP7 与 TIMP-2 发生表达，可诱导细胞周期 G_1 期阻滞，防止肾脏细胞在 DNA 受损的情况下发生分裂，并阻滞其分裂进程，直到 DNA 损伤被修复，以免细胞凋亡，这可能是对早期 AKI 的一种应答机制。

SAPPHIRE 研究报道，12h 尿中 IGFBP7 与 TIMP-2 的升高，均可预测中度或重度 AKI（KDIGO 2 级或 3 级）的发生，并首次提出将 IGFBP7 与 TIMP-2 作为 AKI 的生物标志物。Aregger 等研究指出，相比于 NGAL，IGFBP7 对 AKI 的预后来说可有更加准确的预测。

一项单中心研究及一项大样本多中心研究（DISCOVERY 研究）显示将尿 IGFBP7 和 TIMP-2 浓度相乘作为一种生物学标记物，其敏感性和特异性都更好，且预测 AKI 预后更敏感。在一项 AKI 长期随访研究中，ICU 入院时尿 TIMP-2 和 IGFBP-7 水平可预测 AKI 患者未来 9 个月的死亡率或 RRT 需求增加的风险。

因此，IGFBP7 和 TIMP-2 在重症患者中的应用前景广阔，显示出比以前的生物标志物更高的准确性和稳定性。在 DISCOVERY 研究公布后的很短时间内美国食品药品管理局（FDA）即批准了第一个组合了 TIMP-2 和 IGFBP-7 的商品化产品"NephroCheck"进行临床应用。

（三）半胱氨酸蛋白酶抑制蛋白 C

半胱氨酸蛋白酶抑制蛋白 C（cystatin C，Cys-C）是一种由 122 个氨基酸组成的低分子量蛋白（13kD），是半胱氨酸蛋白酶抑制剂蛋白超家族中的一员。1961 年由 Clausen 在脑脊液中发现，1985 年首次被报道可作为评估肾小球滤过率（glomerular filtration rate，GFR）的指标。Cys-C 在体内有核细胞均能产生，但肾脏是其唯一的排泄器官，它可在肾小球自由滤过，几乎完全被近端小管吸收，在近端小管中几乎完全被分解代谢。与肌酐不同，Cys-C 不由肾小管分泌。

研究发现血清 Cys-C 对 AKI 的早期诊断在大多数研究中均优于肌酐，其检测 AKI 的时间比 SCr 早 24~48h。在 30 项前瞻性队列研究的 meta 分析中，来自 15 个国家的 4 247 名成年人参与了这项研究，其中有 982 名患者诊断为 AKI，血浆 Cys-C 对全因 AKI 具有较高的预测能力。Nejat 等人前瞻性地比较了危重患者血浆 Cys-C 和血肌酐功能变化的检测，发现血浆 Cys-C 相比于 SCr 的相对增加更快。大多数研究表明，血清 Cys-C 可在造影后 24h（即比肌酐早 24h）诊断造影剂诱导的急性肾损伤（contrast-induced AKI，CI-AKI）。也有研究指出，尿液中检测 Cys-C/Cr 是早期发现近端肾小管损害的灵敏指标，并与肾小管损害密切相关。

由此可见，Cys-C 对早期和轻微的肾功能改变更敏感，但它不能鉴别 AKI 的不同病因，这局限了 Cys-C 的临床应用。

（四）肾损伤分子 -1

肾损伤分子 -1（kidney injury molecule-1，KIM-1）是一种跨膜糖蛋白，表达于近曲小管 S3 段，在正常肾脏不表达，但是在缺血性或肾毒性 AKI 的近端肾小管细胞中增量表达。在多个啮齿动物模型中，KIM-1 已被证明是近端肾小管损伤的高度敏感和特异性标志物。KIM-1 在肾脏损伤早期（4~6h）即可出现表达增加，可作为 AKI 早期诊断指标。另有研究表明，尿液中 KIM-1 在损伤后 2~3d 达到峰值，这个较晚的时间相提示

KIM-1 在 AKI 后肾脏恢复和肾小管再生中发挥了作用。

Van Timmeren 等研究了 KIM-1 在人类各种肾脏疾病中的表达，发现除了极微小改变的肾病，KIM-1 的表达在所有肾病中均升高，并与 SCr 呈正相关，与肌酐清除率（creatinine clearance rate，CCR）呈负相关，和蛋白尿之间无相关性。然而，由于尿中 KIM-1 的升高既可以表示损伤，也可以表示对损伤的修复反应，因此，KIM-1 浓度本身可能无法准确区分严重 AKI 和损伤恢复期的 AKI。

三、亚临床急性肾损伤的概念

AKI 生物标志物的研究在不断进展，但临床检测还不常规，然而在临床实践中广泛应用 AKI 生物标志物又是迫在眉睫的。2014 年第十届急性透析质量倡议共识会议（acute dialysis quality initiative，ADQI）小组成员提出一种新的 AKI 诊断方法，不仅要纳入肾功能指标（如 SCr 和尿量的变化），还应纳入肾脏损害的指标。因此，这就导致了一个新的概念的产生——亚临床急性肾损伤（subclinical acute kidney injury，subclinical AKI）。当这样一组 AKI 患者，他们没有达到经典的 AKI 诊断功能标准，但出现了可能反映肾脏组织损伤的新生物标志物水平的升高，那么这些患者即为"亚临床 AKI"（图 4-1-1）。

亚临床 AKI 是肾脏进展到 AKI 之前的一个可能的阶段，在这一阶段尚未有肾脏功能的异常而仅有肾组织的损伤，如果能及时预测亚临

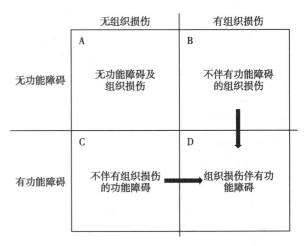

图 4-1-1　根据组织损伤及功能障碍分类的急性肾损伤

床 AKI 的发生,并及时采取相应的措施,也许可以延缓甚至逆转 AKI 的发生,这样使 AKI 生物标志物的研究具有了改变临床医生诊断和管理 AKI 患者方式的潜力。但目前尚不清楚不伴有功能降低的生物标志物水平的增加是否与临床相关,以及将生物标志物纳入分级标准是否会改善患者的预后。因此,这就需要我们更进一步的深入研究去揭示生物标志物与亚临床 AKI 的密切联系。

四、急性肾损伤生物标志物的临床应用

第十届 ADQI 小组同时建议在以下情况下应用这些生物学标志物:

1. AKI 早期诊断　AKI 的早期阶段通常仍未确诊,因为血清肌酐上升往往滞后于 GFR 的降低约 24~36h。在不同的临床情况包括脓毒症、重症监护和心脏 CPB 手术,损伤生物学标志物将帮助识别出存在肾脏损伤但肾脏功能没有发生改变的患者。

2. AKI 诊断的鉴别　由于现有的 AKI 治疗除了优化体内容量状态、治疗脓毒症及排出肾脏毒素外,可提供的干预措施有限,因此对关注于肾损伤发生的确切时段的生物学标志物的研究是很迫切的。目前,生物学标志物可以区分容量不足(肾前性 AKI)和肾脏组织损伤(肾性 AKI)。可区分病因的特异生物学标志物未来可应用于 AKI 发病原因的鉴别。

3. 识别 AKI 风险　生物标志物可以在暴露于致 AKI 因素之前或之后对患者进行风险分层。风险评估可以用来激活肾脏保护策略。例如,在 Zarbock 等人的心脏外科远端缺血预处理及肾损伤研究中,对照组在 CPB 后 4、12h 尿(TIMP-2×IGFBP-7)值明显升高。在另一项研究中,Zarbock 和他的同事证明了术后 4h 的尿(TIMP-2×IGFBP-7)值可识别出可能发展为 AKI 的患者,并在随后的研究中,他们成功地通过术后 4h 的尿(TIMP-2×IGFBP-7)值筛选出 AKI 的高危患者随机进行干预研究。

4. AKI 预后　许多研究试图通过上述生物标志物发现是否可以预测 AKI 的预后情况,比如是否需要肾脏替代治疗以及肾功能的恢复。最近,细胞周期阻滞标志物尿(TIMP-2×IGFBP-7)

已被证实可预测 AKI 1 期患者的 AKI 分期的恶化。同样,尿 NGAL 被认为是院内死亡率的预测因子。TRIBE 试验的 3 年随访数据显示,在体外循环术后即刻检测的尿液生物标志物,尤其是 IL-18 和 KIM-1,可为是否伴有 AKI 的患者长期死亡风险提供信息。

这些 AKI 生物标志物大部分可以在血清和尿液中检测到,并且与早期 AKI 预测有显著的相关性。也有研究显示这些新的生物标志物可以预测 RRT 的需要、肾脏的恢复、进展到 CKD 和死亡率,尽管仍然需要进一步的扩展研究。

尽管目前在开发新的 AKI 生物标志物方面取得了进展,但其各自的缺陷限制了它们在临床实践中的广泛应用。例如,它们不能可靠地区分肾前性 AKI 和肾性 AKI;尚不清楚这些生物标志物的使用是否有助于降低 AKI 的严重程度,关于使用这些标记物指导 AKI 治疗的可能疗效的数据还很缺乏,使用它们是否能改善患者的预后也仍不清楚。此外,一些患者的人口学特征和伴随疾病(如年龄、性别、糖尿病和慢性炎症)的变化也会限制其有效性的范围。检测的复杂性以及为提高准确性而进行的多次检测均限制了其成本效益。此外,我们还没有一个理想的生物标志物来诊断或预测 AKI 后肾脏的恢复情况,尽管目前已经通过监测 AKI 损伤生物标志物的减少来实现这一目的。这些都严重制约了新 AKI 生物标志物在临床实践中的应用。

五、AKI 生物标志物研究前景展望

AKI 是一种复杂的综合征,预防、早期发现和及时治疗对减少相关的发病率和死亡率非常重要。这些新的 AKI 生物标志物分别在 AKI 发病前、发病中和发病后独立地提供风险、诊断和预后信息。当损伤生物标志物与肾小球功能生物标志物结合在一起时,其作用可能会更强。因此,也许使用一组涵盖 AKI 不同阶段的多种生物标志物可以更好地了解其病因和病理生理学,这样能够使 AKI 的早期预测更加敏感,也对 AKI 的诊断治疗及预后都具有重要的意义。新生物标志物的这一特点也得到了 ADQI 国际会议的认可,并提议将新旧标志物共用以建立生物标志物集成模型,来定义和描述 AKI 以及整合到 AKI 的预防和治

疗策略中。

目前,许多 AKI 生物标志物在 AKI 早期诊断方面优势明显,但其特异度、灵敏度、检测成本和可操作性是其能否应用于临床的关键因素,因此,我们应该继续研究寻找与 AKI 临床诊疗相适应的更加理想的生物标志物。另外,目前研究的生物标志物虽可在 SCr 和尿量发生改变前预测 AKI 的发生,但 SCr 和尿量仍是临床判定肾脏功能的主要标准,因为不同的病理生理学机制和病因学机制导致每种生物标志物在不同病因中的灵敏度和特异度不尽相同,因此 AKI 的病因(如肾脏缺血、败血症、肝功能衰竭、心功能不全肾毒性和造影剂肾病等)与 AKI 生物标志物的关系以及 AKI 生物标志物水平动态监测与患者长期预后的关系可能是今后 AKI 研究的重点。

(司权 姜利)

参 考 文 献

[1] Mishra J, Dent C, Tarabishi R, et al. Neutrophil gelatinase-associated lipocalin(NGAL)as a biomarker for acute renal injury after cardiac surgery[J]. Lancet, 2005, 365: 1231–1238.

[2] Koyner JL, Garg AX, Coca SG, et al. TRIBE–AKI Consortium. Biomarkers predict progression of acute kidney injury after cardiac surgery[J]. J Am Soc Nephrol, 2012, 16: 905–914.

[3] Yong Z, Pei X, Zhu B, et al. Predictive value of serum cystatin C for acute kidney injury in adults: a meta–analysis of prospective cohort trials[J]. Sci Rep, 2017, 7: 41012.

[4] Kashani K, Al–Khafaji A, Ardiles T, et al. Discovery and validation of cell cycle arrest biomarkers in human acute kidney injury[J].Crit Care, 2013, 17: R25.

[5] Xu K, Rosenstiel P, Paragas N, et al. Unique transcriptional programs identify subtypes of AKI[J]. J Am Soc Nephrol, 2017, 28: 1729–1740.

[6] Yang HN, Boo CS, Kim MG, et al. Urine neutrophil gelatinase–associated lipocalin: an independent predictor of adverse outcomes in acute kidney injury[J]. Am J Nephrol, 2010, 31: 501–509.

[7] Coca SG, Garg AX, Thiessen–Philbrook H, et al. Urinary biomarkers of AKI and mortality 3 years after cardiac surgery[J]. J Am Soc Nephrol, 2014, 25: 1063–1071.

[8] Murray PT, Mehta RL, Shaw A, et al. Potential use of biomarkers in acute kidney injury: report and summary of recommendations from the 10th Acute Dialysis Quality Initiative consensus conference[J]. Kidney Int, 2014, 85: 513–521.

第二章 肾脏替代治疗

第一节 开始与停止肾脏替代治疗的时机

一、RRT 开始时机

（一）历史的回顾：根据 AKI 传统指标或分级标准确定 RRT 开始时机的缺陷

急性肾损伤（acute kidney injury，AKI）发展到一定程度的重症患者通常需要肾脏替代治疗（renal replacement therapy，RRT），以清除溶质和纠正水、电解质与酸碱平衡紊乱。一项在 23 个国家 54 个 ICU 实施的前瞻性、多中心观察性研究共纳入了 1 238 例 AKI 重症患者，研究目的是评价严重 AKI 患者 RRT 时机与临床预后的关系。按照开始 RRT 时的中位数血清尿素氮（BUN）和肌酐（Scr）将 RRT 时机区分为"早期"和"晚期"，结果如下：在 BUN≤24.2mmol/L 或 BUN>24.2mmol/L 开始 RRT，其病死率分别是 63.4% 和 61.4%（p=0.16）；在 Scr≤309μmol/L 或 Scr>309μmol/L 时开始 RRT，其病死率分别是 71.4% 和 53.4%（p<0.001）；如果按照患者开始 RRT 时的 ICU 住院时间分为"早期"（<2d）、"延迟"（2~5d）和"晚期"（>5d），其病死率分别是 59.0%，62.3% 和 72.8%（p=0.001）。该研究结果提示：晚期 RRT 与患者 RRT 持续时间和住院时间延长以及高透析依赖有关。

传统上，RRT 时机通常以 BUN 和/或 Scr 以及尿量为阈值（cut-off）定义"早期"和"晚期"，但这些研究均存在一定的缺陷：①BUN 的产生在不同患者之间是不恒定的，如高代谢型 AKI 患者单位时间内的 BUN 上升较快；②同一患者 BUN 的产生随时间发生波动，在病程的不同阶段，BUN 上升的速率有所不同；③在循环不

稳定期需要大量扩容，导致血液稀释，此时 BUN 可能不会明显上升；④重症患者 BUN 的分布容积变化较大，而 BUN 可以自由通过细胞膜，具有较大的分布容积，当细胞内外的 BUN 分布水平基本接近时，血清 BUN 才开始显著增高；⑤以 Scr 的某个阈值定义 AKI 的严重程度和 RRT 时机也存在诸多缺点：AKI 患者的 Scr 很少处于稳定水平。肾功能越差，肾小管分泌肌酐的能力越强；Scr 水平还与它的产生及体内的分布容积有关；肌肉创伤、发热、制动和高龄均影响肌酐的代谢，因而 Scr 不能良好地反映肾小球滤过率；⑥尿量的变化受很多干扰因素的影响，如多巴胺或利尿剂的使用以及利尿剂的剂量均可能影响 AKI 患者单位时间内的尿量。因此以 BUN、Scr 或尿量的某个阈值水平来定义 AKI 的 RRT 时机可能会导致研究结果出现较大的偏差。此外，所有的观察性研究均建立在接受过 RRT 的 AKI 患者上，而事实上大多数没有接受过 RRT 的 AKI 患者肾功能可自行恢复，根本就无需 RRT。同理，仅根据 KDIGO 标准的 AKI 分级来定义 RRT 的开始时机也存在着同样的问题。

（二）近期的随机对照试验结果：困惑与启迪

自 2015 年始，一些权威医学期刊陆续发表了 4 项关于 RRT 开始时机的随机对照试验。Wald 等在一项多中心、随机对照先导研究（Standard Versus Accelerated Initiation of Dialysis in Acute Kidney Injury，STARRT-AKI）中，纳入了 100 名 AKI 分级为 KDIGO 2 级且中性粒细胞明胶酶相关脂质运载蛋白（neutrophil gelatinase-associated lipocalin，NGAL）>150ng/ml 的患者。将患者随机分为两组，加速启动组在达到入选标准后 12h 内立刻开始 RRT，而标准组将 RRT 传统适应证作为开始时机，结果发现两组间 90d 病死率没有统计学差异。2016 年发表于 *JAMA* 杂志

的 ELAIN（early versus late initiation of RRT in critically ill patients with acute kidney injury）研究入选了单中心重症患者 231 例，均为 AKI 2 级且 NGAL>150ng/ml，早期 RRT 组在患者诊断为 AKI 2 级的 8h 内开始 RRT，延迟 RRT 组在患者发展为 AKI 3 级后 12h 内开始 RRT。与晚期 RRT 组比较，早期 RRT 可使 90d 病死率下降 15.4%，同时还可以改善机械通气时间、住院时间等。同年发表在 *NEJM* 上的 AKIKI（Artificial Kidney Initiation in Kidney Injury）试验共纳入了 31 个中心的 620 名 AKI 重症患者，均为 AKI 3 级，早期 RRT 组在随机分组后立即开始 RRT，延迟 RRT 组至少满足如下 1 条标准后开始 RRT：①严重高钾血症；②严重代谢性酸中毒；③肺水肿；④BUN>112mg/dl 或随机分组后少尿 >72h。结果发现两组患者的 60d 病死率无显著差异，延迟 RRT 组中 49% 的患者无需 RRT。AKIKI 研究结果提示，相当一部分 AKI 重症患者根本无需 RRT，其肾脏功能即可自行恢复，且早期 RRT 不能改善 AKI 重症患者的预后。2018 年 *NEJM* 又发表了一项大型、多中心随机对照试验（IDEAL-ICU）结果，研究对象为极容易发生 AKI 的脓毒性休克人群，纳入标准为应用血管活性药物不足 48h 的脓毒性休克早期合并 AKI 的人群；早期 RRT 组在患者确定为 AKI 3 级后 12h 内启动 RRT，延迟 RRT 组在确定为 AKI 3 级后 48h 开始 RRT，结果发现两组患者 90d 全因病死率无显著差异；28d 内无 RRT 天数和液体平衡也无显著差异；早期 RRT 组中代谢性酸中毒和高钾血症的发生率显著低于延迟 RRT 组。延迟 RRT 组中 17% 的患者需要在 48h 内紧急行 RRT，超过 1/3 的患者肾功能自主好转而无需 RRT。

上述随机对照试验得出的结论不尽相同，甚至是相驳，使临床医生更加困惑：如何定义 RRT 时机的"早"与"晚"？早期 RRT 使患者受益还是受害？事实上，这些研究存在很大的异质性：①患者的 AKI 分期不同：STARRT-AKI 和 ELAIN 试验的研究对象为 AKI2 级患者，而 AKIKI 和 IDEAL-ICU 研究对象均为 AKI 3 级患者；②患者的来源不同：ELAIN 试验多为心血管疾病患者，往往合并有高血压、心力衰竭、液体超负荷等情况，更可能受益于 RRT；AKIKI 研究纳入的患者则多来源于内科系统，部分患者应用了具有肾脏毒性的氨基糖苷类药物，造成肾脏功能不可逆性损伤的可能性较大；而 IDEAL-ICU 试验的研究对象为脓毒性休克伴有 AKI 3 级的患者；③RRT 开始时的生理指标不同：AKIKI 研究中患者开始 RRT 时的 BUN、Scr、尿量和酸中毒程度均较 ELAIN 试验的患者重；④早期或晚期 RRT 的定义不同：AKIKI 研究中延迟 RRT 组开始 RRT 时间显著晚于 ELAIN 试验中的对应组，且开始 RRT 前 24h 尿量亦少于 ELAIN 试验对应组；⑤主要研究终点有所不同；⑥采取的治疗方案不同：AKIKI 研究没有提供 RRT 的平均治疗时间和治疗剂量，这些指标可能影响患者预后。

尽管上述研究最终没有给出一个统一的答案，但临床得到了一些重要启迪：前瞻性、随机对照研究可能导致一部分不需要 RRT 的患者被随机纳入到研究中，使 RRT 过程中与血管通路相关的并发症增加，且有可能延缓患者肾脏功能的恢复。RRT 时机的"早"与"晚"在不同人群中的含义有所不同，与原发疾病、AKI 严重程度以及肾外器官损伤程度等多个因素相关，很难准确定义。在临床实践过程中，既要认识到晚期 RRT 对患者带来的危害，又要避免过早 RRT 带来不必要的并发症和经济负担。早期 RRT 的优点与缺点见表 4-2-1。

（三）RRT 开始时机：个体化决策

2012 年 KDIGO 指南对 AKI 患者开始 RRT 的时机提出了 2 条建议：①存在危及生命的水、电解质和酸碱平衡紊乱时应紧急启动 RRT；②决定是否开始 RRT 应全面考虑患者的临床背景、是否存在能被 RRT 改善的病情，并结合实验室监测结果的变化趋势加以综合考虑，而非仅观察 BUN 和 Scr 水平。重症患者开始 RRT 的绝对适应证、相对适应证与禁忌证见表 4-2-2。

尽管顽固性高钾血症、利尿剂无效的液体超负荷等情况需要紧急行 RRT，但非紧急需要 RRT 者何时开始 RRT，在临床工作中存在着巨大的差异性。正因如此，2016 年急性透析质量倡议（Acute Dialysis Quality Initiative，ADQI）工作组在追求精准医学、个体化治疗的大背景下，提出了"需求（demand）-能力

表 4-2-1 早期 RRT 的优点与缺点

优点	缺点
使受损的肾脏减负或休息	留置透析导管相关并发症（出血、气胸、血流感染等）
避免和 / 或更早地控制尿毒症性并发症	抗凝相关并发症
避免和 / 或更早地控制电解质 / 代谢紊乱	医源性血流动力学紊乱，反而加重 AKI，影响肾脏修复
避免和 / 或更早地控制酸碱失衡	微量营养素丢失
避免和 / 或更早地控制液体蓄积或超负荷	清除了有用的药物（抗生素等）而影响其疗效
避免不必要的利尿剂暴露	肾脏功能可自行恢复，使无需 RRT 者接受了过度治疗
免疫调节和清除炎症介质	增加工作负担，浪费医疗资源

表 4-2-2 RRT 的绝对适应证、相对适应证与禁忌证

绝对适应证 （无 RRT 禁忌证）	顽固性高钾血症（K^+>6.5mmol/L），迅速升高或与心肌毒性有关
	顽固性代谢性酸中毒（pH<7.2），尽管 $PaCO_2$ 正常或降低
	液体超负荷引起肺水肿，对利尿剂治疗无反应
	尿毒症性症状或并发症（消化道出血、心包炎、脑病等）
	可经 RRT 清除的药物或毒物中毒
相对适应证 （无危及生命的 AKI 并发症）	肾脏储备功能有限，暂时能耐受 AKI 的不利后果
	过度的液体聚集导致肾外器官功能恶化，如急性呼吸衰竭等
	溶质负荷（肿瘤溶解综合征、横纹肌溶解、血管内溶血等）
	需要大量补液（营养支持、药疗或输血等）
	基础疾病（高龄、慢性心力衰竭、慢性肺病和慢性肝病）较为严重，使患者耐受液体负荷的能力下降
	可被 RRT 清除的药物或毒物同时蓄积
相对禁忌证	对预后无用
	接受姑息性治疗的患者

（capacity）"模型。患者对肾脏功能的"需求"主要取决于如下三个因素：①疾病的严重程度：炎症、血流动力学紊乱、大循环和微循环的改变以及代谢应激的程度；②溶质负荷和液体蓄积的程度；③基础慢性疾病：是否影响患者耐受容量或溶质负荷的能力。在"需求">"能力"持续存在的情况下，病情一定会进展到危及生命的阶段。基于此模型，ADQI 围绕 AKI 适应证和非 AKI 适应证的"RRT 开始时机"达成 6条共识：①当患者的代谢和液体管理需求超过肾脏功能时，需要考虑紧急行 RRT；②对肾脏功能的需求由非肾性并发症、疾病严重程度、溶质和液体负荷决定；③肾脏功能可由多种不同的方法来评估，肾功能变化和受损后肾功能可

维持时间可以用肾脏损伤标志物预测；④肾脏功能"需求"与"能力"的失衡是动态变化的，应当定期进行评估；⑤对于需要多器官功能支持的患者，RRT 开始与终止时机应当结合其他治疗措施综合考虑；⑥一旦决定启动 RRT，需要立即实施，通常时限在 3h 内。

理论上在某一个时间点，"早期"RRT 的收益开始大于风险，这个时间点具体在哪却没有明确的研究结论。从个体化治疗的角度来看，每个患者的时间点可能都不相同，差别可能会因为病因不同、个体差异等而变得很大。在临床实践中，患者对肾脏需求高，即使处于较轻的 AKI 阶段，也需要考虑 RRT。反之，即使处于 AKI 3 级，但患者对代谢和液体的需求较低或正在下降，可

能并不需要 RRT。开始 RRT 时需考虑的因素见表 4-2-3。

表 4-2-3　开始 RRT 时需考虑的因素

疾病的严重程度度和发展趋势	AKI 的严重程度和变化趋势
	电解质和酸碱失衡的严重程度
	液体平衡和液体超负荷的症状
	AKI/ 液体超负荷引起相关器官功能障碍
RRT 的必要性	无 RRT 情况下肾功能早期恢复的可能性
	AKI/ 液体超负荷影响合并症（慢性心力衰竭等）
	与 RRT 相关的急性器官功能障碍
RRT 的风险	血管通路
	血流动力学不稳定
	感染
	微量元素、水溶性维生素和药物的清除
	制动
其他因素	患者和家人的愿望
	总体治疗目标
	设备和护理人员的可靠性
	治疗费用

"需求－能力"模型的理念很好，但临床难以具体实施，个体间变异度可能较大。以下两种方法有望在临床中得到推广：①IRRIV 评分：2015年 Bellomo 和 Ronco 等回顾性分析了 590 例患者的临床资料，推出了 IRRIV（International Renal Research Institute Vicenza）评分，用于评价连续肾脏替代治疗（continuous renal replacement therapy，CRRT）的启动时机。评分包括 ICU 第一天最低平均动脉压、最高体温、最低 HCO_3^-、最少尿量、最高肾脏 SOFA 评分、是否有创通气以及 ICU 内 Scr 变化、是否存在液体超负荷。8 项评分满分 11 分，总分≥3.5 分建议启动 CRRT，对 CRRT 需求具有良好的预测价值。IRRIV 评分内容既顾及到"能力"，又顾及到"需求"，临床上简单易行，但其有效性有待于进一步验证；②呋塞米应激试验（furosemide stress test，FST）：静脉注射呋塞米 1~1.5mg/kg 后 2h 尿量超过 200ml 为有反应者，否

则为无反应者。FST 一定程度上反映了患者的肾小管功能。2018 年 Lumlertgul 等针对 AKI 患者的研究发现，FST 无反应者中 78.3%（47/60）接受了 RRT，而有反应者中仅 13.6%（6/44）接受了 RRT；FST 可以较好地区分患者是否需要紧急行 RRT。FST 对 AKI 患者的 RRT 需求具有良好的预测价值，具有简便、费用低廉、患者耐受性好的特点，有可能成为高危患者 RRT 启动时机的标准之一。

研究表明，随着 AKI 患者容量负荷的增加，在某一节点处，患者病死率将明显增加，而这一节点可以作为开始 RRT 的最佳时机。遗憾的是，目前尚无一个易行的临床指标能准确地判断这一节点。

AKI 的早期新型生物标记物，尿液胰岛素样生长因子结合蛋白 7（insulin-like growth factor binding protein 7，IGFBP7）与基质金属蛋白酶抑制因子（tissue inhibitor of metalloproteinase 2，TIMP-2）的乘积对 RRT 具有一定的预测价值。采用新型生物标记物结合相关临床参数构建 RRT 的预测模型有潜在的研究价值，有望指导临床确定开始 RRT 的最佳时机。

二、RRT 停止时机

（一）过早或过晚停止 RRT 的危害

不管是过早还是过晚停止 RRT 都可能对患者造成不必要的危害。过早停止 RRT 使患者被迫重新开始 RRT，可能增加病死率。AKI 重症患者在没有接受 RRT 的情况下，容量超负荷、持续的尿毒症综合征和电解质紊乱可能会加重 AKI。与之相反，RRT 持续时间的延长使患者接受了不必要的 RRT，将增加医源性并发症的风险，如反复的低血压、血流感染、出血、生物不相容反应以及药物剂量不充分等。

（二）RRT 停止时机缺乏统一的判定标准

针对 RRT 停止时机问题，目前仍缺乏统一的判定标准。与选择 RRT 开始时机类似，在终止 RRT 前，也需要综合考虑一些因素，包括临床因素（血流动力学是否稳定、是否存在液体超负荷、是否存在电解质紊乱）、肾脏参数（尿量、尿生化、肾小球滤过率）以及人力和物力因素（有无可靠的医务人员、透析导管有无失功、体外循环管路有

无堵塞）。在评价利弊之后，再决定是否需要停止RRT。

2016 年 ADQI 就 RRT 停止时机达成共识如下：①如果肾脏功能已经恢复到足以使"需求"与"能力"平衡达到预期水平或者达到总体治疗目标时，可以考虑撤离 RRT；②为持续了解肾脏功能恢复情况，建议在 RRT 期间监测尿量和 Scr；③对需要多器官功能支持治疗的患者，需结合其他治疗措施加以综合考虑后，再决定撤离 RRT 的时机。

临床实践中，根据"需求－能力"模型来评价撤离 RRT 的时机并不容易实施，最好的办法是找到一个可以预测 RRT 成功撤离的参数。这些参数包括尿量、尿肌酐排泄量和肌酐清除率等。

（三）RRT 停止时机的研究进展：预测 RRT 成功撤离的参数

1. 尿量 BEST kidney（Beginning and Ending Supportive Therapy for the kidney）研究是一项前瞻性、多中心队列研究，1 003 例 AKI 患者接受了 RRT，其中 529 例存活。至少 7d 不需要 RRT 的 313 例患者的病死率为 28.5%，显著低于需要重新 RRT 的 216 例患者的病死率（42.7%）。对 BEST kidney 研究进行事后分析发现，停止 RRT 时的尿量是成功预测 RRT 撤离的最重要因素，尽管利尿剂可能会影响这一预测效果。在使用和不使用利尿剂的情况下，尿量分别达到 2 330ml/d 与 436ml/d 时预测撤离 RRT 的准确性最高。

2. 肌酐排泄量 2016 年 Viallet 等进行了一项回顾性研究，调查尿肌酐排泄率和 CRRT 成功撤离的关系，发现 24h 尿肌酐 >5.2mmol 是预测 CRRT 成功撤离的最好参数。

3. 肌酐清除率 Frohlich 等的研究认为，2h 肌酐清除率达到 23ml/min 预测 RRT 成功撤离的阳性预测值可达 88.8%，而针对 6h 肌酐清除率和 24h 肌酐清除率预测 RRT 成功撤离的阈值均为 15~20ml/min。

4. 新型生物标记物 与 RRT 开始时机类似，AKI 新型生物标记物作为判断肾脏功能的敏感性和特异性指标受到广泛关注，其相对分子质量大，RRT 期间不易被清除，因而可以较为准确地反映 RRT 过程中的肾功能水平。新型生物标记物预测 AKI 患者成功脱离 RRT 的临床价值亟待研究。

RRT 开始与停止时机的确定不单依赖于肾脏损伤程度、生化指标或生物标记物等单一因素的变化，除肾脏疾病引起的肾功能损害外，还应考虑原发疾病或并发症等因素。脓毒症、急性呼吸窘迫综合征、多器官功能障碍综合征及内环境紊乱等因素都将制约 RRT 开始与停止时机的选择。当 AKI 患者存在危及生命的水、电解质和酸碱平衡紊乱时应紧急开始 RRT；当患者肾功能恢复至能满足自身需求时，停止 RRT。临床应从多维度综合分析，在充分考虑 RRT 的利与弊后及时把握 AKI 重症患者开始与停止的最佳时机，从而有可能降低其病死率，改善生存质量与预后。

（李文雄）

第二节 肾脏替代治疗模式

一、常用的 RRT 模式

（一）间断血液透析

间断血液透析（intermittent hemodialysis，IHD）是传统的 RRT 模式。在血泵的作用下，血液从双腔透析管动脉腔被引流至体外循环，流经透析器，透析液在半透膜透析液侧流动，方向与血流相反。IHD 通过弥散原理清除溶质，血液中的代谢产物和过多的电解质通过半透膜弥散到透析液中，而透析液中的物质（如 HCO_3^- 等）也可弥散到血液中。IHD 通过超滤和半透膜内外渗透压梯度清除体内潴留的水分，通过调整透析液配方来调节电解质和酸碱平衡；净化后的血液经双腔透析管静脉腔回流至体内，被清除的水和溶质在半透膜透析液侧以流出液（effluent）的形式排出（图 4-2-1）。

为了在短时间内达到清除小分子溶质（BUN、肌酐等）以及调节水、电解质和酸碱平衡的目的，IHD 需要设置较高的血流率（blood flow rate，Q_B）和透析液流率（dialysate flow rate，Q_D），一般将 Q_B 和 Q_D 分别设置为 200~350ml/min 和 300~800ml/min。采用低通量透析器时，IHD 对小分子水溶性溶质清除能力强，对中、大分子溶质的清除能力差。IHD 通常需要在 3~4h 内净超滤 3~4L 的水，易导致血流动力学波动。由于 IHD 时血浆尿素浓度下降快,而细胞内尿素浓度下降较慢,会使第三间隙的水分向脑细胞转移而出现脑水肿,即"失衡综合征"。

(二)连续静脉-静脉血液透析

连续静脉-静脉血液透析(continuous veno-venous hemodialysis,CVVHD)的溶质清除原理与IHD完全相同。CVVHD通常设置较低的血流率(Q_B:100~200ml/min)和透析液流率(Q_D:10~30ml/min),对小分子溶质的清除效率低于IHD,但CVVHD持续时间长,对小分子溶质的总体清除效果甚至会优于IHD(图4-2-2)。由于血浆尿素浓度下降缓慢以及较低的净超滤速率,CVVHD对血流动力学几乎没有影响,也不会引起失衡综合征。

(三)连续静脉-静脉血液滤过

连续静脉-静脉血液滤过(continuous veno-venous hemofiltration,CVVH)通过血泵将血液引入滤器,在血泵的作用下,血液从双腔透析管

动脉腔被引流至体外循环,流经滤器,在跨膜压(transmembrane pressure,TMP)的作用下,液体从压力高的一侧通过半透膜向压力低的一侧移动,液体内的溶质随之被拖拽经半透膜得以清除(图4-2-3)。

血液滤过(hemofiltration,HF)模拟正常肾小球的滤过功能,通过对流原理清除水与溶质。液体以对流的方式通过半透膜被称为"超滤(ultrafiltration)"。水和溶质跨膜移动的驱动力为TMP,TMP取决于滤器半透膜血液侧(blood compartment)静水压(P_B)、透析液/超滤液侧(dialysate/ultrafiltrate compartment)静水压(P_D)和血液胶体渗透压(blood oncotic pressure,π_B)。跨膜压可以采用如下公式表达:

$$TMP=\left[\,(P_{Bi}+P_{Bo})/2\,\right]-\left[\,(P_{Di}+P_{Do})/2\,\right]-\left[\,(\pi_{Bi}+\pi_{Bo})/2\,\right]$$

其中,P_{Bi}:滤器入口处血液侧的压力;P_{Bo}:滤器出口处血液侧的压力;P_{Di}:滤器入口处透析

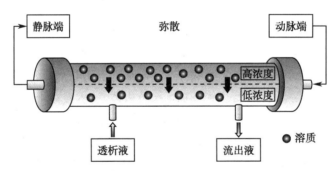

图 4-2-1　血液透析原理

当血液流经透析器时,溶质通过弥散原理进行跨膜转运,被清除的水和溶质在半透膜透析液侧以流出液的形式排出

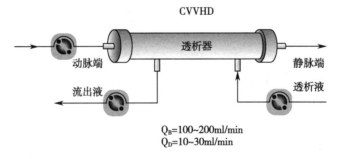

图 4-2-2　连续静脉-静脉血液透析

在血泵的作用下,血液从双腔透析管动脉腔被引流至体外循环,流经透析器,透析液在半透膜透析液侧流动,方向与血流相反,通过弥散原理清除溶质,净化后的血液经双腔透析管静脉腔回流至体内,被清除的水和溶质在半透膜透析液侧以流出液的形式排出。

Q_B:血流率;Q_D:透析液流率

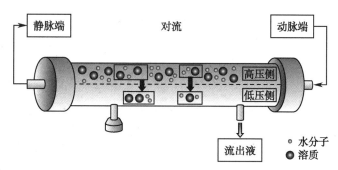

图 4-2-3　血液滤过原理

当血液流经滤器时,液体通过对流原理从高压侧向低压侧进行跨膜转运,溶质随液体被带出,被滤过的水和溶质在半透膜超滤液侧以流出液的形式排出

液 / 超滤液侧的压力;P_{Do}:滤器出口处透析液 / 超滤液侧的压力;π_{Bi}:滤器入口处血浆胶体渗透压,π_{Bo}:滤器出口处血浆胶体渗透压。

单位时间内通过超滤清除的、血浆中的溶剂量被称为超滤率(ultrafiltration flow rate,Q_{UF})。CVVH 需要在滤器前(pre-filter)或 / 和滤器后(post-filter)补充置换液,以替代肾小管的回吸收功能;净化后的血液经双腔透析管静脉腔回流至体内,被滤过的水和溶质(超滤液)在半透膜超滤液侧以流出液的形式排出。CVVH 可以通过调整置换液配方来调节电解质和酸碱平衡;通过调整 Q_{UF} 与置换液流率(replacement flow rate,Q_R)的差值,即净超滤率(net ultrafiltration flow rate,Q_{UF}^{NET}),以调控液体平衡(图 4-2-4)。

由于使用高通量(high-flux)滤器,分子量 <30 000~50 000Da 的溶质可被滤过。CVVH 对某些中、大分子溶质的清除能力要优于 IHD。对流对不同分子量溶质的清除能力见表 4-2-4。

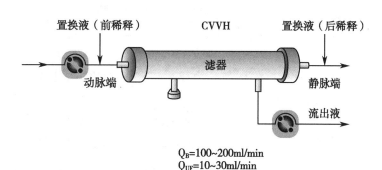

Q_B=100~200ml/min
Q_{UF}=10~30ml/min

图 4-2-4　连续静脉 – 静脉血液滤过

在血泵的作用下,血液从双腔透析管动脉腔被引流至体外循环,流经滤器,通过对流原理清除水和溶质,超滤液以流出液的形式被排出;为了替代肾小管的重吸收功能,需要经滤器前(前稀释)或 / 和滤器后(后稀释)管路补充置换液,净化后的血液经双腔透析管静脉腔回流至体内。Q_B:血流率;Q_{UF}:超滤率

表 4-2-4　对流对不同分子量溶质的清除能力

小分子溶质(0~500Da)（清除能力强）	中分子溶质(500~5 000Da)（清除能力中等）	大分子溶质(5 000~50 000Da)（清除能力差）
尿素	维生素 B_{12}	前白蛋白
肌酐	肌红蛋白	TNF
胍类	α- 微球蛋白	IL-1,IL-2,IL-6,IL-8,IL-10
氨基酸	β- 微球蛋白	
糖	肌红蛋白	

滤过分数(filtration fraction, FF)是Q_{UF}与流经滤器的血浆流率(plasma flow rate, Q_P)之比,计算公式如下:

$$FF=Q_{UF}/Q_P$$
$$Q_P=Q_B\times(1-HCT)$$

其中,HCT:血细胞比容。

当FF升高至一定程度时,流经滤器的血液为浓缩状态,滤器容易发生凝血,HF过程中一般要求FF不要超过25%~30%,否则会缩短滤器寿命。CVVH时,在Q_B不变的情况下通过提高Q_{UF}来增加溶质清除率,会增加FF和加重血液浓缩,降低滤膜的通透性和滤器寿命。选择前稀释方式(在滤器前补充置换液)可以避免血液浓缩,但进入滤器的血浆溶质浓度会降低,超滤液中的溶质浓度也相应降低。在Q_{UF}不变的情况下,如果经前稀方式补充置换液,溶质清除效率将低于后稀释方式(在滤器后补充置换液)。CVVH通常将Q_B和Q_{UF}分别设置为100~200ml/min和10~30ml/min。

(四)缓慢连续超滤

缓慢连续超滤(slow continuous ultrafiltration, SCUF)的工作原理与CVVH相同,但仅通过超滤清除水和溶质,不需要补充置换液(图4-2-5)。SCUF适宜于水负荷过多的重症患者,如慢性充血性心力衰竭等。SCUF通常将Q_B和Q_{UF}^{NET}分别设置为100ml/min和2~8ml/min。

(五)连续静脉-静脉血液透析滤过

连续静脉-静脉血液透析滤过(continuous veno-venous hemodiafiltration, CVVHDF)是在CVVH基础上同时实施血液滤过(hemofiltration, HF)和血液透析(hemodialysis, HD),通过半透膜两侧的压力差和浓度梯度达到清除水和溶质的目的(图4-2-6)。

血液流经滤器时,部分血浆成分通过对流进入半透膜透析液/超滤液侧(超滤液),并随透析液排出,经滤器透析液/超滤液侧排出的液体统称为"流出液"。CVVH流出液仅含超滤液;CVVHDF流出液包括超滤液和透析液,净超滤率(Q_{UF}^{NET})依然为Q_{UF}与Q_R之差。

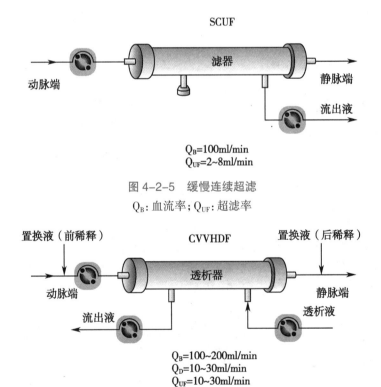

SCUF

滤器

动脉端　　　　　　　　　　　静脉端

流出液

Q_B=100ml/min
Q_{UF}=2~8ml/min

图4-2-5　缓慢连续超滤
Q_B:血流率;Q_{UF}:超滤率

置换液(前稀释)　　　CVVHDF　　　置换液(后稀释)

透析器

动脉端　　　　　　　　　　　静脉端

流出液　　　　　　　　　　　透析液

Q_B=100~200ml/min
Q_D=10~30ml/min
Q_{UF}=10~30ml/min

图4-2-6　连续静脉-静脉血液透析滤过
在血泵的作用下,血液从双腔透析管动脉腔被引流至体外循环,流经滤器,通过对流原理清除水和溶质;与此同时,透析液在半透膜透析液侧流动,方向与血流相反,通过弥散原理清除溶质;超滤液和透析液以流出液的形式被排出;为了替代肾小管的重吸收功能,需要经滤器前(前稀释)或/和滤器后(后稀释)管路补充置换液,净化后的血液经双腔透析管静脉腔回流至体内。Q_B:血流率;Q_D:透析液流率;Q_{UF}:超滤率

$$Q_{EFF}=Q_{UF}+Q_D=Q_{UF}^{NET}+Q_R+Q_D$$
$$Q_{UF}^{NET}=Q_{UF}-Q_R$$

其中，Q_{EFF}：流出液流率（effluent flow rate, Q_{EFF}），单位为 ml/（kg·h）或 ml/min。

CVVHDF 同时具备 HF 和 HD 的优点。既能有效地清除小分子溶质，又能一定程度地清除中、大分子溶质，维持内环境稳定。CVVHDF 同时通过弥散和对流原理清除溶质，通常将 Q_B 设置为 100~250ml/min，将 Q_{UF} 和 Q_D 分别设置为 10~30ml/min 和 10~30ml/min。CVVHDF 通常设置较低的 Q_{UF}，FF 通常要低于 CVVH，因而滤器寿命可能更长。

（六）腹膜透析

腹膜是具有透析功能的半透膜，有良好的渗透和扩散作用，还有吸收和分泌功能。根据此原理，将透析液注入腹腔，血浆中浓度高于透析液的小分子溶质可通过弥散进入透析液，而透析液中浓度高的溶质可从透析液进入血浆和组织液；如果透析液的渗透压高于血浆，血浆中过多的水分便渗透到透析液中，一段时间后排空腹腔内透析液就可以达到纠正水、电解质和酸碱平衡的目的。腹膜透析（peritoneal dialysis，PD）主要通过弥散原理清除溶质。在 20 世纪 80 年代，临床常规应用 PD 治疗 AKI。由于需要通过手术留置腹膜透析管等原因，PD 现已较少应用于 AKI 重症患者。体外 RRT 技术逐渐成为 AKI 的标准治疗。

二、RRT 模式的分类与技术特点

RRT 模式包括间断肾脏替代治疗（intermittent renal replacement therapy，IRRT）、杂合式肾脏替代治疗（hybrid renal replacement therapy，HRRT）、连续肾脏替代治疗（continuous renal replacement therapy，CRRT）和 PD。CRRT 的运行时间为 24h/d，采用弥散和/或对流原理清除溶质。CRRT 包括 CVVHD、CVVH、CVVHDF 和 SCUF，是 ICU 中最常用的 RRT 模式。与 CRRT 的床旁、持续、缓慢的治疗特点相对应，IRRT 主要是指 IHD，采用弥散原理清除溶质，每次运行时间为 4~6h，通常为每周 3 次，也可每日 1 次。

杂合式肾脏替代治疗（hybrid renal replacement therapy，HRRT）是近年来发展起来的、一种介于"连续"与"间断"之间的 RRT 模式。HRRT 具有"延长、缓慢、低效、低流量"的技术特点，采用弥散和/或对流原理清除溶质，例如，持续低效（每日）透析［sustained low efficiency（daily）dialysis，SLEDD or SLED］、持续低效每日透析滤过（sustained low-efficiency daily diafiltration，SLEDD–f）、延长每日透析（extended daily dialysis，EDD）、延长间断肾脏替代治疗（prolonged intermittent renal replacement therapy，PIRRT）。HRRT 每次运行时间为 6~16h，隔日 1 次或每日 1 次。不同 RRT 模式的特征见表 4-2-5。

表 4-2-5 不同 RRT 模式的特征

参数	模式			
	IRRT	HRRT（SLED/EDD/PIRRT）	CRRT	PD
持续时间 /h	4~6	6~16	24	24
频率	每日 / 隔日	每日 / 隔日	全天	全天
溶质转运	弥散	弥散或 / 和对流	弥散或 / 和对流	弥散
血流率 /（ml/min）	200~350	100~300	100~250	不适用
流出液流率 /（ml/min）	300~800	200~300	0~50	不适用
尿素清除率 /（ml/min）	150~180	90~140	20~45	15~35
血管通路	中心静脉透析管	中心静脉透析管	中心静脉透析管	腹膜透析管
需要抗凝	通常但不绝对必要	通常但不绝对必要	是	否
渗透压波动	++	+	少	无
液体状态波动	++	+	少	无

续表

参数	模式			
	IRRT	HRRT（SLED/EDD/PIRRT）	CRRT	PD
对 TBI 患者 ICP 的效应	增加	潜在增加	通常无改变	无
对经肾清除药物血药浓度的影响	显著波动	有些波动	较小波动	较小波动
感染风险	导管感染/菌血症	导管感染/菌血症	导管感染/菌血症	导管感染/菌血症
热卡供给	否	否	否	是
营养素丢失	是	是	是	是

注：TBI，脑外伤；ICP，颅内压

三、不同 RRT 模式的临床疗效比较

（一）IRRT 与 CRRT 的临床疗效比较

Vinsonneau 等进行了一项前瞻性、多中心随机对照研究，共纳入了 360 例 AKI 重症患者，随机将患者分为 IHD 组和 CRRT 组；为保持 IHD 过程中血流动力学处于稳定状态，应用高钠（150mmol/L）和低温（35℃）透析液，透析频率为每隔 48h 一次，每次透析时间为 5.2h。结果显示，两组患者治疗后平均 BUN 水平无显著差异，28d、60d 和 90d 生存率也无显著差异；IHD 与 CRRT 在维持患者血流动力学稳定、控制机体代谢水平方面具有相似的临床疗效。尽管有部分研究认为，接受 CRRT 者的 RRT 依赖率要低于 IHD 患者，但许多针对 AKI 的临床研究和荟萃分析结果显示，CRRT 和 IHD 的临床疗效和并发症均无显著差异。针对急性肝衰竭和高氨血症患者，一项观察性队列研究显示，与 IHD 比较，CRRT 改善了患者的生存率。

（二）IRRT 与 HRRT 的临床疗效比较

很少有研究对 IHD 与 HRRT 的临床疗效进行比较，截至目前，哪种模式更好没有清晰的适应证。最近的一项荟萃分析纳入了 CRRT、IHD 和 SLED 模式的相关研究，结果发现，没有任何一种 RRT 模式在生存率上优于其他模式。

（三）HRRT 与 CRRT 的临床疗效比较

Baldwin 等针对 ICU 中重症急性肾衰竭患者进行了一项小规模的随机对照试验，共有 16 例患者入选，随机将患者分为 SLEDD-f 组和 CVVH 组。SLEDD-f 组开始 2h 内的平均动脉压（mean arterial pressure，MAP）低于 CVVH 组，但无统计学意义（$p>0.05$）；两组患者的中心静脉压、心率和升压药使用剂量也无显著差异。作者认为，上述两种 RRT 模式均可达到满意的治疗效果。Kitchlu 等针对 ICU 中 AKI 患者进行了一项多中心、前瞻性队列研究，158 例接受了 CRRT，74 例接受了 SLED；CRRT 组和 SLED 组的 30d 病死率分别为 61% 和 54%（$p>0.05$），开始 RRT 后两组患者的临床表现恶化率（开始 RRT 后 SOFA 评分增加或 48h 内死亡）也无显著差异。最近的一项荟萃分析共纳入了 18 项研究中的 1 564 例患者，CRRT 组与 SLED 组的肾功能恢复率和肾功能恢复时间均无显著差异。另外一项荟萃分析结果显示，HRRT 与 CRRT 在血流动力学耐受性、溶质清除或预后上均无显著差异。

（四）HF 与 HD 的临床疗效比较

在流出液流率相同时，HF 和 HD 对小分子溶质清除的效果相同，但 HF 可以清除更广谱的溶质，包括难以被 HD 清除的炎症因子，这似乎对脓毒症患者更有吸引力。对流对某些中、大分子溶质的清除能力要优于弥散。与 HD 比较，HF 对脓毒症等相关患者预后的影响仍不清楚。一项多中心、随机对照先导研究比较了 CVVH 和 CVVHD 对 AKI 重症患者的疗效，两组患者一周内疾病严重程度的改善和 60d 病死率无显著差异。最近的一项荟萃分析结果显示，HF 与 HD 在患者生存率或肾功能恢复上无显著差异，但 HF 清除中大分子溶质（β2- 微球蛋白等）的能力要优于 HD；而

HD 或血液透析滤过（hemodiafiltration，HDF）的滤器寿命更长。

（五）SLEDD-f 与 SLED 的临床疗效比较

SLED 通常设置血流率为 100~300ml/min，透析液流率为 100~300ml/min，透析时间一般为 8~12h，可使尿素清除率达到 70~80ml/min，能够较好地控制氮质血症。2004 年 Marshall 等首次报道了 SLEDD-f 模式，设置血流率为 250~350ml/min，透析液流率为 200ml/min，置换液流率为 200ml/min，每天运行时间至少持续 8h 或隔日治疗，全部操作由 1 名 ICU 护士完成。Holt 等对 21 例脓毒症并发多器官衰竭（multiple organ failure，MOF）患者进行了回顾性分析，这些患者均使用了升压药物，且因少尿型急性肾衰竭而接受 RRT。其中，8 例患者接受了 SLEDD-f，13 例患者接受了 SLED，每天治疗8~16h，结果发现，SLEDD-f 组和 SLEDD 组的 30d 存活率分别为 100% 和 38%；SLEDD-f 组中多数患者很快停用了升压药物，所有患者的肾功能得以恢复。与 SLED 比较，SLEDD-f 可改善生存率和肾功能恢复率。由于这是一项回顾性研究，且病例数较小，SLEDD-f 的疗效是否优于 SLED 尚需进一步评价。

（六）PD 与体外 RRT 模式的临床疗效比较

2002 年的一项小规模、单中心随机对照试验比较了 PD 与 CVVH 治疗脓毒症相关 AKI 的疗效，结果发现 PD 组患者的病死率更高。此后，PD 在 AKI 中的应用逐步下降，但许多低收入国家仍在继续使用 PD。来自巴西的一系列研究显示，高剂量 PD 能够成功治疗 AKI 患者，甚至是伴有多器官功能障碍的高分解代谢患者。一项随机对照试验比较了高剂量 PD 和每日 IHD 治疗 AKI 的效果，结果发现两组患者的病死率、感染和机械性并发症的发生率类似，但 PD 组患者肾功能恢复更迅速。一项针对 AKI 患者的荟萃分析结果显示，PD 治疗组与体外 RRT（IHD 或 CVVHDF）组患者的预后无显著差异。在一些低收入地区的研究结果显示，PD 与体外 RRT 的临床效果类似，甚至 RRT 持续时间更短。

四、RRT 模式的选择：因"病"而异

IHD 对水溶性小分子溶质清除能力强，如BUN、肌酐和尿酸等；对中、大分子溶质清除效果差，如肌红蛋白、炎症因子等。当临床需要纠正危及生命的电解质和酸碱紊乱时，如保守治疗无效的高钾血症等，应首选 IHD，以快速、高效降低血钾。但 IHD 需要在短时间内清除体内过多的水负荷和小分子溶质，易导致血流动力学紊乱。约20%~30% 的患者在 IHD 期间会发生低血压，导致肾脏血流量下降，可能使 AKI 进一步恶化。为了改善 IHD 对血流动力学的耐受性，可以选择的干预措施包括等容量开始 RRT，降低透析液的温度，尽可能使用碳酸氢盐缓冲液，初始阶段实施保守性净超滤等策略。

与 IHD 相比，CRRT 具有血流动力学稳定、中大分子溶质清除能力强等优势，能够连续、缓慢地清除水负荷和溶质，电解质和 pH 值的波动较小，血浆晶体渗透压变化缓慢，更符合生理状态，从而能防止失衡综合征的发生。对于急性颅脑损伤和急性肝衰竭患者，IHD 更可能导致医源性颅内压增高。CRRT 还可以精确地调控液体平衡，为重症患者的营养和液体治疗提供充分的治疗空间。对于血流动力学不稳定和大量液体蓄积的患者，CRRT 具有更好的血流动力学耐受性和容量控制能力。研究显示，在 RRT 结束时，CRRT 患者的 MAP 要高于 IRRT 患者，而需要使用升压药物的比例则低于 IRRT 患者。因此对于重症患者而言，尤其是血流动力学不稳定、急性颅脑损伤、严重水钠潴留、高血容量所致心力衰竭、脓毒症或多器官功能障碍综合征（multiple organ dysfunction syndrome，MODS）时，CRRT 的耐受性更好，更具优势。

患者的血流动力学状态是选择 RRT 模式的最重要考量因素之一。IHD 时血浆中小分子溶质（尿素等）浓度下降快，易在体内屏障间形成较大的浓度梯度（血浆尿素浓度 < 细胞外液尿素浓度 < 细胞内液尿素浓度），导致水向组织间隙和细胞内转移，加重组织器官（心、肺、脑等）水肿，引起心肺衰竭、颅内压增高和有效循环量不足而出现低血压。CRRT 在单位时间内溶质清除缓慢，能够始终保持体内腔隙间较小的溶质浓度梯度；受自身水、电解质平衡调节机制的影响，使血管维持稳定的再充盈率（组织间隙水回吸收至静脉系统的速率）而始终处于充盈状态。尽管 CRRT 处于连续净超滤状态，但有效血容量处于稳定状态，而组织间隙的水分在缓慢持续减少，缓解了器官水肿和功能障

碍。上述两个因素的综合作用是 CRRT 在净超滤过程中维持血流动力学稳定的根本机制。

与 CRRT 比较，SLED 在血流动力学耐受性、溶质清除或预后上无显著差异。与 IHD 相比，SLED 具有相对缓慢与连续的优点，由于血流率和透析液流率较低，溶质清除率也相应降低，使血液中溶质浓度缓慢下降，降低了失衡综合征和内环境紊乱的风险。由于透析时间延长，单位时间内的净超滤量较小，与血管再充盈率较为接近，因而低血压的发生率较低。研究显示，仅 0%~7% 的患者由于顽固性低血压而终止 SLED。此外，SLED 也便于患者实施营养支持和液体治疗。与 CRRT 比较，SLED 降低了护理工作量和患者的治疗费用，增加了患者的活动度，更可能在没有下机的情况下完成 RRT 处方计划。由于 SLED 治疗时间较 CRRT 短，抗凝剂的用量会相应减少，出血性并发症的发生率可能低于 CRRT。SLED 在 ICU 中的使用呈增加趋势，有望成为治疗 AKI 的一种常规 RRT 模式。IHD、CRRT 和 SLED 的优缺点与禁忌证见表 4-2-6。

2016 年内 ADQI 就 RRT 模式的选择达成共识如下：①RRT 模式的选择取决于技术能力和可靠性、RRT 的风险和患者当前的需求；②当液体平衡和代谢波动难以耐受时，推荐使用 CRRT；当液体平衡和代谢波动可以耐受，将康复或运动作为优先考虑时，选择 IRRT 和 HRRT；③技术可靠性取决于地方规定和资源，包括人员、培训 / 经历和实验室支持、财政约束，在平衡上述情况后，选择可靠的技术；④当"需求 – 能力"失衡或治疗首要目的已经发生改变，且备选模式更具优势时，考虑转换 RRT 模式。转换模式可能是因为血流动力学状况恶化，而从 IHD 转换为 CRRT；也可能是在血流动力学逐渐稳定的前提下，出于方便活动、促进康复、降低抗凝需求、减少费用的原因，从 CRRT 转换为 HRRT 或 IHD。

AKI 重症患者应采用何种 RRT 模式，目前没有统一的标准。IRRT 与 CRRT 对 AKI 重症患者预后的影响没有明显差异，但有可能对特定人群肾脏预后的影响有所不同。RRT 模式的选择应"因病而异"，需要根据患者的临床特征（并存疾病、血流动力学特点、多器官衰竭等）结合 RRT 模式的优缺点进行综合考量，包括液体调控能力、

表 4-2-6　IHD、CRRT 和 SLED 的优缺点与禁忌证

	优势	劣势	禁忌证
IHD	持续时间短	技术要求高	脑外伤
	无 / 短 / 少抗凝	（需要水处理系统）	
	（出血风险降低）	溶质的反跳现象	
	高效清除小分子水溶性溶质	血流动力学不稳定	
	（如危及生命的高钾血症）	高透析依赖的潜在风险	
	较低的卧床时间		
	使用灵活：可延长透析时间		
	（增加透析效能）		
	节省费用		
CRRT	血流动力学稳定	下机时间影响运行效率	需要活动时
	（潜在的高肾功能恢复率）	需要持续抗凝	
	ICU 人员可以自动控制治疗	（高出血或滤器堵塞风险）	
	更佳的溶质清除和容量控制	需要卧床	
	（每次持续 24h 情况下）	治疗费用高	
	有利于管理肠外营养	比 IHD 低效（高钾血症时）	
		低温风险	
SLED	易行	技术要求高	无
	便于管理	（需要水处理系统）	
	（夜间运行 6~16h）	低磷血症	
	患者活动度较强	低温风险	
	血流动力学稳定	低效能	
	相对低的抗凝需求		
	节省费用		

溶质清除与渗透压控制能力、滤器寿命,抗凝的易行性、治疗费用、肾功能恢复率以及运动与康复重建等;有无可提供的 RRT 专业人员和地区资源也是选择 RRT 模式的重要考量因素。对于血流动力学稳定、需要快速清除小分子溶质的患者,IRRT 更有优势,治疗费用也低于 CRRT。对于血流动力学不稳定和颅内压增高的 AKI 患者,控制液体平衡和晶体渗透压将是 RRT 的主要治疗目标,此时 CRRT 是较为合理的选择。由于 SLED 等 HRRT 模式同时具备 IRRT 和 CRRT 的优点,其在 ICU 中的使用具有很好的应用前景。在低资源地区,PD 是一个可以选择的、治疗 AKI 的 RRT 模式。

（李文雄）

第三节　肾脏替代治疗剂量

一、IHD 剂量

（一）HD:溶质清除原理

HD 通过弥散原理清除溶质。影响弥散运动的因素包括 Q_B、Q_D、膜面积、膜通透性、溶质分子量和膜两侧的溶质浓度梯度(dc)。dc 是溶质弥散的驱动力,通过半透膜的单向溶质弥散量(solute diffusive flux, Jd)与溶质的弥散系数(diffusion coefficient, D)成正比,与弥散距离(dx)成反比,计算公式如下:

$$Jd=-D(dc/dx)$$

弥散系数(D)可以采用 Stokes-Einstein 公式估算:

$$D=K_BT/(6\pi\mu R)$$

其中,K_B:Boltzmann 常数;T:绝对温度;μ:介质黏度;R:分子的有效半径。假定大多数分子为球形,它们的有效半径与分子量的立方根成正比,因此溶质的分子量越小,D 就越大。

透析器对某种溶质的清除率与溶质转运系数(单位膜面积的溶质通量,K_0)和膜面积(A)有关,通常用透析器溶质转运面积系数(mass transfer area coefficient, K_0A)表示透析器通过弥散对溶质清除率的大小,测量单位为 ml/min。

$$K_0=D/dx$$

K_0A 是 K_0 与 A 的乘积,反映特定透析器清除特定溶质的能力。K_0A 越大,溶质清除率越高。K_0A 会随膜通透性的下降或膜交换表面积的丢失而降低。

（二）IHD 剂量: Kt/V_{urea}

溶质清除与透析质量相关。AKI 导致多种溶质,如尿素、肌酐、呱类等在体内聚集,由于每种分子的动力学和分布容积是不同的,即使在相同 IHD 条件下,不同溶质的清除率也有所不同,单一溶质的清除率仅是对 IHD 疗效的粗略估计。因此,临床期望找到一个理想的标志物能代表所有经 IHD 清除的溶质,但目前没有合适的目标溶质作为衡量指标。

尿素是不完美的溶质清除标志物:①小分子溶质(尿素,肌酐等)可能不是 IHD 的主要清除目标;②尿素的产生在不同患者之间是不恒定的;③同一患者尿素的产生也会随时间发生波动;④尿素的分布容积在重症患者中变化较大。

目前仍将尿素作为 AKI 患者经 IHD 清除的溶质标志物,理由如下:①尿素易在 AKI 患者中聚集,且易监测;②尿素是蛋白代谢的最终产物,具有中度毒性,尿素聚集反映了透析的需要;③尿素的清除反映了疗效;④尿素是小分子、水溶性物质,分布容积接近于人体水总量;⑤尿素不与蛋白结合,能够自由通过组织和细胞膜。尽管人体作为一个多室模型而存在,但尿素在体内蓄积时各容室之间的浓度基本相等,因此可以近似地将全身作为一个室,这就是尿素单室动力学模型(single pool model)。

基于此模型,IHD 的治疗剂量通常以尿素清除指数(Kt/V_{urea})表示,其中,K:尿素清除率(L/min),t:透析时间(min),V_{urea}:尿素分布容积(L)。

K 代表透析器的溶质清除率,它是 K_0A 与血流率(Q_B)和透析液流率(Q_D)的函数。K 代表 RRT 的效率,也就是在特定时间内清除血液中特定溶质(通常指尿素)的血液量。RRT 的强度可以用"Kt(清除率 × 时间)"来表达。如果以尿素作为目标清除溶质,Kt 是指一次 IHD 中尿素被清除的血液量,将此值除以尿素的分布容积(V_{urea}),就相当于 1 次 IHD 时机体总体水中尿素被清除的强度,故 Kt/V_{urea} 可被当作是 IHD 的治疗剂量。

Kt/V_{urea} 与 K 值有关,还与透析时间(t)成正比,与尿素分布容积(V_{urea})成反比。如果要改变Kt/V_{urea}值,关键是增加 K 值和 t 值,而 K 值与透析器的性能、面积以及 IHD 期间设置的 Q_B 和 Q_D 有关。一般认为 V_{urea} 占干体重的58%~60%,而 AKI 患者通常存在容量超负荷,V_{urea} 可达体重的65%。V_{urea} 越大,患者体内尿素总量越大,需要清除的量也越大。目前还没有准确的计算公式来确定 V_{urea},只能根据临床状况估计。

Kt/V_{urea} 通常采用 Daugirdas 计算公式:

$$Kt/V_{urea}=-\ln(Cpre/Cpost-0.008\times t)+$$
$$(4-3.5\times Cpre/Cpost)\times\Delta BW/BW$$

其中,ln:自然对数;Cpre:透析前 BUN;Cpost:透析后 BUN;ΔBW:IHD 治疗前后体重变化(kg);BW:IHD 治疗后体重(kg);t:IHD 治疗时间(h)。

根据上述公式,测量 IHD 期间透析前后的 BUN 水平,结合已知的 ΔBW、BW 和 t,即可计算并得到 Kt/V_{urea} 值。

(三)Kt/V_{urea} 在 AKI 患者中的应用及其局限性

Schiffl 等将 ICU 中 146 名 AKI 重症患者随机分为每日透析组或隔日透析组,每日透析者每周 Kt/V_{urea} 值约为隔日透析者的 2 倍。结果发现,每日透析组的病死率显著低于隔日透析组,每日透析者的肾功能恢复要早于隔日透析者。2008 年的 ATN(VA/NIH Acute Renal Failure Trial Network)试验则得出了不同的研究结果。该研究纳入了 1 124 例合并有一个以上肾外器官衰竭或脓毒症的 AKI 重症患者,随机将其分为强化治疗组和非强化治疗组,强化治疗组患者接受了平均 5.4 次/周的 IHD 或 SLED,每次 Kt/V_{urea} 为 1.2~1.4,或者 CVVHDF 剂量为 36.2ml/(kg·h);非强化治疗组患者接受了 3 次/周的 IHD 或 SLED,每次 Kt/V_{urea} 为 1.2~1.4,或者 CVVHDF 剂量为 21.5ml/(kg·h)。两组患者依据血流动力学状况在上述 3 种 RRT 模式间进行转换。强化治疗组与非强化治疗组的每周实际 Kt/V_{urea} 分别为 6.5 和 3.9。结果显示,两组患者的 60d 全因病死率、肾功能恢复率以及脏器功能衰竭的缓解率无显著差异,强化治疗组中低血压、低磷血症和低钾血症的发生率更高。

对于慢性肾病患者,IHD 治疗剂量与病死率

显著相关。有研究发现,Kt/V_{urea} 每增加 0.1,病死率下降 7%,但当 $Kt/V_{urea}>1.3$ 时,病死率不再进一步下降。另一项大型随机对照试验(HEMO 研究)亦观察到,当慢性肾病患者 Kt/V_{urea} 达到 1.43 时与 Kt/V_{urea} 达到 1.16 相比,病死率没有进一步下降。基于以上研究,KDIGO 指南推荐,采用 IHD 治疗时,每周行 3 次 IHD,每次 Kt/V_{urea} 达到 1.3,或者每周 Kt/V_{urea} 达到 3.9。

Kt/V_{urea} 是评价血液透析充分性的重要指标。对于慢性肾病患者,BUN 的生成相对稳定,而 AKI 患者中 BUN 的生成还受到一些肾外因素,如营养状态、合并肝脏疾病、脓毒症、肌肉损伤和药物等多种因素的影响,即 BUN 的产生是不恒定的。因此,选择某一 BUN 值作为治疗目标来确定 IHD 剂量(Kt/V_{urea})是不科学的。此外,AKI 患者往往存在容量超负荷、全身水肿等情况,此时 V_{urea} 难以估算。尽管临床将 Kt/V_{urea} 作为评价 IHD 剂量的主要指标,但 Kt/V_{urea} 作为 AKI 患者 IHD 剂量的评价指标存在一定的局限性。

二、CRRT 剂量

(一)HF:溶质清除原理

膜超滤系数(membrane ultrafiltration coefficient,K_{UF})反映了每单位压力和面积的滤器膜对水的通透性,它取决于 HF 滤膜面积的大小和膜孔的数量,可表达如下:

$$K_{UF}=(Q_{UF}/TMP)\times(1/A)$$

K_{UF} 单位是 ml/(h·mmHg·m²)。其中,A:膜表面积(m²)。

滤器超滤系数(filter ultrafiltration coefficient,DK_{UF})为 K_{UF} 与 A 的乘积,反映了滤器膜对水的通透性,即 1mmHg 的跨膜压下每小时通过膜超滤的液体量(ml)。

$$DK_{UF}=K_{UF}\times A$$

DK_{UF} 单位是 ml/(h·mmHg)。滤器膜生产商均应测量 DK_{UF}(Q_{UF} 与 TMP 之比),并将其作为反映膜通量(flux)大小的评价指标。

$$Q_{UF}=DK_{UF}\times TMP$$

超滤率(Q_{UF})的大小与膜面积(A)、膜超滤系数(K_{UF})、跨膜压(TMP)相关。一般将滤膜分为低通量(low-flux)膜[$K_{UF}<10ml/(h·mmHg·m²)$]、中通量(middle-flux)膜[$K_{UF}=10~25ml/(h·mmHg·m²)$]

和高通量（high-flux）膜[$K_{UF}>25ml/(h \cdot mmHg \cdot m^2)$]。如果要达到同样的$Q_{UF}$，使用低通量膜滤器时需要设置较高的TMP。一般情况下，TMP与Q_{UF}成正比，TMP越高，Q_{UF}越大。随着FF的增加，流经滤器的血液将会更浓缩，导致血浆中的大分子物质在膜的血浆侧附着，形成阻力层，影响膜通透性，降低K_{UF}，这被称为"浓度极化（concentration polarization）"现象。

筛选系数（sieving coefficient, SC）用于表示某种物质通过半透膜的能力，计算公式如下：

$$SC=C_{UF}/C_P$$

其中，C_{UF}：超滤液溶质浓度；C_P：血浆溶质浓度。

SC取决于滤膜的性质、滤器的形状和溶质的大小。当SC=1时，表明该溶质可以自由通过半透膜。溶质分子量越大，其经过对流的清除能力受膜通透性的影响越明显。治疗过程中SC是变化的，随着治疗的进行，不断有蛋白吸附到膜上，使得K_{UF}下降和部分溶质的SC降低。增大Q_B可以减少蛋白吸附到膜上的概率。发生超滤后，每种溶质按照它的膜排斥系数（rejection coefficient, RC）以特定的速率达到半透膜的另一侧。

$$RC=1-SC$$

白蛋白的RC为1.0，因为白蛋白分子量大，完全不能通过半透膜；而小分子水溶性溶质（尿素等）的SC为1.0。

对流对某溶质的清除（Jc）取决于Q_{UF}、膜表面积（A）、血浆溶质浓度（C_P）和溶质的SC，可用公式表达如下：

$$Jc=(Q_{UF}/A) \times C_P \times SC$$

HF的溶质清除率取决于Q_{UF}和SC。与弥散转运溶质比较，对流转运能够以更大速率清除分子量更大的溶质。

（二）影响HF溶质清除能力的因素

1. 前稀释和后稀释 前稀释的优点是血液在进入滤器之前已被稀释，故血流阻力小，不易凝血，不易在滤膜形成蛋白覆盖层，可减少抗凝剂用量，但由于血液被稀释后溶质清除率低于后稀释，要达到与后稀释相同的溶质清除率需要消耗更多的置换液。后稀释的优点是血液未被稀释，因此溶质清除率高，减少了置换液的用量，但血流阻力大，易发生凝血，故抗凝剂用量相应加大。

2. 下机时间 下机时间（downtime）是指由于ICU中危重患者的特殊性，需接受诊断性治疗、外科操作、外出检查等因素致使滤器暂停工作，包括机器报警、机器自检以及滤器凝血、滤器的上下机等因素所占用的时间。下机时间在一定程度上不可避免，可占到整个治疗过程的10%~20%。下机时间越长，对溶质清除的影响越大。

（三）CRRT：处方剂量与交付剂量

无论是CVVH、CVVHD还是CVVHDF，流出液代表CRRT的终产物，包括由对流而得的超滤液、由弥散而得的透析液，以及对流和弥散共同作用的终产物（超滤液与透析液的混合物）。由于尿素是小分子溶质，在血液与流出液中可达到完全平衡，即流出液中尿素与血清尿素的比值约为1.0（SC=1.0）。因此，尿素清除率就相当于流出液流率（Q_{EFF}）。临床通常以Q_{EFF}表示CRRT剂量，因为Q_{EFF}可以用于比较不同持续时间和模式的CRRT剂量。

1. 处方剂量 又称为"目标剂量（target dosse）"。针对特定患者根据临床需要制定的剂量，也代表着处方医生需要给到患者的、溶质实际清除需求的剂量。ADQI于2016年对CRRT处方剂量（prescription dose）问题提出了4条建议：①CRRT剂量是单位时间内血液中溶质被清除的量；②流出量（effluent flow）是CRRT处方剂量可接受的替代剂量，清除率取决于代表溶质（尿素等）的SC；③默认处方剂量为20~25ml/(kg·h)，尿素是最常用于定量的小分子溶质；④处方剂量是动态的，按照患者需求和质量检测（quality measures, QM）的反复评价结果调整默认处方剂量，处方剂量至少每隔24h评价一次，QM频率应按照患者的需求决定。

当处方剂量为20~25ml/(kg·h)时，通常能达到CRRT的治疗目标，即达到维持水、电解质和酸碱平衡以及清除溶质的目的。默认处方剂量对部分人群，如高代谢患者，可能是不恰当的，需要进行QM，以评价其临床疗效和及时调整CRRT剂量。

2. 交付剂量 受下机时间等因素的影响，患者实际获得的清除剂量即为交付剂量（delivery dose）。ADQI对交付剂量问题提出了2条建议：

①交付剂量 = 治疗强度[ml/(kg·h)]×治疗小时数[或时间平均值(24h 平均 ml/(kg·h)或其他持续时间的平均 ml/(kg·h)];②交付剂量应基于 QM 的反复评价结果进行再评价和调整,交付剂量至少每隔 24h 评价一次,监测频率按照患者的需求决定。

Q_{EFF} 的设置应基于特定溶质的清除目标和 QM 进行调整,但目前尚无研究数据支持动态处方。交付剂量应作为 QM 进行监测。

关于交付剂量的举例说明:

某患者,体重:100kg,CRRT 处方剂量为 20ml/(kg·h),24h 不间断行 CRRT,治疗强度 =20ml/(kg·h)×24h=480ml/kg(或 48L/100kg 患者)

由于 CRRT 中断或者下机,导致实际治疗强度 <480ml/kg。此时,交付剂量 = 平均时间剂量[24h 时间框架内的 ml/(kg·h)]。

假定某患者初始 CRRT 处方剂量为 20ml/(kg·h),持续 12h 后降至 15ml/(kg·h),再持续 6h,然后中断 6h。计算平均时间剂量如下:

交付剂量 = 平均时间剂量 =[(20×12)+(15×6)+(0×6)]/24=13.75[ml/(kg·h)]

关于 CRRT 交付剂量对溶质清除的效应,ADQI 推荐如下:①交付剂量是动态的,影响尿素和其他溶质的清除率,这些溶质可能作为 CRRT 处方预期清除的一部分,初始目标清除溶质包括肌酐、钾、磷、尿酸和氨;②非预期清除的溶质可导致潜在的副作用,包括磷、钾、镁、营养素和药物(抗生素等)的过度清除;③交付剂量影响酸碱平衡;④溶质清除需要进一步考虑的技术因素包括 CRRT 模式、膜特性和 CRRT 运行特征等。

(四)AKI 患者 RRT 剂量的设置:几个重要临床试验的研究结果

AKI 患者均存在不同程度的肾毒素蓄积。理论上,提高 RRT 剂量可增加毒素清除率,从而促进肾功能恢复或改善预后。2000 年,Ronco 等将 425 例接受 CVVH 治疗的 AKI 重症患者随机分为三组,Q_{UF} 分别设置为 20ml/(kg·h)、35ml/(kg·h)和 45ml/(kg·h)。结果发现,$Q_{UF} \geq 35ml/$(kg·h)者存活率显著改善,Q_{UF} 达到 45ml/(kg·h)时更加有利于脓毒症相关 AKI 患者的肾功能恢复。

以下 2 个大型随机对照试验得出了完全不同的研究结果。前述的 ATN 试验结果显示,与常规剂量 RRT 比较,更高剂量 RRT 并没有改善 AKI 重症患者的 60d 全因病死率和肾功能恢复率,并发症的发生率反而更高。2009 年,RENAL(The Randomized Evaluation of Normal versus Augmented Level Replacement Therapy Study)研究纳入了 1 464 名接受 CVVHDF 治疗的 AKI 重症患者,随机将患者分为正常 RRT 剂量组与强化 RRT 剂量组,两组患者的 RRT 剂量分别设置为 25ml/(kg·h)和 40ml/(kg·h),结果发现两组患者的 28d 和 90d 病死率无显著差异,高剂量 RRT 组患者中低磷血症的发生率更高。

最近一项纳入了 7 个随机、对照试验的荟萃分析结果显示,高剂量 RRT 不能改善 AKI 患者的病死率,也不能促进肾功能的恢复。

三、CRRT 可以治疗脓毒症或脓毒性休克吗?

(一)血液净化治疗脓毒症或脓毒性休克的理论基础

无论是促炎反应还是抗炎反应过度,脓毒症是一种"细胞因子"风暴疾病。失控的炎症反应是脓毒症诱发 MODS 的重要理论基础。而大多数免疫介质,包括花生四烯酸、白三烯、补体、细胞因子、趋化因子以及其他小肽和血管源性物质属于水溶性、中大分子溶质,理论上可被体外肾脏支持技术所清除。因此,临床可以采用对流、弥散、吸附的原理或其他血液净化技术非特异性清除各种炎症介质,包括内毒素、细胞因子(IL-6、TNF-α、IL-10 等)、趋化因子、活化的补体(C_{3a}、C_{5a})、凝血因子、花生四烯酸和白三烯等,同时降低促炎和抗炎反应,恢复"免疫稳态",避免或缓解这些"毒素"对机体的损伤,从而改善脓毒症或脓毒性休克患者的预后。

Ronco 等首先提出了细胞因子"峰值浓度假说(peak concentration hypothesis)":在脓毒症的早期阶段,血液净化(blood purification)通过同时降低血浆中促炎因子和抗炎因子的峰值浓度,从而阻止炎症的级联反应,限制器官功能损伤而降低 MODS 的发生率。有些研究发现,血液净化改善了患者的预后,但血浆中的细胞因子水平并没有降低,峰值浓度假说无法解释这一现象。于是,

Honore 等提出了"阈值免疫调节假说（threshold immunomodulation hypothesis）"：细胞因子经血液净化从血液中清除，组织中高浓度水平的细胞因子向血液转移，直到两者之间达到动态平衡；组织中的细胞因子替代了血液中被清除的细胞因子，而组织中细胞因子的清除改善了患者预后。Carlo 等于 2005 年又提出了"介质传输假说（mediator delivery hypothesis）"：高容量血液滤过（high volume hemofiltration，HVHF）使患者淋巴回流增加 20~40 倍，因为大量的血浆晶体液被置换，导致组织中的炎症介质经淋巴回流被捜至血液中，从而被 HVHF 清除。Peng 等建议，血液净化作用于炎症细胞水平，通过调节单核细胞、中性粒细胞，甚至是淋巴细胞恢复免疫功能。这一理论被最近的几个研究所支持：采用多黏菌素 B（polymyxin B，PMX-B）吸附柱对脓毒性休克患者进行血液灌流吸附治疗，单核细胞表面标志物 HLA-DR 的表达得到显著增强，提示血液吸附扮演了白细胞"程序重排（reprogramming）"的作用。据此，Peng 等提出了"细胞因子动力学模型（cytokinetic model）"：全身性炎症反应招募免疫效应细胞进入循环而远离存在病原体的组织，损伤了其对病原体的清除能力，加重了远隔器官损伤；血液净化通过清除血液中的炎症介质，增加了感染部位与血浆趋化因子的浓度梯度，促使白细胞向感染部位转移，从而增加了白细胞对感染部位的细菌清除能力。也就是说，血液净化降低了全身炎症反应，而没有降低局部感染部位的炎症反应。既往的观点认为，血浆炎症介质的细胞毒性作用造成了 MODS，而"细胞因子动力学模型"更好地解释了高细胞因子水平与病死率的相关性。因此，血液净化不仅可以应用于脓毒症的早期阶段，也可以应用于脓毒症的其他阶段。

（二）高容量血液滤过

HVHF 通过增加血浆水的交换量清除血浆中的炎症介质。首先，循环中的分子主要是水溶性物质，对流在清除血浆水分的同时，炎症介质在 TMP 的作用下随水分经半透膜被滤出。其次，大多数炎症介质的分子量范围在 5 000~50 000Da 之间，采用对流原理清除炎症介质比弥散更有效。再次，有些滤膜，如聚丙烯腈膜对炎症介质具有吸附特性。分子量低于滤膜截留分子量（membrane cutoff）的溶质跨膜被滤出，而分子量大于滤膜截留阈值的溶质可通过吸附被清除。

HVHF 缺乏统一的定义。Honore 等提出，将连续 24h 进行 CVVH，且 Q_{UF} 达到 50~70ml/（kg·h）定义为 HVHF；或者进行间断 HVHF，Q_{UF} 达到 100~120ml/（kg·h）持续 4~8h，然后开始常规剂量的 CVVH，也叫做"脉冲高容量血液滤过（pulse high volume hemofiltration，pHVHF）"。而 ADQI 将 CVVH 超滤率 >35ml/（kg·h）定义为 HVHF。相对于 CVVH 的"肾脏剂量"为 20~25ml/（kg·h），将 HVHF 的剂量定义为 Q_{UF}>35ml/（kg·h）似乎更加合理。

Grootendorst 等在内毒素诱导休克的实验猪模型中，HVHF 显著改善了动物的心肌线粒体功能障碍和心脏功能，但其作用机制并不清楚。随后，Bellomo 等在脓毒症模型猪中的研究发现，HVHF 改善了动物的血流动力学参数。将脓毒症动物的超滤液输入正常动物后，动物出现了显著的血流动力学紊乱，表明超滤液中存在"毒性"炎症介质。在一项针对 65 只脓毒症猪进行的前瞻、对照试验中，接受了 HVHF 的动物生存时间显著长于对照组，并且生存时间随 Q_{UF} 的增加而延长；将清洁的超滤液输入正常动物，并未观察到不良反应。在针对脓毒性休克患者采用 HVHF 治疗的多个临床研究中，HVHF 改善了患者的血流动力学参数，降低了去甲基肾上腺素的需要量以及血浆 C_{3a}、C_{5a} 的活化补体水平。在几个非随机、对照研究中，HVHF 改善了脓毒性休克患者的存活率。Payen 等在一项前瞻、随机对照研究中，以没有伴发 AKI 的早期脓毒症患者为研究对象，研究组者接受了剂量为 25ml/（kg·h）的 CVVH 治疗，持续 4d；对照组采取无 CVVH 的传统治疗。结果发现，研究组超滤液与血浆中的 IL-6、IL-1ra 和单核细胞化学趋化蛋白 -1（monocyte chemoatractant protein，MCP-1）相关性良好，表明 CVVH 能清除部分炎症介质，但未发现 CVVH 对脓毒症患者的益处，研究组患者的 14d 病死率反而呈增加趋势。在 Payen 等的研究中，研究组的实际超滤率仅为 24.7ml/（kg·h），是因为 Q_{UF} 过小还是因为研究对象为非 AKI 患者导致该研究为阴性结果呢？Joannes-Boyau 等设计了这样一个前瞻、随机对照试验，研究对象为伴有 AKI 的严重脓毒性休克患者，随机将患者分 HVHF 组和标准剂量血液滤过

（standard-volume haemofiltration，SVHF）组，HVHF组和SVHF组的超滤率分别设置为70ml/（kg·h）和35ml/（kg·h），结果发现两组患者的机械通气时间、住院病死率与60d病死率均无差异。综合关于HVHF治疗脓毒症或脓毒性休克的多项临床研究结果后发现，HVHF能够改善脓毒症患者死亡率的研究均为非随机、对照研究，而研究质量较好的前瞻性、随机对照研究均为阴性结果。因此目前的研究证据不支持HVHF用于治疗脓毒症或脓毒性休克患者。可能原因如下：HVHF对炎症介质的清除能力有限，尚不足以改善严重脓毒症患者的病死率；HVHF导致小分子物质耗竭，大量有用的营养素丢失，如氨基酸、维生素和微量元素等；一些药物，如抗生素等经HVHF丢失，影响药物或抗生素的疗效。HVHF还有其他不利之处：患者需要大量补充置换液，护士工作量大；易致水、电解质和酸碱平衡紊乱。

（三）高吸附膜滤器与血液滤过的联合应用

高吸附（high-adsorption）膜滤器旨在提高滤膜的吸附特性。AN69膜由丙烯腈与甲基丙烯磺酸钠共聚而制成，结构对称，大量的磺酸基团吸引水分子形成了一个亲水性的、多微孔的特殊水凝胶结构，具有高渗透性；由于磺酸盐带有负电荷，能够通过细胞因子的阳离子残基广谱吸附炎症因子，但血液与膜表面接触后，可诱导缓激肽的生成而出现严重低血压。AN69-ST膜是在AN69膜的基础上进行表面修饰处理，其表面带电阴离子磺酸盐基团被阳离子生物聚合物聚乙烯亚胺（polyethyleneimine，PEI）中和，而PEI包被层比AN69具有更好的生物相容性；带负电荷的肝素与膜表面带正电荷的阳离子聚合物结合，使AN69-ST膜具有非常强的肝素吸附能力，吸附的肝素固定于膜表面，增强了其抗凝能力，进一步改善了滤膜的生物相容性。AN69-ST膜保留了AN69膜对炎症因子的吸附能力，同时膜表面带正电荷的PEI可吸附带负电荷的内毒素。在一项针对脓毒性休克伴有MODS患者进行的随机、交叉临床试验中，采用高吸附膜（AN69）滤器实施9h的CVVH，每3h更换一次滤器，与9h的常规CVVH比较，采用高吸附膜滤器进行CVVH显著降低了患者血浆IL-6、IL-8、IL-10和IL-18水平以及去甲基肾上腺素的剂量。

AN69 oXiris膜是在AN69-ST膜的基础上改进而来，由内到外有三层结构：内层是由丙烯腈与甲基丙烯磺酸钠共聚而成的水凝胶结构，可以非选择性吸附炎症因子；中间层是PEI，但植入了更多带阳离子电荷的氨基酸，增强了内毒素的吸附能力；外层是植入的肝素层，平均肝素含量为4 500IU/m²，具有抗凝特性。在猪脓毒性休克模型中，对照组和治疗组动物分别采用AN69 M100膜滤器和AN69 oXiris膜滤器进行HVHF，在开始HVHF 6h后，两组动物的血浆细胞因子水平没有显著差异，但治疗组动物的血流动力学参数显著改善，输注的液体量和血乳酸水平显著降低。此外，在HVHF 1h后，治疗组的内毒素水平显著低于对照组。关于AN69 oXiris膜的临床研究非常少，Shum等报道了6例革兰阴性菌感染所致脓毒症相关AKI患者采用AN69 oXiris膜滤器进行CVVH的研究结果，与24例既往采用聚砜膜高通量滤器进行CVVH的患者进行比较后发现，在开始CVVH后48h，oXiris组患者的SOFA评分下降了37%，而对照组仅下降了3%。作者推测，AN69 oXiris膜滤器大量清除了炎症因子，进而改善了患者的器官功能状况。使用高吸附膜（AN69 oXiris）滤器进行HVHF治疗脓毒症或脓毒性休克可能具有较好的发展前景，但还需要进一步的随机对照研究证据。

（四）高截留滤膜与血液滤过的联合应用

血液滤过采用的高通量（high flux）滤器的滤膜孔径小于0.01μm，限制了其对中、大分子溶质的清除能力，这可能是HVHF难以改善严重脓毒症患者预后的主要原因之一。因此，通过增加滤膜的孔径，允许大分子溶质通过的大表面积、高通透性滤器应运而生，以期改善对流和弥散对中、大分子炎症介质的清除能力。高截留（high cutoff，HCO）膜滤器的滤膜孔径可增至0.02μm，能清除分子量为40 000~100 000Da的大分子溶质。在脓毒症动物模型中，采用HCO膜滤器进行CVVH改善了动物的血流动力学参数和生存时间。Morgera等在脓毒症相关AKI动物模型中的研究发现，与传统CVVH比较，采用HCO膜滤器进行CVVH增加了细胞因子的清除率，并且降低了血管收缩药物的使用剂量。在一项小规模随机临床试验中，采用HCO膜滤器实施CVVH恢复了脓毒症患者单核细胞的增殖功能,可能机制是其清除了炎症介质。应该注意的是,HCO膜滤器增加了白蛋白的丢失量,每4h可达15g。如果使用HCO膜滤器进行血液透析,在不影响细胞因子清除率的情况下,白蛋白的丢失量显著减少。临床通常将HVHF与HCO膜滤器联合应用,以加大对细胞因子的清除能力。Haase等的研究表明,采用HCO膜滤器进行血液透析与传统血液透析比较,前者对细胞因子的清除效率更高。开始治疗后仅4h即可见血浆细胞因子水平的下降,而白蛋白丢失量很小,血浆白蛋白浓度保持稳定。但Lee等认为,采用HCO膜滤器进行血液透析后血清白蛋白水平明显降低。由于不同研究中HCO膜的类型(孔径大小与均一性、表面积及构成成分)、应用形式(弥散、对流、HVHF)、监测的细胞因子类别均有不同,导致不同研究中的研究结果有所差异。尽管证据不足,采用高截留膜滤器进行HVHF治疗脓毒症或脓毒性休克可能具有较好的发展前景。

四、RRT剂量的设置:目标导向

处方CRRT剂量时,不仅要考虑尿素清除率,还要考虑酸碱和电解质平衡、营养、液体平衡和抗生素清除问题。由于重症患者存在显著的异质性,人口学、慢性疾病负荷、病种和疾病严重程度有所不同,因此,CRRT剂量应该是动态的,根据重症患者疾病严重程度、生理和代谢的变化进行调整。临床应该探索以患者为中心的精准CRRT处方,类似于ARDS患者机械通气参数的设置,

CRRT剂量也应随病程进行调整,使之与患者的临床需求相匹配。CRRT剂量调整要考虑到患者的肾功能储备能力、疾病严重程度、肾外器官功能障碍、液体平衡和代谢状况的变化。

精准CRRT剂量应该适宜于特定的靶溶质。对于高代谢患者,如烧伤、肿瘤溶解综合征等,在CRRT初始阶段就需要设置较高的剂量[处方剂量>20~25ml/(kg·h)],以达到可接受的溶质控制目标,即控制高氮质血症和电解质紊乱等。对于横纹肌溶解综合征患者,需要清除的主要目标溶质为肌红蛋白,而肌红蛋白为大分子溶质,对流清除要优于弥散清除,此时需要设置更高的CVVH剂量以清除目标溶质。当初始CRRT剂量导致酸中毒继续加重时,可以尝试增加CRRT剂量;患者临床状况改善后,再将CRRT剂量降至20~25ml/(kg·h)。如果患者肾功能开始恢复,残余肾功能增加,CRRT剂量可以适度下调。

QM应贯彻于CRRT常规临床实践中,QM应关注特定目标:处方剂量、交付剂量和溶质控制;CRRT技术和床旁电子健康记录(electronic health records,EHRs)应可靠、常规地计算QM指标;QM指标应该在患者水平和CRRT运行水平进行报告。ADQI建议QM指标应达到特定的目标值(表4-2-7)。

在相同处方剂量的前提下,前稀释方式的溶质清除效果低于后稀释;不同溶质的清除机制,如对流和弥散,对清除溶质的种类和效率也是不同的。此外,滤器膜材料和滤器凝血、蛋白

表4-2-7 CRRT剂量的质量检测

测量项目	定义	计算	目标值
剂量 (清除率)	QM强调溶质清除,使用血液和流出液溶质浓度决定交付剂量 采用筛选系数估计滤器效能 评价溶质清除率和滤器效能 默认溶质为尿素 QM也可评价其他溶质	QM=流出液(尿素)/血液(尿素)	≥0.8
剂量 (交付剂量/处方剂量)	QM强调交付的流出量(相对于处方剂量) 计算24h平均时间剂量与处方剂量之比	QM=平均时间交付剂量/处方剂量	≥0.8

续表

测量项目	定义	计算	目标值
有效治疗时间	QM 强调 24h 期间患者接受治疗的总体平均时间	QM=24- 下机时间	≥20h
	监测 CRRT 时间（计划中断与非预期中断）		
	初始目标值≥20h/d		
	监测其他与非计划中断相关的质量检测指标是必要的		
	（如导管功能、管路 / 滤器凝血、抗凝）		
溶质控制指标	QM 强调代表 CRRT 处方目标溶质的绝对和 / 或相对变化	[a]QM= 溶质 $_{Day(x+1)}$/ 溶质 $_{Day(x)}$	≤1.0
管路控制指标	QM 强调管路和滤膜压力的当前趋势		TMP< ?
	特别要评价滤器下降压和 TMP 的变化		滤器下降压降低 < ?
	这些检测项目表明亚理想清除和治疗中断的风险	[b]QM= 滤器下降压或 TMP 的相对或绝对变化	

注：[a] 溶质 $_{Day(x+1)}$/ 溶质 $_{Day(x)}$，第 2 天溶质浓度 / 当天溶质浓度≤1.0；[b] 滤器下降压（滤器前压力与静脉端压力之差）

吸附沉积所致的 SC 下降均可影响溶质清除，导致溶质清除率逐渐下降。无论如何，通过监测表 4-2-7 中的 QM 指标，动态调整 CRRT 剂量，并使 QM 达到目标值，最终使 CRRT 剂量能够满足患者的需求。但 QM 相关指标的有效性尚缺乏研究证据。

AKI 患者的 RRT 剂量问题关系到溶质清除和 RRT 的实际治疗效果，但 AKI 患者如何制定最佳的 RRT 剂量以及选择理想的评估方法仍然存在争议。RRT 剂量本身对极高危或极低危患者病死率的影响是很小的，可能对于中等疾病严重程度的患者意义更大。此外，RRT 剂量和治疗时机是紧密关联的指标，如果 RRT 时机较晚，即使给予较高的治疗剂量也不一定有效；或者当治疗剂量不足时，即使早期开始 RRT 也难以改善预后。临床决定 RRT 剂量时不仅要考虑以某种代表溶质清除作为衡量指标，还要考虑 RRT 对小分子之外的中大分子溶质的清除能力，以及对水负荷、营养状态和并发症等进行监测和评价。IHD 剂量以 Kt/V_{urea} 表示，AKI 患者每周 Kt/V_{urea} 需要达到 3.9；而 CRRT 剂量通常以流出液流率表示，默认处方剂量为 20~25ml/（kg·h），通常根据 QM 指标每隔 6h 计划性调整处方，必要时更频繁地调整 CRRT 处方，以满足患者的临床需求和维持内环境稳定，达到特定的溶质清除目标。

（李文雄）

参 考 文 献

[1] Bagshaw SM, Uchino S, Bellomo R, et al. Timing of renal replacement therapy and clinical outcomes in critically ill patients with severe acute kidney injury[J]. J Crit Care, 2009, 24: 129-140.

[2] Liu KD, Himmelfarb J, Paganini E, et al. Timing of initiation of dialysis in critically ill patients with acute kidney injury[J]. Clin J Am Soc Nephrol, 2006, 1: 915-919.

［3］Kidney Disease Improving Global Outcomes（KDIGO）：KDIGO clinical practice guideline for acute kidney injury［J］. Kidney Int, 2012, 2：1-138.

［4］LI Wenxiong, CHEN Huide, WANG Xiaowen, et al. The predictive value of RIFLE classification on prognosis of critically ill patients with acute kidney injury treated with continuous renal replacement therapy［J］. Chin Med J, 2009, 122：1020-1025.

［5］Zarbock A, Kellum JA, Schmidt C, et al. Effect of early vs delayed initiation of renal replacement therapy on mortality in critically ill patients with acute kidney injury-The ELAIN randomized clinical trial［J］. JAMA, 2016, 315：2190-2199.

［6］Gaudry S, Hajage D, Schortgen F, et al. Initiation strategies for renal-replacement therapy in the intensive care unit［J］. N Engl J Med, 2016, 375：122-133.

［7］Barbar SD, Clere-Jehl R, Bourredjem A, et al.Timing of renal replacement therapy in patients with acute kidney injury and sepsis［J］. N Engl J M, 2018, 379：1431-1442.

［8］Ostermann M, Joannidis M, Pani A, et al. Patient selection and timing of continuous renal replacement therapy［J］. Blood Purif, 2016, 42：224-237.

［9］Lumlertgul N, Peerapornratana S, Trakarnvanich T, et al. Early versus standard initiation of renal replacement therapy in furosemide stress test non-responsive acute kidney injury patients（the FST trial）［J］. Crit Care, 2018, 22：101.

［10］Kashani K, Khafaji A, Ardiles T, et al. Discovery and validation of cell cycle arrest biomarkers in human acute kidney injury［J］. Crit Care, 2013, 17：R25.

［11］Grams ME, Estrella MM, Coresh J, et al. Fluid balance, diuretic use, and mortality in acute kidney injury［J］. Clin J Am Soc Nephrol, 2011, 6：966-973.

［12］Uchino S, Bellomo R, Morimatsu H, et al. Discontinuation of continuous renal replacement therapy：a post hoc analysis of a prospective multicenter observational study［J］. Crit Care Med, 2009, 37：2576-2582.

［13］Uchino S, Bellomo R, Morimatsu H, et al. Continuous renal replacement therapy：a worldwide practice survey. The beginning and ending supportive therapy for the kidney（B.E.S.T.kidney）investigators［J］. Intensive Care Med, 2007, 33：1563-1570.

［14］Uchino S, Bellomo R, Morimatsu H, et al. Discontinuation of continuous renal replacement therapy：a post hoc analysis of a prospective multicenter observational study［J］. Crit Care Med, 2009, 37：2576-2582.

［15］Srisawat N, Lawsin L, Uchino S, et al. Cost of acute renal replacement therapy in the intensive care unit：results from The Beginning and Ending Supportive Therapy for the Kidney（BEST Kidney）study［J］. Crit Care, 2010, 14：R46.

［16］Fröhlich S, Donnelly A, Solymos O, et al. Use of 2-hour creatinine clearance to guide cessation of continuous renal replacement therapy［J］. J Crit Care, 2012, 27：744.

［17］Jeon J, Kim DH, Baeg SI, et al. Association between diuretics and successful discontinuation of continuous renal replacement therapy in critically ill patients with acute kidney injury［J］. Crit Care, 2018, 22：255.

［18］Tolwani A.Continuous renal-replacement therapy for acute kidney injury［J］. N Engl J Med, 2012, 367：2505-2514.

［19］Davenport A, Will E, Davidson A, et al. Improved cardiovascular stability during continuous modes of renal replacement therapy in critically ill patients with acute hepatic and renal failure［J］. Crit Care Med, 1993, 21：328-338.

［20］Uchino S, Bellomo R, Ronco C, et al. Intermittent versus continuous renal replacement therapy in the ICU：impact on electrolyte and acidbase balance［J］. Intensive Care Med, 2001, 27：1037-1043.

［21］Swartz RD, Messana JM, Orzol S, et al. Comparing continuous hemofiltration with hemodialysis in patients with severe acute renal failure［J］. Am J Kidney Dis, 1999, 34：424-432.

［22］Rimmelé T, Kellum JA. Clinical review：blood purification for sepsis［J］. Crit Care, 2011, 15：205.

［23］Schneider AG, Bellomo R, Bagshaw SM, et al. Choice of renal replacement therapy modality and dialysis dependence after acute kidney injury：a systematic review and meta-analysis［J］. Intensive Care Med, 2013, 39：987-997.

［24］Wald R, Shariff SZ, Adhikari NKJ, et al. The association between renal replacement therapy modality and long-term outcomes among critically ill adults with acute kidney injury：a retrospective cohort study［J］. Crit Care Med, 2013, 42：1-10.

［25］Zhang L, Yang J, Eastwood GM, et al.Extended daily dialysis versus continuous renal replacement therapy for acute kidney injury：a meta-analysis［J］. Am J Kidney Dis, 2015, 66：322-330.

［26］Truche AS, Darmon M, Bailly S, et al. Continuous renal replacement therapy versus intermittent hemodialysis in intensive care patients：impact on mortality and renal recovery［J］. Intensive Care Med, 2016, 42：1408-1417.

［27］Cardoso FS, Gottfried M, Tujios S, et al. Continuous renal replacement therapy is associated with reduced serum ammonia levels and mortality in acute liver failure[J]. Hepatology, 2018, 67: 711-720.

[28] Schneider AG, Bellomo R, Bagshaw SM, et al. Choice of renal replacement therapy modality and dialysis dependence after acute kidney injury: a systematic review and meta-analysis[J]. Intensive Care Med, 2013, 39: 987-997.

[29] Liang KV, Sileanu FE, Clermont G, et al. Modality of RRT and recovery of kidney function after AKI in patients surviving to hospital discharge[J]. Clin J Am Soc Nephrol, 2016, 11: 30-38.

[30] Wald R, Friedrich JO, Bagshaw SM, et al. Optimal mode of clearance in critically ill patients with acute kidney injury (OMAKI)—a pilot randomized controlled trial of hemofiltration versus hemodialysis: a Canadian Critical Care Trials Group project[J]. Crit Care, 2012, 16: R205.

[31] Friedrich JO, Wald R, Bagshaw SM, et al. Hemofiltration compared to hemodialysis for acute kidney injury: systematic review and meta-analysis [J]. Crit Care, 2012, 16: R146.

[32] Nash DM, Przech S, Wald R, et al. Systematic review and meta-analysis of renal replacement therapy modalities for acute kidney injury in the intensive care unit. J Crit Care, 2017, 41: 138-144.

[33] Bagshaw SM, Darmon M, Ostermann M, et al. Current state of the art for renal replacement therapy in critically ill patients with acute kidney injury[J]. Intensive Care Med, 2017, 43: 841-854.

[34] Cullis B, Abdelraheem M, Abrahams G, et al. Peritoneal dialysis for acute kidney injury[J]. Perit Dial Int, 2014, 34: 494-517.

[35] Phu NH, Hien TT, Mai NT, et al. Hemofiltration and peritoneal dialysis in infection associated acute renal failure in Vietnam[J]. N Engl J Med, 2002, 347: 895-902.

[36] Chionh CY, Soni SS, Finkelstein FO, et al. Use of peritoneal dialysis in AKI: a systematic review[J]. Clin J Am Soc Nephrol, 2013, 8: 1649-1660.

[37] Douvris A, Malhi G, Hiremath S, et al. Interventions to prevent hemodynamic instability during renal replacement therapy in critically ill patients: a systematic review[J]. Critical Care, 2018, 22: 41.

[38] Smoyer WE, Finkelstein FO, McCulloch MI, et al. Saving young lives with acute kidney injury: the challenge of acute dialysis in low-resource settings[J]. Kidney Int, 2016, 89: 254-256.

[39] Palevsky PM. Renal support in acute kidney injury—how much is enough? N Engl J Med, 2009, 361: 1699-1701.

[40] Moret K, Beerenhout CH, van den Wall Bake AW, et al. Ionic dialysance and the assessment of Kt/V: the influence of different estimates of V on method agreement[J]. Nephrol Dial Transplant, 2007, 22: 2276-2282.

[41] Wuepper A, Tattersall J, Kraemer M, et al. Determination of urea distribution volume for Kt/V assessed by conductivity monitoring[J]. Kidney Int, 2003, 64: 2262-2271.

[42] Lyndon WD, Wille KM, Tolwani AJ, et al. Solute clearance in CRRT: prescribed dose versus actual delivered dose[J]. Nephrol Dial Transplant, 2012, 27: 952-956.

[43] Vijayan A, Palevsky PM. Dosing of renal replacement therapy in acute kidney injury[J]. Am J Kidney Dis, 2012, 59: 569-576.

[44] Claure-Del Granado R, Macedo E, Chertow GM, et al. Effluent volume in continuous renal replacement therapy overestimates the delivered dose of dialysis[J]. Clin J Am Soc Nephrol, 2011, 6: 467-475.

[45] Schiffl H, Lang SM, Fischer R. Daily hemodialysis and the outcome of acute renal failure[J]. N Engl J Med, 2002, 346: 305-310.

[46] Ronco C, Bellomo R, Homel P, et al. Effects of different doses in continuous veno-venous haemofiltration on outcomes of acute renal failure: a prospective randomised trial[J]. Lancet, 2000, 356: 26-30.

[47] Network VNARFT, Palevsky PM, Zhang JH, et al. Intensity of renal support in critically ill patients with acute kidney injury[J]. N Engl J Med, 2008, 359: 7-20.

[48] Eknoyan G, Beck GJ, Cheung AK, et al. Effect of dialysis dose and membrane flux in maintenance hemodialysis[J]. N Engl J Med, 2002, 347: 2010-2019.

[49] Investigators RRTS, Bellomo R, Cass A, et al. Intensity of continuous renal-replacement therapy in critically ill patients[J]. N Engl J Med, 2009, 361: 1627-1638.

[50] Joannes-Boyau O, Honore PM, Perez P, et al. High-volume versus standard-volume haemofiltration for septic shock patients with acute kidney injury (IVOIRE study): a multicentre randomized controlled trial[J]. Intensive Care Med, 2013, 39: 1535-1546.

[51] Clark E, Molnar AO, Joannes-Boyau O, et al. High-volume hemofiltration for septic acute kidney injury: a systematic review and meta-analysis[J]. Crit Care, 2014, 18: R7.

[52] Rimmele T, Assadi A, Cattenoz M, et al. High-volume haemofiltration with a new haemofiltration membrane

having enhanced adsorption properties in septic pigs [J]. Nephrol Dial Transplant, 2009, 24: 421-427.

[53] Haase M, Silvester W, Uchino S, et al. A pilot study of high-adsorption hemofiltration in human septic shock [J]. Int J Artif Organs, 2007, 30: 108-117.

[54] Shum HP, Chan KC, Kwan MC, et al. Application of endotoxin and cytokine adsorption haemofilter in septic acute kidney injury due to Gram-negative bacterial infection[J]. Hong Kong Med J, 2013, 19: 491-497.

[55] Morgera S, Haase M, Kuss T, et al. Pilot study on the effects of high cutoff hemofiltration on the need for norepinephrine in septic patients with acute renal failure. Crit Care Med, 2006, 34: 2099-2104.

[56] Morgera S, Haase M, Rocktaschel J, et al. High permeability haemofiltration improves peripheral blood mononuclear cell proliferation in septic patients with acute renal failure[J]. Nephrol Dial Transplant, 2003, 18: 2570-2576.

[57] Haase M, Bellomo R, Morgera S, et al. High cut-off point membranes in septic acute renal failure: a systematic review[J]. Int J Artif Organs, 2007, 30: 1031-1041.

[58] Wang Y, Gallagher M, Li Q, et al. Renal replacement therapy intensity for acute kidney injury and recovery to dialysis independence: A systematic review and individual patient data meta-analysis[J]. Nephrol Dial Transplant, 2018, 33: 1017-1024.

[59] Neri M, Villa G, Garzotto F, et al. Nomenclature for renal replacement therapy in acute kidney injury: basic principles[J]. Critical Care, 2016, 20: 318.

[60] Bagshaw SM, Chakravarthi MR, Ricci Z, et al. Precision continuous renal replacement therapy and solute Control[J]. Blood Purif, 2016, 42: 238-247.

[61] Baldwin JCI, Honore PM, Villa G, et al. Role of technology for the management of AKI in critically ill patients: from adoptive technology to precision continuous renal replacement therapy[J]. Blood Purif, 2016, 42: 248-265.

[62] Tandukar S, Palevsky PM. Continuous renal replacement therapy who, when, why, and how[J]. Chest, 2018, 155: 626-638.

[63] Rachoin JS, Weisberg LS. Renal replacement therapy in the ICU[J]. Crit Care Med, 2019, 47: 715-721.

第三章　肾脏替代治疗时抗生素剂量调整

肾脏替代治疗是治疗急性肾损伤（acute kidney injury，AKI），促进肾功能恢复，降低重症患者死亡率的有效手段。连续性肾脏替代治疗（continuous renal replacement therapy，CRRT）较传统的间歇性血液透析具有更大的优势。CRRT不仅能清除体内代谢废物，控制氮质血症和维持水、电解质和酸碱平衡，还能够清除炎症因子、体内毒素，同时可以稳定血流动力学，保证营养支持等治疗。

感染是AKI的重要病因，通常抗生素药物治疗，由于患者肾功能受损，因此需要根据患者残余肾功能调整药物剂量。肾脏替代治疗时患者体内药物代谢情况也会相应发生改变。研究证实AKI会明显影响药物的药代动力学和药效学，不同模式的CRRT、滤过膜等因素也可对药物的药代动力学和药效学产生影响。因此AKI患者肾脏替代治疗时药物剂量，特别是抗生素剂量如何调整是临床中必须要思考的问题。血液净化时抗生素药物剂量不足的危害越来被重视，CRRT患者甚至需要增加给药剂量，才能达到理想的药物浓度。如果条件允许，应进行药物的血药浓度监测，从而有助于正确调整药物的剂量及给药间隔，达到满意的治疗效果。本文就AKI肾脏替代治疗时抗生素剂量调整进行讨论。

一、影响抗生素药物清除的因素

（一）清除途径对抗生素药物清除的影响

抗生素药物清除是肾脏清除（Cl_R）、肾外器官清除（Cl_{NR}）和体外清除（Cl_{Ec}）的总和。肾脏对药物的清除包括肾小球滤过、肾小管分泌和重吸收。若抗生素药物主要通过肾小球滤过清除，则在CRRT时是该药物的主要清除途径。而对于主要通过肾小管分泌清除的药物，就不能只根据体外测得的肌酐清除率来调整药

物剂量，CRRT对它的影响也是有限的。若药物的清除以肾外途径为主（如主要经肝脏代谢、清除），肾脏清除只占该药物总清除率的25%以下，则CRRT时对药物的清除影响不大，不需调整剂量。若药物的体外清除率[（F_{rEc}，$F_{rE\ c} = Cl_{Ec}/(Cl_R + Cl_{NR} + Cl_{Ec})$]占总清除率的25%～30%以上时，说明体外清除对药物的清除影响较大，CRRT时必须调整药物剂量。常见抗生素药物的清除途径见表4-3-1。

表4-3-1　常见抗生素药物的清除途径

清除途径	代表药物
主要经肝脏清除	氯霉素、利福平、大环内脂类、克林霉素、林可霉素、异烟肼、两性霉素B、四环素类、磺胺类、酮康唑、伊曲康唑、伏立康唑、卡泊芬净、甲硝唑等
经肝、肾双途径清除	美洛西林、哌拉西林、头孢哌酮、头孢曲松、头孢噻肟、氨曲南、环丙沙星、莫西沙星等
主要经肾脏清除	氨基糖苷类、糖肽类、头孢唑林、头孢他啶、多黏菌素、羧苄西林、左氧氟沙星、亚胺培南

（二）抗生素药物自身特性影响药物的清除

1. 分子量　抗生素分子量大小对药物清除的影响取决于药物的转运方式。小分子易以弥散方式通过半透膜，药物清除与分子大小成反比，大分子常以对流通过，只要药物的分子量小于膜的截留量，药物的清除与超滤率呈正相关。多数药物的分子量小于0.5kD，很少大于1.5kD。采用高通透性膜的CRRT技术有充足的药物清除时间，膜孔径大，因此药物分子量大小对药物清除的影响可以忽略不计。目前临床使用较多

的聚砜膜和聚丙烯腈膜具有高效的中分子物质清除率,而纤维素膜由于膜孔径较小,不易通过大分子物质。

2. **表观分布容积(Vd)**　代表药物在体内组织分布的广泛程度。Vd(L/kg) = 药物剂量(mg/kg) / 药物血浆浓度(mg/L)。Vd越小,药物的组织亲合力差,血药浓度越高,CRRT越容易清除,CRRT时需要调整药物剂量;反之,Vd越大,药物的组织亲和力越高,血药浓度相对越低,CRRT清除有限。重症患者Vd可和理论值有很大差异,而且存在个体间差异。药物最佳Vd为0.7L/kg,CRRT时Vd≤0.7L/kg易清除,≥2L/kg难以清除。高流量IHD可将较高Vd的药物迅速从血浆中清除,降低血药浓度,但是一次透析清除只是体内药物的一小部分,在两次透析之间,血药浓度会迅速回升。CRRT持续缓慢地清除高Vd药物,此过程中药物可从组织到血浆进行重分布,其在血浆浓度的改变很小,故Vd对CRRT时的药物清除影响较小。另外,患者的疾病状态会影响药物的Vd,如严重创伤患者头孢他啶、氨基糖苷类药物的Vd均明显增加。Vd主要决定抗生素的负荷剂量,Vd明显增加后,经肾脏清除的抗生素药物需要增加药物的负荷剂量。

3. **蛋白结合率**　抗生素蛋白结合率也可以影响CRRT对药物的清除。药物在体内的存在形式主要包括游离状态和与蛋白结合状态,通常只有游离状态药物有药学活性、参与药物代谢和分泌,并可能被CRRT清除。药物与蛋白结合后分子质量明显变大,不易通过滤过膜,因此,药物的蛋白结合率越高,越不易被CRRT清除。大多数抗生素有比较高的蛋白结合率(蛋白结合率>80%)。另外,血pH、高胆红素血症、游离脂肪酸浓度、药物与蛋白之间竞争性结合等因素均可影响药物与蛋白的结合。

4. **药物所带电荷**　CRRT对药物清除影响还与抗生素药物所带电荷有关。目前临床所用透析器或血液滤器的血液侧吸附白蛋白等带负电荷的物质,可以明显延缓带正电荷物质的跨膜运动。因此带负电荷的药物容易被清除,而带正电荷的药物则较难清除。如庆大霉素,蛋白结合率低,Vd小,分子质量小,CRRT时似乎容易被清除,但结果恰恰相反,其主要原因可能与庆大霉素带电荷为正电荷有关。

5. **筛过系数**　筛过系数(sieving coefficients, Sc)是影响血液滤过对药物清除的重要参数。药物的分子量、蛋白结合率、电荷及滤过膜的特性均会影响筛过系数。Sc = 滤出液药物浓度 / 血浆药物浓度。理论上Sc的范围为0~1.0。Sc越接近0说明药物不能通过滤器;越接近1,则药物越可自由通过滤膜而被清除。影响Sc的因素还有膜的使用时间、血流速和超滤率。Pinder的研究中发现CRRT 12h后,万古霉素的Sc下降20%,将血流速增加至100ml/min,超滤率从14ml/min增加至28ml/min时,万古霉素的Sc下降约30%。理论上同一种膜对不同药物的Sc不同,不同厂家生产的同一种膜对同一种药物的Sc也可能不同。但临床研究中发现,膜材对药物Sc影响并不十分大。Isla等研究发现聚砜膜或AN69膜对头孢吡肟的筛过系数(0.76)和清除率差异无统计学意义。

(三)肾脏替代治疗时血液净化方式及透析器

1. **肾替代治疗血液净化方式**　包括三种方式:弥散、对流和吸附。弥散对清除小分子溶质比较有效,而中大分子主要通过对流和吸附清除。CRRT中,超滤率决定了溶质清除率,和膜两边溶质的浓度无关,仅和膜孔径的大小有关。吸附能增加血浆中溶质的清除,不同的滤器其吸附的能力不同。但吸附有一个饱和过程,它对抗生素药物的清除取决于更换滤器的频率。

2. **滤器的选择**　包括膜的孔径、超滤系数、膜的通透性、膜表面积和吸附能力是影响药物清除的几个主要因素。超滤系数高及孔径大的膜可通过对流方式清除更多分子量较大的药物。与高通量膜比较药物不易透过纤维素膜。膜面积大小直接影响弥散和对流对药物的清除效率,膜面积越大,清除越多效率越高。膜的吸附能力也会影响药物的清除,容易被膜吸附的物质(如:微球蛋白、肿瘤坏死因子和氨基糖苷类抗生素),CRRT时清除明显增多。不同的膜吸附能力不同,聚丙烯腈膜的吸附能力较强,尤其是对于氨基糖苷类和左氧氟沙星有很强的吸附能力。

3. CRRT 模式及参数

（1）连续性静脉－静脉血液滤过（CVVH）和连续性静脉－静脉血液滤过透析（CVVHDF）：CRRT 模式是否影响药物清除主要取决于该药物是否主要通过肾脏和肾外途径清除。主要通过肾脏清除的药物（如 β–内酰胺类抗生素），CVVHDF 的清除效率往往高于 CVVH。Malone RS 等研究发现，CVVH 和 CVVHDF 均明显增加头孢吡肟清除率，CVVHDF 的清除率为总清除率的 59%，明显高于 CVVH（40%）。在另一研究中发现，CVVH 和 CVVHDF 均可增加美罗培南的清除，但与 CVVHDF 相比，CVVH 明显延长美罗培南 $t_{1/2}$、降低其清除率。Fish DN 等研究亦发现 CVVH 和 CVVHDF 均显著增加亚胺培南的清除率，分别占机体总清除率的 25% 和 60%，CVVHDF 清除效率高于 CVVH。

CVVH 和 CVVHDF 对非肾脏清除的药物（如喹诺酮类抗生素、部分抗真菌药物）影响都不大。研究发现 CRRT 清除左氧氟沙星和环丙沙星仅占总清除率的 25%~30%，CVVH 和 CVVHDF 对此类药物的清除影响不大，两者间差异无统计学意义，CRRT 时剂量不变。Fuhrmann V 等发现主要通过肝脏代谢的新型抗真菌药伏立康唑，蛋白结合率高，Vd 大，CVVHDF 清除只占总清除率的 11.7%，所以 CRRT 对伏立康唑清除影响小，CRRT 时亦不需调整剂量。

（2）超滤率：CRRT 时超滤率是影响药物清除的主要因素。超滤率越大，药物清除越多。如有研究发现超滤率是影响头孢他啶清除的关键因素，比较了超滤率（低超滤 500ml/h 和高超滤 1 000ml/h）和置换液量（8ml/min 和 33ml/min）对头孢他啶清除的影响，发现超滤率越高、置换液量越大，头孢他啶的清除越多（p=0.000 1）。

（3）前稀释和后稀释：前稀释和后稀释亦可影响药物清除。后稀释时药物清除率（ml/min）= 超滤率（ml/min）×（1–蛋白结合率）。前稀释时药物清除率（ml/min）= 超滤率（ml/min）×（1–蛋白结合率）× 血流量/（血流量 + 置换液流量）。因此后稀释的药物清除率高于前稀释，并与超滤率成正比。显而易见，高通量血滤模式会增加药物清除率。由于大多数药物分子质量小，利用公式估算血液滤过药物清除率理论上并不困难。然而一些研究发现，估算的药物清除率与实际值有差异，提示还有其他因素的作用。

（四）患者自身情况

多种因素可改变血浆蛋白结合率，如 pH、肝素治疗、高胆红素血症、游离脂肪酸浓度、低蛋白血症、尿毒症代谢产物等均可影响蛋白结合率。不同的疾病也会改变药物的 Vd、筛选系数、超滤率等。重症患者 MODS、全身性感染时，低血压、血管舒张、器官灌注明显减少，因此即使在没有肾脏或肝脏功能不全的情况下，药物的清除也可能会减少。药物的消除半衰期延长，Vd 增大将导致药物浓度增加和/或药物代谢产物的蓄积。有研究发现全身性感染患者使用利奈唑胺，Vd 增大，$t_{1/2}$ 延长，蛋白结合率降低。

二、肾替代治疗时抗生素剂量调整

在评估肾脏替代治疗抗生素药物清除时要注意：①清除率不可能超过血流量；②药物以弥散方式清除的清除率不超过透析液流量；③药物以对流方式清除的清除率不超过超滤率。

（一）必须结合药动学/药代学参数（PK/PD）调整抗生素药物剂量

CRRT 时药物剂量调整的最终目的是达到有效的血液和组织浓度，并尽可能地减少药物的毒副作用。因此，CRRT 时根据药物（尤其是抗生素）的 PK/PD 来调整药物剂量是十分重要的。近年来随着细菌耐药性增加，最小抑菌浓度（MIC）水平不断提高，所以时间依赖性抗生素应增加给药剂量、缩短给药间隔或延长输注时间来保证 T>MIC 的时间在 40%~60% 以上，而浓度依赖性药物则应增加单次给药剂量，使得药物有较高的峰浓度或曲线下面积 AUC。

（二）负荷剂量调整

药物负荷剂量 = 目标血浓度 × Vd。药物的负荷剂量主要取决于药物的 Vd，与肾脏清除能力、CRRT 模式等关系不大。多数抗生素具有低蛋白结合率，Vd 低和正常情况下肾脏清除率高的抗生素，CRRT 时易被清除。

低 Vd 且正常情况下肾脏清除率高的药物，

如氨基糖苷类(阿米卡星、庆大霉素、奈替米星、妥布霉素)、青霉素类(阿莫西林或阿莫西林 + 克拉维酸、氨苄西林或氨苄西林 + 舒巴坦、哌拉西林或哌拉西林 + 他唑巴坦)、部分头孢菌素(头孢吡肟、头孢噻肟、头孢他啶)、碳青霉烯类(亚胺培南 + 西司他丁钠、美罗培南)、单胺类(氨曲南)和糖肽类(万古霉素、替考拉宁)抗菌药物。CRRT 是上述药物清除的最主要途径,需要在正常剂量上增加负荷剂量。

高 Vd 且肾脏清除率高的药物,如左氧氟沙星,CRRT 是药物清除的主要途径,需要在正常剂量基础上额外增加一次剂量。

高 Vd 且肾脏清除率适中的药物,如环丙沙星,CRRT 是药物清除的途径之一,给予接近中度肾损害的剂量即可。

低肾脏清除率的药物,如部分 β- 内酰胺类抗菌药物(头孢曲松、苯唑西林)、氟喹诺酮(莫西沙星)、其他(克林霉素、利奈唑胺、奎奴普丁)抗菌药物,CRRT 不是药物清除的主要途径,给予正常剂量即可。

(三)维持剂量调整

根据患者残余肾功能和 CRRT 治疗剂量推算药物维持剂量:计算总体清除率[总体清除率 = 肾脏清除率 + 肾外清除率 +CRRT 清除率]。如果 CRRT 对药物的清除率占总清除率 >25%,必须调整剂量和方案。可参考现有的临床资料(文献、药品说明书等)初步决定给药剂量和给药方案。推算维持量 / 给药间隔,时间依赖性抗生素计算清除率(清除率 = 目标血药浓度 × 总体清除率),然后计算出 24h 需要给药的总剂量;浓度依赖性抗生素,计算半衰期(清除半衰期 = 0.693× 总体清除率 /Vd),推算给药间隔。药物剂量调整可以通过改变给药剂量或给药间隔实施(表 4-3-2)。

(四)监测血药浓度

对于低治疗指数或特殊药代动力学的药物,如氨基糖苷类抗生素和万古霉素,监测血药浓度有助于调整剂量。最合理的给药方案应建立在血药浓度监测的基础上,若抗菌药物无法监测药物浓度,必须依据最新循证资料,计算残余肾功能和 CRRT 清除率推算调整药物剂量。

(五)常见抗生素剂量的调整

肾替代治疗期间合理的抗生素药物剂量调整至关重要。目前在药物浓度监测存在一定困难的

表 4-3-2 成人血液透析和血液滤过时抗生素的用法及推荐剂量

抗菌药物	CRRT 负荷剂量	CRRT 维持量			
		CVVH	CVVHD	CVVHDF	IHD
阿米卡星	无	7.5mg/kg, 1 次 /24~48h	7.5mg/kg, 1 次 /24~48h	7.5mg/kg, 1 次 /24~48h	5~7.5mg/kg, 1 次 /48~72h
两性霉素 B 脱氧胆酸盐	无	0.5~1mg/kg, 1 次 /24h	0.5~1mg/kg, 1 次 /24h	0.5~1mg/kg, 1 次 /24h	0.5~1mg/kg, 1 次 /24h
两性霉素 B 脂质体	无	3~5mg/kg, 1 次 /24h	3~5mg/kg, 1 次 /24h	3~5mg/kg, 1 次 /24h	3~5mg/kg, 1 次 /24h
氨苄西林	2g	1~2g, 1 次 /8~12h	1~2g, 1 次 /8h	1~2g, 1 次 /6~8h	1~2g, 1 次 /12~24h
阿奇霉素	无	250~500mg, 1 次 /24h	250~500mg, 1 次 /24h	250~500mg, 1 次 /24h	250~500mg, 1 次 /24h
氨曲南	2g	1~2g, 1 次 /12h	1g, 1 次 /8h 或 2g, 1 次 /12h	1g, 1 次 /8h 或 2g, 1 次 /12h	500mg, 1 次 /12h
卡泊芬净	70mg	50mg, 1 次 /24h	50mg, 1 次 /24h	50mg, 1 次 /24h	50mg, 1 次 /24h

续表

抗菌药物	CRRT 负荷剂量	CRRT 维持量			
		CVVH	CVVHD	CVVHDF	IHD
头孢唑林	2g	1~2g，1 次 /12h	1g，1 次 /8h 或 2g，1 次 /12h	1g，1 次 /8h 或 2g，1 次 /12h	500~1 000mg，1 次 /24h
头孢吡肟	2g	1~2g，1 次 /12h	1g，1 次 /8h 或 2g，1 次 /12h	1g，1 次 8h 或 2g，1 次 /12h	500~1 000mg，1 次 /24h
头孢噻肟	无	1~2g，1 次 /8~12h	1~2g，1 次 /8h	1~2g，1 次 /6~8h	1~2g，1 次 /24h
头孢他啶	2g	1~2g，1 次 /12h	1g，1 次 /8h 或 2g，1 次 /12h	1g，1 次 /8h 或 2g，1 次 /12h	500~1 000mg，1 次 /24h
头孢曲松	2g	1~2g，1 次 /12~24h	1~2g，1 次 /12~24h	1~2g，1 次 /12~24h	1~2g，1 次 /24h
环丙沙星	无	200~400mg，1 次 /12~24h	400mg，1 次 /12~24h	400mg，1 次 /12h	200~400mg，1 次 /24h
克林霉素	无	600~900mg，1 次 /8h	600~900mg，1 次 /8h	600~900mg，1 次 /8h	600~900mg，1 次 /8h
多黏菌素	无	2.5mg/kg，1 次 /48h	2.5mg/kg，1 次 /48h	2.5mg/kg，1 次 /48h	1.5mg/kg，1 次 /24~48h
达托霉素	无	4~6mg/kg，1 次 /48h	4~6mg/kg，1 次 /48h	4~6mg/kg，1 次 /48h	4~6mg/kg，1 次 /48~72h
氟康唑	400~800mg	200~400mg，1 次 /24h	400~800mg，1 次 /24h	800mg，1 次 /24h	200~400mg，1 次 /48~72h 或 100~200mg，1 次 /24h
亚胺培南	1g	500mg，1 次 /8h	500mg，1 次 /6~8h	500mg，1 次 /6h	250~500mg，1 次 /12h
伊曲康唑	无	200mg，1 次 /12h×4，然后 200mg，1 次 /24h	200mg，1 次 /12h×4，然后 200mg，1 次 /24h	200mg，1 次 /12h×4，然后 200mg，1 次 /24h	200mg，1 次 /12h×4，然后 200mg，1 次 /24h
左氧氟沙星	500~750mg	250mg，1 次 /24h	250~500mg，1 次 /24h	250~750mg，1 次 /24h	250~500mg，1 次 /48h
利奈唑胺	无	600mg，1 次 /12h	600mg，1 次 /12h	600mg，1 次 /12h	600mg，1 次 /12h
美罗培南	1g	0.5~1g，1 次 /12h	0.5~1g，1 次 /8~12h	0.5~1g，1 次 /8~12h	500mg，1 次 /24h
甲硝唑	无	500mg，1 次 /6~12h	500mg，1 次 /6~12h	500mg，1 次 /6~12h	500mg，1 次 /8~12h

续表

抗菌药物	CRRT 负荷剂量	CRRT 维持量			
		CVVH	CVVHD	CVVHDF	IHD
米卡芬净	无	治疗：100~150mg，1 次 /24h。预防：50mg，1 次 /24h			
莫西沙星	无	400mg，1 次 /24h	400mg，1 次 /24h	400mg，1 次 /24h	400mg，1 次 /24h
青霉素 G	400 万 U	200 万 U，1 次 /4~6h	2 万 ~300 万 U，1 次 /4~6h	2 万 ~400 万 U，1 次 /4~6h	首剂 2 万 ~400 万 U，然后首剂 25%~50%，1 次 /4~6h 或首剂 50%~100%，1 次 /8~12h
哌拉西林 / 他唑巴坦	无	2.25~3.375g，1 次 /6~8h	2.25~3.375g，1 次 /6h	3.375g，1 次 /6h	2.25g，1 次 /8~12h
利福平	无	300~600mg，1 次 /12~24h	300~600mg，1 次 /12~24h	300~600mg，1 次 /12~24h	300~600mg，1 次 /12~24h
替卡西林 / 克拉维酸	3.1g	2g，1 次 /6~8h	3.1g，1 次 /6~8h	3.1g，1 次 /6h	2g，1 次 /12h
替加环素	100mg	50mg，1 次 /12h	50mg，1 次 /12h	50mg，1 次 /12h	50mg，1 次 /12h
妥布霉素	2~3mg/kg		1.5~25mg/kg，1 次 /24~48h		
TMP-SMX（TMP）	无	2.5~7.5mg/kg（TMP），1 次 /12h	2.5~7.5mg/kg（TMP），1 次 /12h	2.5~7.5mg/kg（TMP），1 次 /12h	2.5~10mg/kg（TMP），1 次 /24h 或 5~20mg/kg，3 次 / 周（透后）
万古霉素	15~25mg/kg	10~15mg/kg，1 次 24~48h	10~15mg/kg，1 次 24~48h	7.5~10mg/kg，1 次 24~48h	透后给药 5~10mg/kg
伏立康唑	400mg 口服，1 次 /12h×2	200mg 口服，1 次 /12h	200mg 口服，1 次 /12h	200mg 口服，1 次 /12h	200mg 口服，1 次 /12h

假定残余肾功能为 0ml/min，CRRT 置换液为 1~2L/h，透析液为 1~2L/h

情况下，可以参照研究文献中推荐的剂量选择抗生素等药物治疗剂量。但鉴于危重 CRRT 患者病理生理学变化不一，文中的数据很难全面考虑可能涉及的众多因素，同时这些数据多来自国外人群，临床应用这些数据时应根据患者具体情况，综合考虑药物剂量调整方案，从而对临床治疗做出正确的决策。

（朱桂军　胡振杰）

参 考 文 献

[1] Kuang D, Verbine A, Ronco C. Pharmacokinetics and antimicrobial dosing adjustment in critically ill patients during continuous renal replacement therapy［J］. Clin Nephrol, 2007, 67（5）: 267-284.

[2] Choi G, Gomersall CD, Tian Q, et al.Principles of antibacterial dosing in continuous renal replacement therapy［J］. Blood Purif, 2010, 30（3）: 195-212.

[3] Keough LA, Krauss A, Hudson JQ. Inadequate antibiotic

dosing in patients receiving sustained low efficiency dialysis [J]. Int J Clin Pharm, 2018, 40 (5): 1250–1256.

[4] 中国医药教育协会感染疾病专业委员会. 抗菌药物药代动力学/药效学理论临床应用专家共识 [J]. 中华结核和呼吸杂志, 2018, 41 (6): 409–446.

[5] Choi G, Gomersall CD, Tian Q, et al. Principles of antibacterial dosing in continuous renal replacement therapy [J]. Crit Care Med, 2009, 37 (7): 2268–2282.

[6] Pannu N, Klarenbach S, Wiebe N, et al. Renal replacement therapy in patients with acute renal failure: a systematic review [J]. JAMA, 2008, 299 (7): 793–805.

[7] Huang Z, Letteri JJ, Clark WR, et al. Operational characteristics of continuous renal replacement modalities used for critically ill patients with acute kidney injury [J]. Int J Artif Organs, 2008, 31 (6): 525–534.

[8] Roberts JA, Lipman J. Pharmacokinetic issues for antibiotics in the critically ill patient [J]. Crit Care Med, 2009, 37 (3): 840–851; quiz 859.

[9] Trotman RL, Williamson JC, Shoemaker DM, et al. Antibiotic dosing in critically ill adult patients receiving continuous renal replacement therapy [J]. Clin Infect Dis, 2005, 41 (8): 1159–1166.

[10] Merrikin DJ, Briant J, Rolinson GN. Effect of protein binding on antibiotic activity in vivo [J]. J Antimicrob Chemother, 1983, 11 (3): 233–238.

[11] Pinder M, Bellomo R, Lipman J. Pharmacological principles of antibiotic prescription in the critically ill [J]. Anaesth Intensive Care, 2002, 30 (2): 134–144.

[12] Isla A, Gascon AR, Maynar J, et al. Cefepime and continuous renal replacement therapy (CRRT): in vitro permeability of two CRRT membranes and pharmacokinetics in four critically ill patients [J]. Clin Ther, 2005, 27 (5): 599–608.

[13] Huang Z, Gao D, Letteri JJ, et al. Blood–membrane interactions during dialysis [J]. Semin Dial, 2009, 22 (6): 623–628.

[14] Malone RS, Fish DN, Abraham E, et al. Pharmacokinetics of cefepime during continuous renal replacement therapy in critically ill patients [J]. Antimicrob Agents Chemother, 2001, 45 (11): 3148–3155.

[15] Fish DN, Teitelbaum I, Abraham E. Pharmacokinetics and pharmacodynamics of imipenem during continuous renal replacement therapy in critically ill patients. Antimicrob Agents Chemother, 2005, 49 (6): 2421–2428.

[16] Malone RS, Fish DN, Abraham E, et al. Pharmacokinetics of levofloxacin and ciprofloxacin during continuous renal replacement therapy in critically ill patients [J]. Antimicrob Agents Chemother, 2001, 45 (10): 2949–2954.

[17] Fuhrmann V, Schenk P, Jaeger W, et al. Pharmacokinetics of voriconazole during continuous venovenous haemodiafiltration [J]. J Antimicrob Chemother, 2007, 60 (5): 1085–1090.

[18] Meyer B, Thalhammer F. Linezolid and continuous venovenous hemofiltration [J]. Clin Infect Dis, 2006, 42 (3): 435–436; author reply 437–438.

[19] Heintz BH, Matzke GR, Dager WE. Antimicrobial dosing concepts and recommendations for critically ill adult patients receiving continuous renal replacement therapy or intermittent hemodialysis [J]. Pharmacotherapy, 2009, 29 (5): 562–577.

第四章　急性肾损伤的预防措施

第一节　急性肾损伤预防措施原则

积极寻找病因,纠正可逆性的肾前性或肾后性因素以及避免肾毒性药物应用是预防AKI的首要环节。如能早期识别AKI的高风险患者,或者在患者可能发生了AKI但尚未出现临床症状进行诊断,其治疗效果显著好于已确立AKI诊断的患者。因此,尽早对AKI识别及危险因素评估能够提早进行干预并降低患者死亡率。

一、AKI非药物性预防措施

(一)AKI高危患者识别

AKI是具有多种病因的临床综合征,尽管众多针对AKI流行病学和预后的研究把其视为均一的临床综合征,事实上AKI具有异质性,常由于多种病因共同导致。对AKI高危患者的识别通常需要从临床情况、既往病史、体格检查和实验室检查四个方面进行评估。临床情况要考虑到患者的症状体征及周围环境,患者是否合并多发伤/烧伤、脓毒症、腹泻等疾病;是否接受外科大手术/心脏手术、冠状动脉造影和机械通气;是否接受肾毒性药物干预如血管紧张素转化酶抑制剂(ACE-I)和血管紧张素受体拮抗剂(ARB)、万古霉素、两性霉素B、非甾体类药物以及收缩血管药物等。既往病史需要询问患者本人或其家属以确定患者危险因素暴露程度,包括患者年龄、种族以及是否肥胖(BMI≥30kg/m^2);是否合并糖尿病和高血压、心力衰竭、慢性肾脏疾病(CKD)/既往发生AKI、肝肺疾病以及其他肾毒性药物干预病史。体格检查需要明确患者是否存在血流动力学不稳定、容量过负荷及感染征象,包括患者炎性指标变化和外周水肿情况;是否存在腹水、肺部啰音或尿量≤0.5ml/(kg·h);有些患者需要进一步评估心

排量、容量反应性以及腹腔内压力。实验室检查需常规检测血肌酐、尿素氮以及电解质对患者肾功能初步评估;尿液分析、显微镜下检查以及化学分析有助于判断AKI病因;肾脏超声影像学检查可帮助了解肾脏形态结构变化以及预测AKI发生。此外,肾损伤生物标记物的检测能指导AKI的早期诊断、风险评估和临床预后的判断。通过以上四个方面的综合评估将患者分为低、中、高危三类,对于低、中危患者严密监测是关键,而对于高危患者,如肾损伤生物标志物升高,应及时启动快速反应梯队(NRRT)。在启动NRRT后对患者进行AKI分级,然后积极寻找导致AKI的病因,并采取相应的预防措施,避免AKI患者肾功能进一步恶化。

(二)容量管理

相对和绝对的容量不足是不同病因AKI发生的一个重要危险因素,及时液体复苏和恢复有效血容量可增加患者的氧输送,改善肾脏灌注和减轻肾脏损害。但迄今为止,除了在造影剂急性肾损伤(CI-AKI)中,仍没有其他随机对照研究直接评估液体治疗对AKI预防的作用。目前普遍接受优化血流动力学参数和纠正血容量不足将有利于肾功能改善。然而,扩容需在血流动力学监测下实施,动态评估患者的容量状态和容量反应性,避免因补液过多引起容量过负荷,从而导致机械通气时间延长、腹内压增加,这些因素也是导致或加重AKI发生的危险因素。血压和心排血量的管理也需要对容量进行充分评估和血管活性药物滴定,如在血容量不足的情况下,血管活性药物使用可能进一步减少肾脏组织血流量,这就更加要求液体和血管活性药物干预治疗需与血流动力学监测状态保持一致。临床上可通过扩容后优化中心静脉压(CVP)、心指数(CI)、混合静脉血氧饱和度/中心静脉血氧饱和度(SVO$_2$/ScVO$_2$)、

动静脉二氧化碳分压差（$P_{V-A}CO_2$）、血乳酸等参数以提高氧输送，改善肾脏组织灌注，从而预防 AKI 发生。

液体过负荷可引起组织间隙水肿和静脉压升高，而静脉充盈和静脉压升高则导致肾小球囊内压增加和肾血流量减少，进一步促进肾小球滤过率（GFR）下降。近年来，众多大样本观察性研究发现重症患者在危重病期间及其后合并液体过负荷与 AKI 风险增加及不良预后密切相关。相似地，已形成 AKI 的患者如合并液体过负荷将不利于其肾功能恢复。回顾性研究发现，在校正液体平衡和呼气末正压（PEEP）等危险因素后，CVP 升高是脓毒症患者新发 AKI 或持续性 AKI 发生的独立危险因素，这表明静脉充盈是 AKI 发生的一个重要危险因素。同样，早期液体正平衡能预测心脏术后患者 AKI 发生风险增加。而在急性肺损伤患者中，相比较传统开放液体策略，在疾病早期采取限制性液体策略能显著降低 AKI 发生，并有减少 RRT 使用趋势。因此，对于重症患者的容量管理，需要同时考虑休克的充分液体复苏与液体过负荷的有害效应，在早期可采取积极的目标液体复苏策略，随后通过优化血流动力学参数指导容量管理，以保持组织灌注和维持液体平衡；后期患者血流动力学稳定后，及时清除机体多余的液体。

重症患者液体复苏量和种类对预防 AKI 仍有一定争议，临床上最常用的复苏液体为等渗晶体液，但需要警惕避免高氯血症发生，以减少潜在的肾血管收缩影响肾脏灌注风险。相比较晶体，理论上胶体可带来更大血浆扩容效应。然而，这种效应依赖于血管屏障的完整性，在脓毒症特别是合并血管麻痹状态下可能抵消这种效应。众多随机对照试验（RCT）已显示，晶体液与胶体在需要容量液体复苏中的疗效差别很小，且人工胶体如明胶、羟乙基淀粉和右旋糖酐可能带来凝血功能障碍、肾毒性损害和死亡风险增加，目前不推荐使用人工胶体作为复苏液体。人血白蛋白是天然的胶体液，不仅能扩张血容量，也增加低蛋白血症患者利尿剂的反应性，对肾脏无毒性。当脓毒性休克需要胶体复苏时建议使用人血白蛋白。

（三）避免药物和肾毒性物质使用

在重症患者中所发生的 AKI 中，肾毒性药物和毒素所致的 AKI 约占 20%~30%。在老年、存在基础肾脏疾病如糖尿病肾病和 CKD，以及血容量不足等患者中，肾毒性药物和毒素更易引起 AKI 发生。其中，药物导致 AKI 的问题尤为突出，引起 AKI 的常见药物有：抗生素类药物如氨基糖苷类、糖肽类、两性霉素 B 等、非类固醇类抗炎药、抗肿瘤类药物、造影剂、免疫抑制剂、ACE-I 类药物及以关木通为代表的中草药等。在使用肾毒性药物前，需要评估患者的基础肾功能，根据肾功能调整用药剂量；对于存在肾功能不全患者，尽可能避免使用肾毒性药物以及肾毒性药物联用；对于药物或毒素引起的肌红蛋白尿，可采用早期积极水化方法预防 AKI 发生；AKI 高危患者在需要接受造影剂时，建议使用非离子等渗造影剂，同时通过水化、碱化尿液或预防性应用 N- 乙酰半胱氨酸等预防造影剂肾病。

（四）血糖控制

血糖升高会引起机体氧化应激反应、内皮和凝血功能障碍以及免疫功能紊乱，可增加重症患者的不良预后。众多研究表明血糖水平升高与 AKI 发生密切相关，对于心脏手术患者，术前及围手术期间的血糖水平升高是术后发生 AKI 的独立危险因素；心梗后患者出现高血糖状态也是 CI-AKI 的独立危险因素。2001 年一项大样本（n=1 548）的 RCT 研究显示，外科 ICU 患者采用强化血糖控制（目标血糖控制范围 80~110mg/dl）方案不仅能改善其生存率，而且能降低 AKI 患者肾脏替代治疗（renal replacement therapy, RRT）使用。此外，强化血糖控制方案能让血肌酐峰值 >2.5mg/L 的患者降低 27%。尽管同一研究小组在内科 ICU 患者中并未证实强化血糖控制方案能改善生存率和减少 RRT 使用，但能降低 34% 患者的 AKI 发生。两项研究联合分析表明重症患者血糖控制在正常范围具有显著肾保护性作用。但后续开展的 RCT 研究包括迄今为止最大样本量的 NICE-SUGAR 研究均未证实强化血糖控制能改善重症患者预后及对肾脏具有保护性作用，相反可导致低血糖发生率显著增加，并有研究认为低血糖发生与病死率增加相关。临床上当决定采用强化胰岛素方案，尽可能减少血糖水平波动和采用可靠的检测手段测定血糖。因此，为预防 ICU 内重症患者高血糖所致的肾脏损害，建议维持目标血糖水平至少低于 180mg/dl（10mmol/L）。

（五）远端缺血性预处理

远端缺血性预处理（remote ischemic preconditioning，RIPC）指在某一组织中造成重复短时非致命性缺血，从而增加远隔器官耐受随后的持续致命性缺血性反应，是一种机体保护免受缺血 / 再灌注损伤的适应性反应。RIPC 不仅对心肌缺血再灌注损伤有保护作用，而且 RIPC 概念进一步扩大到降低 AKI 发生率。尽管在缺血再灌注致 AKI（IR-AKI）和造影剂诱导 AKI 的动物模型研究中已显示 RIPC 具有肾脏保护性作用，但在实际临床研究中，其肾保护性作用仍有争议。目前荟萃分析表明 RIPC 在 CI-AKI 患者中能显著降低 AKI 发生率，而对心脏术后相关的 IR-AKI 并无预防作用。鉴于大样本 RCT 研究和荟萃分析表明 RIPC 预防 AKI 作用的研究结果不一致，目前不建议临床上采用远端缺血性预处理预防 AKI。

（六）AKI 集束化管理

在 ICU 以外的医疗场所中，不同 AKI 集束化管理策略的实施可带来不同的肾脏功能改善。如结合 AKI 宣教措施和电子预警表格，更有效的资源使用，能潜在有效的改善患者临床预后。迄今为止，仅在一项纳入小样本的心脏手术患者研究中，采用 AKI 生物标志物评估患者存在 AKI 高危风险，实施包含 KDIGO 指南推荐意见的集束化管理方案显示能减少患者术后 AKI 发生。其中，AKI 集束化管理方案包括避免高血糖和肾毒性药物或毒素使用，以及应用目标导向性血流动力学优化策略等措施。因此，对重症患者采用 AKI 集束化管理方案预防 AKI 发生具有一定临床价值。

二、AKI 的药物性预防措施

（一）血管活性药物

AKI 或存在 AKI 风险的患者，应密切关注其血流动力学状态。由于低血压状态可导致肾脏低灌注，如肾脏持续处于低灌注状态即可引起 AKI。理论上，通过液体复苏和正性肌力药物增加心排血量、肾血管扩张或外周缩血管药物可维持和改善肾脏灌注。尽管给予休克患者充分液体复苏，但持续低血压状态仍能促进 AKI 的形成。在血管张力麻痹状态下，若血管内容量已充盈，使用全身缩血管药物是保持或改善肾脏灌注的唯一手段。

脓毒症和脓毒性休克是 AKI 的主要致病因素，脓毒性休克的典型血流动力学特征是高排低阻。目前尚不清楚哪种缩血管药物能有效预防或治疗脓毒性休克合并 AKI 患者。既往多数研究聚焦去甲肾上腺、多巴胺和血管升压素。去甲肾上腺素是一种最常用于治疗分布性休克的缩血管药物。一项大的 RCT 研究比较多巴胺与去甲肾上腺素作为休克患者初始收缩血管治疗的效果，结果显示两组对改善肾功能和死亡率并无显著差异。但去甲肾上腺素组较多巴胺组心动过速的发生率降低，尤其对于心源性休克患者能改善其生存率；此外，去甲肾上腺组 28d RRT 撤机率有降低趋势。临床上对于已纠正了低血容量的休克患者，需要缩血管药物提升低血压状态，去甲肾上腺素可作为首选升压药物保护其肾功能。

血管升压素或特立加压素是一种治疗去甲肾上腺素难治性休克的缩血管药物。外源性血管升压素具有收缩血管和抗利尿特征，以及优先收缩肾小球出球小动脉而增加肾小球滤过率的作用。相比较于去甲肾上腺素，血管升压素并不能降低早期脓毒症休克患者进展至 AKI 3 期的发生率；仅在死亡组，血管升压素能减少 RRT 使用率。近期一项单中心 RCT 研究显示，血管升压素组减少心脏术后并发血管麻痹性休克患者 AKI 和 RRT 的发生率。因此，心脏术后合并血管麻痹性休克患者可加用血管升压素。

（二）利尿剂

少尿常是 AKI 最早的临床表现，液体过负荷是 AKI 的一个主要临床症状。临床上对于存在 AKI 风险或已出现 AKI 的患者，常使用利尿剂便于液体管理。

理论上髓袢利尿剂可能具有肾保护性的某种优势，它可通过在 Henle 环抑制钠转运降低氧耗；也可在髓袢升支管腔表面抑制 $Na^+-K^+-2Cl^-$ 转运体，降低髓质高渗透压，减少对水的重吸收；此外，呋塞米可通过冲刷肾小管坏死组织减轻肾小管阻塞，以及通过抑制并减少肾血管阻力和增加肾血流。然而近年来研究证据显示：利尿剂的使用并不能降低 AKI 发生及改善其严重程度；相反，髓袢利尿剂使用可增加 AKI 发生以及住院死亡风险。在心脏术后使用呋塞米预防 AKI 已被证实是无效的，甚至是有害的，而使用呋塞米预防 CI-AKI 可增加 AKI 的发生风险。在急性心衰患者中，使用大剂量利尿剂可有效地减轻心衰临床症状，但以肾功能受损为代价。仅有一项大的 RCT 研究调查显示，急性肺损伤患者采用保守的液体管理策略包括利尿剂应用可减少患者对 RRT 需求的趋势。因此，临床上不推荐仅因预防 AKI 而使用袢利尿剂。对于利尿剂有反应的患者，可使用利尿剂控制或预防容量过负荷。

（三）肾脏血管扩张剂

缺血性 AKI 早期是由于交感神经激活和缩血管物质如内皮素、血管紧张素等释放，导致肾脏血流量（RBF）下降；相反，脓毒症 AKI 患者 RBF 似乎并不降低，有时会增加。脓毒症的灌注问题主要在外髓部的微循环水平。当使用血管扩张剂保护肾功能需要注意以下问题：首先，血管舒张剂可能通过拮抗代偿性的血管收缩诱发低血压，加重低血容量状态；低血压进一步损害肾灌注，因此纠正低血容量是关键。其次，由于存在内皮损伤，导致 NO 依赖的血管扩张剂可能对肾脏无保护效应。最后，时间是关键，当治疗延缓，微循环出现闭塞，治疗终将无效。

1. 多巴胺　多巴胺曾在临床上被广泛用于危重病患者的肾脏保护性治疗。小剂量多巴胺具有兴奋肾内多巴胺 D1、D2 和 D4 受体、选择性扩张肾血管而增加肾脏灌注和利尿利钠的作用，因此可用来预防 AKI。然而，近年来的研究表明，正常健康者中发现的小剂量多巴胺扩张肾血管效应在 AKI 患者中并未得到证实。采用肾脏血管多普勒超声评价方法，在 AKI 患者中发现多巴胺能显著增加肾血管阻力指数。早期一项大规模随机对照试验（ANZCS 研究）在 324 例危重病患者中对比多巴胺与安慰剂，结果发现两组患者之间血肌酐水平峰值、需要 RRT、尿量以及肾功能恢复所需时间均无显著差异。荟萃分析也未显示多巴胺对 AKI 的预防和治疗具有获益效应。也有少数研究证据表明使用小剂量多巴胺预防或治疗 AKI 可能是有害的，同时由于多巴胺可引起心动过速、心肌缺血、胃肠道血流减少以及抑制 T 细胞功能等不利效应。因此，目前临床上不主张使用多巴胺来预防 AKI。

2. 非诺多泮　非诺多泮是一种选择性的多巴胺 D1 受体激动剂，对肾脏血管、肠系膜血管、外周血管和冠状动脉均有扩张作用。与多巴胺不同的是，非诺多泮对多巴胺 D2 受体无明显作用，因此，理论上其对肾髓质的血管扩张作用强于肾皮质。AKI 动物模型研究结果显示非诺多泮可能对 AKI 具有多重保护作用，包括抗炎和肾血管扩张作用。早期在小样本接受冠脉搭桥和主动脉阻断手术患者的研究中，非诺多泮可阻止或改善 AKI 进展。对接受心脏手术的 CKD 患者研究发现，术中及术后早期给予小剂量非诺多泮可显著增加患者肌酐清除率，保护肾功能。但另有研究表明，在心脏外科高危患者中，术中使用非诺多泮并没有减少 AKI 的发生。新近一项多中心、随机双盲、安慰剂对照试验，共纳入了 667 例心脏术后出现早期 AKI 的患者，随机接受非诺多泮（n-338）或安慰剂（n=329）治疗持续 4d，结果发现与安慰剂相比，非诺多泮不仅不能降低患者 RRT 比率和 30d 的死亡风险，还增加了低血压的风险。目前指南也不推荐使用非诺多泮来预防或治疗 AKI。

3. 利尿钠肽　心房利钠肽（Atrial natriuretic peptide, ANP）是一个由 28 个氨基酸组成的活性肽，具有利尿、利钠及扩血管活性的作用。ANP 主要由心房肌产生，其释放受心房应力变化而增加。早期动物实验研究显示 ANP 能降低肾小球前血管阻力和增加肾小球后血管阻力，从而增加 GFR；ANP 也能抑制肾小管钠重吸收。临床研究也证实 ANP 具有升高 GFR 和利尿效应。因此，临床上期待 ANP 可用于预防和治疗 AKI。然而，几个使用 ANP 预防 CI-AKI 和移植肾功能不全的研究均未得到阳性结果。新近两项荟萃分析表明预防性静脉滴注低剂量 ANP 能降低心脏术后血肌酐峰值水平和 RRT 需求。但在已合并 AKI 的患者中并观察到 ANP 肾脏保护性作用，而且大剂量 ANP 应用会增加心律失常和低血压不良事件的发生。尽管随后有两项小样本 RCT 研究证实在主动脉弓和高危心脏手术中使用 ANP 可降低术后 AKI 发生和 RRT 使用，但因 ANP 在肾脏保护性作用中仍缺乏足够的支持证据。

脑利钠肽（brain natriuretic peptide, BNP）已被批准临床用于治疗急性失代偿慢性心力衰竭。

2007年，一项随机对照研究发现伴有慢性心力衰竭和早期AKI患者，接受心脏外科术后使用脑利钠肽可显著减少肾脏替代治疗的应用。然而，在高危心脏手术患者中使用脑利钠肽未发现能降低住院病死率与21d内接受透析治疗，但术后期间预防性使用脑利钠肽与降低AKI发生显著相关（脑利钠肽6.6% *vs.* 安慰剂28.5%，*p*=0.004）。最近一项荟萃分析发现对急性失代偿慢性心力衰竭患者使用脑利钠肽会加重肾衰竭和住院死亡风险。

虽然有小样本的研究显示利尿钠肽在不同研究人群中可有效预防或治疗AKI，但缺乏结论性研究证实利尿钠肽具有预防AKI的有利作用。目前不推荐临床上使用利尿钠肽预防或治疗AKI。

4. **左西孟旦** 左西孟旦作为钙离子增敏剂，具有扩张血管、心脏保护和抗炎等作用。在一项新近纳入RCT研究的荟萃分析中，使用左西孟旦能降低心脏术后患者的AKI风险、RRT需求以及死亡率。在合并AKI或存在AKI风险的患者中，纳入RCT研究的荟萃分析同样发现，对比安慰剂或其他正性肌力药物，左西孟旦能降低AKI风险和RRT需求。然而，这两项荟萃分析纳入的研究样本量相对小，而且入选患者存在一定异质性，可能会给一些研究结果带来偏倚。最近发表的三项大样本安慰剂对照RCT研究显示，在脓毒症、心脏手术后合并左室功能障碍或需要血流动力学支持的患者中，左西孟旦使用并未对肾脏有保护性作用和减少RRT使用。因此，临床上对于脓毒症和心脏手术合并左室功能障碍或需要血流动力学支持的患者，不建议使用左西孟旦保护肾功能。

（四）代谢的干预

饥饿可加速机体蛋白质分解，降低蛋白质合成，然而肠内喂养可能具有反向效应，促进肾脏代谢更新。动物研究提示，增加蛋白摄入能减少肾小管损害，肠内营养较肠外营养能改善AKI蛋白分解。另有一些研究表示，缺血前或缺血中输注氨基酸或增加肾小管损伤和加速肾功能恶化。每日静脉补充氨基酸达到100g可增加eGFR，但并未改善AKI持续时间，且有增加RRT需求趋势。同样，在EPaNIC研究中发现，早期肠外营养增加AKI患者RRT持续时间，可能与尿素氮水平增加

有关。从这方面来讲，危重病急性阶段允许性低喂养可能对AKI有保护作用。临床研究显示，低热卡喂养（定义为喂养热卡小于60%目标热卡，也称为允许性低热卡喂养）与RRT低风险密切相关。临床上存在AKI或AKI风险的患者通过肠内喂养途径给予充分的营养支持。

营养的另一方面是充分提供与营养的相关成分和抗氧化物质如谷氨酰胺前体N-乙酰半胱氨酸，抗氧化作用的维生素E（生育酚）以及硒元素。乙酰同型半胱氨酸（NAC）是由L-半胱氨酸衍生而成的一种氨基酸，它是一种强有力的抗氧化剂，能够清除体内的氧自由基。它也可通过增强一氧化氮的生成来扩张血管。动物实验证实NAC能够降低缺血性和毒物性致AKI的发生。在接受造影剂干预的非重症患者中，已开展较多RCT研究比较NAC与安慰剂联合或不联合水化治疗对肾脏保护的疗效。然而，早期的研究结果并不一致，新近荟萃分析未显示出静脉使用NAC能降低AKI的发生和RRT应用。当前最大的RCT研究ACT试验共纳入2 308例接受冠脉和外周血管造影的患者，同样未发现NAC对肾脏具有保护性作用。NAC在预防重症患者和心脏手术相关性AKI发生的相关RCT研究也是以阴性结果而告终。此外，静脉注射NAC可能引起过敏反应，降低脓毒性休克患者心排血量或其生存率。目前不建议使用NAC预防造影剂等相关性AKI。

小样本人群研究显示补充硒元素能降低SIRS患者对RRT需求，但随后的两项RCT研究并未能证实补充硒元素可预防AKI发生。在危重症患者中，不建议使用高剂量静脉硒治疗保护肾功能。

（五）他汀类药物

他汀类药物具有抗氧化、抗炎及抗血栓等多极化效应，可能有促进肾脏保护性作用。目前已有3个大样本RCT研究表明他汀类药物对接受冠脉造影暴露造影剂的高危患者具有保护作用，然而在接受心脏外科手术患者中，观察性研究并未发现手术前高剂量阿托伐他汀（40mg/d）具有预防手术相关性AKI发生，甚至在一项大样本（n=1 922）安慰剂对照研究中发现心脏围手术期间接受瑞舒伐他汀（20mg/d）治疗，AKI发生率

显著增加。因此,对于 AKI 高危患者行冠脉造影时,建议短期使用阿托伐他汀或瑞舒伐他汀预防造影剂相关性 AKI,不推荐高剂量的他汀类药物预防心脏术后 AKI。

(六)镇静药物

多数机械通气的重症患者常规需要接受镇静治疗,镇静药物可通过作用于心脏功能和 / 或血管张力,从而对肾脏功能也有影响。在动物模型中,丙泊酚可减轻肾脏氧化应激反应。研究发现,相比较咪达唑仑,采用丙泊酚药物镇静可显著降低重症患者 AKI 发生和 RRT 需求。一项小样本的 RCT 研究显示,使用丙泊酚较七氟醚能显著降低接受心脏瓣膜手术患者的 AKI 风险以及血清胱抑素 C 水平。然而,如果患者接受丙泊酚治疗,远端缺血预处理将失去对肾脏保护性效应,这也给丙泊酚对肾脏保护性效应留下了不确定性。

右美托咪定是高选择性 α_2 肾上腺素受体激动药,具有多潜能药物学效应,其可通过抑制血管升压素分泌,增加肾血流和肾小球滤过率,从而促进利尿,提示其具有肾保护性作用。在一项双盲、安慰剂随机对照研究中,右美托咪定已被证实了具有显著的利尿效应,能增加心脏术后患者 75% 的利尿作用,但并不影响患者随后的肾功能。观察性研究也显示右美托咪定对心脏术后患者肾功能的保护作用。此外,冠状动脉搭桥患者术后使用右美托咪定能剂量依耐性降低血浆 NGAL 水平。基于目前的证据,相比较非苯二氮䓬类镇静药物,采用右美托咪定镇静可能会降低心脏术后患者 AKI 风险,但仍需要进一步大样本临床研究支持。

第二节 不同病因的急性肾损伤预防措施

一、脓毒症 AKI 预防措施

脓毒症 AKI 发生率随着脓毒症的严重程度上升而显著增加,流行病学调查显示我国住院患者中 AKI 发病率为 1%~3%,其中脓毒症 AKI 约占 4.9%~6.4%;ICU 患者中,AKI 发生率为 31.6%,其中脓毒症 AKI 约占 32.4%。国外研究报道 ICU 患者 AKI 发病率为 16%~67%,其中脓毒症 AKI 约占 50%。与其他病因导致的 AKI 相比,脓毒症致 AKI 患者的血流动力学更不稳定,需要升压药和机械通气的患者比例更高,最终导致患者死亡率也明显增加。

脓毒症 AKI 的发病机制非常复杂,迄今尚未完全阐明。过去认为脓毒症导致的肾脏低灌注是引起 AKI 的主要原因,但是近年来研究显示,脓毒症患者的肾脏血流并未下降甚至增多,而脓毒症患者在肾脏血流正常的情况下仍然发生了 AKI,因此提示脓毒症 AKI 是一种充血性损伤而非缺血性损伤。随着对脓毒症 AKI 发病机制的深入研究,目前认为主要涉及到肾脏血流动力学和肾脏灌注改变,以及与内毒素诱导的炎症反应、细胞免疫与细胞凋亡相关。从预防措施上也应从这两方面着手。

从血流动力学方面来讲,严重脓毒症或脓毒性休克引起全身有效血容量不足与缺血性 AKI 发病存在相似之处,因此正确评估患者容量状态,及时改善全身组织低灌注,将有助于预防脓毒症 AKI。早期液体复苏是改善组织灌注的重要手段,对脓毒症休克的患者尤为重要。液体复苏早期应选用电解质成分及晶体渗透压与血浆相似的平衡晶体液,避免使用氯离子含量高的等张盐溶液,目前认为其可能促使肾血管收缩,加重肾脏损害。当脓毒性休克需要胶体复苏时应采用人血白蛋白,避免使用羟乙基淀粉、明胶和右旋糖酐等人工胶体。脓毒性休克早期液体复苏补液速度按照 30ml/kg 输注,迅速改善患者全身组织低灌注状态,同时避免液体过度复苏造成的容量过负荷状态。有研究显示,相比较开放性的液体复苏策略,采用限制性液体复苏策略能降低脓毒症患者的 AKI 发生。

临床与动物实验研究发现,尽管脓毒性休克患者肾脏血流并没有降低,但肾小球囊内压力显著降低,通过血管活性药物提高脓毒性休克患者平均动脉压(MAP)水平,能降低脓毒症致 AKI 发生率。脓毒性休克患者目标 MAP 应维持在 65~70mmHg,以防止肾脏的组织灌注不足。对于既往合并慢性高血压患者,目标 MAP 应维持 80~85mmHg 水平。去甲肾上腺素目前作为脓毒性休克的首选血管活性药物。也有研究发现,对于存在 AKI 风险的脓毒性休克患者，与去甲肾上腺素相比，血管升压素能降低其肾衰竭的发生和死亡率。但现有的临床数据尚不足以说明哪种血管活性药物对于预防 AKI 更优。此外，对于脓毒性休克的 AKI 高危患者，实施程序化的血流动力学和氧合指标管理，也可预防 AKI 的发生或已出现的 AKI 进一步恶化。

针对预防脓毒症 AKI，在阻断肾脏炎症、调节细胞免疫和抑制细胞凋亡方面目前突破不大，20 世纪 90 年代曾涌现出很多针对阻断炎症反应的炎性细胞因子单克隆抗体的研究，但结果绝大多数临床研究以失败而告终，这也提示单纯阻断单一炎性介质或炎性信号通路并不能有效控制复杂的炎性反应网络，难以改善严重感染患者死亡率和降低 AKI 的发生率。近年来研究表明肾小管上皮细胞凋亡可能在脓毒症 AKI 中起着重要作用。组织活检证实，脓毒性休克患者肾脏中广泛存在肾小管上皮细胞凋亡。研究进一步发现线粒体功能障碍在肾小管细胞凋亡过程中起着关键性作用。因此，针对改善线粒体功能，抑制肾脏细胞凋亡可能是今后预防和减少脓毒症 AKI 发生的研究方向。

二、缺血性 AKI 预防措施

缺血性 AKI 是由各种原因导致全身血容量不足，肾脏低灌注引起的肾脏功能性的反应，多数是非器质性的肾损害。其机制是肾血流量的急剧减少，造成 GFR 的急剧下降从而导致 AKI。常见病因包括如大出血、胃肠道消化液丢失、心力衰竭、肝肾综合征等。缺血性 AKI 是可逆性的，但持续肾脏低灌注可引起肾脏不可逆性损伤。因此，对于血容量不足的患者，正确评估患者容量状态及血流动力学变化，采取措施补充血容量，迅速改善其肾脏的灌注是预防缺血性 AKI 的首要环节。

缺血性 AKI 病理生理机制主要是肾脏缺血再灌注损伤，肾脏组织缺血缺氧导致细胞内 ATP 水平下降，能引起 Ca^{2+} 超载和氧自由基生成增加，从而诱导细胞凋亡。同样缺血缺氧诱发炎症级联反应，大量的炎性因子释放促进白细胞浸润，从而黏附分子促进白细胞与血管内皮细胞黏附、聚集，这也是导致肾脏缺血再灌注损伤的重要原因。此外，肾素－血管紧张素系统激活诱导肾脏细胞凋亡、微循环障碍以及肾间质纤维化等也参与缺血性 AKI 发生。目前针对缺血性 AKI 发病机制中的不同靶点，动物实验研究观察到应用抗炎、抗氧化以及血管紧张素转化酶抑制剂（ACE-I）或血管紧张素受体拮抗剂（ARB）类等途径的药物可减轻缺血性 AKI，但仍需要进一步临床研究证实。同样动物实验发现，远端缺血性预处理（RIPC）可抑制肾细胞裂解、凋亡、脂质过氧化、减轻粘连分子和炎症反应，以及通过缺血前激活 A1 腺苷酸受体，从而对缺血/再灌注肾损伤具有肾保护性作用，但 RIPC 在缺血性 AKI 患者中的临床作用尚有争议。

三、手术相关性 AKI 预防措施

外科手术是 AKI 发生的高危因素之一，外科术后 AKI 发生率为 1%~31.1%，其中，约 2% 的患者需要接受肾脏替代治疗。手术部位、大小与 AKI 的发生密切相关。特别是心脏外科手术更易发生 AKI，体外循环心脏手术相关的 AKI 发生率可高达 20%~30%。

手术相关性 AKI 主要与术中麻醉、应激、失血等引起的有效灌注减少以及炎性因子激活有关。术后继发感染、休克、心力衰竭等并发症或应用肾毒性药物，可导致肾脏损伤的二次打击。因此，维护围手术期间肾功能应从术前确定高危患者、维护患者围手术期期间的血流动力学稳定和减少术后并发症以及术后尽量避免使用肾毒性药物等方面着手。对于围手术期的不同手术期间、不同手术后可能继发的 AKI 影响因素应采取不同的防治策略。心脏术后相关性 AKI（CSA-AKI）病理生理机制更为复杂，包括肾脏缺血、再灌注损伤、炎症反应、氧化应激、溶血和毒素作用。迄今为止，绝大多数临床研究关于降低 CSA-AKI 发生的药物性与非药物性的预防策略显示为阴性结果，然而，对于应用 AKI 高危患者，采用 KDIGO 指南推荐的 AKI 集束化预防策略包含优化容量状态和血流动力学、避免肾毒性药物使用以及预防高血糖等措施，能显著降低 AKI 的发生及其严重程度。此外，也有研究表明，在一些特定的患者中，其他预防措施如远端缺血性预处理也可降低 CSA-AKI 发生率。

对于手术相关性 AKI 何时开始 RRT,以及高危患者术后早期开始 RRT 是否能有效预防 AKI 发生,目前尚无循证医学定论。近年来研究显示,手术相关性 AKI 的患者早期开始 RRT,不仅能显著降低术后并发症的发生,也可缩短 ICU 和总住院时间,改善术后患者的生存预后。总之,为有效地解决手术相关性 AKI 的临床实际问题,应做到早期预防、早期诊断和早期肾脏替代治疗,并针对不同病因和病情实施个体化治疗。

四、造影剂相关性 AKI 预防措施

造影剂相关性 AKI(contrast induced acute kidney injury,CI-AKI)通常定义为应用造影剂之后 48h,Scr 上升≥0.5mg/dl 或较基线值增加 25%。造影剂与肾毒性药物所致的 AKI 已跃居医源性急性肾衰竭病因第 3 位,并直接增加患者的死亡风险。一般情况下,普通人群 CI-AKI 的发生率非常低,不足 1%,但对伴有高危因素的患者 CI-AKI 发生率显著增加。因此,CI-AKI 的预防关键是识别危险因素,并采取有效措施避免和降低其风险。几乎所有患者在接受造影剂后会出现一过性的 GFR 下降,但具有临床意义的 AKI 多见于高龄、合并 CKD 或糖尿病、低血容量等患者。多项研究表明,CKD 是 CI-AKI 发生的独立危险因素。对于基础肾功能正常的患者,CI-AKI 的发生率不足 1%;反之,CI-AKI 发生率可增至 25%。糖尿病患者也是 CI-AKI 的好发人群,尤其是与老龄、CKD 等合并存在时 CI-AKI 风险显著增加。

(一)CI-AKI 非药物预防措施

CI-AKI 的发生与造影剂剂量、渗透压、黏滞度以及分子毒性密切相关。使用渗透压越高、黏滞度越大以及高剂量的造影剂,CI-AKI 的发生率也越高。造影剂剂量小于 100ml 相对安全,一般不会导致 AKI 发生。对于一些存在 CKD 的高危患者,即使 20~30ml 造影剂也可导致 CI-AKI 的发生。因此,对 CI-AKI 的高危患者,尽可能最小化使用造影剂,避免不必要的应用造影剂的影像学检查和血管造影措施;同时应选择等渗或低渗含碘造影剂。造影剂给药方式首选静脉注射,有研究显示动脉注射造影剂发生 CI-AKI 的风险高于静脉给药,可能和造影剂与肾脏直接接触有关。

在 CI-AKI 高危患者接受造影剂前停用肾毒性药物和 ACEI 或 ARB 药物。

(二)CI-AKI 药物预防措施

1. 水化疗法 水化疗法目前认为是预防 CI-AKI 发生的最广泛和最经济有效的预防措施。水化疗法通过细胞外液扩容能增加肾血流量和 GFR,减轻造影剂引起的血流动力学的变化,减少造影剂滞留肾脏的时间,加快肾小管内尿酸及排泄物清除,从而减轻肾脏缺血及对肾小管细胞的直接毒性作用。体液扩张带来的神经体液改变能够改善造影剂诱导的肾髓质缺氧,包括降低循环血管升压素、抑制肾素-血管紧张素系统,以及增加舒张血管的肾脏前列腺素合成等。

由于经口水化不易准确量化,故除低风险者[GFR>60ml/(min·1.73m²)]者外,一般选择静脉水化。具体水化方案选择上仍存在争议,目前多主张应用等张的 0.9% 氯化钠和碳酸氢钠的水化方案。建议应于使用造影前 3~12h 开始并持续至造影剂使用后 6~12h,输注速度≥1.0~1.5ml/(kg·h),以维持造影后 6h 尿量 >150ml/h。值得注意的是,对于心肾功能不全的患者行静脉水化要个体化调整液体量,避免盲目水化致心脏负担加重。

2. N-乙酰半胱氨酸(N-acetylcysteine,NAC) NAC 是目前研究最多的预防 CI-AKI 药物之一,它可通过抗氧化效应、扩张肾血管、抑制血管紧张素转化酶的生成、以及稳定一氧化氮(NO)等众多机制来减少 CI-AKI 发生。2000 年,首次发现预防性使用 NAC 可降低中度肾功能不全患者 CI-AKI 的发生率。然而,随后相关研究包括 2011 年大样本(n=2 308)的 ACT 研究并未发现 NAC 可降低高危患者行冠脉造影及周围血管成像后 CI-AKI 的发生率。2012 年 KDIGO 指南中仅提出水化同时,可联合口服 NAC 以预防 CI-AKI。由于新近开展的 NAC 预防 CI-AKI 的研究均为阴性结果,欧洲危重病学会不推荐在重症患者使用 NAC 预防 CI-AKI。

3. 他汀类及其他药物 他汀类药物具有抗氧化、抗炎和抗栓等多效性作用,可参与肾脏保护。研究发现在接受冠脉造影的高危患者中,短期给予阿伐他汀或瑞伐他汀可预防 CI-AKI 发生。同样,动物实验发现腺苷受体拮抗剂可改善

造影剂所致的肾脏血流灌注减少和 GFR 下降。但在两项大样本荟萃分析中，均未发现造影前应用茶碱类药物能够减少 CI-AKI 发生。因此，茶碱类药物预防 CI-AKI 发生仍需进一步研究加以证实。其他药物如非诺多泮和大剂量维生素 C，因缺乏前瞻性随机对照的大样本研究，目前不做推荐。

（三）肾脏替代治疗 造影剂一般为小分子物质，具有低脂溶性、低化学活性及低蛋白结合率特征，能经肾脏迅速排泄，半衰期一般为 1~2h。肾功能不全患者存在造影剂排泄延迟或不全，单次血液净化可清除 60%~90% 的造影剂。有研究显示血液滤过 / 血液透析滤过可有效预防高危患者 CI-AKI 的发生，特别能显著减少大剂量使用造影剂导致的 CI-AKI。对 GFR<30ml/（min·1.73m²）的高危患者，造影前后予血液滤过可预防 CI-AKI，降低住院病死率。其机制可能与血液滤过维持患者血流动力学的稳定、快速有效地清除造影剂、高容量水化等因素有关。但研究发现预防性血液透析并不能有效减少 CI-AKI 的发生，这可能与血液透析导致血容量减少，造成肾脏缺血有关，因此不推荐预防性血液透析。由于血液滤过费用昂贵，尚不推荐作为常规预防 CI-AKI 的措施。

总之，采用液体、血管升压药和正性肌力药进行积极的循环复苏是预防 AKI 的基石。等渗晶体扩容仅在明确或疑似低血容量患者中推荐。避免不加限制的扩容和使用羟乙基淀粉和右旋糖酐扩容。对于低血压患者，液体复苏的同时或随后给予缩血管药物，缩血管药物优先选择去甲肾上腺素，对于多数既往未合并慢性高血压患者，需要个体化滴定目标平均动脉压为 65~70mmHg。血管升压素对预防 AKI 的作用仍需要进一步验证。在采取上述措施后，需要回顾所有干预性治疗，必须停止所有已知的肾毒性治疗。利尿剂不应单独用于 AKI 预防，但可通过减轻肾脏充盈让肾脏获益。避免显著增加的高血糖。他汀类药物对 AKI 预防作用取决于患者的临床背景，在预防造影剂肾病中有希望得到阳性结果，而对预防心脏术后 AKI 没有作用甚至有害。有低级别研究证据表明镇静药物选择可改善肾脏功能。远端缺血性预处理预防 AKI 研究结果不一致，尚不能给出明确推荐意见。

（孙仁华 呼邦传）

参 考 文 献

[1] 杨毅,于凯江.重症肾脏病学[M].上海:上海科学技术出版社,2014.

[2] 孙仁华,黄东胜.重症血液净化学[M].杭州:浙江大学出版社,2015.

[3] 刘大为,杨荣利,陈秀凯.重症血液净化[M].北京:人民卫生出版社,2017.

[4] Kidney disease: Improving Global Outcomes (KDIGO) Acute Kidney Injury Work Group. KDIGO clinical practice guideline for acute kidney injury[J]. Kidney Int, 2012, Suppl 2: 1-138.

[5] Kellum JA, Lameire N. KDIGO AKI Guideline Work Group. Diagnosis, evaluation, and management of acute kidney injury: a KDIGO summary (Part 1)[J]. Crit Care, 2013, 17(1): 204.

[6] Joannidis M, Druml W, Forni LG, et al. Prevention of acute kidney injury and protection of renal function in the intensive care unit: update 2017: Expert opinion of the Working Group on Prevention, AKI section, European Society of Intensive Care Medicine[J]. Intensive Care Med, 2017, 43(6): 730-749.

[7] Prowle JR, Kirwan CJ, Bellomo R. Fluid management for the prevention and attenuation of acute kidney injury[J]. Nat Rev Nephrol, 2014, 10(1): 37-47.

[8] Fähling M, Seeliger E, Patzak A, et al. Understanding and preventing contrast-induced acute kidney injury[J]. Nat Rev Nephrol, 2017, 13(3): 169-180.

[9] Honore PM, Jacobs R, Hendrickx I, et al. Prevention and treatment of sepsis-induced acute kidney injury: an update[J]. Ann Intensive Care, 2015, 5(1): 51.

[10] Meersch M, Zarbock A. Prevention of cardiac surgery-associated acute kidney injury[J]. Curr Opin Anaesthesiol, 2017, 30(1): 76-83.

第五篇　消化重症

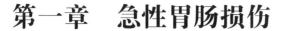

第一章　急性胃肠损伤

概述

急性胃肠损伤（acute gastrointestinal injury，AGI）是指重症患者急性疾病本身导致的胃肠功能障碍，既可由胃肠道原发病变或原发损伤引起，亦可继发于严重创伤、感染和 / 或休克等非消化系统重症疾病。近年来 AGI 受到越来越多的关注，成为了重症医学领域不可忽视的问题，一方面重症患者胃肠道功能障碍普遍存在，另一方面，胃肠功能问题在多器官功能障碍综合征（multiple organ dysfunction syndrome，MODS）的发生、发展过程中具有重要作用，胃肠功能损伤往往与重症患者病情严重程度及预后密切相关。本章节将从 AGI 的概念沿革、流行病学、病因及发病机制、临床表现、实验室检查、诊断、治疗及预防等方面进行阐述。

【概念沿革】

随着医学的发展和认识的加深，AGI 概念演变经历了三个阶段。

第一阶段，肠衰竭（Intestinal failure，IF）

早在 1956 年，Irving 即提出了"肠衰竭"一词，定义为"功能性肠道减少，不能满足食物充分消化吸收的需求"。随后，Flaming 和 Rerning 等人在 1981 年进一步加深了对"肠衰竭"的理解，将其定义为"肠功能下降至难以维持消化、吸收营养的最低需求水平"。尽管"肠衰竭"一词沿用了数十年，但含义简单不具体，缺乏明确的监测指标，病因也主要指大量小肠切除后的短肠综合征、肠蠕动过快导致的腹泻、假性肠梗阻或神经性肠麻痹引起的肠蠕动缓慢或消失、炎症性肠病等。在此阶段，人们认为胃肠道的主要功能是运送食物、消化和吸收营养、分泌某些胃肠道激素等，忽视了肠黏膜屏障的功能，也忽略了它在患者肠功能障碍发生发展中的作用。

第二阶段，肠功能障碍（intestinal dysfunction）

在 20 世纪 80 年代，由于人们对"器官功能衰竭"的理解是指器官功能损害到不可逆转的程度，因此，当时将各项器官功能障碍指标的上限作为诊断器官功能衰竭的标准。然而，经临床实践发现，按此标准被诊断为"多器官衰竭"患者的病死率非常高，无法达到临床"早期发现，早期治疗"的要求。在此背景下，1991 年由美国胸科医师协会与危重医学学会（American College of Chest Physicians/Society of Critical Care Medicine，ACCP/SCCM）共同商榷、研究后，认为"功能障碍"一词更利于早期发现器官功能损伤，决定将之替代"衰竭"，同时决定将监测诊断指标参数改为从异常值的下限开始，以期达到早诊断、早治疗的临床效果。不久后，Deitch 即提出了"肠功能障碍"的概念，将"肠功能障碍"定义为腹胀、不耐受食物 5d 以上，而"肠衰竭"则为需要输血的应激性溃疡和非结石性胆囊炎，从而将"肠功能障碍"和"肠衰竭"加以区分。

进入 20 世纪 80 年代后，大量的研究表明，重症患者因肠道缺血、缺氧而导致肠黏膜屏障功能受损，肠内细菌、毒素可发生移位，进一步引发全身炎症反应综合征（systemic inflammation response syndrome，SIRS）、脓毒症，甚至多器官功能障碍综合征（multiple organ dysfunction syndrome，MODS）。此后，人们认识到，肠功能不再仅仅是营养的消化和吸收，还包括了肠屏障功能。因此，2004 年我国著名的胃肠外科专家黎介寿院士将"肠功能障碍"的定义丰富为"肠实质和 / 或功能的损害，导致消化、吸收营养和 / 或屏障功能发生严重障碍"，并提出严重创伤、出血、休克常导致肠功能障碍，应予以重点关注。同时还认为肠道主动参与了机体应激时的病理生理改变，是"机体应激的中心器官，MODS 的发动机"。第二年，Kutayli ZN 等人提出了"急性胃肠功能障碍（acute gastrointestinal dysfunction）"的概念，定义为继发于创伤、烧伤、大手术及休克等重症疾病引起的一种胃肠道急性病理改变，以胃肠黏膜屏障功能障碍、消化吸收功能障碍和胃肠动力障碍为主要特征，不是一组独立的疾病，而是 MODS 的一部分。

第三阶段，急性胃肠损伤（acute gastrointestinal injury，AGI）

由于胃肠功能障碍缺乏统一诊断标准，并且用于评估重症患者常用的重要评分系统，如急性生理和慢性健康评估（acute physical and chronic health evaluation，APACHE）和序贯器官衰竭评分（sequential organ failure assessment，SOFA），均未将胃肠功能损害纳入，因此，Reintam 等人经研究后于 2008 年报道了一种评估胃肠功能衰竭（gastrointestinal failure，GIF）的标准—GIF 评分系统，包括喂养不耐受综合征（feeding intolerance syndrome，FI）和腹腔高压（intra-abdominal hypertension，IAH）。虽然该评分标准与死亡率相关，并联合 SOFA 评分提供了预后价值，但仍未能提供一种可衡量重症患者胃肠功能障碍的具体标准。为此，欧洲危重病学会腹部问题工作小组［The Working Group on Abdominal Problems（WGAP）of the European Society of Intensive Care Medicine（ESICM）］经过多年的研究后，ESICM 腹部外科工作组于 2012 年首次明确提出 AGI 的概念，将其定义为重症患者急性疾病本身导致的胃肠道功能障碍，分为原发性和继发性两种：原发性 AGI 指胃肠道原发病或胃肠道直接损伤所致；继发性 AGI 指重症患者机体的严重反应而非原发病变所导致的胃肠道损伤。同时，针对 AGI 严重程度的不同做了不同的分级和管理推荐。该概念的提出使得诊断 AGI 变得具体，治疗上有了分级依据，对于规范临床诊治和科研工作都具有极其重要的意义。

【流行病学】

在早年，由于 AGI 概念局限于"肠衰竭"，缺乏明确的诊断标准，肠衰竭的检出率并不高。2006 年，来自德国、爱沙尼亚的一项小规模多中心回顾性调查研究显示，ICU 肠衰竭的发生率为 9.7%，其中仅有 20% 左右的肠衰竭患者在入院时

被确诊。

此后，随着 AGI 定义及诊断标准的提出，越来越多的 ICU 患者被发现存在胃肠功能障碍。2013 年，来自全球 40 家 ICU 的一项多中心前瞻性观察性研究显示，在入 ICU 的 1 周内，约有 37.7% 的患者缺乏肠鸣音，21.5% 的患者发生腹泻，20.7% 的患者出现肠扩张，呕吐 / 反流的发生率 15.5%，高胃残留量（≥500ml）的发生率为 7.4%，胃肠道出血的发生率为 6.4%，IAH 的发生率更是高达 42.7%。60.2% 的患者至少有一项胃肠道症状。该研究还发现同时有两种或两种以上胃肠道症状的患者的 ICU 住院时间和死亡率均显著高于仅有单一胃肠道症状的患者，进一步分析证实胃肠道症状的数量是 ICU 死亡率增加的独立危险因素。

近年来，我国科研人员对 AGI 的流行病学研究也做了大量的调查工作。2017 年，来自国内 14 家综合 ICU 的一项多中心前瞻性观察性研究显示，在入 ICU 的 1 周内，AGI 总的发生率约为 85.5%，其中 AGI Ⅰ级发生率约为 24.5%，AGI Ⅱ级约为 49.4%，AGI Ⅲ级约为 20.6%，AGI Ⅳ级约为 5.5%。同时该研究还证实，ICU 住院第一周内的持续性 FI 是死亡率增加的独立危险因素。

由此可见，重症患者 AGI 普遍存在，且并发 AGI 的患者可能存在更高的死亡率，临床医师需对其引起足够的重视。

【病因】

多种病因可导致 AGI，可分为原发性和继发性两大类。

（一）原发性 AGI

指胃肠道系统的原发疾病或者胃肠道的直接损伤导致 AGI。

1. **胃肠道炎症** 如误服或自服强酸、强碱引起的胃肠道化学性炎症；艰难梭菌、痢疾杆菌等引起的胃肠道感染性炎症；急性腹膜炎、急性盆腔炎等蔓延至胃肠道引起胃肠道炎症；邻近脏器破裂出血刺激胃肠道产生炎症。

2. **胃肠道损伤** 如腹部创伤直接导致胃肠道破裂、肠系膜血管损伤；腹部手术直接引起胃肠道及其血管损伤。

3. **胃肠道血管性疾病** 如肠系膜动脉栓塞，肠系膜动脉或静脉血栓形成影响胃肠道血供，导

致 AGI。

4. 胃肠道动力受损 抑制胃肠动力的药物，如儿茶酚胺、阿片类药物、镇静剂、钙离子拮抗剂、抗胆碱类药等，脊髓、腹腔神经节病变均可导致胃肠道神经功能受到抑制。

5. 胃肠道梗阻 各种原因引起的胃肠道梗阻均可引起 AGI，如幽门梗阻、肠套叠、肠扭转、嵌顿疝等。

6. 肝脏、胰腺疾病 肝硬化失代偿期大量腹水导致腹内压升高、有效血容量不足，继发胃肠道灌注减少，导致 AGI。急性胰腺炎并发 AGI 较为常见，与一氧化氮（NO）产生过量、胃肠激素异常分泌、炎症因子大量表达、肠道 Cajal 间质细胞缺失及胰性腹水等有关。

（二）继发性 AGI

继发性 AGI 指机体对重症疾病的反应而无胃肠道系统原发病变所导致的胃肠道损伤，常见的病因有下列几种：

1. 急性循环功能障碍 各种原发或继发性心脏疾病发展至急性心功能不全时可导致胃肠道瘀血缺血，引起 AGI。

2. 急性呼吸功能衰竭 各种原发或继发性肺部疾病发展至急性呼吸功能衰竭时，由于严重缺氧、二氧化碳潴留造成微血管痉挛及酸中毒，加重胃肠道缺血缺氧，细胞代谢障碍，引起急性胃肠黏膜应激性溃疡出血，动力障碍，导致 AGI。

3. 严重感染 严重感染患者，若发生脓毒性休克，由于微循环障碍导致缺血缺氧，凝血紊乱，免疫功能失调导致大量炎症因子过度释放等多种因素综合作用可导致 AGI。

4. 非腹部创伤或手术 非腹部创伤（如重型颅脑损伤等）或手术（如心脏、骨科大手术等）后应激，与胃肠道灌注减少及大量炎症因子的释放有关。

5. 心肺复苏后 心肺复苏救治过程中，胃肠道经历了缺血/再灌注损伤、炎症因子损伤等多重打击，继发 AGI。

【发病机制】

AGI 发病机制较为复杂，主要包括以下几个方面：

1. 组织低灌注 严重创伤、严重感染及休克等应激情况下，交感-肾上腺髓质系统强烈兴奋，引起胃肠道血管收缩、血流量减少而导致胃肠黏膜微循环低灌注；此外，急性应激时，血液凝血时间缩短，血液黏滞性增加，导致胃肠道微循环微血栓形成，也可造成胃肠道缺血缺氧。胃肠道缺血缺氧时，黏膜上皮细胞线粒体功能障碍，能量不足，糖酵解增加，黏膜酸中毒；同时，胃黏膜分泌碳酸氢根减少，胃内的 H^+ 浓度相对增高，黏膜的损害使 H^+ 逆向弥散更容易且难于清除，抗酸能力下降，造成黏膜糜烂、出血，即"应激性溃疡"。

2. 缺血/再灌注损伤 胃肠道缺血恢复血流后，产生大量氧自由基，后者易与各种细胞结构成分（如细胞膜、蛋白质、核酸和染色体）发生反应，造成细胞损伤和功能代谢障碍。此外，缺血/再灌注损伤还引起细胞内钙超载，从而导致线粒体功能障碍，细胞代谢异常；同时激活数种磷脂酶，增加膜磷脂分解，损伤细胞膜及细胞器膜。胃肠道各种细胞如上皮细胞、内皮细胞、肠道神经元及免疫细胞均可因此受损，从而导致胃肠道消化、吸收和运动功能受损，黏膜通透性增加，免疫防御能力减弱，黏膜屏障破坏。

3. 炎症因子损伤 肠道局部和/或全身炎症反应产生的多种炎症因子，如干扰素 γ（IFN-γ）、白细胞介素-4（IL-4）、肿瘤坏死因子-α（TNF-α）、血小板活化因子（PAF）等均可损伤肠上皮细胞及其紧密连接，增加肠黏膜通透性。如 TNF-α 可能通过肌球蛋白轻链激酶介导对肠黏膜屏障的破坏；IFN-γ 不仅可通过 Fas/FasL 介导肠上皮细胞的凋亡，改变上皮的通透性和离子转运功能，破坏肠上皮细胞间的紧密连接，也可通过核转录因子 kappa B（NF-κB）通路激活缺氧诱导因子，进而损害肠黏膜屏障。

4. 肠道细菌及内毒素移位 肠道中含有大量的细菌及内毒素，当胃肠道受损时，肠道内环境紊乱，蠕动受到抑制，肠道内共生菌减少，定植抗力减弱，有害细菌过度繁殖，导致菌群失调，加之黏膜通透性增加，免疫防御功能下降，肠道内细菌及内毒素易发生移位，导致肠源性感染和肠源性内毒素血症，加重肠道黏膜损伤，加剧全身炎症反应，甚至引发 MODS。

【临床表现】

AGI 主要有以下几种临床表现：

1. 呕吐/反流 指发生任何可见的胃内容

物反流,无论量的多少。呕吐通常由胃强烈收缩迫使胃或部分小肠的内容物经食管、口腔而排出体外。反流指在无恶心、干呕和不用力的情况下,胃内容物反流入口腔或咽部。多见于喂养不当、胃动力下降、体位不合适、腹内压过高及电解质紊乱等。

2. **胃潴留**　通常,单次胃液回抽超过 200ml 定义为大量胃潴留。然而,目前胃潴留的确切容积尚无统一定义,也没有标准的检测胃残留量方法。当胃残留量超过 200ml 时,需进行仔细的临床评估,但是仅仅单次胃残留量在 200~500ml 时不应该擅自停止肠内营养。尽管缺乏科学依据,欧洲危重病学会腹部疾病工作组将 24h 残留量超过 1 000ml 作为异常胃排空的一项指征,需要给予特殊的关注。

3. **腹泻**　每天解 3 次及以上糊状或稀水样便,且量 >200~250g/d(或 >250ml/d)。常见原因有肠道菌群失调(抗生素相关性)、肠道感染、肠内营养不耐受、胃肠蠕动过快等。

4. **胃肠道出血**　指胃肠道来源的出血,需行呕吐物、胃内容物或粪便等标本隐血试验,阳性方可考虑,但需排除进食动物血、服用铁剂等假阳性因素。

5. **下消化道麻痹(麻痹性肠梗阻)**　指因肠蠕动功能受损而导致的排便障碍。临床症状包括肛门停止排便至少 3d,肠鸣音可能存在,也可能消失,诊断需除外机械性肠梗阻。由于 ICU 患者无法表达排便困难症状,故用"下消化道麻痹"替代。

6. **肠管扩张**　若腹部 X 线或 CT 等影像学检查提示结肠直径 >6cm(盲肠 >9cm)或小肠直径 >3cm,可诊断。

7. **肠蠕动异常**　可以表现为肠蠕动消失,仔细听诊肠鸣音仍不能闻及;也可表现为肠蠕动亢进,听诊肠鸣音过多。

8. **FI**　指任何因素导致肠内营养不能耐受,如呕吐、腹泻、胃潴留、胃肠道出血或肠瘘等)。一般指经过 72h,仍无法通过肠内途径达到至少 20kcal/(kg·d) 的能量供给目标量,或者因任何临床原因必须停止肠内喂养。

9. **IAH**　指 6h 内至少两次测量腹内压(intra-abdominal pressure,IAP)≥12mmHg,或者当天至少四次测量的 IAP 平均值 ≥12mmHg。IAH 的分级:Ⅰ级,IAP 12~15mmHg;Ⅱ级,IAP 16~20mmHg;Ⅲ级,IAP 21~25mmHg;Ⅳ级,IAP>25mmHg。

10. **腹腔间隔室综合征(abdominal compartment syndrome,ACS)**　指腹内压持续增高,6h 内至少两次 IAP 测量值均大于 20mmHg,并有新发器官功能障碍,如急性肾功能、急性呼吸功能不全、急性心功能不全及颅内压升高等。

【**实验室检查和其他检查**】

（一）临床指标

由于目前 AGI 的诊断主要以临床表现为主,如肠鸣音的减弱或消失、胃潴留、胃肠道出血、IAP 增高等,因此,临床指标的监测对于 AGI 的早期发现与治疗具有重要意义。

1. **IAP**　IAP 是 AGI 非常重要的客观检测指标,并在 ICU 广泛应用。目前临床有多种检测方法,包括直接测量法如腹腔穿刺测压,此外,也有经胃、结肠、膀胱、子宫、下腔静脉等间接压力测量法。其中,间接膀胱压测定法仍然是目前应用最为普遍,也是最为简单、重复性最好的方法。

2. **腹腔灌注压**　腹腔灌注压(abdominal perfusion pressure,APP)是指平均动脉压(MAP)与 IAP 的差值。与单独的 MAP 或 IAP 相比,APP 更准确地反映了腹腔内脏器灌注情况。有研究表明,APP 可能是很好的液体复苏终点指标,维持 APP>60mmHg,可以提高患者生存率,若 APP 难以维持在 50mmHg 以上,提示预后不佳。

3. **肠鸣音**　临床上肠鸣音主要关注其性质及频率,多通过听诊来判断。AGI 的肠鸣音多减弱甚至消失。近年来,国外报道肠鸣音可利用电子听诊器进行收集并记录,通过计算机进行信号处理,分析其频域和时域以描述、分析肠鸣音的特征。因此,普及肠鸣音数字化监测可能是未来胃肠功能监测的一个发展方向。

4. **消化道出血**　消化道出血是 AGI 常见表现之一,除外有明显呕血、黑便、血便等症状的,在临床上多数重症患者可发生无症状的胃肠道黏膜损伤,因此,呕吐物隐血试验、内镜检查、大便隐血试验是监测消化道出血的常用检测方法。

5. **胃残留量**　胃肠道动力缺乏时易出现胃残留量增多,其监测可及时反映胃肠道运动情况。目前尚无标准的胃残留量测量法,用注射器抽吸或胃肠减压装置回吸胃内容物是 ICU 测量胃残留量最常用的方法，其他方法还包括对乙酰氨基酚吸收试验、闪烁扫描术、超声法、碳呼吸试验和胃动力阻抗检测等。

（二）实验室指标

1. 胃肠道黏膜通透性　胃肠道屏障功能障碍并无客观定量指标，目前通过检测肠黏膜通透性来判断黏膜屏障的完整性，其主要监测指标包括血浆的 D- 乳酸、二胺氧化酶（diamine oxidase, DAO）、糖分子探针等。

（1）D- 乳酸：细菌发酵代谢的产物，肠道内多种细菌可生成，正常情况下机体很少吸收，当肠道在急性缺血、创伤等损伤下，肠黏膜通透性增加，肠道中大量 D- 乳酸可通过受损黏膜吸收入血，且人体缺乏使其快速降解的酶系统，因而，血浆 D- 乳酸水平升高。研究表明，血浆 D- 乳酸和肠黏膜通透性损害程度正相关。

（2）DAO：所有哺乳动物肠黏膜上层绒毛细胞胞浆中均存在的具有高度活性的细胞内酶，且 95% 以上存在于小肠绒毛上皮细胞，具有特异性，当肠黏膜细胞受损后，该酶外周血中浓度可升高，采用酶联免疫法、分光光度法等可进行检测，是反映肠道损伤状态的良好指标。

（3）分子探针（糖分子探针、聚乙烯二醇分子探针、同位素探针）：口服或静脉给予示踪物，以示踪物通过肠黏膜上皮细胞剂量的多少来评价肠黏膜的通透性。甘露醇和乳果糖探针目前最为常用，其口服后可经受损的肠黏膜吸收入血，经肾脏排出，我们可从尿液中测得。这类探针具有回收率较高、受肠腔内渗透压影响较小的特点，但也有一定的不足之处，使其临床应用受限，如不能用于禁食患者，标本采集相对复杂，检测设备昂贵等。

（4）其他：血清瓜氨酸、肠型脂肪酸结合蛋白（intestinal fatty acid-binding protein, IFABP）及肠三叶因子（intestinal trefoil factor, ITF）近年来在各项基础及临床研究中被开发用于评估肠黏膜上皮细胞功能，但准确性报道不一。国内一项纳入 530 例患者的前瞻性研究显示瓜氨酸对重症患者 AGI 有较高的诊断价值，而 IFABP 对 AGI 不具有诊断价值。此外，QinHuang 等的研究表明，血管生成素 2（Angiopoietin-2, Ang-2）被认为是重症急性胰腺炎并发 AGI 准确的早期预测指标，

并优于传统的生物标志物。Ang-2 水平还预测了急性胰腺炎的不良后果和死亡率。同样，其诊断 AGI 的准确性需要更多的临床研究证实。

2. 胃肠道动力功能检查　重症患者胃肠动力障碍是其治疗的难点之一，临床上也愈加重视对胃肠动力的评估。目前常用的各种胃肠动力检测方法有放射性核素显像、超声检查、X 线检查与药代动力学间接检测法、胃肠道电检查、氢气和 ^{13}C 呼吸试验、胃肠激素的测定等。目前，放射核素检查被认为是测定胃排空的"金标准"。然而，出于 ICU 患者的特殊性，上述检测方法在重症患者中均受到一定的限制。

3. 胃肠道细菌移位测定　细菌移位即创伤应激引起肠黏膜屏障功能损害时，原存在于肠腔内的细菌和 / 或内毒素，越过肠黏膜屏障，向肠腔外迁移，进入肠系膜淋巴结、门静脉系统，继而经全身血液循环累及肝、肺等远隔器官。细菌常用的检测方法有血培养、PCR 法检测外周血细菌的 DNA 片段等。内毒素检测常用的方法是鲎试剂偶氮显色法，具有可重复性好、灵敏度高的优点，但其检测要求高，容易出现假阴性或假阳性结果。

4. 胃黏膜内 pH（pHi）值的监测　重症患者易出现局部组织器官缺血缺氧，尤其是胃肠道。pHi 可准确地反映胃肠道及内脏组织的缺氧情况，从而对机体的缺血缺氧状态进行早期预警。胃 pHi 值的检测方法包括直接测定法和间接测定法。直接测定法应用微电极直接测胃黏膜 pHi 值，结果可靠，但其为有创性操作，在临床上应用受限。胃张力计导管可间接监测 pHi，其检测结果与直接测定法一致，且具有无创性，被应用于重症监护。

5. 其他　随着超声技术飞速发展，重症医学在疾病诊断和治疗方面有了长足的进展。床旁超声不仅可准确观察患者胃肠道的结构、运动及血供变化，也避免了搬运患者，减少外出风险，还可重复检查，在重症患者日常诊疗中日益重要。但其在胃肠道功能检测中的标准尚需统一，准确性有待进一步提升。

胃肠道吸收功能检测包括碳水化合物、蛋白质、脂肪吸收检测三个方面，主要通过检测粪便中相应的代谢产物实现，但准确性仍存争议，目前临床上应用较少。

近年来，随着免疫研究的深入，免疫功能检测也逐渐用于临床。一项前瞻性观察研究发现，肠道分泌型 IgA（secretory IgA，sIgA）可能是评估Ⅲ级 AGI 的良好指标。然而，其准确性有待更多的临床研究证实。

【诊断和鉴别诊断】

（一）诊断标准

目前 AGI 诊断标准仍以 2012 年欧洲重症医学协会腹部疾病工作组发布的急性胃肠功能损伤共识指南为参考，详述如下：

1. **AGI Ⅰ级（存在胃肠道功能障碍或衰竭的危险因素）**　有明确病因的、暂时的胃肠道功能部分受损，其特点为暂时性和自限性。例如休克早期的肠动力减弱，腹部术后早期的恶心、呕吐及肠鸣音消失。

2. **AGI Ⅱ级（胃肠道功能障碍）**　胃肠道不具备完整的消化和吸收功能，无法满足机体对营养物质和水的需求，但胃肠功能障碍未影响到患者的一般情况。例如胃轻瘫伴大量胃潴留或反流、下消化道麻痹、腹泻、呕血、黑便、IAH Ⅰ级（IAP 12~15mmHg）、喂养不耐受［肠内营养途径 72h 未达到 20kcal/（kg·d）目标量］。

3. **AGI Ⅲ级（胃肠功能衰竭）**　在 AGI Ⅱ级基础上予干预处理后，胃肠功能仍不能恢复。临床上常见于肠内喂养后，FI 不能改善，MODS 进行性恶化。表现为大量胃残留、消化道麻痹、肠道扩张的出现或加重、IAH 进展至Ⅱ级（IAP 15~20mmHg）、腹腔灌注压下降（APP<60mmHg）。

4. **AGI Ⅳ级（胃肠功能衰竭伴有远隔器官功能衰竭）**　AGI 逐步进展，患者一般状况急剧恶化，伴有远隔器官功能障碍，MODS 和休克进行性发展，随时有生命危险。常见于肠道缺血坏死、胃肠道大量出血、结肠假性梗阻（Ogilvies 综合征）、ACS 需要积极减压。

（二）鉴别诊断

急性胃肠损伤的主要需与慢性胃肠道疾病鉴别：

1. **肠易激综合征**　是一种与胃肠功能改变有关，以慢性或复发性腹痛、腹泻、排便习惯和大便性状异常为主要症状而又缺乏胃肠道结构或生化异常的综合征，常与胃肠道其他功能性疾病如胃食管反流性疾病和功能性消化不良同时存在，

一般病程上可鉴别，无 FI、消化道出血、肠管扩张等表现。

2. **炎症性肠病**　是一种累及回肠、直肠、结肠的特发性肠道炎症性疾病，包括溃疡性结肠炎和克罗恩病。溃疡性结肠炎是结肠黏膜层和黏膜下层连续性炎症，疾病通常先累及直肠，逐渐向全结肠蔓延，克罗恩病可累及全消化道，为非连续性全层炎症，最常累及部位为末端回肠、结肠和肛周。慢性反复发作、病因不明是其特点，对氨基水杨酸等抗炎药物、免疫抑制剂及激素治疗存在反应，一般鉴别不难。但合并消化道出血、腹泻等症状时，鉴别较为困难，需警惕。

3. **消化道肿瘤**　多呈慢性经过，亦可有呕吐、腹痛、腹泻等症状，影像学及胃肠镜可见胃肠道占位性改变，并发肠梗阻、消化道出血时需仔细鉴别。

【治疗】

（一）AGI 分级治疗原则

1. **AGI Ⅰ级的处理原则**

（1）尽可能减少损伤胃肠动力药物的使用（如儿茶酚胺、阿片类药物）；

（2）建议损伤后 24~48h 内早期给予肠内营养。

2. **AGI Ⅱ级的处理原则**

（1）治疗腹腔内高压；

（2）可应用胃肠动力药促进胃肠道功能恢复；

（3）早期给予肠内营养，如存在大量胃潴留或反流，或是喂养不耐受，可尝试性给予少量的肠内营养；

（4）应用促动力药无效时，可考虑予幽门后营养。

3. **AGI Ⅲ级的处理原则**

（1）首先排除其他的腹腔疾病，如胆囊炎、腹膜炎等；

（2）监测和处理腹腔内高压；

（3）尽早停用可能减弱胃肠动力的药物；

（4）避免给予早期（住 ICU 前 7d 内）的肠外营养，降低院内感染发生率；

（5）常规尝试性给予少量的肠内营养。

4. **AGI Ⅳ级的处理原则**　若上述保守治疗无效，则需要行急诊剖腹手术或其他急救措施

（如结肠镜减压）。

（二）对症治疗

1. 呕吐 常规手术术后患者恶心呕吐的防治可参考相关指南，本文不再赘述，机械通气的危重患者的呕吐如何处理，尚缺乏系统的研究，但有呕吐风险的患者，在无其他禁忌的情况下，床头应抬高30°~45°，防止误吸的发生。若在喂养过程中发生呕吐，可暂停肠内营养，或减慢营养液输注速度、减少喂养总量，同时寻找原因，可应用甲氧氯普胺等进行止吐对症处理。

2. 胃潴留 单次胃残留量超过200ml，定义为高度胃残留，此时需密切的床旁评估与监测；如果单纯的胃残留量在200~500ml，不应停止输注肠内营养；若胃残留量超过500ml，则应停止经胃营养，考虑幽门后喂养。但需要注意的是，幽门后喂养易引发小肠扩张，少数引起穿孔，故不作常规推荐。药物治疗方面，高度胃潴留时推荐使用上消化道促动力药物，如甲氧氯普胺（即胃复安）等，不推荐使用全消化道促动力药物，如必利类药物。

3. 腹泻 对于重症患者腹泻的治疗，主要有对症治疗和对因治疗。对症治疗包括调整水电解质平衡、维持血流动力学稳定及脏器功能保护，如纠正低血容量以防止肾功能损害等。可能的病因主要包括药物性的因素、疾病本身的因素以及营养耐受不良等原因，因此对因治疗方面包括停用通便药物、山梨醇、乳果糖、抗生素等药物；治疗吸收功能障碍、炎症性肠病等疾病本身的问题；对于肠内营养不耐受导致的腹泻，可以通过减慢输注速度、调整喂养管位置、营养液稀释后输注、配方中加入可溶性纤维以延长通过时间来改善。

此外，对于严重或反复发作的难辨梭状芽孢杆菌相关性腹泻的治疗，2013年，粪菌移植（fecal microbiota transplantation，FMT）被纳入治疗复发性CDI指南，被认为是医疗界的又一突破性进展。但FMT存在一些不可避免的缺陷，如供体安全性管理存有风险，重复性差，实验室处理不当亦容易导致交叉感染等，这很大程度上限制了该技术的发展。然而，旨在模拟FMT的配方菌群移植应运而生，正成为国内外新技术开发研究的热点。

4. 腹腔内高压 改善腹壁顺应性，包括镇静、镇痛、肌松，同时，动态监测液体复苏，避免液体过量。使用鼻胃管/结肠排空腹腔脏器内容物，减轻腹内压，另外，建议放置经皮腹腔引流管引流排空腹腔积液。腹内高压不能缓解，进展为ACS者，建议剖腹减压术，但确切的手术指征和时机仍存在争议。

5. 下消化道麻痹 尽可能停用抑制胃肠动力药物（如儿茶酚胺类、镇静药、类罂粟碱等），纠正损害胃肠动力的机体状态（如高血糖、低钾血症等），同时可使用促胃肠动力药物。通便药物由于有一定的延迟效应，因此可早期使用或预防性使用。

6. 肠管扩张 首先要注意纠正水、电解质失衡，鼻胃管减压可能有效，但对于择期开腹手术的患者不推荐常规放置鼻胃管。排除机械性梗阻后，对于盲肠直径超过10cm而在24h内无缓解，应考虑静脉使用新斯的明；若非手术治疗24~48h仍无效，推荐行结肠镜检查；非手术治疗联合结肠镜检查应持续尝试48~72h，除非结肠直径进一步进展至12cm以上。

7. 消化道出血 在维持血流动力学稳定的基础上，内镜是可选择的诊断工具，推荐24h内进行上消化道内镜检查，对于静脉曲张破裂出血的患者则应更早期，推荐12h内。但是进行性或大量的出血更适合采用血管造影。常规进行二次内镜检查没有必要，但对再出血者推荐再次尝试内镜治疗。如果上消化道内镜结果阴性而消化道出血仍存，应进行结肠镜检查，结果仍然阴性建议小肠镜检查。如果出血持续存在而内镜结果阴性或内镜下止血失败，应该考虑剖腹手术或术中内镜检查，也可考虑介入治疗。

（三）中医药治疗

现代中医从"整体观念"出发，辨证论治，注重扶正与祛邪并重，在AGI的治疗上有一定优势，现简要叙述如下：

1. 中医单味药及方剂治疗

（1）大黄：大黄是传统中草药，祖国医学认为大黄具有下淤血，破症瘕积聚，荡涤胃肠，推陈致新之功效，即大黄能活血化瘀，改善微循环，清除胃肠道内细菌和毒素，促进新陈代谢等作用，其在重症患者AGI的治疗中是应用最广的中药，鼻饲或灌肠均可，且已在临床取得显著疗效。Zhang X等一项的回顾性临床研究纳入ICU共368例AGI

Ⅰ~Ⅲ级患者,依据是否应用大黄治疗分为大黄治疗组和常规治疗组,并采用倾向性评分匹配法尽可能消除混杂因素,结果发现,大黄能显著改善重症患者喂养不耐受比例,改善胃肠功能障碍症状,缩短ICU住院时间。

(2)大承气汤:大承气汤由大黄、芒硝、枳实等多味中药组成,具有通里攻下、破痞除满的功效。现代医学研究发现,大承气汤具有保护肠道黏膜、减少细菌移位及炎症介质的释放、促进肠道内毒物排泄的作用,从而减轻肠黏膜的损害,促进胃肠道功能的恢复。郭飞等运用大承气汤灌肠疗法,显著改善了重症患者便秘症状,降低MODS的发生率。

2. 穴位贴敷 穴位敷贴应用中药作用于腧穴,通过经络腧穴对机体的调整作用,以达到缓解并治疗胃肠功能障碍的一种方法。目前临床上效果较好的是应用芒硝敷贴脐部。干飞等运用芒硝贴敷脐可有效地促进危重病患者胃肠功能的恢复,提高了AGI分级为Ⅱ、Ⅲ级患者的治疗效果。

3. 针灸 中医针灸学理论认为,十二经脉是气血运行的通路,内属脏腑,外络肢节,是人体脏腑功能的联络、调节和反应系统。通过针灸以通经脉,调和气血,促使阴阳相对平衡和脏腑功能的恢复,达到防治疾病的目的。蔡莉娟等采用电针足三里、天枢、上巨虚和下巨虚早晚各1次,每次持续60min,连续治疗5d,能够有效增加患者肠鸣音,恢复肠道功能,改善肠内营养耐受性。

【预后】

AGI的预后与AGI分级严重程度呈正相关。一项荟萃分析纳入了全球14项AGI相关研究,共8 565例重症患者,发现AGI患病率高达40%,死亡率高达33%;有AGI的重症患者的死亡风险是没有AGI的重症患者的2倍左右;进一步亚组分析表明AGI Ⅲ级以上重症患者的死亡风险是AGI Ⅱ级重症患者的1.86倍。因此,早预防、早发现、早治疗对改善AGI的预后有重要意义。

【预防】

为预防重症患者AGI的发生,我们应关注以下几个方面:

首先,应认识到原发疾病是推动AGI进展的首要因素,原发病的治疗是整个治疗方案的根本。对于合并原发胃肠疾病的重症患者,应及时评估其胃肠功能,尽早实施肠内营养,实现早期肠康复,满足机体对营养物质的需求,降低AGI的发生和/或进展的风险。

其次,胃肠道黏膜对缺血缺氧极其敏感,改善重症患者胃肠道黏膜灌注和氧供,可减少AGI的发生。对于循环衰竭的患者,在保证全身重要脏器灌注的前提下,尽可能增加胃肠道黏膜灌注和氧供,但应避免液体负荷过多导致胃肠黏膜水肿。

最后,对于重症患者,ICU常用的血管活性药物、镇静镇痛药物、抗凝和抗血小板等药物对患者的胃肠功能都存在不同程度的影响,临床医生在应用这些药物时,应选择合适的药物及疗程,尽可能将其对胃肠道的不良影响降至最低。

(温珍亮 黄思思 陈德昌)

参 考 文 献

[1] 刘大为. 实用重症医学[M]. 2版. 北京:人民卫生出版社,2017.

[2] Reintam A, Parm P, Redlich U, et al. Gastrointestinal failure in intensive care:a retrospective clinical study in three different intensive care units in Germany and Estonia[J]. BMC Gastroenterol, 2006, 6:19.

[3] Reintam Blaser A, Poeze M, Malbrain ML, et al. Gastrointestinal symptoms during the first week of intensive care are associated with poor outcome:a prospective multicentre study[J]. Intensive Care Med,

2013, 39(5):899-909.

[4] Hu B, Sun R, Wu A, et al. Severity of acute gastrointestinal injury grade is a predictor of all-cause mortality in critically ill patients:a multicenter, prospective, observational study[J]. Crit Care, 2017, 21(1):188.

[5] 江荣林,吕宾. 危重症急性胃肠损伤学[M]. 杭州:浙江大学出版社,2017.

[6] Reintam Blaser A, Jakob SM, Starkopf J. Gastrointestinal failure in the ICU[J]. Curr Opin Crit Care, 2016, 22(2):128-141.

［7］诸杜明. 医师考核培训规范教程 - 重症医学科分册［M］. 上海：上海科学技术出版社，2018.

［8］Reintam Blaser A, Malbrain ML, Starkopf J, et al. Gastrointestinal function in intensive care patients：terminology, definitions and management. Recommendations of the ESICM Working Group on Abdominal Problems［J］. Intensive Care Med, 2012, 38（3）：384-394.

［9］Cheatham ML, White MW, Sagraves SG, et al. Abdominal perfusion pressure：a superior parameter in the assessment of intra-abdominal hypertension［J］. J Trauma, 2000, 49（4）：621-626; discussion 626-627.

［10］Cheatham ML, Safcsak K. Is the evolving management of intra-abdominal hypertension and abdominal compartment syndrome improving survival? ［J］. Crit Care Med, 2010, 38（2）：402-407.

［11］Inderjeeth AJ, Webberley KM, Muir J, et al. The potential of computerised analysis of bowel sounds for diagnosis of gastrointestinal conditions：a systematic review［J］. Syst Rev, 2018, 7（1）：124.

［12］Ruan P, Gong ZJ, Zhang QR. Changes of plasma D（-）-lactate, diamine oxidase and endotoxin in patients with liver cirrhosis［J］. Hepatobiliary Pancreat Dis Int, 2004, 3（1）：58-61.

［13］Meng Y, Zhang Y, Liu M, et al. Evaluating Intestinal Permeability by Measuring Plasma Endotoxin and Diamine Oxidase in Children with Acute Lymphoblastic Leukemia Treated with High-dose Methotrexate［J］. Anticancer Agents Med Chem, 2016, 16（3）：387-392.

［14］Alberda C, Gramlich L, Meddings J, et al. Effects of probiotic therapy in critically ill patients：a randomized, double-blind, placebo-controlled trial［J］. Am J Clin Nutr, 2007, 85（3）：816-823.

［15］王静，于丽梅，夏永宏. 瓜氨酸和肠型脂肪酸结合蛋白对重症患者急诊胃肠损伤的诊断价值：一项 530 例患者的前瞻性研究［J］. 中华危重病急救医学，2017, 29（11）：999-1003.

［16］Minhua C, Tao G, Fengchan X, et al. Using Digestive Fluid Biomarkers to Predict Acute Gastrointestinal Injury in Critically Ill Patients：A Pilot Study［J］. Am J Crit Care, 2018, 27（6）：504-507.

［17］Surawicz CM, Brandt LJ, Binion DG, et al. Guidelines for diagnosis, treatment, and prevention of Clostridium difficile infections［J］. Am J Gastroenterol, 2013, 108（4）：478-498; quiz 499.

［18］Orenstein R, King K, Patron RL, et al. Mini-Fecal Microbiota Transplantation for Treatment of Clostridium difficile Proctitis Following Total Colectomy［J］. Clin Infect Dis, 2018, 66（2）：299-300.

［19］高薇薇，阚建英，于乃浩，等. 中医药治疗脓毒症急性胃肠损伤的研究进展［J］. 湖南中医杂志，2019, 35（5）：163-165.

［20］Zhang X, Wang L, Chen DC. Effect of Rhubarb on Gastrointestinal Dysfunction in Critically Ill Patients：A Retrospective Study Based on Propensity Score Matching［J］. Chin Med J（Engl）, 2018, 131（10）：1142-1150.

［21］郭飞，黎蓓蓓，焦常新，等. 大承气汤灌肠治疗危重患者胃肠功能障碍临床观察［J］. 中国中医急症，2012, 21（11）：1830.

［22］王飞，马丹女，吕翔燕，等. 芒硝贴敷脐治疗对改善危重病患者胃肠功能的疗效研究［J］. 中华中医药学刊，2017（9）：2395-2397.

［23］蔡莉娟，丁学军，刘文兵，等. 电针对脓毒症患者胃肠功能障碍的干预作用［J］. 中国中医急症，2014, 23（2）：268-270.

［24］Zhang D, Li Y, Ding L, et al. Prevalence and outcome of acute gastrointestinal injury in critically ill patients：A systematic review and meta-analysis［J］. Medicine（Baltimore）, 2018, 97（43）：e12970.

第二章 腹腔间隔室综合征

第一节 腹腔间隔室综合征的相关概念

腹腔高压症（increased intra-abdominal hypertension，IAH）及腹间隔室综合征（abdominal compartment syndrome，ACS），均为腹腔压力（intra-abdominal pressure，IAP）持续升高引起的一系列病理生理改变所导致。

早在19世纪后期就有研究发现IAP增高或IAH可导致呼吸、循环、肾脏等器官系统功能障碍，Kron于1984年应用经膀胱测压法测定腹腔内压力，并提出ACS的概念，指出腹腔高压所导致的多脏器功能衰竭是一种临床综合征，称之为腹间隔室综合征。随后的研究对IAH/ACS的认识逐渐深入，多种原因均可导致IAH/ACS的出现，对其病理生理过程的认识更加清晰。IAH/ACS不仅可发生于手术后重症患者，很多非手术重症患者，因严重全身性感染、休克、低血压、大量液体复苏等因素亦可导致IAH/ACS的发生。重症患者入ICU时1/4~1/3的患者存在IAH，有报道显示ICU重症患者IAH发生率为32.1%，一旦发展为ACS，病死率明显增高，未治疗的ACS病死率可高达75%。ACS可导致几乎全身脏器的病理生理学改变，与患者病死率密切相关，因此，腹腔高压症及腹腔间隔室综合征成为重症医学领域研究的重要问题之一。

一、腹间隔室综合征的相关概念及定义

腹腔压力升高可以引起体内一系列病理生理改变，根据其对机体影响程度的不同临床上可分为IAH和ACS两个阶段，2006年腹腔间隔室综合征世界联合会（World Society of the Abdominal Compartment Syndrome，WSACS；www.WSACS.org）将腹腔间隔室综合征进行了统一的定义，并于2013年WSACS对若干定义进行了更新及修订。正常IAP为5~7mmHg，危重患者可为10mmHg左右。IAH所导致ACS的病理生理改变一方面取决于升高的腹腔压力，另一方面取决于高腹压持续的时间。IAH定义为腹腔压力（intra-abdominal pressure，IAP）出现持续或反复的病理性升高≥12mmHg。ACS是在IAH基础上逐渐加重、演变而出现，ACS是由不同病因导致腹腔内压力非生理性、进行性、急剧升高，影响内脏血流及器官功能，进一步引起一系列病理生理改变所形成的一种临床综合征。ACS定义为腹腔压力出现持续升高≥20mmHg［伴或不伴有腹腔灌注压（abdominal perfusion pressure，APP）<60mmHg］，并出现由此导致的新发器官功能障碍/衰竭。

根据腹腔压力的高低将IAH分为四级（表5-2-1）：当有腹胀发生，腹腔压力轻度增高，尚未出现脏器功能受累时，在积极寻找原因的基础上，可通过非外科治疗措施降低腹腔压力，Ⅰ、Ⅱ级患者经一般处理后可好转；Ⅲ级多需剖腹减压；Ⅳ级造成的病理生理改变严重，病情危重，常需要紧急剖腹减压。

表5-2-1 腹腔压力分级

分级	IAP/mmHg
Ⅰ级	12~15
Ⅱ级	16~20
Ⅲ级	21~25
Ⅳ级	>25

二、腹间隔室综合征的分类

腹间隔室综合征根据发病原因可分为原发性、继发性及复发性。原发性腹间隔室综合征常

常直接由于腹腔或盆腔本身的原因所致,如腹主动脉瘤破裂、严重腹部创伤、急性重症胰腺炎、腹膜炎、腹腔内或腹膜后出血、骨盆骨折、恶性腹水等,原发性 ACS 常需要早期外科或介入干预治疗;继发性腹间隔室综合征是由于腹盆腔以外因素引起腹腔内压力升高所致,在脓毒症、休克、大量液体复苏、烧伤等病理状态下导致机体细胞因子大量释放,毛细血管渗漏增加,组织水肿,从而使腹腔压力明显增高,称之为继发性腹间隔室综合征,腹部手术后勉强关腹导致的 ACS 亦为继发性 ACS 的一种。当原发性或继发性 ACS 好转后再次出现 ACS,称之为复发性 ACS,复发性 ACS并不常见,在严重组织水肿时开放腹腔而试图强行关腹情况下有导致复发性 ACS 的可能。

从发病进程的急缓来讲,临床上导致 IAH 有急性和慢性两种情况,导致腹腔内压力急性增高的腹部疾患包括:腹腔内急性与感染性病变,如腹主动脉瘤破裂出血、急性胰腺炎、肠梗阻、腹腔内脓肿形成和肠系膜静脉血栓形成等;腹部创伤,腹腔内出血、腹膜后脏器创伤性水肿和腹膜后血肿等;腹部手术等。非腹部因素导致 ACS 的疾患有:大面积烧伤、非腹部的创伤、休克患者的大量液体复苏、因缺血再灌注损伤、严重感染等其他情况而出现 IAH 或 ACS。慢性腹腔内压力升高是缓慢性和进程性的,因此腹壁的张力能够逐渐适应腹腔内体积的变化,从而造成 ACS 的可能性不大,对机体的影响较急性为轻。常见疾病如慢性腹水、腹部良性巨大肿瘤、妊娠、病态肥胖症等。

第二节　腹腔间隔室综合征病理生理及临床表现

一、腹腔的解剖与腹腔间隔室综合征

腹腔可被看作一个相对封闭的空间,前壁由肌肉与软组织组成,后壁由脊柱及腰大肌等组成,上方为膈肌,下方为骨盆及盆底肌肉组织,两侧为腹斜肌等肌肉组织。腹腔内有胃、肠、肝脏和脾脏,后壁腹膜外有肾脏、腹主动脉和下腔静脉等,因此,在相对封闭的空间内,任何引起腹腔内容积增加和/或腹壁顺应性下降的情况均可导致腹腔

压力的明显增高,尤其在较短时间内腹腔内出现大量的积液、积血,或肠内大量积气、积液时,将导致 IAP 的急剧上升。由此可见,ACS 的基本矛盾是急剧扩大的腹腔内脏器体积和腹腔内容量之间的冲突。

腹腔压力的增高不仅使腹腔内与腹膜后的脏器及血管受到机械性压迫,这种机械性压迫的直接作用使膈肌向胸腔方向上抬,进一步使胸腔和纵隔的容积缩小,心、肺与大血管均受到影响,进而产生全身各个器官系统病理生理改变和一系列临床症状。

二、腹腔高压与脏器功能

腹腔压力增高导致肝、肾、下腔静脉、腹主动脉受压,膈肌上抬并可影响全身血流动力学状态,造成几乎全身各个脏器的病理生理改变。另一方面,导致腹腔高压的各种病因均可激活细胞因子等炎性介质的释放,导致全身炎症反应综合征(systemic inflammatory response syndrome,SIRS)的出现,毛细血管通透性增加,液体外渗到组织间隙,全身组织水肿的同时,合并严重腹腔脏器的水肿,促进 IAH 及 ACS 的发生和发展。当机体处于因 IAH 或 ACS 所形成的病理生理恶性循环时,更加重了机体炎症反应,器官功能进一步受损。有关腹腔高压对脏器功能损害的研究显示:腹腔压力越高,器官衰竭的数目越多,死亡率越高。

典型的 ACS 患者常表现为高度腹胀、血压降低、心排出量下降,CVP 增高,呼吸困难,肺顺应性降低,低氧血症,少尿/无尿,以及意识障碍等。

(一)肠道功能

IAH/ACS 的突出表现为高度腹胀,肠道是 ACS 发生时首先受累的器官,也是对 IAP 升高最敏感的器官之一,原发或继发的肠功能障碍亦为促进 IAH/ACS 的发生和发展的重要原因。腹腔高压时的压迫作用首当其冲作用于腹腔脏器,下腔静脉,此外,心排出量减少、血管床阻力增加使肠系膜上动脉、肠道黏膜、肝脏动脉、肝脏的微循环和门静脉的血流灌注均减少,肠道及其他腹腔内器官缺血,进而对腹腔脏器功能造成明显影响。腹腔高压是急性肠功能损伤(acute gastrointestinal injury,AGI)的重要原因及表现,且 IAP 越高,肠道的缺血越严重,AGI 分级越高;当腹腔压力

12~15mmHg,合并其他胃肠功能障碍表现时为AGIII级,腹腔压力为15~20mmHg,合并胃肠功能衰竭表现时为AGIIII级,AGIIV级多合并ACS。有研究显示:肠系膜和小肠黏膜血流量随IAP升高而进行性下降,动物模型发现,当IAP 10mmHg时,小肠黏膜血流灌注降低17%,IAP20mmHg时降低36%,IAP40mmHg时降低达67%,肠道血流下降引起肠道屏障功能受损及肠道细菌移位,导致并加重全身炎症反应综合征(systemic inflammatory response syndrome,SIRS),成为多器官功能障碍综合征发生和发展的促动因素。腹腔灌注压(abdominal perfusion pressure,APP)已被认为是腹腔脏器灌注是否充足的重要依据,IAH患者的APP应维持于60mmHg以上,APP降低提示腹腔脏器灌注不足,并与IAH的严重程度相关。腹腔灌注压APP=MAP-IAP,但对于IAH患者,当IAP进行性增高,则很难维持足够的APP。

(二)循环系统

ACS时循环系统最显著的病理生理变化是心排出量下降,这与增高的IAP造成的机械性压迫,使下腔静脉受压引起下腔静脉和门静脉回流受阻,回心血量明显减少,心脏前负荷降低有关;同时远端静脉静水压增高,以及腹腔高压导致膈肌抬高,进而使下腔静脉发生扭曲、狭窄,同时胸壁顺应性下降,胸腔内压升高,此种作用导致心脏直接受压,心室充盈压升高,心室充盈受阻,左心室顺应性下降,进一步降低心排出量。加之机体炎症反应,细胞因子释放,毛细血管渗漏,进一步降低有效循环血量,因此,前负荷不足、外周血管阻力增加、后负荷增加、胸腔内压力增高和心肌收缩力的下降是导致心排出量减少的主要因素。

腹腔压力越高,其对循环的影响亦愈明显。临床表现为患者心率增快、血压下降,以及由此带来的组织灌注不足相关表现。需要注意的是,由于此时腔静脉受压及血管阻力的增加,研究显示IAH时,虽然下腔静脉直径变窄,血流减少,但中心静脉压(central venous pressure,CVP)及肺动脉楔压(pulmonary arterial wedge pressure,PAWP)升高,此时CVP难以准确反映血容量。腹腔压力升高还可导致功能血流动力学指标阈值的改变,腹压增高导致膈肌抬高,胸腔压力改变,机械通气时常用的PPV、SVV的阈值较正常腹压患者增高,被动抬腿试验可能因腿部抬高时自体回流入心脏的血液因腹腔高压的原因无法正常回流,而使其判断容量反应性假阴性明显增加。因此,这对评价IAH/ACS患者的前负荷带来困难,不能仅以CVP及PAWP的孤立数值作为依据,功能血流动力学评估的正常阈值也难以准确评估腹腔高压患者的容量反应性,常常需要观察多个维度指标,以及指标的动态变化,应用进一步的循环功能监测以客观评价腹腔高压患者的心脏及循环功能状态。

(三)呼吸系统

ACS时呼吸功能障碍常常是除腹胀以外最早和最显著的临床表现,多表现为呼吸频率增快、呼吸困难、低氧血症和高碳酸血症。呼吸衰竭与IAH引起膈肌向头侧抬高,进而增加胸腔内压,使胸腔及肺内容量减少,肺脏膨胀受限、肺脏的血管床阻力增加,以及炎症反应导致毛细血管渗漏,肺间质水肿有关。且随着IAH增高的程度,呼吸功能障碍程度随之加重。动物研究显示:IAP逐渐升高至12、18以及22mmHg,呼气末肺容积分别降低30%、46%和49%。呼吸力学监测中气道峰压以及平台压显著升高,提示顺应性的明显下降。当进行腹腔减压手术时,随着腹腔压力的迅速降低,气道压力增高及肺容积降低的状态随之迅速改善。对于IAH所导致的呼吸衰竭仍建议应用小潮气量的保护性通气策略,但由于腹腔高压传导至胸腔,胸壁顺应性降低更为明显,且机械通气时驱动压维持在合理范围更为重要,因此在严密的呼吸力学及循环监测前提下,可能能够接受较通常情况下更高的平台压水平。

(四)肾脏

ACS导致肾脏功能损害常表现为在积极液体复苏的情况下仍无法改善的少尿/无尿,血尿素氮升高,肌酐清除率下降;尿钠浓度下降,尿钾增加等。IAH引起肾功能损害(acute kidney injury,AKI)的机制更为复杂,IAP明显增高时,主动脉和肾动脉受压,肾血浆流量降低,肾脏毛细血管网阻力升高,肾静脉回流受阻,肾静脉压力升高。此外,增加的腹腔压力导致腹腔灌注压下降,同时IAH时心排出量的减少,两者均导致肾脏血流的减少。此外,交感神经系统、肾素-血管紧张素-醛固酮系统被激活,导致广泛的血管收缩。肾脏功能的损害可因 IAP 升高的持续时间的延长而加重。相关研究显示：与肾脏前负荷降低相比较，肾静脉压力增高导致肾脏血流回流障碍，肾脏淤血，是 IAP 引起肾功能损害的更为重要的原因。

（五）中枢神经系统

颅脑损伤时，脑血流自身调节功能受损，颅内压的改变直接影响颅内灌注压。由于 ACS 引起胸腔内压增高，中心静脉压上升，进而导致颅脑损伤患者颅内静脉回流受阻，颅内血管床扩大，脑组织充血，颅内压升高。另外，IAH 时心排血量减少及颅内压（intracranial pressure，ICP）的增高，可致有效的脑灌注压（cerebral perfusion pressure，CPP）明显下降，加重中枢神经系统损害。大量动物实验证实，腹腔压力与 ICP 之间呈正相关关系。

第三节　腹腔高压及腹腔间隔室综合征高危因素和监测

一、腹腔高压及腹腔间隔室综合征的高危因素

随着腹腔压力的增高，器官功能损害逐渐出现并加重，当 IAH（IAP≤12mmHg）时，脏器功能损害并不明显，但当 IAP 进一步增高，对脏器功能影响程度呈指数形式增长，因此，认识并关注腹腔高压的高危因素，并尽早进行腹腔压力监测，尽早干预，防止 ACS 的发生至关重要。2013 年 ACS 共识中对危险因素进行补充及更新，更强调了非手术患者中大量晶体液复苏以及其他一些复杂机制可导致 IAH/ACS 的发生。IAH/ACS 的危险因素大致可分为如下几类：

1. **腹壁顺应性降低**　如腹部手术、严重创伤、俯卧体位等；

2. **肠腔内容积增加**　胃瘫、肠麻痹、肠梗阻、结肠假性肠梗阻、肠扭转；

3. **腹腔内容积增加**　急性胰腺炎、腹胀、腹腔积血/气腹或腹腔内液体积聚；

4. **毛细血管渗漏/液体复苏**　酸中毒、损伤控制剖腹手术、低体温、APACHE Ⅱ或 SOFA 评分增高、大量液体复苏或液体正平衡、成分输血；

5. **其他复杂情况**　年龄、菌血症、凝血障碍、床头角度抬高、巨大切口疝修补、机械通气、肥胖或 BMI 增加、PEEP>10、腹膜炎、肺炎、脓毒症、休克或低血压。

导致 IAH/ACS 的危险因素越多，IAH 发生率越高，病死率更高。因此，对存在以上危险因素的重症患者均应尽早监测腹腔压力，以期早发现、早诊断、早治疗，从而改善患者的不良预后。

二、腹腔压力监测

具有 IAH 高风险的重症患者，应早期进行腹腔压力的监测，以尽早发现 IAH，从而逆转 ACS 的病理生理学改变，而精确的可重复性好的测量方法是 IAH/ACS 诊断和治疗的关键。

腹腔压力测定可分为直接法和间接法。

1. **直接测压法**　测压时需要在腹腔放置导管，导管末端接压力传感器进行腹腔压力的测定。对于手术中已经放置腹腔引流管的患者，可利用腹腔引流管进行腹腔压力测定，但此种方法受到患者腹腔情况的影响，如腹腔内炎性分隔，粘连，局部包裹等因素使应用腹腔引流管测压准确性受到严重影响，此外，腹腔内直接测压为有创性操作，在一定程度上增加腹腔感染的风险，加之置管术可能带来的风险，使临床应用受到限制。

2. **间接测压法**　间接测压法是利用腹、盆腔内的一些空腔脏器内压力的变化来间接反映腹腔内压力，间接法腹腔压力测定有经胃测压法、经股静脉压力（下腔静脉压）测定法、经膀胱测压法，研究显示间接测压法与腹腔内测压法有较好的相关性。经膀胱测压法是 1984 年由 Kron 首先提出并开始实施，该方法操作简单、便于实施，2006 年 WSACS（World Society of the Abdominal Compartment Syndrome）推荐应用经膀胱测压法测定腹腔压力。大量的研究显示，经膀胱腹腔压力测定法操作简便，准确性高，被认为是 IAP 测定的"金标准"。

行经膀胱测压的患者，应预先留置双腔或三腔 Foley 尿管（Foley urinary catheter），测量前排空膀胱以保证膀胱内空虚，并夹闭尿管，测量时患者取平卧位，尿管末端连接三通或转换针头，三通分别连接盐水袋及延伸管（连接压力传感器），向膀胱内注入无菌生理盐水不超过 25ml，测量时三通转向压力传感器，以腋中线为零点，于呼气末即可

读取压力数值,同时注意测量时应保持患者腹部肌肉处于放松状态。目前已有经膀胱腹腔压力自动持续测量装置,可对高风险患者做到持续动态监测,早期预警,并减少传统测量方法中逆行操作带来的风险。

总之,对于存在有发生 IAH 危险因素的重症患者,腹腔压力监测显得尤其重要,并应动态监测,从而能够在 IAH/ACS 发生前早期干预。

第四节 腹腔高压的处理原则和治疗流程

在 21 世纪初的十余年间,随着对 IAH/ACS 认识的深入,IAH/ACS 更早得以诊断,以及得到更及时的治疗,已使 ACS 的病死率从 60% 降至 34%~37%。IAH/ACS 的管理流程对尽早发现 IAH,并给予更规范的治疗具有积极作用。流程中针对腹腔压力不同程度的升高给予相应的处理,以期降低升高的腹腔压力以及减少由此导致的进一步的病理生理损害及器官功能损伤。

对所有腹腔压力≥12mmHg 的患者均应开始降低腹腔压力的非手术处理措施,并应每 4~6h 或连续监测腹腔压力,设法通过滴定治疗使腹腔压力维持在≤15mmHg。非手术处理方法涵盖了排空腔内容物、排除腹腔游离液体、改善腹壁顺应性、优化液体管理,以及优化全身及局部灌注等诸多方面,当上述治疗基础上腹腔压力进行性升高,IAP>20mmHg 且出现新发器官功能障碍或衰竭的患者,其 ACS 已对非手术的保守治疗无效时,则强烈建议进行外科腹腔减压手术治疗。

一、非手术治疗方法

(一)排空腔内容物

空腔脏器内气体或液体的积聚可使腹腔压力显著升高,可给予胃肠减压、放置肛管、灌肠导泻等方法排空胃肠腔内容物,红霉素、甲氧氯普胺、新斯的明等促动力药物有促进胃排空、促进肠道运动作用,在无禁忌证患者中可选择应用,以上无创、便捷的方法可减少空腔脏器气体或液体的积聚,减轻腹胀。通过以上方法仍不能纠正腹胀时,可应用纤维结肠镜治疗,该方法对因结肠胀气、液

体积聚导致的腹胀显示有较好的疗效。同时,应注意纠正电解质紊乱,纠正低钾、低镁、低磷血症等,有利于肠麻痹的治疗。当腹胀明显、腹腔压力升高时,肠内营养的实施方案常常需要调整,降低泵入速度以减少喂养不耐受的发生,严重时需要暂时或完全停止肠内营养的应用。

(二)排除腹腔内游离液体

腹腔高压患者常因一些腹腔占位性损伤,如腹腔内积血、积液、脓肿等问题使腹腔高压持续存在,因此出现腹腔高压的患者,应积极通过超声、CT、诊断性腹穿等方法,尽早发现腹腔内液体占位性损伤。一旦发现腹腔高压患者腹腔内游离液体存在,应积极进行引流,减少此类占位效应导致的腹腔压力增高,且感染性液体的引流亦为感染治疗至关重要的手段。为降低手术打击的风险,以及提高穿刺引流的成功率,超声或 CT 引导下行经皮穿刺引流,以微创的方法有效地引流腹腔内的一些液体占位性的问题,是目前常用的手段。当引流的感染性液体较浓稠时,可通过灌洗保持引流的通畅。

(三)改善腹壁顺应性

躁动、机械通气时人机对抗等均可降低胸腹壁的顺应性,此时应给予足够的镇静、镇痛,当患者人机对抗,腹部顺应性明显降低时,可应用肌松药物治疗降低腹腔压力;腹部伤口包扎过紧,张力缝线、腹部焦痂等可使腹壁顺应性降低,进一步导致腹腔压力的升高,适当移除过紧的敷料、去除焦痂亦为改善腹壁顺应性手段;此外,适当的体位可改善腹壁顺应性,如腿部抬高的 Trendelenberg 体位可降低腹腔压力,应注意任何角度的床头抬高均可增加腹腔压力,对很多重症患者而言,常常需要床头抬高 30°以防止反流误吸的发生,但对腹腔高压的重症患者,应权衡利弊,选择适宜的体位。

(四)优化液体治疗

重症患者在炎症、应激,尤其脓毒症时存在明显的毛细血管渗漏,而不适宜的液体复苏可导致腹腔高压的发生或原有的腹腔高压进一步加重,进而导致病死率的增加,很多研究也已证实无论是液体不足、还是液体过负荷均可导致病死率的增加。因此,液体治疗时既要防止血容量的不足,同时还要避免过度液体复苏的发生。在液体种类

的选择中，虽然很多研究并未证实与晶体液进行液体复苏的比较，应用白蛋白能够降低病死率，但是应用白蛋白的患者复苏液体总量更少，因此，对腹腔高压患者，可适当应用白蛋白等胶体溶液可减少复苏液体量，避免过多的液体正平衡。在循环相对稳定时应开始移除体内过多的液体，可适当应用利尿剂维持液体零平衡或负平衡，当腹腔高压合并肾功能损害时应用持续肾脏替代治疗（continuous renal replacement therapy，CRRT）有利于第三间隙液体的排除，减少液体正平衡，可在一定程度上降低腹腔压力。

（五）优化全身及局部灌注

优化全身及局部灌注是保证组织器官功能的重要措施，在血流动力学监测下，以目标指导的液体复苏策略更有利于保证全身及局部组织的灌注。混合静脉血氧饱和度（SvO_2）或中心静脉血氧饱和度（$ScvO_2$）、血乳酸（Lactate）、$PvaCO_2$ 等指标常用于指导液体复苏治疗，反映氧代谢及组织灌注的改善。内脏灌注指标，如胃黏膜 pH 值（pHi）可早期反映内脏灌注情况，但目前在指导腹腔高压患者液体复苏治疗中研究尚少，有待进一步探索。

ACS 患者多合并了一个或多个脏器功能损害，如 ARDS、AKI、AGI 等。因此，在 IAH/ACS 阶段进行积极的脏器功能支持显得尤为重要，常常需要机械通气、肾脏替代治疗以及其他综合治疗手段支持并维护各个脏器的功能。

二、腹腔减压术

当以上非手术治疗方法应用后腹腔压力仍大于 20mmHg，同时伴随新发的脏器功能障碍，即应考虑行腹腔开放减压手术。腹腔减压术通过延迟关腹、扩大腹腔容积而缓解和释放腹腔内的压力。大量研究显示腹腔减压术的实施可以快速有效地降低腹腔压力，以及因腹腔高压导致的循环、呼吸、肾脏等病理生理的异常。

腹腔开放减压术虽然为降低腹腔压力的有效手段，但因其为针对 ACS 特殊阶段快速降低腹腔压力的措施，手术后需一系列复杂、困难的后续治疗，并可能导致腹腔感染、肠坏死或肠瘘的发生，给后续处理带来极大的困难。因此，近年腹腔开放减压手术实施更为谨慎。严格掌握早期开腹减压指征对提高救治率有重要意义。

第五节　总结及展望

IAH 及 ACS 在重症患者中发生率高，可导致几乎全身脏器的病理生理学改变，死亡率高，近年来，对高危患者在有效监测下 IAH/ACS 的识别，以及 IAH/ACS 监测及治疗流程的应用及实施，是 ACS 死亡率逐渐降低的重要原因。

重症患者病情复杂、危重，常存在一系列治疗矛盾之处，如重症患者常需抬高床头角度、应用机械通气及较高的 PEEP、给予俯卧体位、液体复苏等，均可能导致 IAP 的进一步增高，其影响程度以及如何权衡尚无一致意见；IAH 患者常规血流动力学指标以及功能血流动力学指标阈值的改变，以及如何指导液体复苏治疗还需进一步研究及确定；腹腔高压时腹腔灌注压、胃黏膜 pHi 等指标可更敏感、更有效地反映局部的灌注，可能在优化液体治疗及优化全身及组织灌注方面具有一定应用价值，尚有待更多的临床实践证实。此外，ACS 所导致的器官功能损害因其机制有别于其他非腹腔高压的情况，尤其是膈肌抬高，对胸腹腔脏器、大血管的直接压迫作用更为突出，因此脏器功能支持中尚需更为个体化的措施和指导目标。

（李 彤）

参 考 文 献

[1] Kron IL, Harman PK, Nolan SP. The measurement of intra-abdominal pressure as a criterion for abdominal re-exploration[J]. Ann Surg, 1984, 199: 28-30.

[2] Malbrain ML, Cheatham M, Kirkpatrick A, et al. Results from the International Conference of Experts on Intra-abdominal Hypertension and Abdominal Compartment Syndrome[J]. I Definitions Int Care Med, 2006, 32: 1722-1732.

[3] Malbrain ML, Cheatham ML. Definitions and pathophysiological implications of intra-abdominal hypertension and abdominal compartment syndrome[J]. Am Surg, 2011, 77(Suppl 1): 6-11.

[4] Cheatham ML, Malbrain ML, Kirkpatrick A, et al. Results from the International Conference of Experts on Intra-abdominal Hypertension and Abdominal Compartment Syndrome[J]. II. Recommendations. Intensive Care Med, 2007, 33(6): 951-962.

[5] De Waele JJ, Cheatham ML. Recommendations for research from the international conference of experts on intra-abdominal hypertension and abdominal compartment syndrome[J]. Acta Clin Belg, 2009, 64: 203-209.

[6] Kirkpatrick AW, Roberts DJ, De Waele J, et al. Intra-abdominal hypertension and the abdominal compartment syndrome: updated consensus definitions and clinical practice guidelines from the World Society of theAbdominal Compartment Syndrome[J]. Intensive Care Med, 2013, 39(7): 1190-1206.

[7] Malbrain ML, Chiumello D, Cesana BM, et al. A systematic review and individual patient data meta-analysis on intra-abdominal hypertension in critically ill patients: the wake-up project. World initiative on Abdominal Hypertension Epidemiology, a Unifying Project (WAKE-Up!)[J]. Minerva Anestesiol, 2014, 80(3): 293-306.

[8] ReintamBlaser A, Regli A, De Keulenaer B, et al. Incidence, Risk Factors, and Outcomes of Intra-Abdominal Hypertension in Critically Ill Patients-A Prospective Multicenter Study (IROI Study)[J]. Crit Care Med, 2019, 47(4): 535-542.

[9] Maluso P, Olson J, Sarani B. Abdominal Compartment Hypertension and Abdominal Compartment Syndrome[J]. Crit Care Clin, 2016, 32(2): 213-222.

[10] Sadeghi M, Kiani A, Sheikhy K, et al. Abdominal Compartment Syndrome in Critically Ill Patients[J]. Open Access Maced J Med Sci, 2019, 7(7): 1097-1102.

[11] Reintam Blaser A, Malbrain ML, Starkopf J, et al. Gastrointestinal function in intensive care patients: terminology, definitions and management. Recommendations of the ESICM Working Group on Abdominal Problems[J]. Intensive Care Med, 2012, 38(3): 384-394.

[12] Alfonsi P, Vieillard-Baron A, Coggia M, et al. Cardiac function during intraperitoneal CO2 insufflation for aortic surgery: a transesophageal echocardiographic study[J]. Anesth Analg, 2006, 102(5): 1304-1310.

[13] Jacques D, Bendjelid K, Duperret S, et al. Pulse pressure variation and stroke volume variation during increased intra-abdominal pressure: an experimental study[J]. Crit Care, 2011, 15(1): R33.

[14] Olofsson PH, Berg S, Ahn HC, et al. Gastrointestinal microcirculation and cardiopulmonary function during experimentally increased intra-abdominal pressure[J]. Crit Care Med, 2009, 37(1): 230-239.

[15] Regli A, Mahendran R, Fysh ET, et al. Matching positive end-expiratory pressure to intra-abdominal pressure improves oxygenation in a porcine sick lung model of intra-abdominal hypertension[J]. Crit Care, 2012, 16(5): R208.

[16] Regli A, Pelosi P, Malbrain MLNG. Ventilation in patients with intra-abdominal hypertension: what every critical care physician needs to know[J]. Ann Intensive Care, 2019, 9(1): 52.

[17] Zhou Q, Verne GN. Intestinal hyperpermeability: a gateway to multi-organ failure[J]? J Clin Invest, 2018, 128(11): 4764-4766.

[18] Mullens W, Abrahams Z, Francis GS, et al. Importance of venous congestion for worsening of renal function in advanced decompensated heart failure[J]. J Am Coll Cardiol, 2009, 53: 589-596.

[19] Sosa G, Gandham N, Landeras V, et al. Abdominal compartment syndrome[J]. Dis Mon, 2019, 65(1): 5-19.

[20] Sandhu G, Mankal P, Gupta I, et al. Pathophysiology and Management of Acute Kidney Injury in the Setting of Abdominal Compartment Syndrome[J]. American Journal of Therapeutics, 2014, 21(3): 211-216.

[21] De Waele J, Desender L, De Laet I, et al. Abdominal decompression for abdominal compartment syndrome in critically ill patients: a retrospective study[J]. ActaClinBelg, 2010, 65: 399-403.

[22] Nguyen NQ, Chapman M, Fraser RJ, et al. Prokinetic therapy for feed intolerance in critical illness: One drug or two[J]? Crit Care Med, 2007, 35(11): 2561-2567.

[23] Wan B, Zhang H, Yin J, et al. Rhubarb vs. glycerin enema for treatment of critically ill patients with intra-abdominal hypertension[J]. Exp Ther Med, 2017, 14(1): 855-861.

[24] Cordemans C, De Laet I, Van Regenmortel N, et al. Fluid management in critically ill patients: the role of extravascular lung water, abdominal hypertension, capillary leak, and fluid balance[J]. Ann Intensive Care, 2012, 2(Suppl 1): S1.

[25] Gray S, Christensen M, Craft J. The gastro-renal effects of intra-abdominal hypertension: Implications for critical care nurses[J]. Intensive Crit Care Nurs, 2018, 48: 69-74.

[26] Cavaliere F, Cina A, Biasucci D, et al. Sonographic

assessment of abdominal vein dimensional and hemodynamic changes induced in human volunteers by a model of abdominal hypertension [J]. Crit Care Med, 2011, 39 (2): 344-348 .

[27] Orbegozo Cortés D, Gamarano Barros T, Njimi H, et al. Crystalloids Versus Colloids: Exploring Differences in Fluid Requirements by systematic Review and Meta-Regression [J]. Anesth Analg, 2015, 120 (2): 389-402.

[28] Heming N, Lamothe L, Jaber S, et al. Morbidity and Mortality of Crystalloids Compared to Colloids in Critically Ill Surgical Patients A Subgroup Analysis of a Randomized Trial [J]. Anesthesiology, 2018, 129 (6): 1149-1158.

[29] Caironi P, Tognoni G, Masson S, et al. Albumin replacement in patients with severe sepsis or septic shock [J]. N Engl J Med, 2014, 370(15): 1412-1421.

[30] Martin GS, Bassett P. Crystalloids vs. colloids for fluid resuscitation in the Intensive Care Unit: A systematic review and meta-analysis [J]. Journal of Critical Care, 2019(50): 144-154.

[31] Mahjoub Y, Touzeau J, Airapetian N, et al. The passive leg-raising maneuver cannot accurately predict fluid responsiveness in patients with intra-abdominal hypertension [J]. Crit Care Med, 2010, 38(9): 1824-1829.

[32] Párraga Ros E, Correa-Martín L, Sánchez-Margallo FM, et al. Time-course evaluation of intestinal structural disorders in a porcine model of intraabdominal hypertension by mechanical intestinal obstruction [J]. PLoS One, 2018, 13(1): e0191420.

[33] Zhang X, Xuan W, Yin P, et al. Gastric tonometry guided therapy in critical care patients: a systematic review and meta-analysis [J]. Crit Care, 2015 (27): 19-22.

[34] De Waele JJ, Kimball E, Malbrain M, et al. Decompressive laparotomy for abdominal compartment syndrome [J]. Br J Surg, 2016, 103 (6): 709-715.

[35] Dabrowski W, Kotlinska-Hasiec E, Schneditz D, et al. Continuous veno-venous hemofiltration to adjust fluid volume excess in septic shock patients reduces intra-abdominal pressure [J]. Clin Nephrol, 2014, 82 (1): 41-50.

[36] Rogers WK, Garcia L. Intraabdominal Hypertension, Abdominal Compartment Syndrome, and the Open Abdomen [J]. Chest, 2018 Jan, 153 (1): 238-250.

[37] Van Damme L, De Waele JJ. Effect of decompressive laparotomy on organ function in patients with abdominal compartment syndrome: a systematic review and meta-analysis [J]. Crit Care, 2018, 22 (1): 179.

第三章　重症急性胰腺炎

第一节　概念与概述

急性胰腺炎（acute pancreatitis，AP）是全球范围内最常见的需要急诊收治入院的消化系统疾病之一，年发病率每10万人口13~45例。在美国，每年因急性胰腺炎入院的患者达27万人次，总花费超过25亿美元。大多数急性胰腺炎患者病程呈自限性，预后较好，20%左右为重症患者，病情凶险，病程长，并发症多，病死率高。重症急性胰腺炎（severe acute pancreatitis，SAP）是多种病因引起的胰腺局部炎症、坏死和感染，并伴全身炎症反应综合征（systemic inflammatory response syndrome，SIRS）和多个器官功能损害的疾病。SAP病死率高达30%。重症急性胰腺炎是ICU常见的急危重症，疾病早期的SIRS以及后期胰腺坏死感染所导致的脓毒症和多器官功能障碍综合征（multiple organ dysfunction syndrome，MODS）均需在ICU内进行治疗，ICU治疗是重症急性胰腺炎治疗的重要组成部分。

对急性胰腺炎的分类及管理最为经典的是1992年的亚特兰大标准，将急性胰腺炎分为两型：轻型急性胰腺炎和重型急性胰腺炎。随着对急性胰腺炎病理生理认识的进一步深入，这一标准也在进行更新，2013年初GUT上发表了《2012版急性胰腺炎分类：亚特兰大国际共识的急性胰腺炎分类和定义的修订》，对亚特兰大标准中的相关概念及管理做了修订（表5-3-1）。此外，2013年7月，美国胃肠病学会（American College of Gastroenterology，ACG）发表了急性胰腺炎的管理指南，国际胰腺协会（International Association of Pancreatology，IAP）与美国胰腺协会（American Pancreatic Association，APA）也相继推出了急性胰腺炎处理循证医学指南（IAP/APA指南），这三份文件代表了当前对急性胰腺炎定义、诊断和处理的基本共识。

1. **急性胰腺炎的诊断标准**　临床上符合以下3项特征中的2项，即可诊断为AP：①与AP符合的腹痛（急性、突发、持续、剧烈的上腹部疼痛，常向背部放射）；②血清淀粉酶和/或脂肪酶活性至少高于正常上限值3倍；③腹部CT、MRI或腹部B超发现AP征象。

表 5-3-1　1992 年亚特兰大标准和 2013 年修订版 AP 严重程度分级比较

亚特兰大标准（1992）	亚特兰大修订版（2013）
轻型急性胰腺炎 　没有器官功能衰竭 　没有局部并发症	轻型急性胰腺炎 　没有器官功能衰竭 　没有局部并发症
重症急性胰腺炎 　1. 局部并发症和/或 　2. 器官功能衰竭 　休克 - 收缩压≤90mmHg 　消化道出血（>500ml/24h） 　$PaCO_2$≤60mmHg 　肌酐≥2mg/dl	中型重症急性胰腺炎 　1. 局部并发症和/或 　2. 暂时性器官功能衰竭（<48h） 重症急性胰腺炎 　持续性器官功能衰竭 >48h[a]

a. 持续的器官功能衰竭以修订的 Marshall 评分定义

2. 急性胰腺炎严重程度分级及特点　通常依据 2013 修订版亚特兰大标准依据严重程度将 AP 分为三类，即轻型急性胰腺炎、中度重症急性胰腺炎和重症急性胰腺炎。约 80% 患者为轻度 AP，经过对症支持治疗多可痊愈，呈自限性病程，死亡率小于 3%；20% 患者为中、重度 AP，常合并多器官功能障碍，预后较差。

（1）轻型急性胰腺炎：特点是不伴有器官功能障碍及局部或全身并发症，不需特殊干预可自行缓解，死亡非常罕见（<3%），占 AP 的大多数（80% 左右）。

（2）中度重症急性胰腺炎（moderately severe acute pancreatitis，MSAP）：伴有一过性的器官功能障碍（48h 内可自行恢复），或伴有局部或全身并发症而不存在持续性的器官功能障碍（48h 内不能自行恢复）。MSAP 的病死率远低于 SAP。

（3）重症急性胰腺炎（SAP）：AP 伴有持续的器官功能障碍。持续的器官功能障碍定义为超过 48h 以上、不能自行恢复的器官功能障碍，涉及的器官仅限于呼吸系统、心血管和肾脏。

3. 急性胰腺炎局部并发症及定义　急性胰腺炎的局部并发症主要有 5 个：急性胰周液体集聚（acute peripancreatic fluid collection，APFC）、胰腺假性囊肿（pancreatic pseudocyst，PPC）、急性坏死集聚（acute necrotic collection，ANC）、包裹性坏死（walled-off necrosis，WON）、感染性胰腺坏死（Infected pancreatic necrosis，IPN）。其他局部并发症还包括胃排空功能不全（胃输出端梗阻）、脾静脉及门静脉栓塞、结肠坏死等。

（1）急性胰周液体集聚（APFC）：APFC 发生在急性间质水肿性胰腺炎早期阶段，在 CT 图像上可见均质的、无包膜的液体，大多数 APFC 可以被自发吸收，不需特殊处理，少数会发展为胰腺假性囊肿。

（2）胰腺假性囊肿：胰腺假性囊肿是由 APFC 演变而来的，有完整的包膜，内容物无坏死组织等实体组织，如果有胰腺或胰周坏死组织，则称为包裹性坏死（WON）。从起病到假性囊肿形成一般至少需要 4 周时间。

（3）急性坏死集聚（ANC）：在急性坏死性胰腺炎起病的前 4 周，胰腺或胰周坏死组织以及周围的液体，统称为 ANC，以区别于 APFC。在急性胰腺炎起病的第 1 周，ANC 很难与 APFC 鉴别，因为很难判断有无胰腺或胰周组织坏死，但 1 周后一旦确定有胰腺或胰周组织坏死，则应称为 ANC，而不是 APFC。ANC 可能会继发感染。

（4）包裹性坏死（WON）：ANC 经过炎症包裹形成完整有包膜的 WON 大约需要 4 周时间，WON 也可能会继发感染。

（5）感染性胰腺坏死（IPN）：胰腺坏死组织继发感染，是 AP 的严重并发症。

与亚特兰大标准（1992 版）相比，2013 版标准对急性胰腺炎局部并发症和全身并发症的定义、病情严重度的判断和分类做了较多修订，更加科学、实用、可行，对指导急性胰腺炎的治疗及其他外科重症疾病的治疗具有重要作用。

第二节　急性胰腺炎的病因、发病机制与病理生理

一、急性胰腺炎的病因

急性胰腺炎病因较多，具有很大的地域差异，与地区经济发展、卫生条件以及饮食和生活习惯密切相关。西方欧美发达国家主要为胆道结石和饮酒，约占 AP 的 70%~80%。在非洲、拉丁美洲等经济相对落后国家中，多为胆道结石、蛔虫和感染。我国近年来 AP 病因谱变化明显，胆道结石居首位，高甘油三酯血症性 AP 的比例大幅度增加，成为我国 AP 第二大病因。

通常将 AP 病因分为以下几类：

（1）机械/阻塞：主要包括 3 种类型：①胆道阻塞：胆道系统结石（胆石）、囊肿、息肉、憩室、胆道肿瘤、Oddi 括约肌功能障碍、胆道狭窄、克罗恩病。②胰管阻塞：胰腺肿瘤、胰腺黏液囊性扩张、非肿瘤性狭窄。③胰腺先天发育异常：胰腺分裂和环状胰腺。

（2）毒素/代谢因素：乙醇，高甘油三酯血症，高钙血症，药物，中毒。

（3）创伤：外伤，医源性手术并发症，ERCP 后。

（4）血管：低灌注，动脉粥样硬化，血管炎

（系统性红斑狼疮和结节性多动脉炎）。

（5）自身免疫：干燥综合征，类风湿关节炎，原发性胆汁性肝硬化，肾小管性酸中毒。

（6）感染/遗传：常见病毒、细菌、真菌、寄生虫等均可导致 A 发病；染色体 7q35 上编码阳离子胰蛋白酶原的丝氨酸蛋白酶 1 基因（PRSS1）、囊性纤维化基因（CFTR）、丝氨酸蛋白酶抑制剂 Kazal 1 型（serine protease inhibitor Kazal type 1，SPINK1）以及糜蛋白酶 C（chymotrypsin C，CTRC）突变均与 AP 发病存在一定关系。

（7）特发性：排除上述各种因素后仍有约 10% 的 AP 患者无法确诊病因者，诊断为特发性 AP。

二、急性胰腺炎的发病机制

有关急性胰腺炎的确切发病机制目前尚未十分明确。当下，AP 发病机制研究不断深入，近年来的研究已由传统的"胰酶消化学说"转至"自由基损伤学说"、"胰腺微循环障碍学说"、"胰腺腺泡细胞内钙超载学说"等，此外，胰腺腺泡细胞的不同死亡方式也影响 AP 的发病，"细胞因子学说"则阐述了胰腺局部炎症放大到全身炎症反应，进一步丰富了 AP 发病机制研究。无论在何种病因所致的 AP 中，胰腺腺泡细胞内胰蛋白酶过度激活都是 AP 早期的关键步骤。

1. **"胰酶消化学说"** 大约一百年前即有学者提出，各种病因导致胆胰管的共同开口堵塞，胆汁沿胰管逆流，激活胰蛋白酶原，引起胰腺和胰周组织的自身消化从而导致 AP 发病。但新近有研究发现，在 AP 早期，虽然活化的胰蛋白酶可以激活其他蛋白酶，但直接损伤胰腺腺泡的并非胰蛋白酶而是其他酶类，如弹性蛋白酶、糜蛋白酶、磷脂酶等。在胰腺组织自身消化的病理生理过程中，磷脂酶 A2（phospholipase A2，PLA2）发挥重要作用，活化的 PLA2 可以将胆汁中的卵磷脂和脑磷脂转变为溶血卵磷脂和溶血脑磷脂，而后两者具有细胞毒性，可导致胰腺细胞膜的溶解和破坏，最终发生胰腺的自身消化。

2. **胰腺微循环障碍** 胰腺小叶的小叶内动脉属终动脉，因此胰腺组织对缺血缺氧高度敏感。胰腺微循环障碍不仅是 AP 的始动环节，也是水肿性 AP 向出血坏死性 AP 转化的重要原因。在导致胰腺血液循环紊乱的各种因素中，花生四烯酸代谢产物的平衡紊乱以及内皮素（endothelin，ET）和 NO 等各种体液因子的作用较为明确。血栓素 A2（thromboxane A2，TXA2）是血小板产生的强烈的血管收缩剂，它能进一步刺激血小板的聚集，导致血栓的形成。生理状态下，ET 和 NO 的合成与释放处于动态平衡，以维持胰腺血流的相对稳定。AP 时常伴有 ET 或 NO 的明显增加，导致胰腺血管的舒缩调节失衡，进而导致胰腺微循环障碍。

3. **胰腺腺泡细胞内钙超载** 生理状态下，胞外 Ca^{2+} 浓度为 $10^{-3}mol/L$，而胞内 Ca^{2+} 浓度约为 $10^{-8}\sim10^{-7}mol/L$，胞内和胞外 Ca^{2+} 保持着一个动态平衡状态。在 AP 早期，胰腺腺泡细胞受损后细胞内游离钙浓度异常升高，即钙超载。Ward 等于 1995 年提出了腺泡细胞内"钙超载"是 AP 发病的"扳机点"的假说，后续研究发现，胰腺细胞内胰蛋白酶原的过度活化也与过量钙离子有关，胰腺腺泡细胞内钙超载可能是 AP 发病的早期环节。

4. **白细胞和内皮细胞相互作用** 在细胞因子、氧自由基诱导下，中性粒白细胞（polymorphonuclears，PMNs）在血管内皮细胞表面的滚动、黏附、变形，并经内皮细胞间隙向血管外游走。AP 时发生缺血再灌注，细胞因子生成增多，白细胞和内皮细胞相互作用加剧，导致大量白细胞黏聚、活化、破坏，产生大量氧自由基及蛋白水解酶，损伤胰腺血管及周围组织。此外，白细胞的黏附可使毛细血管后微静脉淤滞，形成血栓，导致或加重胰腺的微循环障碍，进而加重胰腺炎的病理损伤。

5. **胰腺腺泡细胞死亡方式对 AP 发病的影响** 在 AP 发病过程中，胰腺腺泡细胞以何种方式死亡对 AP 病情的轻重程度影响较大，凋亡和坏死是我们较为熟知的两种死亡方式。近年来，随着 AP 发病领域研究的不断深入，自噬和坏死性凋亡开始为广大学者所识并逐渐引起重视。

自噬（autophagy） 又称Ⅱ型程序性细胞死亡，在这个过程中，一些损坏的蛋白或细胞器被双层膜结构的自噬小泡包裹后，送入溶酶体或液泡中进行降解并被循环利用。自噬至主要可为 3 种类型：巨自噬、微自噬和分子伴侣介导的自噬。

AP早期腺泡细胞胞浆内出现的空泡结构被证明为自噬体，AP患者及模型动物的胰腺标本均观察到自噬现象增加。但自噬在AP中的具体作用是保护还是加重损伤尚存在争议。

坏死性凋亡（necroptosis） 近年来发现一种可调控的、非半胱氨酸蛋白酶（caspase）依赖性的程序性细胞死亡，具有与坏死相似的形态学特征，被命名为坏死性凋亡。坏死性凋亡的典型细胞形态学改变包括：细胞体积增大，细胞器肿胀，细胞膜穿孔，细胞崩解，释放内容物，引发先天和适应性免疫应答，并通过巨胞饮小体清除坏死细胞。

腺泡细胞的过度凋亡可导致坏死，过度自噬可诱发坏死性凋亡，坏死性凋亡关键蛋白可以调控Atg-7缺陷小鼠的自发胰腺炎损伤，抑制自噬可促进细胞凋亡，同时自噬因参与AP胰蛋白酶原的激活而加重AP病情，提示上述腺泡细胞损害的三种方式相互影响，共同调控AP时腺泡细胞的死亡。

6. AP时诱发和加重全身炎症反应的因素 细胞因子学说 AP发病时，胰腺腺泡细胞坏死、免疫细胞激活等释放大量炎症细胞因子，如NF-κB、IL-6、TNF-α、IL-10等，进入循环系统，多种细胞因子级联放大出现瀑布式释放，介导胰腺炎症性损伤，并与消化酶和溶酶体酶相互促进，最终产生严重的SIRS和MODS。此外，细胞因子还可直接损害血管内皮细胞，可通过上调多形核粒细胞表面的黏附分子和内皮细胞配位子，使两者接触时间延长，黏附更加紧密，加剧内皮损伤，从而使毛细血管通透性增加，进一步加重胰腺组织微循环障碍及远隔器官损伤。

氧化应激：近年来，氧代谢物在炎症过程中所起的作用有了较为深入的研究，动物实验和临床研究均证实，在AP发病早期即存在氧化应激。受损的腺泡细胞、激活的中性粒细胞和巨噬细胞，产生大量氧自由基，导致血管内皮细胞损伤和胰腺微循环障碍，同时募集并激活免疫细胞，参与全身炎症反应。

代谢因素：代谢因素对AP具有调控作用，其中高甘油三酯血症（hypertriglyceridemia, HTG）对AP的影响是近年来研究的热点。HTG是一种常见的代谢性疾病，诸多临床研究发现HTG严重程度与AP发病风险密切相关。富含TG的乳糜微粒被水解后在局部释放大量高浓度的游离脂肪酸（free fat acid, FFA），浓度过高时FFA会与白蛋白大量结合形成微胞体结构，造成血管内皮细胞及胰腺腺泡细胞的损伤，引起胰腺局部缺血与炎症反应，缺血所导致的局部酸性的环境将诱使胰腺蛋白酶原和脂肪酶的释放，胰腺发生自消化最终发展为AP，近年来的基础研究也发现，FFA对腺泡细胞也有直接的损伤。糖尿病与AP之间存在复杂的影响关系，高血糖加上影响胰岛素抵抗的因素可导致腺泡细胞中活性氧产生增加，从而使糖尿病患者对AP易感性增加。

三、急性胰腺炎早期的病理生理

1. 全身炎症反应综合征与多脏器功能障碍综合征 重症急性胰腺炎通常是以局部非感染性炎症开始，在数分钟至数小时内就可能出现全身性炎症反应，并逐渐影响全身多个器官的功能。炎症反应期从发病开始，持续到7~10d，轻型急性胰腺炎通常持续3~5d。可表现为发热、呼吸急促、心动过速、白细胞增多等表现。

过度的SIRS可导致脏器功能损伤，严重者进展为MODS，包括休克、急性呼吸窘迫综合征（acute respiratory distress syndrome, ARDS）、急性肾损伤（acute kidney injury, AKI）、急性胃肠功能障碍、神志障碍和凝血功能障碍等，这一阶段病情虽然危重，但在现代ICU的器官功能支持治疗下，疗效显著改善，有较高的生存率。

2. 血流动力学变化 重症急性胰腺炎时的循环功能改变，以血液分布异常为主要特点，因受损胰腺组织局部大量渗出、腹水、呕吐等原因而造成循环容量绝对不足，此外，炎症导致血管张力下降引发循环容量的相对不足。多表现为心动过速、少尿、休克等。此时，应依据临床表现密切监测循环容量的改变，及时进行血流动力学监测，指导AP早期的容量复苏。

SAP时可并发显著的心脏损伤，SAP并发猝死的病例尸检时即有发现心肌梗死、心内膜炎或传导系统损害。AP对心血管的损害原因尚不明确。有学者认为是胰酶进入血液循环，引起冠状动脉痉挛，胰蛋白酶及多肽类物质直接损害心肌；

炎性渗出液积存于腹膜后,刺激腹腔神经丛,反射性引起广泛性血管痉挛等因素。SAP 导致循环损害多表现为心室射血分数明显下降,尽管内源性儿茶酚胺增多,但心肌收缩力并不增加,提示心肌 β 受体功能减弱。SAP 患者经过早期容量复苏后,毛细血管通透性显著增加,体循环阻力往往是降低的,多因体液异常分布导致顽固性低血压。

3. 呼吸功能变化 SAP 初期,患者可表现为轻度呼吸频率加快,多无明显呼吸困难,两肺多清晰,无啰音。血气检查仅表现为过度通气,$PaCO_2$ 下降,PaO_2 在正常范围,如果观察不仔细极易漏诊。随后出现低氧血症,提高吸入氧浓度 PaO_2 不能提高到相应水平,后患者呼吸困难逐渐加重,可出现发绀,双肺啰音开始增多,胸部 X 线表现为双肺弥漫性、对称性密度增高,以间质水肿为主。此时需用机械通气方能维持 PaO_2 在正常 / 接近范围。如果病情进一步恶化,合并肺部感染,可出现大片肺实变、肺不张,低氧血症与高碳酸血症并存,出现昏迷、混合性酸中毒等。持续呼吸动力学监测,包括容积、压力、阻力、顺应性和呼吸做功等可以及时了解 ARDS 的演进过程,并可指导临床治疗。

第三节 急性胰腺炎病情严重度评估与危险程度分层

急性胰腺炎病情凶险,变化迅速,其严重度的规范化评估有利于判断病情,指导临床医师判断患者是否需要入住 ICU 或转诊,也是不同国家、地区学者进行学术交流的重要基础。20 多年来,AP 的严重度评估有了很大的发展。经历了 3 个主要阶段,全身评分、局部评估、炎症反应和多器官功能评分。

(一)全身评分系统

Ranson 评分:纳入了入院时的 5 项临床指标和入院 48h 的 6 项临床指标,合计 11 分。当评分在 3 分以上时,即为重症胰腺炎。但由于 Ranson 评分是依据患者入院 24 或 48h 内病情做出的判断,故不能动态评估病情严重程度,且评分不包括患者以往的身体状况。

急性生理和慢性健康状况评分系统(acute physiology and chronic health evaluation, APACHE)Ⅱ:用于评估 AP 严重度评估的优点较为明显,不但有急性指标和年龄参数,还有慢性健康评分,且不受入院后的时间限制,可反复评估,达到动态观察、监测疾病过程的目的。1992 年亚特兰大标准规定,将 APACHE Ⅱ评分在 8 分或 8 分以上规定为重症急性胰腺炎,并可在病程的任何时间内应用。

(二)局部严重度评估

最初有人采用胰腺坏死组织评估方法和腹腔渗液的量和颜色评估方法。80 年代开始,动态的增强 CT 扫描成为判断胰腺坏死的"金标准",在众多 CT 评分中,Balthazar 评分被最广泛接受,包括了胰腺和胰外的病变,定量较为准确,评分方法简单易掌握,因而具有代表性。

(三)多器官功能不全与炎症反应评分系统

近年来的研究发现,过度炎症反应和多脏器功能障碍是影响患者预后的最重要因素之一,全身评分系统和局部评估系统无法准确反映多器官功能障碍的 SAP 患者的病死率。APACHE Ⅱ评分中包括部分脏器功能指标,如血肌酐、心率、Glasgow 评分等,但也未能代表完整的器官功能,需要针对多脏器不全的 SAP 患者进行全面器官功能评估。器官功能衰竭的评分系统非常多(如 AOSF 评分、MOF 评分、OSF 评分等),但这些评分都是针对终末期患者,并不适合 SAP 早期的器官功能评估。当前较广泛应用的是 Marshall 的 MODS 评分和 SIRS 标准。MODS 评分系统用 6 个器官系统的简单生理指标来反映器官功能,这些器官包括肺、肾、肝、心血管、血液学和神经系统。

SIRS 的诊断标准比较宽泛,但近年研究显示对于 SAP 早期患者而言,仍然是较好的预后指标。SIRS 状态持续 48h 以上与急性胰腺炎多器官功能衰竭和死亡率相关。持续 48h 以上的器官功能衰竭是急性胰腺炎患者死亡的关键因素。急性胰腺炎持续 SIRS 的死亡率(25%)明显高于一过性 SIRS(8%)。

2013 IAP/APA 指南推荐的临床预后判断策略(表 5-3-2),既考虑了病情严重度、患者个体差异和初始治疗反应,也强调了对病情的再评估以指导后续治疗,更科学、更符合临床实践。

表 5-3-2　预测重症急性胰腺炎 [a]

患者特征
年龄 >55 岁
肥胖（BMI>30kg/m²）
精神状态改变
基础合并症

SIRS 存在：下列标准超过 2 项
– 脉搏 >90 次/min
– 呼吸 >20 次/min 或 PaCO₂>32mmHg
– 体温 >38℃或 <36℃
– 白细胞计数 >12×10⁹/L 或 <4×10⁹/L 或不成熟中性粒细胞超过 10%

实验室检查
尿素氮 >20mg/dl
持续上升的尿素氮
血细胞比容 >44%
升高的肌酐水平

影像学发现
胸腔积液
肺部浸润影
多发或广泛的胰外积聚

a. 器官功能衰竭和/或胰腺坏死的存在定义为重症急性胰腺炎

第四节　重症急性胰腺炎的监测与治疗

一、重症急性胰腺炎的 ICU 初始管理

1. ICU 收治指征　2013 年 IAP/APA 指南推荐 ICU 收治指征包括：当患者入院后确诊急性胰腺炎，参照"重症医学学会（Society of Critical Care Medicine, SCCM）"指南定义，出现如下 1 个或以上指标阳性，应立即转入 ICU 治疗：

①脉率 <40 或 >150 次/min；②动脉收缩压 <80mmHg（<10.7kPa）或平均动脉压 <60mmHg（<8.0kPa）或动脉舒张压 >120mmHg（>16kPa）；③呼吸频率 >35 次/min；④血清钠 <110mmol/L 或 >170mmol/L；⑤血清钾 <2.0mmol/L 或 >7.0mmol/L；⑥PaO₂<50mmHg（<6.7kPa）；⑦pH<7.1 或 >7.7；⑧血糖 >800mg/dl（>44.4mmol/L）；⑨血钙 >15mg/dl（>3.75mmol/L）；⑩无尿；昏迷状态。

此外，符合修订版亚特兰大标准定义的重症急性胰腺炎患者（如：持续存在器官功能衰竭）也应收住 ICU 治疗。

当前不建议依据单一指标常规检查（如：C 反应蛋白、血细胞比容、BUN 或降钙素原）来决定患者是否收住 ICU。如果患者存在病情恶化的高度风险，如持续 SIRS 状态、老年患者、肥胖患者、需持续性液体复苏，以及新亚特兰大标准的中度重症急性胰腺炎患者均应当收住 ICU 过渡。

2. **液体复苏**　液体复苏是急性胰腺炎早期重要治疗措施之一，有研究表明，SAP 早期液体复苏能显著降低过度炎症反应和器官功能衰竭的发生率，并能降低在院死亡率。因此，2013 IAP/APA 指南指出：急性胰腺炎患者行早期液体复苏（入院后首个 24h 内）与持续 SIRS 状态/器官功能衰竭发生率下降相关。当前指南的基本共识推荐：

（1）积极液体复苏：即提供给每个患者 250~500ml/h［或者 5~10ml/（kg·h）的速度］等张晶体液，或者除非有心血管、肾脏或其他相关并存疾病因素存在。早期积极的液体复苏通常是指在最初的 12~24h 内，超出这个时间窗液体治疗需要另外评估。

（2）液体丢失严重的患者：表现为低血压、心动过速，可能需要更加快速（弹丸式）补液，并反复评估患者的液体需求。

（3）判断患者对于首次液体复苏的反应基于如下指标中的 1 项或以上：①非侵袭性指标：心率 <120 次/min，平均动脉压 65~85mmHg（8.7~11.3kPa）及尿量 >0.5~1ml/（kg·h）；②侵袭性指标：每搏输出量的变化和胸腔内血容量测定；③生化指标：血细胞比容 35%~44%。

（4）乳酸林格液可能是首选的等张晶体代替液：但近年来多项随机对照研究（randomized controlled trial, RCT）研究比较了羟乙基淀粉（hydroxyethyl starch, HES）和平衡液（ringer's lactate）用于脓毒症患者液体治疗的效果，结果表明，羟乙基淀粉显著增加了肾衰竭的发生率和死亡率，因此，目前临床对羟乙基淀粉的液体治疗持谨慎态度。需注意的是，新的研究关注到高氯浓度晶体可能与重症患者肾功能损害有关，因此，目前倾向

使用平衡盐溶液。

如何监测和判断 SAP 液体反应性是另一个难点,对常用的生化指标(如:血细胞比容、血尿素氮)不应仅关注其绝对值,而更加要关注其变化趋势。由于 SAP 患者存在腹腔高压的因素,传统的压力监测指标都存在问题,仅凭 CVP 来判断是否达到充分复苏是不可靠的,有学者认为必须针对腹腔压力进行校正,近年来功能血流动力学指标初步显示出了较好的优势。总体来说,多参数完整评估替代单一参数更为可靠。

腹腔室隔综合征的处理 腹腔高压是急性胰腺炎的常见病理生理变化和并发症,腹腔室隔综合征(abdominal compartment syndrome,ACS)是指持续性的腹腔内压力 >20mmHg(伴或不伴腹主动脉灌注压 <60mmHg),与新发器官功能衰竭相关。

腹内压是指稳定状态下的腹腔内压力,需要进行客观测定,目前推荐方法是在膀胱内灌注最大量 25ml 的生理盐水进行测压。行机械通气的 SAP 患者,尤其在当临床病情恶化时,应积极进行腹腔内压力测定。腹腔高压(intra-abdominal hypertension,IAH)定义为持续或反复出现的腹腔内压力升高,压力值 >12mmHg。据报道,有 60%~80% 的 SAP 患者会出现 IAH,但只有一部分会演变为 ACS。IAH 依据腹腔内压力分级如下:Ⅰ级,12~15mmHg;Ⅱ级,16~20mmHg;Ⅲ级,21~25mmHg;Ⅳ级,>25mmHg。

急性胰腺炎伴 ACS 的内科治疗:降低腹腔内压力的措施应针对导致 IAH 的最主要因素:①空腔脏器容量:鼻胃管引流,促进胃肠道动力,放置肛管,必要时行内镜减压;②血管内/外液:按需行容量复苏,若容量过负荷可行血液超滤或利尿;③腹壁扩张:充分镇静镇痛以降低腹壁肌肉张力,必要时行神经肌肉阻滞。

急性胰腺炎伴 ACS 的外科治疗:当患者存在持续性腹腔内高压(>25mmHg)并伴有新发器官功能衰竭,应用药物治疗、鼻胃管/肛管减压等措施无效,经多学科讨论后可行侵袭性减压操作。尽管 SAP 时行开腹减压以治疗 ACS 的情况较为少见,但开腹减压依然是挽救生命的重要措施。2013 年国际 IAH/ACS 指南探讨了包括 AP 在内的不同条件下 ACS 的流行病学及病因,提供了以循证医学为基础的诊断及治疗措施。指南指出,由于剖腹手术明显存在弊端,针对 ACS 及 CT 发现大量腹腔积液的患者应当考虑行经皮穿刺置管引流。经皮穿刺置管引流能即刻并持续地改善病情,如无效再行开腹手术减压。

二、胰腺坏死组织感染的预防

1. **预防性抗生素的作用** 多年来抗生素应用通常是重症急性胰腺炎感染预防的主要手段。但其实际效果多年来一直存在争议。早年多个研究结果显示,预防性抗生素使用可以降低感染的发生率和死亡率。既往指南推荐急性坏死性胰腺炎常规使用抗生素预防感染,而且推荐碳青霉烯类抗生素早期、足量和长程使用。然而,2007 年 Dellinger EP 等报道了在北美和欧洲 32 个中心的随机双盲、比较美罗培南与安慰剂对照的临床研究,结果显示,重症急性坏死性胰腺炎预防性应用碳青霉烯类抗生素并不能预防感染的发生。当前普遍的共识是不推荐静脉预防性应用抗生素以防止感染并发症。

最新指南尽管作为高度共识,不推荐在急性胰腺炎时静脉预防性应用抗生素以防止感染性并发症,但是在实践中,对于存在胰腺外感染、坏死性胰腺炎高度怀疑感染以及准备行进一步外科处理时,可适当使用抗生素。

2. **选择性肠道去污作用** 通常认为胰腺坏死感染的细菌来源于肠道,选择性肠道去污(select intestinal decontamination,SDD)被认为是预防 SAP 感染的重要途径。Luiten 等研究发现 SAP 患者行 SDD 治疗可明显减少感染性胰腺坏死的发生率,并显著降低死亡率。但该项研究两组患者存在非随机全身应用抗生素治疗的情形,因此,对该研究结果的解读仍需较为谨慎。IAP/APA 指南推荐 AP 患者行 SDD 对于预防感染性并发症显示了一些益处,需进一步研究。

3. **早期肠内营养** SAP 的营养支持实践,大致分为 3 个阶段:全胃肠外营养(total parenteral nutrition,TPN)模式、阶段性营养支持模式和早期肠内营养(enteral nutrition,EN)模式。多个

RCT研究证实,早期肠内营养显著降低胰腺坏死感染的发生率,最新一项大型RCT研究结果并未提示早期肠内营养的益处,该项研究的患者入选和研究方法受到质疑。当前临床实践中普遍接受早期EN模式,多个指南的普遍共识包括:①重症急性胰腺炎患者,推荐行肠内营养来预防感染并发症的发生,避免使用肠外营养,除非肠内营养途径无法建立、肠内营养不能耐受或者单纯的肠内营养无法满足患者的能量需求(强烈推荐,高级别的证据质量);②经鼻胃管喂养和经鼻肠管喂养在安全性和有效性方面大致相同。

从最新的指南中可以看出,SAP营养治疗的几大趋势:①肠内营养的作用和地位越来越重要,肠外营养成为二线选择;②过去以"抑制胰酶分泌为重心"的模式,被"以肠源性感染预防为中心"的模式所取代。同时,尽管有RCT研究结果支持SAP时经胃肠内营养的可行性,但在临床实践中较重的病例胃排空障碍显著,耐受性显著下降,实施经胃肠内营养有许多困难,尚待进一步RCT研究证实。

三、微创与外科治疗重症急性胰腺炎的历史演变

重症急性胰腺炎的外科治疗实践在过去100多年间是在争议中前进和发展的。经历了从①"保守治疗"到"手术治疗"(1889—1938年);②从"手术治疗"到"保守治疗"(1938—1960年);③从"保守治疗"到"积极的手术治疗"(1960—1980年);④"积极的手术治疗"到"器官功能维护为主的综合治疗"(1980—21世纪初);⑤再到现在的微创治疗时代:发展趋势由单纯的外科治疗感染胰腺坏死组织向以微创为主的综合治疗模式的转变。

开腹手术的病死率仍高达11%~39%,微创引流技术有可能是进一步降低病死率的重要途径。目前针对感染胰腺坏死组织的微创引流技术主要包括:经皮置管引流、内镜辅助下后腹膜清创术、经胃内镜引流等。随着时间的推移,采用微创手术的患者逐渐增多,开腹手术患者越来越少。微创治疗与传统的开腹手术相比,应激小,并发症少,尤其对于病情危重、血流动力学不稳定、多器

官功能衰竭或凝血功能障碍的患者,微创治疗具有更为重要的意义。

当前有关重症急性胰腺炎坏死组织感染患者外科治疗的共识如下:

(1)坏死性胰腺炎外科操作(包括放射介入、内镜及外科手术)的指征:①临床怀疑或证实为感染性坏死性胰腺炎,伴临床病情恶化,尤其当坏死灶已形成包裹;②缺乏感染性坏死的证据,但急性胰腺炎发病后器官功能衰竭持续数周,尤其当坏死灶已形成包裹。

外科操作少见指征是:①腹腔室隔综合征;②急性持续性出血;③小肠缺血;④大的包裹性坏死灶导致持续的胃肠道或胆道梗阻(一般在胰腺炎发病4~8周后)。

不建议对胰周积液常规行经皮细针穿刺细菌学检查,因为对大多数患者而言,临床征象(如:持续发热、炎症反应标志物增高)和影像学征象(如:胰周出现气液平面)能够准确诊断感染性坏死。尽管细针穿刺能够证实感染,但结果存在假阴性的风险。

(2)坏死性胰腺炎行外科操作的时机:①对于怀疑或证实有感染性坏死的胰腺炎患者,侵袭性操作(包括经皮穿刺置管引流、内镜下经胃穿刺置管引流或坏死组织清除、微创或开放式坏死组织清除术)应当尽量延迟到发病至少4周以后,以利于积液形成包裹。②最佳可行证据提示,对所有伴坏死性并发症的急性胰腺炎患者而言,外科坏死组织清除术最好应当延迟至积液形成包裹后,通常在胰腺炎发病4周以后。

(3)胰腺感染性坏死外科操作方法:①对于怀疑或证实有感染性坏死的胰腺炎患者,最佳外科操作方法是首先行影像学引导下经皮腹腔/腹膜后穿刺置管引流或内镜下经胃穿刺置管引流,如有需要,则接着行内镜下或外科坏死组织清除术。②经皮或经胃穿刺置管引流对于怀疑或证实有(包裹性)感染性坏死的胰腺炎患者应作为首选治疗方法。③没有充分证据显示针对可疑或证实感染的坏死性胰腺炎患者按照不同治疗方法分组能为患者带来益处。

近年的指南反映了这个新的趋势是首选微创引流。但是还有一系列新的问题,比如:各种介

入手段的适应证和时机,各种介入手段之间如何组合达到最优结果,特别是微创介入切换到开腹手术的指征等,亟待进一步的临床研究。

第五节 重症急性胰腺炎的慢性危重状态

一、重症急性胰腺炎与慢重症、PICS 综合征

伴随着重症监护技术的不断发展,SAP 患者病程早期存在 SIRS、MODS,进入 ICU 进行复苏和器官功能支持,后一部分患者病情好转,从 ICU 转入普通病房,逐步恢复并最终痊愈,另外一部分约 30%~40% 的 SAP 患者进展为胰腺坏死组织感染,并因脓毒休克、腹腔出血、消化道瘘、门静脉系统血栓等并发症可能反复多次入住 ICU。经过 ICU 治疗后存活的 SAP 患者生命体逐步征趋于平稳,离开 ICU 转至普通病房、康复医院进行后续治疗。这些患者生命虽暂时得以挽救,诸多重要医疗干预措施也已撤离,但机体重要脏器功能仍然较为低下,大多数患者心肺功能储备降低,仍然存在手术切口 / 创面未愈合、易于感染、残余感染病灶、持续留置引流管和胃肠营养管、疼痛、情绪低下、睡眠质量不佳等诸多问题,仍然需要较多的医疗和护理干预,而这些治疗干预本身即给患者带来持续的急、慢性应激。

这些患者属于典型的慢重症(chronically critical ill, CCI)的范畴,CCI 由美国哈佛大学 Girard 教授等人于 1985 年提出,主要描述的是 ICU 一部分患者度过疾病急性期后,仍然需要较长时间的生命支持,突出表现为机械通气时间延长,脱机困难,经济花费巨大和高死亡率。2012 年有学者提出了持续性炎症 – 免疫抑制 – 分解代谢综合征(persistent inflammation immuno–suppression catabolism syndrome, PICS)的概念,是指感染、烧伤、创伤和重症急性胰腺炎等多种因素导致的以住院时间长、持续的炎症反应、免疫抑制、蛋白质高分解代谢为特点的一组临床综合征。其中,恶性营养不良,反复院内感染,呼吸机依赖,乏力和高死亡率是主要临床表现。相比于 CCI,对更加突出的描述了慢性危重状态 SAP 患者的临床特点。此外,ICU 后综合征(Post–intensive care syndrome, PICS)也被称为 PICS 综合征,指重症患者转出 ICU 后,在认知、心理和生理方面新出现或加重的一系列功能障碍,且在出院后持续影响患者及患者家属,与 SAP 患者转出 ICU 后所面临的长期治疗和持续应激亦密切相关。

二、慢性危重状态重症急性胰腺炎患者的综合治疗

慢性危重状态 SAP 患者的治疗面临诸多困难,其主要挑战在于:同时存在的持续性炎症、免疫抑制、难以预防继发性感染、严重的分解代谢,矛盾并存;同时存在多种免疫学和生理缺陷,缺乏特异性治疗手段,需多模式治疗。

应针对持续性炎症反应的病因,进行确定性治疗,特别是残余感染病灶的及时引流。并持续密切监测获得性免疫功能,避免早期过度使用免疫抑制剂,免疫调节治疗有望成为缓解此类患者免疫抑制的重要手段。研究显示早期、充足的肠内营养供给,以及蛋白强化的营养支持有利于改善其营养状态。对于生长激素、强化胰岛素治疗等手段其研究结论不一,此外,早期、持续、渐进性的器官与肌肉功能的康复锻炼有利于慢性危重状态 SAP 患者的早期康复。

(李维勤 李百强)

参 考 文 献

[1] Yadav D, Lowenfels AB. The epidemiology of pancreatitis and pancreatic cancer[J]. Gastroenterology, 2013, 144: 1252–1261.

[2] Peery AF, Dellon ES, Lund J, et al. Burden of gastrointestinal disease in the United States: 2012 update[J]. Gastroenterology, 2012, 143(5): 1179–1187. e1–3.

[3] Yang N, Li B, Pan Y, et al. Hypertriglyceridaemia delays pancreatic regeneration after acute pancreatitis in mice

and patients [J]. Gut, 2019, 68 (2): 378–380.

[4] Bradley EL 3rd. A clinically based classification system for acute pancreatitis. Summary of the International Symposium on Acute Pancreatitis, Atlanta, Ga, September 11 through 13, 1992 [J]. Arch Surg, 1993, 128 (5): 586–590.

[5] Peter A Banks, Thomas L Bollen, Christos Dervenis. et al. Classification of acute pancreatitis–2012: revision of the Atlanta classification and definitions by international consensus [J]. Gut, 2013, 62: 102–111.

[6] Tenner S, Baillie J, DeWitt J, et al. American College of Gastroenterology. American College of Gastroenterology guideline: management of acute pancreatitis [J]. Am J Gastroenterol, 2013, 108 (9): 1400–1416.

[7] Besselink M, van Santvoort H, Freeman M, et al. IAP/APA evidence–based guidelines for the management of acute pancreatitis. Pancreatology, 2013, 13 (4 Suppl 2): e1–15.

[8] Forsmark C E, Swaroop V S, Wilcox C M. Acute Pancreatitis [J]. N Engl J Med, 2016, 375: 1972–1981.

[9] Guidelines for intensive care unit admission, discharge, and triage. Task Force of the American College of Critical Care Medicine, Society of Critical Care Medicine [J]. Crit Care Med, 1999, 27 (3): 633–638.

[10] Köksal AŞ. Fluid resuscitation in acute pancreatitis [J]. Turk J Gastroenterol, 2017, 28 (4): 322–323.

[11] 刘大为. 重症急性胰腺炎在 ICU 的治疗 [J]. 中国实用外科杂志, 1996 (12): 720–724.

[12] Wu BU, Hwang JQ, Gardner TH, et al. Lactated Ringer's solution reduces systemic inflammation compared with saline in patients with acute pancreatitis [J]. Clin Gastroenterol Hepatol, 2011, 9 (8): 710–717.

[13] Perner A, Haase N, Guttormsen AB, et al. Hydroxyethyl starch 130/0. 42 versus Ringer's acetate in severe sepsis [J]. N Engl J Med, 2012, 367 (2): 124–134.

[14] Yunos NM, Bellomo R, Hegarty C, et al. Association between a chloride–liberal vs chloride–restrictive intravenous fluid administration strategy and kidney injury in critically ill adults [J]. JAMA, 2012, 308 (15): 1566–1572.

[15] Portelli M, Jones CD. Severe acute pancreatitis: pathogenesis, diagnosis and surgical management [J]. Hepatobiliary Pancreat Dis Int, 2017, 16 (2): 155–159.

[16] Mao EQ, Fei J, Peng YB. Rapid hemodilution is associated with increased sepsis and mortality among patients with severe acute pancreatitis [J]. Chin Med J (Engl), 2010, 123 (13): 1639–1644.

[17] Mole DJ, Hall A, McKeown D, et al. Detailed fluid resuscitation profiles in patients with severe acute pancreatitis [J]. HPB (Oxford), 2011, 13 (1): 51–58.

[18] Kirkpatrick AW, Roberts DJ, De Waele J, et al. Intra–abdominal hypertension and the abdominal compartment syndrome: updated consensus definitions and clinical practice guidelines from the World Society of the Abdominal Compartment Syndrome [J]. Intensive Care Med, 2013, 39 (7): 1190–1206.

[19] De Waele JJ, Leppaniemi AK. Intra–abdominal hypertension in acute pancreatitis [J]. World J Surg, 2009, 33: 1128–1133.

[20] Al–Bahrani AZ, Darwish A, Hamza N, et al. Gut barrier dysfunction in critically ill surgical patients with abdominal compartment syndrome [J]. Pancreas, 2010, 39: 1064–1069.

[21] Mentula P, Hienonen P, Kemppainen E, et al. Surgical decompression for abdominal compartment syndrome in severe acute pancreatitis [J]. Arch Surg, 2010, 145: 764–769.

[22] Kramer KM, Levy H. Prophylactic antibiotics for severe acute pancreatitis: the beginning of an era [J]. Pharmacotherapy, 1999, 19 (5): 592–602.

[23] Dellinger EP, Tellado JM, Soto NE, et al. Early antibiotic treatment for severe acute necrotizing pancreatitis: a randomized, double–blind, placebo–controlled study [J]. Ann Surg, 2007, 245 (5): 674–683.

[24] Luiten EJ, Hop WC, Lange JF, et al. Controlled clinical trial of selective decontamination for the treatment of severe acute pancreatitis [J]. Ann Surg, 1995, 222 (1): 57–65.

[25] Sawa H, Ueda T, Takeyama Y, et al. Treatment outcome of selective digestive decontamination and enteral nutrition in patients with severe acute pancreatitis [J]. J Hepatobiliary Pancreat Surg, 2007, 14 (5): 503–508.

[26] 李维勤. 重症急性胰腺炎病人营养模式的变迁 [J]. 肝胆外科杂志, 2009, 17 (5): 328–329.

[27] Singh N, Sharma B, Sharma M, et al. Evaluation of early enteral feeding through nasogastric and nasojejunal tube in severe acute pancreatitis: a noninferiority randomized controlled trial [J]. Pancreas, 2012, 41 (1): 153–159.

[28] Besselink MG, Van Santvoort HC, Buskens E, et al. Probiotic prophylaxis in predicted severe acute pancreatitis: a randomised, double–blind, placebo–controlled trial [J]. Lancet, 2008, 371: 651–659.

[29] 李维勤. 重症急性胰腺炎手术治疗的共识与争论 [J]. 肝胆外科杂志, 2008, 16 (4): 241–243.

[30] 杨娜,李维勤. 慢重症新诊断标准及治疗进展[J]. 中华危重症医学杂志(电子版),2016,9(3):197–200.

[31] Babu RY, Gupta R, Kang M, et al. Predictors of surgery in patients with severe acute pancreatitis managed by the step–up approach[J]. Ann Surg, 2013, 257(4): 737–750.

[32] Yang N, Li B, Ye B, et al. The long–term quality of life in patients with persistent inflammation–immunosuppression and catabolism syndrome after severe acute pancreatitis: A retrospective cohort study[J]. J Crit Care, 2017, 42: 101–106.

第四章　消化道出血

消化道出血,即胃肠道出血(gastrointestinal bleeding,GIB),是常见的医疗紧急情况,入院者的死亡率约为7%,而如为住院期间因其他原因而导致出血则死亡率将上升到26%。GIB根据部位分为三种类型:上消化道出血(upper gastrointestinal bleeding,UGIB)、中消化道出血(middle gastrointestinal bleeding,MGIB)和下消化道出血(lower gastrointestinal bleeding,LGIB),分别占全部胃肠道出血的50%、10%和40%。

GIB患者的处理原则是迅速对患者的血流动力学状态进行评估,并尽快启动必要的循环复苏,在保证血流动力学稳定的条件下再开始后续的诊治步骤,包括判断出血来源、选择适当的止血措施和预防再出血。在不稳定的GIB患者的处置中,重症医学科与消化内科、外科、麻醉科、输血科、介入放射科等的多学科合作非常重要。

本章着重阐述急性消化道出血的诊治流程。

一、初步评估和复苏

(一)初步评估

消化道出血患者的初步处理包括临床评估及初步稳定血流动力学和心肺功能(图5-4-1,图5-4-2)。明确患者是否有肝脏疾病或其他合并症,是否使用口服抗凝剂(OACs)、非甾体抗炎药(NSAIDs)和抗血小板治疗(APT),是否存在腹部或血管外科手术(腹主动脉修复)等,对快速诊断和鉴别诊断非常重要。GIB的失血量很难量化,早期正常的血红蛋白(Hb)和血压(BP)不能排除明显的出血,但心动过速是这个阶段病情严重的最好迹象,除非患者正在接受β-受体阻断剂治疗。

失血量>400ml,可出现头晕、心悸、乏力等症状;短时间内出血量>1 000ml,可出现心动过速、低血压、呼吸过速和出汗等休克表现;持续低血压(收缩压<90mmHg或平均动脉压<65mmHg),出现面色苍白、四肢湿冷、少尿、烦躁不安或神志不清,则表明有严重大出血及休克。

消化道出血时,休克指数(shock index,SI;心率/收缩压比值)≥1是活动性出血的标志,可用于识别不稳定患者。血流动力学不稳定和SI≥1的患者,血管造影检查发现出血来源的可能性更大,而计算机断层血管造影(CTA)可能是这类患者的首选诊断方法。

对于GIB患者应优先鉴定是否存在活动性出血或肝脏疾病。对活动性出血可根据呕血、黑便、持续/剩余的便血或鼻胃管血性引流液等情况进行综合判断。在慢性肝病(CLD)患者中,门静脉高压引起的UGIB为主要原因,应及早采取具体措施(甚至在病因确认之前)包括应用血管升压素和三腔二囊管压迫止血。

(二)复苏

稳定血流动力学是GIB处理的关键之一,以确保后续诊断和治疗。复苏措施必须根据气道、呼吸、循环、致残等情况采取合适的处理方法:

1. 在持续性呕血或意识水平改变的情况下,相应的给予吸氧或经口气管插管以保护患者的气道;

2. 快速建立静脉通路;

3. 采集血标本进行全血细胞计数、凝血、生化、交叉配血试验,以及在可能的情况下进行黏弹性试验(VET);

4. **确保血容量和体温正常**　根据容量评估输注液体,大出血时输注红细胞。

液体复苏和输注红细胞时或在输注后血流动力学仍不稳定,则应给予静脉应用去甲肾上腺素,其初始剂量为0.1~0.2μg/(kg·mim),直到最多2μg/(kg·mim)。为减少出血量和防止再出血的发生,可以"允许性低血压",但平均动脉压应>65mmHg,直至明确出血原因。

临床表现：
活动性出血的迹象？消化道出血？血流动力学不稳定？

立即评估/稳定

► 休克指数（SI=HR/SBP）
► 根据临床情况实施ABCDE方法：
A：Airway（气道）：如果发生大量出血、意识水平下降、有胃内容物吸入危险时，需考虑气管插管以保证气道通畅
B：Breathing（呼吸）：呼吸频率，SpO_2：吸氧
C：Circulation（循环）
监测BP、HR和尿量
◆ 留置2条外周静脉通路
◆ 采集血液样本：血常规，凝血功能，VET，生化，血气分析
◆ 补液：严重出血或对晶体液无反应时应用浓缩红细胞
◆ 有明确的目的性时进一步输血
◆ 评估失血量
◆ 考虑留置中心静脉导管
◆ 床边超声监测下腔静脉以指导补液
◆ 纠正代谢和电解质失衡及维持微循环稳定
D：Disability（意识）：评估意识状态
E：Exposure（保温）：注意保持体温。如应用温暖的血液、静脉输液，加温毯，使用热空调

若SI≥1：严重出血

根据临床情况和可行性可以考虑采取的措施：
● CT血管造影
● 留置动脉+静脉导管
● 如果对输液、输血无反应→给予去甲肾上腺素：
0.1~0.2μg/（kg·m）[最大2μg/（kg·m）]直至恢复MAP
● 不稳定，合并症，其他风险状况→转至ICU

多学科协作：
消化内科，输血科，麻醉科，
外科，介入放射科，
重症医学科等

图 5-4-1 消化道出血的初步评估和复苏

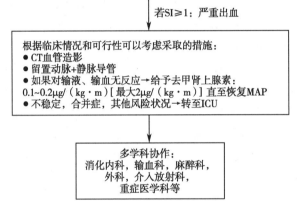

血流动力学目标	治疗措施
◆ MAP：65~90mmHg ◆ 心指数：2~4L/（min·m²） ◆ SaO_2>92% ◆ SvO_2>70% ◆ 体温>36℃	● 止血 ● 纠正贫血 ● 避免：凝血病，血液稀释，低体温，酸中毒，低血钙 ● VET指导下纠正凝血异常
实验室检查目标	输血治疗
◆ Hb：7~9g/dl ◆ Htc>24%~28% ◆ 血小板>50×10⁹/L ◆ 纤维蛋白原>2.0g/L ◆ INR/PT/APTT<1.5×正常值 ◆ 严重出血者： 　Ca^{2+}>1.2mmol/L 　pH>7.2 　乳酸<4mmol/L 　碱剩余≥-3 不一定要上述检查完全达标才进行内镜检查	● Hb<7g/dl→PRBC ● 血小板<50×10⁹/L→PC ● 纤维蛋白原<1.5~2.0g/L→FC ● INR/PT/APTT>1.5×正常值→PCC/FFP
预后不良指标	
◆ 体温<35℃ ◆ pH<7.2 ◆ Ca^{2+}<1.1mmol/L ◆ $SatO_2$<90mmHg ◆ 纤维蛋白原<1.5g/L	◆ 碱剩余≤-6mmol/L ◆ 乳酸>4mmol/L ◆ PaO_2<60mmHg ◆ 血小板<50×10⁹/L ◆ INR/PT/APTT>1.5×正常值

图 5-4-2 消化道出血的复苏目标和措施

除非是危及生命的大出血，应实施限制性输液、输血以避免血容量过多，特别是在急性 UGIB 并有门脉高压症的情况下。根据临床进展和实验室结果，维持 Hb 在 7~9g/dl。避免血液稀释、低体温、酸中毒和低钙等，以防止凝血功能障碍。

二、加重消化道出血的因素及处理

老龄患者和相关的共患病是加重消化道出血的重要因素，也是临床管理消化道出血的最大挑战之一，需要及时有效处理。

1. 肝脏功能损伤　肝功能损伤使促纤溶的物质清除率降低，维生素 K 依赖的凝血因子、纤维蛋白原等产生减少，出现低纤维蛋白原血症以及血小板计数减少/血小板功能受损，因此该类患者容易出血且不易止血。食管胃底静脉曲张破裂大出血时，过度液体复苏可能因增加血压而加重出血，故应避免输注过多的液体和血浆，可适当应用凝血因子浓缩物（CFC）替代血浆以补充凝血因子。

2. 肾脏功能损伤　肾功能受损时增加 GIB 的死亡率。尿毒症导致血小板功能障碍，降低其聚集能力，从而不易止血。尿毒症患者出现低纤维蛋白原血症时，应输注纤维蛋白原浓缩物。特利加压素（DDAVP；0.3mg/kg）能增加血浆 vWF，缩短出血时间。

3. 抗血栓治疗　抗血栓药物包括口服抗凝剂、肝素和抗血小板药物，目前已广泛应用于血栓事件的预防和治疗。然而，这些药物最主要的并发症为致命性出血。一旦发生消化道出血，是否停止抗血栓治疗则取决于综合判断抗血栓治疗的类型、GIB 的严重程度和血栓栓塞事件的风险。

抗血小板药物有阿司匹林和腺苷二磷酸受体拮抗剂（P2Y12）。一旦出现出血，应停止这些药物的使用。大出血时则输注血小板浓缩物。在维生素 K 拮抗剂（华法林等）使用中遇到 GIB，应停止这些药物使用，并输注维生素 K 以拮抗，严重者输注凝血酶原复合物 15~30IU/kg。在普通肝素和低分子量肝素使用中发生 GIB 时，可静脉注射鱼精蛋白进行拮抗。

达比加群、阿哌沙班、伊度沙班和利伐沙班等口服抗凝剂不能用常规凝血功能监测，这些药物的半衰期短，一般停用 48h 后就失去活性。若发生 GIB，可在最后一次口服这些药物的 2h 内服用活性炭以快速清除消化道内的药物，也可以采用利尿或血液净化以促进药物的清除。严重 GIB 时可输注凝血酶原复合物或达比加群酯的拮抗药伊达鲁珠单抗（Praxbind）2.5g×2 次，共 5g。

三、消化道出血的诊治

（一）上消化道出血（UGIB）

急性 UGIB 是一种常见的医疗紧急情况。尽管在诊断和治疗方面取得了进展，但急性 UGIB 的死亡率在过去 20 年中仍然不低。消化性溃疡出血 30d 相关死亡率从 5% 到 12% 不等；其他疾病住院后合并 UGIB 时，死亡率可高达 26%。

UGIB 常见病因为消化性溃疡、食管胃底静脉曲张破裂、急性糜烂出血性胃炎和上消化道肿瘤。其他病因有：食管贲门黏膜撕裂伤、食管损伤、恒径动脉破裂（Dieulafoy 病变）、血管瘤、胆道术后损伤、肝癌破入胆道、胰腺疾病以及全身性疾病等。

通常将 UGIB 分为静脉曲张性上消化道出血和非静脉曲张性上消化道出血，两者的止血等处置方法有所不同。

1. 静脉曲张性上消化道出血　静脉曲张性上消化道出血通常发生于肝硬化或肝脏恶性肿瘤等疾病时，由于门脉系统压力高，发生出血则往往出血量大，表现为呕血（鲜红色或黑色）、黑便或血便等，容易出现失血性休克、窒息甚至危及生命，需要迅速采取有效措施止血和维持生命体征稳定（图 5-4-3）。

（1）药物止血：①血管升压素（vasopressin）：通过对内脏血管的收缩作用，减少门脉血流量，降低门脉压。血管升压素的推荐疗法是 0.2U/min 静脉持续滴注，视治疗反应可逐渐增加剂量至 0.4U/min。常见副作用有腹痛、血压升高、心律失常、心绞痛，严重者可发生心肌梗死。可同时使用硝酸甘油，以减轻其冠脉副作用。②特利加压素：2mg/4~6h 静脉维持。该药止血效果好、不良反应少、使用方便。③生长抑素及其类似物：可明显

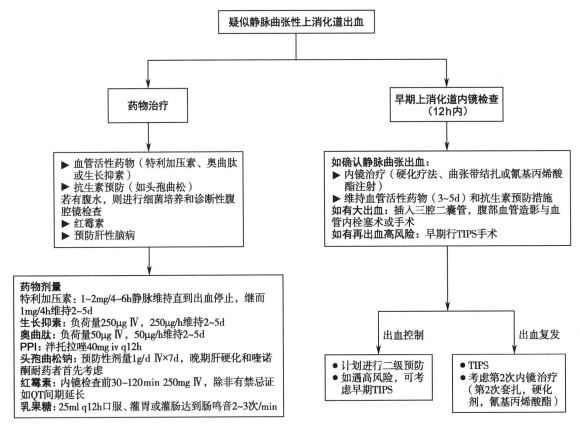

图 5-4-3　静脉曲张性上消化道出血处理流程

减少门脉及其侧支循环血流量,止血效果肯定。该类药物已成为近年来治疗食管胃底静脉曲张出血的最常用药物。14 肽生长抑素首剂 250μg(3~5min 内)静脉缓注,继以 250μg/h 持续静脉滴注。本品半衰期短,若中断超过 5min,应重新注射首剂。8 肽的生长抑素类似物奥曲肽半衰期较长,常用量为首剂 100μg 静脉缓注(≥5min),继以 25~50μg/h 持续静脉滴注。

上述药物治疗应在内镜检查前尽快启动,并与质子泵抑制剂(PPIs)一起应用。

(2)内镜治疗:内镜检查应在入院后的 12h 内进行。内镜下套扎术是目前治疗食管胃底静脉曲张破裂出血的重要手段,其并发症有局部溃疡、出血、穿孔、瘢痕狭窄等,注意操作及术后处理可使这些并发症大为减少。

(3)气囊压迫止血:内镜治疗无法实施或无效时,气囊压迫止血或自膨胀覆膜支架(ELLA 支架)有可能挽救生命,以赢得时间去实施其他更有效的治疗措施。

(4)外科手术或经颈静脉肝内门体静脉分流术(TIPS):急诊外科手术并发症多、死亡率高,因此应尽量避免。但在大量出血上述方法治疗无效时,唯有进行外科手术。有条件的单位亦可进行 TIPS,该法尤适用于准备做肝移植的患者。

(5)抗菌药物预防使用:肝硬化患者出现食管胃底静脉曲张破裂出血时,有很高的细菌感染风险。短期(最多 7d)预防性应用抗生素可减少感染、反复出血以及死亡等风险。首选头孢曲松(1g/24h),不建议使用喹诺酮类药物预防使用。

(6)预防肝性脑病:出血控制后,一旦肠道途径可用,立即使用乳果糖等以预防肝性脑病。

(7)二级预防措施:急性出血得到控制后,必须实施静脉曲张出血的二级预防,通常采用非选择性 β 阻滞剂口服和程序性套扎术。

2. 非静脉曲张性上消化道出血　非静脉曲张性上消化道出血患者治疗前需进行风险评估。其中关于死亡风险的 Rockall 评分、需要干预和内镜前风险分层的 Glasgow Blatchford 评分(GBS)尤其重要(图 5-4-4)。

准备上消化道内镜检查和开始经验性治疗

时间安排
- 最佳时间：入院后24h内
- Blatchford评分有助于风险分类
- 非常早期（≤12h）：
  持续性血流动力学不稳定
  院内活动性出血征象
  不能停用抗凝剂
- 其他情况下早期（最长24h）

准备工作
- 红霉素250mg静脉注射，并考虑洗胃
- PPI---泮托拉唑或埃索美拉唑；80mg负荷量，8mg/h维持

Blatchford评分≤1	无需紧急内镜检查，无需住院 – 转门诊和后期内镜检查（≥24h）。如不适用，则考虑住院治疗
Blatchford评分>1（≥7说明需要进行内镜治疗）	准备上消化道内镜检查，并开始经验性的药物治疗。 ○ 红霉素250mg Ⅳ，并考虑洗胃 ○ PPI---泮托拉唑或埃索美拉唑；80mg负荷量，8mg/h维持

上消化道内镜检查

- 内镜下明确病变类型和内镜下出血病灶
- Rockall评分有助于进行风险分类
- 内镜治疗——止血
- Forrest分类、死亡率和再出血风险

内镜下病变类型和出血征象	FORREST分类： – 急性出血 Forrest Ⅰa：活动性出血 Forrest Ⅰb：渗出性出血 – 近期出血指征 Forrest Ⅱa：可见血管但无出血 Forrest Ⅱb：血块黏附 Forrest Ⅱc：底部呈咖啡色的溃疡 – 无急性出血的病变 Forrest Ⅲ：无近期出血征象或纤维蛋白覆盖的基底清洁的溃疡
高风险的再出血性病灶 - Forrest Ⅰa, Ⅰb, Ⅱa-出血高风险→内镜下止血 - Forrest Ⅱb→小心去除凝血块和止血，PPI	内镜止血治疗：肾上腺素稀释注射、双极电凝、氩气等离子凝固、经内镜钳夹
死亡和再出血的风险	详见ROCKALL评分
内镜治疗后，首次再出血	– 参考以前的要点。 – 考虑血管造影、手术或内镜抢救治疗，如血管造影或OTSC吻合夹

Blatchford评分			
血尿素氮/（mg/dl）	分数	收缩压	分数
18.2~22.3	2	100~109	1
22.4~27.9	3	90~99	2
28~69.9	4	<90	3
≥70	6		
Hb（g/dl）男/女		脉搏≥100次/min	1
12~12.9/10~11.9	1	黑便	1
10.0~11.9	3	晕厥	2
<10.0/<10.0	6	肝病	2
		心力衰竭	2

Rockall评分	复发风险/%	死亡风险/%
0	4.9	0
1	3.4	0
2	5.3	0.2
3	11.2	2.9
4	14.1	5.3
5	24.1	10.8
6	32.9	17.3
7	43.8	27
≥8	41.8	41.1

Rockall评分				
	0	1	2	3
年龄	<60	60~79	≥80	
休克	无休克（收缩压>100mmHg，心率<100次/min）	心动过速（收缩压>100mmHg，心率>100次/min）	低血压（收缩压<100mmHg）	
并发症	无		心力衰竭；冠脉疾病；其他严重伴发疾患	肾衰竭；肝衰竭；肿瘤转移
内镜诊断	Mallory-Weiss综合征或无病变及出血征象	溃疡等其他病变	上消化道恶性肿瘤	
近期出血证据	无或仅有黑斑		上消化道血液潴留黏附血凝块，血管显露或喷血	

图 5-4-4 非静脉曲张性上消化道出血处理流程

（1）PPIs 的应用：GBS 评分 >1 分的 UGIB，应尽快静脉注射 PPIs，首剂 80mg，然后 8mg/h 静脉维持，对于接受内镜止血和 ForrestIIc 溃疡的患者，应维持 PPIs 输注 72h。

（2）内镜治疗：血流动力学基本稳定后，应在入院 24h 内进行内镜检查。下列高风险临床特征的患者应在入院 12h 内即进行内镜检查：尽管正在进行容量复苏治疗，但休克仍难以纠正或血流动力学仍不稳定；或者呕血或胃管引流出大量血性液体；或存在暂停抗凝的禁忌证。对于活动性出血的患者，内镜检查前 30~120min 静脉注射红霉素（3mg/kg）可改善镜下的视野。

（3）介入治疗：严重消化道大出血但不能进行内镜检查治疗时，可考虑行选择性肠系膜动脉造影找到出血灶并行血管栓塞治疗。

（4）手术治疗：药物、内镜及介入治疗仍不能止血、持续出血将危及患者生命时，必须不失时机地进行手术。

（二）下消化道出血

每年 LGIB 的发病率为（33~87）/100 000，大多数患者年龄≥70 岁。80%~85% 的患者出血能自止，死亡率在 2%~4%，但老年和有合并症患者的死亡率较高，须及时有效处理（图 5-4-5）。

1. 病因 憩室病是急性 LGIB 最常见的病因，其他原因包括结肠息肉和癌症、结肠炎（缺血性、炎症性、感染性、放射性等），血管扩张，息肉手术后，直肠溃疡，痔疮，肛裂等，也包括 Dieulafoy 病变和结肠或直肠静脉曲张等。

2. 诊断 LGIB 的出血部位并不像 UGIB 容易确定，故在成功复苏后确定出血原因非常关键。若患者表现为持续排血便、收缩压 <100mmHg、凝血酶原时间 >1.2 倍正常值、精神状态异常及各器官功能异常，提示出血持续，需要紧急处理并入住 ICU。结肠镜检查是明确结直肠出血原因和部位的最重要手段，并且可以在内镜直视下进行止血治疗。因循环不稳定或肠道准备不充分而使结肠镜检查受限，或结肠镜检查阴性但患者仍有活动性消化道出血征象者，应进行 CTA 检查。

3. 止血处理

（1）血管活性药物应用：血管升压素、生长抑素静脉滴注可能有一定作用。如行介入局部动脉造影，可在造影完成后动脉输注血管升压素 0.1~0.4U/min，对右半结肠及小肠出血止血效果优于全身性静脉给药。

（2）结肠镜下止血：急诊结肠镜检查如能发现出血病灶，可试行内镜下止血。

（3）动脉栓塞治疗：对局部动脉造影后动脉输注血管升压素无效病例，可作超选择性动脉插管，并在出血灶注入栓塞剂。其主要缺点是可能引起肠坏死。

（4）紧急手术治疗：经内科保守治疗仍出血不止而危及生命，无论出血病变是否确诊，均是紧急手术的指征。

（三）中消化道出血

中消化道出血是指从 Vater 乳头到回盲瓣的出血，即小肠出血。虽然发生率低，但由于诊断手段较少，故明确其出血的原因较为困难（图 5-4-6）。

1. 病因 病因有多种：血管发育不良、Dieulafoy 病变、缺血性肠病、肠系膜动脉栓塞、肠套叠、炎症性肠病、Meckel 憩室、小肠肿瘤、NSAID 相关糜烂或溃疡、肠瘘、放射性肠病等。

2. 诊断 怀疑 MGIB 时，应首选通过胃镜和结肠镜检查排除上、下消化道出血。最近的研究表明，CTA 是评估急性 MGIB 的首选方法。CTA 的主要对象是对复苏反应不稳定的患者和有活动性出血危险因素的稳定患者。但是，如果患者有快速活动性出血且对复苏反应不佳，选择性肠系膜动脉数字减影血管造影（DSA）是最好的方法，因为它有可能立即诊断和治疗。

对于稳定的患者，胶囊内镜（CE）是检查小肠的最佳工具，应在出血发生后 14d 内尽快进行。即使在急性严重出血患者中，CE 也是有用的。如果患者没有进一步出血和 / 或 Hb 水平显著下降且 CE 阴性，可以采取观察和等待的方法定期临床再评估。

3. 治疗 如果在任何特定检查中发现出血源，应实施具体治疗。治疗方法包括内镜、血管介入治疗和外科手术。除非是肿瘤性出血，手术通常是最后一种选择。为达到精准手术，可进行术中肠镜检查。

复苏与风险评估

临床病史和体检
- 必须进行直肠指检
- 严重程度评估：心率；血压；血液检查：血红蛋白，凝血酶原时间，尿素氮和肌酐（尿素氮/肌酐>30时考虑上消化道出血）
- 计算Oakland评分
- 不良预后的风险因素
计算休克指数（心率/收缩压）

| Oakland评分<8 | – 无其他住院指征
– 适用于离院和门诊检查患者 |
| Oakland评分>8 | – 准备下消化道内镜检查 |

不良预后的风险因素：考虑入住ICU
- 入院时血流动力学不稳定
  - 心率>100次/min
  - SBP<100mmHg
  - 晕厥
- 持续性出血
- 再出血
- 非柔软的腹部
- 有憩室病或血管扩张病史
- 查尔森合并症指数高
- 年龄>60岁
- 检验异常
  - 肌酐>1.7mg/dl
  - 血比容<35%
  - PT>1.2×正常值
  - 低白蛋白血症
- 目前正在使用阿司匹林

Oakland评分>1→不稳定的消化道出血或疑似活动性出血
考虑上消化道出血：
　　如果患者在初步复苏后病情得到稳定——上消化道内镜检查
　　如果阳性——则根据上文予以适当处理
进行CT血管造影（CTA）（如果上消化道内镜检查不可行或认为没有必要）
　　如果阳性：介入放射学或内镜方法治疗
　　　　成功——考虑选择上消化道或下消化道内镜检查
　　　　失败——考虑介入放射学（内镜尝试后）或手术
　　如果阴性：接受下消化道内镜检查

Oakland评分<1→消化道出血稳定
计算Oakland风险评分
▶ 轻微出血（Oakland≤8）：离院或门诊检查
▶ 大出血（Oakland>8）
考虑上消化道内镜检查（15%的LGIB疑似病例实为UGIB）
如有直肠鲜血，考虑肛门直肠检查
做好前期准备后进行结肠镜检查
正在发生的出血和/或风险因素（24h内）
非持续性出血和/或无风险因素见下表
如果发现病变——内镜进行治疗
如无病灶：
再出血：CTA、胶囊内镜检查RBC显像
没有再出血——出院和随访

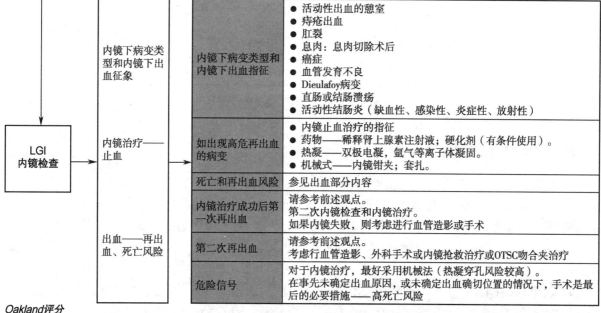

LGI内镜检查	内镜下病变类型和内镜下出血征象	内镜下病变类型和内镜下出血指征	- 活动性出血的憩室 - 痔疮出血 - 肛裂 - 息肉：息肉切除术后 - 癌症 - 血管发育不良 - Dieulafoy病变 - 直肠或结肠溃疡 - 活动性结肠炎（缺血性、感染性、炎症性、放射性）
	内镜治疗——止血	如出现高危再出血的病变	- 内镜止血治疗的指征 - 药物——稀释肾上腺素注射液；硬化剂（有条件使用）。 - 热凝——双极电凝，氩气等离子体凝固。 - 机械式——内镜钳夹；套扎。
		死亡和再出血风险	参见出血部分内容
		内镜治疗成功后第一次再出血	请参考前述观点。 第二次内镜检查和内镜治疗。 如果内镜失败，则考虑进行血管造影或手术
	出血——再出血、死亡风险	第二次再出血	请参考前述观点。 考虑行血管造影、外科手术或内镜抢救治疗或OTSC吻合夹治疗
		危险信号	对于内镜治疗，最好采用机械法（热凝穿孔风险较高）。 在事先未确定出血原因，或未确定出血确切位置的情况下，手术是最后的必要措施——高死亡风险

Oakland评分

年龄/岁	<40	40~69	≥70	性别	男	女	上一次LGIB入院	否	是	DRE发现	无出血	出血	心率/（次/min）	<70	70~89
分数	0	1	2		0	1		0	1		0	1		0	1
SBP/mmHg	<90	90~119	120~129	130~159	≥160	血红蛋白/（g/dl）	<7	7~8.9	9~10.9	11~12.9	13~15.9	≥16			
分数	5	4	3	2	0		22	17	13	8	4	0			

图 5-4-5 下消化道出血处理流程

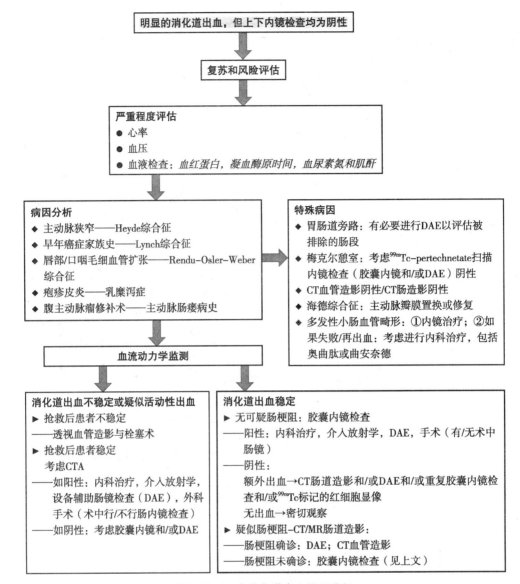

图 5-4-6 中消化道出血处理流程

四、消化道出血的凝血管理

除非是危及生命的大出血,否则应实施限制性输血输液治疗以避免血容量过多,特别是在存在门脉高压的急性 UGIB 患者。VET 指导的目标性凝血功能管理和干预在大出血中也极其重要,以确保止血。

1. 氨甲环酸(TXA) 在非创伤性 GIB 大出血行标准化处理失败时,尤其是存在纤溶亢进的情况下,可应用 TXA 辅助治疗。肝病患者出现纤溶亢进,同时合并大量 GIB 时,可在 VET 指导下应用 TXA(30mg/kg)。

2. 纤维蛋白原浓缩物 纤维蛋白原通过糖蛋白IIb/IIIa 受体结合在血小板表面而促进血小板聚集,是血凝块形成的关键凝血因子。在 GIB 中,当患者失血 1~1.5L 且存在持续出血和 / 或纤维蛋白原 <1.5~2.0g/L 时,可根据 VET 和临床情况而应用纤维蛋白原浓缩物,剂量为 25~50mg/kg。

3. 血小板浓缩液 血小板减少在肝脏疾病中很常见,并与门脉高压症和肝功能失代偿间接相关。在 UGIB 和 LD 伴有活动性出血的患者,当血小板计数 $<50 \times 10^9$/L 和黏弹性试验提示时,可应用血小板浓缩液。无或轻度血小板减少,但出血危及生命或正在进行抗血小板治疗的患者,应输注血小板浓缩液。

4. 去氨加压素 去氨加压素通过促进血管内皮释放 vWF-FVIII 而改善功能异常的血小板活性,并在输注后 1h 内即可缩短出血时间。去氨加压素具有肾保护作用，故主要用于尿毒症或肾功能受损的活动性出血、抗血小板治疗的患者，单次静脉注射剂量为 0.3~0.4mg/kg。在静脉曲张出血或肝移植术后出血的患者未观察到益处。

5. 氯化钙和硫酸镁 低钙血症和低镁血症通常与大量输血致其被稀释有关，也与储存的血液中的柠檬酸螯合了钙离子有关，故必须在输血过程中密切监测，应用氯化钙和硫酸镁进行纠正。由于体内的柠檬酸主要由肝脏代谢，在肝硬化患者接受大量输血时，低钙血症可能更严重。

6. 凝血酶原复合物浓缩物（PCC） PCC 含有 4 种非活化的凝血因子（Ⅱ、Ⅶ、Ⅸ 和 Ⅹ）和抗凝血剂（蛋白 C 和 S）。每个凝血因子的半衰期很不相同，凝血因子Ⅱ半衰期最长（60~72h），凝血因子Ⅶ最短（6h）。新鲜冷冻血浆（FFP）含有多种血液蛋白，特别是所有纤维蛋白原和天然抗凝血剂。PCC 比 FFP 的优点主要包括体积较小，4 种凝血因子浓度高，具有较低的液体过负荷风险，更快、更好地校正凝血参数异常。PCC 作为辅助治疗，不仅用于紧急逆转口服抗凝药的作用，也用于凝血病所致的急性大出血和危及生命的出血。在活动性大出血而有出血倾向和凝血时间延长（PT 或 PTT>1.5 倍）时，即使血液纤维蛋白原正常，也应输注 PCC（20~30IU/kg）和 / 或 FFP（12~15ml/kg）。由于 FFP 单剂量的疗效有限，而肝脏疾病患者可能不能耐受 FFP 较大的容积所致循环过负荷和门脉高压的风险，因此应避免使用 FFP 而应使用 PCC。Child-Pugh C 级的肝硬化和急性肝衰竭的 GIB 患者，由于凝血因子 V（<25%）和纤维蛋白原均减少，故单纯的 PCC 可能不太有效，应同时输注纤维蛋白原浓缩物。PCC 的应用应以 VET 为指导，以避免过度治疗和血栓形成。

7. FXⅢ 浓缩物 纤维蛋白原、血小板和 FXⅢ 是血凝块稳定的关键，其中 FXⅢa 通过纤维蛋白单体的交联和增强血凝块对纤溶的抵抗力，对血凝块的稳定具有重要意义。在急性肝衰竭中，FXⅢ 合成减少。当 FXⅢ 降低到 60% 以下时，纤维蛋白原、纤维蛋白凝块强度和 α 角度明显下降。在持续严重出血和血凝块不稳定的情况下均应给予 FXⅢ，而与是否有纤溶亢进无关。

在血液稀释的情况下需要特别注意 FXⅢ 缺乏，如大量使用胶体时虽然只是中度失血其 FXⅢ 仍可 <60%。FXⅢ 功能低下的出血患者，可在 VET 的监控下联合应用 FXⅢ、纤维蛋白原和 PCC；在持续或弥漫性出血和低凝块强度的情况下，尽管纤维蛋白原正常，很可能 FXⅢ 活性严重降低。当 FXⅢ 显著缺乏时（<30% 至 60% 的活性），可给予 FXⅢ 浓缩物（30IU/Kg）。

8. 活化的重组 FⅦ（rFⅦa） 活化的重组 FⅦ（rFⅦa）已被用于一系列危及生命的情况，如与创伤、手术和 CLD 相关的大出血，特别是用于治疗难治性危及生命的出血和 / 或综合的凝血治疗失败时，包括颅内、产后和围手术期心脏或肝脏出血。在酸中毒、低钙血症、低温、低纤维蛋白原水平、血小板减少和纤维蛋白溶解亢进等因素得到纠正后，仍然无法控制的持续性或危及生命的出血时，应使用 rFⅦa 90~120mg/kg。

（江荣林）

参 考 文 献

[1] Rodrigues A, Carrilho A, Almeida N, et al. Interventional Algorithm in Gastrointestinal Bleeding-An Expert Consensus Multimodal Approach Based on a Multidisciplinary Team[J]. Clin Appl Thromb Hemost, 2020, 26: 1-19.

[2] Oakland K, Chadwick G, East JE, et al. Diagnosis and management of acute lower gastrointestinal bleeding: guidelines from the British Society of Gastroenterology [J]. Gut, 2019, 68（5）: 776-789.

[3] Khan R, Lopes RD, Neely ML, et al. Characterising and predicting bleeding in high-risk patients with an acute coronary syndrome[J]. Heart, 2015, 101（18）: 1475-1484.

[4] Stanley AJ, Laine L. Management of acute upper gastrointestinal bleeding[J]. BMJ, 2019, 364: 1536.

[5] Gralnek IM, Dumonceau JM, Kuipers EJ, et al. Diagnosis and management of nonvariceal upper gastrointestinal hemorrhage: European Society of Gastrointestinal Endoscopy（ESGE）Guideline[J]. Endoscopy, 2015, 47（10）: a1-46.

第五章　肝衰竭的诊断与治疗

急性肝衰竭（Acute Liver Failure，ALF）是由各种因素引起的严重肝损害，导致肝脏合成、解毒、排泄和生物转化等功能的严重障碍和失代偿，临床表现为以凝血障碍、肝性脑病、显著黄疸、腹水和急性肾损伤等为主要表现的多器官功能障碍综合征。根据肝衰竭的疾病进展速度和临床特点，可以分为急性肝衰竭、亚急性肝衰竭、慢加急性肝衰竭和慢性肝衰竭。慢性肝衰竭是肝硬化的终末期，主要表现为反复的腹水、肝性脑病和肝肾综合征，如果没有肝移植均会在短期内死亡。而急性肝衰竭、亚急性肝衰竭和慢加急性肝衰竭的病情进展迅速而凶险，尽管病死率极高，但仍有自发恢复的可能性。本文主要讨论前三类急性肝衰竭的诊疗。

第一节　肝衰竭定义和分类的分歧

肝衰竭的定义和分类尚无全球统一的认识，不同历史阶段和不同国家的肝衰竭定义和分类存在明显差异。这主要是由于肝衰竭的病因多种多样，不同病因导致的肝衰竭在临床过程、预后等方面不尽相同，而不同地区的肝衰竭的病因构成差异较大。例如，欧美国家以药物（对乙酰氨基酚中毒）最常见，他们更注重肝功能的障碍，则使用"暴发性肝衰竭（Fulminant Hepatic Failure）"这一术语。而我国则以病毒性肝炎（尤其是乙型肝炎）为主，更加关注肝脏炎症和坏死程度，因此曾使用"重型肝炎（Severe Hepatitis）""暴发性肝炎（Fulminant Hepatitis）"等术语。近年来，随着我国的病毒性肝炎发病率显著下降，非病毒导致的肝衰竭逐渐增多，使用"重症肝炎"这一术语似不恰当，因此，自2004年起我国肝病界开始使用

"肝衰竭"这一术语。尽管医学术语相同，但内涵仍存在明显差异（图5-5-1和表5-5-1）。

一、急性肝衰竭

1970年由Trey首先提出"暴发性肝衰竭（Fulminant Hepatic Failure）"概念，指既往无肝病的患者在起病8周内肝功能急剧恶化，迅速出现凝血功能障碍（INR≥1.5）和神经系统改变（肝性脑病）。随后的研究发现，暴发性肝衰竭的病情进展速度有明显差异，其病因、临床特点和预后也不相同，这就有必要对肝衰竭进行恰当分类。在1986年，法国学者Bernuau等建议按照肝性脑病发生的速度将暴发性肝衰竭分为两类，黄疸出现2周内发生肝性脑病归为暴发性肝衰竭，黄疸出现2~12周内发生肝性脑病归为亚暴发性肝衰竭，前者突出表现为早期迅速出现肝性脑病和脑水肿，后者则常常出现腹水。在1993年，O'Grandy等提出将急性肝衰竭分为超急性、急性和亚急性，黄疸出现至脑病发生的时间分别为0~7d、8~28d和5~12周。在1999年，国际肝病研究学会（IASL）专题委员会提出定义：①急性肝衰竭（Acute Liver Failure，ALF）为起病4周内出现的肝功能衰竭，以肝性脑病为主要特征。其中起病10日内发生肝性脑病者又称为超急性肝衰竭（Hyperacute Liver Failure），此类患者大多数病因为对乙酰氨基酚中毒，病情进展快，脑病和凝血障碍突出，但肝脏病变可逆程度较大，生存率相对较高。②亚急性肝衰竭（Sub-acute Liver Failure，SALF）为起病5周~24周出现肝性脑病，此类患者逐渐出现重度黄疸，随后出现腹水、肝性脑病和肝肾综合征，病情进展虽然相对较缓，但肝脏再生能力较差，自发恢复的可能性较小。

2005年以来，美国肝病学会（AASLD）一直采用的急性肝衰竭定义为：既往没有肝硬化的患

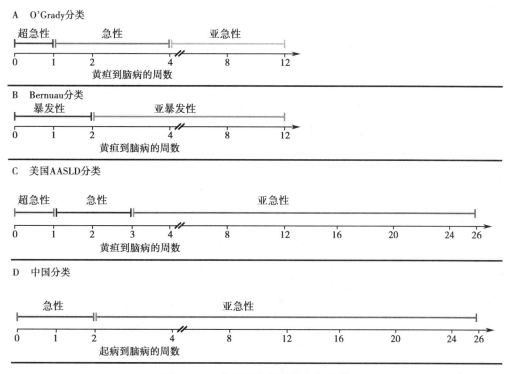

图 5-5-1　急性肝衰竭的定义和分类

表 5-5-1　我国的肝衰竭定义和分类

命名	定义
急性肝衰竭	急性起病,无基础肝病史,2周以内出现以Ⅱ度以上肝性脑病为特征的肝衰竭
亚急性肝衰竭	起病较急,无基础肝病史,2~26周出现肝功能衰竭的临床表现
慢加急性(亚急性)肝衰竭	在慢性肝病基础上,出现急性或亚急性肝功能失代偿和肝功能衰竭的临床表现
慢性肝衰竭	在肝硬化基础上,缓慢出现肝功能进行性减退导致的以反复腹水和/或肝性脑病等为主要表现的慢性肝功能失代偿

引自:肝衰竭诊治指南(2018 版),中华肝脏病杂志,2019,27(1):18-26

者,在病程的 26 周内出现严重凝血障碍(INR≥1.5)和意识改变(肝性脑病)。即使既往存在威尔逊病(Wilson disease)、母婴传播的 HBV 感染或自身免疫性肝炎,尽管有肝硬化的可能性,但如果被确认的时间 <26 周,仍然属于急性肝衰竭的范畴。根据肝性脑病的发生早晚将 ALF 分为超急

性(0~7d)、急性(7~21d)和亚急性(21d~26 周),但是他们指出这种 ALF 分类对于判断病因和预后并无实际帮助。

2017 年欧洲肝病学会(EASL)指南基本认同国际肝病研究学会(IASL)1999 年的 ALF 定义。特别强调了既往存在慢性肝病而没有肝硬化患者,临床过程符合 ALF 的患者应该诊断为 ALF。EASL 提出了"严重急性肝损伤(Severe acute liver injury,SALI)"的术语,用于描述那些符合 ALF 的凝血障碍(INR≥1.5),但没有出现肝性脑病的患者。严重急性肝损伤(SALI)在临床并非少见,是肝性脑病的前期阶段,这个术语对于更早采取救治措施有益处。

2018 年我国新修订的《肝衰竭诊疗指南》对急性肝衰竭的定义为:既往无慢性肝病的患者发生急性肝损害,在起病 26 周内出现凝血功能障碍(PTA≤40% 或 INR≥1.5)和Ⅱ度以上肝性脑病。起病 2 周内发生肝性脑病者定义为急性肝衰竭(ALF),起病 2~26 周发生肝性脑病者定义为亚急性肝衰竭(SALF)。需要注意的是,存在慢性病毒性肝炎、威尔逊病和自身免疫性肝炎等基础肝病的患者,不属于我国的急性肝衰竭的范畴,这是我国与欧美相关指南的显著不同。

二、慢加急性肝衰竭

慢加急性肝衰竭(Acute-on-chronic liver failure, ACLF)是近年来提出的概念,用于描述在慢性肝病基础上发生的急性肝功能失代偿和多器官功能衰竭(包括肝、肾、脑、凝血、循环和呼吸等)综合征,预后极差,28d 病死率高达 30%~40%。我国与欧美国家关于 ACLF 的定义存在明显分歧。欧美国家的 ACLF 定义中的慢性肝病基础特指肝硬化,主要是酒精性肝硬化。我国的 ACLF 定义中的慢性肝病基础,则包括慢性 HBV 携带者、慢性乙型肝炎和肝硬化,以及其他原因导致的慢性肝病,并不特指肝硬化,这种对 ACLF 的定义类似于我国以往的"慢性重症肝炎"概念(表 5-5-1)。根据慢性肝病基础的不同,进一步分为三型:A 型是指慢性非肝硬化基础上的 ACLF;B 型是指在代偿期肝硬化基础上的 ACLF;C 型是指在失代偿期肝硬化基础上的 ACLF。可见我国 ACLF 中的 B 型和 C 型大致等同于欧美的 ACLF 定义,而我国的 A 型 ACLF 则归属于欧美国家的急性肝衰竭的范畴。因此,在阅读文献时要特别主要这些术语内涵的差异。

第二节 急性肝衰竭的
病因变迁

急性肝衰竭的病因复杂,大致可分为感染性因素和非感染性因素(表 5-5-2)。在全世界范围内,40%~70% 的急性肝衰竭是由肝炎病毒引起。我国的急性肝衰竭的主要病因是乙型肝炎病毒(Hepatitis B virus, HBV),其次是药物及肝毒性物质(如乙醇、化学制剂等),中草药的药物性肝损伤(Drug induced liver injury, DILI)引起 ALF 是我国的一个突出问题,随着肝炎病毒疫苗的广泛接种,肝炎病毒导致的急性肝衰竭逐年下降。在欧美国家,乙醇及药物是引起急性、亚急性肝衰竭的主要原因。儿童肝衰竭还可见于遗传代谢性疾病。

一、感染性疾病

1. **肝炎病毒** 肝炎病毒包括甲型~戊型肝炎病毒,是全球范围内导致急性肝衰竭的主要原因,急性乙型肝炎占急性肝衰竭病因的 25%~75%,甲型肝炎(HAV)约占 10%,戊型肝炎常在老年人和妊娠妇女中引起急性肝衰竭,丙型肝炎极少造成急性肝衰竭。我国近二十年来普遍推行甲肝疫苗和乙肝疫苗接种,甲型肝炎和乙型肝炎引起的 ALF 比较少见。我国尚存在大量的慢性 HBV 感染者,由各种诱因引起 HBV 再活化而导致的慢加急性肝衰竭(ACLF),仍然是我国最常见的肝衰竭类型。

2. **其他病毒** 单纯疱疹病毒(HSV)1 型和 2 型、水痘带状疱疹病毒、肠道病毒、巨细胞病毒(CMV)、EB 病毒、细小病毒 B19 和腺病毒等,也可引起 ALF。单纯疱疹病毒引起 ALF 主要见于免疫抑制患者,阿昔洛韦或更昔洛韦对 HSV 和 CMV 导致的 ALF 有效。黄热病、裂谷热、拉沙热、汉坦病毒和新型布尼亚病毒感染的重症患者也可表现为急性肝衰竭。

表 5-5-2 急性肝衰竭的常见病因

1. 感染性疾病	
肝炎病毒	甲型、乙型、丙型、丁型、戊型肝炎病毒
其他病毒	巨细胞病毒、EB 病毒、疱疹病毒、肠道病毒、黄热病毒、裂谷热病毒、汉坦病毒、新型布尼亚病毒等
细菌及寄生虫感染	严重或持续感染(如脓毒症、血吸虫病等)
2. 非感染性疾病	
药物	对乙酰氨基酚、抗结核药、部分中草药、抗代谢药、抗肿瘤化疗药、抗风湿病药、抗惊厥药、致幻类药物等
肝毒性物质	乙醇、毒蕈、四氯化碳、稀料等
缺血性事件	休克、充血性心力衰竭、肝静脉闭塞性疾病、伯查综合征、中暑
其他	妊娠急性脂肪肝、肝豆状核变性、遗传性糖代谢障碍、自身免疫性肝病、淋巴瘤、创伤等

二、非感染性疾病

1. **药物性肝损害**（Drug induced liver injury，DILI） 是欧美等国家的 ALF 的主要病因，占 15%~40%。药物性肝损害可分为特异性损伤（超敏反应和代谢特异性）和剂量依赖性损害（Dose-dependent）。超敏反应性肝损害的药物，在初次应用时没有肝损害，经过 1~5 周的致敏期后出现症状，再次给药后迅速复发，可伴有发热、皮疹和嗜酸性粒细胞增多。常见的特异性药物性肝损害包括麻醉剂（氟烷）、抗生素（阿莫西林/克拉维酸、大环内酯类、呋喃妥因、异烟肼）、抗高血压药（甲基多巴）、抗惊厥药物和精神类药物（丙戊酸、氯丙嗪）等。在我国，草药是引起急性肝衰竭的一个常见原因，草药导致肝损害的机制比较复杂，部分草药的肝损害是特异性损害，部分草药的肝损害是剂量依赖性损害，千里光、雷公藤、黄芩、缬草、槲寄生、金不换和柴胡等都可导致 DILI。乙酰氨基酚中毒是最常见的剂量依赖性肝损害，过量服药后的 48~72h 后出现 ALF，尤其是肥胖和酗酒者，血清中对乙酰氨基酚浓度超过 300μg/ml 是严重肝坏死的预测指标。

2. **中毒性肝损害** 氟烷、四氯化碳和其他有机溶剂是急性肝衰竭的常见中毒原因。毒蕈中毒和鱼胆中毒也可引起急性肝衰竭和急性肾衰竭，及时诊治可减低病死率。

3. **血管性疾病** 急性缺血性肝损害（Acute ischemic injury）可导致 ALF，见于严重心力衰竭、休克患者。手术和外伤损害了肝动脉，可以引起缺血性肝损伤和 ALF。ICU 中缺血性肝损害的发生率可高达 12%，表现为转氨酶突然极度升高和凝血障碍。巴德-吉亚利综合征（Budd-Chiari syndrome）或肝静脉阻塞综合征也可发生两个以上的肝静脉阻塞，造成严重的肝缺血和 ALF，抗凝和溶栓治疗可能有效，严重病例可考虑经颈内静脉肝内门-腔静脉分流术（TIPSS）治疗。

4. **自身免疫性肝炎** 自身免疫性肝炎（Autoimmune hepatitis，AIH）可引起 ALF。根据患者 IgG 升高、抗核抗体（ANA）阳性和肝组织学异常，可以做出诊断。

5. **其他原因** 威尔逊病（Wilson's disease，WD）是常染色体遗传的铜代谢异常性疾病，是 ALF 的少见原因。妊娠中晚期发生的妊娠急性脂肪肝（Acute liver of pregnancy，AFLP）和 HELLP 综合征（hemolysis, elevated liver enzymes, low platelet level, HELLP）是引起孕产妇的急性肝衰竭的常见原因。

第三节 急性肝衰竭的临床特征

尽管肝衰竭的病因不同，但都具有共性特征。肝细胞大量坏死、凋亡和肝再生能力降低，导致肝脏的代谢、解毒、生物转化和合成等能力下降。肝衰竭的基本临床特征表现为：①极度乏力，并有明显厌食、腹胀、恶心、呕吐等严重消化道症状；②短期内黄疸进行性加深，血清总胆红素≥171μmol/L 或每日上升≥17.1μmol/L；③有出血倾向，凝血酶原活动度（PTA）≤40%（或国际标准化比值 INR≥1.5），且排除其他原因；④肝脏进行性缩小；⑤在不同的病程阶段出现Ⅱ度及以上肝性脑病。随着病情进展，可出现反复低血糖、继发感染、电解质紊乱、循环障碍和多器官功能障碍（图 5-5-2）。

不同类型的肝衰竭临床表现存在一定特点。急性肝衰竭较早发生意识改变，在发病 2 周内出现Ⅱ度及以上肝性脑病，凝血障碍显著，初期黄疸可以不深，但黄疸上升速度极快。脑水肿是急性肝衰竭的最致命并发症，严重的脑水肿可造成永久性脑损伤或致死性的脑疝。Ⅰ度和Ⅱ度肝性脑病的脑水肿发生率低，Ⅲ度以上肝性脑病的脑水肿发生率为 25%~35%，但Ⅳ度肝性脑病的脑水肿发生率可高达 65%~75%。亚急性肝衰竭的病情进展稍缓于急性肝衰竭，在意识障碍之前表现为重度黄疸和逐渐进展的凝血障碍，常合并有腹水、继发感染和急性肾损伤，肝性脑病发生较迟，多出现在病程 2~26 周。慢加急性肝衰竭存在慢性肝病的证据，在各种诱因作用下，出现急性黄疸加深、凝血功能障碍、肝性脑病、腹水、电解质紊乱、感染、肝肾综合征、肝肺综合征等并发症或多器官功能障碍，最常见的诱因包括消化道出血、感染或免疫抑制等。

不同病因的肝衰竭也存在临床表现的差异，这些特征有利于为病因诊断提供线索。除病毒性肝炎以外，其他常见原因的肝衰竭的临床特征见表 5-5-3。

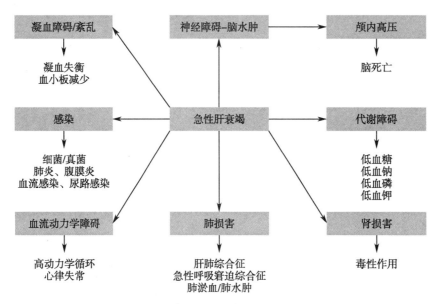

图 5-5-2　急性肝衰竭的多器官功能障碍

表 5-5-3　急性肝衰竭的鉴别诊断

病因	临床特点
恶性肿瘤浸润	具有肿瘤病史,肝脏增大,碱性磷酸酶升高,肿瘤标志物升高
急性缺血性肝损害	转氨酶、乳酸脱氢酶显著升高,血肌酐升高,这些生物异常在循环稳定后迅速好转。患者有严重的充血性心力衰竭、呼吸衰竭和休克
对乙酰氨基酚中毒	服用药物的病史,转氨酶显著升高,胆红素轻度升高,疾病进展快速,出现代谢性酸中毒和急性肾损伤
其他药物性肝损害	亚急性临床过程,黄疸逐渐上升,出现腹水、脾大等
急性巴德 – 吉亚利(Budd-Chiari)综合征	腹痛、腹水、肝大,超声检查发现肝静脉、门静脉血流消失
肝豆状核变性	年轻患者,Coombs 试验阴性的溶血性贫血,胆红素 / 碱性磷酸酶比值增大,K-F 环,低尿酸血症,显著的尿铜增加
毒蕈中毒	进食毒蕈后出现严重的消化道症状,早期发生 AKI
自身免疫性肝炎	亚急性肝衰竭过程,自身抗体阳性,球蛋白升高,病毒血清学检查阴性

第四节　急性肝衰竭的诊断思路

一、临床评价

详尽的病史采集和体格检查,对于准确诊断和探究病因十分重要。重点询问近期肝炎暴露史、旅行史等流行病学史,慢性肝病、HBsAg阳性、用药史、食用保健品和食物史,以及发病至意识障碍的时间。仔细检查意识状况、肝掌、蜘蛛痣、腹部静脉曲张、肝脾大小、腹水等体征。

二、实验室和影像诊断

包括病原学、毒物分析、肝功能生化、凝血功能的实验室检查,是评价病因和肝损伤严重程度的主要依据。ALF 患者常出现多器官功能障碍,需要对呼吸、循环、代谢、凝血和肾功能进行系统评估。常规进行胸部 X 线、心电图、B 型超声波或腹部 CT 检查,来评估肝脏的形态、大小和血管状况,排除胰腺炎和肝硬化。常用实验室检查见表 5-5-4。

三、严重程度评分

评分系统主要用于综合评价病情严重程度和预后,以及选择肝移植时机。目前常用的评分系统包括:国王学院标准、终末期肝病模型(MELD)等(表 5-5-5)。

表5-5-4　急性肝衰竭的入院实验室检查

（1）评价病情严重程度
● 凝血功能：凝血时间（PT）或INR，APTT，纤维蛋白原，D-二聚体等
● 肝功生化：转氨酶、乳酸脱氢酶、胆红素、白蛋白、碱性磷酸酶、谷氨酰转肽酶
● 肾功能检查：每小时尿量，血清尿素和肌酐水平
● 肝代谢和再生：酮体、血糖、血氨、乳酸、甲胎蛋白
（2）病因检查
● 血清和尿液毒物筛查
● 肝炎病毒筛查：乙肝五项，抗HBc-IgM，HBV-DAN，抗HAV-IgM，抗HEV-IgM，丙肝抗体、单纯疱疹病毒、带状疱疹病毒、CMV、EBV和细小病毒B19的IgM
● 自身免疫性抗体：抗核抗体、抗平滑肌抗体、抗可溶性肝抗原抗体，球蛋白谱，ANCA，HLA分型
（3）并发症检查
● 脂肪酶和淀粉酶

表5-5-5　急性肝衰竭的严重程度和紧急肝移植的评分系统

评分系统		预后因素
King'college标准	对乙酰氨基酚中毒	动脉血pH<7.3或INR>6.5，以及血肌酐>300μmol/L和3~4度肝性脑病
	非对乙酰氨基酚	INF>6.5和肝性脑病，或下列指标的任何三条：INR>3.5，总胆红素>300μmol/L和年龄>40岁以及血肌酐>300μmol/L和原因不明的ALF
Clichy标准	HBV	3~4度肝性脑病和因子V<20%（年龄<30岁）；因子V<30%（年龄>30岁）
MELD评分		$10 \times (0.957 \times$ 血清肌酐 $+0.378 \times$ 总胆红素 $+1.12 \times INR+0.643)$
CK-18修正的MELD		$10 \times (0.957 \times Cr+0.378 \times CK-18/M65+1.12 \times INR+0.643)$

第五节　急性肝衰竭的治疗

急性肝衰竭的病情进展迅猛，需要尽早诊断和治疗，治疗措施包括内科综合治疗、人工肝支持和肝移植。强调有肝衰竭趋势时就开始治疗，密切监测病情的变化，积极防治各种并发症，准确把握肝移植的时机。

一、一般处理原则

应卧床休息，清淡饮食。加强病情监护，每小时监测和评价血压、心率、呼吸频率、血氧饱和度、尿量等。严格消毒隔离，加强护理，预防医院内感染。重点注意监测神经和精神症状、凝血功能、低血糖，一旦出现意识障碍，需要评估气道保护能力并考虑气管插管，需要咨询有经验的肝衰竭诊治专家会诊。急性肝衰竭患者入院后的处理要点（表5-5-6）。

二、内科综合治疗

1. **病因治疗**　大部分ALF没有特异性的病因治疗，对于有明确病因和特异性治疗的患者要尽早开展病因治疗（表5-5-7）。

（1）抗病毒治疗：HBV-DNA阳性或者有肝移植可能性的乙肝相关肝衰竭，无论病毒载量的水平，都要考虑尽早开始抗病毒治疗，优先选择快速强效的核苷（酸）类药物，如恩替卡韦、替诺福韦。对于HCV RNA阳性的肝衰竭患者，可以考虑选择口服直接抗病毒药物（DAAs）。明确或怀疑为疱疹病毒或水痘-带状疱疹病毒感染所致肝衰竭，应该使用无环鸟苷治疗。甲型和戊型肝炎尚无有效的抗病毒药物。

表 5-5-6 急性肝衰竭患者入院时的处理要点

监护重点	● 氧饱和度、血压、心率、呼吸频率 ● 每小时尿量 ● 神经状态的临床评价
处理要点	● 10%~20% 葡萄糖输注,防止低血糖,血糖目标 140mg/dl ● 预防应激性溃疡出血 ● 除非有活动性出血,不预防性使用凝血因子 ● 早期应用 N- 乙酰半胱氨酸
避免事项	● 在未进行气管插管时,尽量避免镇静 ● 避免肝毒性药物和肾毒性药物
重点处理肝性脑病	● 发现意识障碍时,需要转运至重症监护室治疗 ● 保持环境安静,床头抬高 >30°,头部保持中间位,肝性脑病 >3 期时要在镇静下进行气管插管和呼吸机支持 ● 如果血流动力学状况恶化或临床存在感染迹象时,积极开始经验性抗生素治疗 ● 严重肝性脑病患者,转运前需要进行气管插管和镇静 ● 保证血容量和水电解质酸碱平衡稳定

表 5-5-7 急性肝衰竭的病因治疗

病因	治疗措施
乙型肝炎病毒	恩替卡韦 0.5~1mg/d,或,替诺福韦 300mg/d
对乙酰氨基酚中毒	早期口服活性炭 1g/kg N- 乙酰半胱氨酸 150mg/kg 负荷,50mg/kg 维持 4h,100mg/kg 维持 20h
毒蕈中毒	水飞蓟素 20~50mg/(kg·d)
妊娠急性脂肪肝	终止妊娠
自身免疫性肝炎	泼尼松龙 1~2mg/(kg·d)
疱疹病毒	无环鸟苷 3~10mg/(kg·d)

(2)对乙酰氨基酚中毒:应尽快给予口服活性炭减少药物吸收,在服药后的 3~4h 之内给入有效,在 1h 内给予效果更佳。N- 乙酰半胱氨酸(NAC)是对乙酰氨基酚中毒的有效解毒剂,早期服用可以预防或减轻肝损害,应尽早给予。口服或鼻饲的推荐首量 140mg/(kg·d),随后每次 70mg/kg,4h 一次,总 17 次。口服困难时可用 NAC 静脉输注,首量 150mg/kg,加入 5% 葡萄糖中 15min 内静脉注入,之后 50mg/kg 在 4h 输入,100mg/kg 在 16h 内给入。

(3)毒蕈中毒:应尽早洗胃和使用活性炭,同时给予 NAC,并进行液体复苏和其他支持治疗。水飞蓟宾或青霉素 G 可能有效,青霉素 G 剂量为 300 000~1 000 000U/(kg·d),水飞蓟宾剂量为 30~40mg/(kg·d)口服,连续使用 3~4d。

(4)威尔逊病:早期治疗包括降低血铜和减少溶血,可考虑进行白蛋白透析、血浆置换治疗。已经发生肝衰竭时,青霉胺治疗的风险极大,不建议使用。

(5)自身免疫性肝炎:早期应用糖皮质激素治疗有效,泼尼松龙的初始剂量为 1~2mg/(kg·d)。

(6)妊娠急性脂肪肝:一旦诊断,要考虑尽早结束妊娠。大多数患者在妊娠结束后病情迅速缓解。

2. 保肝治疗 使用甘草酸苷类、还原性谷胱甘肽等保护肝细胞膜和抗氧自由基等药物治疗。

3. 免疫调节和抗感染治疗:自身免疫性肝炎及急性乙醇中毒的 ALF,可考虑肾上腺皮质激素治疗(甲强龙,40~80mg/d)。其他原因所致的 ALF 不建议常规应用肾上腺皮质激素。

4. 并发症处理和器官支持 并发症和多器官支持是 ALF 的内科综合的重点,需要仔细评估和监测,并进行针对性治疗(表 5-5-8)。

(1)循环支持:低血压在肝衰竭比较常见,顽固性低血压和休克提示预后不佳。在有创血流动力学监测和指导下,进行容量和心功能管理。外周血管阻力下降者,考虑去甲肾上腺素来维持平均动脉压在 65mmHg 左右。存在心功能不全者,给予多巴酚丁胺等正性肌力药治疗。

(2)呼吸支持:ALF 患者容易发生吸入性肺炎,Ⅲ度以上脑病时需气管插管,防治误吸。

(3)肝性脑病和脑水肿:肝性脑病Ⅱ度以上时,应将患者转入 ICU 进行严密监测与治疗。Ⅲ度及以上脑病时,需要气管插管和机械通气。放置胃管有助于观察胃出血、鼻饲药物和肠内营养,同时防止误吸。有脑水肿表现或Ⅲ度及以上脑病时,应给予甘露醇 0.5~1g/kg 或高张盐水来降颅压治疗,每 6~8h 1 次,血浆渗透压控制在 320mOsm/L 以下,维持脑灌注压在 50~60mmHg。对肾功能不全的患者需要尽早考虑 CRRT 治疗。巴比妥镇静能减少脑的氧耗和预防癫痫发作,并降低颅内压。床头抬高 30° 有利于防治呼吸机相关肺炎。过度通气的降低颅压的作用短暂,CO_2 潴留加重脑水肿,两者均需避免。糖皮质激素对脑水肿无效。人工肝治疗可改善脑病和脑水肿。

表 5-5-8　急性肝衰竭治疗的器官支持要点

器官障碍和常见情况	评估	特殊处理
循环系统		
低血压	有创性血流动力学监测；超声心动图监测心排血量和右心室功能	
血容量不足		容量复苏
血管扩张		升压药物（去甲肾上腺素）
低心排量和右心衰竭		正性肌力药物
肝脏功能		
肝功能障碍	系列生化检查和凝血试验	静脉乙酰半胱氨酸/护肝药
呼吸系统		
吸入性肺炎风险	密切动态观察意识状态	III度以上脑病时需气管插管
代谢和肾脏系统		
低血糖	反复动态生化检测	保持血糖正常
低钠血症		积极液体管理
肾功能不全、乳酸酸中毒、高血氨		肾替代治疗
影响药物代谢		回顾使用药物情况
中枢神经系统		
脑病	注意神经功能观察；监测血氨水平；注意颅内高压的观察和监测	治疗高热和低钠血症；筛查脓毒症；高度脑病是需要气管插管；避免 CO_2 潴留和过度通气；保持目标血钠水平 145~150mmol/L；评价颅内高压风险
颅内高压		渗透治疗（高张盐水、甘露醇）；低温治疗；挽救性治疗（吲哚美辛、硫喷妥钠）
血液系统		
凝血障碍	实验室监测凝血试验	不建议常规纠正凝血异常；仅在进行有创性操作时应用凝血物质替代治疗（包括血小板、纤维蛋白原等）
免疫系统		
脓毒症风险极高	密切临床评估	抗生素预防

（4）急性肾损伤和肝肾综合征：肾衰竭是肝衰竭的常见并发症，需要积极进行防治。保持循环稳定，尽量避免肾毒性药物和非甾体抗炎药。特利加压素对肝肾综合征者，可增加肾脏的灌注，改善肾功能，常用剂量为 2~6mg/d。尽早进行 CRRT 治疗，可以降低代谢紊乱和液体负荷过重的不利影响，有利于脑水肿的控制。

（5）凝血障碍和出血：凝血障碍普遍见于肝衰竭患者，但是自发性大出血并不十分常见，不必要常规预防性输注新鲜冰冻血浆或补充其他凝血因子。如果血小板小于 5 万 $/\mu l$ 或 INR≥1.5，患者存在活动性出血或进行有创性操作时，需要补充血小板和凝血因子。ALF 容易发生应激性溃疡出血，给予 H_2 受体拮抗剂、质子泵抑制剂进行预防。

（6）防止低血糖和营养支持：急性肝衰竭患者因糖原储存减少和糖异生能力下降，经常发生低血糖。需要严密监测血糖，能够经口进食者，建议每 4h 进食碳水化合物预防低血糖发生，必要时持续滴注葡萄糖。营养支持首选胃肠内营养，经口进食或鼻饲。静脉营养支持需要减少脂肪乳的用量。

（7）防治感染：肝衰竭患者容易发生继发感染，包括细菌和真菌感染，需要注意观察。预防性应用抗菌药和消化道去污染对肝衰竭的作用不明确。应密切监测感染的表现，一旦怀疑感染，给予广谱抗生素治疗。口服肠道微生态制剂，可能有利于防止肠道菌群紊乱。可酌情使用胸腺素 α_1 等免疫调节剂。

三、人工肝支持

人工肝支持系统分为非生物型、生物型和

混合型三种,可以暂时替代部分肝脏功能。生物型人工肝利用体外培养的肝细胞反应器,来替代肝脏功能,具有较好的前景,目前尚处于试验阶段。非生物型人工肝已在临床广泛应用,并被证明确有一定疗效,根据病情选择血浆置换、血浆灌流/特异性胆红素吸附、血液滤过透析、分子吸附再循环(MARS)等体外血液净化技术,进行合理整合或组合来治疗急性肝衰竭。

1. 常用的人工肝支持方法

(1)血液透析和血液滤过:血液透析(Hemodialysis,HD)血液透析主要通过弥散原理清除分子量小于2 000Da溶质分子,纠正电解质和酸碱紊乱。血液透析能够降低血氨水平,可以改善肝性脑病的意识水平。血液滤过(Hemofiltration,HF)主要通过对流方式清除血液中的溶质,提高了中分子物质(分子量5 000~10 000Da)的清除能力。血液滤过透析(Hemodiafiltration,HDF)结合了对流和弥散两种方式,对小分子物质和中分子物质均具有很好的清除能力。临床研究显示,HD和HDF可以改善肝性脑病的意识水平和改善肝肾综合征的水电解质紊乱,但是不能改善肝衰竭的最终生存率。此外,间歇性血液透析(IHD)和HDF用于肝衰竭患者,治疗过程中容易发生低血压、失衡综合征和出血等并发症,目前已经不再单独用于肝衰竭的治疗,而是作为组合型人工肝的一个部分来使用。

(2)连续血液透析滤过:连续血液透析滤过(Continuous Hemodiafiltration,CHDF)能够改善肝衰竭的水电解质和酸碱平衡,清除血氨、中分子物质炎症物质,改善脑水肿和颅内高压和血流动力学状况。在线血液透析滤过(Online hemodiafiltration,OLHDF)是一种在线生成置换液的高容量HDF,治疗剂量达到100~120ml/(kg·h),治疗时间大约6~12h,显著提高了对血氨和中分子物质的清除率,肝衰竭患者的意识障碍改善率大约90%。CHDF是目前治疗肝性脑病和肝肾综合征的重要血液净化方式,但CHDF不能有效清除胆红素等蛋白结合物质。

(3)血浆置换:血浆置换(plasma exchange,PE)是应用血浆分离器将患者的血浆分离出来并清除,代之以新鲜冰冻血浆或者血浆替代液(图5-5-3)。

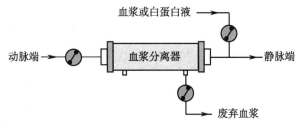

图5-5-3 血浆置换示意图

PE可通过下列机制治疗肝衰竭:①能够清除部分肝衰竭的病因,例如药物、毒物、金属离子、自身抗体、免疫复合物等;②能够清除胆红素、胆汁酸、氨、芳香氨基酸、短链脂肪酸等物质;③能够清除内毒素、补体、TNF-α、IL-1和IL-6等;④能够补充凝血因子和其他有益物质,改善凝血障碍。

PE是非生物型人工肝中唯一能够纠正凝血障碍的技术,在肝衰竭治疗中具有独特的地位。但是,PE对小分子物质的清除能力不足,并且大量冰冻血浆进入体内可能导致枸橼酸中毒,为了克服这些缺陷,目前大多采用PE联合CHDF的模式来治疗肝衰竭。

高容量血浆置换(high-volume plasma exchange,HVP)每次置换8~12L冰冻血浆,或者达到理想体重的15%。肝衰竭相关毒素分布在血浆和细胞外液中,普通血浆置换清除毒素的能力有限,而高容量血浆置换每次置换量可以达到细胞外液总量,连续治疗3d,可使血浆和细胞外液中的毒素降至治疗前的18%。近期的一项HVP治疗ALF的多中心、随机对照研究共纳入ALF患者182例,HVP组存活率显著高于内科标准治疗组(58.7% vs 47.8%)。这是HVP治疗急性肝衰竭的首个随机对照试验,其结果支持高容量血浆置换治疗肝衰竭的作用。

血浆置换联合连续血液透析滤过(PE+CHDF)是目前国内最常用的人工肝支持方式。血浆置换能够清除蛋白结合毒素等大分子物质,补充凝血因子,但清除小分子物质和纠正水电解质平衡紊乱的能力不足。CHDF改善水电解质平衡和酸碱紊乱,对肝性脑病和肝肾综合征较为有益,但是对大分子物质、胆红素的清除能力不足,且不能改善凝血障碍。因此,血浆置换联合连续性血液透析滤过

（PE+CHDF）具有互补和协同作用，更好地替代肝脏功能。PE+CHDF 可以改善肝衰竭的病情和生存率，我国各地大量的非随机对照试验支持这种组合模式的治疗价值，但是缺乏大样本 RCT 研究证据。

（4）血液/血浆灌流：血液灌流（Hemoperfusion，HP）是将血液直接送入活性炭或树脂灌流器，利用吸附剂的特殊孔隙结构将血液中的毒性物质吸附并清除。血浆灌流（Plasma perfusion，PP）也称为血浆吸附，先应用膜式血浆分离器分离出血浆，然而血浆流入灌流器进行吸附。血液灌流时吸附剂直接接触血细胞，容易发生低血压、白细胞减少、血小板减少和滤器凝血。因此，目前在肝衰竭治疗中大多采用血浆吸附。

目前常用的方法有：①活性炭灌流：活性炭比表面积为 1 000m²/g，属于广谱型吸附剂，对肌酐、尿酸、胍类、血氨等小分子物质和中分子物质具有较好的吸附作用，可以改善肝性脑病。活性炭灌流每次治疗 2~3h，此时活性炭吸附剂基本饱和。②树脂灌流：树脂是人工合成的一类具有网状立体结构的高分子聚合物。阳离子树脂对氨的清除效果好，阴离子交换树脂对胆红素和阴离子具有较好的吸附作用，中性树脂对胆红素、胆汁酸、游离脂肪酸及酰胺等具有较好的吸附作用。树脂灌流能够有效吸附肝衰竭患者血浆中的胆红素、内毒素和细胞因子，可使胆红素下降 30%~46%。③双重血浆分子吸附系统（Double plasma molecule absorbent system，DPMAS）：是串联两个吸附柱的血浆灌流系统（图 5-5-4），血液经过血浆分离器分离血浆，血浆流过一个可以吸附胆红素的阴离子树脂吸附柱，再流过另一个可以广谱吸附中大分子毒素的中性树脂吸附柱，净化后的血浆流入血液回路。可以有效清除肝衰竭患者的胆红素和炎症因子。

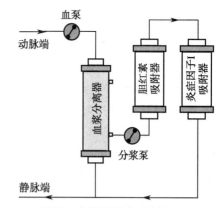

图 5-5-4　双重血浆分子吸附系统（DPMAS）示意图

（5）偶联血浆滤过吸附：偶联血浆滤过吸附（Coupled Plasma Filtration Adsorption，CPFA）是一种将血浆吸附和连续性血液透析（CVVHD）串联起来的血液净化模式（图 5-5-5），能够清除胆红素、大中分子炎症因子，同时能够达到 CVVHD 改善水电解质紊乱的目标。CPFA 的血浆灌流器可以根据治疗目标进行选择，肝衰竭时可以选择对胆红素和炎症因子都具有清除作用的血浆灌流器。CPFA 适合用于急性肝衰竭合并肾衰竭患者。需要注意，CPFA 治疗中血液经过两个滤器，血细胞破坏较大，抗凝过少容易发生凝血，抗凝剂多大则增加出血风险，枸橼酸抗凝可能降低这种风险。CPFA 治疗肝衰竭的疗效尚缺乏临床对照试验证实。

（6）白蛋白透析：白蛋白透析（Albumin dialysis）是应用白蛋白作为透析液进行血液净化的方法，分子吸附再循环系统（MARS）是最常用的白蛋白透析体系。白蛋白分子量约为 67 000Da，分子表面有许多配体结合位点，可以和药物、毒素、中间代谢产物和金属离子等物质结合。生理情况下，白蛋白结合物质随血液到达肝脏，与肝细胞表面的受体相互作用，这些物质与运载蛋白解离进入肝细胞，在肝细胞内通过一系列生物转化，最终由胆管或肾脏排出体外。

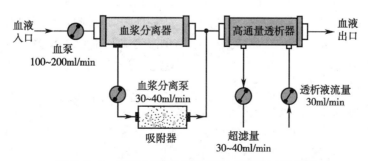

图 5-5-5　偶联血浆滤过吸附系统（CPFA）示意图

分子吸附再循环系统（MARS）由三个环路组成，即血液环路、白蛋白环路和透析环路（图5-5-6）。在血液环路，血液以150~250ml/h的流率经过MARS滤器（MARS flux），分子量<50 000Da的蛋白结合物质和水溶性小分子物质依据浓度梯度穿过MARS膜，进入白蛋白环路并与白蛋白结合。在白蛋白环路，20%白蛋白溶液600ml灌满环路，以150ml/h的流率在环路中循环流动，携带毒素的白蛋白溶液首先流过高通量透析器，水溶性毒素通过透析被清除，然后白蛋白溶液流入活性炭吸附柱（AC250）和阴离子树脂吸附柱（IE250），白蛋白结合毒素被吸附，白蛋白溶液得到再生并再次回到MARS滤器。透析环路含一个普通透析器，白蛋白溶液通过透析器内腔，透析液反向流过透析器外腔，通过弥散来清除尿素、尿酸和肌酐等水溶性小分子物质。白蛋白在MARS中发挥分子吸附剂的作用。需要MARS主机和血液透析机联合使用。每次治疗6~8h，或者连续治疗24h。MARS具有血液灌流和血液透析双重功能，能够有效清除蛋白结合毒素和水溶性毒素，纠正水电解质和酸碱紊乱。

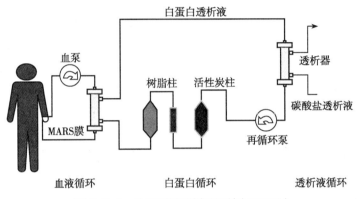

图5-5-6 分子吸附再循环系统（MARS）

MARS是目前欧美国家应用最多的人工肝系统，具有很好的安全性，单次治疗可使胆红素、肌酐、尿素氮、乳酸和芳香氨基酸降低30%左右，胆汁酸、短中链脂肪酸降低40%以上。MARS可以清除一氧化氮等血管活性物质，清除炎症细胞因子，改善肝衰竭患者的血流动力学，提高平均动脉压和外周血管阻力，改善脑灌注和降低颅内压。MARS治疗ALF的一个随机对照试验中，入选ALF患者102例，MARS组6个月存活率为84.9%，对照组为75.5%，统计学无显著差异。荟萃分析显示，MARS能够显著改善ALF患者的生化指标和肝性脑病症状，改善I型肝肾综合征患者的预后，但未证实MARS能够改善ALF患者的存活率。

2. 人工肝的合理应用

（1）根据病因选择：药物和中毒引起的ALF，可选择血浆置换联合血浆灌流或MARS。对于自身免疫性疾病引起肝衰竭患者，应选择普通血浆分离器进行血浆置换，能够清除大分子量的自身抗体和免疫复合物。

（2）根据病情选择：严重凝血障碍者，先进行血浆置换，然后再进行其他人工肝模式治疗。对于存在肝性脑病者，应联合血浆灌流、CHDF或者MARS。对于伴有水、电解质紊乱和肝肾综合征时，应选择CHDF、MARS或CPFA。对于没有严重凝血障碍和肝性脑病的患者，可以选择血浆胆红素吸附或DPMAS治疗。

（3）治疗剂量：血浆置换量一般选择患者血浆量的1.3倍左右，高容量血浆置换的血浆量为体重的15%。CHDF的治疗剂量同AKI的剂量，一般25~35ml/min。血浆吸附的治疗，需要根据血浆灌流器的性能确定治疗时间。急性肝衰竭的第一周应每日或隔日进行治疗，以后每周2~3次，每例患者平均治疗3~5次。如果治疗效果不佳，应尽早进行肝移植。

四、肝移植

肝移植是目前治疗急性肝衰竭最有效的方法。急性肝衰竭患者如果不进行肝移植，病死率仍极高，因此，一旦诊断急性肝衰竭就需要做好肝移植准备。MELD 评分是评估肝移植的主要参考指标,MELD 评分在 15~40 分是肝移植的最佳适应证。急性肝衰竭患者经过积极的内科综合治疗及人工肝治疗后,脑病仍然进展,需要尽早进行紧急肝移植。一旦出现严重的 MODS、脑水肿并发脑疝、循环功能衰竭,肝移植后的生存率较低。

第六节 展 望

急性肝衰竭的治疗仍然十分困难,如果不能及时得到肝移植,病死率极高。目前对于肝衰竭的发病机制了解十分有限,对于肝细胞坏死和再生的规律尚未阐明。世界各国对于肝衰竭的定义和分类仍未达成共识,大部分针对肝衰竭的治疗措施来自经验。面对肝衰竭的诊疗,仍然存在巨大的挑战。未来需要加强对不同病因的研究,寻找更多早期特异性治疗措施。非生物型人工肝技术,需要进行更多的多中心研究来证实其效果。生物性人工肝是未来发展的方向,需要解决肝细胞来源的安全性问题,以及储存和运输等问题。肝干细胞移植仍在探索阶段,细胞种类的选择、细胞移植的输注途径有待研究。肝移植已经取得巨大进步,肝移植的疗效显著提高,但肝脏供体来源有限,体外人工培养器官有望解决肝移植的供体不足。总之,肝衰竭的诊疗仍存在大量的问题有待解决,相信在不久的未来会有新的突破。

（李 昂 刘景院）

参 考 文 献

[1] Wendon J, Cordoba J, Dhawan A, et al. EASL Clinical Practical Guidelines on the management of acute (fulminant) liver failure[J]. J Hepatol, 2017, 66(5): 1047-1081.

[2] Polson J, Lee W M. AASLD position paper: The management of acute liver failure[J]. Hepatology, 2005, 41(5): 1179-1197.

[3] Flamm S L, Yang Y, Singh S, et al. American Gastroenterological Association Institute Guidelines for the Diagnosis and Management of Acute Liver Failure[J]. Gastroenterology, 2017, 152(3): 644-647.

[4] 中华医学会感染病学分会肝衰竭与人工肝学组. 非生物型人工肝治疗肝衰竭指南(2016 年版)[J]. 中华临床感染病杂志, 2016, 9(2): 97-103.

[5] 肝衰竭诊治指南(2018 年版)[J]. 临床肝胆病杂志, 2019, 35(1): 38-44.

[6] 臧红, 朱冰, 温斌, 等. 我国北方地区急性、亚急性肝衰竭病因与预后分析[J]. 中华实验和临床病毒学杂志, 2014, 28(5): 367-370.

[7] Hernaez R, Solà E, Moreau R, et al. Acute-on-chronic liver failure: an update[J]. Gut, 2017, 66(3): 541-553.

[8] Morabito V, Adebayo D. Fulminant Hepatitis: Definitions, Causes and Management[J]. Health, 2014, 6(10): 1038-1048.

[9] Arroyo V, Moreau R, Jalan R, et al. Acute-on-chronic liver failure: A new syndrome that will re-classify cirrhosis[J].

Journal of Hepatology, 2014, 62(1): S131-S143.

[10] Bernal W, Lee W M, Wendon J, et al. Acute liver failure: A curable disease by 2024? [J]. Journal of Hepatology, 2014, 62(1): S112-S120.

[11] Butterworth R F. Pathogenesis of Hepatic Encephalopathy and Brain Edema in Acute Liver Failure[J]. Journal of Clinical and Experimental Hepatology, 2015, 5: S96-S103.

[12] Jaeschke H. Acetaminophen: Dose-Dependent Drug Hepatotoxicity and Acute Liver Failure in Patients[J]. Digestive Diseases, 2015, 33(4): 464-471.

[13] O'Grady J G. Acute liver failure[J]. Postgraduate Medical Journal, 2005, 81(953): 148-154.

[14] Sugawara K, Nakayama N, Mochida S. Acute liver failure in Japan: definition, classification, and prediction of the outcome[J]. Journal of Gastroenterology, 2012, 47(8): 849-861.

[15] Patton H, Misel M, Gish R G. Acute liver failure in adults: an evidence-based management protocol for clinicians[J]. Gastroenterology & hepatology, 2012, 8(3): 161.

[16] Patton H, Misel M, Gish R G. Acute liver failure in adults: an evidence-based management protocol for clinicians[J]. Gastroenterology & hepatology, 2012, 8(3): 161.

[17] Rinella M, Sanyal A. Intensive Management of Hepatic Failure[J]. Seminars in Respiratory and Critical Care Medicine, 2006, 27(3): 241-261.

[18] Larsen F S, Schmidt L E, Bernsmeier C, et al. High-volume plasma exchange in patients with acute liver failure: An open randomised controlled trial [J]. J Hepatol, 2016, 64 (1): 69-78.

[19] Hadžić N, Dhawan A. Steroids in acute liver failure? [J]. The Journal of Pediatrics, 2014, 165 (1): 211-212.

[20] Porcher R, Vaquero J. Hypothermia in acute liver failure: What got lost in translation? [J]. Journal of Hepatology, 2016, 65 (2): 240-242.

第六篇　出凝血功能障碍

第一章　弥散性血管内凝血

弥散性血管内凝血（disseminated intravascular coagulation, DIC）是由多种基础病变导致的临床综合征，以血管内凝血活化至弥漫性毛细血管内微血栓形成以及继发性纤溶亢进为特征，最终可出现多器官功能障碍综合征（multiple organ dysfunction syndrome, MODS）和广泛出血。临床上 DIC 是多种疾病的中间环节，分为急性和慢性，其中急性 DIC 进展快，病死率高，预后差。由于 DIC 继发于其他基础疾病，因此 DIC 的主要临床表现以及预后均与病因及基础疾病进展情况有关。本章主要阐述脓毒症导致的 DIC。

一、病因及发病机制

（一）病因

严重感染、脓毒症、创伤、烧伤、胰腺炎、肝衰、中毒、恶性肿瘤、羊水栓塞等均可以导致 DIC 的发生，其中最常见的是感染（30%~51%）和创伤（45%）（表 6-1-1）。

表 6-1-1　DIC 的病因

类型	主要疾病
脓毒症 / 重症感染	任何病原微生物感染，包括革兰氏阴性细菌和革兰氏阳性细菌、病毒、真菌、立克次体感染、寄生虫感染
创伤和组织破坏	严重组织损伤、横纹肌溶解、脂肪栓塞、烧伤、重症胰腺炎
病理产科	羊水栓塞、胎盘早剥、先兆子痫、产后出血
恶性肿瘤	实体肿瘤、血液系统恶性肿瘤、肿瘤化疗、溶瘤综合征
血管病变	巨大血管瘤、大动脉瘤、卡梅综合征
严重中毒或免疫反应	蛇咬伤、毒品、严重输血反应、移植排斥反应
肝功异常	梗阻性黄疸、急性肝衰竭
遗传因素	蛋白 C 缺乏；蛋白 S 缺乏；凝血因子 V Leiden 基因突变
其他	心肌梗死；低体温；心脏骤停；溺水；溶血尿毒综合征；急性肾小球肾炎；冻伤；中暑和热休克；酸中毒

（二）发病机制

脓毒症相关凝血功能紊乱主要机制是促凝反应上调、生理性抗凝途径受损和纤溶受到抑制。病原微生物入侵机体后，立即发生炎症反应，促炎因子产生和释放增多，并进而活化凝血系统，促发免疫反应，相互作用形成恶性循环，当宿主无法自我代偿，全身炎症和凝血级联反应活化，进入病理过程并逐渐加重发生 DIC。目前认为，DIC 并非单纯的凝血功能紊乱，而是内皮细胞损伤、单核 - 巨噬细胞、白细胞、血小板以及血浆蛋白等的共同作用。

1. 促凝反应上调　正常参与凝血过程的三大要素包括内皮细胞、血浆凝血蛋白、血小板。脓毒症过程中，三者均发生变化，共同促进凝血活化。

（1）内皮细胞损伤：内皮细胞与凝血系统的关系十分密切。内皮细胞位于血管内表面，是隔离血液和组织器官的屏障，也是病原微生物入侵后首先被侵袭的部位。正常的内皮细胞表面存在一系列抗凝和促纤溶机制，如组织因子途径抑制物（tissue factor pathway inhibitor, TFPI）、抗凝血酶（antithrombin, AT）、血栓调节蛋白（thrombomodulin, TM）和肝素样物质等具有抗凝作用；组织纤溶酶原激活物有促纤溶作用；一氧化氮（nitric oxide, NO）、前列环素（prostaglandin I2, PGI2）和腺苷二磷酸（adenosine diphosphate, ADP）具有抗血小板聚集的作用，因此内皮细胞为抗凝表型。病原微生物入侵后，内皮细胞受损，正常抗凝机制受到抑制，组织因子（tissue factor, TF）及凝血酶等促凝物质产生和释放增多，抑制纤溶物质增多，从而使内皮细胞从抗凝表型转变为促凝表型，促进血栓形成。

（2）凝血途径活化：脓毒症单核细胞、巨噬细胞等炎症细胞和内皮细胞均发生活化，表达 TF 增多，启动外源性凝血途径，活化凝血因子（factor, F）Ⅶ并结合形成 TF-FⅦ复合物，进而活化 FX，促进凝血酶的生成（凝血启动途径）。凝血酶在凝血级联反应中起到关键作用，通过活化 FV、FⅧ、FⅪ（凝血放大途径），生成大量凝血酶，并将纤维蛋白原转变为纤维蛋白，交联聚集形成血栓。凝血酶还能促进血小板活化和聚集，进而导致大量血栓形成，在微循环沉积（图 6-1-1）。因此，TF 启动的外源性凝血途径是脓毒症凝血功能障碍的始动因素。外源性凝血途径导致凝血酶的生成，内源性凝血途径通过凝血酶介导的 FV 和 FⅧ的活化使凝血酶的生成进一步增多，放大凝血过程。同时，TF 促进肿瘤坏死因子（tumor necrosis factor, TNF）、白细胞介素（interleukin, IL）-1、IL-6 等表达，放大炎症反应，炎症因子又进一步抑制天然抗凝系统，加重内皮细胞损伤，加剧凝血活化，形成恶性循环。

（3）血小板活化和聚集：血小板在脓毒症凝血活化过程中起到关键作用。促炎介质如血小板活化因子（platelet activating factor, PAF）直接活化血小板，凝血酶持续生成进一步活化血小板。活化的血小板一方面刺激纤维蛋白生成形成血栓，另一方面表达 P-选择素，介导血小板与内皮细胞和白细胞的黏附，并促进单核细胞表达 TF，加强凝血过程。脓毒症过程中血小板活化、消耗、破坏发生在内皮细胞表面，主要由于内皮细胞和血小板的相互作用。

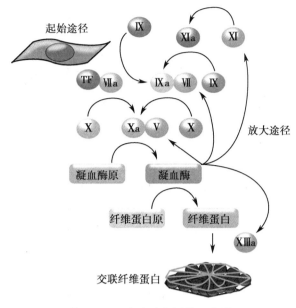

图 6-1-1 凝血途径活化示意图

2. 生理性抗凝途径受损 正常情况下，机体凝血受到三大生理性抗凝途径调节，包括 TFPI、蛋白 C（protein C, PC）和 AT。TFPI 是凝血途径的早期调节因子，活化蛋白 C（activated protein C, APC）是具有促纤溶和抗炎特性的抗凝物质，AT 是凝血酶的天然拮抗剂，循环中的肝素样物质可以使其活性放大数倍。脓毒症时，内皮细胞受损天然抗凝物质产生减少，持续消耗以及蛋白水解作用使生理抗凝系统功能障碍，同时内皮细胞表达 TM 和内皮细胞蛋白 C 受体（endothelial protein C receptor, EPCR）减少，影响 PC 活化，以上均促进高凝状态。

3. 纤溶受到抑制 脓毒症凝血系统高度活化，大量纤维蛋白沉积，导致纤溶活动增强，降解纤维蛋白，D-二聚体（D-dimmer, D-D）和纤维蛋白（原）降解产物（fibrinogen degradation product, FDP）增多。血管内皮细胞释放纤溶酶原激活剂如组织型纤溶酶原激活剂（tissue-type plasminogen activator, t-PA），导致纤溶酶原活化并生成纤溶酶，促进血凝块溶解，但远远低于纤维蛋白沉积的速度，且随后纤溶抑制物如纤溶酶原激活物抑制剂-1（plasminogen activator inhibitor-1, PAI-1）等大量生成，使纤溶系统活化速度受到抑制，导致广泛血栓形成。凝血酶大量生成促进凝血酶激活的纤溶抑制物（thrombin activatable fibrinolysis inhibitor, TAFI）形成，降低血凝块通透性并增加血凝块硬度。多因素的动态平衡是脓毒症纤溶抑制的基础。事实上，DIC中纤溶系统的活化程度远不能满足高凝过程中大量生成的纤维蛋白对纤溶的实际需要，因此大量纤维蛋白不能被降解和清除，蓄积在微血管床并阻断循环，是导致MODS的重要原因。

二、临床表现

DIC最常见的临床表现是出血、血栓形成或两者同时存在，经常导致一个或多个器官功能障碍。脓毒症患者几乎不可避免地会发生凝血功能紊乱。脓毒症凝血活化最主要的表现是广泛血栓形成，不仅发生于小血管，也可见于中等大小和大的动脉和静脉。最常见的是微循环血栓形成，临床上可以表现为皮下栓塞的迹象，主要是紫癜、对称性肢体坏疽但可触及脉搏搏动。非常特异的体征是"网格状紫癜"，这种网格并非红斑样，而是紫癜样的，看起来就是网状的青斑。在紫癜处穿刺进针3~4mm没有出血，提示血栓性微血管病。血液高凝现象也可以表现为采血标本时针头或针筒血液容易快速凝结，或者静脉或动脉血管通路容易被血栓阻塞。临床上也可以没有明显的血栓形成的迹象，但微循环栓塞会引起组织缺血缺氧，进而导致多器官功能障碍。因此，脓毒症导致DIC又称为器官衰竭型、高凝型或纤溶抑制型DIC。DIC容易累及的器官通常是肺脏、肾脏、肝脏和中枢神经系统。尸检提示多个器官存在纤维蛋白沉积，表现为血管内血栓形成，伴有不同程度的缺血和坏死，和临床上器官功能障碍密切相关。动物研究表明，内毒素血症或菌血症导致肾脏、肺脏、肝脏和脑血管内纤维蛋白沉积，凝血状态好转后器官功能改善，病死率下降。提示脓毒症凝血活化是其他器官功能障碍的始动因素。

脓毒症患者凝血变化都是首先高凝和纤溶抑制，此时出血少见，随着凝血因子和血小板的逐渐消耗发展成纤溶亢进和低凝，发生出血，因此，脓毒症导致的凝血功能紊乱又称为"消耗性凝血病"。如果同时存在肝功能障碍或维生素K缺乏导致凝血因子合成减少，进一步导致血浆中凝血蛋白水平降低，可能发生大出血。出血可以表现为动脉或静脉穿刺部位出血、手术伤口出血或其他部位弥漫性渗血，甚至发生致死性DIC。出血

可以和血栓同时存在。显性DIC患者活检发现小血管内弥漫性出血，出血性坏死，微血栓形成，在中或大动脉和静脉内血栓形成。并非所有患者都能在脓毒症早期就诊，有些患者入院或入重症监护病房（intensive care unit，ICU）已经处于晚期阶段，临床上需结合症状、体征和实验室检查等综合评估不同脓毒症患者的凝血功能。

三、实验室检查

凝血系统的实验室检查繁多且复杂，常用的实验室检查指标如下：

1. **凝血酶原时间（prothrombin time，PT）、凝血酶原时间比值（prothrombin time ratio，PTR）和国际标准化比值（international normalized ratio，INR）** 是反映外源性凝血途径的试验。PT正常参考值11~14s（Quick一期法）。为使结果更准确，采用受检者与正常对照的比值，称为PTR，正常参考值为0.82~1.15。为进一步达到国际统一，又引入国际敏感度指数（international sensitivity index，ISI）对PTR进行修正，即INR=PTR/ISI，正常参考值与PTR接近。凝血因子减少或抗凝物质增加可导致上述三项试验延长，而高凝则导致缩短。一般来说，凝血因子水平降低50%凝血试验会延长。50%~60%的DIC患者凝血因子水平降低，PT延长，与消耗、肝功能障碍或维生素K缺乏等合成减少、大出血导致凝血蛋白丢失等因素有关。脓毒症患者PT延长预后差。其他原因如肝病和维生素K缺乏患者PT也延长，因此PT延长并非DIC特异性诊断指标。一半的DIC患者PT正常或缩短，原因是循环中存在活化的凝血因子如凝血酶，促进凝血。因此，PT正常也不能除外凝血活化，需要重复检测。

2. **部分活化凝血活酶时间（activated partial thromboplastin time，APTT）** 正常参考值31.5~43.5s，为反映内源性凝血途径的试验。凝血因子减少或抗凝物质增加导致APTT延长；缩短可见于高凝早期。脓毒症时由于炎症反应和内皮细胞释放FⅧ增多，APTT仅轻度延长，没有PT准确。

3. **活化凝血时间（activated clotting time，ACT）** 正常参考值70~130s，为内源性凝血途径状态的筛选试验，延长见于凝血因子减少及抗凝物质（如肝素、双香豆素或纤溶产物）增加，缩短可见于

高凝早期。ACT 多在使用大剂量肝素抗凝时监测。

4. 凝血酶时间（thrombin time，TT） 是测定凝血酶将纤维蛋白原转变为纤维蛋白的时间，正常参考值为 16~18s。纤维蛋白原含量不足（<100mg/dl）或有抗凝物质，如肝素、纤维蛋白裂解产物存在时，可使 TT 延长。

5. 出血时间（bleeding time，BT） 正常对照参考值 1~3min（Duke 法）或 1~6min（Ivy 法），主要决定于血小板数量和质量，也与血管收缩功能有关。血小板计数 <100×10⁹/L 将导致 BT 延长。在功能性凝血病，BT 延长，血小板计数可以正常。试验受干扰因素较多，敏感性和特异性差，价值有限。

6. 血小板 正常对照参考值（100~300）×10⁹/L。血小板是脓毒症 DIC 很重要的一项诊断指标。凝血酶导致的血小板消耗是脓毒症血小板减少的主要因素，因此血小板减少间接反映凝血酶的持续生成，提示持续的凝血激活、微血管损伤和器官功能障碍。血小板计数动态变化对于诊断 DIC 的价值要高于其绝对值，即使在正常范围，但动态下降≥30% 仍提示持续消耗，因此连续监测血小板更有意义。但血小板降低并不是 DIC 的特异性表现，因此用来诊断 DIC 的特异性有限。重症患者血小板减少的常见原因有：脓毒症、DIC、药物相关血小板减少、大量失血、液体复苏或大量输注红细胞及血浆、体外循环、主动脉球囊反搏（intra-aortic ballon pump，IABP）、免疫性血小板减少、肝素相关血小板减少（heparin-induced thrombocytopenia，HIT）、血栓性微血管病，注意鉴别。

7. 纤维蛋白原（fibrinogen，Fib） 正常参考值为 2.0~4.0g/L，下降提示合成不足、丢失或消耗增加。Fib 是急性相反应蛋白，脓毒症时炎症反应可使其增加，因此，虽然持续消耗，但血浆中水平大多增高甚至很长一段时间维持在正常范围，极少数患者会降低，掩盖了消耗性凝血病对其消耗的真相，因此 Fib 诊断脓毒症 DIC 的价值小，敏感性 <30%。

8. 纤维蛋白相关的标记物 D-D 和 FDP 标志凝血酶生成，纤维蛋白形成和聚合，继而被纤溶酶降解的过程。水平增高提示凝血和纤溶的活化，同时提示凝血酶和纤溶酶的生成。D-D 正常参考值胶乳凝集法阴性，酶联免疫吸附试验（Enzyme-linked immunosorbent assay，ELISA）法 <400μg/L。D-D 是纤维蛋白降解的特异性产物，因此反映继发性纤溶，阴性对于除外诊断价值大。D-D 在评价对 DIC 治疗的反应中很有价值。FDP 应用 ELISA 法正常参考值 <10mg/L。FDP 包括纤维蛋白原和纤维蛋白降解产物，升高表示存在纤溶亢进，原发性和继发性纤溶亢进均升高。脓毒症 DIC 是纤溶抑制型 DIC，D-D 和 FDP 仅轻度增加，FDP 增高水平高于 D-D。在深静脉血栓形成、肺栓塞等疾病情况下此两个指标也会增高，因此用于诊断 DIC 敏感性高，特异性差。FDP 在肝脏代谢，由肾脏排泄，因此肝或肾衰竭时也增高。

9. 血浆鱼精蛋白副凝（plasma protamine paracoagulation，3P）试验 脓毒症高凝产生过量的纤维蛋白单体，鱼精蛋白能够使纤维蛋白单体聚合成胶状或条状物。3P 试验可检出 >50μg/ml 的纤维蛋白单体，故具有较高的敏感性，诊断脓毒症 DIC 有帮助。脓毒症 DIC 早、中期试验呈阳性，后期可以呈阴性。

10. AT 正常参考值为 80%~120%。脓毒症凝血酶大量生成，导致 AT 被稳步消耗，AT 水平降低。监测 AT 水平提高脓毒症 DIC 诊断的敏感性，有助于判断预后。肝素通过和 AT 结合发挥作用，因此监测 AT 有利于评估肝素的治疗效应，当 AT 低于 70%，肝素抗凝效果降低；低于 50%，肝素抗凝效果明显降低；低于 30%，肝素便失去抗凝作用。由于临床上 AT 监测尚不能广泛开展，且不能很快得到结果，影响其临床应用。AT 在肝脏合成，肝病患者水平下降，因此诊断 DIC 特异性有限。

11. 凝血活化的生物标记物 监测凝血因子由酶原形式转变为活性蛋白酶可以判断凝血活化的程度。凝血酶-抗凝血酶（thrombin-antithrombin，TAT）复合物、凝血酶原片段 1+2（prothrombin fragment 1+2，F1+2）反映凝血酶生成情况。纤溶酶-抗纤溶酶（Plasmin-antiplasmin，PAP）复合物反映纤溶酶的活化。可溶性纤维蛋白（soluble fibrin，SF）有助于判断 DIC 时血管内纤维蛋白形成，理论上是有价值的诊断 DIC 指标，更能反映凝血酶对纤维蛋白原的作用，但半衰期短。而且创伤，近期手术，出血或静脉血栓形成也可以导致纤维蛋白相关标记物增高。TAT 和 SF 对于排除诊断价值大。联合这些分子标记物有助于提高 DIC 诊断的敏感性和特异性。

12. **血栓弹力图（thrombelastogram, TEG）** 理论上，全血黏滞度检测能够全面评估体内凝血状态，其优于传统方法之处在于可以监测血小板功能和纤溶活性，但诊断 DIC 的敏感性和特异性并不清楚。实际上，低凝和高凝并没有统一标准，脓毒症患者应用 TEG 评估的合适时机并不清楚。因此，脓毒症患者应用 TEG 的价值仍需进一步探讨。

目前并没有特异性的指标可以确诊脓毒症 DIC。常规的实验室检查如 PT、APTT 和 Fib 均存在局限之处：这些实验室指标都是检测血浆，不能评估血小板对血栓形成的作用，更不能反映体内各成分之间的相互作用和凝血全貌；传统实验室检测不能提供定量或功能性指标；传统的实验室检查一般都存在高敏感性和低特异性的特点。TEG 虽能全面评估凝血状态，然而在脓毒症 DIC 中作用仍不确定。总之，实验室检查项目要能够反映消耗性凝血病两个基本病理特征：凝血物质消耗和继发性纤溶，结合多个指标综合判断更有价值。

四、评分系统

没有单一的临床或实验室检查有足够的敏感性和特异性能够确诊或排除 DIC，因此，DIC 诊断没有"金标准"。目前诊断依据 DIC 评分，包括日本卫生福利部（Japanese Ministry of Health and Welfare, JMHW）、日本急诊医学学会（Japanese Association of Acute Medicine, JAAM）、国际血栓与止血协会（International Society on Thrombosis and Haemostasis, ISTH）、日本血栓与止血协会（Japanese Society on Thrombosis and Haemostasis, JSTH）提出的评分系统。几个 DIC 评分均整合了多个临床和实验室指标，各有优缺点，不能广泛适用于各种原因导致的 DIC（表 6-1-2）。

表 6-1-2 常用 DIC 评分

	评分	JMHW	ISTH	JAAM
潜在疾病	1	存在		
出血	1	存在		
器官衰竭	1	存在		
全身炎症反应综合征（Systemic inflammatory response syndrome, SIRS）	0 1			0~2 ≥3
血小板计数 /（×10^9/L）	0	>120	≥100	≥120
	1	≤120~>80	<100~≥50	<120~≥80 或 24h 内下降 >30%
	2	≤80~>50	<50	
	3	≤50		<80 或 24h 内下降 >50%
PT 延长	0	PT-INR<1.25	≤3	PT-INR<1.2
	1	1.25≤PT-INR<1.67	>3~≤6	PT-INR≥1.2
	2	PT-INR≥1.67	>6	
纤维蛋白原 /（g/L）	0	>1.5	≥1.0	
	1	>1.0~≤1.5	<1.0	
	2	≤1.0		
纤维蛋白相关标志物 /（μg/ml）	0	FDP: <10	FDP 或 D-D	FDP: <10
	1	≥10~<20		≥10~<25
	2	≥20~<40	中度升高	
	3	≥40	显著升高	≥25
诊断 DIC		≥7 分	≥5 分	≥4 分

1988年提出的JMHW评分，≥7分诊断DIC，6分可疑DIC，≤5分排除。对于白血病等造血功能不全的情况，由血小板计数和出血症状以外的项目来判断，≥4分诊断DIC，3分可疑DIC，≤2分排除。参与制定该诊断标准的人员主要是血液内科医生，因此，更适用于血液系统恶性肿瘤导致的DIC，此类患者DIC特点是纤溶亢进，Fib明显减少，FDP增高，临床可见出血倾向，根据此标准更容易诊断。由于评分中包含了出血和血栓形成导致器官功能障碍的临床表现，敏感性差，特异性高。重症感染等导致的纤溶抑制型DIC，不适合应用此诊断标准。

2001年基于JMHW评分进行调整，提出ISTH评分。ISTH诊断标准提出的同时确定了DIC的定义，提出了显性DIC与非显性DIC的概念，并强调凝血紊乱的动态观察。ISTH评分≥5分为显性DIC，<5分为非显性DIC，需要在之后的1~2d重新评估。与JMHW评分相比，ISTH评分去除了临床症状体征，强调了DIC基础疾病及凝血系统分子标志物的重要性，但是并未给出分子标志物的具体变化范围。相比而言，ISTH显性DIC评分特异性高，但敏感性更差。脓毒症DIC应用ISTH显性评分系统诊断准确性高，然而包含Fib，为急性相反应蛋白，在脓毒症中不能反映DIC严重程度。

由于JMHW标准敏感性差，2005年制定了JAAM评分，≥4分诊断DIC。JAAM评分的特点是：①纳入SIRS评分，敏感性高，但特异性差；②更加关注DIC的炎症和凝血交互作用；③包含血小板计数的变化幅度；④取消了纤维蛋白原这一敏感性差、特异性高的指标。脓毒症时凝血异常多在早期出现，炎症和凝血相互作用，尤其当血小板数量急剧减少，以及纤溶亢进的指标如D-D、FDP升高，是提示体内血栓仍在形成的有力证据，所以灵敏度高的JAAM诊断标准更适合。然而由于JAAM标准敏感性过高，容易导致误诊，如外科患者血肿等患者D-D和FDP增加，会导致JAAM评分增高，因此，需结合基础疾病判断是否为DIC。

不同疾病导致的DIC病理过程明显不同，因此常用的三个诊断标准不能广泛用于各种类型的DIC，DIC的病因不同，诊断标准应该不同。基于此提出了JSTH标准，把DIC分成"血液病型"，"感染型"和"基本型"，≥6分诊断DIC。由于"感染型"DIC很少见到纤维蛋白原降低，因此剔除此项（表6-1-3）。然而，JSTH标准太复杂，耗时，而且有些项目并非常规开展，不适合在ICU中常规使用，因此对脓毒症DIC患者提出了简化JSTH标准（见表6-1-3），容易计算，判断预后的效能与JSTH标准相似。

表 6-1-3　JSTH 和简化 JSTH 标准比较

评分项目	JSTH 标准	评分	简化 JSTH 标准	评分
血小板计数 /（ ×10⁹/L ）	80<~≤120	1	80<~≤120	1
	50<~≤80	2	50<~≤80	2
	≤50	3	≤50	3
FDP/（ μg/ml ）	10≤~<20	1	≥20	1
	20≤~<40	2		
	≥40	3		
PT 比值	1.25≤~<1.67	1	1.25≤~<1.67	1
	≥1.67	2	≥1.67	2
AT 活性 /%	≤70	1	≤70	1
TAT 复合物、SF、F1+2	≥正常上限 2 倍	1	NA	—
肝功能衰竭	存在	-3	NA	—
诊断 DIC		≥6分		4分

2016 年提出了脓毒症 3.0 诊断标准，JAAM 评分中沿用 SIRS 出现争议。随之日本提出了与此新标准匹配的脓毒症相关凝血病（sepsis-induced coagulopathy，SIC）诊断标准，≥4 分且 PT-INR 和血小板两项分数和 >2 可以诊断（表 6-1-4）。SIC 标准剔除了 SIRS 和 FDP 两项指标，增加了序贯器官衰竭评分（sequential organ failure assessment，SOFA）。SIC 目前在临床上尚没有广泛应用，是否能指导脓毒症 DIC 抗凝药的应用仍有待于进一步验证。

表 6-1-4　SIC 标准

评分项目		评分
PT-INR	≤1.2	
	1.2<~≤1.4	
	>1.4	
血小板计数 /（×10⁹/L）	≥150	0
	100≤~<150	1
	<100	2
呼吸、心血管、肝脏和肾脏四项 SOFA 评分之和	0	0
	1	1
	≥2	2

五、诊断与鉴别诊断

（一）诊断

目前 DIC 诊断没有"金标准"，主要依赖 DIC 评分。目前，脓毒症 DIC 普遍采用的诊断标准为 JAAM 和 ISTH 标准。

（二）鉴别诊断

DIC 的临床表现和实验室检查均不特异，因此应与存在相似表现的疾病相鉴别。

1. **静脉血栓栓塞（venous thromboembolism，VTE）** VTE 是以深静脉血栓为主要临床表现的血栓性并发症，形成的三大要素：血液高凝、血流滞缓和血管壁损伤，DIC 高危患者也是 VTE 的高危患者。实验室检查 VTE 和 DIC 患者均会发生 D-D、FDP 增高，导致 DIC 评分增高。然而，两者存在不同之处，在病理学上，VTE 是局部病变，不具有 DIC 弥漫性血栓形成的特征。临床上，VTE 以下肢深静脉血栓最常见，以肺梗死最具威胁性；DIC 以微循环血栓形成更常见。VTE 可以通过血管超声、血管造影、磁共振成像（magnetic resonance imaging，MRI）等影像学检查确诊。

2. **肝衰竭** 肝脏合成许多凝血因子和抗凝蛋白，同时也是活化的凝血因子被灭活的场所，因此，肝功能损害可以导致严重的凝血紊乱。然而，肝功能不全常伴有脾大，黄疸以及肝功酶学增高，血小板中等程度下降。有学者提出同时测量 FVa 和 FⅧa 有助于鉴别，因为 FVa 只由肝脏合成，而 FⅧa 来源较广泛，如果只有 FVa 减少而没有 FⅧa 减少，则肝源性凝血物质缺乏可能性较大；如果两者都降低，则 DIC 可能性更大。

3. **HIT** 是由应用肝素引发的免疫相关的凶险并发症，更常见于应用普通肝素的患者。肝素与血小板因子 4（platelet factor 4，PF4）形成免疫复合物，进而导致血小板活化与聚集，这种血管内血小板消耗导致严重的血小板减少，并促使血小板产生和释放微粒体，加速凝血酶的生成，形成血栓。而且，HIT 抗体活化单核细胞和内皮细胞，促使 TF 表达，活化外源性凝血途径，进一步促进血栓形成。对于血小板的急剧下降和 D-D 的急剧升高，如果意识不到是发生了 HIT，而被误判作抗凝不够，进一步增加肝素剂量，并对症输注血小板，则会"雪上加霜"，导致灾难性后果。HIT 具有一定的临床特点：多发生在使用肝素 5~10d 后（如之前有过肝素暴露史，此潜伏期会缩短）；血小板急剧下降，下降幅度超过 50%；凝血时间多正常；可发生动脉或静脉血栓形成。如出现血小板急剧下降而 D-D 急剧升高的现象，没有其他明确的原因可解释，均应怀疑 HIT 的可能性，并立即给予排查。床旁可采用 4Ts 方法，即从血小板减少程度、血小板减少出现时间、血栓形成和有无其他致血小板减少的因素等四个方面对 HIT 的可能性进行评估，分为低风险、中度风险和高风险三个级别，可以对可疑患者进行筛查，敏感性高，但特异性低。实验室可以进行抗体检测和功能检测，但特异性均有限。观察血小板凝集现象的血小板血清素释放实验（serotonin release assay，SRA）是诊断 HIT 的"金标准"，但由于需要放射性核素示踪剂，只能在特定实验室检测，且检测时间长，实用性差。鉴于 HIT 的危害，临床上凡不能排除 HIT 的患者必须立即停用肝素，并开始使用抗凝血酶制剂进行"替代抗凝治疗",同时筛查 DVT 和 DIC。一般情况下不主张继续输注血小板,除非血小板计数很低而又必须进行有出血风险的外科操作。

4. 血栓性微血管病 脓毒症 DIC 与血栓性微血管病在危险因素、临床表现和病理学方面很相似,但两者发病机制不同,脓毒症 DIC 是由于 TF 启动的外源性凝血功能障碍,是凝血、纤溶和血小板均发生活化并相互作用导致弥散性微血管内血栓形成。血栓性微血管病是由血小板活化和内皮细胞损伤所导致的超大血管性血友病因子(ultra-large von Willebrand factor, ULVWF)水平变化,最终形成血管内微血栓,血栓成分主要是血小板和 ULVWF。因此,检测血管性血友病因子裂解酶(a disintegrin and metalloproteinase with a thrombospondin type 1 motif, member 13, ADAMTS-13)及 ULVWF 的水平对两者鉴别很重要。血栓性微血管病凝血时间多正常。

六、DIC 治疗

导致 DIC 的病因不同,临床表现不同,使 DIC 治疗困难,要更加注意个体化。DIC 治疗的关键是处理原发病,尽快去除病因,凝血功能紊乱才能随之好转。在治疗病因的同时,需要针对凝血功能紊乱及其导致的器官功能障碍采取治疗,包括抗凝治疗、支持治疗、替代治疗等。

1. 病因治疗 控制感染是治疗脓毒症 DIC 的根本,如对感染部位的引流和抗生素使用等控制病原的手段,尤其对感染部位的引流极其重要。

2. 抗凝治疗 脓毒症 DIC 促凝物质增多、生理性抗凝途径受损、纤溶受到抑制导致体内大量血栓形成,因此理论上应该进行抗凝治疗。抗凝治疗目的是阻止凝血过度活化、重建凝血—抗凝平衡、中断高凝的病理过程。目前抗凝治疗仍存在争议。生理性抗凝物质包括重组组织因子途径抑制物(recombinant tissue factor pathway inhibitor, rTFPI)、AT、APC,近年来临床研究结果实验室指标得到明显改善,缩短了 DIC 持续时间甚至改善器官功能,但没有降低病死率。重组人血栓调节蛋白(recombinant human thrombomodulin, rhTM)

能降低脓毒症 DIC 患者住院病死率,但仍需要验证。对前期多项评价抗凝剂应用于脓毒症患者的大样本临床研究进行深入分析,发现脓毒症 DIC 亚组患者应用抗凝剂明显降低病死率,提示并非所有脓毒症患者均能获益于抗凝治疗,可能由于脓毒症患者凝血活化程度不同。脓毒症 DIC 可能是抗凝治疗的获益人群。

肝素作为传统的抗凝剂,在临床广泛用于预防和治疗深静脉血栓形成,其抗凝作用是公认的。目前研究表明肝素具有抗炎、抗凋亡、保护内皮细胞多糖包被等多种生物学活性,而脓毒症是感染导致的临床综合征,因此肝素可能对脓毒症患者有益,但并未得到对照研究的证实。2016 年拯救脓毒症运动指南首次提出抗凝治疗,对肝素和 TM 治疗脓毒症或感染性休克没有推荐意见,是中立的。但至少提示抗凝治疗越来越得到重视,只是需要进一步随机对照研究证据支持。基于脓毒症 DIC 的病理生理过程,对于临床上存在高凝迹象以及明显的血栓栓塞或广泛的纤维蛋白沉积的征象,如暴发性紫癜或肢端坏死的脓毒症 DIC 患者可以考虑应用肝素治疗。剂量可给予 100U/kg 持续静脉泵入,根据临床表现,实验室检查,DIC 评分等综合判断疗效。

3. 替代治疗 脓毒症 DIC 凝血活化,体内形成大量血栓,实验室检查表现为凝血时间延长,血小板减少,但这是由于体内高凝形成血栓凝血因子和血小板消耗导致,因此不能仅根据实验室检查结果外源性补充血液制品,会加重体内高凝和血栓形成。仅在有活动性出血、需要侵入性操作或出血风险高的患者酌情补充。已有活动性出血者可不受限于血小板水平;有出血倾向且血小板 $<50 \times 10^9/L$ 的患者可以输注血小板;无出血倾向者可放宽至($10\sim20$)$\times 10^9/L$。当纤维蛋白原低于 1.2g/L 或 PT、APTT 明显延长,且伴有出血的 DIC 患者,应考虑输注新鲜冰冻血浆(剂量为 5~10ml/kg),或者给予纤维蛋白原制品 2~3g 或输注冷沉淀 8~10U。需要注意的是,补充血小板和凝血因子可能需要配合抗凝治疗。

4. 抗纤溶治疗 基于脓毒症体内高凝状态,

纤溶相对抑制,不主张抗纤溶治疗。

5. 支持治疗 脓毒症早期发生凝血活化,广泛血栓形成,影响器官灌注导致 MODS 的发生。因此,在控制感染源和抗凝治疗的基础上,有必要对受损器官进行相应的支持治疗。

七、争议

1. 脓毒症 DIC 诊断标准 DIC 病因不同,临床表现不同,且临床表现和实验室检查并不特异,目前诊断 DIC 主要依据 DIC 评分。然而,目前应用的评分标准均存在缺陷,如是否参考最新脓毒症诊断标准、纳入的实验室指标临床是否广泛开展、各个指标用于诊断脓毒症 DIC 的价值和界值、是否纳入分子标记物、敏感性、特异性、临床可操作性以及缺少评价在脓毒症患者中应用价值的前瞻性研究等,因此不能适用于脓毒症 DIC 患者。

2. 是否抗凝治疗 因此脓毒症患者是否应该抗凝,一直是近年来争论的话题。理论上,高凝状态是脓毒症 DIC 大量血栓形成的始动因素,应该进行抗凝治疗,然而目前没有临床研究证据支持。前期关于脓毒症抗凝治疗的大样本随机对照研究均为阴性结果,但此类研究纳入人群均为脓毒症患者,脓毒症 DIC 患者仅是其亚组,迄今鲜见专门针对脓毒症 DIC 患者抗凝剂应用的大样本临床研究。脓毒症早期形成免疫血栓,有利于病原微生物局限和清除,血栓大量形成才会影响组织灌注,因此有人提出早期应用抗凝剂破坏了免疫防御,加速病原微生物播散,不适宜抗凝。然而临床上没有确切指标判断患者是处于免疫血栓和血栓大量播散的治疗时间窗,而且患者入 ICU 甚至就诊时很可能已经过了免疫血栓阶段,因此应该结合临床表现,实验室检查等综合判断指导抗凝治疗。

3. 抗凝剂的选择 近年来日本几项临床研究证实应用 rhTM 治疗脓毒症 DIC 患者降低病死率,然而受纳入患者数量、并非多中心研究等影响并未广泛推广。两项 Meta 分析推荐普通肝素在脓毒症 DIC 患者中应用,且肝素具有多种生物学活性,价格低廉,具有很广阔的应用前景,尚需要大样本多中心随机对照研究提供证据支持。

脓毒症早期炎症、凝血、免疫等多个系统同时活化,相互作用,脓毒症 DIC 是也并非只是凝血功能紊乱,是多途径参与的复杂过程,至今没有确定的诊断和治疗 DIC 的方案。早期处理感染灶,根据患者病情和病程选择合适的抗凝,结合脓毒症集束化治疗更重要。

(李 旭 马晓春)

参 考 文 献

[1] Levi M, de Jonge E, van der Poll T, et al. Advances in the understanding of the pathogenetic pathways of disseminated intravascular coagulation result in more insight in the clinical picture and better management strategies [J]. Semin Thromb Hemost, 2001, 27: 569-575.

[2] Natural history of disseminated intravascular coagulation diagnosed based on the newly established diagnostic criteria for critically ill patients: Results of a multicenter, prospective survey. Crit Care Med, 2008, 36: 145-150.

[3] Levi M, van der Poll T. Coagulation and sepsis [J]. Thromb Res, 2017, 149: 38-44.

[4] Levi M, Poll Tv. Coagulation in patients with severe sepsis [J]. Semin Thromb Hemost, 2015, 41: 9-15.

[5] Warkentin TE. Ischemic Limb Gangrene with Pulses [J]. N Engl J Med, 2015, 373: 642-655.

[6] Lipsker D. Ischemic limb gangrene with pulses [J]. N Engl J Med, 2015, 373: 2385-2386.

[7] Committee for DIC Diagnostic Criteria in Japanese Society of Thrombosis and Hemostasis. Diagnostic criteria for disseminated intravascular coagulation by the Japanese Society on Thrombosis and Hemostasis-tentative criteria [J]. Jpn J Thromb Hemost, 2014, 25: 629-646. (in Japanese).

[8] Iba T, Di Nisio M, Thachil J, et al. A Proposal of the Modification of Japanese Society on Thrombosis and Hemostasis (JSTH) Disseminated Intravascular Coagulation (DIC) Diagnostic Criteria for Sepsis-Associated DIC [J]. Clin Appl Thromb Hemost, 2018, 24: 439-445.

[9] Iba T, Nisio MD, Levy JH, et al. New criteria for sepsis-

induced coagulopathy (SIC) following the revised sepsis definition: a retrospective analysis of a nationwide survey [J]. BMJ Open, 2017, 7 (9): e017046.

[10] Li X, Ma XC. The role of heparin in sepsis: much more than just an anticoagulant [J]. Br J Haematol, 2017,

179: 389-398.

[11] Rhodes A, Evans LE, Alhazzani W, et al. Surviving Sepsis Campaign: International Guidelines for Management of Sepsis and Septic Shock: 2016 [J]. Intensive Care Med, 2017, 43: 304-377.

第二章　静脉血栓栓塞

第一节　静脉血栓栓塞的基本概念——判断高危患者的第一步

一、静脉血栓栓塞的历史

静脉血栓栓塞往往与创伤、恶性肿瘤、血管硬化等严重疾病相关,具有起病隐匿、治疗时间长、并发症严重的特点,人们对它的认识过程是曲折而漫长的。最早关于深静脉血栓(venous thromboembolism, VTE)的描述出现于公元前600~900年,记载于古印度名医苏胥如塔(Sushruta)于所著的《苏胥如塔·妙闻集》(SushrutaSamhita)中;另一则病例记录是13世纪一名20多岁的男性,发生下肢的血栓。早在17世纪晚期,当时的医生就发现产妇深静脉血栓的发生率升高。

19世纪德国著名的医生,同时也是细胞病理学创始人鲁道夫·魏尔啸(Rudolf Virchow),在做医学生实习时他发现腿部感染坏疽的患者时常死于心衰或脑卒中。他因此推测感染时血管血栓形成然后脱落并阻塞心脑血管,于是命名这种现象叫血管栓塞(Embolism),并在机制探讨过程中创造了新词血栓形成(Thrombosis)。后来,人们以他的名字命名了Virchow三角,代表影响血栓形成的3个要素,即高凝状态、血流动力学改变及血管内皮损伤。

到了20世纪,出现了多种针对深静脉血栓的治疗药物。口服的抗凝药开始于40年代;皮下注射的低剂量普通肝素应用于1962年;紧接着在1982年皮下注射用低分子肝素开始应用。在70~80年代,阻抗容积描记法曾用于静脉血栓的诊断,而今随着超声的特异性和灵敏性不断提高,已成为诊断静脉血栓的重要方法。

二、静脉血栓栓塞的类型及流行病学

静脉血栓栓塞主要有2种类型,一种是深静脉血栓,另一种是肺栓塞(pulmonary thromboembolism, PTE)。深静脉血栓通常发生在腿部,也有的发生于上肢或髂静脉。肺栓塞是深静脉血栓中特殊类型,它通常发生于深静脉血栓脱落、阻塞肺动脉,可引起患者胸痛、心率加快甚至低血压休克,病情迅速恶化危及生命。

静脉血栓栓塞多发生于成年人,在青少年很少见。在儿童每年的发生率大约为1/100 000;在育龄期人群每年的发生率大约为1/10 000;一项主要观察人群为>55岁的临床研究显示,静脉血栓栓塞的发生率约为0.7~1.4/(1 000人·年)。美国每年静脉血栓栓塞的发病人数约300 000~600 000,在欧洲6国超过700 000。整个美国的静脉血栓栓塞的罹患率为8.1%(95%可信区间,7.1%~8.7%),非洲裔美国人的发病率为11.5%。调查显示吸烟者的发生率高于非吸烟者,癌症患者发生率高于非癌症患者。近10年来,我国VTE患病率从3.2/10万上升到17.5/10万,PTE患病率从1.1/10万增加至6.3/10万,VTE患者的院内死亡率高达2.1%,PTE患者的院内死亡率甚至可达3.9%。

第二节　静脉血栓栓塞的临床诊断——迅速甄别的基础

一、静脉血栓栓塞的临床表现和易患因素

静脉血栓栓塞的临床表现具有个体差异,有的患者不出现明显的临床症状,有的患者会在栓塞部位出现局部肿胀和不适感。发生深静脉血

栓时,患者会出现肢体肿胀,感觉疼痛或敏感;局部皮温可能升高,大腿或小腿皮肤发红。而发生肺栓塞时,患者会出现气短、呼吸增快、咳嗽、冷汗并可能伴有疼痛,心率增快。严重者会出现胸痛、呼吸困难、咯血、头晕或有濒死感,甚至危及生命。

大概20%的静脉血栓有明确的诱发因素,例如长时间坐车、创伤、手术等;30%的静脉血栓与肿瘤相关,还有大概50%的患者找不到明确诱因。与静脉血栓栓塞明确相关的因素包括:①手术。术后3个月是静脉血栓发生的高峰期。膝关节及髋关节置换手术可显著增加静脉血栓的风险。其他的诸如血管旁路手术、肿瘤切除、神经外科手术、腹部大手术等。形成血栓是机体应对外科损伤时的一种保护性反应,可有助于创面的止血和修复。而患者术后短期内往往需要减少运动或者卧床休养,导致静脉血流缓慢,这也增加了静脉血栓的发生风险。此外,脊髓损伤的患者由于运动功能障碍,同样引起深静脉血栓发生率明显增加。②孕产妇。产妇在生产后6周内发生静脉血栓的风险增高,且高于怀孕期间。这与孕产妇较高的激素水平以及在生产过程中产生的血管损伤有关。此外,围产期的活动减少以及手术的影响也会引起血栓风险升高。③年龄。随着年龄的增大,血管硬化、斑块改变,还可能因为伴随慢性炎症、肿瘤等疾病,静脉血栓的风险随之升高。当超过40岁,每增加10岁,静脉血栓的风险增加1倍。④遗传因素及人种差异。研究者发现,多达十几种基因改变可影响机体的凝血状态,促使血栓形成。其中,莱登第五因子(Factor V leiden)就属于这类遗传疾病。莱登第五因子由第五因子突变造成,大约5%的北美洲人群存在这种变异。这类人群发生静脉血栓风险升高,而且血栓复发的概率也显著高于正常人群。此外,美国数据调查显示,非洲裔美国人的血栓风险最高,而亚裔及太平洋岛土著的血栓风险较低。⑤其他因素。如肥胖、肿瘤、炎性肠病、长时间静止等,都有可能因为引起血流瘀滞或高龄状态,促使血栓发生。

二、静脉血栓栓塞的病理生理学机制

多种因素可以促进静脉血栓的形成。血流淤滞是促使静脉血栓形成一个重要原因,例如脊髓损伤致高位瘫痪的患者,下肢不能活动,静脉回流减慢,会导致静脉血栓形成。血栓往往在小腿肌间静脉、静脉瓣、血管分叉处等血流缓慢的地方首先形成。其他如创伤、手术后制动等情况也可因为肢体活动减少而增加血栓形成风险。血管损伤是血栓形成的另一个重要原因,一旦血管内膜及血管全层受到损伤,大量的促凝物质就会暴露在血液循环中,直接激活凝血过程,形成血栓。血液的高凝状态同样是血栓形成的重要因素之一。恶性肿瘤、怀孕、激素使用都可促使血液凝血机制活化。遗传原因可造成血液的凝血状态改变。例如莱登第五因子(Factor V leiden)由第五因子突变造成,在自发性静脉血栓患者中大约有一半的患者可检测到这种基因变异。在美国人群中这种基因变异的比例是3%~7%。这是一种常染色体不完全显性遗传疾病,纯合子患者的静脉血栓发生率是常人的20~50倍,而杂合子患者的血栓发病率是常人的2~5倍。20%的小腿肌间静脉血栓会延伸到腘静脉、股静脉等,很多的肺栓塞都源于股静脉、腘静脉的静脉血栓脱落,极少病例源于髂静脉、肾静脉及上肢的血栓脱落。

三、静脉血栓栓塞的诊断

典型的静脉血栓栓塞的临床症状包括红斑、皮温升高、不适感或不对称的肢体肿胀。但这些临床表现是非特异性的,局部的蜂窝织炎也可能有类似的表现。胸痛是较为特异性的肺栓塞临床表现,可用于鉴别诊断;但大概20%肺栓塞患者的血气检测结果正常。目前,临床症状和体征是判断静脉血栓栓塞的重要依据,是进一步诊疗的基础(表6-2-1)。

表 6-2-1　静脉血栓栓塞相关临床症状和鉴别

深静脉血栓	肺栓塞
小腿或大腿的深部疼痛	胸痛
不对称肿胀	呼吸困难
腿部皮温升高	晕厥
局部敏感	咯血
局部红	心悸

深静脉血栓	肺栓塞
鉴别诊断	
贝克囊肿	呼吸道感染
肌肉损伤	心梗
蜂窝织炎	心包炎
表浅血栓性静脉炎	肌骨失常
血栓形成后综合征	

续表

D 二聚体（D-dimer）是诊断血栓重要的参考指标之一，而经过年龄矫正的 D-dimer 值在近年来受到关注。在正常人群中，血中 D-dimer 值会随着年龄的增长而增加。研究发现，在 50~60 岁人群中有 16% 的人 D-dimer>500μg/L；这个比例在 60~70 岁人群中升高到 29%；在大于 70 岁人群中是 50%。因此，很多学者建议将 D-dimer 的正常值根据年龄进行相应的调整。有的学者建议，对于大于 50 岁的人群，将其阈值定义为年龄乘以 10（单位为 μg/L）。检验发现，采用新的标准后，针对 D-dimer 值在 500- 年龄 ×10 之间的大于 50 岁的人群，只有 0.3%（95 可信区间，0.1%~1.7%）的人最后被诊断有非致命性的静脉血栓；并且在大于 75 岁的人群中应用该新标准，可准确地多鉴别出 6.4%~29.7% 的非静脉血栓人群。因此，该矫正标准的应用价值是较高的。

多普勒超声是诊断静脉血栓的有力工具，通过下肢静脉血管检查及心脏检查，可为深静脉血栓及肺动脉栓塞的诊断提供有效证据。如果超声检查为阴性，不管临床表现如何，可基本排除检查部位的静脉血栓栓塞诊断。但是，超声检查适用于四肢等较为表浅部位的血管检查，对髂静脉、下腔静脉、肺血管等较深的部位，则有局限。此时，可以选择增强的计算机扫描层成像（computer tomography，CT）检查，根据血管造影剂充盈缺损的情况判断有无血栓形成，在诊断肺栓塞中具有重要作用。磁共振（magnetic resonance）也是一种有效的影像学检查，可直接观察血流充盈的状态。血管造影是诊断静脉血栓栓塞的"金标准"，

可重建得到血管分布的立体影像，直观而准确。Well 简明评分可以为静脉血栓栓塞的诊断提供帮助（表 6-2-2）。

表 6-2-2　静脉血栓栓塞评估 Well 简明评分

项目	分数
1. Wells 简明深静脉血栓评分	
肿瘤病史	+1
瘫痪或近期制动	+1
卧床超过 3d 或 4 周内有手术及创伤史	+1
深静脉触诊有疼痛	+1
整个腿部肿胀	+1
小腿肿胀	+1
在患侧出现凹陷性水肿	+1
在患侧的表浅静脉出现扩张	+1
既往有深静脉血栓病史	+1
存在深静脉血栓之外的其他可能诊断	-2
临床可能性	
不太可能	0~1
有可能	≥2
2. Wells 简明肺栓塞评分	
既往有深静脉血栓或肺栓塞病史	+1.5
最近有手术或制动史	+1.5
肿瘤病史	+1
咯血	+1
具有深静脉血栓临床表现	+3
心率大于 100 次 /min	+1.5
最可能的诊断是肺栓塞	+3
临床可能性	
不太可能	≤4
可能	>4

关于静脉血栓栓塞的诊断可根据患者的既往病史、临床体征、症状等，再结合 D-dimer 及影像学检查，综合做出判断（图 6-2-1）。

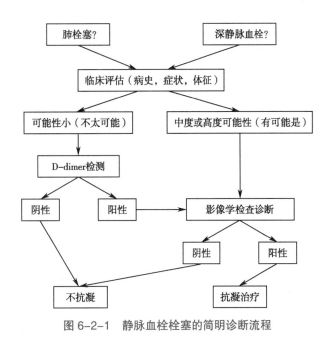

图 6-2-1　静脉血栓栓塞的简明诊断流程

第三节　危重患者静脉血栓栓塞的预防——防患于未然

危重患者具备血栓发生的高危因素,例如凝血功能紊乱、血管侵入性损伤、大手术、卧床等,是 VTE 发生的高危人群。因为危重患者器官功能相对较差,VTE 会对他们造成更为严重的后果。有研究显示,大约 1/4 的重症病房死亡患者尸体解剖可发现肺栓塞。对于该类人群,应始终警惕 VTE 的发生,应用有效措施进行预防。

一、注重物理治疗

手术后患者可能会卧床制动,尤其是瘫痪的患者,应该使用静脉循环驱动器预防下肢血栓。这种仪器是一种包裹在肢体表面的气垫,可间断有节律的充气放气,挤压肢体肌肉,模仿肢体运动时对血管产生的规律压力,促进血液流动,可有效防止血流瘀滞。此外,这类患者应穿戴弹力袜,袜套一般高过膝盖,可产生 20~40mmHg 不同的压力。弹力袜保持腿部肌肉适当的压力有助于血液回流,减少深静脉血栓的发生。

鼓励早期适度肢体活动。包括在卧床期间的主动或者被动肢体活动,教育患者进行针对性的脚部屈曲、背伸动作,促使腓肠肌收缩,加速小腿肌间静脉血液回流,防止血栓生成。研究证实,

当血栓稳定后,下地活动并不增加肺栓塞及死亡风险。

二、积极的药物预防

对于没有抗凝治疗禁忌的危重患者,应在评估出血风险的前提下,根据个体情况给予不同的抗凝药物治疗。对于重症病房患者,给予普通肝素或者低分子肝素都具有抗深静脉血栓的效果。低分子肝素是目前广泛应用的抗凝药物,每天皮下皮下注射一次即可,出血风险小,而且不会引起肝素相关性血小板减少。但是,低分子肝素经过肾脏代谢,对于肾功能损伤的危重患者,须警惕剂量蓄积作用导致的出血风险。其次,口服抗凝药更适用于普通患者或门诊患者的抗凝需求,对于危重患者,没有证据显示口服抗凝更具优势。尤其对于消化功能严重受损的危重患者,口服药物不能有效发挥作用。

值得注意的另一个问题是,危重患者往往合并出血的风险,抗凝治疗必须平衡血栓与出血之间的矛盾。有数据表明,活动性十二指肠溃疡患者、3 个月内有过出血事件患者以及血小板低于 $50 \times 10^9/L$ 的患者在抗血栓药物预防治疗中有相对较高的出血风险。危重患者的抗凝治疗需要个体化的调整,重症医师严密临床观察和详细分析起到重要作用。

三、高危患者预防性血栓监测

及时进行血液学和影像学的监测是危重患者血栓预防的重要环节。在血栓发生之前,患者体内的凝血指标往往已经异常改变。一般的凝血指标包括血细胞数目、凝血因子水平、凝血四项等。活化部分凝血活酶时间(activated partial thromboplastin time,APTT)反映内源性凝血途径状态,所以 APTT 成为监测普通肝素首选指标,可观察普通肝素的抗凝效果。血浆凝血酶原时间(prothrombin time,PT)主要与外源性凝血途径相关,而国际标准化比值(international normalized ratio,INR)可用于指导华法林的抗凝治疗。针对于血栓活动较为敏感的指标是 D-二聚体、纤维蛋白原降解产物(fibrinogen degradation product,FDP)、纤维蛋白原单体等。这些指标的变化可间接反映血栓形成风险。

血管性假血友病因子（von Willebrand factor，vWF）和血栓调节蛋白（thrombomodulin，TM）是反映血管内皮细胞损伤的标记物。vWF 由血管内皮细胞及巨核细胞合成和分泌，是一种存在于血浆、内皮细胞表面和血小板 a 颗粒的糖蛋白；而 TM 分布于血管内皮细胞质膜表面，当血管内皮细胞受到损伤后，常常引起 TM 的分泌异常和释放入血。这 2 种指标水平升高提示血管内皮损伤，预示血栓生成风险增加。另外，定时的下肢血管超声检查也可早期发现血栓，为血栓的预防和治疗提供证据。

第四节 静脉血栓栓塞的治疗——合理选择是重点

对于静脉血栓栓塞的治疗分为 3 个阶段：急性期（发病 5~10d 内）；慢性期（从急性期结束到 3~6 个月）；长期治疗（3~6 个月以后）。不同时期里，都应该评估治疗措施获益与出血的风险，以指导适合的治疗药物应用与治疗时间。静脉血栓栓塞根据是否有诱发因素分为继发性和自发性 2 种，对于继发于损伤、手术等明显诱因的静脉血栓栓塞，经过相关治疗措施处理及预防后，其复发的概率较低，1 年复发率小于 1%，5 年复发率小于 5%；对于继发于一些不稳定因素如制动、怀孕、雌激素治疗等的静脉血栓栓塞，其复发的概率中等，1 年复发率 5%，5 年复发率 15%；对于自发性（无明显诱因）的静脉血栓栓塞患者，其复发率较前升高，1 年复发率为 10%，5 年的为 30%；而肿瘤相关性静脉血栓栓塞具有较高的复发率，1 年的复发率高达 15%，对其的抗血栓治疗需要延续到肿瘤治愈。

一、急性期治疗

急性期是指发生静脉血栓栓塞一周左右的时间，其大致的处理流程可按下图所示进行（图 6-2-2）。

（一）抗凝治疗

低分子肝素（low molecular weight heparin，LMWH）是常用的抗凝药物。已明确，低分子肝素比普通肝素要安全。进一步研究显示，一天一次的皮下注射低分子肝素即可有效防止静脉血栓复发，而出血及死亡风险比一天两次皮下注射低分子肝素要低，更为安全。因此，对于大部分静脉血栓栓塞的患者，低分子肝素是一个可以在院外使用、不需要常规实验室检测的相对安全的药物。其使用剂量可根据患者的体重调整，如果患者有肾功能不全，还需要在肌酐清除率的基础上进行适当减量（表 6-2-3）。对于极其肥胖的患者，不建议超常规的增加药物的用量，在这种及其他类似特殊的情况下，可以检测 X 因子的活性，从而指导低分子肝素的用量。

磺达肝葵钠是一种人工合成的戊糖类的 X 因子拮抗剂，它通过与抗凝血酶（antithrombin）共同作用间接发挥抗凝的作用。与普通肝素对比，其抗凝作用相对较弱，对血小板的作用很小，与血浆蛋白的结合也很弱。磺达肝葵钠主要经过肾脏代谢，其半衰期为 17h，比低分子肝素的半衰期（4~5h）要长，因此每天给药 1 次即可，对于深

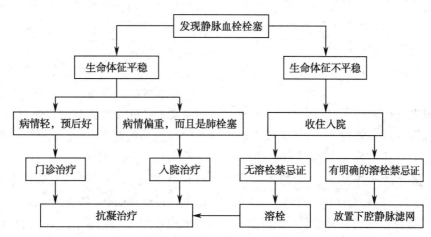

图 6-2-2 静脉血栓栓塞的急性期治疗（第 5-10 天）

表 6-2-3　静脉血栓栓塞起始抗凝治疗方案

药物	深静脉血栓	非大块肺栓塞
低分子肝素（皮下应用）		
达肝素钠	200IU/（kg·d）	200IU/（kg·d）或 120IU/kg 一天 2 次
伊诺肝素	1.5mg/（kg·d）	1.5mg/（kg·d）或 1mg/kg 一天 2 次
那屈肝素	171IU/（kg·d）	85IU/kg 一天 2 次
普通肝素		
静脉注射	根据部分活化凝血酶原时间调整	
皮下注射	根据部分活化凝血酶原时间调整	
皮下注射	根据体重调整	
磺达肝葵钠 – 间接 X 因子抑制剂		
皮下注射	7.5mg/d	
利伐沙班 – 直接 X 因子抑制剂		
口服	15mg 一天 2 次（头 3 个星期）	

静脉血栓栓塞的疗效与普通肝素及低分子肝素相仿。

利伐沙班属于口服的 X 因子拮抗剂，在用药期间不需要特殊监测，开始用药 3 周内每天 2 次，之后减到一天 1 次。三分之一的药物经过肾脏代谢，其半衰期为 6~9h，血药浓度高峰在服药后 2.5~4h 后达到。达比加群是口服的凝血酶抑制剂，也是常用的抗凝药物，经过肾脏代谢，可以被血滤清除。

普通肝素是比较传统的抗凝药物，因其可以被硫酸鱼精蛋白完全中和，所以对于一些特殊的患者，普通肝素具有一定的优势。应用鱼精蛋白中和后，不影响患者下一步的手术处理。而且普通肝素可以避免低分子肝素及其他口服抗凝药的肾脏蓄积效应，还可以监测部分活化凝血酶时间来控制抗凝效果，这也是其优点之一。普通肝素也可以进行皮下注射，其效果和安全性与静脉使用类似。

对于门诊患者和住院患者，应用低分子肝素抗凝治疗近端的深静脉血栓栓塞，其效果没有区别，在血栓复发率、肺栓塞发生、出血等方面是一致的，而在门诊接受治疗可减少 56% 的医疗费用。有的研究者对比了平均住院日分别为 0.5d 和 3.9d 的 2 组静脉血栓患者，其抗凝的效果也是类似的。所以，大部分的深静脉血栓患者以及将

近一半的肺栓塞的患者可以进行门诊抗凝治疗和观察。

凝血系统的活化涉及一个复杂的级联过程，大致分为外源性及内源性的激活途径。外源性的激活途径与组织因子相关，内源性凝血活化与激肽酶、肌肽释放酶等相关，不同的抗凝药物通过不同的机制抑制凝血过程（图 6-2-3）。

（二）溶栓治疗

肺栓塞的患者如果出现血流动力学不稳定，例如心率大于 100 次 /min，或者收缩压小于 90mmHg，应该立即进行溶栓治疗。此时患者还会出现颈静脉压力升高、血氧分压下降、组织器官灌注不足。如果不立即进行溶栓，这类危重患者的死亡率很高。还有另一些患者，在进行充分抗凝治疗的情况下，病情仍然继续恶化，这时也需要考虑溶栓治疗。

对于近端深静脉血栓的溶栓治疗往往通过腘窝或者股静脉的导管进行，药物经过导管给予，可能需要 1~2d 的时间，并通过血管超声或其他影像学检查观察溶栓的效果。总体比较，侵入性的治疗带来更多的出血风险。因此，如果患者在 2 周内有创伤或手术病史，或者既往有过颅内出血或最近有过脑挫裂伤，都属于溶栓的禁忌证。此外，如果血栓发生已经超过 21d，通常也不考虑溶栓治疗。

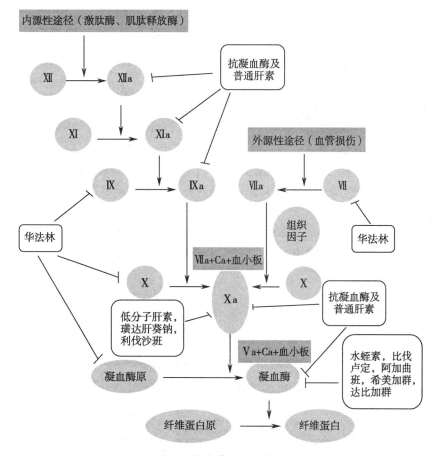

图 6-2-3 抗凝药物作用基本机制

（三）深静脉滤网、血栓切除

深静脉滤网常用于防止血栓脱落造成的肺栓塞。一项历时 8 年的随机对照研究证实，放置深静脉滤网的患者发生伴症状或不伴症状的肺栓塞的概率降低，但 2 年后复发伴症状的深静脉血栓的危险性却比不放置滤网的患者要高。深静脉滤网适用那些具有深静脉血栓、即使充分抗凝仍然面临较高肺栓塞风险的患者；如果患者由于新近颅内出血等原因不能进行深静脉血栓的抗凝治疗，则深静脉滤网是一个可取的选择。

手术取栓、切除栓塞是紧急情况下的一种选择，手术创伤及难度大，往往在其他治疗措施难以奏效的情况下可以考虑，但需要有极为熟练及经验丰富的血管外科医师来执行，目前缺少研究证据，不推荐作为常规的治疗手段。

二、序贯抗凝治疗

静脉血栓栓塞发生后，仅仅强调急性期处理是不够的，如果对下肢肌间静脉血栓的患者不采用口服维生素 K 拮抗药物的 3 个月序贯治疗，则

其血栓复发的风险是 29%。序贯期的抗凝治疗可以选择低分子肝素、维生素 K 拮抗剂，同时检测凝血酶原时间；或者选择新型的口服抗凝剂，不必进行常规监测。序贯治疗的疗程通常为 3~6 个月。

低分子肝素的抗凝效果要强于维生素 K 拮抗剂，因此，对于肿瘤活动期的患者应用低分子肝素能更有效地预防血栓复发。在静脉血栓的头 1 个月可全量应用，在随后的 5 个月可降至全量的 75%。最佳的剂量还要根据个体化进行调整。由于低分子肝素的代谢较快，所以对于一些短期需要抗凝治疗的患者，也可选择低分子肝素。例如，因为手术或者创伤等明确原因发生远端静脉血栓栓塞的患者，往往只需要 1~2 个月的抗凝治疗，此时如果选择维生素 K 拮抗剂，则会花费大约 4 周的时间来调整药物的剂量，通过血液检测来测定药物血药浓度，增加了治疗的难度。

如果要使用华法林（warfarin）等维生素 K 拮抗剂，可以与其他非口服的抗凝药物同时开始，待其血药浓度稳定后，可减少低分子肝素的使用，

顺利完成过渡。维生素 K 拮抗剂可影响凝血酶原时间（prothrombin time，PT），使其国际标准化比值（international normalized ratio，INR）维持到2.0~3.0。如果患者的 INR 值一直稳定，而且 6 个月来没有更改用药方案，则 INR 血液检测可以从 1 次/1 个月减少到 1 次/3 个月。

还有一些新型的口服抗凝药物不需要常规监测，例如利伐沙班、达比加群等。这些药物在预防房颤相关性脑梗及脑出血安全性方面要优于华法林。利伐沙班属于 X 因子抑制剂，而达比加群属于凝血酶（Ⅱ因子）拮抗剂。但在长期的观察研究中，达比加群可能会引起少部分患者消化功能不良（3%~11%）。

三、远期抗凝治疗

如果引起静脉血栓的因素没有得到有效控制或者消除，抗凝治疗不应该停止。例如肿瘤进展、抗磷脂综合征、先天性抗凝血酶缺乏等，这些患者需要长期抗凝治疗。D-dimer 检测可以帮助预测静脉血栓复发的风险，如果在抗凝治疗停止时及停止后一个月都是阳性的，则其复发的年概率是8.9%；如果 2 次检测都是阴性，则复发的年概率只有 3.5%。如果停止抗凝后 3 个月再次复查还是阴性，即 3 次 D-dimer 检测都为阴性，则静脉血栓复发的年概率进一步下降到 2.9%。

静脉血栓栓塞的临床表现往往不典型，需要结合多个因素进行综合评价分析。例如 D-dimer 的检查结果可以帮助医师进行诊断和治疗，如果 D-dimer 结果阴性，甚至可以排除血栓，不需要进行进一步的影像学检查。标准的抗凝治疗大概是3~6 个月的时间，可根据具体情况进行调整。低分子肝素是经典的抗血栓的治疗及预防药物，新型的口服抗凝药无论对于在院或是门诊的患者都是可考虑的选择，这些让治疗更为方便，提高了患者的依从性和治疗效果。对于非急性期的血栓患者治疗程序可参考下图（图 6-2-4）。

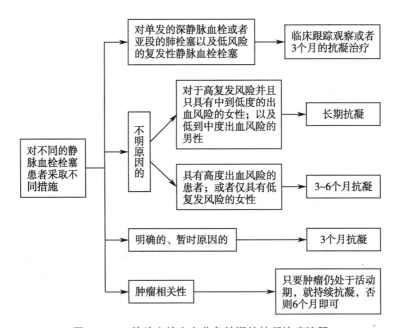

图 6-2-4 静脉血栓患者非急性期的抗凝治疗流程

第五节 急性肺栓塞——迅速诊治是关键

肺栓塞是静脉血栓栓塞中最严重情况，高危的肺栓塞可导致患者急性死亡。迅速识别肺栓塞并给予正确的抢救处理是救治肺栓塞的关键，一旦发现肺栓塞，应立即送往就近医院抢救，及时给予恰当的治疗可以挽救肺栓塞患者的生命。

一、急性肺栓塞的诊断

急性肺栓塞的患者往往会有胸痛、心率增快、呼吸急促和呼吸困难的临床表现，但是，其实具有这种临床症状的患者中只有 1/3 是肺栓塞。我们可以借助一些评分系统来进行区分，其中比较常用的是 Wells 评分及其简明评分（表 6-2-2）。通过应用 Wells 评分对肺栓塞的风险进行预先评估，该评分可帮助决策是否进行进一步的诊断和治疗。

对于中、高度肺栓塞风险的患者，还可以进一步进行其他检查明确有无肺栓塞。胸片和心电图可用于排除其他的心肺疾病，胸片可以进行一些大致的排除诊断，例如气胸、重症肺炎等。普通胸片有一个特殊的征象值得注意，即韦斯特马克征（Westermark sign）。韦斯特马克征指在肺栓塞患者的正位和侧位的胸片中，观察到局部或者大面积肺纹理极度减少的现象，这是由于血栓阻碍血流后，导致血流减少、血管塌陷造成的。这一现象比较少见，但具有较高的特异性，其对于肺栓塞诊断的敏感性仅有 14%，而特异性高达 92%，是一个重要的临床体征。另一个特异度比较高的肺栓塞体征是胸片上显示肺野外侧楔形高密度影，提示肺实质的缺血梗死，其在肺栓塞诊断中的特异性同样高达 92%。

比较特异性的检查包括肺部血管的增强 CT，可直接根据造影剂的充盈缺损来判断有无栓塞；对于不能应用碘造影剂的患者（例如存在过敏或肾功能不全），还可以选择肺通气/灌注扫描（V/Q scan）。V/Q 扫描可由医院的核医学科开展，为急性肺栓塞提供可靠的排除诊断依据。近年来，超声心动图的应用愈加广泛，可为肺栓塞的诊断提供十分有价值的证据，包括经胸超声和经食管超声，可观察有无右心过负荷现象。例如在超声心动图发现的右室增大、室间隔偏移、肺动脉压力升高等都提示心脏右室负荷增加、肺动脉栓塞。严重肺栓塞的患者会出现右心增大，甚至挤压左心致使室间隔反常向左偏移，形成"D"字征。超声检查可初步判断肺动脉的压力，根据肺动脉压力增高推测肺动脉栓塞的可能性。对于一些生命体征不平稳、极其危重、搬动困难，或者孕妇患者，床旁超声具有便捷、快速、无创的优势，在现代的肺栓塞临床诊断中，超声发挥了越来越重要的作用。

二、急性肺栓塞的危险分级

急性肺栓塞可导致肺循环障碍，血流无法顺利的由右心系统流向左心系统。直接的影响就是患者右心负荷增加，而前向血流不足，导致全身缺血缺氧。重者可发生心肌损害、低血压休克，甚至突然呼吸心搏骤停而死亡。下表中罗列了急性肺栓塞所导致的机体功能障碍及损伤指标（表 6-2-4）。

表 6-2-4　急性肺栓塞导致的危险指标

临床指标	休克
	低血压 [a]
右心功能不全指标	超声心动图显示右心室扩大、运动减弱或压力负荷过重
	影像学显示右心室增大
	脑钠肽升高
	右心室及肺动脉压力升高
心肌损伤指标	心肌肌钙蛋白升高

a. 低血压定义，收缩压 <90mmHg 或出现心律失常、低血容量或感染等引起血压下降 >40mmHg 持续大于 15min，或者有升压药物和复苏性液体输注维持血压大于 1h

目前，可根据是否存在休克或持续性低血压等血流动力学障碍为标准，分为高危组和非高危组（表 6-2-5）。

表 6-2-5　急性肺栓塞危险分层

危险分层		休克或低血压	影像学显示右心功能不全	实验室指标（心肌损伤标志物升高）
高危		+	+	+
中	中高危	−	+	+
	中低危	−	+/−	−/+
低危		−	−	−

注：右心功能不全的诊断标准：1. 超声显示①右心室扩张，右心室舒张末期内径/左心室舒张末期内径 >1.0 或 0.9；②右心室游离壁运动幅度减低；③三尖瓣反流速度增快；④三尖瓣环收缩期位移减低 <17mm。2. CT 肺动脉造影发现右心室扩张

三、急性肺栓塞的救治

对于急性肺栓塞的高危患者，应根据具体情况迅速实施进一步检查，如果可以耐受，可进行肺动脉造影的 CT 检查，如果生命体征不平稳，无法接受移动床位及长时间的等待，可进行床旁超声心动图检查，同时送血化验，参考 D 二聚体、血气

等相关指标进行综合判断。其治疗主要分为溶栓和抗凝治疗。

（一）溶栓

针对高危的急性肺动脉栓塞的患者，只有没有禁忌证，应该尽快启动溶栓治疗。可有效降低患者早期病死率和远期复发率。溶栓治疗的效果比单纯抗凝能更快，有可能迅速实现血管再通，减轻全身脏器的缺血缺氧损伤。溶栓的药物可选择链激酶、尿激酶及重组人组织型纤溶酶原激活剂（表6-2-6）。肺栓塞的患者有可能进行性加重，如果肺栓塞患者一旦有低血压、休克的高危表现，应该立即重新评估，考虑行溶栓治疗。溶栓的最佳时间窗是发病内48h，延迟溶栓对某些患者仍可获益。

表6-2-6 溶栓药物使用方案

药物	应用方法
链激酶	①负荷剂量25万U，静脉注射30min，继以10万U/h持续静脉滴注12~4h；②快速给药，150万U持续静脉滴注2h
尿激酶	①负荷量4 400U/kg，静脉注射10min，继以2 200U/（kg·h）持续静脉滴注12h；②快速给药，2万U/kg持续静脉滴注2h
rt-PA	50mg持续静脉滴注2h

注：rt-PA 重组组织型纤溶酶原激活剂

（二）抗凝

抗凝治疗是肺栓塞患者的基本治疗，所有的肺栓塞患者都要进行相关的抗凝治疗。早期抗凝治疗可以有效地减少此类患者的死亡率及复发率。目前抗凝药物主要分为胃肠外抗凝药物和口服抗凝药物。在肺栓塞的急性期（5~14d内）一般应用胃肠外抗凝药物，如普通肝素、低分子量肝素及磺达肝癸钠等。低分子肝素和磺达肝癸钠的抗凝机制与普通肝素稍有不同，更为安全，适用于出血风险高的肺栓塞患者。普通肝素抗凝作用强，可用部分活化凝血时间来进行监测，并且可用

鱼精蛋白来进行中和过量的肝素，这些都使普通肝素仍在肺栓塞患者中广泛应用。口服抗凝药如华法林、利伐沙班、阿哌沙班等。当肺栓塞患者启动初始的抗凝治疗后，可根据患者的情况逐渐将胃肠道外抗凝过渡到口服抗凝治疗的方式。在过渡期间，两种抗凝方式可以有一段时间的重叠，待口服抗凝药物的效果稳定后，可逐渐停用胃肠外抗凝药物。利伐沙班和阿哌沙班作为新型的口服抗凝药物，其效果不逊于经典的抗凝药物华法林，利伐沙班已获得中国国家药监局批准，它属于在中国被批准用于静脉血栓栓塞治疗及复发预防的新型口服抗凝药。具体用法可参照，利伐沙班15mg/d，每日2次，3周后改为20mg/d，每日1次；阿哌沙班10mg/d，每日2次；7d后改为5mg/d，每日2次。另外2种口服抗凝药物达比加群酯和依度沙班则只用于胃肠外抗凝后的序贯治疗，不用于急性期的起始抗凝治疗。已度过危险期的肺栓塞患者可在医生的指导下进行院外的抗凝治疗，定期到门诊进行复查，调整抗凝药物的使用剂量和频次，不仅可以满足患者治疗的需求，又可以减轻医院及患者本人的医疗投入，同样可达到规范化、个体化的要求。

（三）其他治疗

急性肺栓塞患者还可以考虑介入溶栓或者手术取栓的治疗手段，但这类治疗高度依赖于经验丰富的专业医学技能的医护团队，缺乏大量的循证学方面的证据。其他一般性的治疗包括器官支持治疗，高危的急性肺栓塞患者生命体征不平稳，可能存在低血压休克或低氧呼吸衰竭的情况，此时就需要强有力的器官支持，甚至需要进行体外循环膜肺氧合、心脏球囊返搏等复杂的生命中支持手段。对于肺栓塞的患者，进行气管插管正压通气有可能使肺循环进一步恶化，导致患者休克加重，这也是此类患者不得不面临的巨大风险。

（周飞虎 刘 辉）

参 考 文 献

[1] Olaf M, Cooney R. Deep Venous Thrombosis [J]. Emerg Med Clin North Am, 2017, 35（4）: 743-770.

[2] Tritschler T, Kraaijpoel N, Gal GL, et al. Venous Thromboembolism Advances in Diagnosis and Treatment

[J]. JAMA, 2018, 320 (15): 1583–1594.

[3] Benjamin EJ, Blaha MJ, Chiuve SE, et al. Heart disease and stroke statistics–2017 update: A report from the American Heart Association [J]. Circulation, 2017, 135: e146–e603.

[4] 中华医学会呼吸病学分会肺栓塞与肺血管病学组,中国医师协会呼吸医师分会肺栓塞与肺血管病工作委员会,全国肺栓塞与肺血管病防治协作组. 肺血栓栓塞症诊治与预防指南 [J]. 中华医学杂志, 2018, 98 (14): 1060–1087.

[5] Schouten HJ, Geersing GJ, Koek HL, et al. Diagnostic accuracy of conventional or age adjusted D–dimer cut-off values in older patients with suspected venous thromboembolism: Systematic review and meta–analysis [J]. BMJ, 2013, 346: f2492.

[6] Boonyawat K, CrowtherSemin MA. Venous thromboembolism prophylaxis in critically ill patients [J]. Semin Thromb Hemost, 2015, 41: 68–74.

[7] Schulman S. Advances in the management of venous thromboembolism. Best Practice & Research Clinical Haematology [J], 2012, 25: 361–377.

[8] Almutairi AR, Zhou L, Gellad WF, et al. Effectiveness and Safety of Non–vitamin K Antagonist Oral Anticoagulants for Atrial Fibrillation and Venous Thromboembolism: A Systematic Review and Meta–analyses [J]. Clin Ther, 2017, 39 (7): 1456–1478.

[9] Balabhadra S, Kuban JD. Association of Inferior Vena Cava Filter Placement With Rates of Pulmonary Embolism in Patients With Cancer and Acute Lower Extremity Deep Venous Thrombosis [J]. JAMA Netw Open, 2020, 3 (7): e2011079.

[10] Cosmi B, Legnani C, Tosetto A, et al. Usefulness of repeated D–dimer testing after stopping anticoagulation for a first episode of unprovoked venous thromboembolism: the PROLONG II prospective study [J]. Blood, 2010, 115: 481–488.

[11] Konstantinides SV. 2014 ESC Guidelines on the diagnosis and management of acute pulmonary embolism [J]. Eur Heart J, 2014, 35 (45): 3145–3146.

[12] Giri J, Sista AK, Weinberg I, et al. Interventional Therapies for Acute Pulmonary Embolism: Current Status and Principles for the Development of Novel Evidence: A Scientific Statement From the American Heart Association [J]. Circulation, 2019, 140 (20): e774–e801.

[13] Wang C, Zhai Z, Yang Y, et al. Efficacy and safety of low dose recombinant tissue–type plasminogen activator for treatment of acute pulmonary thromboembolism: a randomized, multicenter, controlled trial [J]. Chest, 2010, 137 (2): 254–262.

[14] Secemsky E, Chang Y, Jain CC, et al. Contemporary Management and Outcomes of Patients with Massive and Submassive Pulmonary Embolism [J]. Am J Med, 2018, 131 (12): 1506–1514.

第三章　血小板减少性紫癜

第一节　血栓性血小板
减少性紫癜

一、定义与发病机制

（一）定义

血栓性血小板减少性紫癜（thrombotic thrombocytopenic purpura, TTP）是一种严重的弥散性血栓性微血管病，以血小板减少为特征，表现出没有其他明显诱因出现的多脏器缺血。可分为特发性血小板减少性紫癜、继发性血小板减少性紫癜和血栓性血小板减少性紫癜。

（二）发病机制

ADAMTS13（一种去整合蛋白和金属蛋白水解酶）功能缺陷是 TPP 发生、发展的必要条件，多属于后天获得性。各种导致 ADAMTS13 功能抑制进而引起 vWF 增加的病理改变均可作为 TPP 急性发作的触发因素，如细菌感染，艾滋病病毒感染，系统性红斑狼疮，磷脂抗体综合征、戈夫罗-干燥综合征等自身免疫性疾病，妊娠，服用丝裂霉素 C、环孢菌素、奎宁、氯吡格雷、噻氯匹定等药物，胰腺炎、癌症和器官移植等。

ADAMTS13 的功能缺陷多与自身抗体相关，其中以 IgG 型为主，IgM 和 IgA 型抗体较少。这些抗体与 ADAMTS13 形成特异性免疫复合物，抑制后者对 vWF 的水解作用，促使高黏附性超大分子 vWF 多聚体积聚，导致小动脉内微血栓形成。20%~25% 的急性期患者难以检测到自身抗体，与大分子免疫复合物形成、IgG 亚型变化超出监测范围有关。

重症患者需考虑到一些特殊情况，如严重肝功能异常导致的 ADAMTS13 合成分泌障碍，脓毒症患者体内常合成大量可降解 ADAMTS13

的酶类、白介素等抑制 ADAMTS13 的生物活性等。另有约 2% 的患者属于遗传相关，现已发现 150 种不同的 ADAMTS13 基因突变形式。随着对 ADAMTS13 在 TTP 发病机制的不断研究，目前倾向于将该特异性生物标志物的缺乏特征（<10IU/dl）应用于 TTP 的诊治。

二、流行病学资料

TTP 年新发病率约为 1/100 万，女性较多。90% 的患者在成年期出现首次发作。TTP 的临床病程具有复发趋势，目前仍是一种威胁生命的疾病，死亡率为 10%~20%。

三、临床表现

TTP 经典的五联征包括发热、血小板减少，微血管病性溶血性贫血、神经症状和肾功能不全，但仅有不到 10% 的急性期患者同时存在这 5 种临床表现。多数患者仅存在血小板减少和微血管病性溶血性贫血，表现为皮肤、黏膜出血。血栓导致的缺血灌注损伤可累及中枢、心血管、胃肠道、肾脏等多个器官系统。患者可出现如头疼、昏迷、癫痫、心电图异常、心肌梗死、腹疼、腹泻、血尿等表现。除微小血栓导致的脏器损伤症状外，50% 的 TTP 患者由于同时合并其他病理损伤，如之前提及的各种触发因素，可出现多种非特异临床表现。

四、实验室检测

（一）常规检查

除微血管病性溶血性贫血和消耗性血小板减少，TTP 患者的网织红细胞计数增高（>120×10⁹/L），血液涂片可见分裂细胞，乳酸脱氢酶升高，凝血检测通常正常。由于微小血栓形成造成多脏器损伤，60% 的患者可出现肌钙蛋白升高，但大多没有临床症状。泌尿系检查可出现蛋白尿、血尿，血尿素、肌酐水平增高。

（二）ADAMTS13 相关检测

常规实验室检查的阳性结果可能存在于各种不同的鉴别诊断中，因此应围绕 ADAMTS13，这一目前唯一的 TTP 特异性指标来补充鉴别。如 ADAMTS13 活性检测结果 <10%，则 TTP 诊断成立。进一步可检测 ADAMTS13 自身抗体、相关抑制剂，或进行基因测序，以分析 ADAMTS13 功能缺陷的原因。由于现阶段 ADAMTS13 的相关检测手段复杂、耗时，紧急治疗常根据 TTP 的临床症状实施。

五、诊断与鉴别诊断

TTP 主要与溶血性尿毒症综合征相鉴别，后者同属于血栓性微血管病，与产志贺毒素的大肠埃希菌感染或补体旁路蛋白异常相关。其他如癌症、严重感染、伊文思综合征、系统性红斑狼疮等疾病，在导致血栓形成、血液异常、出现缺血表现时也需要与 TTP 仔细鉴别。

六、治疗

（一）血浆置换

血浆置换仍是 TTP 治疗的基石。一旦怀疑或确诊为 TTP 即应开始进行 TPE 治疗，直到血小板计数稳步恢复、溶血现象消失，相关脏器损害得到有效控制为止。既往推荐在考虑停止血浆置换治疗时应逐步减量，以免发生急性加重，但随着利妥昔单抗的应用，这种现象已显著减少。

（二）激素治疗

激素可对获得性 TTP 病理过程中的自身免疫反应进行调节。在实施 TPE 治疗同时，如无明显禁忌，应考虑使用甲强龙治疗。经验性的治疗剂量为每天 1.5mg/kg 连续 3 周。

（三）免疫调节药物

长春新碱、环孢素 A、利妥昔单抗作为免疫调节药物可用于 TTP 的治疗。利妥昔单抗起初用于 TPE 反应欠佳的获得性 TTP 患者。随着大量临床证据证实相较于长春新碱和环孢素 A，利妥昔单抗可减少住院时间及病情复发，目前推荐将利妥昔单抗作为一线用药早期应用。

（四）新型药物

此外，围绕 TTP 的病理机制，一些新型药物正在处于研发或临床研究阶段。包括 N- 乙酰半胱氨酸、蛋白酶体、重组 ADAMTS13、ALX-0081 等药物，主要通过抑制 VWF 结合血小板的新药，阻断微血栓形成、补充 ADAMTS13 来发挥作用。

治疗以临床症状消失、血小板计数连续 2d 大于 150×10^9/L、乳酸脱氢酶恢复正常作为节点。如患者对 TPE 及甲强龙治疗效果不佳，可考虑提高利妥昔单抗剂量、增加 TPE 频率，使用环磷酰胺、硼替佐米等药物，包括对严重患者实施脾切除术。

（陈 宇 张西京）

参 考 文 献

[1] Moake JL. Thrombotic microangiopathies [J]. N Engl J Med, 2002, 347 (8): 589-600.

[2] Page EE, Kremer Hovinga JA, Terrell DR, et al. Clinical importance of ADAMTS13 activity during remission in patients with acquired thrombotic thrombocytopenic purpura [J]. Blood, 2016, 128 (17): 2175-2178.

[3] Lotta LA, Mariani M, Consonni D, et al. Different clinical severity of first episodes and recurrences of thrombotic thrombocytopenic purpura [J]. Br J Haematol, 2010, 151 (5): 488-494.

[4] Joly BS, Coppo P, Veyradier A. Thrombotic thrombocytopenic purpura [J]. Blood, 2017, 129 (21): 2836-2846.

[5] Peigne V, Azoulay E, Coquet I, et al. The prognostic value of ADAMTS13 (a disintegrin and metalloprotease with thrombospondin type 1 repeats, member 13) deficiency in septic shock patients involves interleukin-6 and is not dependent on disseminated intravascular coagulation [J]. Crit Care, 2013, 17 (6): R273.

[6] Levy GG, Nichols WC, Lian EC, et al. Mutations in a member of the ADAMTS gene family cause thrombotic thrombocytopenic purpura [J]. Nature, 2001, 413 (6855): 488-494.

[7] Saha M, McDaniel JK, Zheng XL. Thrombotic thrombocytopenic purpura: pathogenesis, diagnosis and potential novel therapeutics [J]. J Thromb Haemost, 2017, 15 (10): 1889-1900.

[8] Mariotte E, Azoulay E, Galicier L, et al. Epidemiology and pathophysiology of adulthood-onset thrombotic microangiopathy with severe ADAMTS13 deficiency (thrombotic thrombocytopenic purpura): a cross-sectional analysis of the French national registry for thrombotic microangiopathy [J]. Lancet Haematol, 2016, 3 (5): e237-245.

[9] George JN, Al-Nouri ZL. Diagnostic and therapeutic challenges in the thrombotic thrombocytopenic purpura and hemolytic uremic syndromes [J]. Hematology Am Soc Hematol Educ Program, 2012, 2012: 604-609.

[10] Deford CC, Reese JA, Schwartz LH, et al. Multiple major morbidities and increased mortality during long-term follow-up after recovery from thrombotic thrombocytopenic purpura [J]. Blood, 2013, 122 (12): 2023-2029; quiz 2142.

[11] Sadler JE. What's new in the diagnosis and pathophysiology of thrombotic thrombocytopenic purpura [J]. Hematology Am Soc Hematol Educ Program, 2015, 2015: 631-636.

[12] Scully M, Yarranton H, Liesner R, et al. Regional UK TTP registry: correlation with laboratory ADAMTS 13 analysis and clinical features [J]. Br J Haematol, 2008, 142 (5): 819-826.

[13] Veyradier A, Meyer D. Thrombotic thrombocytopenic purpura and its diagnosis [J]. J Thromb Haemost, 2005, 3 (11): 2420-2427.

[14] Noris M, Remuzzi G. Atypical hemolytic-uremic syndrome [J]. N Engl J Med, 2009, 361 (17): 1676-1687.

[15] Lim W, Vesely SK, George JN. The role of rituximab in the management of patients with acquired thrombotic thrombocytopenic purpura [J]. Blood, 2015, 125 (10): 1526-1531.

[16] Nguyen L, Li X, Duvall D, et al. Twice-daily plasma exchange for patients with refractory thrombotic thrombocytopenic purpura: the experience of the Oklahoma Registry, 1989 through 2006 [J]. Transfusion, 2008, 48 (2): 349-357.

[17] Beloncle F, Buffet M, Coindre JP, et al. Splenectomy and/or cyclophosphamide as salvage therapies in thrombotic thrombocytopenic purpura: the French TMA Reference Center experience [J]. Transfusion, 2012, 52 (11): 2436-2444.

第二节　特发性血小板减少性紫癜

一、定义与发病机制

（一）定义

特发性血小板减少性紫癜（idiopathic thrombocy topenic purpura, ITP）又称为免疫性血小板减少症（immune thrombocytopenia, ITP），是一种血小板免疫性破坏，导致的出血性疾病。随着对该疾病病理机制的深入了解，特别是大部分患者缺乏紫癜等临床出血表现，近年来多采用"免疫性血小板减少症"来命名该疾病。ITP分为原发性及继发性两种。继发性ITP合并于其他疾病产生，如自身免疫性疾病（系统性红斑狼疮、类风湿性关节炎等）、HIV病毒感染、幽门螺旋杆菌感染等。继发性ITP病理基础及诊治方案基于潜在疾病或并发疾病，不在本章节讨论范围内。

（二）发病机制

ITP是多种机制共同参与的自体免疫性疾病，产生血小板抗体、T细胞介导的血小板破坏以及巨核细胞生成不良是原发性ITP的三种病理基础，可同时存在或以某一项为主。60%~70%的ITP患者体内可检测到血小板特异性免疫球G蛋白抗体。这些抗体具有不同表型，通过与血小板表面相应的糖蛋白结合，可引起血小板清除或生成障碍，诱导凋亡，或形成血栓。另一些ITP患者在活动期可检测到辅助性T细胞减少，细胞因子比例发生变化，异常的细胞毒性T细胞（CD8+）可直接溶解血小板，抑制血小板生成。血小板生成依赖于巨核细胞，但ITP患者巨核细胞的生长受限、易发生凋亡。

二、流行病学资料

ITP是一种获得性自身免疫疾病，成人及儿童均可发病，但该病在未成年患者中往往呈自限趋势，而成年患者多为慢性ITP。成人原发性ITP的发病率约为3.3/10万，女性患者居多，在老年患者中（>65岁）男女比例相当。继发性ITP（其他疾病引起的ITP）占所有ITP患者的20%，其发病率从8.7%到18%不等。ITP患者出血、感染风险增加，死亡率是普通人群的1.5倍，且随疾病严重程度增加。

三、临床表现与实验室检查

（一）临床表现

ITP患者多起病隐匿，可出现反复的出血异常，如皮肤瘀点、瘀斑，牙龈出血，外伤后止血困难等。部分患者可无任何出血等症状。

（二）实验室检查

对怀疑ITP的患者有必要进行外周血涂片、血常规和凝血功能检测。血小板计数常小于100×10^9/L，血小板体积增大。其他有一定参考价值的检查包括骨髓象检查，血小板相关抗体或血小板生成素检测，人类免疫缺陷病毒（human immunodeficiency virus，HIV）及丙型肝炎病毒（hepatitis C virus，HCV）的排查。血小板抗体或血小板生成素检测异常不能作为确定性诊断指标。而对于没有明显临床症状的患者，进行免疫缺陷或其他自身免疫性疾病的筛查性检测（如免疫球蛋白水平、抗核抗体水平），诊断价值有限，无法进行有效排除，也不能对病情进行预测或指导治疗。

四、诊断

我国在2016年版的《成人原发免疫性血小板减少症诊断与治疗中国专家共识》中提出了一些诊断要点，包括血小板计数减少，血细胞形态无异常等。需要强调的是：ITP缺乏特异性标记物，没有可靠的实验室检测来确认诊断。诊断应基于外周血涂片、体征及病史，属于排除性诊断。

五、治疗

我国2016年版的《成人原发免疫性血小板减少症诊断与治疗中国专家共识》中已经详细叙述了ITP患者的治疗原则及具体一、二线治疗方案，此处不再罗列，仅对治疗措施与近期治疗进展作一简要介绍及评价。

连续2~4周使用1mg/（kg·d）的泼尼松是ITP患者的惯用一线治疗方法。对于新发的原发性成人ITP患者，可考虑采用加强治疗方案，即同时结合大剂量地塞米松、利妥昔单抗和血小板受体激动剂进行治疗，但相应的药物剂量、治疗时程、远期效果尚需要大样本临床数据进一步验证。

二线治疗措施大多缺乏循证医学证据。包括脾切除术及利妥昔单抗和血小板受体激动剂等药物治疗方法。国内外指南中均有脾切除术适应证的详细介绍，不再赘述，但脾切除术后患者感染、血栓、肺动脉高压、心血管事件风险增加，是否实施应综合考虑。利妥昔单抗的远期疗效不如脾切除术，且安全性和有效性缺乏系统研究。血小板受体激动剂一类新型药物可用于慢性ITP治疗，适用于儿童患者，现有临床研究结果表明该类药物对提升血小板计数效果较好，较为严重的副作用主要为肝毒性和血栓相关事件，部分患者可发生白内障。其他一些免疫调节药物理论上对ITP患者可能有效，如针对T细胞及B细胞一些特定表型的抗体，但临床应用尚需进一步的医学证据验证。

在临床治疗中应谨慎评估ITP患者的出血风险。由于免疫因素导致血小板破坏，患者血小板计数常小于100×10^9/L，但ITP患者较少出现致命性出血事件或紫癜等临床表现。对于男性、高龄、血小板计数偏低、合并阿司匹林用药等情况，其出血风险更高。对于出血风险，应考虑到血小板功能及机体内促凝与抗凝系统的平衡，如应用血栓弹力图等手段进行整体评估。

（陈 宇 张西京）

参 考 文 献

[1] Rodeghiero F, Stasi R, Gernsheimer T, et al. Standardization of terminology, definitions and outcome criteria in immune thrombocytopenic purpura of adults and children: report from an international working group[J]. Blood, 2009, 113(11): 2386–2393.

[2] Cines DB, Bussel JB, Liebman HA, et al. The ITP syndrome: pathogenic and clinical diversity[J]. Blood, 2009, 113(26): 6511–6521.

[3] Audia S, Mahévas M, Samson M, et al. Pathogenesis of immune thrombocytopenia[J]. Autoimmun Rev, 2017, 16(6): 620–632.

[4] Severinsen MT, Engebjerg MC, Farkas DK, et al. Risk of venous thromboembolism in patients with primary chronic immune thrombocytopenia: a Danish population-based cohort study[J]. Br J Haematol, 2011, 152(3): 360–362.

[5] Chang M, Nakagawa PA, Williams SA, et al. Immune thrombocytopenic purpura (ITP) plasma and purified ITP monoclonal autoantibodies inhibit megakaryocytopoiesis

in vitro[J]. Blood, 2003, 102(3): 887-895.

[6] Malara A, Abbonante V, Di Buduo CA, et al. The secret life of a megakaryocyte: emerging roles in bone marrow homeostasis control[J]. Cell Mol Life Sci, 2015, 72(8): 1517-1536.

[7] Schulze H, Gaedicke G. Immune thrombocytopenia in children and adults: what's the same, what's different?[J]. Haematologica, 2011, 96(12): 1739-1741.

[8] Moulis G, Palmaro A, Montastruc JL, et al. Epidemiology of incident immune thrombocytopenia: a nationwide population-based study in France[J]. Blood, 2014, 124(22): 3308-3315.

[9] Schoonen WM, Kucera G, Coalson J, et al. Epidemiology of immune thrombocytopenic purpura in the General Practice Research Database[J]. Br J Haematol, 2009, 145(2): 235-244.

[10] Frederiksen H, Maegbaek ML, Nørgaard M. Twenty-year mortality of adult patients with primary immune thrombocytopenia: a Danish population-based cohort study[J]. Br J Haematol, 2014, 166(2): 260-267.

[11] 中华医学会血液学分会止血与血栓学组. 成人原发免疫性血小板减少症诊断与治疗中国专家共识(2016年版)[J]. 中华血液学杂志, 2016, 37(2): 89-93.

[12] Neunert C, Lim W, Crowther M, et al. The American Society of Hematology 2011 evidence-based practice guideline for immune thrombocytopenia[J]. Blood, 2011, 117(16): 4190-4207.

[13] Provan D, Stasi R, Newland AC, et al. International consensus report on the investigation and management of primary immune thrombocytopenia[J]. Blood, 2010, 115(2): 168-186.

[14] Altintas A, Ozel A, Okur N, et al. Prevalence and clinical significance of elevated antinuclear antibody test in children and adult patients with idiopathic thrombocytopenic purpura[J]. J Thromb Thrombolysis, 2007, 24(2): 163-168.

[15] Cuker A, Cines DB, Neunert CE. Controversies in the treatment of immune thrombocytopenia[J]. Curr Opin Hematol, 2016, 23(5): 479-485.

[16] Matschke J, Müller-Beissenhirtz H, Novotny J, et al. A Randomized Trial of Daily Prednisone versus Pulsed Dexamethasone in Treatment-Naïve Adult Patients with Immune Thrombocytopenia: EIS 2002 Study[J]. Acta Haematol, 2016, 136(2): 101-107.

[17] Thai LH, Mahevas M, Roudot-Thoraval F, et al. Long-term complications of splenectomy in adult immune thrombocytopenia[J]. Medicine(Baltimore), 2016, 95(48): e5098.

[18] Ghanima W, Khelif A, Waage A, et al. Rituximab as second-line treatment for adult immune thrombocytopenia(the RITP trial): a multicentre, randomised, double-blind, placebo-controlled trial[J]. Lancet, 2015, 385(9978): 1653-1661.

[19] Chugh S, Darvish-Kazem S, Lim W, et al. Rituximab plus standard of care for treatment of primary immune thrombocytopenia: a systematic review and meta-analysis[J]. Lancet Haematol, 2015, 2(2): e75-81.

[20] Elgebaly AS, Ashal GE, Elfil M, et al. Tolerability and Efficacy of Eltrombopag in Chronic Immune Thrombocytopenia: Meta-Analysis of Randomized Controlled Trials[J]. Clin Appl Thromb Hemost, 2017, 23(8): 928-937.

[21] Saleh MN, Bussel JB, Cheng G, et al. Safety and efficacy of eltrombopag for treatment of chronic immune thrombocytopenia: results of the long-term, open-label EXTEND study[J]. Blood, 2013, 121(3): 537-545.

[22] Patel VL, Schwartz J, Bussel JB. The effect of anti-CD40 ligand in immune thrombocytopenic purpura[J]. Br J Haematol, 2008, 141(4): 545-548.

[23] Doobaree IU, Nandigam R, Bennett D, et al. Thromboembolism in adults with primary immune thrombocytopenia: a systematic literature review and meta-analysis[J]. Eur J Haematol, 2016, 97(4): 321-330.

第四章 噬血细胞综合征

噬血细胞综合征（hemophagocytic syndrome，HPS）又称噬血细胞性淋巴组织细胞增多症（hemophagocytic lymphohistiocytosis，HLH），于1939年由Scott和Robb-Smith提出并于1952年被Farquhar和Claireaux等首次报道。虽然HLH是一种少见的疾病，但随着诊断水平的提高，HLH确诊患者越来越多。因疾病本身凶险，在发病的过程中有并发休克、多器官功能衰竭、颅内出血等并发症的可能性，会对患者的生命安全造成威胁。

第一节 噬血细胞综合征的基本概念

一、噬血细胞综合征的定义

HLH是一类由原发或继发性免疫异常导致的过度炎症反应综合征。这种免疫调节异常主要由淋巴细胞、单核细胞和巨噬细胞系统异常激活、增殖，分泌大量炎性细胞因子而引起的一系列炎症反应。临床以持续发热、肝脾肿大、全血细胞减少以及骨髓、肝、脾、淋巴结组织发现噬血现象为主要特征。

二、噬血细胞综合征的分类

HLH由于触发因素不同，被分为"原发性"和"继发性"两大类。

（一）原发性HLH

一种常染色体或性染色体隐性遗传病。目前已知的明确与HLH相关的基因有12种，根据缺陷基因的特点将原发性HLH分为家族性HLH（F-HLH），免疫缺陷综合征相关HLH和EB病毒（EBV）驱动HLH。①F-HLH：共有5个亚型包括F-HLH-1、F-HLH-2、F-HLH-3、F-HLH-4和F-HLH-5。F-HLH-1相关的缺陷基因及编码蛋白至今仍未被确定，而F-HLH-2至F-HLH-5则分别对应了PRF1、Unc13D、STX11及STXBP2基因及其编码的蛋白。②免疫缺陷综合征相关HLH：主要包括Griscelli综合征2（GS-2）、Chediak-Higashi综合征1（CHS-1）和Hermansky-Pudlak综合征Ⅱ（HPS-Ⅱ），缺陷的基因分别为RAB27A、CHS1/LYST和AP3β1。③EBV驱动HLH：X连锁淋巴组织增生综合征（XLP），包括XLP-1和XLP-2（XIAP），是最经典的EBV驱动HLH，分别对应SH2D1A及BIRC4两种基因突变。其他EBV驱动HLH还包括IL-2介导的T细胞激酶缺乏、CD27缺乏以及镁离子转运基因（magnesium transporter gene，MAGT1）的突变。

（二）继发性HLH

与各种潜在疾病有关，是由感染、肿瘤、风湿性疾病等多种病因启动免疫系统的活化机制所引起的一种反应性疾病，通常无家族病史或已知的遗传基因缺陷。对于未检测出目前已知的致病基因，但发病原因不明的患者仍归类为继发性HLH。研究表明，非恶性肿瘤导致的HLH至少占ICU患者的1%~2%。①感染相关HLH：是继发性HLH最常见的形式，包括病毒、细菌、真菌以及原虫感染等，可以表现为感染触发和/或宿主免疫损害时的机会致病。无论是在健康人还是在免疫抑制患者的再激活，病毒感染是最常见的诱因。②恶性肿瘤相关HLH（MAHS）：恶性肿瘤患者容易罹患HLH，主要是血液系统肿瘤，可见于淋巴瘤、急性白血病、多发性骨髓瘤、骨髓增生异常综合征等。HLH也在少数实体肿瘤患者中发生，包括胚胎细胞肿瘤、胸腺瘤、胃癌等。其中淋巴瘤相关HLH最常见，尤以T细胞和自然杀伤（NK）细胞淋巴瘤多见。③巨噬细胞活化综合征（MAS）：是HLH的另一种表现形式，目前认为超过30种系统性或器官特异性自身免疫性疾病与HLH相关。其中,全身性青少年特发性关节炎(sJIA)是MAS最多见的病因,系统性红斑狼疮(SLE)和成人斯蒂尔病(AOSD)也是常见病因。④其他类型的噬血细胞综合征:妊娠、药物、器官和造血干细胞移植也可诱发HLH。罕见的HLH诱因还包括代谢性疾病,如赖氨酸尿性蛋白耐受不良,多种硫酸酯酶缺乏和脂质贮积病等。

三、噬血细胞综合征的流行病学特点

(一)原发性HLH的流行病学特点

F-HLH在1岁以下儿童的发病率为1.1/100 000,中位发病年龄为5.1个月。但是,超过1岁并不能排除F-HLH的诊断。HLH不同亚型的发病率在不同的人群之间存在差异。PRF1、Unc13D和STX11的突变存在于80%具有土耳其血统的HLH患者以及30%的德国患者中。在北美的F-HLH患者中,PRF1突变是最常见的,紧随其后的是UNC13D和STXBP2。

(二)继发性HLH的流行病学特点

其中感染相关HLH最常见于EB病毒感染。在日本,40%的HLH患者与EBV感染有关。呼吸道合胞病毒,轮状病毒和腺病毒也是感染相关HLH的原因。在52例MAHS患儿的一项研究中,60%的病例与非霍奇金淋巴瘤(主要是T细胞型)相关,其次是急性白血病,骨髓增生异常综合征,朗格汉斯细胞组织细胞增生症和组织细胞肉瘤。自身免疫性疾病背景下发生的HLH被称为巨噬细胞激活综合征(MAS),最常见于sJIA,研究发现至少7%~13%的sJIA患者出现MAS。在移植后的免疫抑制环境中也观察到HLH的发生,包括肾脏,肝脏和造血干细胞移植。长期含可溶性脂质的全胃肠外营养后也可出现HLH病例,在这种情况下称为脂肪超负荷综合征。

第二节 噬血细胞综合征的病理生理

HLH是由各种刺激因子引发免疫异常导致的过度炎症反应综合征。目前关于原发性HLH的发病机制已经有了很多了解,而继发性HLH病理生理学的确切机制尚未完全阐明,可能是多因素的。

各种HLH亚型常见的发病机制是由于自然杀伤(NK)细胞和细胞毒性T细胞(CTL)的功能改变伴随对抗原提呈细胞(APC)的失调反应。在具有完整免疫系统的患者中,NK细胞和CTL通过穿孔素依赖性途径杀死感染细胞和APC。NK细胞具有由穿孔素和颗粒酶组成的分泌性溶酶体。Jenkins等人在小鼠和人细胞模型中证实,NK细胞在识别APC时被激活,进而在两个细胞之间形成免疫突触(IS),沿着该突触穿孔素和颗粒酶被转运到APC。IS负责释放炎性细胞因子和趋化因子,进一步促进免疫应答。穿孔素与颗粒酶共同促进APC或感染细胞的凋亡。随后这些凋亡细胞释放caspase依赖的酶促级联反应,从而破坏IS,进而抑制免疫反应。

F-HLH患者在上述穿孔素依赖和颗粒酶依赖途径中存在缺陷,导致NK细胞或CTL不能抑制免疫反应。例如,F-HLH-2型的患者具有影响穿孔素的突变。有人提出,与该途径相关的基因杂合突变促进继发性HLH的发展。例如,与sJIA相关的14例MAS病例中,5例是杂合子的,并且至少有一个突变是与F-HLH相关的已知基因突变。然而,在其他类型的继发性HLH中,其初始发病机制仍有待阐明。尽管病毒对T细胞的感染与HLH的发展有关,但是在EBV引起的HLH中,仍然不清楚其易感性是由遗传易感性还是EBV诱导的免疫失调引起的。

尽管HLH的易感性或诱发因素存在差异,但其共同点在于NK细胞、淋巴细胞和巨噬细胞变得活跃,并且分泌高水平的细胞因子和趋化因子。白介素(IL)和TNF-α导致发热;细胞因子抑制脂蛋白脂肪酶,导致高甘油三酯血症;巨噬细胞分泌铁蛋白,导致纤溶酶原激活物增加,引起纤溶亢进和低纤维蛋白原血症。

第三节 噬血细胞综合征的诊断方法

一、临床表现

临床以持续发热、肝脾肿大、全血细胞减少及骨髓、肝、脾、淋巴结组织发现噬血现象为主要特

征。抗生素治疗无效的长期发热,可以伴有上呼吸道和消化道感染。常见体征是肝脾肿大,黄疸,其中肝肿大多发生于儿童患者。患者早期可以表现为血细胞减少尤其血小板减少。起初一半的患者出现中性粒细胞减少。1/3患者出现全血细胞减少。患者通常病情危重,并迅速发展为感染性休克样临床症状。

部分患者出现中枢神经系统受累,在儿童患者中更常见,表现为神经和/或精神症状如嗜睡、易激惹、惊厥、脑神经麻痹、共济失调、精神运动性阻滞以及昏迷等。可作为首发症状出现,也可发生于后期病程中,神经系统受累患者预后较差。

二、实验室检查

(一)生化检验

全血细胞减少,通常为两系以上血细胞减少。典型实验室表现还包括高甘油三酯血症,铁蛋白、转氨酶、胆红素和乳酸脱氢酶(LDH)增高和纤维蛋白原降低。肿瘤坏死因子-α(TNF-α)高表达降低脂蛋白酶活性造成甘油三酯显著升高,巨噬细胞吞噬白细胞也可分解产生大量的甘油三酯。活化的巨噬细胞分泌铁蛋白,使血清铁蛋白水平持续升高,同时巨噬细胞活化引起可溶性IL-2受体(sIL-2r,亦称sCD25)的持续升高。当LDH升高的程度远远超过转氨酶升高的程度时,常常提示HLH合并淋巴瘤的可能。此外,HLH患者往往伴有NK细胞活性的降低或缺乏,其被视为潜在免疫缺陷的反映,对HLH诊断的敏感性和特异性在儿童HLH中明显优于成人。

(二)脑脊液

一半以上的患者在脑脊液检查时发现有轻度细胞数增高和中度的蛋白增高。即使没有神经系统症状和体征的患者也可能出现脑脊液的改变,但多数表现为单纯的淋巴细胞数增多或是蛋白浓度增高,少数表现为两者均增高。另外还可见血液和脑脊液中NK细胞活性降低和sCD25水平升高。

(三)骨髓检查

骨髓检查早期可表现为增生骨髓象,后期可出现单核、巨噬细胞增多,尤其出现典型的巨噬细胞吞噬现象,吞噬红细胞、血小板等。反复骨髓穿刺对发现组织细胞增生有帮助。

(四)基因检测

基因测序确定HLH相关缺陷基因是诊断原发性HLH的"金标准"。

(五)影像学检查

胸片上可以出现肺水肿及胸腔积液。腹部B超可以发现腹水等。PET成像可帮助发现隐匿性淋巴瘤。

(六)组织病理学检查

可见大量的淋巴细胞、成熟的巨噬细胞和组织细胞浸润脾脏、淋巴结、骨髓、肝脏和脑脊液。常见的肝脏病理表现与慢性持续性肝炎类似。对于难以诊断者需要重复组织取样。

三、诊断和鉴别诊断

1991年,组织细胞协会提出了HLH五项诊断标准。随着对该病临床表现和各项实验室检查认识的加深,2004年对HLH的诊断标准进行了修订,称为HLH-2004诊断标准,是目前通用的HLH标准(表6-4-1)。

表6-4-1 2004年修订版HLH诊断标准

如果符合如下1或2之一HLH的诊断可确立

1. 分子生物学检查符合HLH:在目前已知的HLH相关致病基因PRF-1、UNC13D、STX11、STXBP2、Rab27A、LYST、SH2D1A、BIRC4、ITK、AP3B1、MAGT1、CD27、XMEN等发现病理性突变
2. 符合以下8项中的5项或以上
- 发热
- 脾大
- 血细胞减少(影响外周血3个细胞系中≥2个):
  血红蛋白<90g/L(<4周婴儿:血红蛋白<100g/L)
  血小板<100×10⁹/L
  中性粒细胞<1.0×10⁹/L
- 高甘油三酯血症和/或低纤维蛋白原血症
  空腹高甘油三酯≥3.0mmol/L(或≥265mg/dl)
  纤维蛋白原≤1.5g/L
- 在骨髓、脾或淋巴结内见噬血现象(无恶性肿瘤证据)
- NK细胞活性减低或缺失
- 铁蛋白≥500ng/ml
- sIL-2R(sCD25)≥2 400U/ml

HLH是一种进展迅速的高致死性疾病,当患者出现持续发热、血细胞减少、肝脾肿大或不明原因的严重肝功能损伤时应当怀疑HLH的可能;同时,在此基础上合并铁蛋白的显著升高也具有强烈的提示意义。对疑似患者应及时完善与HLH

诊断相关的检查。需要与以下疾病相鉴别:

1. 急性白血病 肝脾肿大、发热和全血细胞减少与急性白血病症状相似,可以通过骨髓检查明确。

2. 朗格汉斯组织细胞增生症 朗格汉斯组织细胞增生症也会出现肝脾肿大、发热和全血细胞减少,需要加以鉴别。朗格汉斯组织细胞增生症主要见于儿童,且易出现皮疹、骨骼破坏以及不同的组织学表现,较易区分。

3. 恶性组织细胞病 恶性组织细胞病可见异常组织细胞、多核巨细胞浸润,其组织细胞的吞噬现象不及本症明显,且恶性组织细胞病的淋巴结病变是沿窦状隙向实质侵犯,与本症不同。

第四节 噬血细胞综合征的治疗

HLH 是一种异常免疫激活综合征,治疗的目标是逆转有害的不受控制的免疫反应。急性治疗的主要包括免疫抑制剂和骨髓抑制剂,最常见的是大剂量皮质类固醇,通常是地塞米松,以及依托泊苷。原发性 HLH 和继发性 HLH 患者通常初始治疗相同,区别在于缓解后的管理。原发性 HLH 患者在获得缓解后,建议接受造血干细胞移植;而继发性 HLH 视情况而定。

(一)常用药物

1. 静脉用丙种球蛋白 丙种球蛋白发挥抗炎作用一方面通过抑制补体激活,阻断抗体 Fc 片段,抑制巨噬细胞 Fc 受体,减少吞噬血细胞作用,另一方面可以中和细胞因子,多用于感染相关 HLH。

2. 皮质类固醇 可抑制 T 细胞产生细胞因子,还可抑制 IL-1、IL-2、TNF-α、IFN-γ、粒细胞集落刺激因子、IL-2R 等细胞因子的基因转录。但因可影响巨噬细胞、嗜酸性粒细胞等其他细胞,限制了其应用。地塞米松因能够通过血脑屏障,目前认为优于泼尼松。

3. 环孢素(cyclosporine,Cs) 环孢素对 T 淋巴细胞活化起抑制作用。它可抑制巨噬细胞产生 IL-6、IL-1 和 TNF-α,同时还能够使 NO 和前列腺素 E_2 等炎性介质和细胞因子的产生减少。此外 CsA 可预防 TNF-α 介导的线粒体损害,在治疗 HLH 的临床应用中亦显示出其效果。但应该注意长期应用 CsA 时患者感染概率增加。

4. 依托泊苷(Etoposide,VP-16) 对单核细胞和组织细胞有作用,20 世纪 80 年代开始用于 HLH 的治疗,在遗传性和 EBV 相关的 HLH 等重症病例中是治疗的关键药物之一。

5. 其他免疫调节措施 抗胸腺细胞球蛋白(antithymocyte globulin,ATG)联合糖皮质激素和 CsA 能成功诱导 HLH 缓解,全血或血浆置换也可清除血液中的免疫抑制物。

6. 细胞毒药物 对于症状严重、病情进展快的患者,可考虑给予 CHOP(环磷酰胺、阿霉素、长春新碱、泼尼松)等方案化疗。

7. 单克隆抗体 对于单克隆抗体在 HLH 治疗方面也有相关报道。一种 CD25 抗体,即抗 IL-2 受体的人源化单抗 – 达利珠单抗(daclizumab),有病例报道认为其对 HLH 标准治疗下症状不缓解或者不能使用常规方法治疗的患者可以尝试;TNF-α 单抗,英夫利昔单抗(infliximab)可减少炎症细胞因子与血管内皮生长因子,目前有用于治疗风湿病相关 HLH 成功的个例报道;利妥昔单抗(rituximab)特异性地与跨膜抗原 CD20 结合,目前认为利妥昔单抗对于 B 细胞淋巴瘤相关的 HLH 疗效是肯定的。此外对 EBV-HLH、SLE 继发的 HLH 经标准方案无效后可尝试该药。

(二)造血干细胞移植(HSCT)

HSCT 的指征包括:①持续 NK 细胞功能障碍;②已证实为家族性 / 遗传性疾病的患者;③复发性 / 难治性 HLH;④中枢神经系统受累的 HLH 患者。即使患者的确切病因并未明确,当确诊 HLH 时也应开始寻找供者,因为发病至移植的时间是一个影响 HLH 进展和死亡的因素。移植应尽可能在患者药物治疗达到临床缓解后及时进行。一般情况下,明确诊断 MAS 的患者并不推荐 HSCT,而难治 / 复发的 EBV-HLH 和高侵袭性淋巴瘤相关 HLH 患者则可能从 HSCT 中获益。

(三)支持治疗

HLH 患者常常合并感染和多脏器功能的受累。任何新出现的发热,需考虑 HLH 复发以及机会性感染的可能,并经验性广谱抗生素治疗,要预防卡氏肺孢子虫肺炎及真菌感染。充分评估患者的脏器储备功能,并给予对症支持治疗,严密监测脏器功能。对于血小板减少和凝血功能异常患者,治疗期间的目标是将血小板计数维持在

50×10^9/L 以上。对于急性出血患者应输注血小板、新鲜冰冻血浆、凝血酶原复合物,必要时需要补充活化Ⅶ因子。重组人血小板生成素(rhTPO)也可在 HLH 治疗期间用于提高血小板计数水平。

(四)治疗方案

根据 HLH-1994 和 HLH-2004 治疗方案的前瞻性临床研究结果和国际组织细胞协会的最新意见,推荐在 HLH 诱导治疗期使用 HLH-1994 方案。由于青少年/成人对依托泊苷的需求量和耐受性均相对较低,对于 VP-16 的使用建议进行了年龄相关性调整:15 岁以下患者 75~150mg/m², 15~39 岁患者 75~100mg/m², 40 岁及以上患者 50~75mg/m²。需要注意的是,部分风湿免疫病相关 HLH 和轻型的 HLH 患者可以在单纯应用糖皮质激素冲击治疗后获益,一些特殊病原体(如杜氏利什曼原虫、布氏杆菌病等)感染的 HLH 患者可以通过针对原发病的治疗获得缓解,无需加用细胞毒药物及免疫调节药物。对于继发性 HLH 患者应在 HLH 诱导治疗后病情得到有效控制同时应积极针对原发病治疗(表 6-4-2,表 6-4-3)。

表 6-4-2　HLH-1994 方案

诱导治疗
VP-16　第 1~2 周 150mg/m²　1 周 2 次
第 3~8 周 150mg/m²　1 周 1 次
地塞米松　第 1~2 周 10mg/(m²·d)
第 3~4 周 5mg/(m²·d)
第 5~6 周 2.5mg/(m²·d)
第 7 周 1.25mg/(m²·d)
第 8 周减量至停药

有中枢神经系统受累证据的患者,病情允许时应尽早给予鞘内注射:

氨甲蝶呤和地塞米松(MTX/Dex):

年龄 <1 岁, 6mg/2mg

1~2 岁, 8mg/2mg

2~3 岁, 10mg/4mg

>3 岁, 12mg/5mg

维持治疗
VP-16　150mg/(m²·d),2 周 1 次
地塞米松　10mg/(m²·d)×3d,2 周 1 次,交替使用

注:1. 若患者体重 <10kg,VP-16 剂量也可按 5mg/kg 来计算;

2. 地塞米松(Dex)给予口服或静脉注射均可,后者为初始治疗的首选;

3. 维持治疗对于血压稳定和肝肾储备功能良好的患者可加用 CsA 6mg/(kg·d),血药浓度可控制在 200μg/L 左右

表 6-4-3　疗效标准(国际组织细胞协会 2004)

临床有效
体温正常
脾脏体积缩小
PLT≥100×10⁹/L
纤维蛋白原水平正常
血清铁蛋白下降大于 25% 以上

临床缓解

体温正常

脾脏大小恢复(少数患者可持续存在单纯性脾脏轻度肿大)

外周血象恢复(Hb≥90g/L, PLT≥100×10⁹/L, ANC≥1.5×10⁹/L)

甘油三酯水平恢复(<3mmol/L)

血清铁蛋白 <500μg/L

脑脊液正常(针对初诊时脑脊液阳性病例)

sCD25 水平下降

疾病活动
未达到临床缓解标准

疾病复发(处于缓解状态再次出现以下 8 条中 3 条及以上)

发热

脾脏肿大

PLT≤100×10⁹/L

高甘油三酯血症(空腹水平≥3.0mmol/L)

低纤维蛋白原血症≤1.5g/L

发现噬血现象

血清铁蛋白升高

血清 sCD25≥2 400U/ml

出现新的 CNS 症状可以作为疾病复发的一条标准

疗效评价应于初始诱导治疗后的 2~3 周进行,未能达到部分应答及以上疗效的患者建议尽早接受挽救治疗。目前国内外尚无统一的挽救治疗推荐方案。中国专家共识推荐可选择 DEP 或 L-DEP 联合化疗方案,混合免疫治疗。

肿瘤相关 HLH 是 HLH 所有类型中预后最差的,其治疗视病情不同而定。如果尚未治疗肿瘤就发生 HLH,应针对肿瘤治疗,同时治疗可能存在感染;如果在化疗同时出现 HLH,且与感染有关,则应考虑停止化疗,联合应用激素、依托泊苷和抗感染药物等可能有效。HLH 控制后应关注肿瘤本身的治疗,提高长期生存。合并 HLH 的侵袭性淋巴瘤患者在获得完全缓解或部分缓解后应考虑 HSCT。

对于难治性 / 复发性 HLH 的成人的抢救治疗，需要化疗和 HSCT。成人 HLH 的死亡率在 20%~88% 之间，主要是由于难治性 HLH，继发感染和潜在的原发疾病的进展。在一项前瞻性研究中，脂质体多柔比星，依托泊苷和大剂量甲强龙在 4 周内完成了 27% 的完全缓解和 49% 的部分缓解。

第五节　对重症医生的启示

在患有持续性发热、血细胞减少和器官肿大的重症患者中，特别是在确诊或怀疑的脓毒症、感染性休克和 / 或多器官衰竭的病例中，应提高对 HLH 的怀疑并开始进一步的 HLH 检测。而且，HLH、脓毒症和 MODS 可以共存，感染可作为可能的 HLH 触发因素。需要特别考虑的是，发热可以通过频繁使用退热药和持续肾脏替代疗法来掩盖。HLH 的筛查应遵循 HLH-2004 标准，包括骨髓检查。治疗应该个体化，同时考虑标准支持治疗和辅助重症监护治疗。应经常（至少每 12h）重新评估临床状况，以确定是否应加入初始或额外的 HLH 指导治疗。

目前关于收入 ICU 的 HLH 患者的研究很少，其中最大规模的研究发表于 2016 年 critical care medicine，回顾性分析了 106 名收入 ICU 的 HLH 患者资料，其中 58% 因循环不稳定收入，76% 患者合并感染，以细菌感染为主，ICU 死亡率为 43%。作者发现血浆铁蛋白大于 2 000μg/L 能够比较可靠的预测 HLH 死亡风险（敏感性：71%，特异性：76%）。

第六节　嗜血细胞综合征其他问题与诊治进展

近年来，随着成人 HLH 被逐渐得到认识，越来越多的成人病例被确诊。但是，HLH 的临床表现和实验室指标均不特异，尤其是当患者合并脓毒症时，这为早期诊断带来很大的困难。同时成人 HLH 的诊断标准来源于小样本的儿童观察研究，其在成人 HLH 和儿童继发 HLH 中的可行性并未得到证实。目前儿童 HLH 治疗上取得的巨大成果也积极影响着成人 HLH 的治疗结果。但是成人与儿童 HLH 之间有着显著的区别。成人 HLH 普遍为继发性 HLH，其中以淋巴瘤相关的 HLH 为最多，且基因突变在成人继发 HLH 的作用并不明确。尽管儿童治疗方案在成人病例中有效，但成人 HLH 仍较儿童 HLH 死亡率高，尤其是合并淋巴瘤患者。因此需要研发新的药物用于成人 HLH 的治疗。

目前对 HLH 的发病机制，尤其是继发 HLH 的理解仍然不全面，尤其是重症 HLH 缺乏前瞻性研究。未来研究需进一步深化对疾病发病机制的认识，完善诊断指标，推进新的分子标志物的发现，使早期诊断成为可能。同时全新的治疗措施的临床应用将进一步改善 HLH 患者的生存率。

（秦秉玉　邵换璋　张文筱　叶　岭）

参 考 文 献

[1] Grange S, Buchonnet G, Besnier E, et al. The Use of Ferritin to Identify Critically Ill Patients With Secondary Hemophagocytic Lymphohistiocytosis [J]. Crit Care Med, 2016, 44(11): e1045-e1053.

[2] Erker C, Harker-Murray P, Talano JA. Usual and Unusual Manifestations of Familial Hemophagocytic Lymphohistiocytosis and Langerhans Cell Histiocytosis [J]. Pediatr Clin North Am, 2017, 64(1): 91-109.

[3] Kaya Z, Bay A, Albayrak M, et al. Prognostic Factors and Long-Term Outcome in 52 Turkish Children With Hemophagocytic Lymphohistiocytosis [J]. Pediatr Crit Care Med, 2015, 16(6): e165-173.

[4] Ishii E. Hemophagocytic Lymphohistiocytosis in Children: Pathogenesis and Treatment [J]. Front Pediatr, 2016, 4: 47.

[5] Mehta RS, Smith RE. Hemophagocytic lymphohistiocytosis (HLH): a review of literature [J]. Med Oncol, 2013, 30(4): 740.

[6] Boom V, Anton J, Lahdenne P, et al. Evidence-based diagnosis and treatment of macrophage activation

syndrome in systemic juvenile idiopathic arthritis[J]. Pediatr Rheumatol Online J, 2015, 13: 55.

[7] Janka GE, Lehmberg K. Hemophagocytic lymphohistiocytosis: pathogenesis and treatment[J]. Hematology Am Soc Hematol Educ Program, 2013, 2013: 605-611.

[8] Jenkins MR, Rudd-Schmidt JA, Lopez JA, et al. Failed CTL/NK cell killing and cytokine hypersecretion are directly linked through prolonged synapse time[J]. J Exp Med, 2015, 212(3): 307-317.

[9] Bracaglia C, Prencipe G, De Benedetti F. Macrophage Activation Syndrome: different mechanisms leading to a one clinical syndrome[J]. Pediatr Rheumatol Online J, 2017, 15(1): 5.

[10] Beutel K, Gross-Wieltsch U, Wiesel T, et al. Infection of T lymphocytes in Epstein-Barr virus-associated hemophagocytic lymphohistiocytosis in children of non-Asian origin[J]. Pediatr Blood Cancer, 2009, 53(2): 184-190.

[11] 噬血细胞综合征中国专家联盟 中华医学会儿科学分会血液学组. 噬血细胞综合征诊治中国专家共识[J]. 中华医学杂志, 2018, 98(2): 91-95.

[12] La Rosee P, Horne A, Hines M, et al. Recommendations for the management of hemophagocytic lymphohistiocytosis in adults[J]. Blood, 2019, 133: 2465-2477.

[13] Grange S, Buchonnet G, Besnier E, et al. The Use of Ferritin to Identify Critically Ill Patients With Secondary Hemophagocytic Lymphohistiocytosis[J]. Crit Care Med, 2016, 44: e1045-e1053.

第七篇　感染性疾病

第一章 重症感染的抗生素治疗策略

第一节 重症感染的定义

重症感染是指危及生命的严重感染,是重症患者的病因或者结果。全世界每年约有数百万人的生命会受到重症感染的威胁,病死率通常超过30%,重症感染的预防和控制已成为人类健康的重大课题。在重症医学领域,我们通常使用脓毒症来描述重症感染,其定义为机体对感染反应失调所致的危及生命的器官功能障碍。由此不难看出,相较脓毒症而言,重症感染是一个比较宽泛的术语,它更关注病原微生物、抗生素相关的感染方面的问题,而脓毒症是一个专业术语,除了关注感染,还关注机体失调的反应以及器官功能。与多发伤、急性心梗、脑卒中等其他疾病一样,早期识别和恰当的治疗对改善患者的预后至关重要。在集束性的治疗策略中,早期合理的抗生素治疗、液体复苏、感染灶的处理均有非常重要的地位,本章节重点讲述抗生素治疗策略。

第二节 重症感染抗生素治疗策略的变迁

"抗生素"这个词汇的起源可以追溯到1890年,Paul Vuillemin在他发表的文章中用来描述不同微生物(如细菌与真菌,真菌与原虫)之间的相互拮抗关系。后来,"抗生素"指细菌和真菌的产生的某些具有抑制或杀灭细菌或真菌作用的代谢产物。如今,"抗生素"具有更广泛的意义,既可以特指具有杀灭细菌或真菌的合成分子,也可指具有抗细菌或抗真菌作用的药物,一般不包括抗病毒药物。自1928年,Alexander Fleming发现青霉素之后,抗生素的合成与研发经历了快速发展的黄金时期。1944—1958年间,磺胺、链霉素、万古霉素相继应用于临床。然而,耐青霉素的菌株很快就出现了,新一代的β-内酰胺类抗生素甲氧西林、氨苄西林分别于1959年、1961年问世,至此开启了耐药菌与新型抗生素博弈的时代。

重症感染来势凶猛,而常规的微生物检测手段对于菌种的鉴别及药敏实验通常需要2~3d或更长的时间,因此医生需要根据经验选择覆盖可能病原菌的抗生素,这就是所谓的"经验性抗生素"或者"经验性治疗"。由于重症感染的病原微生物往往有多种可能性,因此选择广谱的抗生素无非是一种明智的选择,可以最大限度避免不恰当初始抗生素的比例。然而这样做的后果是耐药菌的快速增长,基于这样的现状Kollef教授于2001年提出了降阶梯治疗策略(De-escalation strategy)。在怀疑患者有感染时取相应感染部位的标本进行培养,待培养结果将抗生素调整为相对窄谱的或者单一的抗生素,从而减少不必要的抗生素的使用,同时减少抗生素的毒副作用及患者的费用。近二十年来,这一理念虽在重症领域广为宣传,然而现实的原因,包括微生物培养技术的限制、多重耐药菌感染等问题,使得这一策略的依从性是有限的。耐药菌的传播及增长速度如火如荼。据估计,到2050年,由多重耐药菌感染所致的死亡将会超过恶性肿瘤、糖尿病等严重慢性疾病。因此,除了针对多重耐药菌更多新型抗生素的研发,快速检测技术的兴起以及抗生素之外的治疗方法(如免疫治疗)的不断突破,将会对未来重症感染抗生素治疗策略产生重大的影响。

第三节 重症感染抗生素治疗策略

延迟或不恰当的初始抗生素治疗是导致重症感染患者病死率增加的独立危险因素,因此,一旦患者出现重症感染的相关临床表现,就应该开始快速、充分的经验性抗感染治疗。初始抗生素的选择应采用"重锤猛击"的原则,选择一种或以上覆盖可能致病菌的广谱抗生素。然后根据患者的临床反应(包括症状、影像学、生物学标记等)、病原学结果在24~72h内进行评估,及时调整抗感染治疗措施。对于感染无缓解或加重的患者,需考虑以下原因:①感染灶未得到有效控制;②未有效覆盖可能的病原菌;③剂量可能不恰当。对于临床症状改善的患者,则需考虑及时降阶梯治疗,避免增加耐药性的产生。

(一)早期策略

病原体侵入人体后,一旦突破机体免疫系统的保护屏障,将会以指数倍数增长与繁殖,越早使用抗生素越容易将其遏制住。事实上,多个临床研究表明对于重症感染(脓毒症或脓毒症休克)的患者,每延迟1h使用抗生素,其病死率都会有显著的增加。除此之外,抗生素的延迟使用与患者的器官功能损害的严重程度也是密切相关的。因此,脓毒症指南推荐对于脓毒症患者尽可能在1h以内开始启动静脉抗生素治疗。需要强调的是,1h指的是尽可能早地对患者启动抗生素治疗的一种观念,但要实现起来是有难度的,在鉴别感染与非感染性疾病有时需要行相关的检查,一方面不能因为做检查耽误患者的治疗时间,另一方面对于病情相对不太严重的患者可以给予适当的时间等待结果。

(二)经验性抗生素的选择

对于来势凶猛的重症感染,其抢救和治疗都是需要争分夺秒的。往往没有办法等到病原菌明确之后再开始所谓的目标治疗,因此需要根据患者的临床表现推测可能的病原微生物,进行相对广的抗生素覆盖,最大限度减少治疗的失败率。这样的选择医生的经验是非常重要的,因为这基于对患者整体病情的评估,包括患者的来源、病史、查体、实验室检查、影像学等信息的整合。

1. **首先需识别可疑的感染部位** 下呼吸道、腹腔和血源性感染是重症感染最常发生的部位。皮肤软组织、中枢神经系统、泌尿系统、胃肠道、侵入性导管及装置相关的感染也都是重症患者潜在感染的部位。中枢神经系统感染常伴头痛、脑膜刺激征、意识障碍、抽搐或神经系统定位体征。循环系统的感染患者常有心悸、胸痛、血流动力学不稳定等表现,查体可闻及心律不齐、心音的变化或心瓣膜杂音。呼吸道感染常有胸痛、呼吸困难或急促、咳嗽、咳痰、咯血或痰液性状改变等症状,胸部听诊常可闻及如湿啰音、干啰音、管状呼吸音等。胃肠道感染可表现为腹痛、腹胀、恶心、呕吐、腹泻、食欲减退、黄疸等,查体可发现腹部压痛、反跳痛、肠鸣音亢进或消失等。泌尿道感染可有腰痛、尿路刺激征、排尿困难、血尿等。典型的尿管相关的感染不产生局部症状,但可出现尿液混浊等表现。皮肤软组织感染表现为皮肤及其附属结构的原发感染(如蜂窝织炎、局部脓肿、疱疹等)或由菌血症导致的播散性全身红色斑丘疹。骨关节感染多可有局部骨关节疼痛、红肿、活动受限、溢脓等表现。不同感染部位的潜在致病菌不同,抗生素对感染部位的穿透性有较大的差异。如急性的腹腔、泌尿系统感染,革兰氏阴性菌感染的可能性较大,而皮肤软组织、血流感染需考虑革兰氏阳性球菌感染的可能。中枢神经系统感染尤其要考虑所选药物是否能通过血脑屏障。

2. **推测可能的病原微生物** 如社区来源的肺炎需考虑细菌、病毒、非典型病原体,而院内获得性的肺炎革兰氏阴性菌的可能性更大。对于本身存在结构性肺病的患者,要考虑铜绿假单胞菌感染的风险,而对于免疫宿主低下的患者的肺炎还需同时考虑真菌及其他特殊病原体的感染。当地的流行病学资料也是推测病原微生物的重要依据。若患者有以下一些情况,需考虑耐药菌感染的可能。①先前从该患者分离到耐药株;②先前使用广谱抗菌治疗,如抗假单胞菌青霉素或β-酰胺酶抑制剂复合制剂、第三代和第四代头孢菌素类、氟喹诺酮类、碳青霉烯类、万古霉素等抗生素;③长时间住院、疗养所或ICU;④该医疗机构或ICU多重耐药细菌流行率高,如耐甲氧西林金黄色葡萄球菌(MRSA)、耐万古霉素肠球菌（VRE）、多重耐药假单胞菌属、嗜麦芽单胞菌等；⑤长期透析的患者；⑥免疫力低下或使用免疫抑制剂的患者。

3. 器官功能的状态 用药前需仔细评估药物对患者的效益与风险。除非使用的获益大于器官功能损害的危险，否则应尽量避免使用可能加重器官功能损害的药物，尤其是有肝肾毒性的药物。其他要考虑的药物的影响包括骨髓抑制、妊娠、严重超敏反应、胃肠道反应等。

（三）重症感染时需考虑抗生素剂量相关的问题

1. 抗生素药动学与药效学的基本概念 药代动力学（Pharmacokinetics，PK）利用药动学原理与数学模型，描述药物经过各种途径进入体内，以及在体内的处置过程，探讨药物吸收、分布、代谢与排泄规律，给出药物代谢的基本参数（如血药浓度等），对设计给药方案具有参考价值。而药效学（pharmacodynamics，PD）指药物对机体的生理影响。对 PK/PD 的理解对于合理的使用抗生素是非常重要的，尤其是在重症感染的患者，抗生素的 PK/PD 会受诸多因素的影响，个体化的抗生素方案必须以 PK/PD 的理论为基础。常用的相关的 PK 参数见表 7-1-1。

2. 不同抗生素的 PK/PD 特点 不同的抗生素有其不同的 PK/PD 特点，只有充分了解这些参数，才可能将抗生素的作用最好的发挥。药物剂量的选择通常需考虑抗生素的 PK/PD 的理想目标和体外药敏实验的最低抑菌浓度（minimal inhibitory concentration，MIC）。

一般根据抗生素的 PK/PD 特点可将其分为：①浓度依赖性抗生素，该类药物对致病菌的杀菌效应临床疗效取决于 C_{max}，而与作用时间关系不密切，即血药 C_{max} 越高，清除致病菌的作用越迅速、越强。代表的抗生素为氨基糖苷类、氟喹诺酮类、达托霉素、多黏菌素等。一般推荐日剂量单次给药方案，最佳的疗效评价参数为 AUC_{0-24}/MIC 或 C_{max}/MIC。②时间依赖性抗生素，该类药物的抗菌效应与临床疗效主要与药物和细菌接触时间密切相关，而与峰浓度关系不密切，当血药浓度高于致病菌 MIC 的 4~5 倍以上时，其杀菌效能几乎达到饱和状态，继续增加血药浓度，其杀菌效能不再增加。代表药物为 β- 内酰胺类、林可霉素、部分大环内酯类等。该类药物推荐分多次给药和/或延长输注时间的给药方案。最佳的疗效评价参数为 T>MIC。③时间依赖性且抗菌作用持续时间较长的抗生素，常见的药物包括替加环素、利奈唑胺、糖肽类药物等。一般推荐日剂量分两次给药的方案。最佳的疗效评价参数为 AUC_{0-24}/MIC。见图 7-1-1。

3. 重症感染时对抗生素 PK/PD 的影响 重症感染时对抗生素 PK/PD 的影响主要包括炎症状态下血管通透性增加导致药物分布及代谢的改变，器官功能障碍对药物清除的影响，以及体外辅助装置如肾脏替代治疗、体外膜肺等装置对抗生素的影响（图 7-1-2）。根据抗生素的分子特征可将其分为亲水性和亲脂性的药物。通常亲水性药物主要分布于血管内，表观分布容积相对较小，主要通过肾脏清除，细胞内的穿透性较弱；而亲脂性的药物血管内的分布容积相对较小，因此其具有较大的 Vd，主要经肝脏代谢，细胞内的穿透性较强。重症感染状态下，由于血管通透性增加，亲水性的药物容易渗漏到组织间隙，因此 Vd 往往是增加的，而亲脂性药物由于本身血管内的浓度较低，因此其 Vd 的变化相对较小。不同分子特性抗生素在重症感染状态下 PK 的变化见图 7-1-3。

表 7-1-1 常用的抗生素 PK 参数

PK 参数	定　义
清除率（clearance，CL）	单位时间内机体能将多少容积血浆内的药物清除
表观分布容积（apparent volume of distribution，Vd）	当药物在体内达动态平衡后，体内药量与血药浓度之比值称为表观分布容积
半衰期（half-life，$t_{1/2}$）	血浆药物浓度降低一半所需要的时间
C_{max}	给药间隔期血浆药物峰浓度
C_{min}	给药间隔期血浆药物谷浓度
AUC_{0-24}	0~24h 血药浓度时间曲线下面积

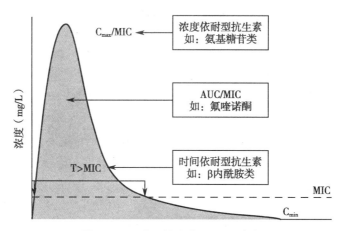

图 7-1-1 常用抗生素 PK/PD 参数

C_{max}：血药峰浓度；C_{min}：药物谷浓度；T：时间；MIC：最小抑菌浓度；AUC：曲线下面积

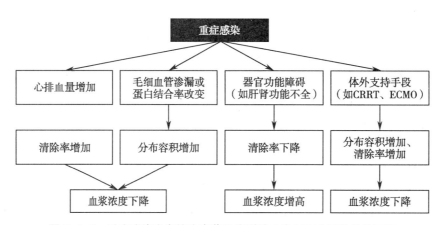

图 7-1-2 重症感染患者抗生素药物代谢动力学（PK）需考虑的因素

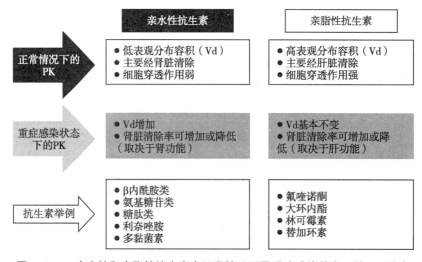

图 7-1-3 亲水性和亲脂性抗生素在正常情况下及重症感染状态下的 PK 特点

（四）降阶梯治疗与疗程

降阶梯治疗通常指对于经验性使用了广谱抗生素的患者，待病原菌明确后根据药敏实验尽可能调整为相对窄谱的抗生素或者减少抗生素使用的种类。该策略的目的是保证疗效的前提下尽可能减少抗生素的使用，从而减缓耐药菌的发生。

抗生素的疗程的选择也应该是个体化的，同样需考虑感染部位，可能的病原菌，宿主的免疫功能等。对于大多数感染而言，原则上在临床症状好转的情况下，尽可能避免过度延长使用抗生素。对于病灶清除的腹腔感染，可以考虑选择短程治疗（4d）；对于社区获得性肺炎通常使用5~7d；院内获得性肺炎/呼吸机相关肺炎7d；血流感染根据感染的病原菌种类、是否导管相关、血培养转阴时间来综合考虑；也可参考降钙素原（Procalcitonin，PCT）的动态变化来决定疗程；对于免疫功能低下的患者、非发酵菌感染或特殊病原菌（如结核、真菌）、特殊部位的感染（如颅内感染、骨髓炎、感染性心内膜炎）则需延长治疗时间，综合临床症状、实验室检查、影像学及病原微生物的清除情况来决定。

（五）多重耐药菌（Multiple Drug Resistant Organism，MDRO）的抗生素治疗策略

多重耐药菌是指对三类或三类以上结构不同（作用机制不同）抗菌药物同时耐药（每类中一种或一种以上）的细菌。广泛耐药菌（Extensive Drug Resistant Organism，XDRO）指细菌对常用抗菌药物几乎全部耐药，革兰氏阴性杆菌仅对黏菌素和/或替加环素敏感，革兰氏阳性球菌仅对糖肽类和利奈唑胺敏感。全耐药菌（Pan-Drug Resistant Organism，PDRO）是指对目前所做的所有体外药敏试验药物全部耐药的细菌。如今ICU内最常见的耐药菌，即所谓的ESCAPE，包括粪肠球菌（Enterococcus faecium）、金黄色葡萄球菌（Staphylococcus aureus）、肺炎克雷伯杆菌（Klebsiella pneumoniae）、鲍曼不动杆菌（Acinetobacter baumannii）、铜绿假单胞菌（Pseudomonas aeruginosa）及肠杆菌（Enterobacter）。上述MDRO通过多种机制阻止抗生素对其杀灭作用，主要包括孔蛋白缺失（阻止抗生素进入菌体）、外排泵机制（使抗生素泵出菌体）、水解酶（如碳青霉烯酶，水解碳青霉烯酶，导致对碳青霉烯类药物的耐药）等。上述针对上述多重耐药菌的抗生素策略包括：①联合治疗：通过药物的协同作用增加其药效；②在安全范围内增加药物的剂量；③老药新用，如多黏菌素，磺胺等药物；④局部给药以增加感染部位的药物浓度，如肺炎时给予雾化抗生素，颅内感染时鞘内注射；⑤使用新型抗生素，目前针对上述病原菌，尤其是革兰氏阴性菌感染，已陆续有新药批准上市，如新型的β内酰胺类+酶抑制剂（如Ceftazidime/avibactam，Meropenem/vaborbactam等）、新型的氨基糖苷类（如Plazomicin）、四环素药物（如Eravacycline）等。其他针对多重耐药菌的治疗措施，如噬菌体、抗菌肽、免疫增强等治疗也是目前的研究热点。

第四节　优化现有的抗生素治疗策略

1. 新的病原学检测技术的开展　随着现代生物检测技术的飞速发展，目前多种技术可用于病原微生物的快速诊断，包括核酸扩增技术（PCR）、基因芯片技术、核酸荧光原位杂交（PNA-FISH）、磁共振技术（NMR）、基质辅助激光解析电离飞行时间质谱（MALDI-TOF MS）。上述技术还可以通过不同的联合方式对一种或多种病原微生物进行快速的检测。与传统的微生物培养相比较，其优势在与检测速度快，通常仅需1至数小时，而传统培养往往需要48~72h，如果利用恰当理论上讲可以极大程度的缩小经验性治疗到目标治疗的时间，对于尽早选择恰当的抗生素有很大的优势；另外，上述检测方法对于某些常规培养难以生长的病原微生物有优势，如真菌、病毒、结核。上述检测技术每一种都有其各自的优缺点，尚无某一种可以完全取代其他。如PCR的优点为简单易行，敏感性高，容易与其他技术联合，但由于其敏感性较高，检测出的微生物有时难以判断其是致病菌还是定植菌，需由临床医生结合患者的情况进行判断。上述技术目前已陆续进入临床，然而其对患者最终的预后、抗感染治疗的效果及经济学影响尚需临床资料进行评价。

2. PK/PD监测下的抗生素治疗　随着对

抗生素以及重症感染 PK/PD 理解的不断深入以及药物浓度监测水平的提高，抗生素剂量的调整将从原来的固定剂量转换为监测指导下的个体化用药。如前所述，重症感染状态时，抗生素的分布、代谢及排泄会受非常多的因素的影响，只有进行治疗药物的浓度监测（Therapeutic drug monitoring，TDM）才可能使药物的剂量选择达到最理想的状态。经典的万古霉素血药浓度监测已有较多的 TDM 的数据，由于其是时间依赖性且抗菌作用持续时间较长的抗生素，选择不同时点的万古霉素谷浓度的监测，可计算出其 AUC_{0-24}：MIC。一方面使其疗效发挥到最大，另一方面保证其不超过安全范围，最大限度减少毒副作用。目前，临床已有较多药物已有较为成熟的 TDM 流程。除此之外，感染部位的药物浓度的监测随着动物模型的不断完善，在未来有望成为抗生素使用的监测手段之一。

3. 优化感染病程的监测手段　现有的重症感染病程监测的手段主要基于患者的临床表现，包括局部表现、生命体征、影像学、白细胞、PCT 等的综合判断。随着组学技术的快速发展，新的生物学标记物，包括宿主以及微生物基因、转录、蛋白及代谢水平的标记物不断被识别，未来有望进入临床，使重症患者的病程监测更为精准。

总之，对于重症感染而言，抗生素的使用策略在强调快速、恰当的同时，需最大限度避免不必要的抗生素使用。在具体使用时，PK/PD 理论的指导结合 TDM 的监测，能使药物的使用更为精准。快速检测技术的兴起、病程监测指标的不断优化，将会使重症感染的抗生素治疗策略更加精准。

（康　焰　廖雪莲）

参 考 文 献

[1] Rhodes A, Evans LE, Alhazzani W, et al. Surviving Sepsis Campaign: International Guidelines for Management of Sepsis and Septic Shock: 2016[J]. Intensive Care Med, 2017, 43(3): 304–377.

[2] Nicolaou KC, Rigol S. A brief history of antibiotics and select advances in their synthesis[J]. J Antibiot (Tokyo), 2018, 71(2): 153–184.

[3] Tabah A, Cotta MO, Garnacho-Montero J, et al. A Systematic Review of the Definitions, Determinants, and Clinical Outcomes of Antimicrobial De-escalation in the Intensive Care Unit[J]. Clin Infect Dis, 2016, 62(8): 1009–1017.

[4] Sawyer RG, Claridge JA, Nathens AB, et al. Trial of short-course antimicrobial therapy for intraabdominal infection[J]. N Engl J Med, 2015, 372(21): 1996–2005.

[5] Kalil AC, Metersky ML, Klompas M, et al. Management of Adults With Hospital-acquired and Ventilator-associated Pneumonia: 2016 Clinical Practice Guidelines by the Infectious Diseases Society of America and the American Thoracic Society[J]. Clin Infect Dis, 2016, 63(5): e61–e111.

[6] Barlam TF, Cosgrove SE, Abbo LM, et al. Implementing an Antibiotic Stewardship Program: Guidelines by the Infectious Diseases Society of America and the Society for Healthcare Epidemiology of America[J]. Clin Infect Dis, 2016, 62(10): e51–77.

[7] Bassetti M, Peghin M, Vena A, et al. Treatment of Infections Due to MDR Gram-Negative Bacteria[J]. Front Med, 2019, 6: 74.

[8] Onufrak NJ, Forrest A, Gonzalez D. Pharmacokinetic and Pharmacodynamic Principles of Anti-infective Dosing [J]. Clin Ther, 2016, 38(9): 1930–1947.

[9] Timbrook TT, Spivak ES, Hanson KE, et al. Current and Future Opportunities for Rapid Diagnostics in Antimicrobial Stewardship[J]. Med Clin North Am, 2018, 102(5): 899–911.

第二章　社区获得性肺炎

社区获得性肺炎（community acquired pneumonia，CAP）指在院外罹患的肺实质（含肺泡壁，即广义上的肺间质）炎症，包括具有明确潜伏期的病原体感染在入院后于潜伏期内发病的肺炎。CAP在世界范围内都是一个重要的健康问题，尽管抗生素和支持治疗已经有了很大进步，CAP发病率和病死率仍居高不下。本章内容主要阐述免疫力正常的成人CAP尤其是重症CAP的诊治。

一、流行病学

CAP具有很高的发病率和死亡率，预计发病率为每年649/10万，总体死亡率在6%~15%之间，住院CAP患者30d死亡率约10%~12%，一旦发展为重症肺炎、脓毒性休克或需要机械通气的CAP患者死亡率可高达40%。在美国，CAP是病死率最高的感染性疾病，在所有死亡原因当中排第八位。肺炎在世界范围内造成的死亡比例甚至更高，估计全球每年死亡人数为320万人，超过了包括结核病、艾滋病和疟疾在内的所有其他感染导致的死亡人数总和。在低收入国家，下呼吸道感染是最常见的死亡原因，而在高收入国家，肺炎是前十大死亡原因中唯一的感染性疾病。更重要的是，尽管在降低总体死亡率方面取得了一些进展，但肺炎死亡率的下降速度远低于其他感染性疾病（如腹泻、艾滋病和疟疾）。

二、病原学谱及存在问题

（一）病原学谱

CAP的病原学不同国家、不同地区差异非常大。了解当地CAP微生物流行病学特征对于临床抗感染优化治疗十分重要。

综合各国多个研究，目前引起CAP的最常见病原体仍是肺炎链球菌，其次主要包括流感嗜血杆菌、金黄色葡萄球菌、肺炎支原体、A组链球菌、军团菌、衣原体和卡他莫拉菌等。病毒通常也位于病原体的前六位，包括流感病毒A和B、呼吸道合胞病毒、腺病毒和各种冠状病毒。在美国，由于肺炎链球菌多价疫苗在成人的广泛应用、儿童普遍接种肺炎链球菌结合疫苗及吸烟率的下降，肺炎链球菌引起CAP比例已由20%~30%下降至仅占10%~15%。在欧洲和其他未广泛接种肺炎链球菌疫苗及吸烟率较高的国家和地区，肺炎链球菌仍然是CAP最常见的致病菌。慢性阻塞性肺疾病（chronic obstructive pulmonary disease，COPD）合并CAP的患者感染流感嗜血杆菌、卡他莫拉菌的风险明显升高。铜绿假单胞菌和其他革兰氏阴性杆菌是引起COPD和支气管扩张患者CAP的常见致病菌，尤其是长期使用激素患者。

肺炎支原体和肺炎链球菌是我国成人CAP的重要致病原，其他常见病原体包括流感嗜血杆菌、肺炎衣原体、肺炎克雷伯菌及金黄色葡萄球菌。我国成人CAP患者肺炎链球菌对大环内酯类（红霉素耐药率达73%、阿奇霉素耐药率达75%）、口服青霉素的耐药率高，但对注射用青霉素和三代头孢菌素的耐药率低。我国成人支原体肺炎对红霉素、阿奇霉素等大环内酯类抗生素耐药率高。

在流感暴发期间，流行区域的流感病毒成为CAP的重要致病原，且此部分患者常继发细菌感染。我国成人CAP患者病毒感染中流感病毒仍占首位。呼吸道合胞病毒、副流感病毒、人偏肺病毒、腺病毒、冠状病毒和鼻病毒也是CAP患者常见的病毒，但尚不清楚这些病原体在多大程度上致病及在共（继）发细菌感染中的作用。

（二）病原谱中存在的问题

现阶段CAP病原学的数据主要来自使用传统培养技术的研究，无论是否进行血清学检测，这些研究都有局限性。在过去的十年中，分子病原学检测的敏感性、有效性和可行性都有了很大的提高，这深刻影响了我们对 CAP 病因的理解。美国疾病控制与预防中心 2015 年的数据表明，肺炎链球菌仅是 CAP 的第三大常见病因，低于鼻病毒和流感病毒感染引起的肺炎。挪威近期的一项研究使用分子病原学诊断技术，发现肺炎链球菌仍然是 CAP 最常见的病因，但由其他病原体尤其是病毒引起的 CAP 比例比传统报道的要高得多。更重要的是在上述两项研究中都发现，在三分之一以上的 CAP 患者中发现了两种或两种以上的病原体，大部分是病毒和细菌混合感染。但某些病毒在急性感染后能存活数周，因此检测到的病毒不一定是 CAP 的病原体，可能是起病初上呼吸道感染的残留物，其与细菌在 CAP 的发病机制中的相互作用还需进一步研究。

新的病原体不断出现，主要是各种致病力较强的病毒，如冠状病毒引起的严重呼吸窘迫综合征和中东呼吸综合征。流感病毒仍是人类面临的很大威胁，尤其是几种禽流感病毒株（如 H_5N_1 和 H_7N_9），令人担忧的是若出现某种变异从而导致持续的人与人之间的传播可能会引发难以控制的大流行。

三、诊断

（一）CAP 的诊断标准

1. 社区发病。

2. 肺炎相关的临床表现

（1）新近出现的咳嗽、咳痰或原有呼吸道疾病症状加重，伴或不伴脓痰、胸痛、呼吸困难及咯血。

（2）发热。

（3）肺实变体征和 / 或闻及湿性啰音。

（4）外周血白细胞计数 >10×10^9/L 或 <4×10^9/L，伴或不伴细胞核左移。

3. 胸部影像学检查显示新出现的斑片状浸润影、叶或段实变影、磨玻璃影或间质性改变，伴或不伴胸腔积液。

符合第 1、3 条及第 2 条中任何 1 项，并除外肺结核、肺部肿瘤、非感染性肺间质性疾病、肺水肿、肺不张、肺栓塞、肺嗜酸性粒细胞浸润症及肺血管炎等，可建立临床诊断。

（二）重症 CAP 的诊断标准

符合下列 1 项主要标准或 ≥3 项次要标准者。

1. 主要标准

（1）需要气管插管行机械通气治疗；

（2）脓毒性休克经积极液体复苏后仍需血管活性药治疗。

2. 次要标准

（1）呼吸频率 ≥30 次 /min；

（2）氧合指数 ≤250mmHg（1mmHg=0.133kPa）；

（3）多肺叶浸润；

（4）意识障碍和 / 或定向障碍；

（5）血尿素氮 ≥7.14mmol/L；

（6）收缩压 <90mmHg 需要积极的液体复苏。

（三）病原学诊断

不同病原体引起的 CAP 具有一些特征性表现，对病原学诊断具有一定提示作用（表 7-2-1）。

表 7-2-1　不同类型 CAP 的临床特点

可能的病原体	临床特征
细菌或军团菌	1. 急性起病； 2. 存在脓毒性休克； 3. 上呼吸道症状不明显； 4. 以上呼吸道症状起病，然后迅速恶化（提示病毒感染继发细菌感染）； 5. 血白细胞 >15×10^9/L 或 ≤6×10^9/L，并伴有核左移； 6. 节段性或大叶性实变； 7. PCT ≥0.25μg/L。
支原体或衣原体	1. 无细菌性肺炎的相关特征； 2. 家族聚集性； 3. 咳嗽持续 >5d 并且无急性加重； 4. 少痰； 5. 血白细胞正常或轻度升高； 6. PCT ≤0.1μg/L。
非流感病毒	1. 无细菌性肺炎的相关特征； 2. 有流行病学暴露史； 3. 上呼吸道症状起病； 4. 血白细胞正常或轻度升高； 5. PCT ≤0.1μg/L。
流感病毒	1. 无细菌性肺炎的相关特征； 2. 社区中流感病毒流行； 3. 以流感样症状突然起病； 4. 流感病毒病原学检测阳性。

在应用抗生素前或应用首次抗生素 6~12h 内留取合格的痰标本,有 80% 的肺炎链球菌肺炎患者痰涂片或痰培养有阳性结果。在肺炎链球菌肺炎的住院患者中有 20%~25% 会出现血培养阳性,而铜绿假单胞菌或卡他莫拉菌 CAP 则较少见血培养阳性。血源性金黄色葡萄球菌肺炎的 CAP 患者中血培养几乎全部都阳性,但在吸入或误吸导致起的金黄色葡萄球菌 CAP 中只有 25% 血培养阳性。

在检测呼吸道病原体的诊断方法中,目前开展了很多新的快速病原学诊断方法,包括病原学的核酸基因扩增(PCR)和病原学抗原检测(如酶联免疫吸附,ELISA),均提高了早期诊断的敏感性。对于流感病毒,PCR 法敏感性高于快速抗原法,并且已成为诊断流感病毒的标准检测方法。在住院的 CAP 患者中,有 20%~40% 患者的呼吸道标本使用 PCR 法证实病毒阳性。因病毒不仅自身可引起肺炎,还使患者易于感染细菌,有报道接近 20% 的住院 CAP 患者存在病毒和细菌共感染。PCR 法诊断细菌性肺炎也存在争议,一般细菌性肺炎患者先由上呼吸道细菌定植,再逐渐侵入下呼吸道致病,呼吸道标本 PCR 阳性并不能有效区分感染或定植。肺炎链球菌尿抗原检查诊断成人肺炎链球菌肺炎的特异性为 92%~100%,对于重症患者敏感性可达 75%。军团菌尿抗原 ELISA 检测在 74% 的嗜肺军团菌血清 1 型肺炎患者中呈阳性,在病情较重的患者中敏感性更高,但阴性不能除外有军团菌感染,因为目前只能检测血清型为 1 型的军团菌,另外尿中的军团菌抗原可持续数周至数月。

(四)诊断方面存在的问题

以胸部 X 线片为主的影像学诊断方法作为 CAP 的必备条件之一,其准确性备受质疑。有研究表明,若以 CT 诊断为"金标准",胸部 X 线片发现肺部渗出病变的敏感性和特异性分别为 43.5% 和 93%。虽然当前以 CT 检查作为诊断 CAP 的常规影像学检查并不现实,但随着以及新一代 CT 扫描仪成像速度的提升,这可能是未来肺炎影像学诊断的发展方向。另外近年来发展起来的床旁肺部超声技术也可发现肺部渗出性病变,并能区分肺实质和胸膜的病变,未来有望成为另一种诊断 CAP 的无放射线危害的影像学方法。

四、肺炎严重程度评价体系

目前最常用的 CAP 评分标准包括:CURB-65、CRB-65 评分(C: confusion, U: Uremia, R: respiratory rate, B: blood pressure)和肺炎严重者指数(Pneumonia Severe Index, PSI)评分。CURB-65 评分共 5 项指标,每满足 1 项得 1 分:①意识障碍;②尿素氮 >7mmol/L;③呼吸频率 ≥30 次/min;④收缩压 <90mmHg 或舒张压 ≤60mmHg;⑤年龄 ≥65 岁。0~1 分为低危患者,适合门诊治疗;2 分为中危患者,建议住院或严格随访下院外治疗;3~5 分为高危患者,应住院治疗。该评分简洁、灵敏度高,易于临床操作。CRB-65 未纳入尿素氮评分,适用于不方便进行生化检测的医疗机构。PSI 评分当中年龄所占权重较高,当年轻患者出现 PSI 得分较高时尤其需要引起警惕。需要注意,CURB-65 和 PSI 评分会低估流感病毒肺炎患者的严重程度和死亡风险,而氧合指数结合外周血淋巴细胞绝对值减低预测流感病毒肺炎死亡风险优于 CURB-65 和 PSI 评分。

此外,有学者提出 SMART-COP("聪明的警察")标准可以帮助医生判断一个重症 CAP 患者是否需要收入 ICU 接受呼吸支持或循环支持治疗。SMART-COP 具体包括以下项目:收缩压 <90mmHg(+2 分);X 线胸片多肺叶受累(+1 分);血清白蛋白 <35g/L(+1 分);呼吸频率 ≥30 次/min(>50 岁)或 ≥25 次/min(≤50 岁)(+1 分);心率 ≥125 次/min(+1 分);新发的意识障碍(+1 分);低氧血症(+2 分):PaO_2 <70mmHg 或指氧饱和度 ≤93% 或氧合指数 <250mmHg(>50 岁);动脉血 pH 值 <7.35(+2 分)。SMART-COP 评分 >3 分提示有呼吸或循环支持治疗的可能性。SMART-COP 评分和 PSI 评分在预测 CAP 患者是否需要入住 ICU 方面具有较高的敏感性。

我们利用评分系统的目的是尽快、准确地识别预后不良的重症 CAP 患者,以便早期收住 ICU 进行强化治疗。肺炎严重程度评分是临床医生工作中有用的客观工具,但绝不能完全取代临床医生的判断。

五、治疗

（一）经验性抗感染治疗

及时给予恰当的抗感染治疗是治疗 CAP 的核心。经验性抗感染的目的是为大部分 CAP 患者提供规范统一的治疗方案，一方面为了提高疗效，另一个方面也要避免试图覆盖所有病原体而导致的过度治疗。

一旦明确 CAP 诊断，应尽快开始经验性抗感染治疗。对于住院患者，我国 CAP 指南推荐单用 β-内酰胺类或联合多西环素、米诺环素、大环内酯类或单独应用呼吸喹诺酮类进行经验性抗感染治疗。

因缺乏前瞻性临床对照试验，重症 CAP 的最佳治疗方案仍存在争议。多项回顾性研究表明，对重症 CAP 患者应用 β 内酰胺类联合大环内酯类药物治疗优于单用 β 内酰胺类，但 β 内酰胺/大环内酯类联合治疗是否优于氟喹诺酮类单药治疗尚不明确。有研究显示大环内酯类联合治疗方案与重症监护病房 CAP 患者的死亡率下降有相关性。对于需要入住 ICU 的无基础疾病青壮年重症 CAP 患者，我国 CAP 指南推荐青霉素类/酶抑制剂复合物、三代头孢菌素类、厄他培南联合大环内酯类或单用呼吸喹诺酮类静脉治疗，而老年人或有基础疾病患者推荐联合用药。美国感染性疾病协会（Infectious Disease Society of Americanoids）指南推荐需入住 ICU 的 CAP 患者应经验性应用 β 内酰胺类联合大环类脂类或呼吸喹诺酮类。

对怀疑流感病毒引起的 CAP 患者，尤其在流感高发季节，应经验性应用神经氨酸酶抑制剂奥司他韦，即使出现症状超过 48h 也应尽早应用。

社区获得性耐甲氧西林金黄色葡萄球菌（CA-MRSA）肺炎近年来被发现，且报道越来越多。许多 CA-MRSA 菌株，以及相关的甲氧西林敏感菌株通过分泌外毒素产生严重的坏死性肺炎。虽然 CA-MRSA 还没有广泛到需要经验性覆盖的程度，但熟悉当地（尤其在 ICU 中）的流行病学特点和 CA-MRSA 肺炎的临床特征（表 7-2-2）非常重要。若临床考虑 CR-MRSA 肺炎，有学者建议应使用抑制毒素产生的抗生素（如利奈唑胺或克林霉素）进行治疗效果更好。

表 7-2-2 社区获得性 MRSA 的临床特征

（1）迅速进展的肺部渗出或胸腔积液
（2）早期出现坏死性肺炎
（3）"洗碗水"样胸腔积液
（4）咯血
（5）年轻无基础疾病
（6）有皮肤 MRSA 感染史
（7）红斑性休克、中毒性休克

对于肺泡结构病变（如 COPD 或支气管扩张）的 CAP 患者，铜绿假单胞菌感染的可能性较大，应选用具有抗假单胞菌活性的 β-内酰胺类或碳青霉烯类抗生素进行经验性治疗。

（二）抗生素治疗疗程

轻、中度 CAP 患者疗程 5~7d，重症以及伴有肺外并发症患者可适当延长抗感染疗程。金黄色葡萄球菌或革兰氏阴性杆菌常破坏肺泡结构并伴有小脓肿形成，因此抗感染治疗疗程较长，并且还取决于是否存在共存疾病和对治疗的反应。出血性的金黄色葡萄球菌肺炎一般至少用药 4 周，而节段性或大叶性金黄色葡萄球菌肺炎治疗 2 周为合适的疗程。空洞型肺炎或肺脓肿往往需要治疗数周时间，甚至有时需持续用药到空洞完全吸收。

（三）CAP 的辅助治疗

1. **免疫调节药物** 大环内酯类药物通过阻断细胞内信号通路和抑制转录因子的生产，如核转录因子 κB 和激活蛋白 1，而减少炎症因子的产生和黏附分子的表达。多项回顾性研究表明，β-内酰胺类加大环内酯类抗生素治疗肺炎球菌性肺炎或其他类型 CAP 病死率更低。但 RCT 研究结果并不一致，到目前为止，尚无令人信服的 RCT 研究证实加用大环内酯类药物可改善 CAP 患者病死率，部分原因可能是因为入选的患者有一部分是肺炎支原体等非典型病原体 CAP 患者。今后仍需更多 RCT 研究评估单用大环内酯类药物或联合其他辅助药物对 CAP 的疗效。

2. **糖皮质激素** 糖皮质激素在重症 CAP 患者中的应用仍存在争议，有报道小剂量使用甲泼尼龙（0.5mg/kg 静脉注射，每日两次，连续 5d）与安慰剂对比，可减少重度 CAP 治疗的失败率，但患者院内死亡率无明显差异。还有研究表明糖皮质激素可降低 CAP 发展为呼吸窘迫的风险，缩短发病到临床稳定的时间以及缩短住院时间。我国 CAP 指南推荐糖皮质激素应用在 CAP 合并脓毒性休克时可降低病死率，推荐琥珀酸氢化可的松 200mg/d，脓毒性休克纠正后应及时停药，一般应用不超过 7d。有研究表明流感病毒引起的 CAP 应用糖皮质激素会增加病死率，尽管尚未在大型 RCT 研究中证实，当前不应对流感病毒引起的 CAP 患者常规应用糖皮质激素。此外，糖皮质激素带来的高血糖、消化道出血、神经精神异常等副作用也应作为临床应用的重要考量。

3. 免疫球蛋白　1980 年以来，多项研究表明富含 IgG 和 IgM 的多克隆免疫球蛋白可以改善细菌的调理作用，防止补体的非特异性活化，防止抗生素诱导的内毒素释放，中和内毒素和某些抗原物质。有荟萃分析显示与只含有 IgG 的免疫球蛋白相比，富含 IgM 和 IgA 的多克隆免疫球蛋白应用于严重脓毒症和脓毒性休克患者死亡风险更低。据一项正在进行研究免疫球蛋白（23%IgM，23%IgA 和 54%IgG）在需要机械通气的 CAP 患者中作用的二期临床试验初步结果表明，在基础 IgM 水平低或高免疫反应的患者中，免疫球蛋白能使 CAP 患者获益。未来还需要进一步研究明确哪些特定 CAP 人群可从免疫球蛋白治疗中获益。

六、预防

流感疫苗可预防流感发生或减轻流感相关症状，对流感病毒性肺炎和流感继发细菌性肺炎有一定的预防作用。老年人接种流感疫苗可使肺炎和流感住院率降低 48%~57%。

预防接种肺炎链球菌疫苗可减少特定人群罹患肺炎的风险。目前应用的肺炎链球菌疫苗包括肺炎链球菌多糖疫苗（pneumococcal polysaccharides vaccine，PPV）和肺炎链球菌结合疫苗（pneumococcal conjugate vaccine，PCV）。美国免疫实践咨询委员会建议 65 岁以上人群都接种肺炎链球菌疫苗。事实上，在美国，50 岁及 50 岁以上的成人感染侵入性肺炎链球菌病的风险从疫苗引入前的 40.8/10 万下降到 4 年后的 29.4/10 万。年龄在 50 岁或 50 岁以上的成年人发生侵袭性肺炎链球菌病后的死亡率从 6.9/10 万下降到 5.7/10 万。与引进疫苗前相比，每年减少 6 250 例病例和 550 例死亡。美国 CDC 最近的一项研究发现，肺炎链球菌疫苗推出 10 年后，美国每年因肺炎住院的儿童和成人减少了 16.8 万人，85 岁及以上成人肺炎住院率下降了 1 300.8/10 万。我国已上市 23 价肺炎链球菌多糖疫苗（PPV23），可有效预防侵袭性肺炎链球菌的感染。美国免疫实践咨询委员会建议，对具有免疫损害条件（如艾滋病、癌症、功能性或解剖性脾功能不全、实体器官移植）、脑脊液漏、人工耳蜗植入、慢性肾功能不全或肾病综合征的成年人，应接受 23 价 PPV 和 13 价 PCV 双重接种。

七、展望

尽管近年来诊断方法不断进步，仍有约一半的 CAP 患者无法明确病原体。分子生物学病原学检查方法的广泛应用将使早期诊断军团菌、支原体、衣原体、病毒等导致的 CAP 变得更简单、可行，随着分子生物学快速病原学检测方法的普及，将推动以经验性抗感染治疗 CAP 为主的治疗方式尽早进入目标性抗感染治疗。

在重症 CAP 方面，辅助治疗可能在降低病死率方面起到很大作用。除了激素类药物，正在研究的新型治疗药物还包括中和毒素的化合物如肺溶素、针对特定病原体的单克隆或多克隆抗体、免疫球蛋白等。大多数由 CAP 导致的死亡直接原因主要为感染性休克和严重低氧性呼吸衰竭；因此，ICU 支持技术是改善 CAP 预后的一种非常重要的策略。体外二氧化碳移除和新一代体外膜氧合技术在提供有效气体交换的同时可避免呼吸机相关的肺损伤，为重症 CAP 的病因治疗争取时间，近年来在重症 CAP 的支持治疗中发挥了重要作用。

（黎毅敏　席　寅）

参 考 文 献

［1］ADDIN EN, REFLIST Wunderink RG, Waterer G. Advances in the causes and management of community acquired pneumonia in adults［J］. BMJ, 2017, 358: j2471.

［2］Wan YD, Sun TW, Liu ZQ, et al. Efficacy and Safety of Corticosteroids for Community-Acquired Pneumonia: A Systematic Review and Meta-Analysis［J］. Chest, 2016, 149: 209-219.

［3］Ceccato A, Ferrer M, Barbeta E, et al. Adjunctive Therapies for Community-Acquired Pneumonia［J］. Clinics in chest medicine, 2018, 39: 753-764.

［4］Lee JS, Giesler DL, Gellad WF, et al. Antibiotic Therapy for Adults Hospitalized With Community-Acquired Pneumonia: A Systematic Review［J］. JAMA, 2016, 315: 593-602.

［5］Prina E, Ranzani OT, Torres A. Community-acquired pneumonia［J］. Lancet, 2015, 386: 1097-1108.

［6］Musher DM, Thorner AR. Community-acquired pneumonia［J］. N Engl J Med, 2014, 371: 1619-1628.

［7］Song JH, Huh K, Chung DR. Community-Acquired Pneumonia in the Asia-Pacific Region［J］. Semin Respir Crit Care Med, 2016, 37: 839-854.

［8］中华医学会呼吸病学分会. 中国成人社区获得性肺炎诊断和治疗指南（2016 年版）［J］. 中华结核和呼吸杂志, 2016, 39: 253-279.

［9］Mandell LA, Wunderink RG, Anzueto A, et al. Infectious Diseases Society of America/American Thoracic Society consensus guidelines on the management of community-acquired pneumonia in adults［J］. Clin Infect Dis, 2007, 44 Suppl 2: S27-72.

第三章 医院获得性肺炎

医院获得性肺炎（hospital-acquired pneumonia，HAP）是目前医院获得性感染中最常见的类型，不仅导致患者住院时间显著延长和住院医疗费用大幅度增加，还往往成为最终导致危重患者死亡的直接原因。本章将从 HAP 流行病学、发病机制、危险因素、诊断、治疗及预防等方面进行阐述。

一、定义及流行病学

医院获得性肺炎是指患者住院期间没有接受有创机械通气、未处于病原感染的潜伏期，而于入院 48h 以后新发生的肺炎。1999 年我国"医院获得性肺炎诊断和治疗指南（草案）"中 HAP 的定义包括了建立人工气道和机械通气后发生的肺炎，但 HAP 和呼吸机相关性肺炎（ventilator associated pneumonia，VAP）在临床特征、经验性治疗和预防策略上存在较大的差异。而近年的证据进一步证实 HAP 和 VAP 在治疗和预后方面均有明显不同，因此，2016 年版美国 HAP/VAP 指南更新时特别强调 HAP 仅指住院后发生的、没有气管插管的、与机械通气无关的肺炎，而 VAP 则为气管插管及机械通气后发生的肺炎。但由于地域与认识之间的差别，对 HAP/VAP 定义仍然存在争议，2018 年中国成人医院获得性肺炎与呼吸机相关性肺炎诊断和治疗指南仍然认为 VAP 是 HAP 的特殊类型。

流行病学数据显示，国外 HAP 发病率为（5~10）/1 000 例住院患者，占 ICU 内感染总数的 25%，美国的住院患者中医院获得性感染的发生率为 4.0%，其中肺炎占医院获得性感染的 21.8%。而我国近年的大规模医院感染横断面调查结果显示：住院患者中医院获得性感染的发生率为 3.22%~5.22%，其中医院获得性下呼吸道感染为 1.76%~1.94%。此外，在 ICU 中，HAP 的发病率更高，国外大规模的研究结果显示，ICU 中 VAP 的发病率为 2.5%~40%，或为（1.3~20.2）/

1 000 机械通气日。我国一项调查结果显示 ICU 住院患者 VAP 发病率为 8.9/1 000 机械通气日。因此，无论国内还是国外，包括 HAP/VAP 在内的下呼吸道感染均居医院获得性感染构成比之首。而 HAP 患者平均住院时间明显延长，人均住院诊疗费用大幅增加，其引起的相关病死率也明显增加。

二、危险因素

发生 HAP 的危险因素涉及各个方面，可分为宿主自身和医疗环境两大类因素。主要危险因素见表 7-3-1。患者往往因多种因素同时存在或混杂，导致 HAP 的发生、发展。因此，改善基础疾病、加强预防与控制感染发生的相关措施十分重要。

表 7-3-1 HAP 发生的危险因素

分类	危险因素
宿主自身因素	高龄
	误吸
	基础疾病（慢性肺部疾病、糖尿病、恶行肿瘤、心功能不全）
	免疫功能受损
	意识障碍、精神状态失常
	颅脑等严重创伤
	电解质紊乱、贫血、营养不良或低蛋白血症
	长期卧床、肥胖、吸烟、酗酒等
医疗环境因素	ICU 滞留时间、有创机械通气时间
	侵袭性操作，特别是呼吸道侵袭性操作
	应用提高胃液 pH 值的药物（H_2- 受体阻断剂、质子泵抑制剂）
	应用镇静剂、麻醉药物
	头颈部、胸部或上腹部手术
	留置胃管
	平卧位
	交叉感染（呼吸器械及手污染）

三、发病机制

HAP 的发病机制是病原体突破宿主的防御机制,到达支气管远端和肺泡,从而在肺部繁殖并引起侵袭性损害,同时患者受到各种基础疾病、营养状态、免疫功能失衡等因素的影响,亦间接破坏局部呼吸道防御功能,一旦病原体侵入肺实质,很容易产生侵袭性感染。

(一)口咽部或胃肠道定植菌的误吸

住院患者在抗菌药物暴露、使用制酸剂或留置胃管等危险因素作用下,口腔正常菌群改变,含定植菌的口咽分泌物通过会厌或气管插管进入下呼吸道,为内源性致病微生物导致感染的主要途径。

(二)吸入性感染

致病微生物以气溶胶或凝胶微粒等形式通过吸入进入下呼吸道,也是导致院内感染暴发的重要原因,其致病微生物多为外源性,如结核分枝杆菌、曲霉和病毒等。

(三)其他原因

此外感染病原体经血行播散至肺部、邻近组织直接播散或污染器械操作直接感染等也可引起HAP。

HAP 可自局部感染逐步发展到脓毒症,甚至感染性休克,其主要机制是致病微生物进入血液引起机体失控的炎症反应,导致多个器官功能障碍,除呼吸系统外,尚可累及循环、泌尿、神经和凝血系统,导致代谢异常等。

四、HAP 的诊断

HAP 的临床表现及病情严重程度因人而异,从单一的典型肺炎到快速进展的重症肺炎伴脓毒血症、感染性休克均可发生,目前尚无临床诊断的"金标准",主要依靠临床表现、影像学改变及病原学证据。

(一)临床诊断

胸部 X 线或 CT 显示新出现或进展性的浸润影、实变影或磨玻璃影,加上下列 3 种临床症状中的 2 种或以上,可建立临床诊断:①发热,体温 >38℃;②脓性气道分泌物;③外周血白细胞总数 >10×10^9/L 或 <4×10^9/L。影像学是诊断 HAP 的重要基本手段,应常规行 X 线胸片,尽可能行胸部 CT 检查。对于危重症或无法行胸部 CT 的患者,有条件的单位可考虑床旁肺超声检查。

(二)病原学诊断

HAP 早期获得病原学检查结果对 HAP 的诊断及治疗具有重要意义。对疑似 HAP 患者经验性使用抗菌药物前应留取标本行病原学检查。

(三)病原学抗原及感染相关生物标志物检测

1. 肺炎链球菌和嗜肺军团菌尿抗原检测及血清隐球菌荚膜多糖抗原检测的敏感度和特异度均很高。此外,血清 1, 3-β-D 葡聚糖检测（G 试验）、血清或 BALF 半乳甘露聚糖抗原检测（GM 试验）连续 2 次（BALF 仅需 1 次）阳性,具有辅助诊断价值。

2. C-反应蛋白（C-reactive protein, CRP）和降钙素原（procalcitonin, PCT）是临床上最常用的炎性生物标志物。机体感染时 CRP 明显升高,但特异性较低。PCT 在细菌感染和脓毒血症时反应迅速,且特异性较 CRP 高,是良好的反映细菌性感染指标。但 CRP 和 PCT 不能代替病原学检查,且其动态变化往往比绝对值参考价值更大。

五、HAP 的治疗

HAP 的治疗包括抗感染治疗、呼吸支持、器官功能支持、非抗菌药物治疗等综合治疗措施,其中抗感染是最主要的治疗方式,包括经验性抗感染治疗和病原（目标）治疗。

非免疫缺陷患者的 HAP 通常由细菌感染引起,由病毒或真菌引起者较少,常见病原菌的分布及其耐药性特点随地区、医院等级、患者人群及暴露于抗菌药物的情况不同而异,并且随时间而改变。我国 HAP 常见的病原菌包括鲍曼不动杆菌、铜绿假单胞菌、肺炎克雷伯菌、金黄色葡萄球菌及大肠埃希菌等。了解当地医院的病原学监测数据尤为重要,在经验性治疗时应根据及时更新的本地区、本医院甚至特定科室的细菌耐药特点针对性选择抗菌药物。

(一)经验性抗感染治疗

1. 经验性抗感染治疗原则

（1）抗感染治疗的时机:在确立 HAP 临床诊断并行病原学检查后,应尽早进行经验性抗感染治疗。

（2）正确评估多重耐药（Multi-Drug Resistan, MDR）菌感染的危险因素：包括前90d内曾静脉使用过抗菌药物、有MDR菌感染或定植史、反复或长期住院病史、入住ICU、存在结构性肺病、重度肺功能减退、接受糖皮质激素或免疫抑制剂治疗，或存在免疫功能障碍、在耐药菌高发的医疗机构住院、皮肤黏膜屏障破坏（如气管插管、留置胃管或深静脉导管）等。

2. 初始经验性治疗抗菌药物的选择 HAP初始经验性抗菌治疗应根据患者的病情严重程度、所在医疗机构常见的病原菌、耐药情况及患者耐药危险因素等选择恰当的药物，同时也应兼顾患者的临床特征、基础疾病、器官功能状态、药物的PK/PD特性、既往用药情况和药物过敏史等相关因素选择抗菌药物。

非危重HAP（非VAP）患者MDR菌感染低风险时仅需单药治疗，MDR菌感染高风险时可考虑单药或联合治疗，若呼吸道存在耐甲氧西林金黄色葡萄球菌（Methicillin-Resistant Staphylococcus Aureus, MRSA）定植或MRSA分离率较高病区的患者可抗MRSA治疗；而危重HAP（非VAP）患者则需联合治疗，同样若呼吸道存在MRSA定植或MRSA分离率较高病区的患者可抗MRSA治疗。

中华医学会呼吸病学分会感染学组颁布的《中国成人医院获得性肺炎与呼吸机相关性肺炎诊断和治疗指南》（2018版）对HAP及VAP的初始经验性治疗抗生素选择做了建议（表7-3-2、表7-3-3）：

表 7-3-2 HAP（非 VAP）的初始经验性抗感染治疗建议

非危重患者		危重患者
MDR 菌感染低风险	MDR 菌感染高风险	
单药治疗 抗铜绿假单胞菌青霉素类（哌拉西林等） 或 β-内酰胺酶抑制剂合剂（哌拉西林/他唑巴坦、阿莫西林/克拉维酸、头孢哌酮/舒巴坦等） 或 第三代头孢菌素类（头孢噻肟、头孢曲松、头孢他啶等） 或 第四代头孢菌素类（头孢吡肟、头孢噻利等） 或 氧头孢烯类（拉氧头孢、氟氧头孢等） 或 喹诺酮类（环丙沙星、左氧氟沙星、莫西沙星等）	单药治疗或联合治疗 抗铜绿假单胞菌β-内酰胺酶抑制剂合剂（哌拉西林/他唑巴坦、头孢哌酮/舒巴坦等） 或 抗铜绿假单胞菌头孢菌素类（头孢他啶、头孢吡肟、头孢噻利等） 或 抗铜绿假单胞菌碳青霉烯类（亚胺培南、美罗培南、阿比培南等） 以上单药联合下列中的一种 抗铜绿假单胞菌喹诺酮类（环丙沙星、左氧氟沙星等） 或 氨基糖苷类（阿米卡星、异帕米星等） 有MRSA感染风险时可联合 糖肽类（万古霉素、去甲万古霉素、替考拉宁等） 或 利奈唑胺	联合治疗 抗铜绿假单胞菌β-内酰胺酶抑制剂合剂（哌拉西林/他唑巴坦、头孢哌酮/舒巴坦等） 或 抗铜绿假单胞菌碳青霉烯类（亚胺培南、美罗培南、阿比培南等） 以上单药联合下列中的一种 抗铜绿假单胞菌喹诺酮类（环丙沙星、左氧氟沙星等） 或 氨基糖苷类（阿米卡星、异帕米星等） 有泛耐药阴性菌感染风险时可联合下列药物 多黏菌素类（多黏菌素E、多黏菌素B） 或 替加环素 有MRSA感染风险时可联合 糖肽类（万古霉素、去甲万古霉素、替考拉宁等） 或 利奈唑胺

表 7-3-3 VAP 的初始经验性抗感染治疗建议

MDR 菌感染低风险	MDR 菌感染高风险
单药治疗或联合治疗 抗铜绿假单胞菌青霉素类（哌拉西林等） 或 抗铜绿假单胞菌 β - 内酰胺酶抑制剂合剂（哌拉西林 / 他唑巴坦、头孢哌酮 / 舒巴坦等） 或 抗铜绿假单胞菌第三四代头孢菌素类（头孢他啶、头孢吡肟、头孢噻利等） 或 抗铜绿假单胞菌碳青霉烯类（亚胺培南、美罗培南、阿比培南等） 或 抗铜绿假单胞菌喹诺酮类（环丙沙星、左氧氟沙星等） 或 氨基糖苷类（阿米卡星、异帕米星等）（仅用于联合治疗） 有 MRSA 感染风险时联合 糖肽类（万古霉素、去甲万古霉素、替考拉宁等） 或 利奈唑胺	联合治疗 抗铜绿假单胞菌 β - 内酰胺酶抑制剂合剂（哌拉西林 / 他唑巴坦、头孢哌酮 / 舒巴坦等） 或 抗铜绿假单胞菌第三四代头孢菌素类（头孢他啶、头孢吡肟、头孢噻利等） 或 氨曲南 或 抗铜绿假单胞菌碳青霉烯类（亚胺培南、美罗培南、阿比培南等） 或 抗铜绿假单胞菌喹诺酮类（环丙沙星、左氧氟沙星等） 或 氨基糖苷类（阿米卡星、异帕米星等） 有泛耐药阴性菌感染风险时可联合下列药物 多黏菌素类（多黏菌素 E、多黏菌素 B） 或 替加环素 有 MRSA 感染风险时可联合 糖肽类（万古霉素、去甲万古霉素、替考拉宁等） 或 利奈唑胺

（二）病原（目标）治疗

针对已经明确的感染病原菌，参照体外药敏试验结果，结合患者病情制定相应的抗菌药物治疗方案。

（三）抗感染治疗的疗效判断和疗程

1. **初步疗效判断** 经验性治疗 48~72h 应进行疗效评估。疗效评估需结合患者的临床症状和体征、影像学改变、感染标志物等综合判断。

2. **抗感染疗程** HAP 抗感染疗程一般为 7d 或以上，对于初始抗感染治疗无效、病情危重、MDR 或泛耐药细菌感染、肺脓肿或坏死性肺炎者应适当延长疗程。

3. **抗菌药物治疗的停药指征** 根据患者的临床症状和体征、影像学和实验室检查（特别是 PCT）等结果决定停药时机。

（四）其他辅助支持治疗

HAP 患者除经验性和目标性抗感染治疗外，气道分泌物引流、合理氧疗、机械通气、液体管理、血糖控制、脏器功能支持与维护、营养支持等综合治疗措施也同样重要，不能忽视。

六、HAP 的预防措施

1. **预防误吸** 采用半卧位（床头抬高 30° ~ 45°），床头过高时患者舒适性下降并且发生压疮风险增加，故一般认为需 ≥30°，且合理喂食。

2. **减少上呼吸道和 / 或消化道病原菌定植** 采用氯己定（洗必泰）进行口腔护理，氯己定擦浴，选择性口咽部去污染（selective oropharyngeal decontamination, SOD），应用益生菌等。

3. **积极治疗基础疾病** 加强危重症患者的营养支持，维持水电解质及酸碱平衡、纠正低蛋白血症及高血糖等，加强心肺疾病的治疗与康复，加强痰液引流或气道廓清。关注围手术期（特别是接受胸部及上腹部手术）患者的气道管理，加强呼吸道湿化并保持通畅。鼓励患者术后早期下床活动，减少镇静剂应用。

4. 加强患者管理　对于严重免疫功能抑制患者应进行保护性隔离；对有耐药菌感染或定植者，应采取接触隔离措施。同时加强医务人员手卫生及无菌操作。

（周发春）

参 考 文 献

[1] American Thoracic Society and Infectious Diseases Society of America. Guidelines for the management of adults with hospital-acquired, ventilator-associated, and healthcare-associated pneumonia[J]. Am J Respir Crit Care Med, 2005, 4(171): 388-416.

[2] Masterton RG, Gaooloway A, French G, et al. Guidelines for the management of hospital-acquired pneumonia in the UK: Report of the Working Party on Hospital-Acquired Pneumonia of the British Society for Antimicrobial Chemotherapy[J]. Antimicrobial Chemotherapy, 2008, 62(1): 5-32.

[3] 中华医学会重症医学分会. 呼吸机相关性肺炎诊断、预防和治疗指南(2013)[J]. 中华内科杂志, 2013, 52(6): 524-543.

[4] 中华医学会呼吸病学分会感染学组. 中国九城市成人医院获得性肺炎微生物学与临床特点调查[J]. 中华结核和呼吸杂志, 2012,(10): 739-746.

[5] 邱海波, 管向东. 重症医学高级教程[M]. 北京: 人民军医出版社, 2014.

[6] 佘丹阳, 李超. 医院获得性肺炎诊治中面临的困难与挑战: 从全国多中心医院获得性肺炎临床调查结果谈起[J]. 中华结核和呼吸杂志, 2012, 35(10): 729-731.

[7] 中华医学会呼吸病学分会感染学组. 中国成人医院获得性肺炎与呼吸机相关性肺炎诊断和治疗指南[J]. 中华结核和呼吸杂志, 2018, 41(4): 255-280.

[8] Magill SS, Edwards JR, Bamberg W, et al. Multistate Point-Prevalence Survey of Health Care-Associated Infections[J]. N Engl J Med, 2014, 370(13): 1198-1208.

[9] Herzig SJ, Howell MD, Ngo LH, et al. Acid-suppressive medication use and the risk for hospital-acquired pneumonia[J]. JAMA, 2009, 301(20): 2120-2128.

[10] Flandem SA, Collard HR, Saint S. Nosocomial pneumonia: state of the science[J]. Am J Infect Control, 2006, 34(2): 84-93.

[11] Magill SS, Edwards JR, Bamberg W, et al. Multistate Point-Prevalence Survey of Health Care-Associated Infections[J]. N Engl J Med, 2014, 370(13): 1198-1208.

[12] 吴安华, 文细毛, 李春辉, 等. 2012年全国医院感染现患率与横断面抗菌药物使用率调查报告[J]. 中国感染控制杂志, 2014, 13(1): 8-15.

[13] 任南, 文细毛, 吴安华. 全国医院感染横断面调查结果的变化趋势研究[J]. 中国感染控制杂志, 2007, 6(1): 16-18.

[14] Rosenthal VD, Hu BJ, Maki DG, et al. International Nosocomial Infection Control Consortium(INICC) report. data summary of 36 countries, for 2004-2009[J]. Am J Infect Control, 2012, 40(5): 396-407.

[15] Kollef MH, Hamilton CW, Ernst FR. Economic impact of ventilator—associated pneumonia in a large matched cohort[J]. Infect Control Hosp Epidemiol, 2012, 33(3): 250-256.

[16] Melsen WG, Rovers MM, Groenwold RH, et al. Attributable mortality of ventilator—associated pneumonia: a meta—analysis of individual patient data from randomised prevention studies[J]. Lancet Infect Dis, 2013, 13(8): 665-671.

[17] 高晓东, 胡必杰, 崔扬文, 等. 中国大陆46所医院呼吸机相关肺炎发病率多中心前瞻性监测[J]. 中国感染控制杂志, 2015, 14(8): 540-543.

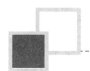

第四章　导管相关血流感染

导管相关血流感染(catheter related blood stream infection, CRBSI)花费巨大、发病率高、财政资源耗费大,独立增加住院费用和住院时间。从 2002 年至今,对 CRBSI 的研究不断,认识深入,诊疗策略变更,指南更新。本节将对 CRBSI 的现状、历史和未来展望进行阐述。

一、血管内导管和技术发展史

近代心内导管的应用始于 1844 年 Claude Bernard,通过手术将导管自马的颈静脉和颈动脉置入心室。最初,这项技术仅由神经外科医师、心脏病专家和心胸外科医师实施。

20 世纪 40 年代,作为现代一次性导管的发明者 David S. Sheridan 在其一生中开创和管理过四个导管公司,1988 年被《福布斯》杂志誉为"导管之王"。除了发明和销售一次性血管内导管外,他还发明了一次性塑料气管内导管,这些发明挽救了成千上万的生命。

现代血管内置管技术 1953 年由瑞典放射学家 Sven-Ivar Seldinger 发明和推广。这套通过导丝经血管腔安全留置导管的技术已经被不同科室医护人员广为运用。

二、导管相关血流感染现状

(一)术语和风险预测

要准确描述一种特殊导管的类型,最好包括关于导管的所有特征(表 7-4-1)。

与血管内导管感染有关的定义众多(见表 7-4-2)。导管相关血流感染(CRBSI)是指留置血管内导管或者拔除血管内导管 48h 内,患者出现菌血症或真菌血症,并伴有 1 种以下症状或体征:发热(>38℃)、寒战或低血压,除外其他部位引起的血流感染。CRBSI 是临床定义,用于患者的诊断和治疗,需要特殊的实验室检验以明确导管为 BSI

来源。这一定义不常用于监控。较简单的定义常用于监控,比如:实验室确诊血流感染(laboratory-confirmed bloodstream infection, LCBI)是美国国家疾病控制与预防中心(center for disease control and prevention, CDC)提出的定义。中心导管相关血流感染(central line-associated bloodstream infection, CLABSI)是美国 CDC 国家卫生保健安全网(the national healthcare safety network, NHSN)使用的定义。

(二)成年患者和患儿的流行病学

血管内导管广泛用于输液、给药、输血、静脉营养、监测血流动力学参数和血液透析,每年美国医院和诊所订购的血管内导管 $>1.5 \times 10^8$ 根。每年在美国的 ICU 发生 8 万例 CRBSI,如果评估整个医院,那么估计每年发生 25 万例 BSI。

据估计美国每年大约90%的 CRBSI 发生于中心静脉导管(central venous catheters, CVC),虽说外周静脉导管引起的 CRBSI 有可能受到低估。一项前瞻性研究分析监控重要病原体的流行病学数据,分析 1995—2002 年间美国 49 家医院中 24 179 例院内 BSI 患者的特征,发现院内 BSI 发病率为 10 000 例住院患者 60 例,患儿的发病率约15%,ICU 中的发病率约51%;血管内装置是最常见的预测因素;留置在位的中心静脉导管占 72%,外周静脉导管占 35%,动脉导管占 16%;从入院到发生 BSI 的平均时间从 12d 到 26d,依赖于分离出的病原菌;粗死亡率为 27%。

(三)发病机制

导管感染来源有四条公认途径(图 7-4-1)。①皮肤定植:皮肤微生物从穿刺部位移入导管腔,然后沿导管表面定植到尖端。这是短期导管感染的最常见途径。②腔内污染:通过接触污染的手或液体或设备直接污染导管或导管端口。③较不常见途径为血源播散:导管可能成为另一个感染中心的血源性播散源。④罕见地是输注污染:直接注入污染物导致 CRBSI。

表 7-4-1　用于静脉和动脉通路的导管

导管类型	进入部位	长度	评论
外周静脉导管	通常置入手或前臂	<3 英寸	过长使用可能会致静脉炎、罕见相关血流感染
外周动脉导管	通常置入桡动脉；也可置入股动脉、腋动脉、肱动脉或胫后动脉	<3 英寸	感染风险低；罕见相关血流感染
中线导管	通过肘窝进入贵要静脉或头静脉近端；不进入中心静脉，属外周导管	3~8 英寸	导管由弹力水凝胶制成，已有发生过敏反应的报道。静脉炎发生率比短外周导管更低
非隧道式中心静脉导管	经皮肤置入中心静脉（锁骨下、颈内静脉或股静脉）	依赖于患者身高，≥8cm	占 CRBSI 的大部分
肺动脉导管	通过 Telflon® 插管器置入中心静脉（锁骨下、颈内静脉或股静脉）	依赖于患者身高，≥30cm	通常黏合肝素；与中心静脉导管血流感染发生率相似，锁骨下留置更能降低感染风险
外周留置中心静脉导管（PICC）	从贵要静脉、头静脉或肱静脉置入上腔静脉	依赖于患者身高，≥20cm	比非隧道式中心静脉导管感染发生率更低
隧道式中心静脉导管	置入锁骨下、颈内静脉或股静脉	依赖于患者身高，≥8cm	Cuff 抑制微生物移行入导管腔；比非隧道式 CVCs 感染发生率低
整体可置入式导管	皮肤下隧道和皮下连接枕头的帽；置入锁骨下或颈内静脉	依赖于患者身高，≥8cm	CRBSI 风险最低；改善患者自我损害；无需局部导管穿刺部位护理；导管拔除需手术
脐导管	置入脐静脉或脐动脉	依赖于患者身高，≤6cm	置入脐静脉或脐动脉的导管 CRBSI 发生率相似

表 7-4-2　导管相关感染的常用定义

感染名称	定　义
导管定植	导管尖端、皮下段、导管输液端定量或者半定量培养，致病微生物菌落数≥1 种微生物
静脉炎	沿着导管入路的静脉出现硬结、红斑、发热、疼痛或者触痛
穿刺点感染	
微生物学定义	导管穿刺点出现分泌物，病原学检查为阳性，伴有或者不伴有血流感染
临床定义	穿刺点周围出现红斑、硬结和 / 或触痛，直径不超过 2cm，可伴有其他感染症状和体征，例如发热或者穿刺点脓性分泌物，伴有或者不伴有血流感染
隧道感染	沿隧道式导管（例如 Hickman 或 Broviac 导管）皮下段出现触痛和红斑，和 / 或穿刺点周围出现硬结，直径超过 2cm，伴有或者不伴有血流感染
囊袋感染	完全植入式血管内导管的皮下囊袋出现感染，通常表现为触痛、红斑，和 / 或囊袋周围硬结，可自发性地破溃，出现分泌物，或者覆盖囊袋的皮肤出现坏死，伴有或者不伴有血流感染
血流感染	
输液相关	外周静脉穿刺所获取的血培养和输液液体培养为同一致病微生物，同时没有发现其他明确的感染灶
导管相关	留置血管内导管或者其他材料的患者，出现菌血症或者真菌血症，并且至少 1 份从外周静脉取样的血培养为阳性，患者存在感染的临床表现（例如发热、寒战和 / 或低血压，未发现其他可导致菌血症的感染灶

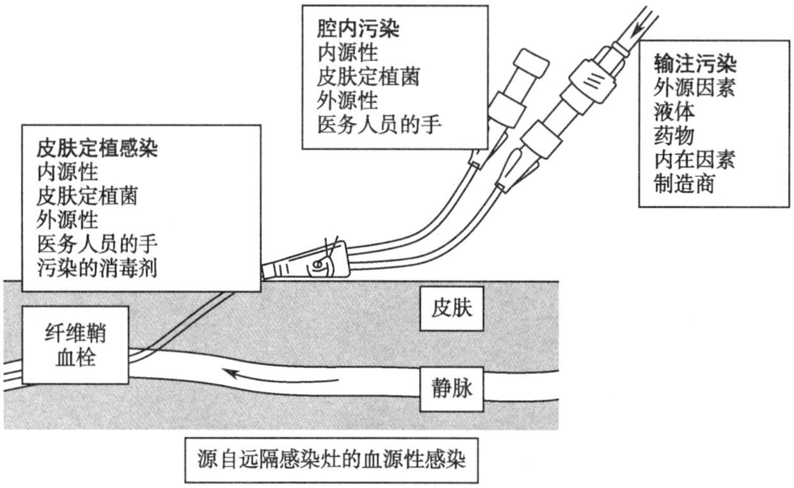

图 7-4-1　导管感染的四条途径

CRBSI 重要的致病决定因素包括：①管材。②与蛋白黏附有关的宿主因素，比如：纤维蛋白和纤连蛋白，它们会围绕导管形成外壳。③感染致病菌固有的毒力因素，包括由黏着的致病微生物产生的细胞外聚合物（extracellular polymeric substrate，EPS）。特定微生物的黏附特性与宿主因素之间的关系在 CRBSI 的发病机制中也重要。

（四）危险因素

发生血管内导管相关血流感染的危险因素很多。可以归纳为宿主因素，导管因素和其他因素三大类。具体见表 7-4-3。

表 7-4-3　导管相关血流感染的危险因素

宿主因素	慢性病
	骨髓移植
	免疫抑制，特别是粒细胞减少
	营养不良
	全胃肠外营养
	既往有血流感染
	极端的年龄
	皮肤完整性，如烧伤
导管因素	● 导管留置时间（还没有根据留置天数更换导管的指标）
	● 导管材料的类型
	● 留置导管的状况
	● 导管留置部位的护理
	● 导管留置者的技术
	● 导管类型和留置位置
其他因素	● 导管血栓形成
	● 反复留置导管
	● 经导管的操作增加
	● 出现感染灶

（五）微生物学

20 世纪 80 年代以前，革兰氏阴性需氧菌占据医源性血流感染的主导。从那时开始，革兰氏阳性需氧菌（如：凝固酶阴性葡萄球菌、金黄色葡萄球菌和肠球菌）和念珠菌在医源性 BSI 中的占比逐渐增加。

美国 CDC 国家卫生保健安全网 2011—2014年间医源性 BSI 病原微生物分布如下：

- 凝固酶阴性葡萄球菌占 16.4%
- 金黄色葡萄球菌占 13.2%
- 肠球菌属占 15.2%
- 念珠菌属占 13.3%
- 大肠埃希氏菌占 5.4%
- 克雷伯菌属占 8.4%
- 假单胞菌属占 4%
- 肠杆菌属占 4.4%

后续在美国和欧洲的调查报告也得出相似的微生物分布，包括凝固酶阴性葡萄球菌、金黄色葡萄球菌、肠球菌属和念珠菌属占 CRBSI 的大部分。病原菌呈现出越来越耐药的趋势。

（六）临床表现

导管相关血流感染的临床症状、体征的敏感性和特异性不高，单独凭借临床病情很难建立诊断。最敏感的临床指标是发热，但特异性差。穿刺点周围炎症或者化脓，特异性较高但敏感性差。血培养发现金葡菌、凝固酶阴性葡萄球菌、肠球菌属或念珠菌属菌，如果没有其他已确定的感染灶，提示对 CRBSI 的怀疑增加。如果患者拔除导管后 24h 内病情好转，常提示感染与导管相关，但不能确定导管为感染灶。

（七）诊断

基于以上临床表现怀疑 CRBSI 时，应该血培养。拔出导管时，并不需要常规血培养。对于中心导管相关血流感染的常规临床诊断而言，不实用的实验室工具包括定量培养和血培养阳性报警时间差（differential time to positive，DTTP），但可以用于研究。

血培养样本采集：在开始抗生素治疗前应该采血培养。关键的是，至少应该包括来自外周静脉的一份血样。如果可行，至少有两套血培养分别通过穿刺取自外周静脉。如果不可行，则一套血培养取自外周静脉，另一套抽取自导管。

由于中心导管血样的培养假阳性率高于外周血样，因此外周血样的阳性预测价值和特异性高于中心导管血样。这两种类型的样本阴性预测价值都大。在外周血样不能获取和没有其他感染源临床证据的情况下，应该假设通过导管获得的阳性培养确实反映有感染。使用乙醇、氯己定（>0.5%）、碘酒消毒皮肤，与聚维酮碘相比，血培养污染率较低。

诊断标准：CRBSI 的诊断需要已确定的血流感染表现和显示感染与导管有关（比如：没有其他菌血症的感染源）。CRBSI 的微生物学支持基于至少在两份血样本中培养出同一致病微生物（在开始抗生素治疗前获取）。

单一血培养凝固酶阴性葡萄球菌阳性的情况下，应该在抗菌治疗前重复血培养（从中心导管和从外周静脉），以明确患者真是 BSI，且导管为可能来源。

在导管抽取血样为凝固酶阴性葡萄球菌或革兰氏阴性杆菌阳性，而同时外周血样培养阴性的情况下，可能出现了腔内定植导管。如果导管仍保留在原位，随后 CRBSI 的风险增高。在这种情况下，若患者持续呈现出 CRBSI 的临床表现，那么建议密切随访患者，进一步获取外周血培养。不过，也有一些临床医师倾向于拔管，或者经导丝更换导管。

（八）治疗

治疗一般包括全身抗生素治疗和导管处理。不需要全身抗生素治疗的情况：导管尖端培养结果呈阳性，而患者无感染的临床征象；通过导管

获得的血培养结果呈阳性，而外周静脉血培养结果呈阴性；无感染的静脉炎；这种情况下 CRBSI 的风险非常低。

1. **导管的处理**　一般而言，治疗静脉内导管相关全身性感染的第一步就需要临床医生决定如何处理导管，如补救、更换或移除。

（1）移除：做出导管相关性感染的诊断后，有下述情况需要移除导管：①脓毒症；②血流动力学不稳定；③心内膜炎或存在转移性感染的证据；④化脓性血栓性静脉炎引起的红斑或渗出物；⑤使用微生物敏感的抗生素治疗 72h 后，菌血症仍持续存在。

病原体的性质对做出移除导管决定也具有重要指导意义。对于短期导管（留置 <14d），如果 CRBSI 是由金黄色葡萄球菌、肠球菌、革兰氏阴性杆菌、真菌或分枝杆菌引起，应移除导管。对于长期留置的导管（留置 ≥14d），如果 CRBSI 由金黄色葡萄球菌、铜绿假单胞菌、真菌或分枝杆菌引起，也应移除导管。移除长期导管是治疗上的一大难题，尤其是在通路有限的患者中移除手术植入的血管内装置时，如 Hickman 导管或植入式输液港。因此，确定患者为真正的 CRBSI 非常重要。

尚无证据支持常规更换导管。此外，对于不明原因发热的血流动力学稳定患者，未确证血流感染且未安置血管内假体材料（如：人工瓣膜、起搏器或血管移植物）的情况下，没有必要移除导管。

（2）补救：在做出导管相关性感染的诊断后，如果无并发症的 CRBSI 涉及的是长期导管，并且病因为除金黄色葡萄球菌、铜绿假单胞菌、真菌或分枝杆菌以外的病原体，则或许可尝试导管补救。如果 CRBSI 由毒力相对较低且难以根除的微生物引起，如：芽孢杆菌属某些种、微球菌属某些种或丙酸杆菌，则临床上也难以进行导管补救。在凝固酶阴性葡萄球菌感染的情况下，导管补救不会影响菌血症的消退，但可能是感染复发的一种危险因素。

如果尝试补救，可在治疗期间通过定植的导管予全身性抗生素治疗和抗生素封管治疗（antibiotic lock therapy，ALT），具体取决于定植的微生物。ALT 的有效性仍不明确，并且有研究者

担心 ALT 会导致抗生素耐药和真菌二重感染。用于封管治疗的最佳抗生素剂量也不确定。

一般而言,对于 CRBSI 儿童,移除导管的适应证和经验性抗生素治疗的选择与成人患者相似。鉴于在儿童中建立血管通路比在成人中更困难,故一些儿科医生赞同尝试治疗细菌性 CRBSI 并且不移除导管。在这种情况下,可能需要同时进行全身性抗生素治疗和 ALT。

（3）经导丝更换导管:当患者因疑似导管相关感染而必须移除导管时,如果导管重新置入期间发生机械性并发症或出血的风险较高,则经导丝更换导管也是可接受的做法（脓毒症时除外）。虽然已有研究报道通过导丝更换导管成功处理了导管感染,但大多数这些研究都为小型的非对照研究。使用抗生素浸渍过的导管的益处仍不确定。许多研究已使用了浸渍过抗菌剂或抗生素的 CVC,发现导管相关感染的发生率降低。然而,一项随机试验纳入 780 例接受有氯己定涂层或无氯己定涂层导管处理的成人 ICU 患者,却未能证实血流感染的发生率降低。在即使遵守了无菌技术,但 CRBSI 的发生率仍超过 NHSN 监督数据的阈值时（如:>1.4 例感染/1 000 导管日）,应考虑使用抗生素浸渍过的导管来更换导管。

2. **全身抗生素治疗**　一般而言,在获得微生物培养和药敏试验结果之前,必须开始经验性抗生素治疗。后续治疗应根据微生物学检查结果按需进行调整。

（1）经验性治疗:对于 CRBSI,初始的抗生素选择取决于临床情况,包括疾病的严重程度、感染的危险因素以及与特定血管内装置相关的可能病原体治疗。凝固酶阴性葡萄球菌是 CRBSI 最常见的致病菌,绝大多数菌株对甲氧西林耐药,选择经验性治疗时,应考虑此问题。治疗耐甲氧西林阳性金黄色葡萄球菌（methicillin-resistant staphylococcus aureus, MRSA）菌血症时,如果万古霉素最低抑菌浓度（minimum inhibitory concentration, MIC）≥2μg/ml,则该药治疗临床成功率较低。

增加对革兰氏阴性菌的经验性覆盖取决于个体情况和疾病的严重程度。对于中性粒细胞减少或脓毒症患者而言,在疑似 CRBSI 的情况下,对革兰氏阴性杆菌（包括假单胞菌属）进行经验性抗生素治疗是适当的。对于已知定植耐药性微生物的患者,应予相应挑选的经验性抗生素治疗;治疗应根据随后的培养结果进行调整。

对于有以下危险因素的脓毒症患者,应对疑似的导管相关念珠菌血症进行经验性治疗。包括:全胃肠外营养;长期使用广谱抗生素;血液系统恶性肿瘤;骨髓移植或实体器官移植;股动/静脉置管;念珠菌多部位定植。

用于念珠菌血症经验性治疗的合适药物包括棘白菌素类或唑类药物。尽管这两类药用于儿童似乎是安全的,许多儿科医生仍继续使用两性霉素 B 或两性霉素的脂质剂型。

（2）调整治疗:在开始经验性抗生素治疗后,一旦获得微生物培养和药敏试验的结果,就应根据这些结果按需调整抗生素治疗。

在治疗期间和治疗后必须密切监测 CRBSI 患者,以检测该病复发或转移性感染。治疗开始后,应进行血培养,以证实菌血症的清除情况。一般来说,在重新置入导管前,患者应接受至少 7~10d 的抗生素治疗。对于接受导管移除和恰当抗生素治疗的患者,如果 72h 持续有症状和/或反复血培养阳性,应评估患者是否有 CRBSI 的后遗症,包括化脓性血栓性静脉炎、心内膜炎和感染转移灶。

3. **导管相关血流感染并发症的处理**

（1）化脓性血栓性血管炎:外周静脉受累时,大龄儿童和成人患者有局部疼痛、发红、水肿,小部分患者可表现为脓肿、可触及的条索或脓性分泌物。病变在大静脉者可发生同侧颈、胸或者上肢肿胀。即使导管已拔除,感染性血管内血栓和管腔内脓肿仍完整存在,所以拔管后感染症状依然。

（2）持续性血行感染和感染性心内膜炎:感染定植的血管内导管是医院获得性心内膜炎最常见的感染源,占报道病例的 1/3~2/3。葡萄球菌是最常见的致病菌,其次是肠球菌和念珠菌。医院获得性心内膜炎最常见于人工瓣膜、起搏器、恶性肿瘤、通过导管接受血液透析的金葡菌血症患者。

三、导管相关血流感染的未来展望

血管内导管运用范围越来越广,从理论上来说,导管相关血流感染的发病人群亦越来越多,然而这种医院获得性感染是患者、卫生保健工作人员、医院和医疗保险提供者无法接受的。近年来，随着相关预防和诊疗研究发表，更新相关指南，逐步运用于临床，令美国 2001 年到 2009 年间 CLABSI 发病率降低 58%，也为实现对导管相关血流感染零容忍奠定了坚实基础。随着 2008 年美国联邦医疗保险与医疗救助服务中心停止支付血管内导管相关血流感染的医院相关费用，CDC 推出 CRBSI 预防集束化措施（bundle），IDSA 推出 2011 版 CRBSI 预防指南，标志对导管相关血流感染的处置逐渐偏重于预防。如何更好运用相关研究理论，并且整合措施以预防 CRBSI，将成为未来的研究重点。

可以减少导管相关血流感染发生率的预防措施。

1. **教育、培训和工作人员**　组织良好的项目能使卫生保健提供者良好受训，并且提供的护理、监测和评估是确保成功的关键。比如：在接入系统前，对通路口进行清洁（首选 70% 乙醇）的证据最有力。

2. **导管选择和位置**　所有类型的血管内导管都存在局部感染和 CRBSI 的风险。对于 CVC 或肺动脉导管，与锁骨下静脉相比，通常导管相关感染更常发生于股静脉和颈内静脉（可能不如股静脉常见），所以在成年患者中选择锁骨下静脉具有感染控制意图。

3. **来自美国疾病预防控制中心（CDC）的循证程序（Pronovost 清单）**　由 5 个循证程序组成，包括：洗手；插入 CVC 时采取完整的屏障预防措施；用氯己定消毒皮肤；避免股部插管；不再需要导管时予以拔除。CDC 指南强烈推荐将其用于预防血管内导管相关感染。

4. **手卫生和无菌技术**　使用含抗菌剂的肥皂或以乙醇为基础的凝胶剂或泡沫剂洗手。

5. **最大灭菌屏障（maximum sterile barrier，MSB）预防措施**　置入 CVC 时采取完整的屏障预防措施，包括无菌手套、长袖手术衣、手术口罩和大的无菌手术洞巾。MSB 组导管定植和 CRBSI 事件都更低。

6. **皮肤准备**　用氯己定 – 乙醇消毒皮肤，插入导管前应使抗菌剂风干。对于 ICU 患者，每日用氯己定洗浴可减少 CRBSI 的发生率。

7. **穿刺部位敷料或软膏方案**　建议在 CVC 的插管部位，使用纱布敷料，而不是透明的敷料，尤其局部有出汗、出血或渗出的情况下。除用于血液透析的 CVC 外，不要在插入部位使用局部抗生素软膏或乳膏，有促进耐药和定植的风险。

8. **抗生素 / 消毒剂浸渍导管和封套**　如果 BSI 的发生率高于同等级 ICU 中观察到的发生率，有抗生素涂层的导管特别有用。

9. **抗生素锁预防、抗生素导管冲洗和导管锁预防**　需要在预防导管相关血流感染的有益效果，与副作用、毒性、过敏反应或抗生素耐药方面取得平衡。

10. **外周和中心导管更换**　感染的风险随导管留置时间延长而升高，所有插管部位在导管留置超过 3~6d 后，感染风险均增加。尚未最终确定定期更换中心静脉、肺动脉或外周动脉导管的时间。对功能尚正常且没有出现局部或全身并发症证据的导管，无需常规更换。更换导管的指征包括：短期 CVC 插入部位化脓，以及疑似是所有 CVC 的 CRBSI 导致的血流动力学不稳定。

关于 CRBSI，我们还有很多未确定的领域和有待提高的方面，故而，路漫漫其修远兮，我辈当继续努力。

（王　锦　钱传云）

第五章　侵袭性念珠菌感染

由念珠菌属引起的侵袭性念珠菌感染（invasive candida infection）是ICU最常见的侵袭性真菌感染，可累及全身的各个器官，并发展为念珠菌血症，是影响重症患者预后的主要危险因素之一。ICU患者侵袭性念珠菌感染的发生率要高于其他普通病房。由于重症患者侵袭性念珠菌感染的发病率逐年增加，并且其诊断困难，病死率高，因此已受到越来越多ICU医生的关注和重视。

第一节　侵袭性念珠菌感染的流行病学

一、发病率

有研究表明，87.5%的侵袭性真菌感染是由念珠菌所引起。念珠菌血症是最常见的侵袭性念珠菌感染的形式。在美国念珠菌是第四位引起院内血源性感染的病原体。China-SCAN研究显示，我国成人ICU中侵袭性念珠菌感染发病率为0.32%。而且，近年来ICU患者侵袭性念珠菌感染的发病率呈现上升趋势。

二、主要病原菌

ICU患者侵袭性念珠菌感染的病原菌包括白色念珠菌和非白色念珠菌，其中白念珠菌是最常见的病原菌，占40%~60%。但近些年来ICU患者侵袭性念珠菌感染的菌种分布有所变迁，非白念珠菌（主要有近平滑念珠菌、热带念珠菌、光滑念珠菌和克柔念珠菌）感染的比例在逐渐增加。China-SCAN研究发现，在我国ICU侵袭性念珠菌感染的患者中非白色念珠菌感染的比例高于白色念珠菌，其中白色念珠菌占比为41.8%，近平滑念珠菌为23.8%，热带念珠菌为17.6%，光滑念珠菌

12.3%。非白念珠菌在侵袭性念珠菌感染患者中所占比例上升的趋势应该引起临床医生的重视。

三、病死率

ICU患者侵袭性念珠菌感染的病死率很高。国内数据显示，我国ICU侵袭性念珠菌感染患者的病死率达36.6%，是同期入住ICU且无侵袭性念珠菌感染患者的4倍以上。值得注意的是，光滑念珠菌和热带念珠菌感染的病死率明显高于白念珠菌等其他念珠菌。

第二节　常见致病性念珠菌的微生物学特点

念珠菌是最常见的条件性致病真菌，其广泛存在于自然界，可存在于正常人体的皮肤、口腔、上呼吸道、肠道和阴道等部位，常在人体免疫功能下降时大量繁殖，导致机体致病。念珠菌的形态、毒力、黏附性、生物膜等微生物学特性与其致病性、侵袭性、耐药性密切相关。

一、白色念珠菌

白色念珠菌可呈现出多种形态，包括单细胞酵母、假菌丝和真菌丝形态。其形态学上的转变与致病性密切相关。正常情况下芽孢呈圆形或卵圆形，存在于人体皮肤黏膜，不具有致病性。但当人体出现免疫功能缺陷、皮肤黏膜免疫屏障破坏、菌群失调等情况时，酵母相转变为菌丝相并大量繁殖，引起感染。而且，在转变过程中形成的芽管可增强白色念珠菌的黏附能力。

二、近平滑念珠菌

近平滑念珠菌通常定植于机体的皮肤表面

而不是黏膜,是最常见的从人体手部分离出的真菌之一。其更容易通过医护人员的手导致院内传播,并且更为容易累及病情危重的新生儿,可在新生儿 ICU 内引起暴发流行。另外,近平滑念珠菌引起的感染常与导管相关,相比于其他种类的念珠菌,其更容易在导管及其他植入装置的表面和腔内形成生物膜,是引起导管相关性血流感染最常见的致病真菌。另外,其容易在肠外营养液中生长。

三、热带念珠菌

热带念珠菌是一种双相型单细胞酵母菌,在侵袭机体致病时常表现为菌丝相。其引起的血流感染中有 70%~90% 的菌株会形成生物膜,远高于其他念珠菌形成生物膜的比例。

四、光滑念珠菌

光滑念珠菌是无假菌丝、兼性厌氧的单倍体酵母,其通过宿主细胞的内吞作用侵袭人体,而不是依赖真菌菌丝生长。其容易在尿管上形成生物被膜,而在中心静脉导管上却并不常见。其引起的念珠菌感染常表现为泌尿生殖器感染和念珠菌血症,成人感染率高于儿童,在免疫抑制人群更易发生,尤其是在老年人和人类免疫缺陷病毒(HIV)感染人群。光滑念珠菌耐药率高,其所致感染的病死率也较高。

五、克柔念珠菌

克柔念珠菌的孢子多呈柱状。与其他致病性念珠菌相比毒力较弱,致病性较弱,但其在非生命物质表面却具有很强的黏附性,可在患者许多导管及其他植入物中形成生物膜,使得感染治疗困难并易复发。其对氟康唑天然耐药,在之前使用氟康唑的患者中也容易出现。

第三节　侵袭性念珠菌感染的高危因素

ICU 患者侵袭性念珠菌感染的高危因素有其自身特点。除了血液恶性肿瘤、器官移植等免疫缺陷患者外,ICU 中侵袭性念珠菌感染更多的是发生于之前无免疫缺陷基础疾病的重症患者,这主要包括患者疾病本身因素和治疗相关因素。患者疾病本身因素主要包括:烧伤、糖尿病、胰腺炎、高龄、新生儿、近期腹部手术、ICU 长期停留、多部位念珠菌定植等;治疗相关性因素主要包括:长期应用广谱抗生素、肠外营养、肾脏替代治疗、皮质类固醇激素、中心静脉导管等。在这些高危因素中,有些是无法避免的,有些是临床医生通过采取相应措施可以减少和控制的。因此,减少引起侵袭性念珠菌感染的高危因素的数量及缩短这些因素的持续时间,对于防治侵袭性念珠菌感染尤其重要。

第四节　侵袭性念珠菌感染的发病机制

典型的侵袭性念珠菌感染常发生于存在多种高危因素的念珠菌定植患者中。多部位的进展性定植是侵袭性念珠菌感染的重要发病机制。与其他科室的患者相比,ICU 患者最突出的特点是其解剖生理屏障完整性的破坏。ICU 患者往往由于治疗需要,置入多种体腔和血管内的插管,且消化道一般难以正常利用,较其他患者具有更多的皮肤、黏膜等解剖生理屏障损害。当高危因素持续存在,不能去除时,正常定植于体表皮肤和体腔黏膜表面以及环境中的条件致病念珠菌大量繁殖,侵及机体各个部位,引起多部位的定植并侵入原本无菌的深部组织与血液,引起侵袭性念珠菌感染。

第五节　侵袭性念珠菌感染的诊断

ICU 患者侵袭性念珠菌感染的诊断仍存在挑战性,主要是 ICU 患者具有很多侵袭性念珠菌感染的高危因素,并且侵袭性念珠菌感染的临床表现和体征缺乏特异性,影像学检查同样缺乏特异性,而确诊的"金标准"只能依靠血培养及组织病理学,导致临床中确诊十分困难。确诊侵袭性念珠菌感染主要有念珠菌血症、导管相关性念珠菌血症和深部组织感染三种形式。其中念珠菌血症是临床中最为常见的侵袭性念珠菌感染。诊断标准如下：

一、念珠菌血症

血液标本念珠菌培养阳性，并排除污染，同时存在符合念珠菌感染的临床症状与体征。如何确保采血结果的准确性成为诊断的关键。因此，有必要规范采血过程及步骤，以减少假阳性率。

二、导管相关性真菌血症

对于深静脉留置的导管行体外培养，当导管尖（长度 5cm）半定量培养菌落计数 >15CFU/ml，或定量培养菌落计数 >10²CFU/ml，且与外周血培养为同一致病念珠菌，并除外其他部位的感染可确诊。

三、深部组织感染

正常本应无菌的深部组织经活检或尸检证实有真菌侵入性感染的组织学证据；或除泌尿系、呼吸道、鼻窦外正常无菌的封闭体腔/器官中发现念珠菌感染的微生物学证据（培养或特殊染色）。但在重症患者常因病情、操作并发症及家属配合等情况导致深部组织获取困难，难以确诊。

第六节 侵袭性念珠菌
感染的辅助检查

一、微生物学培养

目前微生物学培养仍然是诊断侵袭性念珠菌感染最主要的手段。但需要注意，微生物学培养最重要的前提是合格的标本。血培养及无菌部位组织的培养是确诊侵袭性念珠菌感染的主要依据。痰培养念珠菌阳性表示患者目前存在念珠菌定植。另外，同时进行痰液、尿液、胃液、便（或直肠拭子）和咽拭子 5 个部位的念珠菌定量培养可用于计算念珠菌定植指数（candida colonization index，CI）和校正定植指数（corrected colonization index，CCI），通过正常定植部位定植强度变化提示侵袭性念珠菌感染感染的可能性。CI= 阳性定植标本数 / 监测标本总数。测定 CI 时阳性定植的标准为口咽和直肠拭子念珠菌 ≥1CFU，胃液、尿 ≥10²CFU/ml，痰 ≥10⁴CFU/ml；而计算 CCI 时则定量培养的标准更高，口咽和直肠拭子念珠菌 ≥10²CFU，胃液、尿和痰则需达到 ≥ 10⁵CFU/ml。CI≥ 0.5 或 CCI ≥ 0.4 判定为阳性。

二、（1,3）-β-D- 葡聚糖检测

（1,3）-β-D- 葡聚糖是真菌细胞壁的主要成分，当真菌侵袭深部组织和血液时，在吞噬细胞吞噬消化等的作用下，（1,3）-β-D- 葡聚糖就会从真菌细胞壁释放出来，通过检测其含量有助于识别侵袭性真菌感染。（1-3）-β-D 葡聚糖可特异性激活鲎变形细胞裂解物中的 G 因子，因此该检测也被简称为 G 试验。G 试验在血培养阳性前的数天就可以出现阳性增高，可用于早期辅助诊断。需要注意的是，G 试验阳性只能提示侵袭性真菌感染，而并不能确定感染的致病真菌种属，因为除了念珠菌属，真菌属和肺孢子菌等引起的感染 G 试验也可以阳性。目前临床中 G 试验的敏感性和特异性许多研究报道并不一致，每个单位所使用的试剂盒及阳性阈值也有所差别，需综合判断。另外，G 试验受许多因素影响存在假阳性，包括污染、应用纤维素膜进行透析、纱布以及其他医疗物品中含有葡聚糖、链球菌血症、白蛋白或免疫球蛋白输注、磺胺类药物的使用等因素。因此，建议一周两次进行检测，根据变化趋势以期提高其临床价值。

三、甘露聚糖及其甘露聚糖抗体检测

甘露聚糖也是真菌细胞壁的组成成分。侵袭性真菌感染时，真菌细胞壁的甘露聚糖可在人体中持续释放，并产生特异性抗体，通过酶联免疫吸附试验（ELISA）可进行念珠菌甘露聚糖及甘露聚糖抗体 IgM、IgG 检测。该血清学方法同样有利于侵袭性念珠菌感染的早期诊断。对于不同的试剂盒，其具有不同的阳性阈值，并且诊断的敏感性和特异性也存在差异。

四、抗白念珠菌芽管抗体（CAGTA）检测

白色念珠菌的菌丝相是其致病的主要形式，在白色念珠菌由酵母相转变为菌丝相过程中会形成芽管，在侵袭性白色念珠菌血症的患者血清中可以检测到芽管抗体。其在其他念珠菌感染时也可呈现阳性反应，需进一步加以鉴别。

五、聚合酶链式反应（PCR）

对念珠菌进行 PCR 方法检测，可明显缩短侵袭性念珠菌感染的诊断时间，其具有较高的敏感性和特异性。但目前 PCR 方法的标准化尚未统一，缺乏多中心的研究数据验证。

六、T2MR 技术

T2MR 技术应用小型化磁共振技术可检测到浓度非常低的五种常见致病念珠菌，其用于早期诊断侵袭性念珠菌感染的敏感性和特异性非常高，但价格昂贵，尚未得到广泛应用。

第七节　侵袭性真菌感染的治疗

目前，对于侵袭性念珠菌感染的治疗主要还是以抗真菌药物的使用为主。抗真菌的主要策略包括预防治疗（prophylaxis therapy）、抢先治疗（preemptive therapy）、经验性治疗（empiric therapy）和目标治疗（targeted therapy）。另外，需要注意的是对于 ICU 大多数患者在诊断念珠菌血症时常常留置有中心静脉导管，对于念珠菌血症患者应尽早移除中心静脉导管，以降低患者的病死率。

一、预防治疗

预防治疗主要针对的是具有侵袭性念珠菌感染高危因素的患者。目前，预防性的抗真菌药物治疗可以明显地降低免疫缺陷患者（粒细胞缺乏、骨髓移植和实体器官移植等）的病死率。但对于 ICU 重症患者尚不推荐常规进行抗真菌预防治疗，应对具有高危风险的 ICU 特异性的人群进行预防治疗，包括复发的胃肠道穿孔、肠瘘和急性坏死性胰腺炎患者。另外，对于侵袭性念珠菌感染发病率较高（>5%）ICU 的高危患者也可以进行预防治疗。氟康唑是进行预防治疗的首选药物。

二、抢先治疗

抢先治疗是指对有高危因素的患者开展连续监测，包括真菌培养、G 试验等检测。如发现阳性结果进行的抗真菌治疗。抢先治疗有赖于临床医生的警觉性及实验室诊断技术的进步。从真菌感染的引起的生物学变化开始到临床症状和体征的出现这一期间意味着一个时间窗，如果通过早期的检测被鉴定出来，就可以允许更早的治疗干预。但遗憾的是，对于 ICU 患者目前通过 G 试验、培养等手段启动抗真菌药物抢先治疗的证据还不充分。随着越来越多血清学检测技术的发展及改进，血清学技术在早期诊断 ICU 患者侵袭性念珠菌感染的地位还需要进一步的研究，从而指导临床诊断和治疗。

三、经验治疗

经验治疗仍然是目前应用最多的抗真菌治疗策略。由于侵袭性念珠菌病确诊困难，并且治疗延迟会显著增加病死率，因此经验治疗具有非常重要的地位。经验治疗主要针对的是经过临床综合判断可能存在侵袭性念珠菌感染的患者。侵袭性念珠菌感染的高危患者出现不明原因发热时应考虑启动抗真菌经验治疗。在出现感染性休克临床表现的高危患者中，经验治疗应尽早启动。棘白菌素类药物是经验治疗的首选，对于之前无唑类药物暴露或不存在耐唑类念珠菌定植的患者，也可以使用氟康唑。随后需要继续密切观察患者的临床表现及实验室证据，进行合理的经验治疗。

四、目标治疗

目标治疗主要针对确诊侵袭性念珠菌感染的患者，以获得的微生物学证据为准，对确定的念珠菌种类进行靶向治疗。目标治疗药物选择需要考虑到患者的感染部位、脏器功能情况、药物抗菌谱、药理学特点、之前抗真菌用药史等因素。必要时需要考虑抗真菌药物联合使用。

总之,ICU 患者侵袭性念珠菌的诊治十分困难,需要引起临床医生的重视。对高危患者密切进行监测及评估,结合各种辅助检查,尽量去除侵袭性念珠菌感染的高危因素,提高诊治水平,降低病死率。

（于凯江）

参 考 文 献

[1] Guo FM, Yang Y, Kang Y, et al. Invasive candidiasis in intensive care units in China: a multicentre prospective observational study. J Antimicrob Chemother, 2013, 68: 1660-1668.

[2] Pappas PG, Kauffman CA. Clinical Practice Guidelinefor the Management of Candidiasis: 2016 Update by the Infectious Diseases Society of America. Clin Infect Dis, 2016, 62 (4): e1-50.

第六章　侵袭性霉菌感染

霉菌是"丝状真菌"的统称。凡是在基质上长出绒毛状、棉絮状或蜘蛛网状菌丝体的真菌,都称为霉菌。侵袭性霉菌感染(invasive mould infection,IMI)多指侵袭性曲霉菌属感染(invasive aspergillus infection,IAI),包括烟曲霉、黄曲霉、黑曲霉和土曲霉等菌种,而赛多孢霉、镰孢霉、接合菌中的根霉和毛霉菌属感染少见。所以,以下内容主要阐述 IAI。IAI 是严重的机会性感染,易发生于异体造血干细胞移植受者、实体器官移植受者、接受长期大剂量糖皮质激素或其他免疫抑制剂治疗、晚期 AIDS 或肿瘤等免疫缺陷患者。ICU患者由于基础疾病及合并症等方面的异质性,尽管缺少传统意义上的危险因素,但细菌及病毒感染、机械通气、有创性检查和治疗手段以及器官功能障碍均为 ICU 患者发生 IAI 的常见危险因素。重症患者 IAI 发现及诊断极具挑战性,常规抗真菌药物的应用效果不佳,近些年来逐渐引起 ICU临床医生对 IAI 的重视。

第一节　侵袭性曲霉菌属感染流行病学

一、感染途径

曲霉菌普遍存在于外界环境中,人类最常感染的霉菌是烟曲霉、黄曲霉和黑曲霉属,其他菌属少见。患者往往通过呼吸道、消化道、皮肤和鼻窦吸入或接触含曲霉孢子的尘埃、发霉谷物、带有曲霉的禽类及鸟类等导致感染。皮肤损伤,特别是烧伤患者易在暴露于空气或接触污染物品后易发生创面感染。局部感染未控制可引起感染灶直接扩散或血源性感染。

二、发病率和病死率

IAI 发病率逐年上升,占所有侵袭性真菌病的 5.9%~12%,而在 ICU 发病率为 0.3%~6.9%。AspICU 组织的多中心研究数据显示,92%ICU 患者肺脏中培养出曲霉菌,其中 17% 的患者确诊IAI。ICU 患者病情复杂,一旦发生 IAI,死亡率极高,确诊 IAI 的患者死亡率为 79%,远高于局部定植(38%)或临床诊断/拟诊(67%)患者。

三、高危因素

ICU 内 IAI 多发生于存在免疫抑制基础疾病或接受免疫抑制治疗患者,肝功能障碍、慢性阻塞性肺疾病等患者也易发生 IAI。另外,IAI 也多见于中心静脉置管(central venous catheter,CVC)等解剖生理屏障完整性破坏的重症患者。

第二节　常见部位曲霉菌感染的特点

IAI 临床特点多变,主要取决于感染部位和宿主的免疫反应。上呼吸道、气管、支气管、肺实质和邻近结构最常受累,但在任何器官系统中都可能发生传播或感染。

一、呼吸系统曲霉菌感染

通常来说,侵袭性肺曲霉菌感染(invasive pulmonary aspergillosis,IPA)严重程度与免疫抑制的程度密切相关,但重症患者病情复杂多变,许多非常见危险因素均可促进 IPA 发生和进展。呼吸系统曲霉菌感染临床上可表现为发热、咳嗽、咯血和呼吸急促等,还可能伴有胸部不适。IPA 患者早期诊断的关键措施是肺部 CT 检查,可见胸膜下高密度实变影、多发结节、晕轮征及新月空气征等。由于痰培养物的敏感性和特异性较差,通常需要进行支气管镜检查,典型发现包括气道假膜和溃疡性病变。曲霉菌菌丝为有隔分枝状,倾向于形成二歧分枝菌丝。确诊病例肺部组织病理学检查见曲霉菌/菌丝浸润支气管甚至肺血管。

二、心血管系统曲霉菌感染

真菌性心内膜炎发病率中曲霉菌仅次于念珠菌,患者预后极差,手术治疗也难以显著降低病死率。大多数曲霉菌性心内膜炎是由于手术过程中人工瓣膜污染而导致的。天然瓣膜感染主要通过血行播散或直接蔓延而受累,静脉注射毒品是发病诱因之一。细菌培养阴性的心内膜炎倾向于怀疑真菌感染,往往在行赘生物切除术时发现曲霉菌。

三、皮肤黏膜曲霉菌感染

烧伤或手术患者皮肤直接接触传染源可能导致皮肤黏膜曲霉菌感染,皮肤可见红斑、表面紫色的皮下结节及水肿,并可进展为坏死性焦痂。

四、其他部位曲霉菌感染

如泌尿系统、中枢神经系统、消化系统等也会感染曲霉菌,但相对少见。

五、播散性曲霉菌感染

严重的免疫功能障碍患者中,曲霉菌会从肺部扩散到多个器官,最经常扩散到大脑,还可以扩散到皮肤、甲状腺、骨骼、肾脏、消化、眼睛和心脏瓣膜等。常在1~3d内逐渐恶化进展为脓毒症,临床表现与念珠菌及革兰氏阴性菌脓毒症极为相似,而血培养几乎总为阴性,死亡率极高,预后极差。

第三节　侵袭性曲霉菌属感染的诊断

IAI诊断需结合宿主因素、临床特征、微生物学检查和组织病理学检查进行分级诊断,分为拟诊(possible)、临床诊断(极似诊断)(probable)和确诊(proven)。

一、宿主因素

1. 近期中性粒细胞减少(中性粒细胞<0.5×10^9/L,持续10d以上)。

2. 血液系统恶性疾病:指接受治疗的活动性恶性肿瘤以及近期缓解的恶性肿瘤。

3. 接受同种异体造血干细胞移植患者。

4. 在过去60d内,以>0.3mg/kg治疗剂量应用糖皮质激素≥3周(不包括过敏性支气管肺曲菌病患者)。

5. 在过去90d内应用其他公认的T细胞免疫抑制剂,如钙调磷酸酶抑制剂、淋巴细胞特异性单克隆抗体、免疫抑制核苷类似物等进行治疗。

6. 使用B细胞免疫抑制剂治疗,如Bruton酪氨酸激酶抑制剂依布替尼。

7. 严重遗传性免疫缺陷病,如慢性肉芽肿病、STAT3缺陷或严重的联合免疫缺陷等。

8. 累及肠道、肺脏或肝脏的急性移植物抗宿主病Ⅲ或Ⅳ级,类固醇激素治疗无效。

二、临床特征

(一)肺曲霉菌感染

表现出IPA、曲霉球或过敏性支气管肺曲霉菌病症状。肺CT特征性表现:

1. 致密的、边界清楚的病变,伴或不伴晕轮征;

2. 空气新月征;

3. 空洞形成;

4. 楔形、节段性或大叶性实变。

满足以上4种影像学改变之一即可。但ICU内IPA往往仅呈现非特异性肺部浸润影和实变征。

(二)支气管炎

支气管镜下可见气管及支气管溃疡、结节、假膜、斑块或焦痂。

(三)鼻腔、鼻窦感染

1. 急性局部疼痛(包括眼部放射痛);

2. 鼻部溃疡伴黑色焦痂;

3. 从鼻窦延伸穿过骨屏障,包括进入眼眶。

(四)中枢神经系统感染

1. 影像学上局灶性病变;

2. MRI 或 CT 上的脑膜强化。

至少出现两种特征中的一种。

三、真菌学检查

（一）组织或体液镜检及培养

组织病理学检查到组织侵袭性感染是 IAI 诊断的"金标准"，但由于组织样本较难获得，那么至少满足以下任一项微生物检查：

1. 痰液、肺泡灌洗液、支气管毛刷或抽吸物中培养获得曲霉菌，或显微镜镜检发现有真菌成分，提示存在霉菌；

2. 气管支气管炎患者 肺泡灌洗液或支气管毛刷镜下见真菌成分并培养检出曲霉菌；

3. 鼻腔鼻窦疾病患者 鼻窦吸出物镜下见真菌成分并培养检出曲霉菌。

（二）半乳甘露聚糖抗原（GM）

1. 单次血清或血浆中 GM≥1.0；

2. 肺泡灌洗液 GM≥1.0；

3. 单次血清或血浆中 GM≥0.8 且肺泡灌洗液 GM≥0.8；

4. 脑脊液 GM≥1.0。满足任一项即可。

已应用抗真菌药物患者不建议检测血液 GM，易获得假阴性结果，可进行肺泡灌洗液检测。

（三）PCR

PCR 早期即可检测到体液中曲霉菌 DNA，但目前缺少证据证实 PCR 诊断会改变患者治疗和预后。PCR 需符合至少一种阳性标准：

1. 血浆、血清或全血标本，2 次或多次以上连续 PCR 检测阳性；

2. 肺泡灌洗液 2 次或多次以上连续 PCR 检测阳性；

3. 血浆、血清或全血标本，至少 1 次 PCR 检测阳性，且肺泡灌洗液至少 1 次 PCR 检测阳性。

四、拟诊

满足宿主因素和临床特征标准，但尚未获得真菌学阳性结果的患者。

五、临床诊断

免疫缺陷患者至少存在 1 项宿主因素，表现出 1 项 IAI 临床特征并满足至少 1 种真菌学检验阳性结果。

六、确诊

（一）组织检测

通常本应无菌的、临床或影像学上的感染部位，经针吸或活检获得的组织于显微镜下可见菌丝或黑色酵母样形态伴有相关组织损伤证据；除肺泡灌洗液、尿液、鼻窦或乳突窦标本外无菌标本培养得到透明或着色的霉菌；组织标本 PCR 扩增霉菌 DNA 并结合 DNA 测序。

（二）血培养

在感染病程中取血液标本培养获得霉菌。

目前 IAI 诊断主要按照 2019 年第三版 EORTC/MSG 侵袭性真菌病指南，尽管本次更新扩大了患者范围，但对重症患者的诊断仍缺乏特异性和敏感性，为此，多研究组协作正在发起制作适合重症患者的侵袭性真菌病定义共识 FUNDICU。此外，Blot 等研究者经过外部验证的临床诊断算法也较好地区别了 ICU 内气道分泌物培养阳性的肺曲霉菌定植和临床诊断 IPA 患者，该方法特异性及敏感性可达 61% 和 92%。由于缺乏针对 ICU 患者的高质量临床研究，目前仍以现有指南推荐意见作为诊断决策支持。

第四节　侵袭性曲霉菌属感染的治疗

IAI 分级诊断对应分层治疗，存在 IAI 高危因素的患者可考虑预防治疗（prophylaxis therapy），对拟诊患者进行经验治疗（empiric therapy），临床诊断患者需抢先治疗（preemptive therapy），确诊患者则可针对病原体给予目标治疗（targeted therapy）。

一、药物治疗

（一）预防治疗

预防治疗是针对 IAI 易感患者的治疗，中性粒细胞功能障碍的血液系统疾病、急性白血病伴反复或长期中性粒细胞减少的患者是主要目标患者。缺少经典 IAI 危险因素的高危 ICU 患者也应重视抗真菌药物的预防应用，并需要加强病房环境监控、灭菌消毒等措施，积极治疗原发病，减少不必要的有创操作等。

2017 年 ESCMID/ECMM/ERS 指南推荐恶性血液系统性肿瘤和异体骨髓造血干细胞移植伴中度以上移植物抗宿主病的曲霉菌感染高危患者预防性应用泊沙康唑（混悬剂 200mg 每日三次或片剂 200mg 每日一次）。2016 年 IDSA 曲霉病诊断处理实践指南将泊沙康唑、伏立康唑和米卡芬净列为中性粒细胞功能障碍的血液系统疾病、急性白血病伴反复或长期中性粒细胞减少等易感患者的主要预防用药。

（二）经验治疗

广谱抗生素应用后仍持续性高热且具有 IAI 高危因素的患者是经验治疗的目标人群，在高热而未获得真菌学证据时即可开始经验治疗。ICU 患者引起持续性高热的病因多种多样，需谨慎选择抗真菌药物用药适应征和时机，还应结合当地流行病学特征、药物的相互作用等多重因素。

2017 年 ESCMID/ECMM/ERS 指南和 2016 年 IDSA 指南建议长期中性粒细胞减少的发热患者应用两性霉素 B 脂质体［3mg/（kg·d）］，棘白菌素类的卡泊芬净（每日一次，首剂 70mg，第 2 日起 50mg/d）或米卡芬净（每日一次，100mg/d）以及伏立康唑（每日两次，第 1 日 6mg/kg，第 2 日起 4mg/kg）。两性霉素 B 脂质体低剂量即可达到抗曲霉活性并避免肾损伤。

（三）抢先治疗

在获得真菌学证据后启动抗真菌治疗可减少不必要的药物使用，也是错过经验治疗后的有效补救措施。有回顾性研究表明，延迟 1d 应用抗真菌药物平均能延长 1.28d 住院时间并增加 4% 死亡率，因此对 IAI 的适时治疗刻不容缓。一旦符合真菌学阳性结果，即可进行 1~3 个月抗真菌治疗，如果检查为阴性，则应密切监控。

（四）目标治疗

确诊 IAI 后应结合病原体和感染部位、患者基础状态、药物相互作用等选择敏感抗真菌药，在此之前仍建议根据 ICU 患者临床表现和真菌学检查以及地区流行病学特点等进行经验治疗或抢先治疗。

二、免疫调节治疗

免疫调节治疗主要包括胸腺肽 α_1、粒细胞集落刺激因子（G-CSF）和粒-巨噬细胞集落刺激因子（GM-CSF）等。与侵袭性念珠菌感染一致，主要目的是增加中性粒细胞和吞噬细胞的数量等作用，进而增强机体的免疫力。但目前缺乏大规模随机对照研究，临床治疗中需要依据患者的具体病情仅作为辅助治疗。

三、外科治疗

有些 IAI 需要外科手术治疗，如肺曲霉球，外科摘除是明确的治疗方法。曲霉菌性心内膜炎患者往往在赘生物切除术或心脏瓣膜置换术中才发现有曲霉菌感染，但由于患者或许已存在血性播散，可能失去手术时机或手术难以显著改善预后，还有中枢神经系统霉菌感染引起的脑脓肿也需要外科干预治疗。

第五节　侵袭性曲霉菌属感染的预防

环境因素与宿主因素的相互作用可能在 IAI 的发展中起重要作用。曲霉菌最常见的传染源是土壤中的曲霉孢子、植物分解产物、灰尘和某些建筑材料。因此 ICU 应注意保持清洁，加强消毒灭菌处理，避免在病房内摆放盆栽植物和花朵等。移植术后等免疫功能低下或障碍患者应安置于无菌程度较高的隔离病房中。曲霉孢子可污染空气和水源，需要注意过滤和灭菌。手术器械必须严格消毒，避免曲霉菌污染。

第六节　其他霉菌感染

其他霉菌主要包括赛多孢霉、镰孢霉、根霉和毛霉菌等。ICU 内除曲霉菌感染外，相对稍常见的为毛霉菌感染，下面简单介绍一下毛霉菌。

毛霉菌（mucor）是接合菌纲中一种霉菌，发生于糖尿病和恶性血液肿瘤患者，但发病罕见。发病部位多见于鼻、脑、肺和皮肤等。肺毛霉菌病患者往往没有特异的临床表现，痰培养常为阴性。组织或坏死物活检是诊断毛霉菌感染的主要方法。治疗药物两性霉素 B 是唯一临床疗效被证实的药物。预后一般较差，死亡率高，生前往往被疏漏，尸检才能确诊。

随着对 IAI 的认识和重视程度的不断加深，相信会不断出现新的预防理念、诊断手段、治疗药物及治疗方法。另外，提高医护人员对 IAI 疾病的认识，制定相关的制度和指南，会降低 IAI 的发病率和死亡率，改善重症患者的预后。

（于凯江）

参 考 文 献

[1] 万谟彬. 感染病学[M]. 3 版. 北京：人民卫生出版社，2018.

[2] David W. Denning. Harrison's infectious diseases. 3rd ed. McGraw-Hill Education, 2017.

[3] 于凯江. 危重症医学[M]. 2 版. 北京：人民卫生出版社，2016.

[4] 唐晓丹，李光辉. 2016 年美国感染病学会曲霉病诊断处理实践指南[J]. 中国感染与化疗杂志，2017，17（4）：456-462.

[5] Donnelly JP, Chen SC, Kauffman CA, et al. Revision and Update of the Consensus Definitions of Invasive Fungal Disease From the European Organization for Research and Treatment of Cancer and the Mycoses Study Group Education and Research Consortium[J]. Clin Infect Dis, 2019.

[6] Ullmann AJ, Aguado JM, Arikan-Akdagli S, et al. Diagnosis and management of Aspergillus diseases: executive summary of the 2017 ESCMID-ECMM-ERS guideline[J]. Clinical microbiology and infection: the official publication of the European Society of Clinical Microbiology and Infectious Diseases, 2018, 24 Suppl 1（39）: e1.

[7] Developing definitions for invasive fungal diseases in critically ill adult patients in intensive care units. Protocol of the FUNgal infections Definitions in ICU patients（FUNDICU）project[J]. Mycoses, 2018, 62（4）: 310-319.

第七章　免疫抑制患者机会性感染

第一节　概　　述

免疫抑制是指免疫应答或其他机体防御机制削弱或发生改变,可分为原发性与继发性免疫抑制。原发性免疫缺陷性疾病多因免疫系统的细胞发育、成熟过程中出现基因缺陷所致。继发性免疫抑制常由晚期肿瘤、免疫抑制剂、类固醇激素、抗代谢药、烷化剂和叶酸拮抗剂等药物的应用、身体虚弱者及慢性病、人免疫缺陷病毒(HIV)引发的获得性免疫缺陷综合征等所致。继发性免疫抑制主要分为3类:中性粒细胞减少或功能障碍、体液免疫缺陷和细胞免疫缺陷。免疫抑制分类、特点、基础疾病见表7-7-1。

表 7-7-1　免疫抑制分类、特点、基础疾病

免疫抑制分类	特点	基础疾病
中性粒细胞减少或功能障碍	外周血中性粒细胞绝对值减少到<500/μl 时,感染风险明显升高	血液系统恶性肿瘤、肿瘤化疗、药物诱导
体液免疫缺陷	γ 球蛋白≤500mg/dl 或特定抗体产生障碍	血液系统恶性肿瘤、脾切除术后、抗CD20 单抗的使用
细胞免疫缺陷	根据 CD4 细胞计数评估免疫抑制严重程度;HIV 患者诊断标准 CD4 细胞计数≤200/μl	HIV 感染,激素等免疫抑制药物、器官移植、肿瘤化疗、血液系统恶性肿瘤、糖尿病、肾衰竭、抗 TNF-α 治疗等生物制剂使用

随着社会经济的增长,肿瘤放化疗技术的进步及患者生存期的延长、器官移植的发展、艾滋病的出现和流行,以及糖皮质激素等免疫抑制剂的广泛使用,继发性免疫抑制患者(immunocompromised host, ICH)呈不断增加和累积的趋势,其相较正常人群更容易罹患感染性疾病,特别是一些在人体免疫功能正常时不能致病的致病力较弱的病原体或是机体正常菌群,当遇到免疫抑制患者或是寄居部位改变时,便可乘虚而入侵入人体内,导致各种机会性感染(opportunistic infections, OIs)。本章节讨论的主要内容是继发性免疫抑制患者的机会性感染相关问题。

第二节　免疫抑制患者机会性感染常见病原菌及感染部位

一、免疫抑制患者机会性感染常见病原菌

免疫抑制患者由于引发免疫抑制的原因不同、免疫抑制类型不同,易感机会性感染的病原菌亦有不同。体液免疫缺陷患者常见的感染病原体为肺炎链球菌、流感嗜血杆菌、支原体等;细胞免疫缺陷患者易感染病毒、胞内细菌(如军团菌)、真菌;中性粒细胞缺乏的患者常感染革兰氏阴性菌及真菌。

HIV 可引起感染者细胞和体液免疫功能

障碍,以损伤细胞免疫为主。HIV/AIDS 患者常见的机会性感染为分枝杆菌感染、真菌感染、病毒感染、寄生虫感染以及细菌感染,各类型感染又有各自的流行病学特点和临床特征,见表 7-7-2。

表 7-7-2　HIV/AIDS 相关机会性感染主要种类

分枝杆菌	结核分枝杆菌　非结核分枝杆菌
真菌	念珠菌　新型隐球菌　荚膜组织胞浆菌　球孢子菌 马尔尼菲篮状菌　肺孢子菌
病毒	巨细胞病毒　水痘-带状疱疹病毒 人乳头瘤病毒　单纯疱疹病毒　肝炎病毒
寄生虫	弓形虫　隐孢子虫
细菌	肺炎链球菌　溶血链球菌　痤疮丙酸杆菌

　　恶性肿瘤患者由于其疾病特点、手术操作及放化疗和生物治疗,其主要表现为体液免疫缺陷和中性粒细胞减少。研究报道恶性肿瘤患者感染部位以呼吸道为主(53.05%),病原体以革兰氏阴性菌为主。近年来,恶性肿瘤患者真菌感染亦不断增加。频繁的放化疗引起骨髓抑制,导致粒细胞缺乏,加之治疗过程中有创操作(如放置深静脉导管、PICC 导管)较多,使该类患者真菌感染风险增加。其中化疗致粒细胞减少者发热 7d 后,真菌感染危险性会进一步增加。

　　实体器官移植患者大多数机会性感染,往往不是发生在围手术期。以肝移植为例,机会性感染通常发生移植后的 1~6 个月,如卡氏肺孢子球菌、奴卡菌、曲霉菌、隐球菌、巨细胞病毒(cytomegalovirus,CMV)和结核分枝杆菌等,这时机体的细胞免疫在其最低点,所以各种机会性感染的发生与机体细胞免疫 CD4$^+$ 细胞数密切相关,当机会性感染发生在移植术后第 1 个月,就要高度怀疑周围环境来源的感染和供肝来源的感染。

二、免疫抑制患者机会性感染侵袭部位

　　免疫抑制患者机会性感染的感染部位多变,从显而易见的皮肤黏膜到隐匿的淋巴结,都可成为机会性致病菌侵袭的场所。

　　HIV 感染者继发的单纯疱疹病毒(HSV)感染,病变包括广泛的黏膜皮肤受累、多变的生殖器病变以反复发作的慢性溃疡;巨细胞病毒(CMV)感染时常表现为视网膜炎;马尔尼菲篮状菌感染网状内皮系统后出现淋巴结、肝、脾长大,病变可从单一皮损发展到呼吸循环衰竭,部分患者感染后可以还可出现急性的中枢神经系统症状;念珠菌感染导致的真菌性食管炎是 HIV 感染者出现吞咽困难或不适感的最常见原因,同时念珠菌还容易导致口腔、眼部、生殖系统的感染。新型隐球菌容易导致中枢神经系统感染,是未治疗的 HIV 感染者中出现的较严重的机会性感染,常由肺部感染播散而至;球孢子菌会导致严重的肺部感染,当感染播散时,病灶容易出现在皮下、骨骼肌、脑脊髓膜等处,也可有淋巴结、肝脏、肠道的感染灶出现;弓形虫感染可引起脑炎、肺炎、弓形虫脉络视网膜炎等。

　　实体器官移植常出现肺部、血液及手术相关部位机会性感染。如肾移植术后最常见的感染类型是尿路感染,约占肾移植术后感染的 50%~75%,主要病原体包括大肠埃希菌、肺炎克雷伯菌、肠球菌、黏质沙雷菌、阴沟肠杆菌。其次为呼吸道感染,占 25%~30%,是导致死亡的最常见感染部位,细菌性肺炎的发生率低于 CMV 及真菌、奴卡菌、卡氏肺孢菌等导致的肺炎。其余为手术切口感染和血流感染。在笔者单位中曾经出现过肾血管吻合口处的曲霉感染的病例。

　　血液系统肿瘤常出现呼吸道、血液系统、泌尿生殖、口腔感染、皮肤软组织、胃肠道、肛周等部位感染。

　　在免疫抑制患者众多机会性感染的靶器官中,由于肺是许多病原经呼吸道侵入人体的门户,所以是免疫抑制患者最为常见的感染靶器官。免疫抑制患者合并的肺部浸润,感染原因约占 70%,其余为非感染性原因。据文献报道,在器官移植患者中,肺部感染是最常见的并发症同时也是最重要的致死原因。在造血干细胞移植受体中,肺部感染发生率为 20%~43%,而出现肺部感染并发症的患者死亡率达 58%~84%。因此下面重点阐述肺部机会性感染诊治。

第三节　免疫抑制患者机会性感染的诊治

一、ICH 机会性感染鉴别诊断

以肺部感染为例，ICH 并发肺部感染与免疫功能正常的肺部感染患者有以下不同：ICH 并发肺部感染病原体往往难以明确，且混合感染多见。免疫功能受损，缺乏适当的免疫反应，ICH 并发肺部感染早期常表现为乏力或仅有低热等不典型临床症状，有时影像学检查常异常并不明显，但后期进展迅速且变化较大。此外，鉴别 ICH 新发肺部感染与原发病累及肺往往十分困难，诊断 ICH 并发肺部感染需排除原发疾病肺浸润或药物性肺损伤等非感染性肺炎。

二、ICH 病原体检测

对于疑似肺部感染的 ICH，明确感染病原体方法包括非侵入性检查和侵入性检查。非侵入性检查有其创伤小、安全、方便的特点，包括传统的呼吸道标本涂片 / 培养、血培养、血清学检查及分子生物学手段；一些特异性生物标志，如（1-3）-β-D 葡聚糖、半乳甘露聚糖、S- 腺苷基甲硫氨酸（SAM）、乳酸脱氢酶、糖链抗原 KL-6 等，在鉴别真菌、细菌、病毒感染中具有一定的参考意义；实时荧光定量核酸扩增（qRT-PCR）可用于鉴别定植与感染。一旦初始经验性抗感染治疗无效，应在患者病情允许下尽早行包括支气管肺泡灌洗（BAL）、纤维支气管镜肺活检（TBLB）、经皮肺穿刺活检、胸腔镜手术（VATS）等侵入性检查措施，以提高病原学诊断阳性率和抗感染治疗成功率，减少免疫抑制患者肺部感染的病死率。

三、预防

对于一些特殊 ICH，可选择预防性抗感染，如 CD4$^+$T 淋巴细胞计数 <200/μl 的 HIV/AIDS 患者，allo-HSCT 患者术后 6 个月，可预防性使用复方磺胺甲噁唑（TMP-SMX）避免 PCP。也有指南指出，ICH 可针对不同病毒接种疫苗预防感染。

四、治疗

对于免疫抑制患者机会性感染的治疗，针对常见的细菌、真菌、病毒、寄生虫和原虫等分别进行阐述。

（一）常见细菌的治疗

肠杆菌科细菌、非发酵革兰氏阴性菌、葡萄球菌、肠球菌在其他章节已有阐述，本小结主要阐述一些少见但重要的细菌。

1. **奴卡菌属**　治疗首选磺胺类药物，4~8g/d，此外，米诺环素、阿米卡星、头孢曲松、亚胺培南等也有较好的疗效，可以联合应用。疗程通常要超过 3 个月或更长。

2. **军团菌**　有效常用抗生素为阿奇霉素、利福平、四环素、氟喹诺酮、磺胺类药物，可以采用联合用药策略。移植后军团菌感染病死率高达 24%~54%，未进行正规治疗者病死率更高。

（二）常见真菌的治疗

1. **念珠菌属治疗**

（1）非中性粒细胞减少患者的治疗原则：①首选氟康唑或棘白菌素类药物；②对于已使用过三唑类药物的中重度患者或光滑念珠菌或克柔念珠菌感染的高危患者首选棘白菌素类药物；③如果对上述药物不能耐受或不能获取这些药物者可选用两性霉素 B，包括两性霉素 B 脱氧胆酸盐（AmB-d）及其三种含脂剂型 LFAmB（ABLC、ABCD 和 L-AmB）；④对于合并念珠菌血症的患者强烈建议拔除静脉导管。

（2）中性粒细胞减少患者的治疗原则：①首选棘白菌素类或伏立康唑；②两性霉素 B 脱氧胆酸盐有效，但其毒性反应发生的风险高于两性霉素 B 脂质体；③没有使用过唑类者也可选用氟康唑或者伊曲康唑；④建议在持续发热 4d 经抗生素治疗无效，又能排除病毒感染和非感染因素所致时开始经验性抗真菌治疗，且应覆盖霉菌（曲霉或毛霉）；⑤已接受三唑类药物预防性治疗的患者不推荐采用三唑类药物的经验性治疗；⑥对于合并念珠菌血症的患者应尽可能拔除静脉导管。

2. **曲霉菌属治疗**

（1）侵袭性肺曲霉病的治疗原则：①首选伏立康唑；②对伏立康唑无效或不耐受患者选择两

性霉素 B、棘白菌素类，或泊沙康唑、伊曲康唑作为替代治疗药物；③在个别患者中补救治疗时可在当前治疗药物的基础上联用不同种类抗真菌药物；④治疗成功的关键在于免疫抑制状态的逆转（如皮质醇用量的减少或停用）或中性粒细胞减少症的恢复。

（2）慢性坏死性肺曲霉病：口服伏立康唑或伊曲康唑，疗程需要数月以上。

（3）曲霉球：抗真菌药物常选用伊曲康唑或伏立康唑；腔内穿刺注药最宜用伊曲康唑，两性霉素 B 的效果最差。

（4）慢性空洞性肺曲霉病：首选伊曲康唑或伏立康唑，需要长期治疗。

（5）疗程：在临床表现改善、影像学异常纠正、培养阴性、基础易感状态缓解后还应继续抗真菌治疗一段时间。合理的疗程取决于临床治疗反应，疗程一般为 10~12 周，或临床症状和影像学异常改善后至少 4~6 周。

（6）非药物治疗：对局限性、侵袭性、腐生型肺曲霉菌病，尤其是病变与大血管或心包相邻、单个病灶引起的咯血以及病变侵及胸腔或肋骨时，外科切除曲霉菌感染组织是有效的。反复难治性咯血者，可行支气管动脉栓塞治疗。

3. 其他非曲霉菌属治疗

（1）肺隐球菌病：两性霉素 B 联合 5- 氟胞嘧啶强化治疗 4~6 周，强化治疗缓解后应用氟康唑、伊曲康唑或两性霉素 B 长期维持治疗。

（2）肺毛霉菌病：目前临床有确切疗效的是两性霉素 B，通常需要与氟胞嘧啶联用；两性霉素 B 无效或不能耐受时可选择泊沙康唑作为替代药物治疗。

（3）肺组织胞浆菌病：轻症患者伊曲康唑口服 12 周，重症则首先应用两性霉素 B 1~2 周，然后改用伊曲康唑口服 12 周，维持治疗疗程 12~24 个月。

（4）皮炎牙生菌病：伊曲康唑口服 24 周，重症则首先应用两性霉素 B 直至临床缓解，然后口服伊曲康唑 6~12 个月。

（5）球孢子菌病：口服氟康唑或伊曲康唑 3~6 个月，重症首先应用两性霉素 B 直至临床缓解，然后口服氟康唑或伊曲康唑 12 个月。

（6）肺马尔尼菲篮状病：治疗选用两性霉素 B，2 周后改用伊曲康唑口服 10 周。HIV/AIDS 患者长期使用伊曲康唑。

（7）多育足放线菌病：选择伏立康唑 + 特比萘芬作为一线治疗。

（8）尖端赛多孢子菌和波氏假阿利叶肿霉病：伏立康唑或伊曲康唑。

（9）镰刀菌属：两性霉素 B 或伏立康唑。

4. 肺孢子菌肺炎的治疗　首选 TMP-SMZ 口服，TMP-SMZ 过敏或不能耐受时可选择伯氨喹联合克林霉素、阿托伐醌口服，以及静脉注射或雾化吸入喷他脒治疗；$PaO_2 < 70mmHg$ 或 $PA-aO_2 > 35mmHg$ 或支气管肺泡灌洗液中性粒细胞 >10% 均应使用糖皮质激素作为辅助治疗，并主张在 TMP-SMZ 前 15~30min 给药。在 AIDS 并发 PCP 时疗程 3 周，非 AIDS 患者可缩短至 14d。AIDS 在结束治疗性疗程后仍需继续预防性用药。

（三）常见病毒感染的治疗

1. 呼吸道合胞病毒　利巴韦林仍是治疗呼吸道合胞病毒的主要药物，静脉和雾化吸入联合免疫球蛋白或呼吸道合胞病毒特异性免疫球蛋白可取的良好疗效。帕利韦珠单克隆抗体在预防和治疗骨髓移植后呼吸道合胞病毒中也取得了较好效果。新药 ALN-RSV01 正在进行临床验证。

2. 副流感病毒　目前美国 FDA 尚未批准用于副流感病毒治疗的抗病毒药物，某些医学中心根据利巴韦林对副流感病毒在体内和体外试验中具有活性的研究，应用利巴韦林进行副流感病毒感染治疗，效果尚不确切，血凝素和神经氨酸酶抑制剂扎那米韦等药物体外抗副流感病毒有效，但缺乏体内有效的证据。新药 BCX2798 和 BCX2855 显示出较好的应用前景，但尚需临床证实。

3. 流感病毒　目前不推荐 M2 抑制剂治疗甲型流感和 H1N1 流感的治疗，推荐口服奥司他韦和吸入扎那米韦治疗流感病毒感染。由于免疫抑制患者病毒负荷载量高，疗程应相对延长，建议应用 10~14d 或病毒核酸检测阴性。

4. 腺病毒　体外试验证明更昔洛韦、利巴韦林、氟达拉滨等药物具有有限的体外抗腺病毒活性，但缺乏大样本随机对照临床研究证实其确切疗效。西多福韦具有最强的体外抗腺病毒活性，是治疗腺病毒感染的最佳选择。该药肾毒性大，常用剂量为 5mg/（kg·w）。对儿童患者也可 1mg/kg，每周 3 次给药。常常与大剂量的免疫球蛋白联合使用。

5. 人类金属肺病毒　治疗以利巴韦林和静脉注射免疫球蛋白为主。

6. 其他呼吸道病毒如冠状病毒、鼻病毒、布卡病毒等　目前仍缺乏特效药物，治疗以降低免疫抑制强度和应用免疫球蛋白为主。

7. 疱疹病毒　感染治疗和预防主要药物为阿昔洛韦或伐昔洛韦，耐药者可选用膦甲酸钠或西多福韦治疗。

8. 水痘 - 带状疱疹病毒感染　水痘 - 带状疱疹病毒（varicella-zoster virus，VZV）治疗和预防主要选择阿昔洛韦、伐昔洛韦，对阿昔洛韦耐药者可用膦甲酸钠挽救性治疗。

9. 人类疱疹病毒　更昔洛韦、膦甲酸钠和西多福韦等有较强的体外抗人类疱疹病毒活性，但体内缺乏大样本的对照研究。

10. EB 病毒感染　治疗主要是降低免疫抑制强度、应用抗 CD20 单克隆抗体、手术或局部放疗等。抗病毒治疗的效果尚不确切，针对 EB 病毒可选用阿昔洛韦、更昔洛韦和膦甲酸钠等药物。

（四）寄生虫和原虫的治疗

1. 寄生虫感染治疗药物主要是乙胺嘧啶和磺胺嘧啶，磺胺过敏者可选用乙胺嘧啶联合克林霉素，重症患者可应用静脉乙胺嘧啶联合静脉复方新诺明治疗。

2. 内脏利什曼虫感染治疗两性霉素 B 脂质体是治疗的首选药物。克鲁斯氏锥体虫感染主要治疗药物为苄硝唑和硝呋莫司。类圆线虫感染主要治疗药物为伊维菌素和阿苯达唑。

第四节　展　望

免疫抑制患者一旦罹患机会性感染，病死率相当的高，如何在早期获得有效的病原学结果是保证治疗有效的关键。现代临床微生物检验技术正在飞速发展。除已经在临床上成熟应用的病原分离培养、血清学抗体检测、抗原检测、聚合酶链反应（PCR）、实时荧光定量 PCR（real time-PCR，RT-PCR）、多重 PCR（multiplex PCR）等方法外，目前环介导等温扩增（loop-mediated isothermal mplification，LAMP）、数字 PCR（mgital PCR）、二代测序技术（next-generation sequencing，NGS）、规律成簇的间隔短回文重复技术（dustered regularly interspaced short palindromic repeats，CRISPR）已逐步开始应用。

每种检测方法都有其各自的优缺点，比如二代测序技术无需事先对样本进行特异性扩增，且能够无偏倚地在同一样本中同时检测已知或者未知的细菌、真菌、寄生虫和病毒，还能明确微生物的抗生素耐药情况，但仍缺乏标准化生物信息学渠道和技术程序，现有参考数据库比较有限以及缺乏既定的质量控制措施等。CRISPR 技术因能高效地敲除及插入基因，被誉为"基因魔剪"，该技术可从患者体液或其他样本（如呼吸道样本、粪便等）检测出微量的病原菌，所需时间不到 2h，同时由于操作简便，敏感性高，且成本较低，该方法在临床检测中具有重要的应用前景。

我们期望随着生物技术的进步，可以进一步提高临床病原学诊断水平，在不断优化各种诊断手段基础上实现感染性疾病早期精准治疗。

（黄晓波）

参 考 文 献

[1] Japanese Respiratory Society. Pneumonia in immunocompromised patients [J]. Respirology, 2009, 14Suppl 2: S44-S50.

[2] LETOURNEAU AR, ISSA NC, BADEN LR. Pneumonia in the immunocompromised host [J]. Curr Opin Pulm Med, 2014, 20（3）: 272-279.

[3] 朱波，王英，陈艳华，等. 恶性肿瘤患者放化疗后医院感染分析 [J]. 中华医院感染学杂志, 2010, 20（16）: 2421-2422.

[4] 丁于海，漆龙飞，曾华，等. 恶性肿瘤化疗患者医院感染的临床分析 [J]. 中华医院感染学杂志, 2012, 22（24）: 5525-5526.

[5] 王连江，张雅敏，陈佳宁. 肝移植术后常见机会性感染的诊治进展 [J]. 中华普通外科杂志, 2016, 31

（8）: 702-704.

［6］Klotz SA. Oropharyngeal candidiasis: a new treatment option［J］. Clin Infect Dis, 2006, 42（8）: 1187-1188.

［7］郝静. 血液病住院患者医院感染危险因素的研究［D］. 第三军医大学, 2016: 1-64.

［8］瞿介明. 我国免疫抑制患者肺部感染诊治困惑及其剖析［J］. 中国实用内科杂志, 2009, 29: 685-686.

［9］Agusti C, Rano A, Sibila O, et al. Nosocomial pneumonia in immunosuppressed patients［J］. Infect Dis Clin North Am, 2003, 17: 785-800.

［10］Pannuti C, Gingrieh R, Pfaller MA, et al. Nosocomial pneumonia in patient having bone marrow transplant. Attributable mortality and risk factors［J］. Cancer, 1992, 69: 2653-2662.

［11］周海霞, 冯玉麟. 免疫抑制患者的肺部感染［J］. 中国呼吸与危重监护杂志, 2014, 13（4）: 423-426.

［12］ESTEVES F, CALE S S, BADURA R, et al. Diagnosis of Pneumocystis pneumonia: evaluation of four serologic biomarkers［J］. Clin Microbiol Infect, 2015, 21（4）: 379. e1-e10.

［13］ONGEL. Common AIDS associated opportunistic infections［J］. Clin Med（Lond）, 2008, 8（5）: 539-543.

［14］ULLMANN AJ, SCHMIDT-HIEBER M, BERTZH, et al. Infectious diseases in allogeneic haematopoietic stem cell transplantation: prevention and prophylaxis strategy guidelines 2016［J］. Ann Hematol, 2016, 95（9）: 1435-1455.

［15］RUBINL G, LEVIN M J, LJUNGMAN P, et al. 2013 IDSA clinical practice guideline for vaccination of the immunocompromised host［J］. ClinInfectDis, 2014, 58（3）: 309-318.

［16］Gootenberg JS, Abudayyeh OO, Kellner MJ, et al. Multiplexed and portable nucleic acid detection platform with Casl3, Cas12a, and Csm6［J］. Science, 2018, 360（6387）: 439-444.

［17］Myhrvold C, Freije CA, Gootenberg JS, et al. Field-deployable viral diagnostics using CRISPR-Casl3［J］. Science, 360（6387）: 444-448.

第八章 多重耐药菌的抗生素治疗

第一节 多重耐药菌的概述

2011年我国卫生计生委发布的《多重耐药菌医院感染预防与控制技术指南（试行）》将多重耐药（multidrug resistance，MDR）定义为对临床使用的三类或三类以上药物同时呈现耐药。多重耐药菌也包括泛耐药（extensive drug resistance，XDR）和全耐药（pan-drug resistance，PDR）。泛耐药是指对除了多黏菌素和替加环素之外所有抗生素均耐药，全耐药是指对所有抗菌药物均耐药。结果判读时需注意两个问题，第一，药敏结果中的中介与耐药合在一起为不敏感，对于三类或三类以上抗生素不敏感也诊断为MDR。第二，有时拿到的药敏结果中细菌对所有实验药物均耐药也不一定是PDR，因为可能有部分药物未被检测。

临床上常见的多重耐药菌（MDRO）包括：耐甲氧西林的金黄色葡萄球菌（MRSA）、耐万古霉素的肠球菌（VRE）、产ESBL的肠杆菌细菌、耐碳青霉烯的肠杆菌科细菌（CRE）、耐碳青霉烯的鲍曼不动杆菌（CRAB）、耐碳青霉烯的铜绿假单胞菌（CRPA）。

多重耐药菌的危害极其严重，2014年4月世界卫生组织（WHO）发布了《2014全球抗菌药物耐药调查的报告》，报告显示抗生素广泛耐药已经成为世界性挑战，我们即将步入抗生素后时代，面临无药可用的窘境，并预测未来即使普通的感染也可能致命。多重耐药菌多数需要联合用药，且用药选择极少，治疗效果差，这不仅导致了患者不良预后而且耗费了大量的医疗及社会资源。WHO指出，按照目前耐药菌发展趋势，如果没有有效干预，到2050年全球每年因为耐药菌将导致1 000万人死亡，其中中国将达到100万，全球每年因多重耐药菌将造成100万亿美元损失，而中国可能达到20万亿每年。2017年Matteo Bassetti等人发表文章指出，未来多重耐药菌治疗的花费将超过交通事故及癌症的花费。多重耐药菌的防控刻不容缓。

第二节 多重耐药菌的流行病学

2017年Matteo Bassetti等人在"Antimicrobial resistance in the next 30 years, humankind, bugs and drugs：a visionary approach"一文中指出：毋庸置疑，重症监护病房中存在大量与抗生素耐药性相关的临床和公共卫生负担；在过去的十年中，抗生素的管理和感染防控对耐药的革兰氏阴性细菌的快速传播效果并不理想，特别是CRPA和CRE；革兰氏阳性的情况相对乐观，但金黄色葡萄球菌，特别是耐甲氧西林金黄色葡萄球菌（MRSA），仍然是医疗照护相关感染的主要原因。2017年Logan LK等人阐述了目前全球CRE的流行病学，分析指出CRE是严重的公共卫生威胁，由这些微生物引起的感染与显著的发病率和死亡率相关；革兰氏阴性菌（GNB）的耐药机制多种多样，CRE的全球传播是一个较新的问题，一旦开始，就以惊人的速度发生；目前缺乏能够治疗MDR GNB感染的药物。随着CRE在世界范围内的流行，碳青霉烯类作为最后一道防线，越来越受到碳青霉烯类酶等耐药基因的感染；随着耐药性的分子机制不断演变，CRE的流行病学也在发生变化，肠杆菌科最常见的携带碳青霉烯酶基因的细菌是肺炎克雷伯杆菌，而各地区之间社区获得性感染与医院感染所检出的CRE水平并不一致，提示各地区的预防及治疗措施应依据当地的流行病学资料。另一篇文章提及CRE定植和感染相关的独立因素包括实体器官和干细胞移植、机械通气以及在前30d内暴露于碳青霉烯类、万古霉素等抗生素。

我国多重耐药菌的情况亦不容乐观。2014年上海张芳芳等总结了上海瑞金医院肠杆菌科细菌产碳青霉烯酶的主要类型和流行病学发现感染分布中ICU最多，耐碳青霉烯基因型以 bla$_{kpc-2}$ 为主，其次是 bla$_{Imp-4}$。ICU多重耐药菌高发可能与重症监护病房患者免疫力下降，留置导管、血管内的介入治疗、各种内镜的使用、血液透析、ECMO等有创操作有关。

以下是来自全国细菌耐药监测网（CHINET）2018年的数据。2018年全国细菌耐药监测网成员单位共有1 429所医院，其中上报数据医院共1 425所。上报数据的成员单位中二级医院381所，三级医院1 044所；经过数据审核，纳入数据分析的医院共1 353所，其中二级医院349所，占25.8%，三级医院1 004所，占74.2%。

革兰氏阳性菌分离率排名前五位的是：金黄色葡萄球菌309 801株（占革兰氏阳性菌32.5%）、肺炎链球菌101 534株（占革兰氏阳性菌10.7%）、表皮葡萄球菌99 630株（占革兰氏阳性菌10.5%）、屎肠球菌91 788株（占革兰氏阳性菌9.6%）和粪肠球菌90 196株（占革兰氏阳性菌9.5%）。革兰氏阴性菌分离率排名前五位的是：大肠埃希菌660 261株（占革兰氏阴性菌28.9%）、肺炎克雷伯菌465 322株（占革兰氏阴性菌20.4%）、铜绿假单胞菌283 222株（占革兰氏阴性菌12.4%）、鲍曼不动杆菌227 091株（占革兰氏阴性菌9.9%）和阴沟肠杆菌90 329株（占革兰氏阴性菌4.0%）。

甲氧西林耐药金黄色葡萄球菌（MRSA）全国平均检出率为30.9%；屎肠球菌对万古霉素耐药率全国平均为1.4%，地区间差别较大，其中北京市最高，为7.8%；肺炎克雷伯菌对第三代头孢菌素耐药率全国平均为32.4%，其中河南省耐药率最高，为55.8%；肺炎克雷伯菌对碳青霉烯类药物的耐药率全国平均为10.1%，其中河南省最高，为32.5%；铜绿假单胞菌对碳青霉烯类药物的耐药率全国平均为19.3%，上海市为30.2%；鲍曼不动杆菌对碳青霉烯类药物的耐药率全国平均为56.1%，河南省最高为80.1%。

全国重症监护病区除了ERSP及VREM的检出率略低于其他病区，其他常见耐药菌的检出率均为最高，其中对第三代头孢菌素耐药的大肠埃希菌和肺炎克雷伯菌、MRSA、碳青霉烯类耐药的大肠埃希菌、肺炎克雷伯菌、铜绿假单胞菌及鲍曼不动杆菌检出率远高于其他病区（图7-8-1），因此对重症监护病区是多重耐药菌发生的最重要场所。

不同年龄段人群常见耐药菌的检出率分析：2018年度监测数据表明新生儿CTX/CRO-R-KPN、CR-ECO及CR-KPN的检出率均最高，儿童CTX/CRO-R-KPN的检出率也高于成人及老年人群（图7-8-2），需引起我们的高度重视，应加快儿童用药品种、剂型和规格的研发，减少儿童患者过分集中使用头孢菌素，加强儿科医生抗菌药物合理应用培训，落实医院感染防控措施，减少碳青霉烯类抗菌药物的过度使用。

回顾分析近5年多重耐药菌检出变化趋势，CR-AB、CR-PA检出率呈缓慢下降趋势；MRSA检出率近五年呈现缓慢下降趋势；VRE检出率近年来一直维持在较低水平；然而碳青霉烯类耐药肺炎克雷伯菌（CR-KPN）检出率持续上升，从2013年的4.9%上升至2018年的10.1%（图7-8-3）。

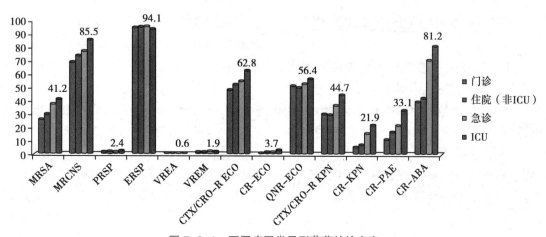

图7-8-1　不同病区常见耐药菌的检出率

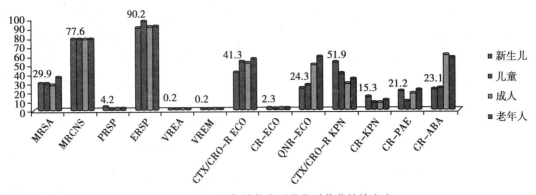

图 7-8-2　不同年龄段人群常见耐药菌的检出率

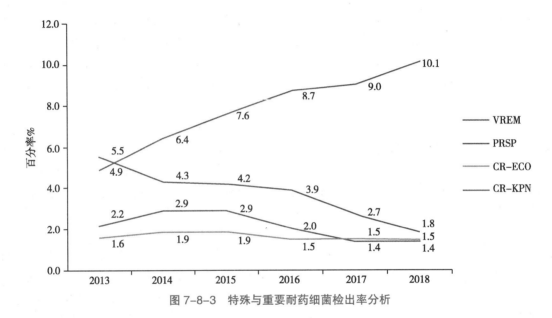

图 7-8-3　特殊与重要耐药细菌检出率分析

分析指出碳青霉烯类抗菌药物的不合理使用是细菌对 CR-KPN 产生耐药的重要原因,因此限制碳青霉烯类抗菌药物的过度使用至关重要。

第三节　多重耐药菌感染的诊断

近年来实验室技术的进步使得快速鉴定感染病原体和抗生素敏感性测试成为可能。合适时机、合适方法、合适部位的留取体液标本对感染诊断至关重要;而对结果的解读应结合患者的病情变化,综合考虑患者、微生物及抗菌药物三方面的特点,鉴别感染、定植或污染,最终指导抗感染方案的选择,减少不必要的抗生素暴露或剂量不足使用。

正常人体中存在多种定植细菌,例如痰中常见的定植或污染细菌有嗜麦芽窄食单胞菌、凝固酶阴性葡萄球菌、阴沟肠杆菌、洋葱伯克霍尔德菌等,真菌中的念珠菌等。如何判断培养出的病原微生物为致病菌还是定植或者污染需要结合临床综合考虑。如送检培养结果阳性时患者是否存在感染,如果存在感染,考虑可能为致病菌;另外患者的感染是否同时为其他未检出的病原菌所导致,当然我们可以通过依据药敏结果选用的抗感染方案的治疗效果来判定培养结构是否为致病菌;需要注意的是,定植或者污染菌在患者免疫力下降的时候可转变为致病菌。因此是否进行抗感染治疗需结合患者的具体病情制定。

第四节　多重耐药菌感染的抗生素治疗

多重耐药菌的治疗需要清楚两个阶段：经验性治疗和目标性治疗；而治疗上应避免两种情况：药物用量不足和过度用药。

经验性治疗是指病原学未明确时的治疗。采取经验性治疗时应评估患者感染为 MDRO 所致的风险，即患者感染是否为 MDRO 所致。并且确认以下问题：①患者的病情危重程度，危及生命的重症患者可疑多重耐药菌感染常需要进行经验性抗感染治疗。②开始治疗前应留取体液培养，以此尽快得到病原学诊断，过渡到目标性治疗，结果判读时应结合临床信息判断假阳性及假阴性的情况。③经验性抗感染时应同时考虑清除可疑感染灶，如脓肿的引流，感染创面的处理以及各种穿刺导管的拔除或更换。④区别社区获得性感染或者医院获得性感染；依据科室、医院、地区及国家的感染及耐药数据选择合适的抗感染方案。⑤依据患者的感染部位结合抗生素的分布特性、代谢途径选择抗生素；部分抗生素血液内分布浓度较高，而部分抗生素组织浓度较高；不同手术部位的常见感染菌种亦有所不同，例如尿路感染大肠埃希菌常见，颅内手术葡萄球菌则较常见。⑥经验性抗感染治疗时应密切观察患者病情转归及感染控制情况，及时调整抗感染方案，待培养及药敏结果回报后应分析结果的可信度并尽早改为目标性治疗。

目标性治疗是指依据培养的病原学结果及药敏情况而采取的治疗。目标性治疗的重点在于判断微生物培养结果是致病性还是污染或者定植。得到微生物培养结果不等于一定要更换抗生素。微生物检验受标本质量、送检时间、检验方法等多种情况影响，因此应结合患者的临床情况判读微生物培养结果，并决定是否需要更换抗生素。当病原学及药敏结果被确认后应考虑以药效动力学（pharmacokinetics，PK）/药代动力学（pharmacodynamics，PD）优化抗生素的方案，有条件是实施血药浓度监测。

抗生素治疗的有效性依赖于药物本身和患者病情综合结果，需要考虑药物的分布容积，蛋白结合率以及患者对药物的清除及体外清除。越来越多的研究也告诉我们，有赖于抗生素 PK/PD 要求的充分治疗。我们不仅要关注患者本身病理生理特点，而且要关注抗生素在体内的浓度、分布及代谢等情况，同时我们应该关注患者的药敏结果，对于中介及耐药但 MIC 较低的情况，可以考虑通过增加药物剂量来治疗。多重耐药菌甚至泛耐药菌在重症监护室内的出现使得我们现有的众多抗生素按照常规使用剂量无法有效抑制或者杀死病原菌，与此同时抗生素暴露不足会加重抗生素耐药性的发生，因此强调有效地进行抗生素个体化治疗，基于 PK/PD 原理优化抗生素治疗可能需要增加给药剂量、频率或者延长输注时间来达到治疗效果。

目前的抗生素依据其 PK/PD 分为浓度依赖型和时间依赖型。浓度依赖型抗生素（如氨基糖苷类、氟喹诺酮类、两性霉素 B、甲硝唑等）可通过日剂量单次给药，使药物在体内达到较高的峰浓度提高疗效，浓度依赖型抗生素 PK 的目标是 C_{max}/MIC。时间依赖型抗生素（如青霉素类、头孢菌素类、大环内酯类、碳氢酶烯类、糖肽类等）可通过日剂量增加给药频率、延长输注时间等方式来取得药物浓度超过最低抑菌浓度的时间（T>MIC）达到或超过给药间隔的 40%~60%。非时间-浓度依赖型抗生素 PK 目标是 AUC/MIC。重症感染患者的治疗除了要考虑抗生素的抗菌谱、组织分布、耐药等情况之外，还应考虑患者可能存在分布容积增加，低蛋白以及体外清除增加等导致患者血药浓度降低的情况。血药浓度的检测为抗感染治疗提供了剂量调整的依据。2018年 Veiga 的文章建议，使用高于标准的剂量，最好是连续或延长输注时间给药，能提高临床疗效，尤其是针对耐药菌感染时更应如此。其原理是这样可以改善抗生素药效学特征而不增加毒副作用。

MDR 的治疗可能需要联合用药，而 XDR 和 PDR 通常需要联合用药。

列举以下常见多重耐药菌的联合抗感染方案，但是强调应参考当地的流行病学资料，个体化的制订抗感染方案。

耐甲氧西林的金黄色葡萄球菌（MRSA）：目前临床上可使用的主要药物有万古霉素、替考拉宁、利奈唑胺及达托霉素，对于一些病情相对平稳的软组织 MRSA 感染可考虑使用复方磺胺甲噁唑或克林霉素治疗。

耐碳青霉烯的鲍曼不动杆菌（CRAB）：目前指南多推荐使用多黏菌素治疗，对于无多黏菌素使用条件的地区和医院可用的方案包括：以舒巴坦或含舒巴坦的复合制剂为基础的联合，联合以下一种：米诺环素（或多西环素）、多黏菌素 E、氨基糖苷类抗生素、碳青霉烯类抗生素等；以多黏菌素 E 为基础的联合，联合以下一种：含舒巴坦的复合制剂（或舒巴坦）、碳青霉烯类抗生素；以替加环素为基础的联合，联合以下一种：含舒巴坦的复合制剂（或舒巴坦）、碳青霉烯类抗生素、多黏菌素 E、喹诺酮类抗菌药物、氨基糖苷类抗生素。三药联合方案有：含舒巴坦的复合制剂（或舒巴坦）+ 多西环素 + 碳青霉烯类抗生素、亚胺培南 + 利福平 + 多黏菌素或妥布霉素等。

耐碳青霉烯的铜绿假单胞菌（CRPA）：主要使用非碳青霉烯类的其他 β- 内酰胺酶（头孢他啶、氨曲南、哌拉西林 / 他唑巴坦、头孢哌酮钠 / 舒巴坦钠等）为基础的联合用药，可依据药敏结果联合阿米卡星、环丙沙星、磷霉素等。也可使用多黏菌素联合其他敏感药物进行治疗。

耐碳青霉烯的肠杆菌科细菌（CRE）：可选用以替加环素为基础联合氨基糖苷、碳青霉烯、磷霉素；多黏菌素为基础联合碳青霉烯、替加环素、磷霉素或氨基糖苷类；新近上市的头孢他啶 / 阿维巴坦可用于耐碳青霉烯类的肺炎克雷伯菌感染治疗。

第五节　多重耐药菌患者管理及抗生素的管理

加强手卫生，预防 MDRO 医院感染。多重耐药菌最重要的传播途径是接触传播，尤其是经手接触传播。院内感染发生，相关病原体从一个患者传播至另外一个患者需要 3 个连续的环节：①微生物出现在患者皮肤、体液或者患者周围的环境，医务人员临床医疗时，微生物传播到医务人员的手上。②微生物在医务人员的手上存活足够长的时间，而此期间医务人员没有进行手卫生或者手卫生不合格。③医务人员用污染的手接触其他患者或者患者的物品而导致病原微生物的传播。临床检验发现患者的体液及周围物品中常可检出病原微生物，绝大部分微生物可存活较长时间。医务人员的手上及工作服上均可发现病原微生物。不能及时、有效的手卫生消毒是院内感染的主要原因。有多项研究显示通过增加医务人员的手卫生依从性可减少院内感染的发生，美国疾病预防控制中心认为，手卫生是预防感染的第一道防线。手卫生是预防和控制医院感染最简单、最常见、最经济、最有效的措施，面对多重耐药菌手卫生显得更加重要。2009 年我国发布《医务人员手卫生规范》以提高医务人员手卫生依从性，同年 WHO 发布《医疗机构手卫生指南》并提出医务人员手卫生的 5 个时机：接触患者前、进行无菌操作或侵袭性操作前、接触患者后、手被患者体液污染后、接触患者周围环境后。手卫生有三种方式，即应用流动水和洗手液洗手、速干手消剂擦手、外科手消毒；手卫生核心操作总结为七步洗手法：内（掌心对掌心揉搓）、外（一手手掌及指腹对另一手手背及指背揉搓并交换揉搓）、夹（双手手指交叉揉搓）、弓（双手互握揉搓并交换揉搓清洗手背关节）、大（一手握拳状揉搓另一手大拇指并交换揉搓）、立（手指尖并拢立于另一手手掌揉搓并交换揉搓清理指尖）、腕（手腕被污染后一手握住另一手腕部揉搓并交换揉搓）；手卫生总共时长不应小于 15s。

多重耐药菌患者进行管控还包括危急值报告制度、院感爆发上报制度及隔离制度：①首选单间隔离，无单间隔离条件时，对多重耐药菌感染患者采取区域隔离，将多重耐药菌感染患者放置于一个区域，但应适当远离存在有创操作的患者。②设置隔离标识，减少医务人员不必要的接触，设置专人管理。③接触感染或者定植患者的体液、分泌物是戴手套必要时穿隔离衣。④感染及定植患者物品专用，避免交叉使用，无法避免交叉使用的轮椅、转运床等在使用结束时应充分消毒。⑤多重耐药菌感染或定植患者外出检查时应通知接应科室做好防护措施。⑥病区环境定时消毒，患者出院后彻底消毒患者所使用的所有设备及病房。⑦限制探视，待患者连续三次，每次间隔大于 24h 的培养结果转阴，可解除隔离。

加强抗生素的管理及 MDRO 感染的监测：

抗生素使用管控策略：对于致病菌应早期充分治疗，延迟治疗常导致治疗的失败；对于定植菌而言，应充分结合患者病情严重程度，决定是否进行抗感染治疗。不合理的抗生素使用常导致细菌耐药的产生，因此抗生素的合理使用显得尤为重要，没有多重耐药菌感染的患者限制碳青霉烯类抗生素的使用，怀疑 MDR 肠杆菌科细菌感染的患者推荐选用厄他培南（有研究显示，厄他培南的使用不影响肠杆菌科细菌的药物敏感性），而怀疑多重耐药的鲍曼不动杆菌及铜绿假单胞菌感染患者选用美罗培南或亚胺培南抗感染治疗。2015 年卫生部、中医药管理局、总后卫生部联合发布了《抗菌药物临床应用指导原则（2015 版）》规范了外科手术预防用药；规定医疗机构建立抗菌药物临床应用管理体系；规定目前我国抗菌药物应用实行分级管理制度；实施病原微生物检测；注重综合措施，预防医院感染。从制度层面规范了我国抗生素的使用，避免过度的抗生素暴露及经验性治疗。以上制度对多重耐药菌的防控同样适用，有利于多重耐药菌的感染控制。

加强 MDRO 感染的监测，在患者使用抗生素之前留取培养，在现有药物疗效不佳，考虑更换抗生素之前均及时留取并送检体液培养，在病原微生物培养结果及药敏结果指导下调整抗生素，做到有的放矢。通常情况无菌体液如血、胸腔积液、腹水、脑脊液的培养结果致病性可能性大，痰液、气道分泌物、伤口分泌物污染的可能性较大。通过加强监测及时发现 MDRO 感染 / 定植患者及时采取相应的防控措施；通过环境卫生学的监测，了解患者污染状态；通过细菌耐药性监测及分析，评估院感管理效果，及时查漏补缺。定时公布本地区或医院内的细菌流行及耐药情况作为经验性治疗时抗生素的选择参考。

第六节　小　结

多重耐药菌的感染是我国目前感染患者特别是重症患者的主要挑战。多种耐药菌感染消耗着大量的医疗资源，且预后较差。重点监控，及时的多重耐药菌筛查是多重耐药菌治疗的基础。预防为主，对感染及定植的患者采取合理的隔离管理，加强医务人员的手卫生是减少多重耐药菌的有效手段。早期充分的治疗是多重耐药菌患者救治成功的保证，依据血药浓度监测及 PK/PD 原理合理的调整抗感染方案，有利于患者治疗并且可以减少细菌耐药的发生。近年来我国 CRE 的发生呈现明显增加的趋势，减少不必要的碳青霉烯类药物暴露是控制 CRE 流行的有效手段。新近国内上市的多黏菌素制剂及头孢他啶 / 阿维巴坦对于 CRE 的治疗提供了选择，但是应该强调早期充分治疗及避免不必要的抗生素暴露。

（王　雪）

参 考 文 献

[1] Matteo Bassetti, Garyphallia Poulakou, Etienne Ruppe, et al. Antimicrobial resistance in the next 30 years, humankind, bugs and drugs: a visionary approach [J]. Intensive Care Med, 2017, 43: 1464-1475.

[2] Logan LK, Weinstein RA. The Epidemiology of Carbapenem-Resistant Enterobacteriaceae: The Impact and Evolution of a Global Menace [J]. J Infect Dis, 2017, 215.

[3] Mills JP, Talati NJ, Alby K, et al. The epidemiology of carbapenem-resistant Klebsiella pneumoniae colonization and infection among long-term acute care hospital residents [J]. Infect Control Hosp Epidemiol, 2016, 37: 55-60.

[4] 张芳芳, 王晓丽, 翟洪平, 等. 肠杆菌科细菌产碳青霉烯酶的主要类型和流行病学分析 [J]. 中国感染与化疗杂志, 2014, 14（6）: 521-525.

[5] Veiga RP, Paiva JA. Pharmacokinetics-pharmacody-

namics issues relevant for the clinical use of beta-lactam antibiotics in critically ill patients [J]. Crit Care, 2018, 22 (1): 233.

[6] 陈佰义, 何礼贤, 胡必杰, 等. 中国鲍曼不动杆菌感染诊断与防控专家共识[J]. 中华医学杂志, 2012, 92 (2): 76-85.

[7] 王明贵. 广泛耐药革兰阴性菌感染的实验诊断、抗菌治疗及医院感染控制: 中国专家共识[J]. 中国感染与化疗杂志, 2017, 1 (17): 82-92.

[8] Jie Huang, Yaoqing Tang, Jingyong Sun. Intravenous colistin sulfate: A rarely used form of polymyxin E for the treatment of severe multidrug-resistant Gram-negative bacterial infections [J]. Scandinavian Journal of Infectious Diseases. 2010, 42: 260-265.

第九章　医院获得性感染的预防与控制

医院感染（Hospital Acquired Infection，HAI），也称为医院内获得性感染或医疗保健相关感染：指住院患者在医院内获得的感染，包括在住院期间发生的感染和在医院内获得出院后发生的感染，但不包括入院前已发生或者入院时已处于潜伏期的感染。医院工作人员在医院内获得的感染也属医院感染。医院感染不仅导致医疗资源的浪费，而且延长患者的住院时间，增加患者的经济负担，甚至导致病情的恶化或死亡，加重患者、医院和社会的公共卫生负担。

早在 20 世纪 70 年代，美国医院感染监测效果评价（study of the efficacy of nosocomial infection control，SENIC）项目组研究证实，30%~50% 医院感染是可以预防的，造成这部分医院感染的因素很多，如医护人员的无菌观念不强；缺乏感染预防控制措施；应用侵入性诊疗方法存在缺陷；使用抗菌药物、激素、免疫抑制剂不够合理；环境卫生、膳食管理不当等。这类医院感染称为可预防性医院感染，主要包括器械/设备相关感染（导管相关尿路感染、导管相关血流感染、呼吸机相关性肺炎）和手术部位感染。

第一节　导管相关性泌尿系感染

导管相关性泌尿系感染（Catheter-Associated Urinary Tract Infection，CAUTI）为经尿道或耻骨弓上留置尿管的患者，在无其他明确感染源的基础上，出现显著菌尿、临床症状和体征的尿路感染。CAUTI 占院内感染的 40%~50%，大多数尿路感染（70%）与尿管相关，特别是 ICU，高达 95% 的尿路感染与留置尿管有关。CAUTI 的病原菌主要来自直肠和阴道定植菌，并通过污染器械、集尿袋和尿管—引流管连接处进行传播。细菌生物膜的形成是 CAUTI 主要发病原因，它固着在尿管内表面、尖端和球囊部位，超过 $5 \times 10^9/cm$ 有活力细胞的细菌生物膜会引起持久感染，结晶生物膜能形成硬壳和结石阻塞尿管，并造成膀胱和尿道上皮细胞损伤，引发肾盂肾炎和败血症，而由于尿路感染源引发医院相关血源性感染的病死率达 32.80%。因此，CAUTI 不仅增加疾病发病率、死亡率和医疗成本，而且延长住院时间。

CAUTI 最主要的危险因素是尿管留置时间。减少尿管过度应用的措施包括：

1. 明确本单位使用尿管的适应证。

2. 教育医疗工作者有关替代尿管的其他措施。

3. 仅在必要时置入尿管，且仅当有适应证时继续保留。

CAUTI 预防的基本措施包括：

1. 采用严格的无菌操作技术，使用无菌物品（手套、隔离衣、海绵、消毒剂、润滑剂）。

2. 采用无菌密闭引流系统。

3. 固定尿管及管路防治牵拉。

4. 确保尿液引流通畅。

5. 常规进行手卫生。

6. 如果发生污染、脱开或渗漏，更换尿管和尿液收集系统。

7. 采用无菌技术从无针头留样口或引流袋留取标本（表 7-9-1）。

表 7-9-1 导尿管相关尿路感染预防与控制标准操作规程

定义：导尿管相关尿路感染（CAUTI）是指患者留置导尿管期间或拔除导尿管后 48h 内发生的尿路感染

措施类别	干预措施	关键控制点	说明
核心措施	掌握留置导尿指征，尽早拔除导尿管	1. 仅在患者治疗护理需要时留置导尿管和仅在有指征时持续留置。 2. 考虑其他适宜的膀胱管理方法，如间断导尿。 3. 如有替代方法，应首选替代方法。 4. 每日评估留置导尿管的必要性，尽早拔除	建议制定并实施每日评估持续留置必要性的措施： 1. 自动停止式医嘱，需重新下持续留置的医嘱。 2. 放置于患者病案或电子病历中的标准化提醒
	操作时应严格遵守无菌技术	1. 置管时、进行导尿管维护及任何与导尿管相关操作前后均应严格执行手卫生。 2. 置管和导尿管维护时遵循无菌技术，包括使用无菌手套、铺巾、海绵等	
	清洁与消毒尿道口	1. 每日清洁尿道口。 2. 大便失禁患者，清洁后宜消毒尿道周围。 3. 沐浴或擦浴时应避免导尿管浸在水中。 4. 不要将尿袋放在地板上	可选择温开水、生理盐水等进行清洁，无需使用抗菌剂进行尿道口清洁
	保持尿液引流系统畅通性和密闭性	1. 保持集尿袋高度低于膀胱水平。 2. 恰当安全固定导尿管，避免移动或尿道牵拉。保持导尿管和收集管不缠绕。 3. 如密闭性破坏、尿管脱开或出现渗漏时，应消毒导尿管 – 尿集袋连接处并更换集尿系统。 4. 不宜频繁更换导尿管。 5. 活动或转运时，暂时夹闭导尿管	
其他措施	选择型号大小、材质适宜的导尿管	应尽可能选择小的导尿管，导尿管型号达到合适的引流效果即可。型号较小的导尿管可减少对尿道的损伤	
	合理留取标本	1. 新鲜尿液的检查：收集少量样本，消毒剂消毒后，通过从无针采样口用无菌针/套管接头抽取尿液。 2. 需要做特殊尿液分析时，采用无菌方法从引流袋获取更多尿液	
	教育和培训	1. 对参与置管、维护导尿管的人员进行CAUTI预防知识培训，培训内容包括留置导尿管的替代方法，导尿管置管、维护和拔除规程。 2. 置管和导尿管维护均应由接受过培训的人员操作	
	目标监测	1. 根据导管使用频率和潜在风险，确定目标性监测的人群或科室。 2. 通过监测反馈不断改进防控措施	

续表

措施类别	干预措施	关键控制点	说明
不常规推荐或不推荐的措施	使用银涂层/抗菌药物涂层导管		不常规推荐
	在留置导尿管患者中筛查无症状性菌尿		不推荐
	膀胱冲洗		1. 不推荐以预防 CAUTI 为目的的膀胱冲洗 2. 如果可能发生尿道梗阻,可使用密闭式膀胱冲洗
	预防性使用抗菌药物		不推荐
	常规更换导管		不推荐。应遵循产品说明书中的频率更换,或者导尿管阻塞时及时更换

第二节　中心静脉导管相关血流感染

中心静脉导管相关血流感染(Central Line-Associated Bloodstream Infection, CLABSI)为带有血管内导管或者拔除血管内导管 48h 内的患者出现菌血症或真菌血症,外周静脉血培养至少一次细菌或真菌阳性;或者从导管和外周血培养出相同种类、相同药敏结果的致病菌,并伴有发热(>38℃)、寒战或低血压等感染表现,除血管导管外没有其他明确的感染源。CLABSI 不仅影响原发病的治疗、延长住院时间、增加患者病死率,还会造成医疗资源的浪费、增加住院费用。据美国疾病预防控制中心统计,ICU 内医院获得性感染约 20% 为血流感染,其中近 87% 与中心静脉导管有关。我国 CLABSI 的发生率约为 5%~15%,感染率约在 2.9~11.3 例次/1 000 导管日。美国 ICU 平均每年发生大约 80 000 例 CLABSI,在院的发生率为 1.5 例次/1 000 导管日,超过 250 000 例次/年,这些感染明显增加了住院费用并延长住院时间,甚至可能导致感染性心内膜炎和骨髓炎等相关并发症,一旦发生这些并发症 CLABSI 的病死率可高达 12%~25%。

一、CLABSI 预防的基本措施

1. 遵循留置中心静脉导管(central venous catheter, CVC)的循证指征,避免不必要的留置。

2. 对相关医疗团队进行宣教。

3. 置管　采用最大限度的隔离措施,选择全套无菌衣物,留置颈内静脉 CVC 时采用超声引导,使用含乙醇/氯己定的消毒剂备皮。

4. 采用清单检测感染预防措施的依从性。

5. 每 5~7d 更换敷料,或发生污染、潮湿时立即更换。

6. 对 ICU 患者(年龄 >2 个月)每日氯己定沐浴。

7. 置管或操作前进行手卫生。

8. 对肥胖的成年患者,计划留置 CVC 时避免使用股静脉。

9. 保证适当的护患比。

10. 进行 CVC 操作前消毒导管接头、无针头接头及药物注射口等。

11. 拔除不必要的 CVC。

12. 对中心静脉导管相关血行性感染进行监测,并将相关数据与医务人员分享。

二、CLABSI 预防的特殊措施

尽管实施上述基本措施,部分患者 CLABSI 比例仍非常高。

1. 成年患者使用消毒剂或抗生素浸润导管。

2. 对年龄 >2 个月的患者使用含氯己定的 CVC 敷料。

3. 使用含消毒剂的肝素帽/接头保护装置。

4. 使用 CVC 抗生素锁。

5. 血液透析后每周经 CVC 使用重组人组织纤溶酶原激活物(表 7-9-2)。

表 7-9-2 中心静脉导管相关血流感染预防与控制标准操作规程

定义：中心静脉导管相关血流感染（CLABSI）是指患者在留置中央导管期间或拔除中央导管 48h 内发生的原发性且与其他部位存在的感染无关的血流感染

措施类别	干预措施	关键控制点	说明
置管操作	选择最佳置管位置	1. 尽量避免股静脉置管。 2. 若静脉输液治疗可能超过 6d,应使用 PICC 或 midline 导管替代外周导管。 3. 条件允许时应在超声引导下进行置管操作	1. 综合考虑置管目的、留置时间、感染性和非感染性并发症的风险、操作人员的置管技术和维护技术等因素,选择适宜的部位置管。 2. 股静脉具有更高的感染和深静脉血栓形成风险,故置管部位不宜选择股静脉。 3. 非感染性并发症包括出血、气胸、锁骨下静脉狭窄、撕脱、误入锁骨下动脉、血栓形成、空气栓塞等
	手卫生	置管部位消毒后不得用手触摸,除非持续采用无菌技术	
	选用氯己定 – 乙醇进行皮肤消毒	1. 年龄 2 个月以上的患者宜选用有效含量 $\geq 2g/L$ 的氯己定 – 乙醇（70%）消毒置管部位皮肤。 2. 应在皮肤消毒剂完全干燥后再进行置管操作	如对氯己定过敏,可选用碘酊、碘伏或 70% 乙醇
	最大无菌屏障	1. 置管时医务人员应戴圆帽、医用外科口罩、无菌手套,穿无菌手术衣或无菌隔离衣。 2. 遮盖患者全身的大无菌单	1. 肺动脉导管插管时采用无菌袖套保护导管。 2. 使用导丝更换导管时也应遵循最大无菌屏障原则
	尽可能使用腔数较少的导管		
导管维护	每日评估留置导管的必要性,尽早拔除导管	1. 指定接受过相关训练的人员进行置管和导管维护工作。 2. 经评估如无置管必要,尽早拔除导管。 3. 若置管时无菌技术可能未严格执行例如紧急置管,则应尽早拔管,例如在 48h 内	
	手卫生、无菌手套和无菌技术	1. 更换导丝时,在接触新的导管前应佩戴新的无菌手套,并严格采用无菌技术。 2. 触摸置管部位前后均需手卫生。 3. 更换敷料时应戴清洁或无菌手套	戴手套不能替代手卫生
	连接口的消毒和输液接头的更换	1. 使用氯己定 – 乙醇、聚维酮碘、含醇的碘伏或 70% 乙醇消毒接口。 2. 消毒时,采取机械擦拭消毒,至少机械擦拭至少 5s 以上。 3. 每 72h 更换输液管和连接部件。在更换输液管时根据说明书要求更换无针部件	对于使用肠外营养专用输液管无建议

续表

措施类别	干预措施	关键控制点	说明
导管维护	正确更换敷料	1. 如置管后出现出血、渗漏,或患者持续出汗,宜选用纱布敷料。 2. 如导管部位有引流,宜选择纱敷料。 3. 透明和半透明敷料应每5-7d更换一次。 4. 纱布敷料每2d更换一次。 5. 如果敷料潮湿、松动或可见污渍,应立即更换。 6. 在沐浴或擦浴时,注意保护导管,避免导管淋湿	1. 置管部位可选择灭菌纱布成透明、半透明的敷料覆盖。 2. 透明、半透明的敷料优于纱布
	给药装置更换标准化	1. 不用于输血、血制品和脂肪乳的给药装置,更换周期不必在96h之内,但至少7d更换一次。 2. 输注血液、血制品、脂肪乳的输液装置,应24h内或者停止输液后及时更换。 3. 输注丙泊酚的管路每6~12h更换,或按厂家说明更换	
其他措施	氯己定沐浴或擦浴		
	抗菌药物或消毒剂封管		以下情况可考虑抗菌药物封管: 1. 长期血透患者。 2. 静脉通路有限且有CLABSI反复发作史。 3. 留有长期导管的癌症患儿。 4. 患者如患CLABSI,导致严重后遗症的风险增高
	使用浸有米诺环素–利福平或氯己定–银磺胺嘧啶的导管		以下情况时可选用: 1. 尽管使用了CLABSI基本预防措施,但某些病区或患者群体的CLASSI发生率仍较高。 2. 患者静脉通路有限,有复发CLABSI的病史。 3. 患者如患CLABSI,导致严重后遗症的风险增高
	采用氯己定海绵敷料		1. 仅适用于已采用预防CLABSI集束化措施,感染率仍居高不下时。 2. 患者年龄应大于2个月
	实行结果和过程监测	包括CLABSI发病率监测和各项核心措施依从性的监测,根据监测结果不断完善预防措施	具体内容参照第"25.器械相关感染目标性监测标准操作规程"
	确保足够的护理人员		
不推荐的措施	常规更换导管		
	定期对穿刺点涂抹送微生物检测		
	穿侧部位局部涂抹抗生素软膏或霜剂		除血透导管外
	全身预防性使用抗菌药物		

第三节 成人患者的呼吸机相关性肺炎

呼吸机相关性肺炎（ventilator-associated pneumonia, VAP）是指气管插管或气管切开患者接受机械通气48h后发生的肺炎，撤机拔管后48h内出现的肺炎也属于VAP范畴。国外大规模的研究结果显示，ICU中VAP的发病率为2.5%~40.0%，或为（1.3~20.2）/1 000 机械通气日，病死率为13.0%~25.2%。我国一项调查结果显示，46所医院的17 358例ICU住院患者，插管总天数为91 448d，VAP的发病率为8.9/1 000机械通气日。机械通气患者中VAP的发病率为9.7%~48.4%，或为（1.3~28.9）/1 000机械通气日，病死率为21.2%~43.2%。VAP的病死率与高龄、合并糖尿病或慢性阻塞性肺疾病、感染性休克及高耐药病原菌感染等相关。VAP导致机械通气时间延长5.4~21.8d，ICU滞留时间延长6.1~20.5d，住院时间延长11.0~32.6d，在美国因发生VAP而导致每例患者的平均住院费用增加4万美元。

一、VAP预防的基本措施

1. 如有可能，避免气管插管。
2. 尽量减少镇静，每日中断镇静（主动唤醒试验）。
3. 每日评估拔除气管插管的可能（自主呼吸试验）。
4. 联合进行自主唤醒试验和自主呼吸试验。
5. 鼓励运动/活动。

6. 尽量减少气管插管套囊上的分泌物滞留，对高危患者（机械通气>48~72h）使用带有声门下吸引的气管插管。
7. 抬高床头30°~45°。
8. 如果呼吸机管路发生污染或出现故障，予以更换（表7-9-3）。

二、新生儿VAP（VAP in Neonates）

预防基本措施包括：
1. 避免气管插管（如有可能，使用无创通气）。
2. 尽量缩短机械通气时间。
3. 避免镇静。
4. 每日评估拔除气管插管的可能性。
5. 常规进行口腔清洁（仅使用无菌水）。
6. 尽量减少呼吸机管路脱开，仅在管路发生污染或故障时予以更换。

三、儿科患者的VAP（VAP in the Pediatric Population）

预防基本措施包括：
1. 如有可能，避免气管插管（采用无创正压通气）。
2. 尽量缩短机械通气时间。
3. 每日评估拔除气管插管的可能性。
4. 避免非计划拔管/再次插管。
5. 常规进行口腔清洁。
6. 除非存在禁忌证，应当抬高床头。
7. 不常规更换呼吸机管路（仅当发生污染或故障时予以更换，清除积水）。
8. 改变体位前吸引口腔分泌物。
9. 采用带套囊的气管插管，保持套囊压在防止漏气的最低水平。

表 7-9-3 呼吸机相关性肺炎预防与控制标准操作规程

定义:呼吸机相关性肺炎(VAP)指气管插管或气管切开患者接受机械通气 48h 后所发生的肺炎,包括机械通气撤机、拔管后 48h 内(撤机、拔管前接受机械通气时间超过 48h)出现的肺炎

措施类别	干预措施	关键控制点与说明
核心措施	减少不必要的插管	如病情许可,优先考虑无创呼吸支持治疗技术
	尽早脱机或拔管	每日评估有创机械通气或气管插管的必要性
	抬高床头 30°~45°	无禁忌证时应持续抬高,患者不耐受或进行治疗、护理操作时可放平
	口腔护理	1. 护理液体选择:首选使用含氯己定成分的护理液,其次可使用生理盐水、聚维酮碘等制剂作为护理液。 2. 方法:用牙刷刷洗或冲洗器进行冲洗均可。 3. 范围:应包含牙齿、牙龈和舌面。 4. 频次:6~8h 一次
其他措施	尽早停用镇静剂	1. 每日评估使用镇静剂的必要性,并尽早停用。 2. 使用镇静剂者应每日唤醒并实施自主呼吸试验。 3. 应特别注意避免使用苯二氮䓬类镇静剂
	使用气囊上方带分泌物吸引管的气管插管,及时清除声门下分泌物	1. 强烈建议预测有创通气时间超过 48h 或 72h 的患者使用气囊上方带分泌物吸引管的气管插管。 2. 气囊放气或拔出气管插管前尽可能清除气囊上方及口腔内的分泌物
	尽量使用经口气管插管	经鼻气管插管可增加鼻窦炎发生率
	气管导管气囊压力应保持不低于 20~25cmH₂O	
	加强呼吸机管路及其他附件的消毒	1. 呼吸机外壳及面板应每天清洁消毒 1~2 次。 2. 呼吸机外部管路及配件应当一人一用一消毒(或灭菌)。 3. 不推荐定期更换螺纹管,有明显分泌物污染时应及时更换。 4. 内部管路消毒遵照厂家说明。 5. 及时倾倒螺纹管中的冷凝水,冷凝液收集瓶应处于管道最低位置。 6. 湿化罐、雾化器液体应使用无菌水,每 24h 更换一次。 注意:具体清洁消毒方法参照"21. 呼吸机清洁消毒标准操作规程"
	遵守无菌操作原则	1. 吸痰管应一用一更换。 2. 吸痰结束后应及时对环境进行清洁消毒
	目标性监测	包括发病率监测和防控措施依从性监测,根据监测结果不断改进防控措施。注意:具体可参照"25. 器械相关感染目标性监测标准操作规程"
	健康教育	对医护人员、保洁人员定期进行培训,对陪护家属进行宣教
不常规推荐或不推荐的措施	选择性口咽部去污染(SOD)和选择性消化道去污染(SDD)	SOD 或 SDD 可降低 VAP 的发生率及耐药菌定植率,但 SDD 可能会增加耐药菌感染风险,应权衡利弊,谨慎使用
	表面涂有特殊材料的气管导管	积累循证依据并评估经济学情况,考虑是否选择涂有抗菌药物的气管导管、涂银气管导管、超薄聚氨酯等特殊材质气管导管
	早期气管切开	不推荐
	预防应激性溃疡	不推荐
	常规静脉使用抗菌药物	不推荐

第四节 手术部位感染

手术部位感染（surgical-site infection, SSI）是指发生在手术切口、深部器官和腔隙的感染，是中低收入国家最多见、最高发的医院感染，总体发生率达 11.8%（1.2%~23.6%）；而在高收入国家，SSI 发生率在 1.2%~5.2% 之间。虽然 SSI 的发生率在高收入国家明显降低，但依然是第二常见的 HAI。

基本预防措施包括：

1. 根据指南应用预防性抗生素。

2. 避免清除手术部位的毛发；不要使用剃须刀。

3. 控制术后血糖水平。

4. 维持围手术期体温正常。

5. 注意改善机械通气患者的组织氧合。

6. 如无禁忌，采用含乙醇的备皮药物。

7. 胃肠道/胆道手术时使用防渗漏的塑料护皮贴。

8. 使用清单以改进最佳医疗实践的依从性，并进行监测。

9. 对手术室人员、患者及其家属进行有关手术部位感染预防的教育（表 7-9-4）。

表 7-9-4 手术部位感染预防与控制标准操作规程

措施类别	干预措施	关键控制点	说明
术前	沐浴	术前晚或更早时间沐浴或擦浴	1. 普通肥皂或抗菌皂均可。 2. 是否选择氯己定沐浴，应根据患者/手术类别的具体情况及经济条件等综合做出选择
	根据指南合理预防性应用抗菌药物	1. 针对术中可能的污染菌选择药物类别。 2. 术前 30~60min 给药，并考虑药物半衰期	详细内容参照"127. Ⅰ类切口围术期预防性使用抗菌药物标准操作规程""128. Ⅱ、Ⅲ类切口围术期预防性使用抗菌药物标准操作规程"
	不应常规清除术区毛发，除非毛发影响手术	1. 如确需去毛，应使用剪刀剪毛，不应使用刀片刮毛。 2. 在临近手术时去毛	
	使用含乙醇的消毒液进行术区皮肤消毒 外科手消毒		循证证据推荐首选氯己定-乙醇消毒剂 推荐使用含乙醇的手消毒剂进行外科手消毒。 详细内容参照"3. 医务人员外科手消毒标准操作规程"
	鼻部携带金黄色葡萄球菌的成年患者术前宜去定植	1. 进行心胸外科或骨科手术时应使用 2% 莫匹罗星软膏联用或不联用葡萄糖酸氯己定沐浴去定植。 2. 进行其他类型手术时也可去定植	莫匹罗星软膏可从入院天使用直到手术当天使用 2 次；也可在手术前使用 5~7d，每天使用 2 次
	成年患者择期结肠/直肠手术时宜机械性肠道准备（MBP）联合口服抗菌药物	1. 不应单独使用 MBP。 2. 口服抗菌药物应在机械性肠道准备后	1. 机械性肠道准备可使用泻剂或灌肠剂。 2. 口服抗菌药物可于手术前一天分次给予肠道不吸收或较少吸收的抗菌药物，如新霉素、红霉素、甲硝唑等

续表

措施类别	干预措施	关键控制点	说明
术前和/或术中	围术期氧疗	1. 全身麻醉且肺功能良好的成年患者,应在术中给予吸氧,氧浓度80%。 2. 如果可行,术后立即给予2~6h氧疗	
	维持正常体温	1. 使用保温设备主动保温。 2. 冲洗液、输血、输液宜加温(37℃)。 3. 维持核心体温≥36℃	1. 心脏手术等对体温有特殊要求的手术除外。 2. 常见的主动保温设备包括充气加热毯、循环温水床垫、电阻加热毯等。 3. 单独升高室温、单独加热液体、增加棉被并不能有效提高核心体温
	血糖控制	血糖目标水平应<11.1mmol/L	1. 无论患者是否为糖尿病患者,均应监测并控制血糖。 2. 具体的控制方案应多学科联合制订。 3. 控制血糖过程中,应注意防止低血糖
	保持术中空气洁净	1. 减少术中手术门开关频次。 2. 限制参观人数	
	严格遵循无菌操作	1. 使用最大无菌屏障。 2. 严格无菌操作,动作轻柔,缝合不留死腔	1. 一次性无菌无纺布铺单和可复用无菌棉布铺单、手术衣均可。 2. 如有条件,推荐无纺布铺单和手术衣
	使用抗菌缝线		如有条件,可选择三氯生涂层缝线
术后	尽早拔除切口引流		
	换药或接触引流管等操作时,严格执行手卫生及无菌操作规程		
不推荐或不常规推荐的措施	洁净手术室		1. 不推荐所有类型手术常规选择洁净手术室。 2. 使用洁净手术室时,应注意洁净通风系统的维护
	术后延长预防性使用抗菌药物的时间		不建议因留置引流管而延长用药时间
	手术部位涂抹抗菌药物		不推荐
	抗菌药物冲洗切口和手术区域		不推荐。如需冲洗,可考虑碘伏或生理盐水

第五节 耐甲氧西林金黄色葡萄球菌

1961 年 Jevons 在英国发现了世界首例耐甲氧西林金黄色葡萄球菌（methicillin-resistant staphylococcus aureus，MRSA）感染患者。其后 MRSA 逐渐扩展到其他国家终至遍及世界，且耐药范围日趋扩大，耐药程度也日趋严重，成了全球性的难题。MRSA 全身感染的病死率高达 50% 以上，给临床治疗带来严峻的挑战。

一、基本预防措施

1. 实施 MRSA 检测计划 鉴别有 MRSA 感染或感染史的患者，追踪医院获得性 MRSA 对 MRSA 定植或感染患者实施接触隔离。

2. 对设备和环境进行清洁／消毒。

3. 采用报警系统以及时通知医务人员 MRSA 病例入院或转入情况，或新发 MRSA 定植或感染病例。

4. 与医务人员分享 MRSA 资料及预后指标。

5. 对患者及家属急性有关 MRSA 预防的宣教。

二、MRSA 特殊预防措施

1. 对于 MRSA 感染率很高的医疗机构。

2. 采用主动性监测措施 对患者和医疗工作者进行筛查。

3. 采用 MRSA 去定植治疗 在 ICU 针对性或普遍实施（每日氯己定沐浴／鼻腔内莫匹罗星）。

4. 接触所有成年 ICU 患者时穿隔离衣／戴手套。

第六节 艰难梭状芽孢杆菌感染

艰难梭状芽孢杆菌感染（clostridium difficile infection，CDI）的危险因素包括抗生素暴露和／或入住医疗机构。艰难梭状芽孢杆菌感染能够使住院日延长 3~6d，艰难梭状芽孢杆菌感染的危险因素包括应用氟喹诺酮、其他抗生素及抑制胃酸药物。受到污染的物品和环境是艰难梭状芽孢杆菌感染的重要来源。

一、基本预防措施

1. 实施抗生素监管／恰当使用抗生素。

2. 采用接触隔离措施（单间病房或隔离患者；戴手套／穿隔离衣）。

3. 注意手卫生。

4. 使用专用设备和干净的共用设备（不使用电子测温计）。

5. 进行充分的环境清洁／消毒。

6. 使用报警系统以及时通知医务人员有关艰难梭状芽孢杆菌感染的情况，并交班时交流有关艰难梭状芽孢杆菌感染的诊断。

7. 对保洁人员、患者及来访者就艰难梭状芽孢杆菌感染预防进行宣教。

二、艰难梭状芽孢杆菌感染特殊预防措施

1. 对腹泻患者进行接触隔离直至得到艰难梭状芽孢杆菌感染的检测结果。

2. 使用肥皂和水（而不是含有乙醇的刷手液）进行手术卫生。

3. 对艰难梭状芽孢杆菌感染患者实施延长接触隔离测试直至出院。

4. 加强依从性的检测。

5. 使用含漂白剂或 EPA 批准的具有杀孢子作用的其他消毒剂进行环境清洁（表 7-9-5）。

表 7-9-5　艰难梭菌预防与控制标准操作规程

措施类别	干预措施	关键控制点
核心措施	隔离	1. 应将患者隔离安置在有专用卫生间的病室中。 2. 如果隔离病室数量有限,应优先将大便失禁的患者安置于隔离病室。 3. 同种病原体感染患者可以同室安置,即不应将艰难梭菌(CDI)感染患者与其他多重耐药菌如耐甲氧西林金黄色葡萄球菌(MRSA)感染患者同室安置。 4. 如果检测结果不能当天得到,疑似艰难梭菌(CDI)感染患者应在得到检测结果之前就采取隔离预防措施。 5. 在患者腹泻停止至少 4h 后方可解除隔离
	手卫生	1. 在一般医疗机构或发生率较低的医疗机构,接触 CDI 感染患者前后以及脱去手套后可以用洗手液 + 流动水或速干手消毒剂进行手卫生。 2. 在暴发或发生率高的医疗机构,应在诊疗前后使用洗手液 + 流动水进行手卫生,不建议使用速干手消毒剂。 3. 如果直接接触患者粪便或被粪便污染的物体表面,应使用洗手液 + 流动水进行手卫生。 4. 鼓励患者洗手、淋浴,以减少皮肤表面的污染水平
	诊疗器械的清洁消毒	1. 如果可行,建议使用一次性诊疗器械。 2. 重复使用的诊疗器械应彻底清洁,并使用能够杀灭芽孢的消毒剂消毒或灭菌
	环境清洁消毒	1. 暴发或发生率高的医疗机构可以使用能够杀灭芽孢的消毒剂进行日常消毒,但应与其他防控措施联合使用。 2. 暴发或发生率高的医疗机构可以使用能够杀灭芽孢的消毒剂进行终末消毒,但应与其他防控措施联合使用。 3. 应对环境清洁质量进行有效性监测
	抗感染治疗	1. 尽可能停止正在使用的抗菌药物。 2. 口服有效治疗药物。 3. 减少 CDI 高危抗菌药物的使用频率和疗程,适时限制氟喹诺酮类、克林霉素、头孢类抗菌药物的使用。 4. 常规抗菌治疗失败的复发性感染者可考虑进行粪菌移植
	职业防护	医务人员进入 CDI 感染患者或携带患者的病室时必须穿隔离衣,并戴手套
不推荐的措施		1. 尽管有研究显示质子泵抑制剂的使用与 CDI 发生率相关,但不推荐将停止质子泵抑制剂的使用作为预防 CDI 的措施。 2. 不推荐使用益生菌来预防 CDI

第七节　手卫生

手卫生(hand hygiene)是预防医院感染和减少多重耐药菌传播的最重要、方便、经济和有效的控制措施之一。以手为媒介传播病原微生物所致的感染占医院感染约 30%,医护人员遵循手卫生原则,实施合格的手卫生,可使手部的细菌菌落数减少 60%~90%,并可使医院感染发病率降低 25%~50%。

基本措施包括:

1. 选择适当的手卫生产品。

2. 手卫生设备应当设置在方便的地方。

3. 采用含乙醇的刷手液,如果发生明显污染,应使用肥皂和水。

4. 解决影响本单位手卫生依从性的因素。

5. 检测手卫生依从性（直接观察、监测产品用量、或自动监测）。

6. 向医疗工作者反馈手卫生依从性指标。

7. 诺如病毒及艰难梭状芽孢杆菌流行期间,最好使用肥皂和水进行手卫生（表7-9-6）。

表7-9-6 医务人员手卫生基本原则

措施类别	关键控制点	说明
手卫生指征与方法的选择	1. 手卫生指征:"两前三后",即:①接触患者前;②清洁/无菌操作前;③体液暴露风险后;④接触患者后;⑤接触患者周围环境后。 2. 手部没有肉眼可见污染时,宜首选速干手消毒剂进行卫生手消毒。 3. 当手部有血液或其他体液等肉眼可见的污染时,应选择流动水+皂液洗手。 4. 手部被手足口病相关病毒、轮状病毒等对醇类消毒剂不敏感的病原微生物污染后,不应选择含醇类速干手消毒剂。 5. 艰难梭菌芽孢能够抵抗醇类消毒剂,手部接触可能受到艰难梭菌污染的表面后,应用肥皂（皂液）和流动水洗手,而非使用含醇类的手消毒剂进行卫生手消毒	戴手套不能代替手卫生,戴手套前、摘手套后应进行手卫生
手卫生设施	1. 手卫生设施包括流动水、洗手液（皂液）、干手物品、速干手消毒剂等。速干手消毒剂应放置在方便医务人员拿取的位置。 2. 重症监护病房宜每床配备速干手消毒剂,其他病房至少每间病室配备速干手消毒剂。 3. 干手物品首选干手纸。 4. 洗手池应防喷溅,洗手池应与废液倾倒池分开。 5. 洗手池与治疗物品准备台面、清洁物品放置台面距离宜>1m。 6. 重点部门应配备非手触式水龙头。 7. 新生儿重症监护病房、移植病房等医院感染高危病房的水龙头不宜选择电子水龙头。 8. 选择手消毒剂、清洁用品时应考虑到产品的刺激性、香味及护肤效果。 9. 如有条件,应保持洗手水温适宜	电子水龙头比手动/肘碰/脚踩式水龙头更容易污染,从而引发水源性感染
注意事项	1. 手卫生时最易忽视的地方为拇指、指尖及指缝,确保这些部位揉搓到位比强调所需时间、揉搓顺序更重要。 2. 卫生手消毒揉搓方法可分为六步法、三步法。与六步法相比,三步法对提高手卫生依从性和正确性可能更有效	卫生手消毒参照"2. 医务人员卫生手消毒标准操作规程"
其他管理要求	1. 应开展手卫生依从性、正确性监测及手卫生用品消耗量监测,并反馈监测结果,根据监测情况持续改进质量。 2. 应鼓励患者及家属参与手卫生。 （1）在病室及公共场所放置速干手消毒剂并张贴手卫生宣传图（手卫生指征及手卫生方法）,鼓励患者及家属、探视人员在手卫生时机内执行手卫生。 （2）鼓励患者及家属监督、提醒医务人员规范执行手卫生	监测方法及要求参照"27. 手卫生依从性监测标准操作规程"

（王春亭）

参 考 文 献

［1］ Garner JS, Jarvis WR, Emori TG, et al. CDC definitions for nosocomial infections, 1988［J］. Am J Infect Control, 1988（6）: 128-140.

［2］ Burke JP. Infection controla problem for patient safety ［J］. N Engl J Med, 2003（348）: 651-656.

［3］ Haley RW, Culver DH, White JW. The efficacy of infection surveillance and control programs in preventing nosocomial infections in US hospitals［J］. Am J Epidemiol, 1985, 121（2）: 182-205.

［4］ Yokoe DS, Anderson DJ, Berenholtz SM, et al. A compendium of strategies to prevent healthcare-associated infections in acute care hospitals［J］. Infect Control Hosp Epidemilo, 2014, 35（8）: 967-977.

［5］ 中华人民共和国卫生部. 医院感染管理办法, 2006.

［6］ Yokoe DS, Mermel LA, Anderson DJ, et al. A compendium of strategies to prevent healthcare-associated infections in acute care hospitals［J］. Infect Control Hosp Epidemilo, 2008, 29 Suppl 1: S12-S21.

［7］ Erasmus V, Daha TJ, Brug H, et al. Systematic review of studies on compliance with hand hygiene guidelines in hospital care［J］. Infect Control Hosp Epidemiol, 2010, 31: 283-294.

［8］ Hooton TM, Bradley SF, Cardenas DD, et al. Diagnosis, prevention, and treatment of catheter-associated urinary tract infection in adults: 2009 international clinical practice guidlines from the infectious diseases society of America［J］. Clin Infect Dis, 2010, 50（5）: 625-663.

［9］ Burton DC, Edwards JR, Srinivasan A, et al. Trends in catheter-associated urinary tract infections in adult intensive care units-United States: 1990-2007［J］. Infect Contr Hos Epidemiol, 2011, 32（8）: 748-756.

［10］ Hancock V, Wits O IL, Klemm P. Biofilm formation as a function of adhesin, growth medium, substratum and strain type［J］. Int J Med Microbiol, 2011, 301（7）: 570-576.

［11］ Chang R, Greene MT, Chenoweth CE, et al. Epidemiology of hospital-acquired urinary tract-related bloodstream infection at a university hospital［J］. Infect Contr Hos Epidemiol, 2011, 32（11）: 1127-1129.

［12］ Mehta Y, Gupta A, Todi S, et al. Guidlines for prevention of hospital acquired infections［J］. Inian J Crit Care Med, 2014, 18（3）149-163.

［13］ Valles J, Ferrrer R. Bloodstream infection in the ICU ［J］. Infect Dis Clin North Am, 2009, 23（3）: 557-569.

［14］ Edwards J R, Peterson K D, Mu Y, et al. National Healthcare Safety Network（NHSN）report: data summary for 2006 through 2008, issued December 2009［J］. Am J Infect Control, 2009, 37（10）: 783-805.

［15］ Han Z, Liang S Y, Marschall J. Current strategies for the prevention and management of central line-associated bloodstream infection［J］. Infect Drug Resist, 1982, 112（4）: 818.

［16］ World Health Organization. Report on the endemic burden of healthcare-associated infection worldwide. Geneva: WHO Press, 2011: 6-7.

［17］ Allegranzi B, Bagheri NS, Combescure C, et al. Burden of endemic health-care-associated infection in developing countries: systematic review and meta-analysis［J］. Lancet, 2011, 377（9761）: 228-241.

［18］ Jevons MP. Celbenin-resistant Staphylococci［J］. Br Med J, 1961, 1（5219）: 124-125.

［19］ Zang XP, Siwak DR, Nguyen TX, et al. KGF-induced motility of breast cancer cells is dependent on Grb2 and Erk1, 2［J］. Clin Exp Metastasis, 2004, 21（5）: 437-443.

［20］ 李六亿. 我国手卫生的现状、问题与改进对策［J］. 中国护理管理, 2008, 8（1）: 17-19.

［21］ Lo E, Nicolle LE, Coffin SE, et al. Strategies to prevent catheter-associated urinary tract infections in acute care hospitals: 2014 update［J］. Infect Control Hosp Epidemiol, 2014, 35（5）: 464-479.

［22］ 中华人民共和国国家卫生和计划生育委员会. WS/T 509-2016 重症监护病房医院感染预防与控制规范 ［EB/OL］.（2017-01-17）［2018-08-12］.

［23］ Ling ML, Apisarnthanarak A, Jaggi N, et al. APSIC guide for prevention of central line associated bloodstream infections（CLABSI）［J］. Antimicrob Resist Infect Control, 2016, 4（5）: 16.

［24］ Marschall J, Mermel LA, Fakih M, et al. Strategies to prevent central line-associated bloodstream infections in acute care hospitals: 2014 update［J］. Infect Control Hosp Epidemiol, 2014, 35（7）: 753-771.

［25］ 中华医学会呼吸病学分会感染学组. 中国成人医院获得性肺炎与呼吸机相关性肺炎诊断和治疗指南（2018年版）［J］. 中华结核和呼吸杂志, 2018, 41（4）: 255-280.

［26］ Klompas M, Branson R, Eichenwald EC, et al. Strategies to prevent ventilator-associated pneumonia in acute care hospitals：2014 update［S］. Infection Control & Hospital Epidemiology, 2014, 35（8）: 915-936.

［27］ World Health Organization. Global guidelines for the prevention of surgical site infection［S/OL］.

［28］ Berrios-Torres S I, Umscheid C A, Bratzler DW, et al. Centers for disease control and prevention guideline for the prevention of surgical site infection, 2017［J］. JAMA Surgery, 2017.

［29］ 徐英春, 张曼. 中国成人艰难梭菌感染诊断和治疗专家共识［J］. 协和医学杂质, 2017, 8: 131-138.

［30］ L Clifford McDonald, Dale N Gering, Stuart Johnson. Clinical practice guidelines for clostridium difficile infection in adults and children：2017 update by the Infectious Diseases Society of America（IDSA）and Society for Healthcare Epidemiology of America（SHEA）［J］. Clinical Infectious Diseases. 2018, 66（7）: 987-994.

［31］ 中华人民共和国卫生部. WS/T 311-2009 医务人员手卫生规范［EB/OL］.（2009-04-01）.

［32］ 中华预防医学会医院感染控制分会. 中国艰难梭菌医院感染预防与控制指南［J］. 中华医院感染学杂志, 2018, 28（23）: 3647-3679.

［33］ Yapicioglu H, Gokmen TG, Yildizdas D, et al. Pseudomonas aeruginosa infections due to electronic faucets in a neonatal intensive care unit［J］. J Paediatr Child Health, 2012, 48: 430-434.

［34］ Wendel AF, Kolbe-Busch S, Ressina S, et al. Detection and termination of an extended low-frequency hospital outbreak of GIM-1-producing pseudomonas aeruginosa STI 11 in Germany［J］. Am J Infect Control, 2015, 43: 635-639.

［35］ Tschudin-Sutter S, Sepulcri D, Dangel M, et al. Simplifying the World Health Organization protocol：3 steps versus 6 steps for performance of hand hygiene in a cluster-randomized trial［EB/OL］.（2018-11-03）［2019-04-01］.

第八篇　神经重症与镇静镇痛

第一章　癫痫持续状态

第一节　癫痫持续状态的定义及流行病学

癫痫是多种原因导致的脑部神经元高度同步化异常放电所致的临床综合征。任何类型的癫痫均可出现癫痫持续状态（status epilepticus，SE），其中又以全面性惊厥性癫痫持续状态（generalized convulsive status epilepticus，GCSE）最为严重，具有高病死率与高致残率，是常见的神经科急危重症。

一、癫痫持续状态的定义

癫痫持续状态或称癫痫状态，为癫痫发作的一种特殊情况。值得注意的是，癫痫发作与癫痫为两个不同的概念，癫痫发作是一种症状，而癫痫是疾病层面的概念。1981年国际抗癫痫联合组织将癫痫持续状态定义为"一次癫痫发作持续较长时间，或频繁重复发生，以致发作间期意识无法完全恢复"。随后，癫痫基金会对癫痫持续而导致神经元损伤所需的时间进行估计，将这一时间定义为30min。

随着对癫痫发作和癫痫持续状态的认识日趋成熟，当癫痫持续发作时间大于5min时即可出现神经元损伤；同时随着癫痫发作时间的延长，对抗癫痫药物的耐药性也随之增加，尤其是对苯二氮䓬类药物，因此现在认为只要一次癫痫发作持续大于5min以上就应考虑诊断为癫痫持续状态。

二、癫痫持续状态的流行病学

癫痫持续状态是最常见、最具破坏性的神经系统急症之一，目前成人癫痫持续状态的总死亡率约为15.6%，而儿童癫痫持续状态的总死亡率

约为3.6%，其死亡率在过去的30年中没有明显改变。癫痫发作时间越长，其预后越差，发作持续时间超过30min的癫痫患者一般很难自行终止，而且死亡率更高。多数癫痫持续状态的病例发生在缺乏已知癫痫诊断的情况下，且通常发生在癫痫过程的早期，同时癫痫持续状态也会增加未来癫痫发作的风险。

病因是影响癫痫持续状态死亡率的主要因素，分为急性病因与慢性病因。急性病因较为常见，且发病率与死亡率更高，常见病因有脑卒中、蛛网膜下腔出血、代谢异常、低氧血症、中枢神经系统感染等。最新观点认为，中枢神经系统感染是目前唯一可确定的进展到超级难治性癫痫持续状态的预测因素。慢性病因包括抗癫痫药物血药浓度低下、既往脑部肿瘤、脑卒中及颅脑创伤病史、脑部肿瘤、乙醇依赖、自身免疫性脑炎等。

目前研究表明，高龄、有症状的既往脑部肿瘤、脑卒中及颅脑创伤病史的脑损伤与新发癫痫持续状态的不良结局相关，但意识丧失、癫痫持续状态分级或年龄大于65岁不能成为预测是否进展为难治性癫痫持续状态的因素。

第二节　癫痫持续状态的发病机制

一、癫痫持续状态的发生机制

目前对于癫痫持续状态的病理生理学仍未完全明确。根据动物模型，癫痫持续状态的发生可能是由癫痫发作时的过度异常兴奋或内源性抑制机制的丧失，使单一的癫痫发作转化为癫痫持续状态所导致。

在癫痫发作后的最初几毫秒至几秒内，蛋白质磷酸化、离子通道的开放或关闭以及神经递质的释放，为癫痫发作的延长奠定基础。在随后的

几秒至几分钟内,神经细胞上的受体转运发生改变,细胞的内吞介导作用使抑制性 GABAA β2/β3 与 γ2 亚型受体减少,同时兴奋性 NMDA 受体增加,导致细胞持续处于兴奋状态,其中 GABAA 受体的调节被认为与癫痫持续状态的药物耐受性相关。之后的数小时内,兴奋性与抑制性的神经肽表达发生变化,维持了脑神经持续的过度兴奋状态。在癫痫持续状态后的几天到几周内,机体的基因及表观遗传发生改变,包括 DNA 甲基化及 microRNA 的调节,这些变化在癫痫的发生与癫痫持续状态对神经元的损伤中发挥了作用(图 8-1-1)。

目前已经明确癫痫持续状态可能导致神经细胞死亡和损伤的各种潜在机制,包括神经细胞持续性兴奋性毒性作用、神经细胞的坏死、凋亡及线粒体功能损伤,同时在癫痫持续状态后可以发现血清中神经元特异性烯醇化酶、神经元损伤的标记物的升高。

二、癫痫持续状态并发症的发生机制

癫痫持续状态是一种多系统的疾病。其预后取决于癫痫持续状态的类型、癫痫发作的难治程度,以及是否使用镇静药物。大多数的全身并发症是可以预测的,且通过遵循一些简单的治疗原则就可以改善患者预后。

在疾病早期,癫痫持续状态的并发症主要与所释放的大量儿茶酚胺和肌肉的持续收缩所导致的机械损伤相关。随着疾病进展,各种医疗措施、抗癫痫药物的副作用以及长时间躯体制动也带来了各种的并发症。

(一)呼吸系统

呼吸衰竭约占癫痫持续状态并发症的三分之一,与不良预后相关。呼吸暂停、上气道阻塞、胃内容物误吸及神经源性肺水肿相关。

虽然抗癫痫药物的使用会导致呼吸抑制,但是,如果苯二氮䓬类药物剂量不足,则无法完全控制癫痫状态,进而更有可能增加气道并发症及低氧血症的发生率。

将近有三分之一的癫痫持续状态的患者会发展为神经源性肺水肿,一般于发作后的 12~24h 内出现,24~48h 后消失,胸部平片表现为双肺浸润影。神经源性肺水肿主要与急性血儿茶酚胺浓度升高有关,发生机制可能包括:①神经源性心肌病理论:血中高浓度的儿茶酚胺可引起心肌顿抑,左心收缩功能不全进而导致左心压力升高,并发肺水肿的产生。②神经血流动力学理论:全身血管阻力的突然增加,导致肺循环内肺血管静水压升高,液体外渗进入肺泡。③爆炸理论:肺内压

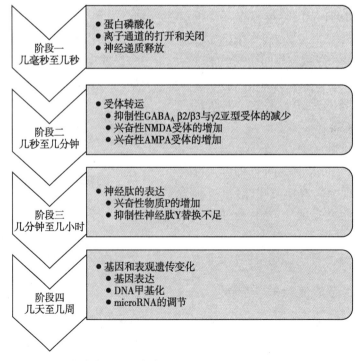

图 8-1-1 单次癫痫发作向癫痫持续状态转变过程中某些机制的级联反应

力的突然增高,导致毛细血管壁受损,液体渗入肺泡。④肺小静脉肾上腺素能超敏理论:交感神经激动可直接刺激肺血管床内的 α 受体和 β 受体,增加内皮细胞的通透性,引起肺水肿。

(二)心血管系统

约有三分之二的癫痫持续状态患者出现心脏损伤标志物的升高,与不良预后相关。当血中肾上腺素浓度升高后,导致心肌损伤,患者可出现低血压、肺水肿、肌钙蛋白轻度升高乃至心源性休克,在超声心动图监察时可以发现可逆性心尖部球囊扩张和左室功能减退。癫痫持续状态患者也常发生各种心律失常,如窦性心动过速、窦性心动过缓、心房颤动及心房扑动等,更值得关注的是,一些威胁生命的心律失常的发生,如室性心动过速或纤颤和房室传导阻滞等也并不少见。

多数患者对正性肌力药的治疗有反应,而动脉球囊扩张可用于难治性病例。对于有冠状动脉疾病的患者,应谨慎使用心肌抑制性镇静镇痛药。

(三)感染

感染可导致癫痫持续状态的复杂化,通常与癫痫持续时间较长、机械通气及疾病恢复不良有关。而在癫痫持续状态的初始阶段,感染也会增加进展为难治性癫痫持续状态的可能性。

常见的感染包括肺炎、脓毒症与尿路感染。由于患者意识水平下降、上气道呛咳无力、癫痫反复发作以及抗癫痫药物的镇静作用,出现吸入性肺炎的概率会大幅度增高。而长时间的留置导尿管,也增加了泌尿系感染的概率。

(四)其他并发症

持续的肌肉收缩会耗尽糖原储备,将能量产生从有氧呼吸转移到无氧糖酵解,从而导致乳酸产生的增加,而乳酸的持续上升会导致阴离子间隙代谢性酸中毒。但此类酸中毒通常无需特殊干预即可缓解,因此应用碳酸氢钠进行治疗是没有根据的。而癫痫发作时二氧化碳潴留所导致的呼吸性酸中毒,反而是更常见的酸碱平衡紊乱。

部分患者在癫痫持续状态下可出现舌及口腔损伤,同时肌肉剧烈收缩可造成骨折。肌肉的持续收缩还可导致横纹肌溶解的发生,并伴随着高钾血症、高磷血症及低钙血症,严重者还可并发急性肾损伤。

第三节　癫痫持续状态的 分类及临床表现

一、癫痫持续状态的分类及临床表现

依据最新的 2017 年国际抗癫痫联盟推荐的癫痫持续状态分类,根据发作起始局限累及一侧大脑半球某个部分或是同时累及双侧大脑半球,可分为全面性发作持续状态与局灶性发作持续性状态。

(一)全面性发作持续状态

1. **全面性强直-阵挛发作持续状态**　又称为全面惊厥性癫痫持续状态(generalized convulsive status epilepticus, GCSE)表现为强直及阵挛发作的反复发生,伴随意识障碍、瞳孔散大、对光反射及角膜反射的消失、病理反射的出现,还可出现高热,代谢性酸中毒、电解质紊乱、低血糖等,并发多器官功能衰竭。临床症状常随着发作持续时间的延长而变得不典型。是临床中最常见、最危险的类型。

2. **强直性发作持续状态**　表现为伸肌持续性痉挛状态,伴随不同程度的意识障碍,多见于 Lennox-Gastaut 综合征患儿。

3. **阵挛性发作持续状态**　表现为一侧或双侧的肢体出现节律性抽搐,发作时间较长时可出现意识模糊甚至是昏迷。

4. **肌阵挛发作持续状态**　表现为持续性肌肉阵挛。特发性肌阵挛的患者很少出现癫痫持续状态,通常意识清醒;而由缺氧等因素导致的严重器质性脑病,其所引发的继发性肌阵挛多伴随意识障碍,预后较差。

5. **失神发作持续状态**　表现为意识水平的降低,甚至仅是反应下降、行动笨拙等,脑电图为 3Hz 癫痫样放电。

(二)局灶性发作持续性状态

1. **单纯局灶性发作持续状态**　表现为局部颜面或躯体持续性抽搐,或躯体的持续性局部感觉异常等,发作时意识清醒。包括运动性、体感性、视觉性、听觉性、失语性等。

2. **复杂局灶性发作持续状态**　表现为不同

程度的意识障碍或精神错乱,可伴有躯体阵挛或抽动,常与失神发作持续状态相混淆,甚至可被误认为精神疾病。

目前,根据是否出现抽搐发作,还可将癫痫持续状态分为惊厥性持续状态(convulsive status epilepticus, CSE)与非惊厥性持续状态(non-convulsive status epilepticus, NCSE)。CSE又分为全面性与局灶性(图8-1-2)。

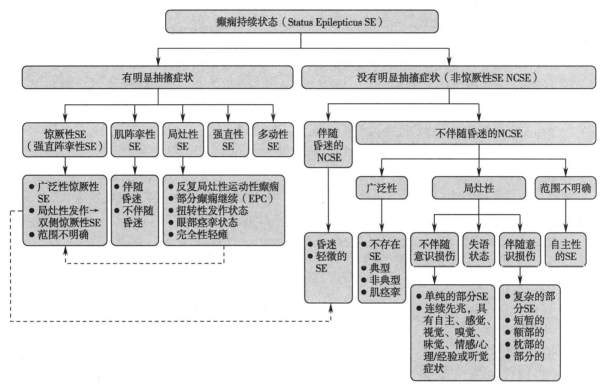

图 8-1-2　癫痫持续状态的分类

二、癫痫持续状态的三个临床阶段

从临床治疗实际出发,可将GCSE分为3个阶段:

1. 第一阶段　GCSE发作超过5min,需尽早启动初始治疗,最迟至发作后20min评估疗效。

2. 第二阶段　GCSE发作后的20~40min,开始二线治疗。

3. 第三阶段　GCSE发作时间超过40min,属难治性癫痫持续状态(refractory SE, RSE),需转入重症监护病房进行三线治疗。当抗癫痫药物治疗癫痫持续状态超过24h,而临床惊厥发作或脑电图痫性放电持续存在或反复发生时,定义为超级难治性癫痫持续状态(super-RSE)。

第四节　癫痫持续状态的处理

多项研究已经证实癫痫持续发作时间大于5min时即可出现神经元损伤,且对抗癫痫药物的耐药性也大幅度提升。癫痫发作持续时间是唯一可控的预后因素,因此对于癫痫持续状态的早发现、早使用抗癫痫药物非常重要。

一、一般措施

患者出现癫痫持续状态时,首先需要保证气道通常与血压稳定,建立静脉通路,当惊厥持续5min以上时就尽早开始静脉应用抗惊厥药物;在癫痫持续状态期间,需维持患者生命功能,预防与控制并发症的发生;尽快寻找并根除发作的病因或诱因;终止持续发作的癫痫状态,减少对脑部神经元的损伤,防止癫痫的再次发生。

二、药物治疗

理想的抗癫痫持续状态的药物应有以下特点:①可静脉给药;②可快速进入脑内,具有较高的中枢神经系统渗透性;③不良反应少,起效迅速,有较好的药代动力学特点。

常用的抗癫痫药物使用方法:

1. 地西泮 首先用地西泮 10mg 缓慢静脉注射,每分钟 2~5mg,若效果良好,再将地西泮 60~100mg 溶于 5% 葡萄糖生理盐水中,在 12h 内缓慢静脉滴注。儿童首次剂量为 0.25~0.5mg/kg,一般不超过 10mg。需注意,地西泮可能会导致呼吸抑制,应做好呼吸管理。

2. 地西泮联合苯妥英钠 先予地西泮 10~20mg 静脉注射,取得疗效后再取苯妥英钠 0.3~0.6g 加入生理盐水中缓慢静滴,速度不超过 50mg/min。需注意的是,使用过程中可能会出现血压降低或心律不齐。

3. 苯妥英钠 可单用,剂量和方法同上。

4. 10% 水合氯醛 20~30ml 与等量植物油混合后灌肠,每 8~12h 一次,适合肝功能不全或不适合使用苯巴比妥类药物。

经上述处理后发作控制良好,可用苯巴比妥 0.1~0.2g 肌注,每日 2 次,同时应用口服抗癫痫药,待药物浓度稳定后逐渐停用苯巴比妥。若上述方法均无效,需按照难治性癫痫持续状态处理。

三、难治性癫痫持续状态的治疗

在癫痫持续状态中,预计约 70% 的患者在使用苯二氮䓬类药物一线治疗后会得到解决。剩下 30% 的癫痫患者中,尤其对于苯二氮䓬类药物治疗无效的患者,指南推荐使用任何一种二线抗惊厥药物,包括丙戊酸钠、苯妥英钠 / 氟哌啶醇或左乙拉西坦等。但最新研究认为,左乙拉西坦既不比苯妥英钠更有效,也不比苯妥英更安全。

而难治性癫痫持续状态是一种持续性癫痫发作状态,对一线(苯二氮䓬类)和二线(丙戊酸钠、苯妥英钠 / 氟哌啶醇或左乙拉西坦)耐药,通常需要全身麻醉和持续脑电图(EEG)监测。即刻治疗的目标是停止癫痫的临床和脑电图发作。目前,对于难治性癫痫持续状态的药物治疗包括丙泊酚、咪达唑仑、巴比妥酸盐,同时可辅以氯胺酮,具体药物用法见表 8-1-1。治疗流程见图 8-1-3。

表 8-1-1 治疗难治性癫痫持续状态的药物

	丙泊酚	咪达唑仑	硫喷妥钠	戊巴比妥	氯胺酮
药物种类	麻醉药	苯二氮䓬类	巴比妥酸盐		麻醉药
负荷剂量	1~2mg/kg	0.2mg/kg	2~7mg/kg	5~15mg/kg	0.5~3mg/kg
	缓慢静推	缓慢静推	缓慢静推	缓慢静推	缓慢静推
滴定	0.5~2mg/kg	0.2mg/kg	1~2mg/kg	5~10mg/kg	0.5g/kg
	缓慢静推	缓慢静推	缓慢静推	缓慢静推	缓慢静推
	每 3~5min1 次	每 3~5min1 次	≤50mg/min	≤50mg/min	每 3~5min1 次
维持剂量	2~4mg/(kg·h)	0.1~2mg/(kg·h)	0.5~5mg/(kg·h)	5~10mg/(kg·h)	0.3~4mg/(kg·h)
	±1mg/(kg·h)	±0.1mg/(kg·h)	±0.5~1mg/(kg·h)		±1mg/(kg·h)
	最大剂量:5mg/(kg·h)	每 3~4h1 次	每 12h1 次		最大剂量:10mg/(kg·h)
	持续 48h	最大剂量:3mg/(kg·h)			
药物撤退模式	每 3h 减少 20%	每 3h 减少 50%	停药前不减少剂量	每 3h 减少 20%	每 3h 减少 20%
特殊作用	快速耐受	快速耐受	免疫抑制		高血压
	丙泊酚注射综合征	低血压	麻痹性肠梗阻		心动过速
	低血压	呼吸抑制	低血压		
	心 - 肺抑制	肾功能不全时药物累积	心 - 肺抑制		
			脂肪组织堆积		

持续脑电图监测
麻醉药物负荷剂量，每3~5min滴定一次
癫痫的临床症状
及癫痫波消失？
否
是
继续输注麻醉药24~48h
1~2种的维持性
抗癫痫药物
是
癫痫的临床症状
或癫痫波再发？
是
麻醉药的联合使
用（如氯胺酮和/或
辅助治疗）
否
根据麻醉药物的半衰期进行药物撤退
是
癫痫的临床症状
或癫痫波再发？
是

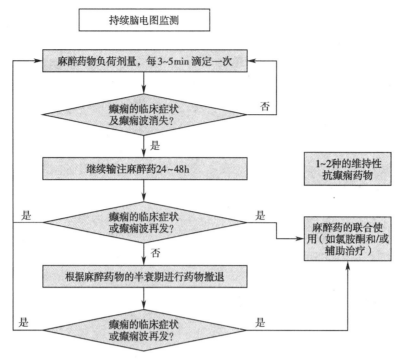

图 8-1-3 难治性癫痫持续状态的治疗流程

对于超级难治性癫痫持续状态，低温疗法曾作为一种辅助治疗手段，但其确切疗效尚不清楚。其他治疗措施还包括生酮饮食、类固醇及免疫疗法等。

四、癫痫持续状态的三阶段治疗方案

近年来，根据询证医学证据，提出 GCSE 的三阶段治疗方案，并制定出一套诊疗流程（图 8-1-4）。

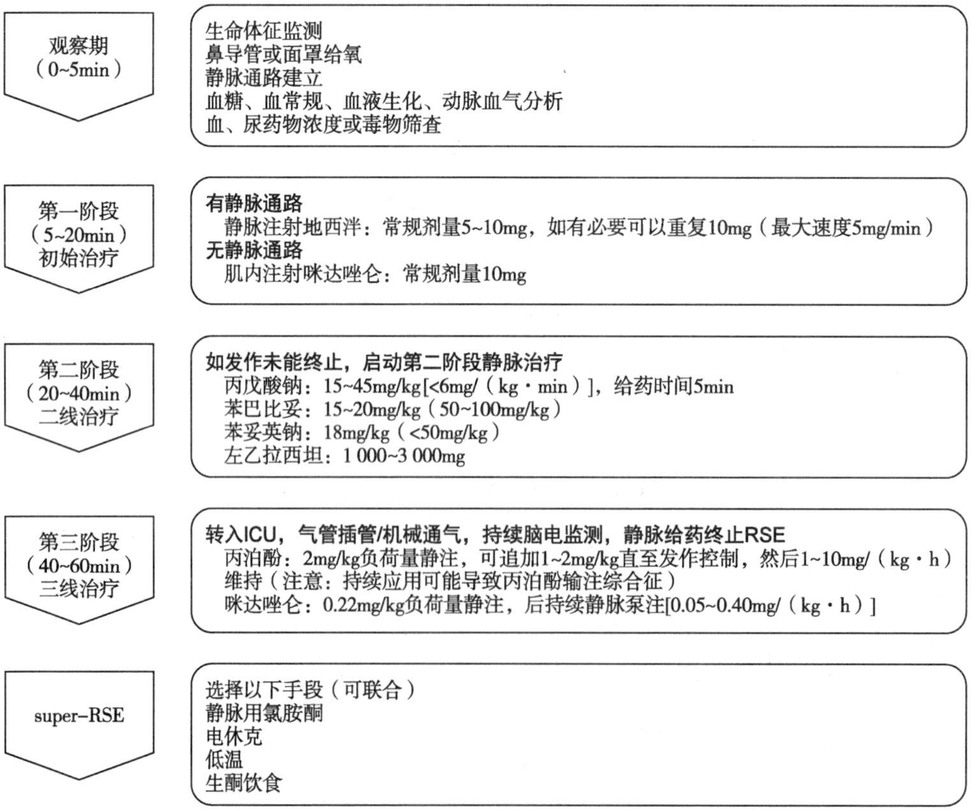

观察期
（0~5min）
生命体征监测
鼻导管或面罩给氧
静脉通路建立
血糖、血常规、血液生化、动脉血气分析
血、尿药物浓度或毒物筛查
第一阶段
（5~20min）
初始治疗
有静脉通路
静脉注射地西泮：常规剂量5~10mg，如有必要可以重复10mg（最大速度5mg/min）
无静脉通路
肌内注射咪达唑仑：常规剂量10mg
第二阶段
（20~40min）
二线治疗
如发作未能终止，启动第二阶段静脉治疗
丙戊酸钠：15~45mg/kg[<6mg/（kg·min）]，给药时间5min
苯巴比妥：15~20mg/kg（50~100mg/kg）
苯妥英钠：18mg/kg（<50mg/kg）
左乙拉西坦：1 000~3 000mg
第三阶段
（40~60min）
三线治疗
转入ICU，气管插管/机械通气，持续脑电监测，静脉给药终止RSE
丙泊酚：2mg/kg负荷量静注，可追加1~2mg/kg直至发作控制，然后1~10mg/（kg·h）
维持（注意：持续应用可能导致丙泊酚输注综合征）
咪达唑仑：0.22mg/kg负荷量静注，后持续静脉泵注[0.05~0.40mg/（kg·h）]
super-RSE
选择以下手段（可联合）
静脉用氯胺酮
电休克
低温
生酮饮食

图 8-1-4 癫痫持续状态的诊疗流程

1. 第一阶段　癫痫持续状态的初始阶段（0~5min），强调在癫痫发作持续时间达到 5min 时开始。首选苯二氮䓬类药物，包括静脉注射 10mg 地西泮（2~5mg/min）或肌注 10mg 咪达唑仑；由于国内不生产劳拉西泮，苯妥英钠注射液也较难获得，不为治疗首选。初始治疗应单次足量进行，而不是分成多个小剂量给药。最初治疗不应给予两次，但静脉注射地西泮可酌情重复使用一次。

2. 第二阶段　发作时间持续至 20min 时开始。可选择丙戊酸 15~45mg/kg［<6mg/（kg·min）］静脉注射，后以 1~2mg/（kg·min）持续微量泵入；或苯巴比妥 15~20mg/kg（50~100mg/min）静脉注射；或苯妥英钠 18mg/kg（<50mg/min）；或左乙拉西坦 1 000~3 000mg 静脉注射。苯巴比妥由于其不良反应较多，多为二线治疗。

3. 第三阶段　发作时间持续至 40min 时开始，目前尚无明确的询证医学证据来指导这一阶段的治疗。此时需转入重症监护室，条件允许需持续监测脑电图，以呈现爆发 - 抑制模式或电静息为治疗目标，同时予生命支持、器官保护治疗。可选择咪达唑仑 0.2mg/kg 负荷剂量静脉注射，后以 0.05~0.40mg/（kg·h）持续微量泵入；或丙泊酚 2mg/kg 负荷剂量静脉注射，后以 1~10mg/（kg·h）持续微量泵入；或戊巴比妥 0.25~0.5g 注射用水稀释后缓慢静脉注射［<100mg/min］。由于戊巴比妥心血管不良反应较大，且国内难以获得，不为治疗首选。

（尚秀玲　于荣国）

参 考 文 献

［1］ Proposal for revised clinical and electroencephalographic classification of epileptic seizures. From the Commission on Classification and Terminology of the International League Against Epilepsy［J］. Epilepsia, 1981, 22（4）: 489-501.

［2］ Convulsive Status Epilepticus Is An Emergency That Is Associated With High Morbidity And Mortality. The Outcome Largely Depends On Etiology B P A A, The Longer A Seizure Continues T G T L. Treatment of convulsive status epilepticus. Recommendations of the Epilepsy Foundation of America's Working Group on Status Epilepticus.［J］. JAMA, 1993, 270（7）: 854-859.

［3］ DeLorenzo R J, Garnett L K, Towne A R, et al. Comparison of status epilepticus with prolonged seizure episodes lasting from 10 to 29 minutes［J］. Epilepsia, 1999, 40（2）: 164-169.

［4］ Kapur J, Macdonald R L. Rapid seizure-induced reduction of benzodiazepine and Zn2+ sensitivity of hippocampal dentate granule cell GABAA receptors［J］. J Neurosci, 1997, 17（19）: 7532-7540.

［5］ Lowenstein D H, Bleck T, Macdonald R L. It's time to revise the definition of status epilepticus［J］. Epilepsia, 1999, 40（1）: 120-122.

［6］ Neligan A, Noyce A J, Gosavi T D, et al. Change in Mortality of Generalized Convulsive Status Epilepticus in High-Income Countries Over Time: A Systematic Review and Meta-analysis［J］. JAMA neurology, 2019.

［7］ Guterman E L, Betjemann J P. Status Epilepticus Mortality-Improving or Status Quo?［J］. JAMA Neurol, 2019.

［8］ Hesdorffer D C, Logroscino G, Cascino G, et al. Incidence of status epilepticus in Rochester, Minnesota, 1965-1984［J］. Neurology, 1998, 50（3）: 735-741.

［9］ Betjemann J P, Lowenstein D H. Status epilepticus in adults［J］. Lancet Neurol, 2015, 14（6）: 615-624.

［10］ Chateauneuf A L, Moyer J D, Jacq G, et al. Super-refractory status epilepticus: epidemiology, early predictors, and outcomes［J］. Intensive Care Med, 2017, 43（10）: 1532-1534.

［11］ DeLorenzo R J, Pellock J M, Towne A R, et al. Epidemiology of status epilepticus［J］. J Clin Neurophysiol, 1995, 12（4）: 316-325.

［12］ Chakraborty T, Hocker S. The Clinical Spectrum of New-Onset Status Epilepticus.［J］. Critical care medicine, 2019, 47（7）: 970-974.

［13］ Chen J W, Naylor D E, Wasterlain C G. Advances in the pathophysiology of status epilepticus［J］. Acta Neurol Scand Suppl, 2007, 186: 7-15.

［14］ Naylor D E, Liu H, Wasterlain C G. Trafficking of GABA（A）receptors, loss of inhibition, and a mechanism for pharmacoresistance in status epilepticus［J］. J Neurosci, 2005, 25（34）: 7724-7733.

［15］ Naylor D E, Liu H, Niquet J, et al. Rapid surface

accumulation of NMDA receptors increases glutamatergic excitation during status epilepticus[J]. Neurobiol Dis, 2013, 54: 225–238.

[16] Jones D M, Esmaeil N, Maren S, et al. Characterization of pharmacoresistance to benzodiazepines in the rat Li-pilocarpine model of status epilepticus[J]. Epilepsy Res, 2002, 50(3): 301–312.

[17] Liu H, Mazarati A M, Katsumori H, et al. Substance P is expressed in hippocampal principal neurons during status epilepticus and plays a critical role in the maintenance of status epilepticus[J]. Proceedings of the National Academy of Sciences of the United States of America, 1999, 96(9): 5286–5291.

[18] Elliott R C, Miles M F, Lowenstein D H. Overlapping microarray profiles of dentate gyrus gene expression during development–and epilepsy–associated neurogenesis and axon outgrowth[J]. J Neurosci, 2003, 23(6): 2218–2227.

[19] Miller–Delaney S F, Bryan K, Das S, et al. Differential DNA methylation profiles of coding and non–coding genes define hippocampal sclerosis in human temporal lobe epilepsy[J]. Brain: a journal of neurology, 2015, 138(Pt 3): 616–631.

[20] Jimenez–Mateos E M, Henshall D C, MicroRNA MiRNA Is A Class Of Small Non–coding RNA Which Regulates Post–transcriptional Gene Expression By Repressing And Thereby Fine–tuning Protein Production M V S B. Epilepsy and microRNA[J]. Neuroscience, 2013, 238: 218–229.

[21] Sutter R, Kaplan P W, Rüegg S. Outcome predictors for status epilepticus—what really counts[J]. Nature Reviews Neurology, 2013, 9: 525.

[22] Novy J, Logroscino G, Rossetti A O. Refractory status epilepticus: A prospective observational study[J]. Epilepsia, 2010, 51(2): 251–256.

[23] Alvarez V, Lee J W, Westover M B, et al. Therapeutic coma for status epilepticus[J]. Neurology, 2016, 87(16): 1650.

[24] Walton N Y. Systemic Effects of Generalized Convulsive Status Epilepticus[J]. Epilepsia, 1993, 34(s1): S54–S58.

[25] Tiamkao S, Pranboon S, Thepsuthammarat K, et al. Incidences and outcomes of status epilepticus: A 9–year longitudinal national study[J]. Epilepsy & Behavior, 2015, 49: 135–137.

[26] Silbergleit R, Biros M H, Harney D, et al. Implementation of the Exception From Informed Consent Regulations in a Large Multicenter Emergency Clinical Trials Network: The RAMPART Experience[J]. Academic Emergency Medicine, 2012, 19(4): 448–454.

[27] Simon R P, The Pathogenesis Of Nervous System–induced Pulmonary Edema Remains Incompletely Understood. There Are Two Major Causes Elevated Intravascular Pressure And Pulmonary Capillary Leak. Thus B H C O. Neurogenic pulmonary edema[J]. Neurologic clinics, 1993, 11(2): 309–323.

[28] Hawkes M A, Hocker S E. Systemic Complications Following Status Epilepticus[J]. Curr Neurol Neurosci Rep, 2018, 18(2): 7.

[29] Hocker S, Prasad A, Rabinstein A A. Cardiac injury in refractory status epilepticus[J]. Epilepsia, 2013, 54(3): 518–522.

[30] Hocker S. Systemic complications of status epilepticus–An update[J]. Epilepsy & Behavior, 2015, 49: 83–87.

[31] Zelano J, Möller F, Dobesberger J, et al. Infections in status epilepticus: A retrospective 5–year cohort study[J]. Seizure–European Journal of Epilepsy, 2014, 23(8): 603 606.

[32] Semmlack S, Tschudin–Sutter S, Widmer A F, et al. Independent impact of infections on the course and outcome of status epilepticus: a 10–year cohort study[J]. Journal of neurology, 2016, 263(7): 1303–1313.

[33] Wijdicks E F1, Hubmayr R D. Acute acid–base disorders associated with status epilepticus[J]. Mayo Clinic proceedings, 1994, 69(11): 1044–1046.

[34] Fisher R S, Cross J H, French J A, et al. Operational classification of seizure types by the International League Against Epilepsy: Position Paper of the ILAE Commission for Classification and Terminology[J]. Epilepsia, 2017, 58(4): 522–530.

[35] Trinka E, Cock H, Hesdorffer D, et al. A definition and classification of status epilepticus––Report of the ILAE Task Force on Classification of Status Epilepticus[J]. Epilepsia, 2015, 56(10): 1515–1523.

[36] Hill C E, Parikh A O, Ellis C, et al. Timing is everything: Where status epilepticus treatment fails[J]. Annals of neurology, 2017, 82(2): 155–165.

[37] Silbergleit R, Durkalski V, Lowenstein D, et al. Intramuscular versus intravenous therapy for prehospital status epilepticus[J]. The New England journal of medicine, 2012, 366(7): 591–600.

[38] Glauser T, Shinnar S, Gloss D, et al. Evidence–Based Guideline: Treatment of Convulsive Status Epilepticus in Children and Adults: Report of the Guideline Committee of the American Epilepsy Society[J]. Epilepsy currents, 2016, 16(1): 48–61.

[39] Silbergleit R, Elm J J. Levetiracetam no better than

phenytoin in children with convulsive status epilepticus ［ J ］. Lancet, 2019, 393 (10186): 2101-2102.

［ 40 ］ Legriel S, Oddo M, Brophy G M. What's new in refractory status epilepticus? ［ J ］. Intensive Care Med, 2017, 43 (4): 543-546.

［ 41 ］ Legriel S, Lemiale V, Schenck M, et al. Hypothermia for Neuroprotection in Convulsive Status Epilepticus ［ J ］. The New England journal of medicine, 2016, 375 (25): 2457-2467.

［ 42 ］ Thakur KT, Probasco JC, Hocker SE, et al. Ketogenic diet for adults in super-refractory status epilepticus ［ J ］. Neurology, 2014, 82 (8): 665-670.

［ 43 ］ Bayrlee A, Ganeshalingam N, Kurczewski L, et al. Treatment of Super-Refractory Status Epilepticus ［ J ］. Current neurology and neuroscience reports, 2015, 15 (10): 66.

［ 44 ］ Glauser T, Shinnar S, Gloss D, et al. Evidence-Based Guideline: Treatment of Convulsive Status Epilepticus in Children and Adults: Report of the Guideline Committee of the American Epilepsy Society ［ J ］. Epilepsy currents, 2016, 16 (1): 48-61.

［ 45 ］ 中国医师协会神经内科分会癫痫专委会. 成人全面性惊厥性癫痫持续状态治疗中国专家共识 ［ J ］. 国际神经病学神经外科学杂志, 2018, 45 (1): 1-4.

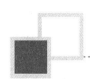

第二章　肌无力

重症监护病房（ICU）中常见的肌无力可由中枢神经系统疾病、周围神经系统疾病或者肌肉疾病引起。目前临床常见的引起肌无力的疾病主要有中枢神经系统疾病、神经病变、急性肌肉疾病、神经肌肉接头异常。采集病史时应包括近期出现的神经疾病症状、外伤、目前用药、是否酗酒或使用毒品、是否外出旅游、是否受蚊虫叮咬或有神经毒素暴露史，以及伴发的感觉异常或自主神经症状。

一、中枢神经系统功能障碍

临床查体发现的局灶或偏侧体征提示中枢神经系统病因，包括脑血管事件、脑干病变、局部脓肿或脑炎、颅脑创伤等。

（一）脑血管事件

主要为出血性和缺血性卒中，对于患者突然出现的神经症状和体征需要立即进行评估，卒中的范围和部位有可能使患者的意识状态受到影响，患者的病情稳定以后，需进一步进行影像学检查，必要时进行 CT 血管造影和 CT 灌注成像。针对缺血性和出血性卒中的治疗，主要目标在于恢复足够的脑血流，并防止继发性脑损伤。

（二）脑桥中央脱髓鞘病变

除出血性和缺血性卒中外，脑桥中央脱髓鞘病变也是重要的造成中枢神经系统功能障碍的原因，会造成患者出现上下肢麻痹无力。脑桥中央脱髓鞘病变主要见于快速纠正持续 48h 以上的低渗状态（尤其是低钠血症），患者可出现意识障碍，同时也会出现上下肢麻痹，上肢麻痹较下肢麻痹更为常见，也会出现第Ⅵ对脑神经麻痹和强直。其他眼部异常包括瞳孔缩小或散大，凝视麻痹和眼球震颤。导致脑桥异常反应的可能原因在于脑桥少突细胞与富含血管的灰质非常接近，因而特别容易受到血管源性水肿以及血管内渗出

的髓鞘毒性物质损害。有时还会累及脑桥外脱髓鞘病变，主要包括中脑、基底节、小脑白质、大脑皮质深部和临近白质组织。脑桥中央脱髓鞘病变的诊断主要依赖于磁共振成像，神经传导检查（EMG/NCS）一般正常。对于脑桥中央脱髓鞘病变，目前没有特异性治疗，且病变广泛者预后不佳。

（三）脑干损伤

可引起肢体对称性无力，体格检查的关键是进行详细的脑神经检查，同时常常会引起意识水平的下降。若患者出现发热、意识障碍、脑膜刺激征、神经系统定位体征或者抽搐患者应考虑脑炎或脑脓肿。治疗应针对病原微生物，必要时采用手术治疗。

二、神经病变

ICU 中神经病变的原因主要有危重病多发神经病、吉兰巴利综合征、代谢异常（糖尿病、卟啉病、低磷血症）、酗酒、维生素 B_{12} 缺乏、莱姆病、内分泌疾病（甲状腺功能降低）以及中毒等，有时创伤也可导致神经系统局灶病变，颈髓损伤初期可出现四肢软瘫、反射消失和感觉缺失，后期可出现反射亢进、尿潴留、肠蠕动下降。

（一）危重多发神经病（CIP）

主要发生在病情危重的老年患者，常见于全身性感染。CIP 为自限性疾病，如果基础危重疾病能够得到有效的治疗，患者可恢复良好。引起 CIP 的危险因素还有机械通气时间、高渗状态、胃肠外营养、使用非去极化神经肌肉阻滞剂，以及入院时疾病的严重程度。临床检查可发现明显的感觉运动异常，伴四肢软瘫和肌肉萎缩，深部跟腱反射常常减弱。神经传导检查显示远端轴突感觉运动多神经病变，近端和远端肌肉出现纤颤和正尖波，面部肌肉受累较轻。活检提示大部分轴索

变性,近端和远端肌肉去神经萎缩。治疗措施包括支持治疗、基础疾病治疗和长期物理治疗。CIP患者忌用琥珀胆碱,否则可能出现高钾血症导致心搏骤停。

(二)吉兰巴利综合征(GBS)

吉兰巴雷综合征是一种急性/亚急性脱髓鞘性炎症性神经病变,临床有不同的表现,主要有运动感受 GBS、单纯运动 GBS、Miler-Fisher 综合征、延髓性麻痹和原发性轴突性 GBS,GBS 也可因感染性疾病诱发,常见的感染包括空肠弯曲菌、巨细胞病毒和单纯疱疹病毒,以及上呼吸道感染,手术及免疫接种也可诱发 GBS。发病过程包括补体激活,引起周围神经系统髓鞘破坏。15% 的患者有轴突受累,且预后很差,难以完全恢复。

1. 临床表现 游走性对称性肌无力、感觉反应迟钝和反射减弱。Miler-Fisher 综合征表现为共济失调、眼肌麻痹和反射减弱,无明显四肢无力。

2. 辅助检查 主要为脑脊液(CSF)检查和神经传导检查(EMG/NCS)。CSF 蛋白明显升高,细胞计数正常蛋白细胞分离,但是发病第一周内蛋白可能正常。如果 CSF 脑脊液细胞数显著升高(>20 个白细胞),则需检测 HIV 感染和莱姆病。EMG/NCS 的典型表现包括运动神经传导阻滞、远端传导时间延长和神经传导减慢。早期的重要表现为 F 波延长、离散或消失,提示神经根脱髓鞘。抗体检测可区别不同类型的 GBS。神经系统影像学检查对于 GBS 典型病例帮助不大,但增强 MRI 检查可见记住神经根强化。

3. 治疗 需强调并发症的支持治疗,特别是呼吸功能衰竭和自主神经功能异常。早期脑神经受累的患者更容易出现误吸及自主神经功能异常。严重面肌无力患者不能确保面罩的密闭性,因而难以行床旁肺功能检查。对于严重无力患者,尤其是延髓麻痹患者应考虑早期气管切开。脱机的应激可以使自主神经功能持续异常的患者出现血压剧烈波动和心律失常,因此应推迟拔管。自主神经功能异常的典型表现为血压迅速的大幅波动,但是其他原因如全身性感染、肺动脉栓塞、静脉血瘀滞和电解质紊乱也可造成 GBS 患者的低血压。患者对升压药物和静脉降压药物高度敏感,低血压的最佳治疗措施为快速输液及维持头低脚高位。由于自主神经功能紊乱常为一过性和自限性,因此 ICU 医师应更耐心观察。血管活性药物应当使用小剂量,需要根据半衰期选择药物。心律失常通常并不严重,但可出现窦性心动过缓、窦性停搏及房室传导阻滞;气管插管或吸痰时可出现快速性心律失常,如室上性心动过速或室性心动过速。发生完全性心脏传导阻滞可放置临时起搏器。其他治疗包括控制疼痛(控制神经性疼痛药物、非甾体抗炎药和麻醉药物常常有效),预防深静脉血栓,以及夹板疗法预防肌肉萎缩。

4. 特异性治疗 包括血浆交换(PE)及静脉免疫球蛋白(IVIg)。血浆交换治疗的相对禁忌证包括全身感染、6 个月以内发生的心肌梗死、严重的自主神经功能异常以及活动性出血。副作用包括血管迷走反应、低血容量、过敏、血肿形成、低钙血症、血小板缺乏、低体温和低钾血症。标准治疗要求每次血浆交换的交换量为 2~4L,持续时间 90~120min,补充 5% 白蛋白,隔日 1 次共进行 5 次。输注 IVIg 不需要放置中心静脉导管,费用较血浆交换低,而且不会造成血流动力学的不稳定。副作用包括无菌性脑膜炎、过敏(特别是 IgA 缺乏的患者)、急性肾衰竭和血栓栓塞事件。部分研究表明,IVIg 治疗比血浆交换治疗的复发率高。皮质激素对 GBS 的治疗无效。

三、肌肉疾病

急性肌肉疾病引起的近端肌无力较远端更为明显,DTRs 和感觉正常。慢性期患者可出现肌肉萎缩或远端肌无力。病因包括应用类固醇类药物、酗酒、制动、结缔组织病(多发性肌炎、皮肌炎)、感染、中毒(肌松药物过量、神经镇静药物、重金属/毒物中毒)和代谢(高钾血症或低钾血症)因素。EMG/NCS 以及肌肉活检常用于明确诊断。

1. 危重病肌病 可见于全身性感染、应用神经肌肉阻滞剂和皮质激素。神经病理特征包括纤维大小异常、萎缩、纤维成角、中心细胞核、镶边空泡、脂肪变性、纤维化和单纤维坏死。其他表现包括粗肌丝肌病(见于因严重哮喘或器官移植应用皮质激素的患者,无论是否联用神经肌肉阻滞剂)及坏死性肌病,后者血清 CPK 显著升高。除尽早消除致病因素外,上述肌病尚无有效的特异性治疗。可行肌肉活检以除外炎性肌病。根据临床表现可以鉴别危重病肌病和危重病多发神经病(CIP)。CIP除累及近端和远端神经损伤外,还表现为DTRs消失。另外,还可以根据病程进展的特点和症状持续时间鉴别肌病和多发神经病变。CIP常为自限性,可迅速完全恢复。但是危重病肌病的临床症状和持续时间更为严重。危重病肌病的恢复时间较长,发病1年后仍可有明显的生理异常和生活质量下降。确诊需要EMS/NCS和肌肉活检。当然,CIP和肌病可同时存在于同一名患者,因而临床表现各异,预后与肌肉和神经损害的程度相关。

2. 急性横纹肌溶解　发生于创伤性挤压、药物过量、中毒、严重代谢异常和感染。患者出现肌肉肿胀和疼痛,伴局部或弥漫性肌无力。骨骼肌发生破坏,细胞内物质渗漏引起继发性器官损害。血清CPK显著升高,同时可以白细胞增多、高钾血症、高尿酸血症、低钙或高钙血症、高磷血症、乳酸酸中毒、血小板缺乏和弥散性血管内凝血(DIC)。治疗主要是CRRT,尿量目标应超过2ml/kg体重。为尽量减少肌红蛋白尿造成的肾脏损害,可在静脉液体中加用碳酸氢钠碱化尿液。如果CPK浓度大于5 000~6 000U/L,尿pH值目标应大于6.5。主要治疗目标是控制肾衰竭、纠正代谢异常和DIC。

3. 抗精神病药物恶性综合征　是一种少见疾病,多发生于应用抗精神病药后。临床表现为重度肌肉强直、高热和自主神经功能障碍。患者往往有白细胞和CPK升高,可能由于多巴胺突然受到深度阻滞剂引起,年轻男性发生脱水时尤其易感。治疗包括停止使用诱发药物,水化,采取退热措施,并给予溴隐亭(2.5~7.5mg,每日3次)和丹曲林(1~10mg/kg静脉给药或50~600mg/d分次口服)。

四、神经肌肉接头异常

神经冲动的传导会受到各种因素的影响,如肌无力综合征、肉毒杆菌中毒、高镁血症、有机磷中毒、神经毒素和麻醉药物的延续作用。

重症肌无力是一种自身免疫性肌病。约80%的患者体内存在乙酰胆碱受体抗体,可引起突出间隙的破坏。各个年龄段的人群均可发病,其中以30~50岁的女性和60~80岁的男性发病率最高。典型的重症肌无力在发病最初的三年内症状逐渐加重,期间病情可有短暂的自行缓解。常见体征包括眼延髓麻痹、上睑下垂、咀嚼无力、近端肢体无力以及进行性呼吸功能衰竭。肌无力危象表现为疾病的急剧恶化,特别是呼吸系统症状,多因病毒感染、外科手术、分娩或应用加重病情的药物等因素诱发。需要早期评价患者的延髓功能,以决定是否需要择期气管插管。但胆碱能药物过量时可出现胆碱能危象,同样也可以表现为呼吸功能失代偿。症状包括大量唾液分泌、支气管分泌物黏稠、肌肉颤动、腹部绞痛、腹泻和瞳孔缩小(肌无力患者通常瞳孔散大)。

重症肌无力的诊断主要根据EMG/NCS、自身抗体检查及滕喜隆试验,滕喜隆试验必须在ICU或急诊室内进行。症状改善的指标包括眼睛持续向上凝视时间延长、上睑下垂或肢体某一肌肉或肌肉群的肌力改善。用量为10mg/ml的滕喜隆1ml。先给予0.1ml作为试验剂量,等待30s观察有无蕈毒碱的作用。剩余药物在1min内推注。滕喜隆在30s左右会起效,作用时间短(2~20min)。若肌无力的情况明确改善,则认为试验阳性。如果发生腹部绞痛、支气管痉挛、呕吐或心动过缓,应静脉予阿托品0.5mg。如果持续心动过缓且伴低血压,可追加1mg阿托品。如需鉴别肌无力危象和胆碱能危象,可给予小剂量(1mg)滕喜隆。

EMG/NCS检查应在停用抗胆碱酶药物12h以后进行。在检测肌肉最大自主收缩前后,使用表面点击2~5Hz的频率进行反复刺激。与第1次刺激相比,若第4次超强刺激后肌肉负荷动作电位(CMAP)波幅下降大于15%,则试验结果异常。单纤维EMG是诊断MG高度敏感且特异的方法,当对技术要求较高。除意向单肩手提抗体外,抗体检测还应包括抗肌肉特异性激酶(MuSK)抗体。

所有的肌无力患者均需进行胸部CT或MRI检查,以明确是否有胸腺瘤或胸腺增大。如果发现有胸腺瘤,则有绝对指征进行手术切除,除非患者无法耐受手术。接受胸腺切除术的患者术前应进行血浆交换。很多肌无力患者行胸腺切除术能使病情缓解。

重症肌无力的治疗包括维持病情稳定,尤其是呼吸状况的稳定。有呼吸系统症状的患者需要在 ICU 监护,床旁 PFT 不能预测是否需要机械通气;患者病情可以迅速恶化。如果潮气量低于 15ml/kg 或不足预期值的 25%,提示即将出现呼吸功能衰竭。特异性治疗包括免疫调节治疗和抗胆碱酯酶药物。血浆交换的标准治疗方案为每次交换量 2~4L,持续 90~120min,补充 5% 白蛋白,隔日进行血浆交换共进行 5 次。IVIg 的剂量为 0.4g/(kg·d),连续应用 5d。通常在急性期应用皮质激素,但在治疗数日后方能气胸,而且可以加重某些临床表现,因此不应单独使用。

能够加重重症肌无力的症状的药物包括抗生素(克林霉素、氨基糖苷、四环素、庆大霉素等)、激素(促肾上腺皮质激素、甲状腺激素、口服避孕药)、心血管药物(奎尼丁、普萘洛尔、普鲁卡因胺、利多卡因、维拉帕米、硝苯地平、地尔硫䓬)、抗精神病药物、抗惊厥药、肌松剂和各种其他药物。

五、总结

总体来看,神经病变多引起远端无力、感觉缺失、自主神经异常以及深部腱反射(DTRs)减弱;肌病多引起远端无力,DTRs 和感觉相对正常;在 ICU 中,危重病神经病和肌病往往共同存在。神经肌肉接头肌病早期常影响呼吸肌,并可以影响头颅肌肉,尤其是眼球运动,也会影响近端肢体肌肉。

常见的辅助检查包括血常规、血沉(有助于诊断血管炎和肌炎)、肝功能检查、血尿素氮、肌酐、尿常规、电解质和 CPK。在某些情况下需要进行其他检查,包括血乳酸水平,以及针对潜在结缔组织病(如 SLE 或 RA)或炎性肌病(重症肌无力、GBS)的抗体检查。若患者有呼吸系统症状,还需进行胸部影像学检查,除发现肺内病灶外,还可能提示导致无力的可能原因(如胸腺伴重症肌无力,肺内肿块合并副肿瘤综合征等)。如果考虑 GBS 应进行腰穿检查。肌电图及 EMG/NCS 有助于确诊,有时还需要进行神经或肌肉活检。

(刘 建)

参 考 文 献

[1] Mayer S A, Thomas C E. Therapy of myasthenic crisis [J]. Critical Care Medicine, 1998, 26(6): 1136-1137.

[2] Jonghe B D, Sharshar T, Lefaucheur J P, et al. Paresis Acquired in the Intensive Care Unit: A Prospective Multicenter Study[J]. JAMA The Journal of the American Medical Association, 2003, 288(22): 2859-2867.

[3] Dhand U K. Clinical approach to the weak patient in the intensive care unit[J]. Respiratory care, 2006, 51(9): 1024-1040; discussion 1040-1041.

[4] Ridley S. Critical Care Handbook of the Massachussetts General Hospital(5th ed)[J]. Anaesthesia, 2010, 65(7): 762-763.

[5] 刘蕾,李景辉,刘芙蓉,等. ICU 获得性肌无力病理生理机制的研究进展[J].中华危重症医学杂志(电子版),2018,11(02):67-72.

第三章 颅内高压的诊断与处理原则

颅内高压是导致脑损伤患者不良转归的重要危险因素。对颅内高压治疗措施反应不佳，则更预示患者的不良预后。然而，到目前为止，尚无单一确切手段，在降低颅内压（intracranial pressure，ICP）的同时，改善患者神经系统转归。本节将在介绍颅内高压的诊断和处理原则的基础上，重点阐述镇静镇痛和低温治疗在控制颅内高压中的作用。

第一节 颅内压监测及颅内高压的诊断

Monro-Kellie 学说认为，ICP 是颅内容物即脑组织、脑血容量和脑脊液所表现出的压力之和。这三者中任意一个部分的体积增加都会导致 ICP 升高。颅内高压是指颅脑损伤、脑肿瘤、脑血管病、脑积水、脑梗死及颅内炎症等病理损害发展至一定阶段，使颅腔内容物体积增加，导致 ICP 持续超过正常上限，从而引起的相应综合征。颅腔内体积和 ICP 之间的关系是非线性的。颅内顺应性曲线（每单位体积的变化引起的压力变化）是对数曲线（图 8-3-1）。当代偿机制耗竭时，微小的体积增加将导致 ICP 快速升高。

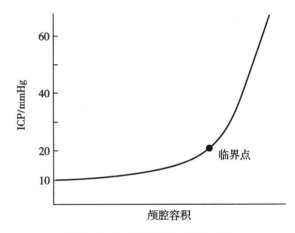

图 8-3-1 颅腔容积 - 压力曲线

不同病因导致的急性颅脑损伤，颅内高压的病理生理学特点不同，包括占位效应、脑水肿、脑血管扩张和脑脊液循环障碍。表 8-3-1 列举了常见颅脑损伤类型时导致颅内高压的机制。

表 8-3-1 不同急性颅脑损伤类型导致颅内高压的机制

类型	占位效应	脑水肿	脑血管扩张	脑脊液循环障碍
颅脑创伤	+	+	+	
蛛网膜下腔出血	+	+		++
静脉窦血栓		+		++
缺血缺氧性脑病		+		
脑肿瘤	+	+		
脑梗死		+		
自发脑出血	+	+		
脑脓肿	+	+		
脑膜炎		+		

临床中可以通过有创 ICP 监测、腰穿测压来诊断 ICP 增高。也可通过临床、影像、其他无创脑功能监测等间接征象诊断 ICP 增高。

脑室内置管测压被称为 ICP 监测的"金标准"。将导管安置在侧脑室前角内,另一端连接压力传感器,作为参考零点,将传感器固定在室间孔水平。脑室内置管测压简便且准确性高,还可适量引流脑脊液,降低颅内压,可同时达到监测和治疗的目的。近年来多采用脑实质内光纤传感器置入测压的方法进行 ICP 监测。将一条细纤维光缆经颅骨进入脑实质或硬膜下腔,经与纤维光缆顶端相连的压力传感器转换后,作用于可随压力变化而移动的镜片光缆,使光束折射发生变化,信号由纤维光缆传出,作为计算 ICP 的依据。其优点是无论在神经 ICU 或神经外科手术过程中放置传感器,并发症和感染率的发生率较低。其他 ICP 监测方法还包括硬膜外置管测压、腰椎穿刺测压以及无创 ICP 监测。后者则包括了视网膜静脉压监测法、闪光视觉诱发电位监测法和经颅多普勒测压法。

ICP 增高表明脑容量调节已发生障碍,且已伴有脑的损害,颅内高压与重度颅脑损伤的死亡率直接相关。虽然多中心随机对照试验并未证实 ICP 监测可改善重型颅脑损伤患者的临床转归,然而大规模临床观察显示,ICP 监测能提前发现颅内弥漫性病变,指导治疗和评估预后。因此,2017 年第 4 版美国颅脑损伤基金会(Brain Trauma Foundation, BTF)指南仍然推荐使用 ICP 监测,指征包括:①复苏后格拉斯哥昏迷量表 3~8 分和 CT 扫描异常的患者(头颅 CT 扫描异常包括血肿、挫伤、肿胀、脑疝,或基底池受压);②对于入院 CT 扫描正常的重型颅脑损伤患者,如有 ≥2 个以下特征:年龄超过 40 岁、单侧或双侧肢体运动障碍、收缩压 <90mmHg。

对于颅内高压的处理界值,目前仅有针对颅脑创伤患者的指南推荐意见。第 4 版美国 BTF 指南推荐,当 ICP 超过 22mmHg 时应给予积极治疗,ICP 高于该界值会显著增加死亡率。该指南也同时指出,以单一的颅内压数值指导治疗和评估预后不够严谨,临床医师应当结合临床资料多维度评估。治疗决策的确定应该综合考虑 ICP 水平、临床检查和头颅 CT 结果。为了改善存活

率和其他临床结局,推荐的脑灌注压目标值介于 60~70mmHg 之间。目前尚不能确定最优脑灌注压阈值的下限是 60mmHg 或 70mmHg,可能取决于患者脑血流自身调节状态。避免采用激进手段,如液体治疗和升压药,维持脑灌注压在 70mmHg 以上,该策略可能会增加急性呼吸窘迫综合征的风险。但是,脑灌注压并非独立生理参数,受到血压、ICP 以及自身调节机制的影响。对脑灌注压的解读需要结合更多的临床信息。虽然确切的脑灌注压下限尚不非常明确,但是不推荐仅为进一步提高灌注压而激进地升高血压。

第二节　颅内高压的处理原则

急性颅脑损伤的临床处理应遵循危重症处理的基本原则,包括对气道、通气和循环的评估和处理;水电解质监测和处理;肝肾功能监测和处理;营养治疗;感染控制等。急性颅脑损伤最严重的并发症是颅内高压。因此,特殊临床处理目标也是将 ICP 维持在正常范围。颅内高压的临床处理遵循综合分层的处理原则(图 8-3-2)。即在 ICP 监测的指导下,在基础治疗的基础上,特殊处理主要包括高渗透治疗、低温和去骨瓣减压。值得注意的是,在基础治疗中,镇痛镇静占据了很重要的地位。

第三节　镇痛镇静在颅内高压处理中的作用

恰当的镇静镇痛对危重患者是有益的。然而,对重症颅脑损伤患者的镇静镇痛,目前还普遍缺乏共识。其中主要包括神经专科医师与 ICU 医师对危重患者的镇静、镇痛的认识差异,对镇静镇痛安全性的担忧,镇静状态下颅脑损伤患者的意识评估以及镇静深度的监测等。越来越多的学者认识到,对于颅脑损伤这一特殊患者群体,镇静镇痛更应该被看作是一种重要的治疗手段,而不仅仅是辅助手段。重症颅脑损伤患者镇痛镇静的目的,除对全身的作用外,主要是在不同急性大脑病理状态下,阻止和治疗颅内高压、维持脑灌注压和脑血容量、降低脑代谢,以及控制癫痫等。

步骤	证据级别	干预措施	并发风险
8	无	去骨瓣减压手术	感染，迟发血肿，硬膜下积液，皮瓣凹陷综合征
7	II级	代谢抑制（深度镇痛镇静）	低血压和感染增加
6	III级	低温治疗	水电解质紊乱、凝血障碍和感染
5	III级	诱导性低碳酸血症	血管过度收缩和局部缺血
4	II级	高渗治疗（甘露醇，高渗盐水）	液体负平衡，高钠血症，肾衰竭
3	无	脑脊液引流	感染
2	III级	加深镇静	低血压
1	无	插管常规通气	咳嗽，人机不同步，呼吸机相关性肺炎

图 8-3-2 颅内高压的处理原则

然而，对于重症颅脑损伤患者，不使用或不规范使用镇静剂，可引起严重后果，主要包括：①颅脑损伤所伴随的交感风暴得不到有效控制，使得患者重要生命器官并发症的危险明显升高；②疼痛和躁动等因素导致 ICP 升高，是造成脑水肿和脑出血的重要危险因素；③躁动所造成的意外情况，如导管的意外拔除，对患者带来伤害；④各种有创治疗对患者的刺激，致使氧耗增加，如机械通气时的人机对抗，使得脑代谢的失衡状态进一步加剧，严重时造成脑缺血缺氧损伤。脑损伤患者救治的中心环节在于对脑氧供 - 需平衡的维持。无论以 ICP 还是以脑容量为目标的脑损伤救治方案，镇静镇痛都占有重要地位。

正常的脑代谢 - 灌注偶联是维持脑灌注的重要生理学机制。重度颅脑损伤后，尤其是急性期，脑血管自身调节功能受损，脑血流和代谢依赖于灌注压。临床研究表明，一味提高脑灌注压以满足脑血流需求，不仅无利，反而可能有害。因此更新的重度颅脑损伤指南也将脑灌注压的维持界限从原来的高于 70mmHg 降低到 50~70mmHg。另一方面，降低脑代谢，以较低的脑灌注满足已经受损的脑组织的灌注需求，可能是最大限度保证存活脑组织功能的主要手段。镇静药物应用于颅高压患者，随着代谢的下降，脑血流量和血容量降低，升高的颅内压随之降低。

以脑保护为目的的镇静药物应用，适应群体为重度颅脑损伤合并颅内高压的患者。由于镇痛镇静已经成为控制颅高压的标准治疗手段，因此很难进一步获得 II 级以上证据。这时首要的镇静目标是脑灌注压。当无 ICP 监测条件时，可依照镇静药物对循环的影响，或患者对外界刺激的心血管反应，作为剂量调整的标准。即应用镇静药物的剂量，不应造成平均动脉压降低，同时将患者对外界刺激的反应降低到最小程度。低温治疗中必须辅助镇痛镇静药物，也属于控制颅内高压的目的，详见下述。

控制癫痫持续状态是脑损伤患者应用镇静药物的另一重要目的。在保证气道保护的基础上，全面消除抽搐，即是镇静药物应用的目标，也是剂量调整的依据。需要指出的是，流行病学研究显示，ICU 患者中的癫痫，有高达 8%~20% 属于非症状性癫痫。提示消除脑电图癫痫波也可能应该作为镇静药物剂量调整的目标。

第四节 低温治疗

低温一直是重型颅脑损伤研究的争议问题。一方面，几乎所有基础研究均提示低温具有脑保护效应，且临床研究也表明低温具有降低 ICP 的作用。然而另一方面，针对重型颅脑损伤患者的随机对照试验，均未获得改善转归的结果，有些甚至由于负面结果而提前终止。尽管如此，低温仍然是控制颅内高压重要临床治疗手段之一。

新近关于低温的荟萃分析显示，伤后3个月和6个月的死亡率及不良神经功能转归均无显著性差异，低温反而却与肺炎和心血管系统并发症相关。近期发表的倾向评分配对的注册研究也获得了类似结果。由于纳入患者的受伤机制、低温治疗的持续时间以及低温治疗的效果评价指标等因素均存在差异，这样的研究结果也并不意外。到目前为止，对于低温治疗，已经达成的共识包括：①对于颅脑损伤患者，目前广泛采用的靶温度为32~35℃，无需进一步降低体温，否则并发症发生率明显增加；②复温速度缓慢复温是低温治疗的共识原则，快速复温会导致ICP反跳，造成医源性继发损伤。

随着近年来新研究结果的发表，针对低温讨论的焦点问题也发生了变化。首先是可能获益群体。重型颅脑损伤的定义是格拉斯哥昏迷量表评分小于等于8分。但是仅依靠格拉斯哥昏迷量表对患者的损伤严重程度进行分类是不足的。Clifton等2011年的随机对照研究（NABISH HII），虽然低温对总体患者的不良神经功能转归无显著性影响，然而亚组分析发现，低温对弥漫性脑损伤和血肿清除术后患者的影响存在差别。低温降低血肿清除术后患者的不良神经功能发生率，但是有增加弥漫性脑损伤患者不良神经功能发生率的趋势。这些研究提示，颅内损伤的类型不同，对低温治疗的反应性也不相同。今后的研究应首先明确低温治疗的可能获益群体。其次是实施低温的目的，是预防性还是治疗性。由于ICP仍然是治疗措施有效性的主要监测指标，可以按照低温治疗的启动和实施，以及是否依照ICP监测，将低温分为预防性和治疗性两类。由于低温本身除了具有降低脑代谢的效应外，还存在导致血压降低、心律失常、凝血功能障碍及感染风险增加等并发症。因此，短时程预防性低温研究可能纳入本来ICP并未升高的患者，从而放大低温并发症带来的负面作用。近年来一些研究探讨了以ICP和/或脑灌注压为指导的低温，称为治疗性低温，以Andrews等2015年在新英格兰医学杂志发表的RCT为代表。该研究以启动一线治疗（保证气道、通气、氧合并维持循环，必要时血肿清除）后ICP高于20mmHg超过5min为标准，纳入了ICP升高的重型颅脑创伤患者。研究组启动低温，对照组开始二线治疗（包括渗透治疗和血流动力学调控维持脑灌注）。低温组仅在降温后ICP仍未降低到20mmHg以下时启动二线治疗，并依照ICP控制情况启动复温。由于中期评估发现低温组转归明显恶化，研究被提前终止。该研究的提示在于，对于治疗性低温，ICP作为指导指标，将界值定为20mmHg超过5min，似乎过严。研究结果显示，低温组和对照组在研究过程中的ICP水平几乎相同。低温的风险和效益平衡中，如果用相对较高的并发症风险换取一个过严的ICP控制范围，有可能是导致负向结果的原因。如果低温和渗透治疗在控制ICP的效果相同，低温对患者器官系统的影响一定超过渗透治疗。第三是低温持续时间，这一直是国内外学者争论的焦点。北美和欧洲开展的研究多是将低温时间控制在48h以内。如上所述，低温具有降低ICP的作用，复温过程中通常也会出现ICP反跳。国内学者推荐以ICP监测为指导个体化的低温策略，低温时间相对较长，且初步研究结果也显示能够改善TBI患者的临床转归。目前正在进行的国内多中心随机对照研究，将ICP界值定为25mmHg，比较长时程低温和标准治疗对临床转归的影响。相信该研究结果会为低温在重型颅脑损伤患者中的应用，提供进一步证据。

（周建新）

参 考 文 献

[1] Treggiari MM, Schutz N, Yanez ND, et al. Role of intracranial pressure values and patterns in predicting outcome in traumatic brain injury: a systematic review [J]. Neurocrit Care, 2007, 6: 104-112.

[2] Farahvar A, Gerber LM, Chiu YL, et al. Response to intracranial hypertension treatment as a predictor of death in patients with severe traumatic brain injury [J]. J Neurosurg, 2011, 114: 1471-1478.

［3］ Stocchetti N, Maas AI. Traumatic intracranial hypertension [J]. N Engl J Med, 2014, 370: 2121-2130.

［4］ Abraham M, Singhal V. Intracranial pressure monitoring [J]. J Neuroanaesthesiol Crit Care, 2015, 2: 193-203.

［5］ Aiolfi A, Khor D, Cho J, et al. intracranial pressure monitoring in severe blunt head trauma: does the type of monitoring device matter [J]? J Neurosurg, 2017, 128: 1-6.

［6］ Chesnut RM, Temkin N, Carney N, et al. A trial of intracranial-pressure monitoring in traumatic brain injury [J]. N Engl J Med, 2012, 367: 2471-2481.

［7］ Yuan Q, Wu X, Sun Y, et al. Impact of intracranial pressure monitoring on mortality in patients with traumatic brain injury: a systematic review and meta-analysis [J]. J Neurosurg, 2015, 122: 574-587.

［8］ Carney N, Totten AM, O'Reilly C, et al. Guidelines for the Management of Severe Traumatic Brain Injury, Fourth Edition [J]. Neurosurgery, 2017, 80: 6-15.

［9］ De-Lima-Oliveira M, Salinet ASM, Nogueira RC, et al. Intracranial Hypertension and Cerebral Autoregulation: A Systematic Review and Meta-Analysis [J]. World Neurosurg, 2018, 113: 110-124.

［10］ 何璇, 周建新. 脑损伤患者镇静目标的设定和调节 [J]. 中国急救医学, 2017, 37: 102-104.

［11］ Oddo M, Crippa IA, Mehta S, et al. Optimizing sedation in patients with acute brain injury [J]. Crit Care, 2016, 20: 128.

［12］ Vincent JL, Berre J. Primer on medical management of severe brain injury [J]. Crit Care Med, 2005, 33: 1392-1399.

［13］ Brophy GM, Bell R, Claassen J, et al. Guidelines for the evaluation and management of status epilepticus [J]. Neurocrit Care, 2012, 17: 3-23.

［14］ Laccheo I, Sonmezturk H, Bhatt AB, et al. Non-convulsive status epilepticus and non-convulsive seizures in neurological ICU patients [J]. Neurocrit Care, 2015, 22: 202-211.

［15］ Friedman D, Claassen J, Hirsch LJ. Continuous electroencephalogram monitoring in the intensive care unit [J]. Anesth Analg, 2009, 109: 506-523.

［16］ Polderman KH. Mechanisms of action, physiological effects, and complications of hypothermia [J]. Crit Care Med, 2009, 37: S186-202.

［17］ Polderman KH. Induced hypothermia and fever control for prevention and treatment of neurological injuries [J]. Lancet, 2008, 371: 1955-1969.

［18］ Zhu Y, Yin H, Zhang R, et al. Therapeutic hypothermia versus normothermia in adult patients with traumatic brain injury: a meta-analysis [J]. SpringerPlus, 2016, 5: 801.

［19］ Andrews PJ, Sinclair HL, Rodriguez A, et al. Hypothermia for Intracranial Hypertension after Traumatic Brain Injury [J]. N Engl J Med, 2015, 373: 2403-2412.

［20］ Miyata K, Ohnishi H, Maekawa K, et al. Therapeutic temperature modulation in severe or moderate traumatic brain injury: a propensity score analysis of data from the Nationwide Japan Neurotrauma Data Bank [J]. J Neurosurg, 2016, 124: 527-537.

［21］ Clifton GL, Valadka A, Zygun D, et al. Very early hypothermia induction in patients with severe brain injury (the National Acute Brain Injury Study: Hypothermia Ⅱ): a randomised trial [J]. Lancet Neurol, 2011, 10: 131-139.

［22］ Lei J, Gao G, Mao Q, et al. Rationale, methodology, and implementation of a nationwide multicenter randomized controlled trial of long-term mild hypothermia for severe traumatic brain injury (the LTH-1 trial) [J]. Contemp Clin Trials, 2015, 40: 9-14.

第四章　重症监护病房的镇痛与镇静

第一节　简　介

镇痛镇静治疗是ICU的基本治疗。其狭义定义指应用药物手段以消除患者疼痛，减轻患者焦虑和躁动，催眠并诱导顺行性遗忘。

ICU的重症患者处于强烈的应激环境之中。国外学者的调查表明，离开ICU的患者中，约50%的患者对其在ICU中经历的伤病痛苦存在不良记忆，而70%以上的患者在ICU期间存在着焦虑与躁动。焦虑是一种强烈的忧虑，不确定或恐惧状态；躁动是指一种伴有不停动作的易激惹状态，或者说是一种伴随着挣扎动作的极度焦虑状态。其常见原因包括：自身严重疾病的影响——患者因为病重而难以自理，各种有创诊治操作，自身伤病的疼痛；环境因素——患者被约束于床上，灯光长明，昼夜不分，各种噪音（机器声、报警声、呼喊声等），睡眠剥夺，其他患者的抢救或去世；隐匿性疼痛——气管插管及其他各种插管，长时间卧床；以及对未来命运的忧虑，对疾病预后的担心，死亡的恐惧，对家人的思念与担心。因此，应该注意观察和及时处理ICU患者的疼痛和焦虑反应，镇痛与镇静应作为ICU内患者的常规治疗。

第二节　主要内容

一、ICU患者镇痛镇静治疗的目的与意义

1. 消除或减轻患者的疼痛及躯体不适感，减少不良刺激及交感神经系统的过度兴奋。

2. 帮助和改善患者睡眠，诱导遗忘，减少或消除患者对其在ICU治疗期间的病痛的记忆。

3. 减轻或消除患者焦虑、躁动甚至谵妄，防止患者的无意识行为（挣扎等）干扰治疗，保护患者的生命安全。

4. 降低患者的代谢速率，减少其氧耗、氧需，使得机体组织氧耗的需求变化尽可能适应受到损害的氧输送状态，并减轻各器官的代谢负担。

有研究观察表明，对非常危重的患者，诱导并较长时间维持一种低代谢的"休眠"状态，可减少各种应激和炎性损伤，减轻器官损害。

二、ICU患者疼痛与意识状态及镇痛镇静疗效的观察与评价

相对于全身麻醉患者的镇痛与镇静，对ICU患者的镇痛镇静治疗更加强调"适度"的概念，"过度"与"不足"都可能给患者带来损害。为此，需要对重症患者疼痛与意识状态及镇痛镇静疗效进行准确的评价。对疼痛程度和意识状态的评估是进行镇痛镇静的基础，是合理、恰当镇痛镇静治疗的保证。

（一）疼痛评估

目前对于疼痛评估最可靠的方法仍然是患者的主诉。最常用的评分方法为数字评分法（Numeric Rating Scale，NRS）：NRS是一个从0~10的点状标尺，0代表不疼，10代表疼痛难忍，由患者从上面选择一个数字描述疼痛其疼痛程度（图8-4-1）。其在评价老年患者急、慢性疼痛的有效性和可靠性上已获得证实。此外，也可选择语言评分法（Verbal Rating Scale，VRS），视觉模拟法（Visual Analogue Scale，VAS）。这些评分依赖于患者和医护人员之间的交流能力。当患者在较深镇静情况下常常不能主观表达疼痛的强度。在此情况下，观察患者的疼痛相关行为（运动、面部表情和姿势）与生理指标（心率、血压和呼吸频率）的变化也可反映疼痛的程度，需

定时仔细观察判断疼痛的程度及变化。在 ICU 中常用的评分为危重症疼痛观察评分（Critical-care Pain Observation Tool，CPOT）（表 8-4-1）和行为疼痛量表（Behavioral Pain Scale，BPS）（表 8-4-2）。

（二）镇静评估

ICU 患者理想的镇静水平，是既能保证患者安静入睡又容易被唤醒。应在镇静治疗开始时就明确所需的镇静水平，定时、系统地进行评估和记录，并随时调整镇静用药以达到并维持所需镇静水平。目前临床常用的镇静评分系统有 Ramsay 评分（Ramsey Scale）、Riker 镇静躁动评分（Sedation Agitation Scale，SAS），以及 RASS 评分等主观性镇静评分以及脑电双频指数（Bispectral index，BIS）等客观性镇静评估方法，而 RASS 评分是目前 ICU 最为常用的镇静评估方法（表 8-4-3）。

客观性评估是镇静评估的重要组成部分。目前报道的方法有脑电双频指数（Bispectral Index，BIS）、心率变异系数及食管下段收缩性等。

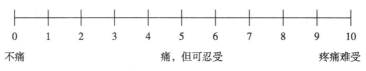

图 8-4-1　数字疼痛评分尺

表 8-4-1　CPOT 评分

指标	表现		评分
面部表情	无肌紧张	放松，中性	0
	皱眉、眉头降低、眼眶发紧和上睑提肌收缩	紧张	1
	所有上述面部表情加眼睑紧闭	怪相	2
肢体运动	无运动（但并不意味没有疼痛）	无运动	0
	缓慢、谨慎的动作，触摸或摩擦疼痛部位，通过运动寻求关注拔管，试图坐起，运动肢体/敲打，不遵嘱，攻击医护人员，试图爬下病床	保护性	1
		坐立不安	2
肌张力 通过被动舒张和收缩上肢来评价	对被动运动无阻力	放松	0
	对被动运动有阻力	紧张，僵硬	1
	对被动运动阻力极大，无法完成被动运动	极度紧张或僵硬	2
人机协调性（插管患者）	无警报，通气顺畅	耐受呼吸机和运动	0
	报警可以自动终止	咳嗽但可以耐受	1
	不同步：阻塞通气，报警频繁	人机对抗	2
或发声 （拔管患者）	说话音调正常或无声音	音调正常或无声	0
	叹息，呻吟	叹息，呻吟	1
	哭，哭泣	哭，哭泣	2

表 8-4-2　BPS 评分

项目	1分	2分	3分	4分
面部表情	放松	部分紧张	完全紧张	扭曲
上肢运动	无活动	部分弯曲	手指、上肢完全弯曲	完全回缩
通气依从性 （插管）	完全能耐受	呛咳，大分时间能耐受	对抗呼吸机	不能控制通气
发声 （非插管）	无疼痛相关发声	呻吟≤3 次/min 且每次持续时间≤3s	呻吟 >3 次/min 或每次持续时间 >3s	咆哮或使用"哦"、"哎呦"等言语抱怨，或屏住呼吸

表 8-4-3 RASS 评分表

评分	命名	描述
+4	攻击性	有明显攻击性或暴力行为,对医务人员造成直接威胁
+3	非常躁动	拔、拽各种管路和插管、或对医务人员有过激行为
+2	躁动	频繁无目的动作或人机对抗
+1	不安	焦虑或紧张但动作无攻击性或表现精力过剩
0	警觉但安静	—
−1	嗜睡	不完全警觉,但对呼唤有超过 10s 的持续清醒,能凝视
−2	轻度镇静	对呼唤有短暂(小于 10s)清醒,伴眨眼
−3	中度镇静	对呼唤有一些活动(但无眨眼)
−4	深度镇静	对呼唤无反应但对躯体刺激有一些活动
−5	不易觉醒	对呼唤和躯体刺激无反应

BIS 是目前得到公认的镇静程度评估方法,它以 0~100 的连续数字表示患者的脑电活动状态,许多研究显示 BIS 的数值与脑组织的代谢状态有着良好的正相关,可以较好地反映镇静的深度与脑代谢氧耗状态,值得关注。

三、ICU 患者镇痛镇静治疗的方法与药物选择

镇痛镇静治疗包括两方面,即药物治疗和非药物治疗。实施镇痛镇静治疗之前,应尽可能以非药物手段祛除或减轻导致疼痛、焦虑和躁动的诱因。镇痛与镇静治疗并不等同,对于同时存在疼痛因素的患者,应首先实施有效的镇痛治疗。镇静治疗则是在已祛除疼痛因素的基础之上帮助患者克服焦虑,诱导睡眠和遗忘的进一步治疗。

(一)非药物治疗

非药物治疗能降低患者所需镇痛镇静药物的剂量。主要方法包括:为患者营造舒适的人性化环境,保持患者体位适宜,尽量降低噪音、灯光刺激,维持病房温度适中。同时应积极寻找诱因,纠正其紊乱的生理状况,如低氧血症、低血糖、低血压和疼痛等。向患者解释病情及所作治疗的目的和意义,尽可能使患者了解自己病情、参与治疗并积极配合。

(二)镇痛治疗

治疗药物主要包括阿片类镇痛药、非阿片类中枢性镇痛药、非甾体抗炎药(NSAIDs)及局麻药。

1. 阿片类镇痛药　理想的阿片类药物应具有以下优点:起效快,易调控,用量少,较少的代谢产物蓄积及费用低廉。临床中应用的阿片类药物多为相对选择 μ 受体激动药。但某些作用,如组织胺释放,用药后峰值效应时间,作用持续时间等存在较大的差异,所以应根据患者特点考虑选择药物。阿片类药物的副作用主要是引起呼吸抑制、血压下降和胃肠蠕动减弱,在老年人尤为明显。持续静脉用药可以根据镇静深度的评估调整剂量速度,维持适宜的血药浓度,减少药物的总剂量,对血流动力学影响相对稳定;对一些短效镇痛药更符合药效学和药代动力学的特点,但需根据镇痛效果的评估不断调整用药剂量,以达到满意的镇痛的目的。

治疗剂量的吗啡对血容量正常患者的心血管系统一般无明显影响。对低血容量患者则容易发生低血压,在肝、肾功能不全时其活性代谢产物可造成延时镇静及副作用加重。芬太尼具有强效镇痛作用,对循环的抑制较吗啡轻,但由于其清除半衰期(T1/2β)较长,重复用药后可导致明显的蓄积和延时效应。瑞芬太尼是新的短效的 μ 受体激动剂,在 ICU 可用于短时间镇痛的患者,多采用持续输注;其代谢途径是被组织和血浆中非特异性酯酶迅速水解,清除率不依赖于肝肾功能,在部分肾功能不全患者的持续输注中,没有发生蓄积作用。舒芬太尼的镇痛作用持续时间为芬太尼的两倍。一项与瑞芬太尼的比较研究证实,舒芬太尼在持续输注过程中随时间剂量减少,但唤醒

时间延长。哌替啶（杜冷丁）和单胺氧化酶抑制剂合用，可出现严重副作用，且其代谢产物甲基哌替啶半衰期显著延长，造成肝脏蓄积损害，不宜重复大量应用，所以 ICU 镇静不推荐使用哌替啶。

2. 局麻药物　目前常用药物为丁哌卡因和罗哌卡因。局麻药加阿片类用于硬膜外镇痛，其优点是药物剂量小、镇痛时间长及镇痛效果好。但应注意可能导致延迟性呼吸抑制及发生神经并发症。

3. 其他镇痛药物　近年来合成的镇痛药曲马多属于非阿片类中枢性镇痛药，治疗剂量不抑制呼吸，可用于老年人，主要用于术后轻度和重度的急性疼痛治疗。非甾体类抗炎镇痛药（NSAIDs）对肝功能衰竭的患者易产生肝毒性，应予警惕。其主要不良反应，包括胃肠道出血、血小板抑制后继发出血和肾功能不全。在低血容量或低灌注患者、老年人和既往有肾功能不全的患者，更易引发肾功能损害。

（三）镇静治疗

理想的镇静药物应具备以下特点：起效快，剂量 - 效应可预测；半衰期短，无蓄积；对呼吸循环抑制最小；代谢方式不依赖肝肾功能；抗焦虑与以往作用同样可预测；停药后能迅速恢复；价

格低廉等。但目前尚无药物能符合以上所有需求。目前 ICU 最常用的镇静药物为苯二氮䓬类、丙泊酚和右美托咪定（表 8-4-4）。

1. 苯二氮䓬类药物　苯二氮䓬类是较理想的镇静、催眠药物。它通过与中枢神经系统内 GABA 受体的相互作用，产生剂量相关的催眠、抗焦虑和顺行性遗忘作用；其本身无镇痛作用，但与阿片类镇痛药有协同作用，可明显减少阿片类药物的用量。老年患者、肝肾功能受损者药物清除减慢，肝酶抑制剂亦影响药物的代谢。故用药上须按个体化原则进行调整。苯二氮䓬类药物负荷剂量可引起血压下降，尤其是血流动力学不稳定的患者；反复或长时间使用苯二氮䓬类药物可致药物蓄积或诱导耐药的产生；该类药物有可能引起反常的精神作用。用药过程中应经常评估患者的镇静水平以防镇静延长。ICU 常用的苯二氮䓬类药物为咪达唑仑、地西泮以及劳拉西泮。咪达唑仑是苯二氮䓬类中相对水溶性最强的药物，其起效快，持续时间短，清醒相对较快，适用于治疗急性躁动患者。地西泮代谢产物去甲西泮和奥沙西泮均有类似地西泮的药理活性，且半衰期长，因此反复用药可致蓄积而使镇静作用延长。劳拉西泮较适用于长期镇静，具有较好的遗忘作用和

表 8-4-4　常用镇静药物

	首剂后起效时间	清除半衰期	首次剂量	维持剂量	不良反应	备注
咪达唑仑	2~5min	3~11h	0.01~0.05mg/kg	0.02~0.1mg/（kg·h）	呼吸抑制 低血压 可能导致谵妄	对循环影响小 乙醇、药物戒断反应的一线选择
地西泮	2~5min	20~120h	5~10mg	0.03~0.1mg/kg	呼吸抑制 低血压	半衰期过长，不容易实现"浅镇静"策略，不推荐作为镇静一线选择
丙泊酚	1~2min	快速清除 34~64min 缓慢清除清除 184~382min	5μg/（kg·min）	1~4mg/（kg·h）	低血压 呼吸抑制 高甘油三酯 输注点疼痛 丙泊酚输注综合征	儿童镇静时要特别注意丙泊酚输注综合征，高甘油三酯血症患者慎用，可以降低颅压 谵妄发生概率低
右美托咪定	5~10min	1.8~3.1h	1μg/kg，超过10min 缓慢输注	0.2~0.7μg/（kg·min）	心动过缓 低血压	可以预防、治疗谵妄，对循环影响小

量效关系；但由于水溶性差，其溶媒丙二醇具有横纹肌溶解等副作用。苯二氮䓬类药物有其相应的竞争性拮抗剂——氟马西尼（flumazenil），但应谨慎使用，需注意两者的药效学和药动学差异，以免因拮抗后再过度镇静而危及生命。

2. **丙泊酚**　丙泊酚是一种广泛使用的静脉镇静药物。特点是起效快，作用时间短，撤药后迅速清醒，且镇静深度呈剂量依赖性，镇静深度容易控制。丙泊酚还具有减少脑血流、降低颅内压（Intracranial Pressure，ICP），降低脑氧代谢率的作用。用于颅脑损伤患者的镇静可减轻 ICP 的升高。而且丙泊酚半衰期短，停药后清醒快，可利于进行神经系统评估。丙泊酚注射时可出现暂时性呼吸抑制和血压下降、心动过缓，对血压的影响与剂量相关，尤见于心脏储备功能差、低血容量的患者。肝肾功能不全对丙泊酚的药代动力学参数影响不明显。丙泊酚的溶剂为乳化脂肪，长期或大量应用可能导致高甘油三酯血症，2% 丙泊酚可降低高甘油三酯血症的发生率，因此更适宜于 ICU 患者应用。

口服和肌内注射镇静药物多用于辅助改善患者的睡眠。ICU 患者的镇静治疗则应以静脉持续输注为主：首先应给予负荷剂量以尽快达到镇静目的，而后给予维持剂量持续泵入。丙泊酚与咪达唑仑产生的临床镇静效果相似。而丙泊酚停药后清醒快，拔管时间明显早于咪达唑仑，近年的文献提示丙泊酚可缩短患者在 ICU 的住院时间。在诱导期丙泊酚较易出现低血压，而咪达唑仑易发生呼吸抑制，用药期间咪达唑仑可产生更多的遗忘。

为避免药物蓄积和药效延长，可在镇静过程中实施每日唤醒计划，即每日定时中断镇静药物输注（宜在白天进行），以评估患者的精神与神经功能状态，特别是在 ICU 护士与床位比例较低（≤3∶1）时，该方案可减少用药量，减少机械通气时间和 ICU 停留时间。大剂量使用镇静药治疗超过一周，可产生药物依赖和戒断症状。为防止戒断症状，停药不应快速中断，而是有计划的逐渐减量。

3. **α₂ 受体激动剂**　右美托咪定（dexmedetomidine）是选择性 α₂ 受体激动剂，通过抑制蓝斑核去甲肾上腺素释放和竞争性结合 α₂ 受体，起到减轻交感兴奋风暴、冷静、抗焦虑和轻度的镇痛镇静作用，没有抗惊厥作用。由于不作用于中脑网状上行系统和 GABA 受体，使用右美托咪定镇静的患者更容易唤醒，呼吸抑制较少。右美托咪定最常见的不良反应是低血压和心动过缓，静脉负荷剂量过快给予可引起血压与心率波动，故在 ICU 给予负荷剂量时一定要注意输注速度，必要时可适当延长输注时间。右美托咪定的半衰期约 2h，几乎全部在肝内发生生物转化，成为无活性的代谢产物，后经肾排除。故肝肾功能严重损伤的患者应考虑减少用药剂量。右美托咪定同时具有镇痛与镇静作用，可减少阿片类药物用量。可单独应用，也可与阿片类或苯二氮䓬类药物合用。

四、镇静镇痛治疗中器官功能的监测与保护

镇痛镇静治疗对患者各脏器功能的影响是 ICU 医生必须重视的问题之一。在实施镇痛镇静治疗过程中应对患者进行严密监测，以达到最好的个体化治疗效果，最小的毒副作用和最佳的效价比。

1. **呼吸功能**　多种镇痛镇静药物都可产生呼吸抑制。深度镇静还可导致患者咳嗽和排痰能力减弱，影响呼吸功能恢复和气道分泌物清除，增加肺部感染机会。不适当的长期过度镇静治疗可导致气管插管拔管延迟，ICU 住院时间延长，患者治疗费用增高。应注意呼吸运动的监测，常规监测脉搏氧饱和度，定时监测动脉血氧分压和二氧化碳分压，对机械通气患者定期监测自主呼吸潮气量、分钟通气量等。ICU 患者长期镇痛镇静治疗期间，应尽可能实施每日唤醒计划。观察患者神志，在患者清醒期间鼓励其肢体运动与咳痰。在患者接受镇痛镇静治疗的过程中，应加强护理，缩短翻身、拍背的间隔时间，酌情给予背部叩击治疗和肺部理疗，结合体位引流，促进呼吸道分泌物排出，必要时可应用纤维支气管镜协助治疗。

2. **循环功能**　镇痛镇静治疗在血流动力学不稳定、低血容量或交感神经张力升高的患者更易引发低血压。芬太尼对循环的抑制较吗啡轻。苯二氮䓬类镇静剂在给予负荷剂量时可发生低血压。丙泊酚所致的低血压在老年人表现更显著，

尤其给予负荷剂量时,应根据患者的血流动力学变化调整给药速度,并适当进行液体复苏治疗,力求维持血流动力学平稳,必要时应给予血管活性药物。硬膜外镇痛引起的低血压经液体复苏治疗或适量的血管活性药可迅速纠正低血压。

3. 谵妄(delirium)　谵妄是多种原因引起的一过性意识混乱状态。短时间内出现意识障碍和认知功能改变是谵妄的临床特征,意识清晰度下降或觉醒程度降低是诊断的关键。ICU 患者因焦虑、麻醉、代谢异常、缺氧、循环不稳定或神经系统病变等原因,可以出现谵妄症状,且长时间置身于陌生而嘈杂的 ICU 环境会加重谵妄的临床症状:表现为精神状态突然改变或情绪波动,注意力不集中,思维紊乱和意识状态改变,伴有或不伴有躁动状态。谵妄分为兴奋型、缄默型和混合型。临床上,兴奋型谵妄往往伴有躁动,比较容易识别;而缄默型谵妄往往因不易被察觉而预后较差。谵妄患者,尤其是老年者住院时间明显延长,每日住院费用及病亡率显著增加。

不适当的使用镇静镇痛药物可能会加重谵妄症状,有些谵妄患者,接受镇静剂后会变得迟钝或思维混乱,导致躁动。

(1)谵妄评估:谵妄的诊断主要依据临床检查及病史。目前推荐使用"ICU 谵妄诊断的意识状态评估法(The Confusion Assessment Method For The Diagnosis Of Delirium In The ICU, CAM-ICU)"和"重症监护谵妄筛查量表(Intensive Care Delirium Screening Checklist, ICDSC)"作为 ICU 患者的谵妄评估工具。

(2)谵妄治疗:谵妄状态目前临床上并没有针对性的治疗药物,主要还是预防为主。必须治疗时也是以去除危险因素为主。一般少用镇静药物,以免加重意识障碍。但对于躁动或有其他精神症状的患者则必须给药予以控制,防止意外的发生。镇静镇痛药物使用不当可能会加重谵妄症状。丙泊酚、苯二氮䓬类等镇静药物与谵妄发生有一定相关性,但哪种药物更为明显尚无定论。氟哌啶醇(haloperidol)曾是控制谵妄状态的常用药物,但目前的证据显示其不能减少谵妄的发生率和持续时间,还有锥体外系症状和 QT 间期延长的副作用,已不再建议常规应用。

右美托咪定与拟 GABA 药物的区别在于作用位点不同,从而产生自然的非动眼睡眠,患者唤醒系统依然存在,从而可能降低谵妄、认知功能障碍等精神症状的发生率。目前已有一些研究显示其可以减少 ICU 谵妄的发生。

4. 其他　长时间镇静、制动或肌松药物的应用使患者关节和肌肉活动减少,导致 ICU 获得性肌无力,并增加深静脉血栓(Deep Venous Thrombosis, DVT)形成的危险。应尽量减少或避免引起肌无力的药物,早期康复训练,给予充足的营养支持,保护关节和肌肉的运动功能,减少获得性肌无力的风险;并给予积极的物理治疗预防深静脉血栓形成。阿片类镇痛药物可抑制肠道蠕动导致便秘和腹胀,配合应用促胃肠动力药物,联合应用非阿片类镇痛药物和新型阿片类制剂等措施能减少上述不良反应。

(安友仲)

第五章 谵妄的诊断、预防和治疗

第一节 谵妄的诊断

一、谵妄的定义

谵妄（delirium）是一种器质性脑功能障碍综合征，表现为注意力障碍、意识水平紊乱和认知功能障碍，多为急性起病且病情呈现明显的波动性。目前公认的标准定义出自美国精神病学会的《精神疾病的诊断与统计手册》第五版（Diagnostic and Statistical Manual of Mental Disorders 5th edition，DSM-V）和世界卫生组织的《国际疾病与相关健康问题统计分类》第十版（International Statistical Classification of Diseases and Related Health Problems，10th revision，ICD-10）（表 8-5-1）。

二、谵妄的流行病学

文献中关于重症监护室（intensive care unit，ICU）内谵妄发生率的差异比较大。综合性 ICU 的观察性研究报道谵妄发生率约为 26.1%。内科 ICU 内谵妄发生率约为 34%，而外科 ICU 内谵妄发生率约为 15.9%~23%。心脏 ICU 内谵妄发生率更是高达 45.95%。亚临床谵妄是指患者具备 1 个或者多个谵妄的临床表现，但是尚无法构成谵妄的诊断标准。文献报道亚临床谵妄的发生率高达 23%~36%。

谵妄与患者预后的恶化有关。在一项纳入 275 例接受机械通气患者中，与非谵妄患者相比较，谵妄患者住院时间延长的风险增加 2 倍且在术后 6 个月时的死亡风险增加 3.2 倍。在矫正疾病严重程度、患病天数等多项因素后，谵妄患者的医疗费用指出较非谵妄患者仍高出约 20%。关于外科 ICU 患者的研究结果也显示谵妄会导致 ICU 内停留时间延长、住院时间延长、围术期并发症发生率、死亡率增加，以及远期存活时间缩短和存活者生活质量降低等。

表 8-5-1　DSM-5 和 ICD-10 中谵妄的定义

DSM-5	ICD-10
A. 注意力障碍（如注意力指向、集中、保持和转移障碍）和感知力损害（如对环境的定向能力损害）	A. 意识损害（表现为对周围环境感知力的下降），伴有注意力集中、保持和转移障碍
B. 在短时间内发生（通常是几小时至数天），表现为注意力和认知功能从基线状态开始的急性改变，且严重程度在一天内呈现波动性	B. 认知功能损害。表现为：①即时回忆和短时记忆力障碍，远期记忆力相对完整；②对时间/地点/人物认知障碍
C. 可伴随认知功能出现损害（如记忆力、定向力、语言、视觉、空间感觉和理解力损害）	C. 具有以下精神活动力改变：①快速、无法预计的由低活动性转为高活动性；②反应时间延长；③语言能力下降或增加；④易激惹等
D. 症状 A 和 C 的发生不能被已有的/已确诊的/进展中的神经精神疾病所解释；且在意识水平严重受损（如昏迷）的患者中未发生	D. 睡眠觉醒周期紊乱且伴有下列症状之一：①失眠，严重时表现为睡眠完全丧失、白天嗜睡和反周期睡眠；②症状在夜间加重；③梦境中断或噩梦，也可伴有幻视幻听
E. 根据病史、查体、实验室检查可以明确致病因素，如药物中毒/戒断、暴露于有毒物质或多因素致病	E. 急性起病且病情呈现波动性
	F. 根据病史、查体、神经系统和实验室检查可以明确导致症状 A 至 D 的中枢或全身性疾病（而非精神类药物相关）

三、谵妄的临床表现

谵妄的临床表现有两个明显的特征,即急性起病和病程波动。急性起病是指症状常在数小时或数日内突然发生,但常需要陪护人员提供确切的发病经过;病情波动是指症状常在24h内出现、消失或加重、减轻,有明显的波动性,并有中间清醒期。谵妄的常见临床表现见表8-5-2。谵妄

表8-5-2 谵妄的临床表现

注意力障碍:表现为集中、维持或转移障碍
认知功能损害:表现为定向力、记忆力、计算力障碍
思维无序:表现为主题不清晰、语义和逻辑紊乱
情绪障碍:表现为恐惧、妄想、焦虑、抑郁、躁动、淡漠、愤怒、欣快等
意识水平紊乱:表现为对周围环境认识的清晰度下降
感知障碍:表现为对事物感知异常,如幻觉等
睡眠觉醒周期紊乱:表现为睡眠障碍或昼夜颠倒

根据其精神运动性可以分为三种:低活动型、高活动型和混合型。大部分谵妄为"低活动型"或"混合型",仅有约1%为单纯"高活动型"。在一项临床调查中发现谵妄的漏诊率高达70%,尤其是低活动型谵妄易被忽略。

四、谵妄的诊断

DSM-V和ICD-10制定了谵妄的标准定义。该标准适合精神专业人员应用,未经专门训练的非精神专业人员并不容易掌握;此外应用上述标准评估每例患者需要约半小时左右,也不适合在繁忙的医疗环境中大规模使用。为此,许多专注于谵妄领域的研究者制定了一些简便易行、且适合非精神专业人员使用的谵妄诊断工具(表8-5-3)。以下主要介绍几种目前国际上比较公认的在临床和科研工作中常用的方法。

(一)意识错乱评估法

意识错乱评估法(Confusion Assessment Method,

表8-5-3 谵妄诊断工具

英文名称	中文译名	说明
Confusion Assessment Method (CAM)	意识错乱评估法	可由非精神专业的医生、护士快速实施,有多种语言版本。但不适合ICU气管插管患者。敏感性86%,特异性93%
3-minutediagnostic interview for CAM-defined delirium(3D-CAM)	3D-意识错乱评估法	敏感性和特异性分别约为95%和94%。与CAM相比较,诊断细则更明确,可实施性更强
Confusion Assessment Method for the ICU(CAM-ICU)	ICU患者意识错乱评估法	原则同CAM,适合ICU气管插管患者。敏感性81%,特异性96%
Intensive Care Delirium Screening Checklist(ICDSC)	重症监护谵妄筛选表	用于ICU患者的谵妄筛查。敏感性99%,特异性62%
Delirium Rating Scale-Revised (DRS-R-98)	谵妄等级评定量表-修正版	由接受过精神专业训练的医生实施,有16项评定标准,其中包括13项严重程度评定标准和3项诊断评估标准。适合更广泛症状的谵妄诊断和严重程度评估。敏感性93%,特异性89%(以总分≥20为诊断标准)
Memorial Delirium Assessment Scale(MDAS)	记忆谵妄评估量表	包括10项内容,其中3项评估认知功能。但未包括一些谵妄的重要特征,因此用于筛选谵妄时有可能漏诊。谵妄诊断已经明确时可用于评估谵妄的严重程度。敏感性92%,特异性92%
NEECHAM Confusion Scale	NEECHAM意识错乱量表	可由护士进行快速床旁评估,但评估内容并非依据标准的谵妄定义制定。敏感性30%~95%,特异性78%~92%

CAM）基于 DSM-IIIR 设计，该表格包含急性起病、注意力、思维紊乱、意识水平改变、定向力障碍、记忆力损害、感知障碍、精神躁动和睡眠觉醒周期紊乱等 9 项诊断项目。CAM 是目前应用最为广泛的量表化谵妄诊断工具之一，完成一次评估所需时间约为 3~5min。

（二）ICU 患者意识错乱评估法

ICU 患者意识错乱评估法（Confusion Assessment Method for Intensive Care Unit, CAM-ICU）可用于机械通气患者的谵妄诊断。使用 CAM-ICU 评估谵妄分为两个步骤：首先进行镇静深度评估，推荐使用 Richmond 躁动镇静分级。处于深度镇静或不能唤醒状态的患者不能进行谵妄评估；如果患者能够唤醒，则继续进行下一步 CAM-ICU 评估。CAM-ICU 评估谵妄四个方面的特征：①急性发生的精神状态改变或波动；②注意力不集中；③思维无序；④意识水平改变。患者必须同时出现特征①、②和③或④才能诊断谵妄。熟练者完成一例患者评估所需的时间平均不超过5min。

（三）重症监护谵妄筛查量表

重症监护谵妄筛查量表（Intensive Care Delirium Screening Checklist, ICDSC）基于 DSM-IV 设计，包含意识水平变化、注意力不集中、定向力障碍、幻觉-幻想等症状、精神激动、言语逻辑紊乱、睡眠-觉醒周期紊乱和症状波动 8 个评分项目，每项评分分为 0~2 分，累计得分 1~3 分为亚临床谵妄，4 分及以上为谵妄。

（四）谵妄等级评定量表-修正版

谵妄等级评定量表-修正版（Delirium Rating Scale-Revised-98, DRS-R-98）根据分数高低可以将患者分为不同严重程度的谵妄。它包含 16 项标准，包括 13 项严重程度标准和 3 项诊断标准，每项标准的分值为 0、1、2 或 3 分，如果其中某项标准无法进行评估，则默认为 1.5 分。因此，该量表最高严重程度为 39 分，最高总评分为 46 分。一般认为严重程度评分大于 15 分或总分大于 18 分即可诊断谵妄。如果以 15.25 分作为谵妄的诊断标准，其敏感性和特异性分别为 92% 和 93%。

第二节 谵妄的病因和机制

一、谵妄的病因学

谵妄是多种因素共同作用的结果。通常把这些因素分为易感因素和促发因素。易感因素是指患者已经存在的生理异常状态，例如高龄、合并疾病和易感基因型等，促发因素是指新出现的、容易诱发谵妄的危险因素，例如疼痛、睡眠障碍等。现有的观点认为谵妄是易感患者暴露于外界促发因素的结果。

（一）易感因素

老年患者由于生理性退化，认知功能储备显著减少，而且常合并脑梗、糖尿病等多种内科疾病，导致认知功能储备进一步下降。有研究显示，65 岁以上患者谵妄发生率明显增加；平均年龄每增加 1 岁，谵妄风险增加 2%。如果患者合并老年痴呆、脑梗、脑萎缩等疾病，谵妄风险约增加 1.15~3 倍。营养不良（例如低蛋白血症、维生素 D 缺乏、脱水等）也与术后谵妄发生风险增加有关。长期滥用乙醇或药物的患者在围术期容易发生谵妄，可能与戒断相关。此外，有研究发现 ApoE4 基因型可能也均与谵妄发生有关。

（二）促发因素

1. **疼痛** 疼痛是导致 ICU 内谵妄的主要因素之一。外科手术和诊疗操作引起的创伤、癌症是造成疼痛的主要来源。有研究显示疼痛视觉模拟评分每增加 1 分，术后谵妄的发生风险增加约 1.2 倍。

2. **睡眠障碍** ICU 内患者是发生睡眠障碍的高危人群，有研究显示睡眠障碍发生率高达 50%。一项 Meta 分析显示睡眠障碍患者发生谵妄的风险增加 2.9 倍。

3. **脓毒血症** 脓毒血症会导致机体出现一系列病理生理改变，如炎症反应、电解质紊乱、营养障碍、脑功能损害等，从而导致谵妄。

4. **药物** 苯二氮䓬类药物（如劳拉西泮、咪达唑仑等）和抗胆碱药（如阿托品、东莨菪碱、戊乙奎醚等）可引起谵妄，老年患者尤其敏感。

5. **疾病严重程度** 急性生理和慢性健康评分是常用于评估重症监护室内患者病情严重程

度的评分,得分越高代表病情越严重。有研究显示急性生理和慢性健康评分越高谵妄发生率就越高。

6. 其他危险因素 包括噪音、营养缺乏 / 不良、束缚、维生素 B 缺乏等。

二、谵妄的发病机制

谵妄是多种因素导致的脑功能损害,但其发病机制仍然不清楚。胆碱能学说、应激反应学说、炎症反应学说和神经网络学说是目前研究较多的可能机制。

(一)神经递质学说

乙酰胆碱是脑内广泛分布的调节型神经递质,参与维持皮质功能状态和控制着很多与各个皮质区域有关的脑功能(如感觉、学习、认知、感情、判断等)。中枢胆碱能系统的功能随着老龄化而逐渐减退,而且胆碱能系统很容易受到外界因素的影响,例如脑卒中、颅脑损伤、多种药物及应激刺激等均会导致胆碱能系统功能损害。

谷氨酸、多巴胺是脑内重要的兴奋性神经递质,过度蓄积时会导致神经元信息传递异常和功能障碍。围术期导致谷氨酸和多巴胺水平增加的主要原因包括:释放过多、再摄取障碍和代谢紊乱。其他神经递质,如 5- 羟色胺、去甲肾上腺素、褪黑素等,均可能参与谵妄的发生。

(二)应激反应学说

在与认知功能有密切关系的额叶皮质特别是海马中存在糖皮质激素受体。糖皮质激素对认知功能的影响呈现倒 U 形量效曲线:激素水平过低或过高均导致记忆功能的损害,而适当的激素水平可增强记忆功能。正常情况下,位于海马的糖皮质激素受体兴奋后可反馈性地抑制肾上腺皮质进一步释放糖皮质激素。在老龄化过程中,海马的糖皮质激素受体逐渐减少,这导致其负反馈作用机制减弱。研究表明,老年人在手术应激后容易出现糖皮质激素的过度分泌,这可能是老年患者在大手术后易于发生认知功能并发症的原因之一。

(三)炎症反应学说

产生于外周的促炎症介质(如 TNF-α、IL-1β、IL-6 等)会通过各种途径影响到大脑,包括经迷走传入神经的神经通路、直接透过血脑屏障或经脑室周围区域进入(这些区域血脑屏障不完整)。这些细胞因子通过诱导大脑的神经胶质细胞产生炎症介质而引起中枢炎症反应。神经胶质细胞所产生的促炎症介质可引发炎症反应的恶性循环,最终导致神经元凋亡和认知功能损害发生。

(四)神经网络学说

注意力、认知功能和意识水平的异常是谵妄的主要特征,而大脑神经网络的异常被认为是导致上述脑功能障碍的重要机制之一。默认网络、额顶控制网络、显著网络和背注意力网络模式在其中发挥着重要作用。一项关于心脏手术后患者的研究显示,谵妄患者神经网络异常的主要脑电图表现是 α 波段联结消失、通路时长缩短和额叶 δ 波段联结增加。在低活动型谵妄患者中同样可以观察到神经网络功能和直接联结的异常。

第三节 谵妄的预防

一、治疗基础疾病

ICU 内谵妄多是由于某种疾病导致,例如脓毒血症、成人急性呼吸窘迫综合征等。积极进行病因治疗会降低谵妄发生率。

二、避免使用容易引起谵妄的药物

避免使用苯二氮䓬类药物和抗胆碱能药物可减少谵妄发生率。但是对于长期使用苯二氮䓬类药物的患者,停用药物有可能诱发戒断症状。

三、非药物措施

非药物措施是预防谵妄的首要选择。非药物干预主要是针对谵妄的危险因素所采取的针对性措施,包括保持定向力、改善认知功能、早期活动、改善睡眠、积极交流、佩戴眼镜和助听器、预防脱水等。多项 Meta 分析结果显示非药物干预治疗可以使谵妄发生风险降低约 53%(表 8-5-4)。

Hospital Elder Life Program(HELP)项目起源于 1999 年,主要是针对住院老年患者采用非药物措施降低谵妄发生率。该项目旨在帮助住院老年患者维持认知功能和活动能力、最大限度提升患者出院时的自主能力、帮助患者重新回归到家庭和减少非预期入院治疗。项目组设置了

表 8-5-4 非药物干预措施

危险因素	干预措施
认知损害	● 改善认知功能：与患者交谈，让患者读书、看报、听收音机等 ● 改善定向力：提供时钟、日历等 ● 避免影响认知功能的药物
活动受限	● 早期活动，如可能从术后第一天起定期离床 ● 每日进行理疗或康复训练
水、电解质失衡	● 维持血清钠、钾正常 ● 维持血糖正常 ● 及时发现并处理脱水或液体过负荷
高危药物	● 减量或停用苯二氮䓬类、抗胆碱药、抗组织胺药和哌替啶 ● 减量或停用其他药物，以减少药物间相互作用和副作用
疼痛	● 使用对乙酰氨基酚或其他 NSAIDs 药物 ● 使用神经阻滞 ● 用小剂量阿片类药物治疗残留疼痛 ● 避免使用哌替啶
视觉、听觉损害	● 佩戴眼镜或使用放大镜改善视力 ● 佩戴助听器改善听力
营养不良	● 正确使用假牙，注意适当体位，帮助进食 ● 给予营养支持，补充蛋白质和微量元素等
医源性并发症	● 尽早拔除导尿管，注意避免尿潴留或尿失禁 ● 加强皮肤护理，预防压疮 ● 促进胃肠功能恢复，需要时可给予促进胃肠蠕动的药物 ● 必要时进行胸部理疗或给予吸氧 ● 适当的抗凝治疗 ● 注意有无尿路感染，必要时给予治疗
睡眠剥夺	● 减少环境噪音等非药物措施改善睡眠 ● 使用褪黑素、右美托咪啶等药物改善睡眠

网站（https：//www.hospitalelderlifeprogram.org）用于向医学人士、患者及家属提供关于谵妄诊疗的相关信息。HELP 项目组开展了多项关于非药物措施对谵妄患者预后影响的研究并形成一套诊疗方案，请详见项目网站。其中 Inouye 教授 1999 年发表在《新英格兰医学杂志》的经典研究纳入 852 例 70 岁以上老年患者，分别来自于一个干预病区和两个对照病区，采用前瞻性匹配方法对两组患者进行匹配。干预病区患者接受针对六个谵妄危险因素（认知功能障碍、睡眠剥夺、制动、视力障碍、听力障碍和脱水）的预防性措施；对照病区患者仅接受常规治疗。研究结果显示，干预病区谵妄发生率为 9.9%，低于对照病区的 15.5%；

且干预病区患者的平均谵妄天数较对照病区减少约 56 天。

ABCDEF Bundle 项目重点关注重症监护室患者，尤其是接受机械通气的患者。ABCEDF bundle 主要内容包括评估和治疗疼痛（Assess，Prevent，and Manage Pain）、同时采用自主唤醒和自主呼吸试验（Both Spontaneous Awakening Trials & Spontaneous Breathing Trials）、选择镇痛和镇静（Choice of Analgesia and Sedation）、谵妄的评估和处理（Delirium：Assess，Prevent and Manage）、早期活动和锻炼（Early Mobility and Exercise）、家庭参与（Family Engagement and Empowerment）。ABCDEF bundle 是基于多项随机对照研究结果

的综合性诊疗方案,相关研究结果发表在JAMA、Lancet、NEJM等知名期刊,建议访问官方网站学习相关信息(https://www.icudelirium.org)。该方案已经成为防治ICU谵妄的推荐意见,被纳入美国重症医学会2018年指南。

四、药物预防

(一)抗精神病药

有研究显示给预防性给予氟哌啶醇可以减少外科ICU患者术后谵妄发生率。但是Meta分析显示预防性给予氟哌啶醇对谵妄发生率的影响尚不明确。

(二)右美托咪定

两项2018年的荟萃分析显示,术后给予右美托咪啶可以降低术后谵妄发生率。有一项为期3年的随访研究显示,术后小剂量右美托咪定可以改善老年患者术后2年期生存率。

五、镇痛管理

疼痛是导致ICU患者发生谵妄的主要原因之一。一项随机对照研究显示采用程序化镇痛方案可以有效缓解ICU内疼痛严重程度,而且可以降低谵妄发生率、缩短机械通气时间和ICU内滞留时间。eCASH(early Comfort using Analgesia, minimal Sedatives and maximal Humane care)理念目前逐步成为ICU内镇痛镇静的一种理念,该理念的要点是早期给予充分镇痛,在镇痛基础上再给予适当镇静,并通过最大程度地给予人文关怀,以达到改善患者预后。阿片类药物是目前使用的主要镇痛药物,但是大量使用阿片类药物可能会增加谵妄发生率。使用非甾体类抗炎药物、小剂量氯胺酮、神经阻滞等多模式镇痛有助于改善镇痛效果,减少阿片类药物使用量,降低谵妄发生率。

六、镇静管理

(一)镇静水平管理

一项多中心研究显示镇静程度越深谵妄发生率就越高,例如镇静指数(sedation index)每增加1级,谵妄发生风险增加1.29倍。一项Meta分析显示深镇静会增加谵妄发生率、延长机械通气时间、增加并发症发生率和死亡率。有研究显

示,对患者实施镇静唤醒试验有助于减少并发症发生率、谵妄发生率和死亡率,但是一项Meta分析结果显示镇静唤醒试验并未改善患者预后。与目标导向的浅镇静相比较,一项Meta分析显示两种方法都可以有效改善患者镇静,但是并没有哪种方法更具有优势。值得注意的是,一项随机对照研究的结果显示无镇静与每日镇静唤醒试验相比较,无镇静组脱机时间要高于每日镇静唤醒实验组。

(二)镇静药物的选择

与苯二氮䓬类和异丙酚相比较,使用右美托咪定进行镇静在ICU患者中具有优势,例如降低谵妄发生率、减少机械通气时间、缩短ICU内滞留时间和降低死亡率等。有研究显示给予小剂量右美托咪定[0.1μg/(kg·h)]不仅可以降低术后谵妄发生率,还可以降低术后2年的死亡风险。但是,最近一项纳入4 000例ICU患者的随机对照研究显示早期使用右美托咪定进行镇静并不改善患者预后。

(三)镇静水平监测

镇静水平监测可以采用双频脑电波指数(Bispectral Index, BIS)和Richmond Agitation-Sedation Scale(RASS)等量表。研究显示BIS数值与RASS之间存在良好的相关性。但是一项Meta分析显示,与评估量表相比较,使用BIS监测镇静深度并未显示出优势;文章认为主要原因是缺乏高质量的研究数据。

七、改善睡眠

ICU患者中睡眠障碍的发生率高达50%,而且与谵妄发生风险增加密切相关。正常睡眠结构包括非快速动眼睡眠(Non-rapid eye movement, NREM)和快速动眼睡眠(rapid eye movement, REM)。NREM包括N1(占睡眠总时间5%~10%)、N2(占睡眠总时间45%~55%)和N3(占睡眠总时间15%~25%)期睡眠。REM约占总睡眠时间的20%~25%。正常睡眠一般以90min为一个周期,按照N1-N2-N3-N2-REM的顺序进行循环。睡眠障碍在ICU患者中主要表现为睡眠碎片化、睡眠分期紊乱、睡眠结构和节律改变。睡眠障碍的危险因素有很多,例如噪音、光线、持续的诊疗操作、机械通气、不适当的镇痛镇

静、束缚等。针对危险因素进行治疗可以减少睡眠障碍的发生率。文献报道通过给患者听音乐、使用耳塞或给予褪黑素等措施均有助于改善睡眠和降低谵妄发生率。尽管有研究显示，褪黑素和右美托咪定有助于改善 ICU 内患者的睡眠，但是 Meta 分析显示药物对 ICU 内睡眠障碍的预防和治疗作用尚不明确。

第四节 谵妄的治疗

一、非药物治疗

非药物措施也是治疗谵妄的首要选择。所有用于谵妄预防的非药物措施均可用于谵妄治疗（表 8-5-4）。

二、药物治疗

药物治疗仅适用于患者躁动症状严重、如不及时控制症状有可能危及患者自身安全（如意外拔管、拔除输液通路或引流管等）或医务人员安全的情况。

（一）抗精神病药物

氟哌啶醇和非经典类精神药物如齐哌西酮、喹硫平和奥氮平均被用于治疗躁动型谵妄。但是需要警惕此类药物的副作用，如锥体外系反应、Qt 间期延长等。FDA 警告长期采用非典型抗精神病药物治疗老年患者行为异常可能会导致死亡率增加。而且最近的一项研究比较了氟哌啶醇和齐哌西酮在治疗躁动型谵妄中的效果，结果显示与安慰剂相比较这两种药物并未缩短谵妄持续时间。常用抗精神病药物在谵妄治疗中的应用见表 8-5-5。

（二）右美托咪定

一项荟萃分析显示右美托咪啶用于躁动型谵妄患者治疗可缩短谵妄持续时间。

（三）苯二氮䓬类药物

对于因乙醇戒断或苯二氮䓬类戒断而产生谵妄的患者，该类药物是首选治疗。

表 8-5-5 抗精神病药物用于谵妄治疗

药物	剂量和用法	副作用	说明
典型抗精神病药物			
氟哌啶醇	0.5~2mg，1 次 /2~12h，po/iv/sc/im[1]	● 锥体外系症状，特别当剂量 >3mg/d 时 ● QT 间期延长 ● 神经安定药恶性综合征[2]	● 谵妄首选药物 ● 从小剂量开始 ● 高活动型谵妄患者推荐肠道外给药，每 15~20min 可重复，直至症状控制 ● 乙醇 / 药物依赖患者、肝功能不全患者慎用
非典型抗精神病药物			
利培酮	0.25~2mg，1 次 /12~24h，po	● 锥体外系症状略少于氟哌啶醇 ● QT 间期延长	● 用于老年患者时死亡率增加
奥氮平	2.5~10mg，1 次 /12~24h，po		
喹硫平	12.5~200mg，1 次 /12~24h，po		

[1] po= 口服；iv= 静脉注射；sc= 皮下注射；im= 肌内注射。
[2] 神经安定药恶性综合征的典型表现包括肌肉僵硬、发热、自主神经功能不稳定、谵妄等，可伴有血浆肌酸磷酸激酶升高

（王东信　穆东亮）

第九篇　内分泌、营养与代谢异常

第一章 危重病患者的内分泌功能障碍

第一节 危重病肾上腺皮质功能不全

一、危重病肾上腺皮质功能不全

生理状态下,当机体受到各种有害刺激时,如缺氧、创伤、手术、饥饿、疼痛、寒冷以及精神紧张和焦虑不安等,会产生高度有序的应对反应,主要由三方面组成:①由下丘脑,垂体和肾上腺构成的下丘脑-垂体-肾上腺(hypothalamic-pituitary-adrenal, HPA)轴和蓝斑核-去甲肾上腺素/交感神经系统组成的应激系统;②急性相反应;③靶器官的防御反应。下丘脑分泌的促肾上腺皮质激素释放因子(CRF),通过垂体门脉循环进入腺垂体,刺激促肾上腺皮质激素(adrenocorticotropic hormone, ACTH)的释放。ACTH作用于肾上腺皮质,促进皮质醇分泌增多。皮质醇通过基因效应和非基因效应对几乎全身所有细胞发挥效应。为机体快速提供能量,维持血容量,增加心排血量和提升血压,并可诱导机体进行适当的免疫应答来抵抗过度的炎症反应。皮质醇还通过与下丘脑和垂体的糖皮质激素受体结合,通过长、短反馈抑制下丘脑和垂体进一步释放CRH和ACTH,从而使机体趋于稳态。这种由刺激引起ACTH与糖皮质激素分泌增加并产生一系列病理生理反应的过程称为应激。HPA轴是控制和协调机体应对各种应激反应的枢纽。同HPA轴同时激活的还有交感神经系统,肾上腺髓质释放大量肾上腺素。由于皮质醇由胆固醇从头合成而来,因此其释放滞后于儿茶酚胺的分泌,因此应激反应首先表现为心率增快,血压升高及呼吸频率增加,血糖和脂肪酸水平升高。随后皮质醇的作用才显示出来,如:

水钠潴留,肝脏糖异生及抑制炎症反应。

而在危重病状态下,如脓毒性休克、急性呼吸窘迫综合征、严重创伤及心搏骤停等,由于HPA轴的功能障碍和糖皮质激素抵抗导致皮质类固醇活性不能满足机体应对疾病严重程度的需要,即危重病肾上腺皮质功能不全(Critical illness-related corticosteroid insufficiency, CIRCI)。

二、皮质醇的生理机制

(一)皮质醇的合成

肾上腺皮质分泌的皮质激素分为三类,即盐皮质激素、糖皮质激素和性激素。各类皮质激素是由肾上腺皮质不同层上皮细胞所分泌的,束状带细胞分泌糖皮质激素,主要是皮质醇;网状带细胞主要分泌性激素,也能分泌少量的糖皮质激素。肾上腺皮质激素属于类固醇(甾体)激素,其基本结构为环戊烷多氢菲。糖皮质激素是21个碳原子的类固醇。

胆固醇是合成肾上腺皮质激素的原料。在肾上腺皮质细胞的线粒体内膜或内质网中所含的裂解酶与羟化酶等酶系的作用下,胆固醇转变为孕烯酮,然后进一步转变为各种皮质激素。由于肾上腺皮质各层细胞的酶系不同,所以合成皮质激素亦不相同。

(二)皮质醇的转运和代谢

皮质醇进入体循环后,75%~80%与血中皮质类固醇结合球蛋白(corticosteroid-binding globulin, CBG),15%与血浆白蛋白结合,5%~10%的皮质醇是游离的。结合型与游离型皮质醇可以相互转化,维持动态平衡。只有游离的皮质醇才能进入靶细胞发挥其生物学作用。CBG与皮质醇亲和力较强,每一分子的CBG结合一个分子的皮质醇。CBG在运载皮质醇方面起着重要作用。而炎症部位的中性粒细胞释放弹性蛋白酶使CBG

由高亲和力构象向低亲和力构象转变,使游离皮质醇浓度增加。因此,与病情严重程度相关的是血浆游离皮质醇而不是总皮质醇。在脓毒性休克和多发伤患者,早期CBG水平即刻下降,使得游离皮质醇浓度远高于测定的总皮质醇浓度。糖皮质激素通过与糖皮质激素受体(glucocorticoid receptor,GR)结合发挥作用。GR主要由两种亚型GRα,GRβ。GRα是糖皮质激素发挥作用的主要亚型,GRβ则抑制GRα基因的激活和转录。

皮质醇在血浆中半衰期为70min。主要在肝中降解,皮质醇通过A-环还原酶代谢成5α-和5β-四氢皮质醇。随后,C_3上的酮基变成羟基,与葡萄糖醛酸或硫酸结合,随尿排出体外。四氢皮质醇是皮质醇的主要代谢产物,占尿中皮质醇代谢物排出量的45%~50%。在肾脏,皮质醇可被11β-羟化类固醇脱氢酶2灭活为皮质酮,随后进一步降解为四氢可的松。然而,在危重患者,这些参与代谢的酶活性显著降低,以抑制皮质醇代谢,帮助机体应对威胁生命的应激反应。

三、危重病肾上腺皮质功能不全基础

(一)危重病应激反应

对于危重症患者,由各种神经及炎症信号组成的应激反应会直接或间接作用于下丘脑室旁核,刺激促肾上腺皮质激素释放激素(corticotropinreleasing hormone,CRH)和精氨酸加压素(arginine vasopressin,AVP)合成和分泌增加。随后,垂体门脉循环转运将CRH和AVP由下丘脑转运至垂体前叶(腺垂体)并促进促肾上腺皮素细胞释放ACTH到体循环,继而刺激肾上腺皮质分泌皮质醇增加,出现高皮质醇血症,以调动全身各脏器应对应激反应,这是机体的适应性反应。病情的严重程度与血浆皮质醇水平正相关。而且,重症患者中肾上腺皮质功能不全的发生率为10%~20%,在感染性休克中甚至可高达50%~60%。危重患者皮质醇水平不足可能导致致命后果。

(二)危重病时皮质醇的合成和分泌

应激反应的急性期(数分钟至数小时),ACTH短暂升高,随后在整个ICU治疗期间其水平持续低于正常。而血浆总皮质醇和游离皮质醇水平显著升高,皮质醇水平升高由中枢和外周机制共同驱动。中枢机制即经HPA轴ACTH释放增加以及蓝斑核去甲肾上腺素刺激ACTH释放增加,继而刺激皮质醇释放增加。而外周机制包括免疫细胞释放细胞因子通过Toll样受体2(toll-like receptor 2,TLR-2)诱导皮质醇产生和释放;组织损伤和炎症诱导血管活性肽释,如内皮素,剂量依赖性诱导皮质醇产生;损伤相关分子模式(damage-associated molecular patterns,DAMPs)和病原体相关分子模式(pathogen-associated molecular patterns,PAMPs)直接刺激肾上腺皮质细胞的TLR导致皮质醇合成增加;还有皮质醇结合蛋白水平降低也会导致游离皮质醇水平增高。应激反应亚急性期(数小时至数天),由于皮质醇负反馈作用于下丘脑和垂体,使ACTH水平下降。但由于持续的外周驱动(如持续的炎症信号),血浆总皮质醇和游离皮质醇水平持续显著升高。应激反应的慢性期(数周),高水平的皮质醇持续负反馈抑制HPA轴,ACTH的合成显著降低,血浆总皮质醇和游离皮质醇水平开始回落。这种由于非ACTH依赖性的皮质醇产生导致皮质醇和ACTH水平的不同步称"ACTH-皮质醇分离"。

总的来说,危重患者应激状态下,ACTH水平短暂升高后持续降低,而血浆基础皮质醇水平持续上升,对于严重感染和创伤的患者,这种情况可能持续超过1周。病情越重,病死率越高,血浆皮质醇水平越高。

此外,生理情况下,在ACTH的刺激下,肾上腺利用胆固醇合成皮质醇。垂体ACTH和糖皮质激素的分泌呈相应的昼夜规律,凌晨觉醒前分泌达高峰,随后分泌减少,午夜达最低值,从凌晨3时~4时至上午10时,分泌量占全天分泌量的75%。而危重病时,肾上腺皮质细胞出现过度的炎症反应,HPA轴的激活导致下丘脑室旁核CRH和AVP分泌增加,诱导ACTH快速释放而且使皮质醇分泌的昼夜节律抑制或消失。

在危重患者,即便皮质醇水平升高,仍然会出现CRICR。其发生机制包括:①HPA轴上任一环节功能障碍,如严重应激时下丘脑、垂体和肾上腺皮质出血或缺血;炎症因子作用于肾上腺皮质细胞,产生过度炎症反应;HPA轴的昼夜节律消失;促炎因子抑制ACTH释放。②皮质醇的代谢和清除下降,半衰期延长。③组织糖皮质激素抵抗。

④高密度脂蛋白含量下降使皮质醇水平不足。⑤药物因素如依托咪酯，酮康唑，慢性外源性皮质激素治疗等也会导致皮质醇水平低下。

（三）危重病时的皮质醇抵抗现象

尽管危重患者血浆皮质醇持续水平升高，但依然会出现肾上腺皮质功能不全。机体组织皮质醇抵抗是其中原因之一，细胞对糖皮质激素的敏感性降低是根本原因。其发生机制包括受体前机制和受体机制。①受体前机制为：皮质醇向炎症部位转运障碍以及皮质醇在炎症部位向皮质酮转变增加；②受体机制为：GRα 数量和转录的降低以及功能障碍，GRβ 表达增加。脓毒性休克和 ARDS 患者的临床研究结果显示，GRα 与 GRβ 之间的不平衡也是发生糖皮质激素抵抗的机制之一。或者皮质醇水平虽然较正常时显著升高，但仍不足以应对严重的应激反应，如感染性休克。糖皮质激素的组织抵抗与疾病严重程度、死亡率有关。

四、危重病肾上腺皮质功能不全的临床表现、诊断和治疗

（一）临床表现

危重病肾上腺皮质功能不全的临床表现不具有特异性，常较隐匿，常与其他疾病症状重叠，或被重症疾病所掩盖。非特异性的临床表现包括：①全身症状：精神萎靡、疲劳、乏力、发热。②神经系统：体位性晕厥、头痛、记忆力障碍、抑郁、嗜睡和昏迷。③心血管系统：低血压、心动过速，经积极体液复苏和升压药物处理，治疗反应差。④消化系统：恶心、呕吐、不能耐受肠内营养。⑤呼吸系统：持续低氧血症。⑥内环境：低血糖、低钠血症、高钾血症、代谢性酸中毒。⑦影像学：下丘脑、垂体或肾上腺出血。

以下急危重症患者应特别警惕肾上腺皮质功能不全发生的可能：①有糖皮质激素治疗史，或有类似库欣综合征特征者。②年老、体弱，长期伴有慢性消瘦者。③一些结核、肿瘤、AIDS、多种内分泌缺陷疾病、白癜风，及可能引起肾上腺皮质功能不全药物使用者。④创伤性脑损伤、肿瘤以及下丘脑－垂体轴的出血或缺血性病变。⑤药物：局部用药如哮喘和COPD的气雾剂以及治疗皮肤疾患的糖皮质激素药膏；免疫检查点抑制剂（纳

武单抗和伊匹单抗）可导致严重的垂体炎或肾上腺炎；抗癫痫药，巴比妥类，依托咪酯，抗肿瘤药，结核菌和抗真菌药物（氟康唑，伏立康唑）会与机体的类固醇代谢相互反应从而诱发肾上腺危象。⑥感染诱发最终导致皮质醇分泌不足（例如：接受移植或 COPD 并发肺炎的患者使用糖皮质激素作为免疫抑制剂）。

（二）诊断

1. 原则

（1）采集病史。

（2）追溯诱因，如：感染、创伤、手术、分娩、过劳、脱水，或突然中断治疗等。

（3）注意临床表现，凡具有不明原因的恶心、呕吐、腹痛、腹泻、脱水和休克等临床表现应考虑本病的可能性。

2. 实验室诊断标准

（1）高剂量 ACTH 刺激试验：2017 年欧洲危重症医学会指南认为 CIRCI 的最佳诊断是静推 250μg ACTH 后 30min 或 60min，测定 △血浆总皮质醇水平 <9μg/dl 或随机总皮质醇低于 10μg/dl。但 ACTH 刺激试验不能指导危重症肾上腺皮质功能不全的治疗，不能反映皮质醇代谢情况，也并不适用于严重应激状态及低白蛋白血症的患者。并且与健康人群相比，危重患者的皮质醇分布容积普遍增加 40%，这一点影响了 ACTH 刺激试验的准确性。

（2）小剂量 ACTH 兴奋试验（low-dose corticotropin stimulation test, LST）：小剂量（1μg）ACTH 更接近于感染性休克患者的 ACTH 生理剂量（100pg/dl），对早期危重症肾上腺皮质功能不全有较好的灵敏性。但 LST 操作复杂，无法广泛应用，因此 LST 尚未被指南推荐使用。

（3）游离皮质醇测定：游离皮质醇是皮质醇的生物活性形式，危重患者伴有低皮质醇结合球蛋白和低白蛋白血症，游离皮质醇水平增高，血浆中游离皮质醇水平与总皮质醇水平之间的相关性仅为 50%~60%。对于白蛋白 <25g/L 的危重病患者，动态监测游离皮质浓度可减少不必要的糖皮质激素治疗。但游离皮质醇水平检测方法烦琐，无法广泛开展。目前关于游离皮质醇测定仅有几项低质量的观察性研究，且研究结果不一致。因此，游离皮质醇测定在诊断危重病肾上腺皮质功

能不全时并不优于血浆总皮质醇测定。

（三）治疗

1. 原则

（1）补充糖皮质激素。

（2）纠正脱水和电解质紊乱。在严重肾上腺危象时，常存在脱水，需要补液治疗。补液量尚需根据个体的脱水程度、年龄和心脏情况而定。还应该及时纠正高钾血症和酸中毒。

（3）病因与并发症处理。抢救的同时，应积极寻找诱发因素予以积极处理，停止和禁用可能诱发本病的用药。

2. 脓毒性休克　脓毒性休克合并 CIRCI 的治疗：多中心随机对照临床研究结果显示小剂量（<400mg/d）长疗程（至少持续 3d）的氢化可的松替代治疗可以降低脓毒性休克患者 28d 病死率。并且不会增加二重感染和消化道出血的风险，但会增加高血糖和高钠血症的概率。激素使用原则：①只有经充分补液复苏和中到大剂量[>0.1μg/（kg·min）去甲肾上腺素]血管活性药物治疗后仍无法维持血压的感染性休克患者需要使用糖皮质激素治疗，推荐静脉使用氢化可的松 200mg/d，至少 7d。②需要使用糖皮质激素治疗的患者不宜进行 ACTH 刺激试验。③患者停用血管活性药物后糖皮质激素应逐渐减量，不能突然停用。④无休克症状的脓毒症患者不应使用糖皮质激素治疗。⑤小剂量氢化可的松应持续静脉滴注而非分次给药，以减少并发症。⑥激素减量过程中如果患者出现休克症状复发，则恢复减量前的治疗方案。⑦对于脓毒症不伴休克的患者，激素的使用并未降低病死率，反而会增加高血糖，二次感染及 ICU 获得性虚弱的发生。

3. 急性呼吸窘迫综合征（ARDS）　在中重度 ARDS 患者，与晚期开始治疗相比，发病早期（≤14d）长程应用皮质类固醇治疗能减少机械通气时间和 ICU 住院时间及降低中重度 ARDS 患者住院病死率。中－重度成人 ARDS 住院患者起病早期（7d 内）使用甲泼尼龙剂量为 1mg/（kg·d）；起病 6d 后的 ARDS 患者使用剂量为 2mg/（kg·d），2 周内逐渐减停，避免 2~4d 内快速停用。如果起病 3d 内开始使用甲泼尼松，治疗反应更好。但对于应用中低剂量皮质类固醇长期治疗 H1N1 甲型流感病毒感染导致 ARDS 的患者，虽可以显著减轻炎症反应但皮质类固醇治疗可能增加死亡率及二重感染的风险。由于目前缺乏高质量的随机对照研究，不建议皮质类固醇用于流感治疗。

4. 严重创伤　严重创伤是非感染性全身炎症反应综合征的主要原因。组织坏死、出血和缺血再灌注损伤是触发炎症级联反应的主要因素。鉴于目前关于激素对严重创伤患者结局的研究结果不确定性，目前并不推荐在严重创伤患者中使用激素治疗。

（尚游　邹晓静）

参 考 文 献

[1] Nicolaides NC, Kyratzi E, Lamprokostopoulou A, et al. Stress, the stress system and the role of glucocorticoids [J]. Neuroimmunomodulation, 2015, 22（1-2）: 6-19.

[2] Peeters B, Langouche L, Van den Berghe G. Adrenocortical Stress Response during the Course of Critical Illness [J]. Compr Physiol, 2017, 8（1）: 283-298.

[3] Ho JT, Al-Musalhi H, ChapmanMJ, et al. Septic shock and sepsis: A comparison of total and free plasma cortisol levels [J]. J Clin Endocrinol Metabol, 2006, 91（1）: 105-114.

[4] Beishuizen A, Thijs LG, Vermes I. Patterns of corticosteroid-binding globulin and the free cortisol index during septic shock andmultitrauma [J]. Intensive Care Med, 2001, 27（10）: 1584-1591.

[5] Kadmiel M, Cidlowski JA. Glucocorticoid receptor signaling in health and disease [J]. Trends Pharmacol Sci, 2013, 34（9）: 518-530.

[6] Boonen E, Vervenne H, Meersseman P, et al. Reduced cortisol metabolismduring critical illness [J]. N Engl J Med, 2013, 368（16）: 1477-1488.

[7] Teblick A, Peeters B, Langouche L, et al. Adrenal function and dysfunction in critically ill patients [J]. Nat Rev Endocrinol, 2019, 15（7）: 417-427.

[8] Annane D, Pastores SM, Arlt W, et al. Critical illness-related corticosteroid insufficiency（CIRCI）: a narrative review from a Multispecialty Task Force of the Society of Critical Care Medicine（SCCM）and the European Society of Intensive Care Medicine（ESICM）[J]. Intensive Care Med, 2017, 43（12）: 1781-1792.

[9] Pargger H, Zerkowski HR, Girard J, et al. Cortisol response in relation to the severity of stress and illness

[J]. J Clin Endocrinol Metabol, 2005, 90（8）: 4579-4586.

[10] Annane D, Pastores SM, Rochwerg B, et al. Guidelines for the diagnosis and management of critical illness-related corticosteroid insufficiency（CIRCI）in critically ill patients（Part I）: Society of Critical Care Medicine（SCCM）and European Society of Intensive Care Medicine（ESICM）2017[J]. Intensive Care Med, 2017, 43（12）: 1751-1763.

[11] Annane D, Bellissant E, Bollaert PE, et al. Corticosteroids for treating sepsis[J]. Cochrane Database Syst Rev, 2015, 3（12）: CD002243.

[12] Gibbison B, López-López JA, Higgins JP, et al. Corticosteroids in septic shock: a systematic review and network meta-analysis[J]. Crit Care, 2017, 21（1）: 78.

[13] Meduri GU, Bridges L, Shin MC, et al. Prolonged glucocorticoid treatment is associated with improved ARDS outcomes: analysis of individual patients' data from four randomized trials and trial-level meta-analysis of the updated literature[J]. Intensive Care Med, 2016, 42（5）: 829-840.

[14] Moreno G, Rodríguez A, Reyes LF, et al. Corticosteroid treatment in critically ill patients with severe infuenza pneumonia: a propensity score matching study[J]. Intensive Care Med, 2018, 44（9）: 1470-1482.

第二节 血糖控制

一、背景

"应激"出现血糖升高的概念载入文献已近 150 年。19 世纪 50 年代，法国医生 Claude Bernard 的重要研究发现之一就是中枢神经系统具有明显的血糖调节作用，即：大脑延髓损伤后可引起血糖升高。1877 年，他又描述了出血性休克患者的高血糖现象。此后发现这种急性期存在高血糖的现象实际上临床非常普遍，人们曾用"应激性糖尿病（stress diabetes）或损伤性糖尿病（injury diabetes）"等名词来描述它。直至近代，人们将这种急性应激期的血糖升高统称之为应激性高血糖（Stress Hyperglycemia, SHG），也认识到 SHG 有别于糖尿病性高血糖。SHG 是机体处于各类应激状态下（创伤、感染、缺氧、休克及手术等），受多种应激激素调节和细胞因子影响而发生的，以外周胰岛素抵抗为特征的血糖升高的病理生理现象，无论患者之前是否存在糖尿病，或原有的糖尿病加重。2001 年 Van den Berghe 等人提出的严格血糖控制理念，使人们对 SHG 的认知发生了历史性转折，对其研究的兴趣热衷不断，持续深入，由此引发的争议也跌宕起伏。今天，随着对 SHG 的临床与基础研究不断深入，人们逐步认识到急危重症患者的高血糖、低血糖和血糖波动均可成为患者不良预后的独立危险因素。但重症患者血糖控制的合理性、安全性和有效性，以及血糖对预后的影响仍面临着极大挑战。

二、血糖控制——从"里程碑"到"争议"

多年来，临床医生传统上仅对血糖超过 200mg/dl（11mmol/L）的重症患者给予适当血糖控制治疗。2001 年来自比利时（鲁汶）Van den Berghe 对重症血糖控制的 RCT 研究发现，SHG 治疗的显著效果支持高血糖与预后之间存在潜在的因果关系，使 SHG 的治疗理念发生了历史性的转折。在这项前瞻性随机对照研究中（RCT），1 548 例外科 ICU 重症患者，其中 62% 为心脏外科患者，13% 有糖尿病史。患者被分为强化胰岛素治疗（Intensive Insulin Therapy, IIT）组，时即给予胰岛素治疗，维持血糖在 80~110mg/dl（4.4~6.1mmol/L），和常规胰岛素治疗组，在血糖 >216mg/dl（12mmol/L）时启用予胰岛素，并维持血糖在 180~200mg/dl（10~11mmol/L）。结果：与常规治疗组相比，IIT 组的 ICU 内的病死率下降了 34%（常规治疗组 8% 与 IIT 组 4.6%，$p<0.04$）；大于 5d ICU 滞留患者的病死率由 10% 下降 20.2%（$p=0.005$）。此外，IIT 还显著降低了许多危重病相关并发症的发生率，如严重院内感染、急性肾衰、肝功能障碍、危重病多发性神经病或肌无力。特别对长时间滞留 ICU 患者，IIT 降低了机械通气时间，减少了输血需求，减少脓毒症和过度炎症反应的发病率，及其显著降低与脓毒症相关的器官衰竭等。这项研究结果之所以被称之 SHG 的"里程碑"，在于该研究采用静脉输注胰岛素治疗的严格血糖控制（Tight Glucose Control, TGC）方法对重症患者所带来的非同寻常的优势疗效结果，是一种对传统血糖控制的挑战与转变，是许多临床研究者难以觅求的结果。由此，引发了众多临床和研究人员对控制 SHG 的极大关注和

探索热情,成为重症领域的热点问题之一。针对单中心研究结果的质疑,随后鲁汶研究组对内科 ICU(n=1 200)患者的研究证实 TGC 有益于重症患者,并认为:IIT 降低血糖对医院内的病死率并无差异(常规治疗组 40.0% vs. 强化胰岛素组 37.35%,p=0.33)。IIT 显著降低危重患者的发病率,而不是病死率。但在预防获得性肾功能障碍,减少 MV 时间,缩短 ICU 滞留和住院时间有显著差异。同期的几项重要临床研究和荟萃分析(META)也支持 TGC 的降低病死率和并发症的发生率等优势结果,如:Krinsley 等内外科综合 ICU(n=800)的研究显示血糖 <140mg/dl 组的存活率优于血糖 <200mg/dl 组;Finney 等在冠状动脉搭桥手术患者,血糖水平控制在 126~196mg/dl(7~10.9mmol/L)可明显降低了病死率和心肌缺血事件和伤口并发症的发生率等。其他优势效果还有降低医疗费用等以及高血糖后相关神经、心血管和免疫学并发症,减少住院或 ICU 留滞时间等。

尽管早期的随机对照研究中严格控制葡萄糖有很好的效果,但这种益处并未在随后的多项多中心研究中得到证实,一些试验还发现了严格血糖控制策略的潜在危害。GLUCONTROL 多中心 RCT(欧洲 21 个 ICU,n=1 078),因治疗方案的违规发生率较高而被提前终止。该研究报告 IIT 增加了低血糖的发生率(IIT 组与常规组:8.7% vs. 2.7%,p<0.000 1),而两组 ICU 病死率无显著差异(17.2% vs. 15.3%,p=0.41)。VISEP(Efficacy of Volume Substitution and Insulin Therapy in Severe Sepsis)研究针对严重脓毒症患者的多中心 RCT(德,18 个 ICU),因接受 IIT 治疗患者的低血糖风险的显著增加而被迫研究终止。但对 90d 的病死率无显著影响(39.7% vs. 35.4%,p=0.31)。NICE-SUGAR 的研究结果显示(n=6 104),严重脑外伤患者经强化胰岛素治疗,尽管 ICU 留观时间显著缩短,而其他诸如 GOS 评分、病死率以及神经系统预后并无显著差异,但低血糖的发生率过高致死亡风险增加。Treggiari MM 等,对 10 456 例创伤中心患者进行了近 5 年 3 个时间段性的胰岛素治疗大型队列研究发现,无 protocol 期(I 期),目标血糖在 80~130mg/dl(II 期)和 80~110mg/dl(III 期)3 个阶段胰岛素应用显著增加(9%;25% 和

42%)。但是与第 1 期相比,第 3 期的院内病死率增加,主要是低血糖发生率增加了 4 倍。Gandhi GY 等对纳入的 34 项合格研究进行分析发现,外科围术期患者的强化胰岛素治疗组和对照组的发病率、病死率,以及低血糖的发生率均未发现有统计学差异。其他严格血糖控制后的非优势结果包括,增加医疗费用,增加护理人员的工作负荷,特别是低血糖的发生,并因此增加的病死率等。Wiener RS 等人的荟萃分析(n=8 432)显示严格血糖控制的病死率与常规治疗组没有差异。由于诸多相关血糖控制研究的矛盾结果,许多学者都表达了对 TGC 的慎重。出于对 TGC 的安全考虑,2010 后多个国家和地区的医疗组织将血糖控制的目标指导范围定位为 180mg/dl(10mmol/L)。

三、血糖控制的争议性问题与思考

重症患者 TGC 优势效果在后期的研究中难以复制,证据的矛盾性导致争议不断,其争议的焦点和问题包括了以下几方面:

(一)目标血糖问题

迄今,因缺少不同血糖浓度的 RCT 比对,重症患者的最佳目标血糖水平仍不清楚。已发表的研究中,治疗组和对照组的目标血糖设计差异较大,如一些研究对照组的目标血也采用了相对较低的血糖目标,如低于 180mg/dl(10mmol/L),或给予更为自由的目标血糖范围[200mg/dl(<11.9mmol/L)];严格控制组的血糖水平从相对严格[80~120mg/dl(4.4~6.7mmol/L)]到不等目标(130mg/dl、140mg/dl 或 <150mg/dl),致使血糖控制干预和对照组两组到达目标的差异或缩小或拉大,而大部分研究又缺少这种差异的监测与控制。现有多项指南将中间目标血糖(<10mmol/L)作为相对安全的指导意见推荐,但也缺少该目标血糖是否优于自由目标血糖控制临床研究证据支持。为了提供更多关于重症监护患者最佳血糖指标的证据,Yatabe T 等进行了一项多中心(35RCT,n=18 098)的网络荟萃分析研究,结果显示四个血糖范围(<110、110~144、114~180 和 >180mg/dl)之间,死亡率和感染风险没有显著增加,而目标血糖偏低组的前两组中低血糖风险显著增加。这项研究在医院死亡率或感染风险方面的比较均

无差异。相反,血糖控制越严格,低血糖的风险就越大。尽管这一研究存在相当大的不确定性,但认为中等血糖水平(110~180mg/dl)可能是成人重症患者的最佳血糖水平,其中144~180mg/dl可能是首选目标,因为该组的低血糖风险低于110~144mg/dl组。在亚组分析中没有差异(不同的ICU设置、糖尿病患者的比例、根据观察到的死亡率判断的疾病严重程度)。目前,重症患者的最佳安全血糖范围仍有待进一步探索。

(二)胰岛素给药途径与方案

重症患者由于受循环不稳定、缺氧和代谢紊乱等多重因素影响,皮下注射胰岛素利用受到干扰,胰岛素给药途径多采用持续静脉输注,严重高血糖者采用持续输注联合间断肌肉的给药方法,而实施肠内营养者则根据进食情况追加皮下注射。目前,多数指南的推荐意见重症患者使用持续胰岛素泵入方案。早期在TGC的研究中就存在胰岛素给药途径的不一致性,如鲁汶RCT研究只采用持续静脉输注胰岛素,由护士根据胰岛素给药方案进行滴定,允许直觉决策;而NICE-SUGAR研究则允许胰岛素注射。由于重症患者的病种、危重病程度、并发症和基础疾病的差异,即使在相同ICU使用一个胰岛素给药方案也缺少合理性,难以达到个体化治疗,加上方案的使用、管理与人员培训均影响血糖控制方案的安全和有效应用。因此,如何提供个体化的、合理的、安全和有效的血糖控制方案面临着挑战。

(三)血糖检测技术

目前,重症患者的血糖检测方法主要包括:动脉血气、实验室、床旁快速血糖测定,以及近年发展的动态血糖测定(Continuous glucose monitoring system,CGMS)。在这些血糖检测方法中,实验室血糖检测方法具有准确性高、干扰因素少等优点,为公认的标准化方法。但因其检测时间长且标本传送费时费力,而无法满足床旁即时检测。随着医疗技术的进展,床旁快速血糖检测技术(point of care testing,POCT)已得到广泛应用,而POCT检测仪除了血糖仪本身易受外界因素(如环境温度、湿度等)及内在因素(如理化因子、药物等)干扰外,其设备检测血糖的精准度和精密度、抗干扰能力均存在差异性。不同POCT设备之间所用采用的检测技术也不尽相同,如葡萄糖氧化酶法(GOD法)和葡萄糖脱氢酶法(GDH法),两者的准确性易受重症患者病理生理状态的影响,并存在一定差异,其误差范围在15%~20%。

迄今,重症患者血糖监测的准确性仍是个期待解决的难题之一。不同的组织采血监测本身存在一定差异,如动脉血、静脉血、指端毛细血管血。Maser RE等研究发现危重状态下血糖仪检测值易高估患者实际血糖水平。不稳定的血流动力学、微循环障碍(水肿)、器官功能障碍或衰竭等复杂的病理生理改变,机体内代谢及理化指标往往呈显著改变,加之临床药物(血管升压素)等多种因素均会影响快速血糖测定准确性。这些设备在低血糖范围内[如血糖<80mg/dl(<4.4mmol/L)]时测量错误的风险增加。潜在不准确的血糖检测和不稳定的胰岛素治疗方案的结合可能会显著增加血糖变异性,极易导致低血糖的发生。因此,对重症患病群体的血糖控制研究与临床应用而言,可靠而稳定的血糖监测技术是保障,血糖测量技术在没有达到足够精准的状态下,提供IIT可能面临较大的风险和对TGC的合理和有效性评价基础。

(四)营养策略

在许多TGC研究中,其RCT之间的营养摄取途径、方式和剂量均存在差异。重症患者应激早期的高血糖常常伴随着营养实施的受限,此时的IIT极易增加低血糖和血糖波动的风险。而早期和后期的研究中,营养途径、营养剂量、营养的时机参差不一,早期以肠外营养为主要,随着营养理念的转变,肠内营养成为重症患者的营养主要途径,对营养时机的认识改变更多提倡早期肠内营养(EEN)。此外,重症患者自身病种之间的差异、疾病严重程度的差异也带来对营养利用和耐受性的不同,使得TGC研究结果难以确定。

(五)患病人群

不同患病人群对TGC的影响有着不同反应,包括糖尿病和非糖尿病人群之间,既往糖尿病史患者入院前血糖控制的良与差之间,专科重症患者之间,如心脏手术后的患者、神经重症的患者等对TGC的反应均存在差异。这意味着TGC究竟能使哪一些患者从中受益,而对哪些患者无益,甚至有害的问题。

1. **糖尿病与非糖尿病的血糖控制**　随着对前期研究的重审和新的研究深入，研究者发现非糖尿病和糖尿病在共同的"严格"血糖控制中表现出不同的预后。两者在血糖与死亡率的相关性和对血糖控制的疗效反应上截然不同。非糖尿病患者在ICU住院期间血糖过高对死亡率的影响大于对糖尿病患者。一些临床研究显示，入院或如ICU时血糖浓度与预后之间存在密切的相关性。这种相关性呈u型或j型关系（图9-1-1），与健康空腹血糖浓度（经年龄调整后）相关的死亡率最低，尤其是在非糖尿病患者中，死亡率最低的是与正常血糖浓度相关。在糖尿病患者中，曲线变平，并且曲线的最低点向右偏移。显然，对于重症患者而言，关联并不意味着因果关系，需要通过干扰ICU血糖控制的随机对照试验（RCT）来进一步验证。

对鲁汶（Van de Berige）研究结果的再分析证实，目标血糖[80~120mg/dl（4.4~6.7mmol/L）]的受益者为非糖尿病患者，而不是糖尿病患者。Egi等人对4 946名住院患者的研究就已观察到，非糖尿病患者的最低病死率是在平均血糖[80~140mg/dl（4.4~7.8mmol/L）]的人群中，随着平均血糖的升高而病死率进一步增加。相比之下，糖尿病患者的病死率在整个血糖范围内都相似，包括那些平均血糖>200mg/dl（11mmol/L）者。Krinsley等人的多项研究涉及两者之间的血糖控制差异，在2013年发表的多中心大样本研究（4大洲，9个重症医疗中心，n=44 964）中，分层评估了ICU血糖控制的三个变量（高血糖、低血糖和血糖波动）与之间的关系，结果显示非糖尿病患者的病死率增加与平均血糖高于4.4~7.8mmol/L之间存在明显的相关性；相反，对于糖尿病患者而言，所有范围内的平均血糖值均无相关性。低血糖的死亡风险存在所有组中。他在另一项糖尿病队列研究结果中也证实，非糖尿病患者长期血糖在[70~140mg/dl（3.8~7.8mmol/L）]范围与生存率密切相关，与糖尿病患者无关。上述多项研究提示，ICU患者的血糖控制，平均血糖80~140mg/dl范围人群中非糖尿病人群的病死率降低。糖尿病患者的情况正好相反，在ICU的血糖越低，死亡率越高；ICU血糖越高，其死亡率则越低。目前，尚缺少单独对糖尿病重症群体的RCT干预数据。

2. **糖尿病重症患者之间的差异**　许多研究表明，重症糖尿病患病群体也并非一个整体，其血糖目标与预后之间的关系是由入院前血糖状况所决定（HbAIC水平），即入院前血糖控制水平与预后之间存在个体化差异。糖尿病本身并不独立地与ICU重症人群中死亡风险的增加相关，而这些因素被入院前血糖所混淆。这也符合生理学改变，急性应激阶段以内源性因素为主，也是机体适应性生存调节的结果。而慢性高血糖可诱导一定程度的细胞调节，以减轻急性高血糖的有害影响。血糖阈值中糖反馈调节机制的活性在糖尿病患者中高于非糖尿病患者。

一些针对住院前的血糖控制情况和ICU期间血糖与病死率之间关系的研究结果提示，糖尿病患者住ICU前血糖控制较好者，其对高血糖的耐受度与非糖尿病患者相同。Egi等报道，

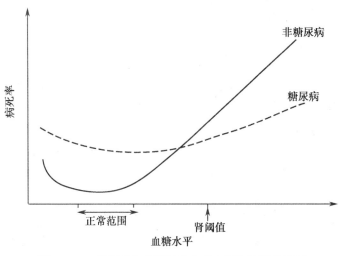

图9-1-1　糖尿病与非糖尿病患者血糖与预后的关系

高 HbA1c 患者的时间加权平均血糖浓度高者的存活高于非存活者,提示以往常规目标血糖可能不适用于那些血糖控制不良的糖尿病患者。并且,在 ICU 之前 HbA1c 水平越高,存在中度[40~70mg/dl(2.2~3.8mmol/L)]和重度[<40mg/dl(2.2mmol/L)]低血糖的死亡风险就越高。糖尿病患者宽松目标血糖组可减少血糖波动和相关低血糖(<30% 平均血糖预测值)的发生率。值得注意的是,ICU 入院前慢性高血糖的程度与 ICU 治疗期间发生低血糖的患者之间存在直接的相关性。因此,需要考虑 ICU 中的目标血糖是否应根据 HbA1c 水平进行调整是进一步需要考虑的问题。

虽然 HbA1c 的测定能代表入院前间接血糖证据,但指标有一定局限性,可受多种因素的影响并存在较大差异性(糖基化差异),如贫血、溶血和血红蛋白病的相混淆;各种药物,如氨苯砜和促红细胞生成素;机械心脏瓣膜;甲状腺功能减退;以及蛋白质糖化速率的个体差异。

3. **颅脑损伤患者**　神经重症患者对血糖控制水平的特定要求不同。大脑对能量的需求高,但葡萄糖储备有限,故葡萄糖对大脑的重要性尤为重要。早期神经重症 ICU 患者的微透析技术研究显示,严格血糖控制可降低脑葡萄糖,并增加脑代谢障碍的风险。TGC 中的低血糖引起继发性脑损伤,应尽量避免;但高血糖也同样会加重脑损伤。诸多研究结果均显示,高血糖增加创伤性脑损伤患者的病死率和脑出血的发生率。前瞻性研究数据支持对神经疾病患者进行特定范围内血糖水平控制的基本原理,如对神经重症患者的"严格"和"常规"血糖控制比较的前瞻性研究,涉及 TBI、蛛网膜下腔出血、脑卒中、神经外科等,大多数报告了 TGC 者低血糖发生率增加,但这些研究很难比较,是因为患者群体不同,严格与常规组的目标血糖不同。Meier 等(2012)的回顾分析提示,与目标血糖 90~144mg/dl(5~8mmol/L)组的患者相比,目标血糖 63~117mg/dl(3.5~6.5mmol/L)的 TBI 患者,患者第一周颅内压显著升高,去甲肾上腺素的需求量显著增加,病死率有增加的趋势;而在第二周,较低的目标似乎更有益。因此,鉴于低血糖对继发性脑损伤可产生的不良影响,根据其严重程度和持续时间的不同,低血糖的传

统临界值可能需要宽松一些。在考虑神经重症 ICU 患者考虑合适的目标血糖时,还需要考虑糖尿病患者和非糖尿病患者之间的差异,但尚缺少证据。

4. **心脏围手术期患者**　围手术期高血糖(发生在术中或术后不久)在接受心脏手术的患者中占比很大。其中,糖尿病患者的发病频率远高于非糖尿病患者,术前非糖尿病史者围手术期高血糖发生率约占 30%。尽管对高血糖毒性的争议不断,但它仍与心脏围手术期的并发症风险增加有关,包括胸骨伤口感染、菌血症、呼吸衰竭、肺炎、急性肾损伤、急性心肌梗死、充血性心力衰竭和心律失常,并且延长住院时间和增加医疗费用。有大量针对成人心脏手术患者围手术期 TGC 效果评价的文献。虽然个别研究已经证明 TGC 对临床有益,但总体上结果矛盾,亦无法显露 TGC 优势疗效,而且一些研究中的负面影响超过了优势。目前,尚不清楚在心脏手术后的术后阶段,严格执行 <140mg/dl 的目标血糖与标准推荐量 140~180mg/dl 相比是否存在显著的总体结果差异,尚缺少围手术期非糖尿病患者血糖控制的大样本研究。

四、重症血糖异常与危害

近年,随着对重症血糖的临床与基础研究深入,认识到重症高血糖、血糖波动和低血糖均会对患者的预后产生不良影响。

(一)重症高血糖

重症患者 SHG 的发生率很难评估,源于 SHG 的诊断标准尚无统一性,现有的流行病学调查结果相差甚大。2001 年 Van den Berghe G 等人的研究提示,ICU 重症患者,血糖大于 ≥110mg/dl(6.1mmol/L)的发生率为 97.5%,其中基础血糖浓度 200mg/dl(11.1mmol/L)以上占 12%,110mg/dl(6.1mmol/L)以上占 74.5%。目前,多数临床 SHG 诊断指导意见仍然参照世界卫生组织(WHO,1999)的糖尿病诊断标准,即:入院后随机两次以上血糖测定,空腹血糖 ≥126mg/dl(6.9mmol/L),或随机血糖 ≥200mg/dl(11.1mmol/L)者,即可诊断为 SHG。

以往的观点认为,急危重症引起的 SHG 被认为对患者有益,是作为一种积极的反应,主要依赖

葡萄糖作为大脑和细胞代谢的底物和提供应激能量。严重创伤、感染和手术引起血糖升高的发病机制与糖尿病机制有所不同,主要有:①内分泌激素调节异常:应激使 HPA 轴和交感 - 肾上腺髓质轴兴奋增加,许多胰岛素反向调节激素分泌增加,包括糖皮质激素、胰高糖素、儿茶酚胺、生长激素等,促使分解代谢明显增强,糖原迅速消耗,蛋白和脂肪分解,使血中游离脂肪酸增多,从而抑制葡萄糖被氧化、血糖升高。糖皮质激素通过下调各种信号蛋白和抑制 GLUT-4 葡萄糖载体从内膜储库到浆膜的易位从而减少胰岛素介导的骨骼肌对糖的摄取。生长素通过酪氨酸残基的磷酸化减少胰岛素受体和降低其活性而抑制胰岛素的信号转导途径。儿茶酚胺能直接通过受体或受体抑制胰岛素的结合、酪氨酸激酶的活性和 GLUT-4 的易位。在脓毒症大鼠的研究发现,阻滞 α_2 肾上腺素能受体能减轻胰岛素抵抗。②细胞因子的大量释放:主要直接或间接地参与高血糖的细胞因子有肿瘤坏死因子 -α(TNF-α)、白细胞介素 -1(IL-1)、IL-6 等。Miura 等研究发现应激反应时 TNF-α 显著增高,并证实 TNF-α 能抑制脂肪细胞的信号传导和胰岛素介导的糖摄取,并能抑制胰岛素受体自身磷酸化及受体底物 -1 的磷酸化。其他细胞因子如 IL-1、IL-6、TNF-β 和干扰素等也有证据表明也可以引起胰岛素介导的受体底物 -1 磷酸化的降低。上述研究结果说明,多种细胞因子所组成的网络可以对胰岛素作用产生影响,并在应激胰岛素抵抗的发生中占有一定地位。③胰岛素抵抗(insulin resistance, IR)早在 20 世纪 30 年代,Harold Himsworth 首先提出胰岛素抵抗的概念,阐述胰岛素的刺激作用在人群中有很大的差异,包括糖尿病和非糖尿病患者。随着对应激性高血糖研究的深入,学者们认识到重症患者的"高血糖""高胰岛素"水平现象主要与外周组织对葡萄糖的摄取和利用降低有关,即 SHG 以外周胰岛素抵抗为特点。并认识到 SHG 患者靶细胞对胰岛素的反应性降低所发生胰岛素抵抗可能存在三种形式:①胰岛素的效应器官(靶器官)对胰岛素的敏感性降低,即正常浓度的胰岛素不能发挥相应的效应,需超常量胰岛素才能引起正常量反应;②靶器官对胰岛素的反应性降低,增加胰岛素用量也不能达到最大效应;③靶器官对胰

岛素的敏感性及反应性均降低。测定机体胰岛素抵抗的"金标准"是葡萄糖胰岛素钳夹技术,通过测定胰岛素介导的葡萄糖代谢率来定量测定胰岛素抵抗。由于此方法昂贵、费时,并且对危重病已经发生的高血糖状态的实验检查存在着伦理学问题,很大程度上限定了这项研究技术的使用。目前,常用胰岛素敏感指数(insulin sensitivity index, ISI)判断机体是否存在胰岛素抵抗,ISI 为空腹血清胰岛素与血糖乘积的负自然对数。目前,关于应激患者发生胰岛素抵抗的细胞和分子学机制尚不十分清楚,一般认为可能与胰岛素受体前、受体功能异常、受体后信号转导、葡萄糖转运、细胞内代谢障碍及细胞因子如 TNF-α 等因素有关。除了上述因素之外,医源性因素,如外源性糖皮质激素、血管升压素、β 受体阻滞剂、肠内与肠外营养、静脉输注葡萄糖、透析置换液和抗生素等可导致血糖升高。

高血糖可导致多种并发症和不良预后。血液中高浓度葡萄糖与烧伤、手术、脑血管意外、急性冠脉综合征,以及颅脑损伤患者的并发症增加有关。高血糖可引起中性粒细胞功能障碍,降低细胞内杀菌活性和调理吞噬作用,在增加感染机会中发挥作用。葡萄糖浓度过高可导致线粒体功能障碍,激活炎症途径,高血糖与内皮和微循环损伤有关,是器官功能障碍的原因之一。

(二)重症血糖变异性

重症患者的血糖波动范围很大,即使是在持续喂养和胰岛素使用状态下。现有研究显示,血糖水平的变异性为 ICU 和脓毒症患者的独立死亡危险因素。

反映血糖波动大小的指标有血糖值标准差(standard deviations, SD)、变异系数(Variation Coefficient, VC)、血糖不稳定指数(glycemic lability index, GLI)、平均绝对血糖(mean absolute glucose, MAG)。2006 年 Egi 的 7 049 例患者的多中心回顾性研究显示血糖值 SD 是影响患者住 ICU 时间、ICU 病死率、住院病死率的独立危险因素,而且随着住 ICU 时间的延长,血糖值 SD 在预测病死率的义更强于血糖平均值。Krinsley 等对 3 252 例患者的单中心回顾性研究显示,不同血糖控制水平组均显示血糖值 SD 越低病死率越低。Waeschle 等对 191 例脓毒症患者的单中心前瞻性研究显示,血

糖值 SD>20mg/dl 组的病死率是相应对照组的 9.6 倍,所有重度脓毒症、脓毒症休克死亡患者的血糖值 SD 均 >20mg/dl。此外,Krinsley 等人的研究还发现,VC<15% 平均血糖水平在 70~99mg/dl 非糖尿病患者在 ICU 的死亡率为 10.2%,而 VC 在 50% 以上的患者则为 58.3%。

血糖变异性影响生命的观点在生物学上是可信的。一些研究表明,这些变异水平对线粒体、内皮细胞、神经元和免疫系统功能具有破坏性影响引起微血管损伤等。由此,应该关注重症患者血糖的变异或波动幅度,要尽量减少血糖控制中的波动对重症预后的影响。

(三)重症低血糖

低血糖是 IIT 实施中的常见并发症。目前,尚缺少低血糖的诊断标准。血糖≤40mg/dl (2.2mmol/L)被定义为严重低血糖。尽管许多研究表明低血糖与不良预后密切相关,但没有研究证实 IIT 引起的低血糖与死亡率之间的因果关系,因重症患者的低血糖极易被疾病的严重程度所混淆,病情越重越容易发生低血糖。Egi M 等回顾性观察研究(n=4 946)中,低血糖的发生率为 22.4%(1 109),低血糖组的住院死亡率为 36.6%,而非低血糖组的住院死亡率为 19.7% (p<0.05),随着低血糖的严重程度死亡率则显著增加(p<0.001),调整混杂因素后,低血糖仍是与全因病死率增加有关,包括心血管事件和感染疾病相关死亡的独立危险因素。许多研究结果提示,血糖控制越严格,低血糖的发生的风险则越高。低血糖与死亡率之间关系在重症患者中的原因可能有:低血糖的程度与患者疾病的危重程度相一致;低血糖可能是即将死亡的一个生物标志物。

低血糖对重症患者具有有害的生物效应,包括:通过诱导神经低血糖症产生生物学毒性,短暂的医源性低血糖是否有害,害处有多大尚不清楚,但长时间的低血糖与中枢神经系统的损伤相关;还有低血糖可引起脑血管舒张、损害交感神经的反应性、增加全身炎症反应和抑制皮质醇反应等。一些文献提醒,即使轻微的低血糖也应避免。低血糖的危险因素包括:糖尿病、感染性休克、机械通气的使用、肌力支持的使用、肾功能不全、疾病的严重程度以及胰岛素的使用。

五、改善血糖控制的质量与安全 – 现状与展望

(一)血糖监测技术的发展

血糖控制是一项复杂的干预,达到目标血糖的安全性和稳定性,精准的胰岛素剂量均需要频繁而准确的血糖监测和可靠的算法。一些策略可以进一步提高血糖控制的质量和安全性,包括使用经过验证的计算机算法、(近似)连续血糖监测(CGM)和闭环血糖控制等,这些方法可应用有效的算法降低低血糖的发生率,防止血糖波动过大,从而进一步提高严密血糖控制的质量和安全性。已经开发了几种 CGM 装置,包括血管内或组织间传感器。然而,一些设备的精度尚不符合专家提出的 CGM 的严格标准,因此,目前有相当数量的 CGM 设备没有获得用于危重患者的监管批准,同样,闭环血糖控制有可能显著提高干预的质量和安全性。

目前开发的血糖监测设备种类繁多,按照血糖检测仪器性能不同分为有创血糖、微创和无创血糖监测。检测样本来源有动脉血、静脉血、毛细血管全血糖和组织液糖测定。按照血糖测定的时间点分为,POCT、实时血糖测定和连续动态(或近似)血糖测定。POCT 仍然是当前多数临床或 ICU 使用血糖检测的主流设备。但实际上,应用于重症患者的床旁血糖试验设备一直难以得到临床文献数据的支持和监管机构的认证通过,即 POC 技术尚未提供一个足够高的精确度和可靠性,正是因为 POC 在危重病期间血糖监测的精准性和效果受到很大挑战。

持续血糖检测(CGMS),经过 40 年的研究和发展,现 CGMS 正成为医疗设备市场中快速成长的一个领域。近年,随着动态血糖监测即时反馈技术的快速发展,有几项持续血糖监测技术的发展值得关注,特别是应用于重症病房、手术室患者的血糖监测技术有了实质性的突破。①组织间液 CGMS:是通过葡萄糖感应器监测皮下组织间液的葡萄糖浓度而间接反映血糖水平的监测技术。在重症患者中的精确度与非危重患者相差无几。与动脉血气标本的配对比较(N=1 060 CGM-ABG),绝对相对偏差较低,为 7.0%(3.5,13.0)与 12.8% (6.3,21.8),p<0.001;在 Clarke 误差网格 A 区的

百分比较高（87.8% 比 70.2%）。②微透析 CGMS（microdialysis-based CGM system）：是通过外传感器测量所植入部位血管或组织间液，或通过内置血管导管或透析膜（皮下）采集血样或透析液到体外，为重症患者血糖检测的准确性带来了转折与希望。③植入式 CGMS：近年来，在闭环人工胰腺中，生物界面识别和炎症反应规避继续推动着 CGM 传感器向着精准度和可靠性方面发展。伴随着生物相容性聚合物的开发，计算和数据分析的扩展，对增强植入传感器的敏感性新技术的研究，显著提高了植入式 CGMS 的性能和敏感性。④无创 CGMS 技术：无创检测主要采用获取组织液法和直接检测法。组织液采集可有血液、组织液、唾液、眼房液、眼泪、尿液和汗液等。由于体液中葡萄糖与血液的含量缺少严格的对应关系，特别是病理状态下变化的影响，其检测结果的准确性的难以定论。目前，随着现代科学技术进展，无创动态血糖监测技术也有了重要进展。无创持续血糖监测具有方便、无损伤、可连续检测等优点，但灵敏度低，需要经常矫正。总之，新的血糖检测或监测技术，在多种途径和性能，特别是准确的提高为不久的将来，对 ICU 重症患者的严格血糖控制临床和研究带来实用性和潜在的变革，使重症患者的高血糖、低血糖与血糖波动变得更加可控，带来血糖控制对预后的有利影响有望更为明确。

（二）个体化血糖控制目标

对于 ICU 不同的重症患病群体，如果每个 RCT 都以 80~110mg/dl（4.4~6.1mmol/L）的"血糖正常"目标血糖为靶点时，这种"一刀切"的策略可能对一些患者有益，而对另一些患者则可能是有害的。应按照个体化的血糖的耐受程度不同来合理选择目标血糖，特别是对糖尿病患者应实施相对"自由"的宽松目标血糖。研究数据表明，与非糖尿病患者相比，糖尿病前期患者的最佳血糖的目标值可能更高。但需要进一步的研究来确定最佳水平，因为过高的水平也可能与感染等并发症有关。此外，慢性糖尿病患者应参考入院前血糖控制情况（HbA1c）实施个体化目标血糖调整，HbA1c≥7% 应考虑适当放宽目标血糖。然而，血糖的最佳目标是否取决于血糖控制的现有水平，目前还不清楚。此外，还涉及许多专科重症（心脏重症、神经重症、小儿重症等）均需要结合患者个人病史、疾病种类、入院前的血糖水平和营养实施等，探索合理的个体化的血糖控制目标。

（三）有效的可执行血糖控制方案

血糖控制中的不安全因素较为复杂，包括：监测技术可能与分析的准确性问题；监测频率不理想，增加了低血糖或高血糖事件的"遗漏"可能；临床梯队缺少训练有素，导致目标血糖范围的时间比例较低，以及胰岛素给药方案和剂量的差异等。同时，重症疾病种类（内科、外科、专科或混合 ICU），患者的基础疾病和年龄等均存在较大差异。显然，就像在许多其他重症领域一样，同一个目标血糖标准并不适用于所有患者，不同类型的患者在血糖控制方面有着不同的需求，这使得在大样本的重症异质性较大群体中难以证明其总体效益。如何将 ICU 重症患者的血糖控制进行合理、安全、有效的实施是当前面临的主要挑战。

通过对重症患者的临床研究，证实了使用经过验证的方案来帮助维持适当的血糖水平的有效性。该方案必须由包括医生、护士、药剂师和营养师在内的多学科团队制订，提供获取特定血糖水平、调整胰岛素剂量和停止，或降低输液速度的指导。根据每个患者的血糖水平和他们的饮食。还必须包括低血糖等并发症的风险。

在当前自动化的即时血糖监测没有广泛临床推广的情况下，在实施胰岛素静脉治疗时，应对初始血糖每 1~2h 检查一次，直到设定好输注速度，然后在血糖浓度稳定后每 4h 检查一次。使用算法或方案法的优点包括改善血糖控制，减少治疗误差，使血糖控制接近目标或正常范围，避免低血糖。无论是在 ICU 出院前还是出院时，通常都需要将静脉注射胰岛素转化为皮下治疗。

此外，一些计算机方案在血糖控制中发挥了一定的安全作用，如即时血糖监测联合胰岛素融合方案联合使用时，可以最大限度地降低血糖变化，有助于改善患者预后和减少工作量，这可能是具有成本效益的。Hersh 团队采用电子胰岛素治疗方案（e-protocol insulin），目标血糖为 80~110mg/dl 和 90~40mg/dl 患者严重低血糖（血糖水平 <40mg/dl）的发生率分别仅有 1.16% 和 0.35%，远低于其他强化胰岛素治疗的相关研究中的低血糖发生率。纸质版血糖控制方案与计算机控制方案比较效果相同，但计算机方案更有助

于降低低血糖的发生率。

结束语:尽管医护人员对SHG产生的不良影响得到了共识,但理想的目标血糖水平尚不清楚,特别是重症患者血糖控制中的诸多问题和技术手段尚待解决。血糖控制的安全性、合理性和有效性面临诸多的挑战。重症患者的血糖控制又是复杂的过程,除了患者自身病情的严重程度和对胰岛素敏感性存在个体化的差异外,血糖控制操作的几个连续步骤中,每个步骤都包含可能的变化源,从用于测定血糖的技术到用于胰岛素剂量调整和运算,再到操作系统的工作人员的培训,有诸多应用环节中的精准性、安全性、可靠性和有效性需要进一步探索。总之,但现有的证据和血糖监测技术能力仍不能为TGC提供可靠的循证支持。许多学者认为TGC带来的优势结果不能过早肯定或否定,仍然有待更可靠、更科学的,或更为严谨的、更大规模的临床RCT研究。当前的临床研究存在着的若干问题有待先解决,例如:①重症患者的血糖监测技术有待改善,应研发出适合于重症患者的血糖监测系统。无论患者、临床医疗和科研,均需要一个精确度和可行性强的、即时或连续的血糖监测系统来改善胰岛素治疗现状,特别是在实施营养治疗、胰岛素敏感性不同和生理应激变化的状态下,帮助提供精确的血糖监测数据,及时调整胰岛素药物剂量,提高血糖控制的安全性和有效性更显得至关重要。由此,近年在血糖监测方面的生物工程与临床研究进入热化状态,并取得了一定进展。②缺少一致认可的、统一的血糖指导方案,即适用于多数重症患者的血糖控制方案,以维持恰当和平稳的血糖水平,来安全改善患者的相关并发症的发生率和病死率。③探索胰岛素安全给药策略,为现代胰岛素的药代动力学寻找更为安全,有效用于血糖控制,包括最适宜于不同重症患者条件的可行性。人工智能、计算机程序化运算,或自动化监测与给药支持系统可能是今后的发展方向。

(曹相原)

参 考 文 献

[1] Van den Berghe G, Wouters P, Weekers F, et al. Intensive insulin therapy in critically ill patients[J]. N Engl J Med, 2001, 345: 1359–1367.

[2] Vanden Berghe G, Wilmer A, Hermans G, et al. Intensive insulin therapy in the medical ICU[J]. N Engl J Med, 2006, 354: 449–461.

[3] Krinsley JS. Effect of an intensive glucose management protocol on the mortality of critically ill adult patients[J]. Mayo Clin Proc, 2004, 79: 992–1000.

[4] Furnary AP, Gao G, Grunkemeier GL, et al. Continuous insulin infusion reduces mortality in patients with diabetes undergoing coronary artery bypass grafting[J]. J Thorac Cardiovasc Surg, 2003, 125: 1007–1021.

[5] Preiser JC, Devos P, Ruiz-Santana S, et al. A prospective randomised multicentre controlled trial on tight glucose control by intensive insulin therapy in adult intensive care units: the Glucontrol study[J]. Intensive Care Med, 2009, 35: 1738–1748.

[6] Brunkhorst FM, Engel C, Bloos F, et al. Intensive insulin therapy and pentastarch resuscitation in severe sepsis[J]. N Engl J Med, 2008, 358: 125–139.

[7] Finfer S, Liu B, Chittock DR, et al. Hypoglycemia and risk of death in critically ill patients[J]. N Engl J Med, 2012, 367: 1108–1118.

[8] Treggiari MM, Karir V, Yanez ND, et al. Intensive insulin therapy and mortality in critically ill patients[J]. Crit Care, 2008, 12(1): R29.

[9] Gandhi GY, Nuttall GA, Abel MD, et al. Intensive intraoperative insulin therapy versus conventional glucose management during cardiac surgery: a randomized trial[J]. Ann Intern Med, 2007, 146(4): 233–243.

[10] Wiener RS, Wiener DC, Larson RJ. Benefits and risks of tight glucose control in critically ill adults: a meta-analysis[J]. J Am Med Assoc, 2008, 300: 933–944.

[11] Gunst J, Van den Berghe G. Blood glucose control in the ICU: don't throw out the baby with the bathwater![J]. Intensive Care Med, 2016, 42: 1478–1481.

[12] Inoue S, Sakaguchi M, Egi M. The optimal target for acute glycemic control in critically ill patients: a network meta-analysis[J]. Intensive Care Med, 2017, 43: 16–28.

[13] Yamada T, Shojima N, Noma H, et al. Glycemic control, mortality, and hypoglycemia in critically ill patients: a systematic review and network meta-analysis of randomized controlled trials[J]. Intensive Care Med, 2016, doi: 10.1007/s00134-016-4523-0.

[14] Gunst J, Van den Berghe G. Blood glucose control in the intensive care unit: benefits and risks[J]. Semin Dial, 2010, 23: 157–162.

[15] Ellis MF, Benjamin K, Cornell M, et al. Suitability of capillary blood glucose analysis in patients receiving

vasopressors[J]. Am J Crit Care, 2013, 22(5): 423–429. doi: 10. 4037/ajcc2013692.

[16] Inoue S, Egi M, Kotani J, et al. Accuracy of blood-glucose measurements using glucose meters and arterial blood gas analyzers in critically ill adult patients: systematic review[J]. Crit Care, 2013, 17: R48.

[17] Casaer MP, Mesotten D, Hermans G, et al. Early versus late parenteral nutrition in critically ill adults[J]. N Engl J Med, 2011, 365: 506–517.

[18] Rady MY, Johnson DJ, Patel BM, et al. Influence of individual characteristics on outcome of glycemic control in intensive care unit patients with or without diabetes mellitus[J]. Mayo Clin Proc, 2005, 80: 1558–1567.

[19] Gunst J, De Bruyn A, Van den Berghe G. Glucose control in the ICU[J]. Curr Opin Anaesthesiol, 2019, 32(2): 156–162.

[20] J Preiser JC, Lheureux O, Prevedello D. A Step Toward Personalized Glycemic Control[J]. Critical Care Medicine, 2018, 46(6): 1019–1020.

[21] Egi M, Bellomo R, Stachowski E, et al. Blood glucose concentration and outcome of critical illness: the impact of diabetes[J]. Crit Care Med, 2008, 36(8): 2249–2255. doi: 10. 1097/CCM. 0b013e318181039a.

[22] Di Muzio F, Presello B, Glassford NJ, et al. Liberal versus conventional glucose targets in critically ill diabetic patients: an exploratory safety cohort assessment[J]. Crit Care Med, 2016, 44: 1683–1691.

[23] Luethi N, Cioccari L, Biesenbach P, et al. Liberal Glucose Control in ICU Patients With Diabetes: A Before-and-After Study[J]. AbstractCrit Care Med, 2018, 46(6): 935–942.

[24] Van den Berghe G, Wouters P, Weekers F, et al. Intensive insulin therapy in critically ill patients[J]. N Engl J Med, 2001, 345: 1359–1367.

[25] Krinsley JS. Glycemic variability: a strong independent predictor of mortality in critically ill patients[J]. Crit Care Med, 2008, 36: 3008–3013.

[26] Egi M, Bellomo R, Stachowski E, et al. Variability of blood glucose concentration and short term mortality in critically ill patients[J]. Anesthesiology, 2006, 105: 244–252.

[27] Waeschle RM, Moerer O, Hilgers R, et al. The impact of the severity of sepsis on the risk of hypoglycaemia and glycaemic variability[J]. Crit Care, 2008, 12: R129.

[28] Krinsley JS. Glycemic variability and mortality in critically ill patients: the impact of diabetes[J]. J Diabetes Sci Technol, 2009, 3: 1292–1301.

[29] Risso A, Mercuri F, Quagliaro L, et al. Intermittent high glucose enhances apoptosis in human umbilical vein endothelial cells in culture[J]. Am J Physiol Endocrinol Metab, 2001, 281: E924–930.

[30] Quagliaro L, Piconi L, Assaloni R, et al. Intermittent high glucose enhances apoptosis related to oxidative stress in human umbilical vein endothelial cells[J]. The role of protein kinase C and NAD(P)H-oxidase activation. Diabetes, 2003, 52: 2795–2804.

[31] Krinsley JS, Egi M, Kiss A, et al. Diabetic status and the relation of the three domains of glycemic control to mortality in critically ill patients: an international multicenter cohort study[J]. Crit Care, 2013, 17: R37.

[32] Egi M, Bellomo R, Stachowski E, et al. Hypoglycemia and outcome in critically ill patients[J]. Mayo Clin Proc, 2010, 85: 217–224.

[33] Schlenk F, Graetz D, Nagel A, et al. Insulin-related decrease in cerebral glucose despite normoglycemia in aneurysmal subarachnoid hemorrhage[J]. Crit Care, 2008, 12: R9.

[34] Diéguez G, Fernández N, García JL, et al. Role of nitric oxide in the effects of hypoglycemia on the cerebral circulation in awake goats[J]. Eur J Pharmacol, 1997, 330: 185–193.

[35] Herlein JA, Morgan DA, Phillips BG, et al. Antecedent hypoglycemia, catecholamine depletion, and subsequent sympathetic neural responses[J]. Endocrinology, 2006, 147: 2781–2788.

[36] Dotson S, Freeman R, Failing HJ, et al. Hypoglycemia increases serum interleukin-6 levels in healthy men and women[J]. Diabetes Care, 2008, 31: 1222–1223.

[37] Keller-Wood ME, Shinsako J, Dallman MF. Inhibition of the adrenocorticotropin and corticosteroid responses to hypoglycemia after prior stress[J]. Endocrinology, 1983, 113: 491–496.

[38] Bellomo R, Egi M. What is a NICE-SUGAR for patients in the intensive care unit? [J]. Mayo Clin Proc, 2009, 84: 400–402.

[39] Krinsley JS, Grover A. Severe hypoglycemia in critically ill patients: risk factors and outcomes[J]. Crit Care Med, 2007, 35: 2262–2267.

[40] Stewart KW, Pretty CG, Tomlinson H, et al. Safety, efficacy and clinical generalization of the STAR protocol: a retrospective analysis[J]. Ann Intensive Care, 2016, 6: 24.

[41] Dubois J, Van Herpe T, van Hooijdonk RT, et al. Software-guided versus nurse-directed blood glucose control in critically ill patients: the LOGIC-2

multicenter randomized controlled clinical trial[J]. Crit Care, 2017, 21: 212.

[42] Krinsley JS, Chase JG, Gunst J, et al. Continuous glucose monitoring in the ICU: clinical considerations and consensus[J]. Crit Care, 2017, 21: 197.

[43] Yatabe T, Yamazaki R, Kitagawa H, et al. The evaluation of the ability of closed-loop glycemic control device to maintain the blood glucose concentration in intensive care unit patients[J]. Crit Care Med, 2011, 39: 575-578.

[44] Leelarathna L, English SW, Thabit H, et al. Accuracy of Subcutaneous Continuous Glucose Monitoring in Critically Ill Adults: Improved Sensor Performance with Enhanced Calibrations[J]. Diabetes Technol Ther, 2013, Nov 4.

[45] Vaddiraju S, Legassey A, Qiang L, et al. Enhancing the sensitivity of needle-implantable electrochemical glucose sensors via surface rebuilding[J]. J Diabetes Sci Technol, 2013, 7(2): 441-451.

[46] Hersh AM, Hirshberg EL, Wilson EL, et al. Lower glucose target is associated with improved 30-day mortality in cardiac and cardiothoracic patients[J]. Chest, 2018, 154(5): 1044-1051.

[47] Newton CA, Smiley D, Bode BW, et al. A comparison study of continuous insulin infusion protocols in the medical intensive care unit: computer-guided vs. standard column-based algorithms[J]. J Hosp Med, 2010, 5(8): 432-437.

第三节　低 T_3 综合征

一、概述

重症患者在不同程度的各种损伤及应激因素作用下，为了更好适应这些变化或降低损伤程度，体内激素水平会产生多种形式的复杂变化，其中下丘脑-垂体-甲状腺轴是重要的神经体液调节系统。要正确理解甲状腺相关激素水平变化并给予恰当的临床诊疗及评估，就需要对甲状腺相关激素的合成释放的生理过程、作用机制、临床意义、调节机制等有清晰的认识。

低 T_3 综合征（Low T_3 syndrome）是指在无甲状腺病变的情况下，机体在各种应激状态下出现的甲状腺功能改变，主要表现为血清总三碘甲状腺原氨酸（TT_3）、游离三碘甲状腺原氨酸（FT_3）水平下降，血清反三碘甲状腺原氨酸（rT_3）升高，血清甲状腺激素（T_4）、促甲状腺激素（TSH）正常。常见于急性或慢性系统性疾病，如感染、心脏和肺部疾病、创伤或外科手术甚至麻醉本身；也见于一些消耗性疾病，如未控制的糖尿病、慢性肝病、肾脏疾病、肿瘤。这是机体节省能量、减少消耗、调整内环境稳态的一种表现。

1973 年 Reichlin 等首先报道了这种临床现象，并命名为低 T_3 综合征。1978 年 Rubenfeld 将这种甲状腺功能正常，但血清 T_3 水平降低的现象命名为正常甲状腺功能病态综合征（euthyroid sick syndrme, ESS）。目前临床上仍习惯称之为低 T_3 综合征。

甲状腺是内源性 T_4 的唯一来源，但甲状腺分泌产生的 T_3 仅占全部 T_3 的 20%，其余 80% 则在外周组织由 T_4 经脱碘酶的作用转化而来。甲状腺激素在血液中绝大多数与血浆中的蛋白质结合，其中 T_4 约 99.97% 为结合状态，T_3 约 99.7% 为结合状态，主要与甲状腺结合球蛋白（TBG）结合，少部分与血浆白蛋白（ALB）、甲状腺结合前白蛋白（TBPA）结合。由于游离状态的甲状腺激素才能进入细胞内，进而产生生物学效应，且 FT_3 的生物学活性大约是 FT_4 的 5 倍，故甲状腺激素的生物活性几乎均由 FT_3 表达。T_4 可根据生理需要在Ⅰ型 5'-脱碘酶（5'-DⅠ）和Ⅱ型 5'-脱碘酶（5'-DⅡ）作用下从外环脱去 1 个碘而不断转变成 T_3。但在Ⅲ型 5'-脱碘酶（5'-DⅢ）作用下则从内环脱去 1 个碘而转变成 rT_3，其生物活性基本消失。

下丘脑的神经内分泌细胞产生促甲状腺激素释放激素（thyrotropin-releasing hormone, TRH）是整个下丘脑-垂体-甲状腺轴体反馈调节的始动位点，TRH 通过垂体门脉系统随血流进入腺垂体，促进 TSH 的释放与合成。TSH 全面促进甲状腺的功能，稍早出现的是促进甲状腺激素的释放，稍晚出现的为促进 T_4、T_3 的合成，包括加强碘泵活性，增强过氧化物酶活性，促进甲状腺球蛋白合成及酪氨酸碘化等各个环节。

二、低 T_3 综合征的发病机制

由于机体在严重应激反应过程中必须保证维系生命的重要器官的功能，故神经-内分泌-免疫网络通过激素、细胞因子、内分泌多肽等多种生

物介质间的相互作用,对应激宿主内环境和不同系统器官功能进行综合调节,力图在增强机体免疫功能、有效抵御疾病的基础上控制炎症反应的程度,达到将自身组织的损伤和消耗减到最低的目的。因此,大多学者认为,处于严重应激反应过程中的重症患者的 T_3 降低是机体的一种保护机制。其发生的机制复杂,且尚未完全阐明,主要有以下几个方面。

外周组织中 T_4 在 5'-D I 作用下转化为 T_3,在 5'-D III 作用下转化为 rT_3。低 T_3 综合征时,血清 TT_3、FT_3 降低的同时伴随 rT_3 明显增高,T_4、TSH 正常,表明甲状腺外的 T_3 生成速率减低可能是导致患者 T_3 下降的主要原因。导致 T_3 生成速率降低的原因有:①5'-D I 活性降低、5'-D III 活性增强。当机体出现严重疾病、严重创伤、MODS 等严重应激时,以肿瘤坏死因子(TNF)和白细胞介素 -6(IL-6)为主的大量细胞因子使外周组织中 5'-D I 活性受到抑制,5'-D III 活性增强,故 T_4 向 T_3 转换减少,向 rT_3 转换增多。②人体有两种主要含硒的酶,5'-D I 和谷胱甘肽过氧化酶(GPx)。在重症患者中常存在硒缺乏及硒在体内的重新分布,导致甲状腺中的 GPx 活性降低及 5'-D I 活性降低。前者活性降低将损伤甲状腺细胞抵抗自由基氧化损伤的防御能力,导致 T_3 及 T_4 的合成、分泌减少。③细胞质中辅助因子(如 NADPH 与谷胱甘肽)的缺乏还可以进一步引起外周组织对 T_4 摄取的减少,导致 5'-D I 的底物不足,协同降低了甲状腺外 T_4 向 T_3 的转化。④II 型 5'-脱碘酶(5'-D II)为脑与垂体中特有一种脱碘酶,在危重症患者中该酶的活性明显增强,能够加速垂体内的 T_4 向 T_3 转化,使外周 T_3 降低所致的负反馈机制受抑制,最终导致垂体分泌的 TSH 并不随 T_3、T_4 的下降而升高。

当机体处于严重应激反应时,多种炎性介质(如:TNF-α、1L-6)还可以通过其他途径影响甲状腺激素的合成及分泌。如:直接作用于垂体引起 TSH 分泌节律异常、分泌减少,也可以阻断 TSH 的促甲状腺激素释放作用并抑制甲状腺内过氧化酶 mRNA 的合成。这些最终都导致 T_3、T_4、TSH 的分泌异常。

在应激状态下,下丘脑 - 垂体 - 甲状腺轴激活,甲状腺激素分泌增加,分解代谢增强。而过高的分解代谢状态显然对重症患者不利,为了维持危重症患者基本生理功能,应激调控中枢将发挥作用,以抑制过度的炎症反应及过高的分解代谢。故机体可通过释放一些甲状腺激素抑制物质(如糖皮质激素、多巴胺等),在抑制 TSH 释放的同时抑制外周组织将 T_4 转化为 T_3。同时,众多其他因素,如长期能量摄入不足、饥饿、重症感染、创伤、危重症、炎性因子大量释放、药物及游离 T_4 升高等,均可以通过负反馈机制抑制下丘脑及垂体释放 TRH 和 TSH。

游离甲状腺激素通过与受体结合发挥作用,甲状腺激素受体分布广泛,在垂体、心脏、肝脏、肾脏、肺、肠道、骨骼肌等组织细胞的细胞膜、线粒体、细胞核内均有分布,可分为有功能性异构体及无功能性异构体。研究发现重症患者组织细胞核 T_3 受体增多,这种改变会使其与 T_3 的结合增加,从而导致循环中 T_3 水平下降。

在病程较长的重症患者中,TSH 分泌节律逐渐消失,以夜间分泌峰值的缺失为主,这与中枢源性甲状腺功能减退患者的甲状腺激素水平变化一致;同时,在长期慢性重症疾病死亡患者的尸检结果中还发现下丘脑室旁核 TRH 的 mRNA 表达减少。这些均提示下丘脑功能改变是导致重症患者出现低 T3 综合征的原因之一。

T_3、T_4 在循环中均以与血液中蛋白质结合状态为主,T_3、T_4 分别仅有 0.3% 和 0.03% 呈游离状态,仅后者具有生物学活性,两者之间可相互转变,保持动态平衡,以满足机体需要。若 TBG、TBPA 及 ALB 水平明显下降,则与之结合的甲状腺激素亦相应减少,且 T_4、T_3 清除速度亦相应加快。重症患者在应激状态下可以抑制肝脏合成产生 TBG;TBG 是丝氨酸蛋白抑制因子的一种,急性炎症疾病炎症部位蛋白裂解将引起 TBG 减少;另由于重症患者的消耗较大、营养状态差、血浆白蛋白分布异常,导致血浆蛋白明显降低。这些都会直接影响 T_4、T_3 的测量结果导致降低。

重症患者常出现各种原因所致的休克及呼吸衰竭,导致组织器官出现灌注不足、缺血缺氧表现。甲状腺细胞代谢旺盛,需氧量大,缺血缺氧会直接影响其正常的生理功能,抑制甲状腺激素的合成与释放,导致 T_4、T_3 合成分泌减少。

近年来的一些研究还证实，多种血清因子诸如胆红素、非酯化脂肪酸、苯甲酰甘氨酸、硫酸吲哚酚等均会抑制组织细胞膜对甲状腺激素的转运。包括多巴胺、糖皮质激素、某些碘化X线显影剂、丙硫氧嘧啶在内的药物也可能影响甲状腺激素的分泌合成。

由于下丘脑-垂体-甲状腺轴体受到上述多种因素的影响，致使重症患者TSH水平受到多种抑制因素与T_3降低的正反馈调节的双重作用，故低T_3综合征患者的TSH水平最终表现为基本正常。低T_3综合征患者甲状腺激素水平异常的发生机制是多种因素共同作用的最终结果。

三、低T_3综合征的临床表现及意义

低T_3综合征患者的临床表现不尽相同，大多数患者并无甲状腺激素水平降低的相关临床表现，但少部分患者可以表现为典型的甲状腺功能减低，如无明显诱因持续存在难以纠正的低血压、心率减慢或低体温等。由于重症患者常常缺乏主诉，病情复杂，且临床治疗干预措施复杂，甚至存在相互影响，尤其是机械通气及镇痛镇静对循环及代谢的影响，导致患者甲状腺激素水平降低的临床表现容易被患者自身病情及临床干预措施所掩盖。重症患者的甲状腺激素水平在不同疾病和同一患者病程的不同阶段可以正常、降低或升高，表现不尽相同，提示神经-内分泌-免疫网络的调节随着病情而动态变化。低T_3综合征患者通常情况下只有TT_3、FT_3的降低，然而病程更长、病情更为危重的患者还会出现血清总T_4（TT_4）的降低，这也被称为低T_4综合征。

目前大多数学者认为，低T_3综合征是机体自我保护的一种调节机制，是机体内分泌系统对急性严重应激、全身急慢性炎症、组织急慢性缺血缺氧的适应性反应，目的是使急慢性重症患者减轻损伤、降低消耗、减少分解代谢。因T_3、T_4降低可使机体的能量需求和蛋白质代谢率随之降低。在原发疾病好转后，T_3、T_4水平亦会随之恢复正常。但T_3、T_4下降，究竟是机体适应性反应使机体维持最低代谢率而达到保护机体作用，还是机体不适应疾病状态因而导致的对机体有害的甲状腺功能减退，目前尚不明确，仍需要进一步的探索。

正确认识及诊断低T_3综合征有重要临床意义。众多的临床研究发现，患者的病情越严重，血清T_3的水平越低，病情更为危重时T_4也会随之下降。血清甲状腺激素水平可以作为评估预后的一种独立预测因子或生物标志物，且与APACHII评分有较好的相关性。患者APACHII评分结合有无低T_3综合征及其甲状腺激素水平，可以进一步评估患者的病情严重程度及预后。

四、低T_3综合征的诊断与鉴别诊断

对于拟诊低T_3综合征的重症患者，只有通过甲状腺功能检测才能发现甲状腺激素水平的降低，而要诊断低T_3综合征，需要根据病史、症状、体征及实验室检查综合分析，而重点在于除外甲状腺自身相关疾病。但这对于ICU重症患者来讲存在一定困难，因为其有可能缺乏主诉、无法准确评估相关症状，无法详细追溯病史及既往情况等。因此尽可能获取完整现病史、既往史、家族史、相关手术史；适时进行甲状腺超声、头颈部CT或MRI等影像学检查，以明确患者甲状腺及垂体解剖结构是否正常、是否受到可能存在的肿块或其他浸润性疾病的影响；评估是否存在可能影响下丘脑垂体功能的相关治疗；这些对于诊断及鉴别诊断至关重要。低T_3综合征需要与以下情况相鉴别：

（一）原发性甲状腺功能减退

低T_3综合征患者甲状腺激素水平的变化也是神经-内分泌系统反馈调节的结果，但这种变化是机体在应激反应中避免过度消耗的一种保护性机制，与原发性甲状腺功能减退患者的激素水平变化及调节机制完全相反，这是鉴别两种疾病的根本所在。

TSH是评价甲状腺激素水平较为敏感的指标，由于存在神经-内分泌系统反馈调节作用，原发性甲状腺功能减退患者的TSH上升非常迅速且明显，甚至发生在T_3和T_4下降到正常参考范围之前（这也被称为亚临床甲状腺功能减退）。与之相反，低T_3综合征患者的T_3（包括病情危重患者的T_4）虽然明显降低，但TSH仍然维持正常或仅轻度降低。另对于甲状腺功能减退的患者而言，内分泌系统自身反馈调节的结果是动员循

环中的结合型 T_4 解离为 FT_4 进入外周组织转化为 T_3，从而尽可能确保发挥主要生理效应的 T_3 水平趋于正常，所以 T_4 的下降比 T_3 的下降发生早且幅度大。故低 T_3 综合征患者主要是 T_3 降低，rT_3 升高，T_4 多正常（病情严重时也降低），TSH 正常或略低；而原发性甲状腺功能减退患者 T_4、T_3 均降低，T_4 降低更明显，但 rT_3 正常，TSH 则显著升高。

（二）继发性甲状腺功能减退

继发性甲状腺功能减退是由垂体病变引起，此类患者往往有多种垂体内分泌细胞受损，故除了 TSH 降低之外，还有腺垂体的其他相关激素，如促肾上腺皮质激素（adrenocorticotrophic hormone，ACTH）、卵泡刺激素（follicle stimulating hormone，FSH）、黄体生成激素（luteinizing hormone，LH）等分泌减少，此外，血、尿皮质醇水平也相应降低，MRI 检查可有垂体肿瘤、坏死、空泡蝶鞍综合征等异常发现。而低 T_3 综合征患者血皮质醇水平正常或升高，ACTH、FSH 及 LH 均正常，更重要的是患者 rT_3 显著升高，脑垂体 MRI 检查正常，此外，患者还有原发疾病的临床症状，这些均有助于两者的鉴别。

五、低 T_3 综合征的治疗

低 T_3 综合征患者是否需要甲状腺激素治疗至今仍是一个有争议的话题。多数学者认为：对于低 T_3 综合征患者而言，关键是治疗原发病，而不主张用甲状腺激素替代治疗。因为低 T_3 血症是患者对恶劣生存环境的适应性调节，有利于机体通过减慢代谢、节约能耗而渡过危机。如果人为补充甲状腺激素，提高机体的代谢率，可能会破坏这种适应性变化，反而对机体不利。因此，在大规模随机对照临床研究证实低 T_3 综合征患者可以从外源性甲状腺激素治疗中获益之前，不建议常规给予激素治疗。

也有学者发现，在原发性心肺疾病患者中补充外源性甲状腺素可以改善预后。因为重症患者的细胞核 T_3 受体增多，是为了集聚更多的 T_3 以满足机体代谢需要，低 T_3 综合征实际是 T_3 相对不足的表现，应该进行补充甲状腺激素的治疗。

（蒋东坡）

第四节　甲状腺危象

一、概念及进展

甲状腺危象（thyroid storm or thyroid crisis）是一种危及生命的疾病，由于严重甲亢时机体代偿机制衰竭，甲状腺激素升高引起的高代谢状态，常称为甲亢危象。本病不常见，但病死率很高，需要快速诊断和紧急治疗。这种情况表现为多器官失代偿，伴有意识丧失、高热、心力衰竭、腹泻和黄疸。最近在日本进行的全国性调查显示，死亡率仍然超过 10%。多器官功能衰竭是最常见的死亡原因，其次是充血性心力衰竭，呼吸衰竭，心律失常，弥散性血管内凝血（DIC），胃肠穿孔，缺氧性脑综合征和脓毒症。即使患者存活，一些患者也会有不可逆转的损害，包括脑损伤，失用性萎缩，脑血管疾病，肾功能不全和精神病。因此，甲状腺危象患者的预后有待提高。

由于多器官功能衰竭是甲状腺危象的特征，因此内分泌学家，心脏病专家，神经病学家和肝病学家的多学科专业知识和护理管理是极其重要的。此外，与甲状腺危象相关的失代偿状态往往需要全面和高度的治疗。

二、发病诱因

甲状腺危象是一种内分泌急症，其特征是在数天或数小时内迅速恶化并且与高死亡率相关。大多数甲状腺危象病例是由于某些诱发因素与潜在的甲状腺疾病相关。通常是未治疗或未控制的 Grave 病，但很少发生其他甲状腺毒性疾病，如坏死性甲状腺炎，毒性多结节性甲状腺肿，TSH 分泌垂体腺瘤，分泌 hCG 的葡萄胎或转移性甲状腺癌。甲状腺危象也可能由以下因素引起，如甲状腺切除术，非甲状腺手术，放射性碘治疗，甲亢患者接触碘过量或甲状腺激素摄入过多。此外，导致甲状腺毒症不良事件的药物，包括胺碘酮、索拉非尼和伊匹单抗，都会引发甲状腺危象。

常见的诱因有：

（一）感染

主要是上呼吸道感染，咽炎，支气管肺炎，其次是胃肠和泌尿道感染，脓毒病，其他如皮肤感

染等。

（二）应激

精神极度紧张、过度劳累、高温、饥饿、药物反应（如过敏、洋地黄中毒等）、心绞痛、心力衰竭、糖尿病酸中毒、低血糖、高钙血症、肺栓塞、脑血管意外，分娩及妊娠毒血症等，均可导致甲状腺突然释放大量甲状腺激素，引起甲状腺危象。

（三）不适当停用碘剂药物

突然停用碘剂，原有的甲亢表现可迅速加重，因为碘化物可以抑制甲状腺激素结合蛋白的水解，使甲状腺激素释放减少。此外，细胞内碘化物增加超过临界浓度时，可使甲状腺激素的合成受抑制，由于突然停用碘剂，甲状腺滤泡上皮细胞内碘浓度减低，抑制效应消失，甲状腺内原来贮存的碘又能合成激素，释入血中的激素使病情迅速加重。而不规则的使用或停用硫脲类抗甲状腺药物也会引起甲亢危象，但不多见。

（四）甲亢未被控制而行手术

甲亢患者术前未用抗甲状腺药物准备，或准备不充分，或虽用抗甲状腺药，但已停用过久，手术时甲状腺功能仍处于亢进状态，或是用碘剂做术前准备时，用药时间较长，作用逸脱，甲状腺又能合成及释放甲状腺激素。此外，手术本身的应激、挤压甲状腺，使大量甲状腺激素释入血中，另外，采用乙醚麻醉时也可使组织内的甲状腺激素进入末梢血中。

三、发病机制

甲状腺危象确切的发病机制和病理生理未完全阐明，可能与下列因素有关。

（一）大量甲状腺激素释放至循环血中

一部分甲亢患者，服用大量甲状腺激素可产生危象；甲状腺手术、不适当地停用碘剂以及放射性碘治疗后，患者血中的甲状腺激素升高，引起甲亢危象。

（二）血中游离甲状腺激素增加

感染、甲状腺以外其他部位的手术等应激，可使血中甲状腺激素解离，血中游离甲状腺激素增多。

（三）机体对甲状腺激素反应的改变

由于某些因素的影响，使甲亢患者各系统的脏器及周围组织对过多的甲状腺激素适应能力减低，由于此种失代偿而引起危象。临床上见到在危象时有多系统的功能衰竭，血中甲状腺激素可不升高，以及在一些患者死后尸检时所见无特殊病理改变等。

（四）肾上腺素能的活力增加

于动物实验或给甲亢患者作交感神经阻滞，或服用抗交感神经或 β- 肾上腺素能阻断剂，均可使甲亢的症状和体征得到改善，说明甲亢的许多表现是由于患者血中甲状腺激素增多，使儿茶酚胺的作用增强所致。

（五）甲状腺素在肝中清除降低

手术前后和其他的非甲状腺疾病的存在、进食热量的减少，均引起 T_4 清除减少。这些都能使血中的甲状腺素含量增加。

此外，也有学者提出细胞因子水平升高和免疫失调的理论，但没有充分的证据。

四、临床表现

（一）甲状腺功能亢进的表现

甲状腺肿大，甲状腺血管杂音及突眼等依然存在。

（二）甲状腺危象的特殊表现

体温调节异常，精神状态的改变和多器官功能障碍。

1. 体温调节异常　本症均有体温急骤升高，高热常在 39℃ 以上，大汗淋漓，皮肤潮红，继而可汗闭，皮肤苍白和脱水。高热是甲亢危象的特征表现，与伴发感染等不相称且对退热药无反应。

2. 精神状态的改变　精神变态、焦虑很常见，也可有震颤、极度烦躁不安、谵妄、嗜睡，最后陷入昏迷。精神神经异常见于 90% 以上的患者。

3. 循环系统　窦性或异源性心动过速，常达 160 次 /min 以上，与体温升高程度不成比例。可出现心律失常，也可以发生肺水肿或充血性心力衰竭，最终血压下降，陷入休克。一般来说，伴有甲亢性心脏病的患者，容易发生甲亢危象，当发生危象以后，促使心脏功能进一步恶化。

4. 消化系统　食欲极差，恶心，呕吐频繁，腹痛，腹泻明显，恶心和腹痛常是本病早期表现。病后体重锐减，肝脏可肿大，肝功能不正常，随着病情的进展，肝细胞功能衰竭，出现黄疸，黄疸出现则预示预后不良。

5. 电解质紊乱 由于进食差,吐泻以及大量出汗,最终出现电解质紊乱,约半数患者有低钾血症,1/5 的患者血钠减低。

(三)淡漠型甲亢的甲状腺危象

此型甲亢多见于老年人,其甲亢表现与典型甲亢不同,危象期表现也不相同,极易误诊。

1. 甲状腺轻度肿大,消瘦,极度衰弱。

2. 体温低,不升或轻度升高。

3. 心率慢,脉压小,心房纤颤和心力衰竭多见。

4. 表情淡漠,木僵,嗜睡,反射降低,低热,明显乏力,及恶病质,最后陷入昏迷,甚而死亡。

五、实验室检查

甲状腺危象患者的血中甲状腺激素测量结果可以不一致,甲状腺激素水平的高低并不能反映甲状腺危象的严重程度,所以,测定血中甲状腺激素对危象的诊断帮助不大,而当检测甲状腺激素水平显著高于正常时,对诊断和判断预后有一定意义。

六、治疗

应尽早开始治疗,治疗的目的是纠正严重的甲状腺毒症和诱发疾病,其中占很重要地位的是保护机体脏器,防止功能衰竭的支持疗法,阻断甲状腺激素的合成和释放、降低循环中甲状腺激素水平、降低周围组织对甲状腺激素的反应,治疗并发症,并在 ICU 内进行救治。

(一)降低循环中甲状腺激素水平

1. 抑制甲状腺激素的产生和分泌

(1)硫脲类药物:通过抑制甲状腺过氧化物酶的催化抑制甲状腺激素合成。丙硫氧嘧啶(PTU)还轻度抑制外周血 T_4 向 T_3 的转化,已证实用丙硫氧嘧啶或甲硫氧嘧啶在甲亢危象治疗早期(1h 内)几乎能完全阻断甲状腺激素的合成。丙硫尿嘧啶 600~1 200mg 负荷剂量后,给予维持剂量(200~250mg,每 4~6h 一次);甲硫尿嘧啶负荷剂量是 60~100mg,以后每天的总量是 60~120mg,分 3~4 次口服,如果不能口服,可以通过直肠应用。当甲状腺毒性得到改善,硫脲类药物逐渐减量:丙硫尿嘧啶 100~600mg/d,甲硫尿嘧啶 5~20mg/d。当给予大剂量的硫脲类时,应该仔细监测潜在的副作用,例如瘙痒 / 皮疹,粒细胞缺乏症和肝功能障碍。

(2)无机碘:大剂量无机碘化物通过抑制碘化物氧化和组织(Wolff-Chaikoff 效应)来降低甲状腺激素合成,并迅速抑制甲状腺激素从甲状腺滤泡腔释放。因此,无机碘化物可以比其他药物(包括硫脲类和皮质类固醇)更快地降低甲状腺激素水平。由于有证据表明无机碘可以减少血液流向甲状腺,因此广泛用于甲状腺手术前,以减少术中出血。在应用抗甲状腺药物后 2h 开始使用饱和碘化钾溶液(5 滴,每 6h 一次口服)或复方碘溶液(4~8 滴,8h 一次)或碘化钠(0.5~1.0g,12h 一次静脉缓慢输注),碘造影剂也是有效的,不仅能抑制甲状腺激素的释放,还能抑制 T_4 向 T_3 的转化,抑制甲状腺激素与细胞核受体的结合。有证据表明无机碘化物的抑制作用可持续 1~2 周,此后可能会在一些患者中消失。

(3)皮质类固醇治疗:皮质类固醇可以改善相关的肾上腺皮质功能不全和甲状腺毒症。氢化可的松的推荐剂量为 300mg/d(每 8h 静脉内给药 100mg)。或者,可以给予地塞米松(8mg/d),几乎等效于 300mg/d 的氢化可的松。没有证据表明泼尼松龙或甲泼尼龙比氢化可的松或地塞米松更有益。皮质类固醇剂量需要在个体化基础上进行改变。应该仔细监测和预防潜在的副作用,如高血糖,消化性溃疡和感染。

在甲状腺危象早期成功治疗严重甲状腺毒症后,应通过测量空腹血清皮质醇水平确认肾上腺皮质恢复后逐渐减少皮质类固醇的剂量并停止使用。

2. 经血液清除 如果在初始治疗的 24~48h 内,使用合适剂量的硫脲类、无机碘、皮质类固醇或 β 受体阻滞剂,以及针对引发甲状腺危象的原发病及并发症进行了治疗,仍没有发现临床改善,应考虑进行血浆置换(TPE)或血液滤过。

(二)降低周围组织对甲状腺激素的反应

1. β- 肾上腺素能阻断剂 常用的是普萘洛尔,甲亢患者用普萘洛尔后,虽然甲状腺功能无改善,但用药后兴奋,多汗,发热,心率增快等均有改善。目前认为,普萘洛尔有抑制甲状腺激素对交感神经的作用,也可较快的使末梢中 T_4 转变为 T_3 降低。用药剂量需根据情况决定,危象时一般每

6h 口服 40~80mg，或静脉缓慢注入 2mg，能持续作用几小时，可重复使用。心率常在用药后数小时内下降，继而体温，精神症状，甚至心律紊乱也均可有明显改善。严重的甲状腺毒症患者可发展为高排出量的充血性心力衰竭，β- 肾上腺素能阻断剂可进一步减少心排出量。但对有心脏储备不全，心脏传导阻滞，心房扑动，支气管哮喘等患者，应慎用或者禁用。而使用洋地黄制剂心力衰竭已被纠正，在密切观察下可以使用普萘洛尔。

2. 利血平和胍乙啶 消耗组织内的儿茶酚胺，大量时有阻断作用，减轻甲亢在周围组织的表现。利血平首次肌内注射 5mg，以后每 4~6h 注射 2.5mg，约 4h 后症状改善。胍乙啶剂量为每日 1~2mg/kg，用药后 12h 开始起效。利血平可抑制中枢神经系统，影响病情观察，胍乙啶不能通过血脑屏障，不影响病情观察。由于存在低血压和中枢神经抑制的副作用，现已很少使用。

（三）保护脏器，防止功能衰竭

支持治疗包括：控制高热、呼吸支持、循环支持等。

1. 控制高热 由于控制发热可能会减少对中枢神经系统（CNS）和心血管功能的不良影响，因此对高热的甲状腺危象患者，需要用冰袋、冰毯或对乙酰氨基酚控制体温。对乙酰氨基酚可以口服给药或以栓剂给药，剂量为 500mg，每天三次。不建议使用非甾体类抗炎药以及阿司匹林，因为这些药物可能会增加游离的甲状腺激素水平。因高热，呕吐及大量出汗，易发生脱水及高钠血症，需补充水及电解质紊乱。补充葡萄糖可提供热量和糖原，还应补给大量维生素。对有高热或休克者应加用肾上腺皮质激素，肾上腺皮质激素还抑制 T_4 转换为 T_3。此外，甲亢患者糖皮质激素代谢加速，肾上腺存在潜在的储备功能不足，在应激情况下，继发代偿分泌更多的皮质激素，于是导致皮质功能衰竭。皮质激素的用量相当于氢化可的松 200~300mg/d，有报道能增加本症生存率，也有报道 PTU、碘剂及皮质激素并用，可使血中 T_3 在 24~48h 内恢复正常。

2. 治疗心动过速和心房颤动

（1）选择选择性 β_1 受体阻滞剂［兰地洛尔、艾司洛尔（静脉注射）或比索洛尔（口服）］作为甲状腺危象中心动过速的首选治疗。其他选择性

β_1 口服药物也在推荐之列。虽然非选择性 β- 受体阻滞剂普萘洛尔无使用禁忌，但不建议用于治疗甲状腺危象中的心动过速。

（2）当 Killip 分级 ≤Ⅲ 的患者心率 ≥150 次 /min 时，应选择兰地洛尔或艾司洛尔作为首选治疗方案。如果心率 <150 次 /min，可将兰地洛尔或艾司洛尔改为口服选择性 β_1 受体阻滞剂。

（3）如果 Killip Ⅳ级的患者的心率 ≥150 次 /min，则可考虑使用兰地洛尔或艾司洛尔。

（4）兰地洛尔最初应以 1μg/（kg·min）的剂量静脉给药，可适当控制剂量，同时监测心率［1~10μg/（kg·min）］。艾司洛尔应首先静脉注射，剂量为 1mg/kg，持续 30s，控制剂量同时监测心率［1~150μg/（kg·min）］。比索洛尔应以 2.5~5mg/d 的剂量口服给药。

（5）当使用 β- 受体阻滞剂时，应控制心率 ≤130 次 /min。当心率 <80 次 /min，血压 <80mmHg 或心脏指数 ≤2.2L/（min·m²）时，应考虑停用。

（6）对于支气管哮喘和慢性阻塞性肺疾病（COPD）患者，应谨慎使用兰地洛尔或艾司洛尔，如果发生哮喘发作，可改用维拉帕米或地尔硫䓬。

3. 治疗急性充血性心力衰竭

（1）对于 Killip 分级 ≥Ⅲ 的急性充血性心力衰竭患者，建议进行血流动力学监测。

（2）鉴于甲状腺危象的病理生理学，应根据"急性心力衰竭治疗指南"治疗甲状腺危象合并急性充血性心力衰竭。

4. 治疗胃肠道疾病和肝损伤

（1）胃肠道症状：包括腹泻，呕吐，与甲状腺毒症、心力衰竭、神经系统疾病和胃肠道感染有关。胃肠道感染的治疗应与甲状腺毒症同时进行，以改善胃肠道症状。

（2）大剂量皮质类固醇激素、与甲状腺危象相关的凝血功能障碍以及重症监护病房（ICU）中长期机械通气可能是导致胃肠道出血和死亡的危险因素。在这些情况下，建议患者使用质子泵抑制剂（PPI）或组胺 -2 受体拮抗剂（H2As）。

（3）甲状腺危象伴或不伴黄疸的肝毒性可由甲状腺毒性、心力衰竭、肝胆管感染或药物性肝损伤引起的肝细胞损伤引起。当总胆红素水平 ≥3.0mg/dl 时，患者预后更差。应对肝功能障碍的起源进行鉴别诊断，并根据其来源给予适当的

治疗,包括急性肝功能衰竭时行 TPE 治疗。

经过上述治疗,尽管完全治愈需要数天至数周,但临床和生化改善发生在 24h 之内,精神状态、发热、心动过速等症状和血流动力学的变化可以反映治疗的效果。APACHE Ⅱ评分或序贯器官衰竭评估评分可用于甲状腺危象的预后预测,有研究显示,甲状腺危象常引起神经系统后遗症,Glasgow 昏迷评分量表和血清 BUN 是神经系统后遗症发生的危险因素。这种神经系统受累的机制尚未完全阐明,可能的机制是因休克或缺氧可能导致脑损伤。

(杨晓军　祁文娟)

参 考 文 献

[1] Kamizu T, Satoh T, Isozaki O, et al. Diagnostic criteria, clinical features, and incidence of thyroid storm based on nationwide surveys[J]. Thyroid, 2012, 22(7): 661–679.

[2] Squizzato A, Romualdi E, Buller HR, et al. Clinical review: Thyroid dysfunction and effects on coagulation and fibrinolysis: a systematic review[J]. Journal of Clinical Endocrinology & Metabolism, 2007, 92(7): 2415–2420.

[3] Tetsurou Satoh, Osamu Isozaki, Atsushi Suzuki, et al. 2016 Guidelines for the management of thyroid storm from The Japan Thyroid Association and Japan Endocrine Society(First edition)[J]. Endocrine Journal, 2016, advpub(0): 1–40.

[4] Angell TE, Lechner MG, Nguyen CT, et al. Clinical features and hospital outcomes in thyroid storm: a retrospective cohort study[J]. Journal of Clinical Endocrinology & Metabolism, 2015, 100(2): 451–459.

[5] Swee du S, Chung CL, Lim A. Clinical characteristics and outcome of thyroid storm: a case series and review of neuropsychiatric derangement in thyrotoxicosis[J]. Endocr Practice, 2015, 21(2): 182–189.

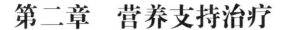

第二章　营养支持治疗

第一节　重症患者营养评估

重症患者由于应激及疾病的影响,能量消耗与蛋白分解增加,但胃肠功能障碍合并营养代谢紊乱,导致营养不良增加,营养风险增加。另一方面,营养代谢的紊乱使营养治疗难度加大,合理的营养治疗有赖于早期、全面的营养评估。

重症患者的营养评估主要包含三个方面:营养风险筛查(nutritional risk screening)、营养状态评估(nutrition status assessment)和全面临床评估(general clinical assessment)。营养风险筛查在于及时发现营养风险,以便及时进行营养干预;营养状态评估在于了解有无营养不良、营养不良的程度以及分型;全面临床评估是针对需要进行营养干预的患者,全方位评估患者的病情、胃肠功能、误吸风险、能量与蛋白代谢、伴随治疗等各个方面,为最佳营养治疗方案的制订及有效开展营养治疗提供依据和保障。

营养风险筛查、营养状态评估与全面临床评估既相互区别又密切联系,三者构成重症患者营养评估的有机系统。本章内容编写参考2016年美国ICU学会(SCCM)及美国肠外肠内营养协会(ASPEN)重症营养指南、2018年欧洲肠外肠内营养协会(ESPEN)重症营养指南以及2017年ESPEN有关营养术语的共识和定义。

一、营养风险筛查

(一)定义

营养风险筛查(Nutritional Risk Screening)是指对导致患者营养不良和营养相关不良临床结局的因素进行综合评估与筛查,发现可能引起营养不良及营养相关不良结局的因素,为是否实施营养支持提供参考。

(二)营养风险筛查的作用及意义

针对营养风险筛查阳性的重症患者,应进一步实施营养状态评估,同时制订营养支持计划,早期人工营养干预可能使这部分患者获益。

针对营养风险筛查阴性的患者,在一段治疗结束后(一般1周左右),也应再次进行营养风险评估。

(三)常用营养风险筛查工具与方法

对于重症患者,营养风险的筛查仍然缺乏理想的工具、手段或参数。

目前,全球范围内使用比较广泛的营养筛查工具包括:①2002年欧洲提出的入院患者营养风险筛查2002(Nutritional Risk Screening 2002,NRS 2002)。②2011年加拿大Heyland提出的NUTRIC评分(NUTRIC Score)。③2018年欧洲肠内肠外营养学会(ESPEN)在重症患者营养指南中提出的,将ICU停留时间大于48h作为判断重症患者是否存在营养风险以及能否从营养治疗中获益的标准。

1. **营养风险筛查2002(NRS 2002)**　NRS 2002是目前全球范围内使用最为广泛的入院患者营养风险筛查工具。由ESPEN于2002年提出,目的在于筛查现存或潜在的导致患者出现营养相关不良临床结局或并发症风险(如住院时间延长、感染、伤口不愈、吻合口瘘等)的因素,以此计算NRS风险评分,作为患者是否需要进行营养干预的依据。

NRS 2002评分由三个部分构成:营养状况受损评分(根据体重指数、近期体重丢失及摄食量变化程度,评分0~3分)、疾病严重程度评分(慢性疾病、大手术或重症疾病状态,评分0~3分)和年龄调整评分构成(若患者≥70岁,加1分),三部分评分之和为总评分。总评分为0~7分。若NRS 2002的评分≥3分,可判定患者存在营养风险。

该工具是迄今为止唯一以 128 个随机对照研究作为循证基础的营养筛查工具,其可信度和效度在欧洲住院患者已得到验证,在其他国家和地区也先后得到验证。2003 年 ESPEN、2009 年 ESPEN 及 2016 年 ASPEN 重症营养指南均推荐将 NRS 2002 用于所有住院患者入院营养风险筛查,且具有营养高风险的患者需要进行肠内或肠外营养干预。

然而,对于重症患者,NRS 2002 的作用及意义仍存在争议。根据 NRS 2002 评分标准,所有 APACHE II 评分 >10 分(NRS 2002 评分至少 3 分)的 ICU 患者均存在营养风险,均需要进行肠内或肠外营养支持。因此,对于重症患者,NRS 2002 灵敏度高、特异性低,已经基本失去了营养风险筛选的功能。2018 年 ESPEN 重症患者临床营养指南不支持 ASPEN/SCCM 指南依据 NRS 2002 区分患者营养支持策略的推荐建议。

2. NUTRIC 评分 NUTRIC 评分是用于判断重症患者营养支持是否获益的一种筛选评估工具。NUTRIC 评分由加拿大医生 Heyland 于 2011 年提出,并在随后的临床研究中不断得到验证和改良,其目的是识别最可能从积极的营养支持治疗中获益的重症患者。该评分模型将可能影响患者营养状态及预后的关键指标,包括饥饿(经口摄入减少和体重减少)、营养状态(微量元素水平、免疫指标及肌肉重量)和炎症水平(包括急性期炎症指标 IL-6、CRP、PCT 和慢性指标 - 合并症数量)等进行多元回归分析,并将存在统计学差异的指标整合进入 NUTRIC 评分模型。最终,仅有 6 个变量(年龄、APACHE II 评分、SOFA 评分,并发症的数量,入住 ICU 前的住院时间和白介素 -6)与患者的生存显著相关。将上述 6 个变量根据其损伤水平赋予 0~2 分的分值,总评分为各部分评分之和,最高分为 12 分。在对 211 名 ICU 停留 ≥3d 且使用机械通气的患者亚组进行附加分析的结果显示,给予肠内或肠外营养后,得分高的患者(NUTRIC 评分 6~10 分)其死亡的风险更高,给予营养支持后患者生存率得到改善;而对于得分低的患者(NUTRIC 评分 <6 分),给予营养支持后不能明显改善生存率。提示 NUTRIC 评分分值越高者营养风险越大,也越有可能从积极的营养支持中获益。针对部分医院未常规检测 IL-6 水平,2016 年,Heyland 等提出了不包含 IL-6 的改良 NUTRIC 评分(mNUTRIC)。目前认为 NUTRIC 评分 ≥6 分(mNUTRIC ≥5 分)时表明患者存在营养风险,积极的营养干预可使患者获益。

虽然 NUTRIC 评分是针对重症患者的营养评估工具,但其在重症患者营养风险筛查及营养方案实施中的应用价值仍有待进一步验证。2014 年,丹麦重症营养专家 Jens Kondrup 等对 NUTRIC 评分的评估效度提出 3 点质疑:第一,NUTRIC 营养评估模型包含的是疾病的严重程度相关变量,而非经典的反映营养状态的指标。这些变量多与预后相关,但预测预后显然不同于预测营养支持所带来的预后。第二,按照 NUTRIC 评分标准对重症患者进行营养获益评估,相同分值的患者可能存在完全不同的病情和代谢状态。按照 NUTRIC 评分标准,6 项指标的每一项分别被赋予 0~2 分的分值,由此可产生 729 种不同的排列组合方式。例如,NUTRIC 评分分值为 6 分时可以是一种情况,即年龄 ≥75 岁、APACHI II 评分 ≥28 及 SOFA 评分在 6~9 之间,也可能是另一种情况,即 NUTRIC 评估标准的每个项目均获得 1 分。针对这两种疾病状况完全不同的患者,营养支持产生的临床益处肯定不同。第三,使用 NUTRIC 评分对重症患者营养支持的获益进行评估时,未考虑时间因素对重症患者营养支持效果的影响。对处于高代谢、严重营养不良的重症患者,营养支持作用的发挥往往需要一段较长的时间才能充分体现。因此,仅仅根据 NUTRIC 评分分值的不同判断营养风险及从营养支持中获益的程度是否恰当仍值得商榷。2018 年 ESPEN 重症患者临床营养指南,同样不支持 ASPEN/SCCM 指南依据 NUTRIC 评分区分患者营养支持策略的推荐建议。

3. ICU 停留时间 ICU 停留时间超过 48h,患者发生营养不良的风险明显增加,提示 ICU 停留时间可能是一项判断患者营养风险的重要指标。2018 年 ESPEN 重症营养指南推荐:对所有的 ICU 患者(主要为停留时间 >48h 的患者)均应考虑医学营养治疗。

二、营养状态评估

为制订合理的营养干预方案,除营养风险筛查外,应对患者实施进一步的营养状态评估(nutrition status assessment),从而为制订适合患者的营养支持计划提供依据。

(一)营养状态评估定义

营养状态评估即评估重症患者是否存在营养不良,以及营养不良的程度与类型。

(二)营养状态评估作用及意义

明确营养不良的程度有助于确定肠内或肠外营养是否需要早期干预,而明确营养不良的类型有助于明确营养治疗的方案。

(三)营养不良分类

根据 2017 年 ESPEN 临床营养的术语定义及共识,目前将营养障碍和营养相关情况分为以下几种:营养失调/营养不良、少肌症/虚弱、超重/肥胖、微量元素异常和再喂养综合征。根据引起营养不良的病因,分为急性疾病或损伤相关营养不良、慢性疾病相关营养不良(癌症恶病质和其他疾病特异性恶病质)、饥饿相关营养不良、社会经济学或心理学相关的营养不良。

(四)常用营养状态评估工具在 ICU 的应用

目前,针对不同住院患者的临床营养状态评估工具或方法非常多,国际上较为常用的有主观整体评估法(subjective global assessment,SGA)、患者主观整体评估(patient generated subjective global assessment,PG-SGA)、微型营养评估(mini nutritional assessment,MNA)、营养不良通用筛查工具(malnutrition universal screening tool,MUST)、传统营养状态评估指标以及近年提出的用于评估营养不良程度的 GLIM 标准。

对于应激状态下的重症患者,营养状态评估仍缺乏理想的方法,各项营养状态评估工具的特异性、准确性及临床意义仍存在争议。

1. **主观整体评估(SGA)** SGA 是 ASPEN 推荐的临床营养状态评估工具,其结果是发现营养不良,并对营养不良进行分级。评估内容包括详细的病史与身体评估参数。病史主要强调 5 个方面:①体重改变;②进食改变;③现存的消化道症状;④活动能力改变;⑤患者疾病状态下的代谢需求。身体评估主要包括 3 个方面:①皮下脂肪的丢失;②肌肉的消耗;③水肿(踝部、骶部、腹水)。由医生按照 SGA 原则作出主观整体判断,将营养状态评定分为 3 个等级:①A:营养良好;②B:轻、中度营养不良;③C:严重营养不良。SGA 是目前临床营养状态评估的"金标准",其信度和效度已经得到有效检验。对于重症患者而言,SGA 是一种简单、相对可靠的营养状态评估工具,而且一定程度上与重症患者预后相关。

2. **微型营养评估(MNA)** MNA 是 20 世纪 90 年代由 Guigoz 等创立和发展的专门为老年人开发的营养筛查与评估工具,2001 年出现简易版本 MNA-SF。MNA 包括两步,第一步为营养筛查,第二步为营养评估。该工具的信度和效度已经得到研究证实,既可用于有营养风险的患者,也可用于已经发生营养不足的住院患者。MNA 比 SGA 更适合于 65 岁以上老人。MNA 主要用于社区居民,也适用于住院患者及家庭照护患者。

3. **营养不良通用筛查工具(malnutrition universal screening tool,MUST)** MUST 是由英国肠外肠内营养协会开发的,主要用于蛋白质-热量营养不良及其发生风险的筛查,适用于所有住院患者。通过 4 方面指标评估营养不良发生风险:①近期非计划性体重丢失(1 个月内丢失 5%,6 个月内丢失 10%);②BMI<18.5 或 >40;③入院前存在吞咽困难或不足够的饮食摄入;④既往需要肠内或肠外营养支持。满足 4 项中任意 1 项即认为有营养不良发生风险。上述 4 项指标对营养不良风险进行评估具有操作简单、可行性强以及准确度较高的特点。

4. **营养不良程度评估——GLIM 标准** 2016 年 1 月,全球主要的临床营养学会(ESPEN、ASPEN、FELANPE 和 PENSA)召开了营养不良全球领导倡议(GLIM)。GLIM 任命了一个核心领导委员会和一个支持工作组,通过一系列面对面的会议、电话会议和电子邮件通信达成营养不良诊断的经验共识,其宗旨是建立成人临床营养不良核心诊断标准的全球共识。

GLIM 标准通过两步法来确定营养不良严重程度:①筛选和确定"处于营养不良的风险"状态;②诊断和评定营养不良的严重程度。GLIM 排名前五的营养不良标准包含:3 个体征标准(体重减轻、低体重指数、肌肉减少)和 2 个病因标准（减少食物摄入或吸收率下降、炎症或疾病负担）。根据 GLIM 标准诊断营养不良应至少有一个体征标准和一个病因标准。GLIM 建议根据体征指标的严重程度将营养不良分级为 1 级（中度）和 2 级（重度）营养不良，同时建议使用病因标准来进行病因干预以及预测临床结局。

5. 传统营养状态评估指标与参数 传统的营养状态评估包括病史与诊断、实验室营养相关指标、体格检查、人体测量学指标[体重、体重 / 身高指数（BMI）、肱三头肌、脂肪储存]、功能测量（肌肉功能状态）、免疫功能状态、实验室检测（白蛋白、前白蛋白等）、肌酐 / 身高指数、氮平衡、食物 / 营养摄入情况及功能学评估等方面。对于非重症患者，这种传统的营养状态评估准确度高且具有重要的临床意义。

然而，重症疾病状态下，传统营养状态评估参数受水肿、炎症、应激干扰大，不再能准确反映营养状态。例如，一些重症患者应激期体重增加，多是由于毛细血管通透性增加使第三间隙水分潴留所致，而非营养状态的改善；体重下降或因为高分解代谢，而非单纯摄食减少所致。上臂围、上臂肌围、肱三头肌皮褶厚度以及皮下脂肪等测量可能因组织细胞水肿出现误差。应激期血清白蛋白及前白蛋白水平下降更多地表明患者应激状态的严重程度，血清白蛋白浓度的改变还受到液体复苏时外源性输注白蛋白的影响，不能代表机体蛋白合成与储存状况。这些营养状态评估的指标在此时更主要是反映机体应激状态，而不能代表营养状态的改变。

2013 年，Simpson 等发表在 JPEN 杂志上的一篇大样本观察性研究评估体格检查和人体测量学指标在重症患者营养状态评估的价值，该研究纳入 31 个 1CU 共 1 363 名重症患者，结果显示，身体 / 质量指数（BMI）和肱三头肌皮褶厚度与重症患者营养状态无相关性。

对于重症患者，由于营养状态评估参数受应激及疾病干扰大，且缺乏合适的营养不良评估工具，2018 年 ESPEN 重症营养指南推荐：重症患者营养不良全面评估应包括既往病史、入 ICU 前是否存在无主观意愿的体重或体能下降、有条件时应进行身体组分评估、肌肉质量以及肌力测量。

三、营养的全面临床评估（General Clinical Assessment）

2016 ASPEN/SCCM 建议，对于重症患者，除营养风险筛查与营养状态评估之外，需对患者进行营养总体临床评估，包括疾病状态、胃肠功能、误吸风险。全面临床评估不仅仅关注患者的营养状况、营养风险，更关注患者的疾病状态、应激程度、胃肠功能、代谢紊乱、器官功能、治疗干预等。通过多维度分析，对患者的营养需求及对营养支持的耐受情况进行更加细致的评估，从而整体把握患者的营养时机、营养途径、热卡量、营养底物，以期更好地指导重症患者的临床营养支持治疗。

综上所述，重症患者需要综合、全面的营养评估，并贯穿疾病诊疗的全程，从而指导营养治疗的正确进行。

（邱春芳　欧阳彬）

参 考 文 献

[1] McClave SA, Taylor BE, Martindale RG, et al. Guidelines for the Provision and Assessment of Nutrition Support Therapy in the Adult Critically Ill Patient：Society of Critical Care Medicine（SCCM）and American Society for Parenteral and Enteral Nutrition（A. S. P. E. N.）[J]. JPEN Journal of parenteral and enteral nutrition, 2016, 40（2）：159-211.

[2] Singer P, Blaser AR, Berger MM, et al. ESPEN guideline on clinical nutrition in the intensive care unit[J]. Clinical nutrition, 2019, 38（1）：48-79.

[3] Cederholm T, Barazzoni R, Austin P, et al. ESPEN guidelines on definitions and terminology of clinical nutrition[J]. Clinical nutrition, 2017, 36（1）：49-64.

[4] Cederholm T, Jensen GL, Correia M, et al. GLIM criteria for the diagnosis of malnutrition-A consensus report from the global clinical nutrition community[J]. Journal of cachexia, sarcopenia and muscle, 2019, 10（1）：207-217.

[5] Charney P. Nutrition screening vs nutrition assessment：how do they differ[J]？ Nutrition in clinical practice, 2008, 23（4）：366-372.

[6] White JV, Guenter P, Jensen G, et al. Consensus statement of the Academy of Nutrition and Dietetics/American Society for Parenteral and Enteral Nutrition：characteristics recommended for the identification and

documentation of adult malnutrition（undernutrition）[J]. Journal of the Academy of Nutrition and Dietetics, 2012, 112（5）: 730-738.

[7] Guigoz Y, Lauque S, Vellas BJ. Identifying the elderly at risk for malnutrition. The Mini Nutritional Assessment [J]. Clinics in geriatric medicine, 2002, 18（4）: 737-757.

[8] Jensen GL, Mirtallo J, Compher C, et al. Adult starvation and disease-related malnutrition: a proposal for etiology-based diagnosis in the clinical practice setting from the International Consensus Guideline Committee [J]. JPEN Journal of parenteral and enteral nutrition, 2010, 34（2）: 156-159.

第二节　危重症营养治疗策略

一、概述

临床营养，即肠内与肠外营养（parenteral and enteral nutrition, PN and EN）经历了近五十年的发展，无论是理论还是临床使用，日益深入、完整、合理。对应激后不同阶段的营养、代谢改变的认识，营养供给方式与阶段目标，如何对预后产生有益影响和规避伤害，以及对药理营养素恰当选择等方面均有了更加深入、准确的认识。循证医学研究表明，代谢与营养状态是直接影响重症患者转归的重要因素，营养治疗亦从"供给细胞代谢所需要的能量与营养底物，维持组织器官结构与功能"，延伸到调控应激状态下的炎症反应，促进免疫与改善器官功能；成为危重症综合治疗中一个必要的组成部分，即通过合理的能量与营养供给影响危重疾病的转归，实现"医学营养（medical nutrition）"之目的。

近年来，许多质量较高的多中心前瞻 RCT 研究，虽然多数是阴性结果，除研究设计外，危重症的严重性、复杂性、干预治疗多样性等特点，导致在危重症营养治疗选择时也存在较大的异质性特征。这使早期营养治疗选择面临较大的挑战。不恰当的营养供给，同样会对重症患者的预后产生不良的影响。营养治疗的核心元素—供给方式、供给时机、供给计量、营养素选择等已不再由任何一单一因素决定治疗效果，而是要在不同元素相互影响中作出最佳匹配与选择。

肠内营养在营养供给以及功能支持方面突显重要作用，也具有营养、免疫等全身支持的双重作用，是肠外营养无法取代。但当重症患者无法实现早期肠道喂养、当饥饿超过 3 日、营养供给较长时间低于目标量时，PN 仍然是可以使病患获益的需要考虑的最佳选择。也从不同角度反映了以疾病、病患、器官功能支持治疗为导向的恰当的营养治疗策略，是实现个体化营养治疗的基础。

二、营养风险与营养评估

营养评估主要在两方面，发生营养不良风险评估和营养状态评估；目的在于筛选出能够从积极营养干预中获益的重症患者，同时避免过度营养。

（一）用于危重症营养风险评估的筛查工具

1. 营养风险筛查 2002（nutritional risk screening 2002, NRS 2002），评价参数涉及四个方面：a. 体质指数；b. 近期的体重丢失量；c. 饮食摄入情况，d. 疾病严重程度。NRS>3 分为存在营养风险，NRS>5 分为高风险患者（表 9-2-1）。

2. "NUTRIC score"旨在将风险筛查引入重症患者营养评估中，核心元素围绕急性/慢性疾病与炎症反应因素：a. 年龄；b. 疾病严重程度（APACHE Ⅱ、SOFA）；c. 合并内科系统疾病；d. 炎症反应程度（血清 IL-6 水平）。尽管前瞻性观察研究显示 NUTRIC score 与机械通气时间、28d 病死率等预后指标相关，但该评分主要指标主要反映疾病严重程度，而评分缺乏营养直接相关信息。目前研究显示营养风险与不良预后相关，但在指导营养治疗策略制订，如时机、供给量等方面的临床价值证据仍显不足。营养风险评估是开始营养支持的第一步，要能够确定能否从积极营养治疗中获益（表 9-2-2）。

（二）营养状况评估

1. **体重评估（body weight, BW）**　常用于评估营养状态及开具营养治疗处方的参考。体重描述分为三种，即：实际体重，理想体重（IBW）与矫正体重（IBW+1/3 实际体重）与临床选择：既往 BMI 正常的患者计算营养供给量是参考这一体重标准。对于既往健康或 BMI 在正常范围的患者多选择实际体重与理想体重，肥胖重症患者选择矫正体重预算热量供给量。

表 9-2-1 NRS 2002

营养不良状况		疾病严重程度（营养需求增加程度）	
0分	营养状况正常	0分	营养需求正常
1分轻度	3个月内体重丢失 >5% 或前一周饮食正常需求的 50%~75%	1分	慢性疾病急性加重、慢性疾病发生骨折、肿瘤、糖尿病、肝硬化、血液透吸患者、COPD
2分中度	2个月内体重丢失 >5% 或 BMI 18.5-20.5+ 一般状况差或前一周饮食正常需求的 25%~60%	2分	比较大的腹部手术、中风、严重肺炎、恶性血液肿瘤
3分重度	1个月内体重丢失 >5% 或 BMI<18.5+ 一般状况差或前一周饮食正常需求的 0~25%	3分	脑损伤、骨髓移植、ICU 病人（APACHE>10）
分：		+分：	= 总分：
年龄：	年龄大于等于 70 岁加 1 分		= 总

表 9-2-2 NUTRI Score

参数	数值	分数
年龄	<50	0
	50~<75	1
	>75	2
APACHE II	<15	0
	15~<20	1
	20~28	2
	>28	3
SOFA	<6	0
	6~<10	1
	>10	2
伴随疾病数	0~1	0
	>2	1
入院至转入 ICU 时间	1~<1	0
	>1	1
IL-6[*]	0~<400	0
	≥400	1

[*]：非必需项目，如不能检测可免此项，并≥5 分为具有高营养风险

2. **血浆蛋白** ALB 半衰期较长（21d），随应激与分解代谢程度、炎症反应早期复苏以及营养治疗而发生改变。快速转换蛋白，包括前蛋白、转铁蛋白、纤维连接蛋白、维生素 A 结合蛋白等。半衰期短，在评价蛋白质合成上具有一定价值，需结合 CRP 等炎症反应蛋白综合判断。

3. **骨骼肌含量** ICU 期间骨骼肌减少与重症患者近远期预后相关，由此使 ICU 期间的骨骼肌测量日益受到关注，重症患者肌肉质量、肌力、活动耐力评估也成为营养状态评价的重要组成部分。目前可用于临床的骨骼肌质量的测定的方法有：CT 与磁共振成像术（MRI）、超声、双能 X 线吸收法（DEXA）、电子计算机 X 射线断层、生物电阻测量法（bioelectrical impedance analysis，BIA）以及近年来日益受到重视的床旁肌肉超声技术，使骨骼肌动态评估走进 ICU 床旁并做到实时动态评估。

4. **氮平衡测定** 氮平衡 NB= 氮摄入 – 氮排出 +RNL（持续氮消耗，3~4），是判断重症患者蛋白质代谢的一个常用重要指标，也反映营养补充的充足与否。理想的氮平衡目标是：+2。负氮平衡表明体内蛋白质分解 > 合成，创伤、感染等严重应激或营养供给不足时，呈现负氮平衡，氮丢失可高达 20~30g/d。

三、危重症的营养治疗方法与策略

（一）营养治疗方式（途径）选择

营养治疗方式或营养供给途径有经消化道途径的肠内营养（enteral nutrition，EN）方式与经中心或外周静脉途径的胃肠外营养（parenteral nutrition，PN）供给方式。1967年Dudrik成功建立了短肠犬静脉营养模型，证实了经肠外途径能够长时间提供应生存需要的营养元素且维持动物良好的生存，以此为临床通过静脉供给包含葡萄糖、氨基酸、脂肪乳剂以及电解质、维生素、微量元素的"全合一"营养液奠定了基础，并为因解剖和功能障碍导致胃肠道不能使用的患者得以获得较充分的营养，甚至长久生存。也使肠外营养在早期阶段得到了迅速的发展。随着临床应用的推广与深入，早期被认为"完全"的肠外营养（total parenteral nutrition，TPN）在胃肠道营养以外功能支持的缺陷体现突出，如胆汁淤积为特征的肝功能损害、肠道分泌与免疫功能以及肠黏膜屏障结构与功能维护的影响，使临床医生认识到胃肠道功能的完整性不仅是营养的供给，而要维护其结构与功能完整，经胃肠道的营养补充是不可替代的手段。基础与临床研究也证实了早期恢复经胃肠道的营养供给对于营养状态、免疫功能、胃肠道动力与免疫功能，特别是黏膜屏障的完整性都是肠外营养无法取代的。随着临床营养的发展，理想的营养治疗方式已转变为通过口服、鼻胃/鼻肠导管或胃/肠造口等方式实现的肠内营养供给。这种转变是基于我们对营养治疗认识的深入以及营养供给技术的改进。

1. 肠内营养途径 肠道作为机体代谢活跃器官，肠缺血再灌注损伤以及黏膜上皮细胞营养物质的迅速消耗与缺乏，不仅导致黏膜上皮结构与功能的严重受损，并可进一步导致肠功能障碍与衰竭（gut failure），以及远隔多器官的功能损害。因此，肠道被视为机体的一道重要防线和"中心器官"，而肠道结构与功能的维护在重症患者的整体治疗中则具有更为重要意义。EN在保护肠黏膜的完整性、防治肠道细菌移位、降低肠源性感染和支持肠道免疫系统方面具有独特作用。在充分的组织灌注前提下，直接向胃肠道提供营养物质，是保证黏膜营养及其正常结构与功能的重要措施，营养底物在消化吸收后经门静脉输入到肝，比PN更符合生理及利于肝蛋白质合成与代谢调节。而营养物质经过胃肠道，对其分泌与动力功能也具有不可替代的重要意义。加拿大接受机械通气重症患者营养支持指南以及欧美、澳洲营养支持指南中，均推荐重症患者应首选肠内营养支持的方式。

经胃EN是首选喂养部位，对于合并胃排空障碍，吞咽、意识障碍，体位限制以及腹腔高压的患者，幽门后小肠喂养有助于减少反流误吸、提高EN耐受性与有效性。危重患者早期EN的挑战主要在于上述等因素导致的EN不耐受，胃肠动力障碍是突出表现，因此幽门后小肠喂养是改善EN耐受性的应对措施。长期管饲患者可选择胃/小肠造口置管方式。持续输注是重症患者推荐的喂养形式，较顿服方式更有利于提高危重症早期喂养的耐受性与充分性。

2. 肠外营养途径 尽管肠内营养被公认为首选和理想的营养供给途径，但仍有10%重症患者胃肠道无法使用而选择TPN，另有10%左右因EN供给不足而需要添加一定量的PN以满足营养的需要。见于EN选择禁忌及合并胃肠道功能障碍等原因导致喂养不耐受的重症患者，或由于手术或解剖原因禁止肠道喂养的患者，根据使用的静脉分为经中心静脉肠外营养与经外周静脉肠外营养两者方式。

只要胃肠道解剖与功能允许，并能安全使用，应积极采用EN，这是全球公认的PN选择原则，任何原因导致胃肠道不能使用或应用不足，应考虑肠外营养，或联合应用EN。

（二）营养治疗开始时机

尽管有共同的原则，但不同重症患者营养治疗时机的掌握仍不尽相同，原则上，在经过早期有效复苏，生命体征趋于稳定、内稳态失衡得到纠正，不再需要大剂量的血管活性药或容量复苏的患者，应及早开始营养治疗。多数情况下，有效的复苏与初期治疗后24~48h，可考虑开始供给营养，并视此为早期营养支持。延迟的营养补充可导致较长时间持续的营养与能量负平衡，后者与增加患者感染性并发症的发生率及延长住ICU时间明显相关，并且增加了后期纠正营养不良的难度。

1. 肠内营养时机 研究与荟萃分析表明，需要营养支持的重症患者（需要留住于ICU治疗>48h者），早期肠内营养（24~48h）较延迟EN（48h后启动）在减少感染性并发症、缩短机械通气及住ICU时间，以及改善生存率方面均显示显著优势，并导致较长时间能量与蛋白等不足与纠正后期营养不良的难度。24~48h，不再需要大剂量的血管活性药或容量复苏治疗维持循环稳定、血乳酸低于2mmol/L时，应开始尝试早期肠内营养，首选经胃EN的方式。

2. 肠外营养时机 凡具有营养治疗指征、且经口摄食或管饲禁忌证的重症患者，患病或入室后3~7d应考虑开始PN。原则上只要具有营养治疗之争，无论何种营养供给方式均应避免早期激进式的营养供给（过度喂养），同样也要避免超过3d以上的无营养供给。早期也要避免存在以下情况时开始"激进式"PN，如：休克复苏与组织灌注未达标，存在严重低氧血症、酸中毒及高血糖等。而严重肝功能衰竭与/或肝性脑病；急性肾衰竭存在严重氮质血症的无肾脏替代治疗患者，均不宜给予标准肠外营养。

（三）营养供给目标

1. 能量消耗评估与能量供给 应激后早期（1周左右）表现为以分解代谢为突出的代谢特点，代谢率明显增高且受疾病及其严重程度影响，最初1~2d（急性阶段早期）主要是复苏与稳定生命体征与内环境阶段，多数重症患者的营养供给在复苏阶段之后，又称为急性阶段后期（患病后第3~7d），分解代谢远大于合成代谢。近年来有关危重症早期（第1周左右）能量供给量对预后影响的研究，涉及"滋养型"（20%~25%目标量）喂养、低热卡或低喂养[能量摄入低于预计目标量的70%，20~25kcal/（kg·d）]，充分性能量供给（70%~100%目标量），更多显示危重症早期（第1周）低热卡供给（≤70%预计目标量）优于等热量（~100%）与高热量（>110%）供给。滋养型喂养即是一种小剂量的营养补充策略，具有保护肠黏膜上皮、刺激刷状缘分泌、增强免疫功能、保护上皮细胞的紧密连接，防止细菌移位等有益作用。需要指出，提倡避免早期过度喂养绝不是让患者处于饥饿，同样应该防止饥饿或禁食超过3d，以避免医源性营养不良。

鉴于不同能量消耗公式用于危重患者的准确性不高的缺陷，实际能量代谢测量（代谢车）指导下的能量供给成为推荐的能量需要的"金标准"。近年来基于实际能量消耗测定或基于VO_2或VCO_2的能量消耗量估算，受到重视并写入重症营养支持指南，意义在于避免过度喂养与喂养不足，保证能量供给能够符合急性危重症早期、恢复期以及持续危重病状态（慢重症，PICS）下的病理生理与代谢特征。最新欧洲营养学会颁布的ICU临床营养指南，推荐依据实际能量消耗测量确定危重症热量供给最为理想，不能测量实际能量消耗的单位，最新欧洲重症营养指南推荐使用基于CO_2产生（$VCO_2 \times 8.19$）或氧耗（$VO_2 \times 6.28$）的能量消耗预测方程来估算能量需求量。研究显示与实际能量消耗测定仪相比准确性接近90%。

2. 蛋白质供给 危重期蛋白质代谢活跃，分解代谢突出，氨基酸作为糖异生底物代偿此时外周胰岛素抵抗导致的糖代谢障碍，因此相对能量供给而言，蛋白质需求相对增加。目标是使得蛋白质合成达到最大化从而满足机体需求或与分解代谢相匹配，维持较理想的氮平衡状态（+2）。有关营养供给的RCT研究荟萃分析显示，危重症早期低热量供给并未导致不良预后的影响，但低于0.8~1.0g/（kg·d）的蛋白质供给确与病死率等相关。尽管患者的能量供给达标，但不同蛋白供给量其临床结局（死亡率）是不同的，急性期达到1.3g/（kg·d）蛋白质供给将获得病死率降低的结果。因此，≥1.3g/（kg·d）[0.2~0.25g氮/（kg·d）]是当前欧美指南中推荐的理想目标。严重创伤、烧伤、腹泻与消化液额外丢失以及接受肾脏替代治疗的重症患者，应增加蛋白质补充[≥2g/（kg·d）]；尽管美国营养与代谢学会及危重病学会（ASPEN/SCCM）颁布的指南推荐了肥胖患者依据BMI值增加蛋白质供给，但有人为其循证依据尚不充分而未达成国际统一共识。低于<0.5g/（kg·d）蛋白质摄入为低蛋白饮食。此外，适宜的热氮比有助于提高蛋白质合成，重症患者热氮比适当降低：100~150kcal:1gN。接受完全肠外营养（TPN）的重症患者，推荐添加药理剂量的谷氨酰胺[谷氨酰胺0.3g/（kg·d），或谷氨酰胺二肽（丙氨酰-谷

氨酰胺）0.5g/（kg·d）]被认为是Gln有效的药理剂量。Gln补充需注意：休克、肾功能障碍患者不推荐使用；老年患者应注意尿氮排泄量的监测。

3. 脂质需要与供给 脂肪与脂肪乳剂是非蛋白质热量（non protein calorie, NPC）的另一来源，提供机体代谢所需的能量以及生物膜和生物活性物质代谢所需的多不饱和脂肪酸与必需脂肪酸。外源性脂肪的补充需考虑到机体对脂肪的利用和清除能力，一般占总热量的15%~30%，或占NPC的30%~50%。推荐供给量为0.8~1.5g/（kg·d）。高甘油三酯血症患者（>4~5mmol/L）不推荐使用脂肪乳剂；合并脂代谢障碍（如重症胰腺炎早期）以及老年患者，应酌情降低脂肪的补充量。有报道脂肪补充超过2.5g/（kg·d）或0.11g/（kg·h）将对甘油三酯水平、凝血功能及呼吸功能产生不良影响。

脂肪酸依据碳链长短分为长链脂肪酸（long chain triglyceride, LCT）、中链脂肪酸（medium chain triglyceride, MCT）与短链脂肪酸（SCT），依据双键数量和位置有 ω-6、ω-3 多不饱和脂肪酸与 ω-9 单不饱和脂肪酸。LCT氧化需要卡泥汀参与，而严重感染等应激状态和肝功能障碍时肝卡泥汀合成减少而影响LCT的氧化代谢，并可造成脂肪超负荷与廓清障碍。MCT不依赖卡泥汀进入线粒体代谢，有较高氧化利用率，改善脂肪酸的氧化与氮的利用，故MCT/LCT混合脂肪乳剂具有更小的毒性。

不同脂肪酸对患者免疫与炎性反应的影响也有所不同，ω-6长链多不饱和脂肪酸提供必需脂肪酸。ω-3多不饱和脂肪酸（鱼油中富含）代谢产生的生物衍生物（白细胞三烯5系列和血栓烷A3系列），对中性粒细胞的趋化与聚集、溶菌酶释放及血小板凝聚、血管收缩的作用小于 ω-6多不饱和脂肪酸（大豆油）代谢生成的衍生物（LTB4、TXA2），促炎反应明显减弱，由此具有调控危重疾病状态下的炎性反应作用。研究显示，创伤、脓毒症、重症胰腺炎及ALI/ARDS患者补充药理剂量的 ω-3脂肪酸[0.1~0.2g/（kg·d）]，可获得改善氧合，缩短机械通气时间与ICU住院天等预后指标。2018年ESPEN专家共识肯定了上述生理效应及使用的药理作用剂量，同时指出，抗炎等临床

获益效果是剂量依赖性的。

4. 电解质与微营养素（维生素与微营养素） 每日常规补充的电解质主要有钾、钠、氯、钙、镁、磷。血清电解质浓度测定为确定电解质的补充量提供依据。维生素、微量元素在体内含量低、需要量少，故又称为微营养素，但同样有着重要的生理作用，参与营养代谢，有些具有抗氧化作用（如维生素C、E、β胡萝卜素与微量元素硒、锌、铜等），影响机体的免疫功能。近年来观察性研究显示，既往合并营养不良、明显营养摄入不足或丢失过多的重症患者，除大营养素缺乏外，常伴有微量营养素的不足。营养摄入72h后可出现血磷水平降低≥0.16mmol/L或血磷绝对值<0.65mmol/L，称为"再喂养综合征"，其ICU发生率34%~52%，并伴有急性呼吸衰竭与心衰症状等表现。因此，对于严重营养摄入不足的重症患者，应注意血磷及维生素B$_1$等检查，存在再喂养综合征风险的时应首先补充磷、维生素B$_1$等微营养素，并降低早期碳水化合物供给剂量直到血磷达到正常。

临床营养经历了数十年甚至是"世纪性"的发展，而重症营养在不断的实践与认识中逐步深化，它已经不再着重于通过营养补充改善营养指标与临床结局，也不再是通过某一项营养治疗元素决定对预后的影响。而更多的是立足于深入认识严重疾病打击前后的代谢特点及改变机制，更客观、准确的评估与判断，实现个性化的营养治疗的目的。它不再是营养需要时的补充及营养指标的改善，而是基于其能否影响近远期预后的目的，已经从简单的补充到营养支持（nutrition support），到试图深入认识严重疾病打击后营养与代谢调控失衡的本质，制定更合理的、体现个体特征并能影响预后的营养治疗方案，即"医学营养（medical nutrition）"，这将是未来关注与研究的重点。

（许 媛）

参 考 文 献

[1] McClave SA, Taylor BE, Martindale RG, et al. Guidelines for the Provision and Assessment of Nutrition Support Therapy in the Adult Critically Ill Patient:

Society of Critical Care Medicine（SCCM）and American Society for Parenteral and Enteral Nutrition（A. S. P. E. N.）[J]. JPEN, 2016, 40（2）: 159–211.

[2] Singer P, Blaser AR, Berger MM, et al. ESPEN guideline on clinical nutrition in the intensive care unit. unit[J]. Clin Nutr, 2019, 38（1）: 48–79.

[3] Arabi YM, Aldawood AS, Haddad SH, et al. Permissive underfeeding or standard enteral feeding in critically ill adults[J]. N Engl J Med, 2015, 372（25）: 2398–2408.

[4] Harvey SE, Parrott F, Harrison DA, et al. Trial of the route of early nutritional support in critically ill adults [J]. N Engl J Med, 2014, 371（18）: 1673–1684.

[5] Oshima T, Berger MM, De Waele E, et al. Indirect calorimetry in nutritional therapy. A position paper by the ICALIC study group[J]. Clin Nutr, 2017, 36（3）: 651–662.

[6] Philip C Calder, Michael Adolph, Nicolaas E Deutz, et al. Lipids in the intensive care unit: Recommendations from the ESPEN Expert Group[J]. Clinical nutrition, 2017, 37（1）: 1–18.

[7] Philipp Schuetz, Rebecca Fehr, Valerie Baechli, et al. Individualised nutritional support in medical inpatients at nutritional risk: a randomised clinical trial[J]. Lancet, Published online April 25, 2019.

[8] Gordon S Doig, Fiona Simpson, Philippa T Heighes, et al. Restricted versus continued standard caloric intake during the management of refeeding syndrome in critically ill adults: a randomised, parallel-group, multicentre, single-blind controlled trial[J]. Lancet Respir Med, 2015, 3（12）: 943–952.

第三节　营养支持治疗常见并发症

一、Wernicke 脑病

Carl Wernicke 于 1881 年首次提出"Wernicke 脑病（Wernicke's encephalopathy）"这一概念，指出其特征为：精神混乱、眼肌麻痹、眼球震颤以及步态失调。随后，俄国神经专家 Sergei Korsakoff 发现这一疾病后期会出现记忆力丧失和虚构症等神经精神表现，称为 Wernicke-Korsakoff 综合征。Wernicke 脑病是临床诊断，没有特异性表现，早期常表现为：头疼、乏力、易怒、腹部不适

等症状，在普通人群中发病率为 0.4%~2.8%，在酗酒患者中发生率达 12.5%，乙醇相关死亡率高达 59%。

（一）定义

Wernicke 脑病由于维生素 B_1 缺乏导致的神经系统紊乱，典型表现为：动眼神经紊乱、思维混乱和共济失调。Wernicke 脑病随着病情加重可进一步进展为 Korsakoff 综合征，表现为永久性记忆减弱，可伴随心血管、神经等多系统功能障碍或衰竭。

（二）病因及发病机制

1. 慢性乙醇中毒　在美国，乙醇中毒是最常见的致病因素。

2. 营养摄入不足　如：肠梗阻和恶性肿瘤等营养状态不佳的患者。

3. 长期肠外营养　肠外营养中未添加维生素 B_1。

4. 妊娠剧吐　Wernicke 脑病多发生在呕吐 1 个月以上的妊娠剧吐患者，因此对于妊娠剧吐时间较长者应予以充分重视。

5. 其他原因　创伤或脓毒症休克等重症患者胃肠功能障碍及营养需求增加、大剂量呋塞米应用等。

（三）危险因素

维生素 B_1 缺乏在严重脓毒症、烧伤、解释不清心衰或乳酸酸中毒、酗酒患者神经系统紊乱、饥饿、长期营养不良、长期肠外营养、妊娠剧吐或减肥手术。术后外科患者长期应用全肠外营养患者如发生神经系统并发症，我们应高度警惕 Wernicke 脑病。

（四）诊断及表现

Wernicke 脑病诊断通常较为困难和延迟，尸检中发现酗酒患者 1/3 存在 Wernicke 脑病，非酗酒患者中 6% 存在 Wernicke 脑病。重症患者维生素 B_1 缺乏相关的症状及体征缺少敏感性和特异性，通常容易漏诊。

临床或亚临床维生素 B_1 缺乏在重症患者中普遍存在，与不良临床预后相关，但仅有 15% 的患者能够诊断。早期发现亚临床维生素 B_1 缺乏是一项困难的工作，因其症状不典型，典型三联征包括：动眼神经紊乱、思维混乱和共济失调。80% 未经治疗的 Wernicke 脑病可能发展为 Korsakoff

综合征,表现为慢性神经交谈中永久性记忆减弱。

1. **脑病** 迷惑、冷漠、不专心、意识逐渐丧失、记忆损伤。

2. **动眼神经异常** 眼球震颤、眼外直肌麻痹、双目注视麻痹、核间眼肌麻痹、瞳孔不等大、视网膜出血、视神经乳头水肿。

3. **步态共济失调/小脑病变** 姿势和步态、不像乙醇性小脑病变患者,Wernicke 脑病没有上肢共济失调。

4. **其他表现** 外周神经病、低温、低血压、心衰、昏迷等。

5. **影像学检查** 计算机层成像(computed tomography,CT)和磁共振检查(Magnetic resonance image,MRI)能够帮助临床医生诊断 Wernicke 脑病,超过 60% 的 Wernicke 脑病患者存在异常表现,典型病灶包括 T2 加权相和 FLAIR 相中丘脑内侧、乳头体及导水管周围区域对称的高信号,组织学发现可根据病变阶段出现血管源性和细胞毒性水肿、瘀斑出血、坏死和脱髓鞘病变。

(五)管理

维生素 B_1 是一种水溶性维生素,体内仅有 30mg,机体不能自身合成维生素 B_1,只能通过食物获得,主要在骨骼肌、心脏、脑、肝和肾脏中存在,是参与丙酮酸氧化中的重要辅酶,它能够促进丙酮酸转化为乙酰辅酶 A 参与三羧酸循环。当维生素 B_1 缺乏时,丙酮酸进入无氧代谢生成乳酸。

临床中对于维生素 B_1 的剂量和疗程并没有统一确定的治疗方案,传统推荐剂量是经肠外补充维生素 B_1 100mg/d,对于治疗 Wernicke 脑病患者可能剂量要高于 100mg/d,尤其是酗酒患者。慢性酗酒患者更易发生营养摄入不良,胃肠吸收障碍、肝储备下降。

早期维生素 B_1 补充的药理剂量为 100~300mg/d 是安全的,不良反应风险极低。头两天,维生素 B 推荐剂量为 200mg 每日三次,随后的五天用量为 200mg 每日一次,半小时内输完。患者长期接受肠外营养,两个月前出现步态和平衡紊乱时,一周大剂量静脉给予维生素 B_1 治疗,可能延迟 Wernicke 脑病的发生。患者在治疗第二天的精神状态改善时,一周后仍会有持续的定向紊乱,应改为口服维生素 B_1 维持治疗。然而,当患者不接受口服或肠内营养时,可持续给予维生素 B_1 静脉输注 100mg 每日一次(表 9-2-3)。

(六)预防

为了维持维生素 B_1 功能,健康成人需要每日每 1 000kal 饮食需要补充 0.5mg 维生素 B_1。儿童、ICU 危重患者、妊娠及哺乳期妇女每日摄入量应增加。早期诊断和恰当补充维生素 B_1 治疗能够降低 Wernicke 脑病的发病率和死亡率,避免永久性神经系统功能损害或死亡。每日三次口服维生素 B_1 100mg 或通过食物补充维生素 B_1 和其他必需维生素能够有效预防 Wernicke 脑病的发生。

(七)小结与展望

Wernicke 脑病早期阶段很少出现典型症状,临床医师需加强筛查高风险人群,结合病史、查体及 MRI 等辅助检查协助诊断,重症医师需要加深对 Wernicke 脑病的认识,早期识别、早期治

表 9-2-3 维生素 B 补充指征和剂量

指征	剂量
每日推荐量	1.0~2.0mg/d
肠内营养	最小量:1.2mg/d,最大量 10mg/d,1 500kcal/d 中 2.2~2.9mg
肠外营养	3.0~3.5mg/d
Wernicke 脑病	酗酒者:200~500mg 每日三次静脉注射 非酗酒者:100~200mg/d 静脉注射
再喂养综合征	第 1 天:喂养前至少 30min 维生素 B_1 200~300mg/d 静脉注射,随后 200~300mg/d 静脉注射或口服至第三天或营养中给予 100mg(维持剂量)

疗、有效预防,避免患者出现永久性的神经功能损伤。

(赵鹤龄 任 珊)

参 考 文 献

[1] Sinha S, Kataria A, Kolla BP, et al. Wernicke Encephalopathy-clinical pearls[J]. Mayo Clin Proc, 2019, 94(6): 1065-1072.

[2] Busani S, Bonvecchio C, Gaspari A. Wernicke's encephalopathy in a malnourished surgical patient: a difficult diagnosis[J]. BMC Res Notes, 2014, 7: 718.

[3] Attaluri P, Castillo A, Edriss H, et al. Thiamine Deficiency: An Important Consideration in Critically Ill Patients[J]. Am J Med Sci, 2018, 356(4): 382-390.

[4] Collie JTB, Greaves RF, Jones OAH, et al. Vitamin B1 in critically ill patients: needs and challenges[J]. Clin Chem Lab Med, 2017, 55(11): 1652-1668.

[5] Patel S, Topiwala K, Hudson L. Wernicke's Encephalopathy[J]. Cureus, 2018, 10(8): e3187.

[6] Frontera JA. Metabolic Encephalopathies in the Critical Care Unit[J]. Continuum(Minneap Minn), 2012, 18(3): 611-639.

[7] Robinson CL, Patel JJ. B Minus: Wernicke's Ence-phalopathy[J]. Am J Med, 2018, 131(11): 1321-1323.

[8] Akçaboy ZN, Yağmurdur H, Baldemir R, et al. Wernicke's Encephalopathy After Longterm Feeding with Parenteral Nutrition[J]. Turk J Anaesthesiol Reanim, 2014, 42(2): 96-99.

[9] Manzanares W, Hardy G. Thiamine supplementation in the critically ill[J]. Curr Opin Clin Nutr Metab Care, 2011, 14(6): 610-617.

[10] Zhu S, Qiang J, Xia Q, et al. Hypothalamic sydrome as an initial presentation of Wernicke encephalopathy: A case report[J]. Medicine(Baltimore), 2019, 98(26): e16181.

[11] Oudman E, Wijnia JW, Oey M, et al. Wernicke's encephalopathy in hyperemesis gravidarum: A systematic review[J]. Eur J Obstet Gynecol Reprod Biol, 2019, 236: 84-93.

[12] Nakano O, Tsuchiya A, Yamagiwa S, et al. Stomach Dysfunction Is a Potential Risk Factor for Wernicke's Encephalopathy[J]. Intern Med, 2016, 55(24): 3679-3680.

二、再喂养综合征

"再喂养综合征(refeeding syndrome)"最早记载于 20 世纪 40 年代,Brozek 和他的同事发现:半饥饿患者突然给予正常饮食后出现心力衰竭,二战后,Schnitker 等人发现 21% 的长期饥饿的日本囚犯通过补充添加维生素的足量饮食后死亡。1981 年 Weinsier 和 Krumdieck 报道两名饥饿患者由于过度喂养而死亡,"再喂养综合征"逐渐受到重视。目前,由于临床医生缺乏对该综合征的深入认识,且缺乏典型的临床表现,常常容易被忽略。据统计:目前严重营养不良患者发生再喂养综合征发病率达 48%,ICU 患者中发病率为 34%,营养不良的胃肠道瘘患者发病率为 9.5%,肿瘤患者发病率为 25%。

(一)定义

再喂养综合征是一类复杂的临床综合征,长期饥饿或营养不良的患者再次经口、肠内或肠外给予营养时,患者可出现液体平衡紊乱、电解质紊乱(低磷血症、低钾血症、低镁血症)、异常血糖代谢和特定维生素(维生素 B_1)缺乏。严重者可导致多脏器功能衰竭(心脏、呼吸、神经、血液系统等),甚至死亡。

(二)危险因素

下列患者具有发生再喂养综合征的高危因素:神经性厌食症、慢性酗酒、高龄(尤其家中护理患者)、糖尿病控制不佳(液体及电解质缺乏)、慢性营养不良患者(消瘦)、快速体重下降的病态肥胖患者、克罗恩病、囊性肺纤维化、短肠综合征等慢性吸收不良患者、肿瘤、严重气道阻塞疾病、肝硬化等慢性疾病伴有营养不良、长期利尿剂及抑酸剂应用。

(三)风险评估量表

1. 目前再喂养综合征的诊断并没有统一明确的标准,多数应用英国国家卫生与临床优化研究所(NICE)颁布的指南中提出的高风险标准:

NICE I:满足下列一项或多项(主要危险因素):BMI<16kg/m²;最新 3~6 个月无目的体重下降 >15%;超过 10d 较少或无营养摄入;喂养前血钾、血磷或血镁水平低于正常。

NICE II:满足下列两项或多项(次要危险因素):BMI<18.5kg/m²;最新 3~6 个月无目的体重下降 >10%;超过 5d 较少或无营养摄入;酗酒史或用药史包括胰岛素、化疗、抑酸剂或利尿剂。

2. 评估营养不良风险见表 9-2-4。

表 9-2-4　短期营养评估问卷（SNAQ）

无目的的体重下降	
近 6 个月内超过 6kg	3 分
近 1 个月超过 3kg	2 分
近 3 日少量或没有营养摄入或近 1 周低于正常	1 分
近 1 个月应用管饲或口服营养液	1 分

总分 0~1 分：无营养不良，2 分：一般营养不良风险，3~5 分：高营养不良风险

（四）病理生理机制

饥饿状态下（数周至数月），机体基础代谢率下降，胰岛素水平下降，胰高血糖素升高。首先，体内储存的糖原分解成葡萄糖，2~3d 后，来源于氨基酸的糖异生开始，同时伴随脂肪分解，脂肪会作为主要的能量来源。在此期间，细胞内的电解质和微量元素开始被利用和消耗。肝脏、心脏、脑和重要肌肉由于能量缺乏、细胞内大分子缺失、细胞的绝对数量和体积下降。

当重新喂养时，胰岛素释放增多，胰高血糖素下降，机体代谢率显著上升。甘油三酯水解受到抑制，脂肪细胞的糖摄取激活，糖异生重新开始，促进氨基酸合成，胰岛素也激活 Na-KATP 酶和抗利尿作用。电解质和维生素是参与许多酶反应的辅助因子，增加胰岛素分泌，使磷离子、钾离子及镁离子向细胞内转移，最终引起低磷血症、低钾血症及低镁血症。维生素 B_1 在三羧酸循环中起关键作用，如：参与丙酮酸脱氢酶和 α- 酮戊二酸脱氢酶的辅助因子，这些合成过程中的不恰当刺激会导致各脏器产生 ATP 不均衡导致多脏器功能障碍或衰竭。大脑会出现思维混乱、癫痫或昏迷；肾小管功能清除液体负荷能力下降；呼吸肌肉功能下降可导致呼吸衰竭；心脏表现为心动过速或心动过缓至心力衰竭。另外，红细胞中 2,3- 二磷酸甘油酸的消耗会导致周围脏器氧输送不足。

（五）临床特征

1. 电解质紊乱（低磷血症、低镁血症、低钾血症） 低磷血症并没有典型症状，通常表现为疲惫和易怒，可增加心律失常、呼吸肌肉功能障碍、血液系统障碍、胰岛素抵抗风险，作为疾病严重程度的一般指标，预测 28d ICU 病死率的独立因素。低镁血症时可出现无力、肌肉抽搐、震颤、意识改变、恶心等症状。低钾血症时可出现恶心、呕吐、便秘、瘫痪、横纹肌溶解、肌肉坏死等情况。

2. 维生素 B_1 等缺乏 再喂养后参与多种生化功能的维生素快速消耗，例如：维生素 B_1 参与葡萄糖代谢，在饥饿时可使体内储存的维生素 B_1 消耗，进而引起 Wernicke 脑病和乳酸酸中毒。

3. 微量金属缺乏 再喂养综合征时可导致硒、锌和铁等元素缺乏。

4. 液体平衡紊乱 饮食中碳水化合物的摄入导致肾脏排泄钠和水的功能下降，体液平衡紊乱由于高血糖及高胰岛素血症引起的钠潴留效应，最终引起充血性心力衰竭。

5. 葡萄糖和脂类失衡 营养不良时葡萄糖摄入抑制糖异生，氨基酸尤其是丙氨酸应用减少，当葡萄糖摄入过多时会出现高血糖，高渗性失代偿反应和酮症酸中毒发生风险增加，另外，过多的糖用于脂肪合成，易引起高甘油三酯血症、脂肪肝和肝功能障碍。

（六）处理

1. 早期识别高危患者 对入住 ICU 患者在喂养前常规筛查营养不良风险，早期识别再喂养综合征高危患者，喂养前，认真评估患者营养状态，电解质及维生素水平，个体化制定营养方案，警惕再喂养综合征发生。

2. 纠正电解质紊乱及酸碱失衡 评估酸

碱平衡包括：血浆乳酸浓度，并且根据血钠、血钾、碳酸氢盐和氯离子浓度计算阴离子间隙。乳酸酸中毒引起的阴离子间隙升高可能在维生素B_1缺乏时出现。再喂养期间电解质平衡前应每日认真评估低磷血症、低镁血症和低钾血症。患者应补充水分并提供或纠正血钾[2~4mmol/（kg·d）]，磷酸盐[0.3~0.6mmol/（kg·d）]，钙和镁[0.2mmol/（kg·d）静脉或0.4mmol/（kg·d）口服]。

3. 补充维生素及微量元素　喂养前和头十天给予口服维生素B_1 200~300mg/d，维生素B片，一或两片，一天三次（如果需要每日静脉给予足量维生素B）和均衡多种维生素及微量元素补充每日一次。维生素B_6：1.7mg/d，维生素B_{12}：2.4mg/d，叶酸：400mg/d，每日不超过1mg。微量元素补充时先应用负荷剂量，再给予维持剂量，硒：负荷剂量：100~400mg/d；维持剂量20~70mg/d；锌：负荷剂量10~30mg/d，维持剂量2.5~5mg/d；铁：不需要负荷剂量，维持量10~15mg/d口服是充足的，肠外中的铁可以右旋糖酐的形式安全加入肠外营养中。

4. 能量供给　开始喂养不超过基础能量消耗的20%，头三天营养支持开始最大速度为10kcal/（kg·d），危重患者可给予5kcal/（kg·d），第4~7天缓慢增加至15~20kcal/（kg·d），以满足或超过总需要量。营养物质比例：50%~60%碳水化合物，15%~25%脂肪，20%~30%蛋白质。肠外营养可能带来更大的再喂养综合征发生风险。

5. 液体与钠平衡　按照20~30ml/（kg·d）补充生理盐水，根据需要每日监测预防液体过负荷，出现低钠血症时避免快速纠正，如果轻度减低，可通过限制液体，评估血钠水平，24h内血钠升高不超过12mmol/L，避免发生脱髓鞘病变。有症状的低钠血症给予正常或高渗生理盐水治疗比液体限制效果更好。

6. 其他注意事项　监测患者每日体重、尿量、优化液体平衡以避免液体过负荷。同时需要监测血浆白蛋白、钙和全血细胞计数包括：血红蛋白、白细胞计数和血小板。再喂养综合征可能引起肝功能损伤，因此还需要监测肝功能。再喂养的第一周要监测心电图，控制血糖水平在100~150mg/dl，避免出现血糖波动。前白蛋白水平预测重症患者低磷血症的进展。

（七）小结与展望

早期识别高危人群，并给予足够重视，优化营养方案，重视再喂养综合征，及时补充足够的电解质、微量元素及维生素，注意液体平衡，逐步补充能量，危重患者尤其是肿瘤及营养不良患者，医师应注意监测电解质情况，早期处理，避免出现严重危及生命的并发症。

（赵鹤龄　任　珊）

参 考 文 献

[1] Boateng AA, Sriram K, Meguid MM, et al. Refeeding syndrome: treatment considerations based on collective analysis of literature casereports[J]. Nutrition, 2010, 26（2）: 156-167.

[2] Suzuki S, Egi M, Schneider AG, et al. Hypophosphatemia in critically ill patients[J]. J Crit Care, 2013, 28（4）: 536. e9-19.

[3] Araujo Castro M, Vázquez Martínez C. The refeeding syndrome. Importance of phosphorus[J]. Med Clin（Barc）, 2018, 150（12）: 472-478.

[4] Windpessl M. Recognize Malnutrition but Avoid Refeeding Syndrome[J]. Am J Med, 2018, 131（6）: e277.

[5] Olthof LE, Koekkoek WACK, van Setten C, et al. Impact of caloric intake in critically ill patients with, and without, refeeding syndrome: A retrospective study[J]. Clin Nutr, 2018, 37（5）: 1609-1617.

[6] Friedli N, Stanga Z, Culkin A, et al. Management and prevention of refeeding syndrome in medical inpatients: An evidence-based and consensus-supported algorithm[J]. Nutrition, 2018, 47: 13-20.

[7] Kraaijenbrink BV, Lambers WM, Mathus-Vliegen EM,

et al. Incidence of refeeding syndrome in internal medicine patients[J]. Neth J Med, 2016, 74(3): 116-121.

[8] Olthof LE, Koekkoek WACK, van Setten C, et al. Impact of caloric intake in critically ill patients with, and without, refeeding syndrome: A retrospective study[J]. Clin Nutr, 2018, 37(5): 1609-1617.

[9] Federspiel CK, Itenov TS, Thormar K, et al. Hypop-

hosphatemia and duration of respiratory failure and mortality in critically ill patients[J]. Acta Anaesthesiol Scand, 2018, doi: 10. 1111/aas. 13136.

[10] Wang L, Xiao C, Chen L, et al. Impact of hypophos-phatemia on outcome of patients in intensive care unit: a retrospective cohort study[J]. BMC Anesthesiol, 2019, 19(1): 86.

第十篇 手术、创伤与产科

第一章　围手术期心脏功能评估

近年来,由于人口老龄化及不健康生活方式的变化,使我国心血管疾病危险因素明显增加,发病及死亡率均呈上升趋势。心血管疾病已成为威胁城乡居民生命及健康的主要疾病之一。心脏病患者非心脏手术的手术量逐年增加,每年有超过2亿成年心脏病患者行非心脏大手术(major non-cardiac surgery,MNCS),而心脏病患者手术病死率比其他疾病患者高25%~50%;心脏外科术后的患者多经过低温体外循环、手术时间长、创伤大、血流动力学、出凝血等方面的病理生理改变较为明显,病情变化快,术后更需严密监护。因此,重症医学医生必须熟练掌握围术期心脏功能的监测与评估,降低围术期心血管疾病患者的死亡率。

围术期心脏功能的评估除了心脏本身功能的评估外,还应考虑手术麻醉风险的影响,原发病的影响,其他脏器功能及全身状态的影响等。人体是一个有机整体,重症医学从整体出发对重症患者进行监护治疗。心脏是人体重要的脏器之一,对于围术期心脏功能的评估,也要本着从整体出发的原则全面的对心脏功能进行评估。

第一节　心脏病患者非心脏
手术的风险评估

在心脏病患者非心脏手术中,约30%的患者存在至少一个高危心血管风险,而这类患者术后30d的病死率是0.5%~2.0%,最主要的死亡原因是心血管并发症。心血管并发症是指严重心脏不良事件(major adverse cardiac event,MACE),即围手术期影响较大的心血管事件,包括围术期新发的心房颤动、心力衰竭和心肌梗死,时间段主要为术中及术后30d内。非心脏手术术后心肌损伤(myocardial injury after non-cardiac surgery,MINS)则是指更广泛的术后

心肌损伤,这类患者的数量还在增加。

目前,心脏病患者非心脏手术的相关风险评估仍没有一个有效全面的方法。临床常用评估方法是纽约心脏协会(NYHA)心脏功能分级与手术耐受性评估,Goldman心脏风险指数评分,代谢当量(metabolic equivalent,MET)心功能评估及改良心脏风险指数(revised cardiac risk index,RCRI)等。不同的评估方法并不完全适用于所有患者,纳入的危险因素也不尽相同,易用程度与临床医生的接受程度也影响评分系统的临床应用。对于临床医生来讲,无论应用何种评估方法,重要的是综合病史、体检及化验检查等如何识别出真正的危险因素,术前纠正,术中、术后采取相应的干预措施降低MACE的发生率。

(一)NYHA心脏功能分级与手术耐受性评估

1928年纽约心脏协会提出NYHA心脏功能分级方法,按照诱发心力衰竭症状的活动程度将心功能状况分为4级。NYHA心脏功能分级优点在于简便易行,其缺点仅凭患者主观陈述,有时症状与客观检查有很大的差距,同时患者之间的差异也较大(表10-1-1)。

(二)Goldman心脏风险指数评分

Goldman心脏风险指数是Goldman等人于1977年提出的,用于评估40岁以上患者的围术期心脏并发症发生风险,包括9项指标(表10-1-2),累计为53分,按积分多少分为4级:0~5分为Ⅰ级;6~12分为Ⅱ级;13~25分为Ⅲ级;≥26分为Ⅳ级。

Goldman心脏风险指数与NYHA心功能分级大致相当(表10-1-3)。累计分值达Ⅲ级时,手术风险性较大,需要进行充分的术前准备,使心脏功能和全身情况获得改善以提高麻醉与手术的安全性。Ⅳ级患者麻醉和手术的危险性极大,威胁生命的并发症发生率达22%,术中和术后死亡病例的半数以上可发生于此级患者。

表 10-1-1 NYHA 心功能分级与手术耐受性评估

心功能	临床表现	心功能与耐受力
I级	体力活动完全不受限。无症状,日常活动不引起疲乏、心悸和呼吸困难	心功能正常
II级	日常体力活动轻度受限。可出现疲劳、心悸、呼吸困难或心绞痛,休息时无症状	心功能较差。处理恰当,麻醉耐受力仍好
III级	体力活动显著受限。轻度活动即出现临床症状,必须静坐或卧床休息	心功能不全。麻醉前准备充分,麻醉中避免任何心脏负担增加
IV级	静坐或卧床时即可出现心功能不全的症状或心绞痛综合征,任何轻微活动都可使症状加重	心功能衰竭。麻醉耐受力极差,择期手术必须推迟

表 10-1-2 Goldman 心脏风险指数评分

项目	内容	记分
病史	心肌梗死 <6 个月	10
	年龄 >70 岁	5
体检	第三心音奔马律、颈静脉怒张等心衰表现	11
	主动脉瓣狭窄	3
心电图	非窦性节律,术前有房性期前收缩	7
	持续室性期前收缩 >5 次 /min	7
一般内科情况差	PaO_2<60mmHg,$PaCO_2$>50mmHg,K^+<3.0mmol/L,BUN>7.5mmol/L,HCO_3^-<20mmol/L Cr>270μmol/L,SGOT 升高,慢性肝病及非心脏原因卧床	3
胸腹腔或主动脉手术		3
急诊手术		4
总计		53

表 10-1-3 Goldman 心脏风险指数与心功能分级、死亡率的关系

级别	Goldman 评分	心功能分级	死亡率 /%	并发症 /%
I	0~5	I	0.2	0.7
II	6~12	II	2	5.0
III	13~25	III	2	11.0
IV	≥26	IV	>56	22.0

(三)代谢当量(MET)

MET 是表达运动量的单位。将运动时间或工作负荷转换成 MET,即转换成基础代谢下耗氧量的倍数,1MET=3.5mlO_2/(kg·min)。MET 有利于给出一个通用的测定指标,无论使用何种运动方案或实验,都能使各种运动方案可以相互比较。日常生活中运动耐力是围术期心脏后果的重要预见因素之一,运动耐力低下可以反映潜在疾病的严重性,或反映心脏功能低下。心脏功能可以用 MET 来表示。采用 MET_s 判断患者的心脏功能状态,可分为优秀(>10MET_s),良好(7<MET_s≤10),一般(4≤MET_s≤7)和差(<4MET_s)。≥4MET_s 且无症状的患者,可进行择期手术。日常生活无法达到 4MET_s 的患者围术期心脏风险增加,运动耐量好伴冠状动脉心脏病或明显危险因素的患者,可先给予小剂量他汀类药物治疗后择期手术(表 10-1-4)。

表 10-1-4 MET 心功能分级与手术耐受性

分级	功能状态	手术耐受性
1~4MET_s	仅能自己穿衣吃饭如厕,平地慢走(3~4km/h)或稍活动,甚至休息时即发生心绞痛	高危患者
4~7MET_s	能上三层楼,平地走 6km/h	可耐受中等手术
>7MET_s	能短距离跑步,短时间玩网球或打篮球	可胜任大手术

(四)改良心脏风险指数(RCRI)

RCRI 是 Lee 等在 1999 年通过对一个三级医疗中心的 4 315 例年龄≥50 岁的 MNCS 病例进行前瞻性调查研究,主要观察结果是严重心脏并发症(major cardiac complication,MCC),包括心肌梗死、肺水肿、房颤、原发性心脏骤停和完全性房室

传导阻滞,研究得出 6 个与术后发生 MCC 密切相关的独立危险因素(表 10-1-5)。

表 10-1-5　RCRI

1. 缺血性心脏病(心梗病史,运动实验阳性,目前存在心绞痛或需使用硝酸酯类药物,或 ECG 有 Q 波)
2. 心力衰竭病史
3. 脑血管病史(TIA 或脑梗)
4. 需胰岛素治疗的糖尿病
5. 肾功能障碍(血肌酐 >2.0mg/dl)
6. 高危手术(大血管手术)

危险因素个数	心血管并发症 /%(95%CI)	心血管死亡率 /%
0	0.5(0.2~1.1)	0.3
1	1.3(0.7~2.1)	0.7
2	3.6(2.1~5.6)	1.7
≥3	9.1(5.9~13.8)	3.6

RCRI 也存在缺点,首先,患者年龄、重度主动脉瓣狭窄和心律失常并未体现在 RCRI 危险因素中,上诉因素一定程度上影响患者 MNCS 术中的血流动力学管理和术后并发症的发生;合并主动脉瘤的患者常因术前血压控制情况差、易发生心脏并发症,再加上术中血流动力学的剧烈波动,MNCS 术后并发症为高危,但 RCRI 因为入组病例不够,未能很好地分析这类患者的危险因素。但是鉴于 RCRI 的简便实用和相对较高的灵敏度,直到今天它仍然是临床上评估术前事件并发风险的主要评估工具之一,并在美国心脏学学会(ACC)/美国心脏协会(AHA)发布的指南上得到了推荐。

(五)手术风险分级

手术的风险与术前准备情况和患者存在导致心脏风险增加的疾病有关外,还与手术特异因素如:液体的转移,应激的程度,手术持续的时间及失血量密切相关(表 10-1-6)。尽管冠状血管疾病是围术期心脏病发生的最大风险,但是不同的手术应激与心脏病的发病率和死亡率也有密切的关系。大血管手术被认为是高风险的手术,术前要对这样的患者进行严格的评估。对于中等风险的手术,其围术期心脏病的发病率与死亡率取决于手术的部位与范围。一些手术时间可能很短,仅有少量液体转移,而其他的手术可能时间很长,

伴有大量的液体转移,其术后心肌缺血与呼吸抑制的风险明显增加。因此,这类手术必须准确判断手术的风险,并进一步对患者进行评估。

表 10-1-6　手术风险分级

风险等级	手术种类	心脏不良事件发生率
高风险手术	急症大手术 主动脉及大血管手术 外周血管手术 超过 3h 的长时间手术 有大量液体或 / 和血液丢失的手术	>5%
中度风险手术	头颈部手术 颈动脉内膜剥脱术 腹腔或胸腔手术 矫形外科手术,大关节置换术 前列腺手术	<5%
低风险手术	内镜手术 表浅手术 白内障手术 乳腺手术 前列腺活检 电休克治疗	<1%

除以上评分方法外,还有美国外科质量提升计划(national surgical quality improvement program, NSQIP)及 NSQIP 外科风险计算器等新型评分系统。

第二节　心脏病患者心脏手术的风险评估

心脏病患者心脏手术术前要详细了解患者病史与药物使用史,掌握体格检查,实验室检查及诊断性检查结果,术前访视患者,预测术后并发症及解决术前特殊问题(如妊娠)等。充分的术前准备与评估是心脏手术成功的关键。

心脏手术术后死亡往往与患者术前的危险因素相关。院内死亡率是心脏手术术后监护质量的重要评价指标。为对比不同医院、不同医生的院内死亡率,需将患者的术前危险因素进行校正。

常用的心脏外科术前危险因素评估模型有：EuroScore 和 Personnet Score。EuroScore 模型包括以下 3 部分：患者相关因素；心脏相关因素；手术相关因素。1~2 分低危，3~5 分中危，≥6 分高危，相对应的手术死亡率分别为 0.8%、3.0%、11.2%（表 10-1-7）。

表 10-1-7　EuroScore 评分

1. 患者相关因素：
年龄≥60 岁（1 分，每增加 5 岁加 1 分）
女性（1 分）
慢性肺疾患（1 分）
心外动脉系统疾病（2 分）
神经系统功能障碍（2 分）
既往心脏手术史（3 分）
血浆肌酐浓度 >200μmol/L（2 分）
活动性心内膜炎（3 分）
术前危急状态（3 分）

2. 心脏相关因素：
需要药物干预的不稳定心绞痛（3 分）
左室功能不全（LVEF 30%~50%：1 分，LVEF<30%：3 分）
90d 内的既往心梗史（2 分）
肺动脉高压（肺动脉收缩压 >60mmHg）（2 分）

3. 手术相关因素：
急诊手术（手术必须在下一个工作日之前进行）（2 分）
CABG 合并其他心脏手术（与 CABG 同时进行的其他较大的打开心包的心脏手术）（2 分）
胸主动脉手术（升主动脉、主动脉弓及降主动脉病变手术）（3 分）
心梗后室间隔穿孔（4 分）

心脏手术术后出现以下任一情况，都需引起高度重视。

术后危险信号：

1. 复温失败；
2. 碱剩余超出 -5mmol/L；
3. 低血压，对补液或小剂量升压药无反应；
4. 少尿 [<0.5ml/（kg·h）] 或应用利尿剂后 3h 内尿量 <1ml/（kg·h）；
5. 外周灌注不良；
6. 低心排（<2.2L/m²）；
7. 胸腔引流液过多；
8. CVP>15mmHg；

9. 需 FiO_2>0.5 维持正常氧饱和度；
10. 频发或持续心律失常；
11. 12h 内液体量正平衡超过 2L。

第三节　心脏无创性诊断方法

围术期心脏功能的监测评估在可以通过有创监测手段如：冠状动脉造影，有创动脉压，SWAN-GANZ，PiCCO 和 TEE 等，也应重视无创影像学监测诊断手段。

一、心血管磁共振成像（cardiovascular magnetic resonance，CMR）

CMR 主要临床应用：

1. 心力衰竭；
2. 心肌缺血及心肌梗死；
3. 非缺血性心脏病　肥厚性心肌病，扩张型心肌病，心肌淀粉样变，心内膜心肌纤维化；
4. 冠状动脉成像；
5. 先天性心脏病；
6. 其他　缩窄性心包炎，瓣膜病。

二、多排螺旋 CT（MDCT）

（一）MDCT 最佳适应证及诊断价值

1. 冠状动脉病变诊断的最佳无创影像方法
（1）常规冠心病（狭窄和斑块）的筛查、诊断；
（2）冠状动脉支架术后和 CABG 术后评估；
（3）冠心病药物治疗后疗效评估；
（4）冠心病的一级和二级预防、冠心病事件的预测；
（5）急性心肌梗死和心肌活性的识别、心功能的分析。

2. 肺血管病变的诊断
（1）肺栓塞诊断的"金标准"；
（2）肺血管炎诊断的"金标准"；
（3）肺内原发性病变诊断的"金标准"；
（4）原发性肺动脉高压诊断的最佳无创方法。

3. 大血管病变的诊断
（1）各种主动脉病变诊断的"金标准"；

（2）大动脉炎诊断的"金标准"；

（3）先天性主动脉异常（发育不良、缩窄或离断）的诊断"金标准"。

4. 先天性心脏病的诊断

（1）显示房室连接、大血管起止排列关系优于超声；

（2）显示肺动脉及肺内分支发育情况优于超声；

（3）显示主动脉弓发育等优于超声；

（4）显示肺静脉异位引流的"金标准"；

（5）显示冠状动脉发育和起源优于超声。

5. 心包和心脏肿瘤

（1）心包增厚、钙化诊断的"金标准"；

（2）心包腔内外、心肌内外和纵隔肿瘤病变诊断的最佳方法。

（二）MDCT 心血管病诊断的局限性

1. 冠脉图像质量需要严格控制，如要求心率 <70 次 /min，心律不齐受限；

2. 冠脉细小分支不能充分显示；

3. MDCT 对于心脏和心肌的运动功能的诊断不足；

4. 冠脉支架内再狭窄的评估受限；

5. 肺动脉高压不能评估压力和血流动力学指标；

6. 先心病诊断时心率过快，心腔内图像分辨率有时不足；不能提供血流动力学指标；

7. 对于肿瘤组织的定性略显不足。

三、负荷超声心动图

负荷超声心动图就是将二维超声和运动负荷或药物负荷联合应用的一项检查。运动负荷包括活动平板，直立或仰卧蹬车；药物负荷包括肾上腺素兴奋药或血管扩张药，此外还有食管调搏、冷加压试验等。对于怀疑有冠心病的患者，负荷超声心动图可诱导心肌缺血，具有很高的敏感性与特异性。

负荷超声心动图适应证：

1. 冠心病疑似者；

2. 急性心肌梗死的出院前评估；

3. 慢性冠心病心肌存活的诊断；

4. 血管重建术前后的超声心动图评估；

5. 无症状冠心病的检出。

负荷超声心动图评定标准：所有超声心动图负荷实验的诊断标准均以室壁收缩功能变化为基础。具体归纳为四种状态：

1. **正常心肌**　静息状态下正常收缩，负荷后出现正常幅度的加强收缩；

2. **缺血心肌**　静息状态下正常收缩，负荷状态下收缩减弱；

3. **存活心肌**　静息状态下收缩减弱，负荷后收缩功能可恢复；

4. **坏死心肌**　无论静息还是负荷状态收缩功能均显著减弱。

四、放射性核素心肌灌注显像

心肌灌注显像的适应证：

1. 冠心病的诊断；

2. 冠状动脉病变范围和程度的评估；

3. 心肌活力的估测；

4. 冠状动脉再血管化适应证的筛选及术后疗效的评估；

5. 预后的评估或危险分级；

6. 心肌病的诊断。

五、存活心肌评估

心肌冬眠（myocardial hibernation）：是指在氧供减低的情况下，心肌细胞为了维持它的存活，而降低其功能和代谢。心肌冬眠的表现是心室局部室壁运动异常、相应节段的心肌血流灌注降低，但是心肌仍然是存活的。

由于 CABG 手术具有一定风险，尤其是心室功能严重受损 LVEF<30% 的冠心病患者；再者 CABG 及 PCI 费用昂贵。因此，临床上决定再血管化前，需要判断冠状动脉狭窄、心室功能减低患者的心肌存活情况，从而选择能得益于冠状动脉再血管化的患者，心肌存活的评估具有重要的临床价值。

心脏的影像学检查对于进一步的诊断与评估心脏疾病具有重要意义。美国多家学会《2019 非瓣膜病心脏结构与功能多模式影像检查正确应用标准指南》，对于 102 种临床情况如何应用影像学检查进行了规范。

第四节 脏器交互作用在心脏功能评估中的作用

人体是一个有机整体,一个脏器出现功能障碍会影响另一个脏器的功能。脏器交互作用(organ crosstalk)是指在重症疾病情况下,一个功能障碍的脏器影响另一个脏器的功能。这种作用通常可能损伤另一个脏器或整个机体。信号传导可能是通过神经,内分泌和旁分泌途径,或者较少情况下是通过脏器间细胞-细胞信号传导。

心脏与多个脏器有交互作用。以肾脏为例,有研究表明 AKI 是心脏患者行非心脏手术术后心肌损害的独立危险因素。由于心脏病与肾脏病之间存在着紧密联系,2004 年美国心、肺、血液研究所提出了心肾综合征(cardiac renal syndrome,CRS)的概念,2008 年 Ronco 等提出新的 CRS 概念,强调心-肾双向作用的本质,内容涵盖了急性与慢性器官损害,认为 CRS 是一个心脏与肾脏的病理生理状态,在此状态下,一个脏器的急性或慢性功能损害能够引起另一个脏器的急性或慢性功能损害。CRS 共分五型:急性心肾综合征(CRS1 型);慢性心肾综合征(CRS2 型);急性肾心综合征(CRS3 型);慢性肾心综合征(CRS4 型)和继发性心肾综合征(CRS5 型)。因此,在评估心脏功能时同时要注意评估肾功能。

综上所述,围术期心脏功能评估,不仅单纯评估心脏功能本身,还要从整体出发,综合病史,体检,化验室检查,影像学检查等,考虑原发病,手术麻醉影响,全身状态及各脏器功能状态等对心脏功能的影响,全面进行评估。

(李海波)

第二章 围手术期呼吸功能评估

了解和评估围手术期呼吸功能的目的是识别手术患者的麻醉和手术风险,预防术后肺部并发症(Postoperative pulmonary complications, PPCs)的发生,并准确和及时进行处理。

一、围手术期呼吸病理生理变化

围手术期患者可因麻醉、手术和自身共存疾病的原因出现呼吸系统的病理生理改变,主要表现在肺的容积、通气方式、气体交换和机体防御机制等几个方面。

(一)麻醉相关的呼吸病理生理变化

区域神经阻滞、椎管内麻醉可因外周神经的阻滞引起呼吸减弱、通气量不足和呼吸储备量降低。

全身麻醉可因自主呼吸被机械通气替代而出现肺容积的降低,导致肺通气/血流(V/Q)比例失调和肺不张的形成。患者体位、吸入麻醉药以及吸入氧浓度均可与肺不张的形成有关。吸入麻醉药、静脉麻醉药镇痛药物以及肌松药的残余作用可减弱患者对缺氧的反应,因而可表现出一定的呼吸抑制作用。

此外,麻醉及麻醉药物可使得肺泡巨噬细胞的数目减少和活力降低、气道纤毛活动受抑制、肺泡毛细血管通透性增加、表面活性物质释放减少、肺一氧化氮合酶的活性增加等,改变呼吸系统的防御功能,从而出现相关的呼吸病理生理改变。

(二)手术相关的呼吸病理生理变化

患者体位和手术部位可对呼吸功能产生影响,特别是胸部和腹部手术,腹部手术可肺容量降低25%~50%。仰卧位可导致功能残气量(functional residual capacity, FRC)下降,俯卧头低位可降低肺和胸壁的顺应性。手术操作则可因腹或胸部的开放、对脏器的压迫或牵拉内脏而降低肺和胸壁的顺应性。

术后肺功能可因呼吸肌的切断或伤口疼痛改变呼吸动作而影响呼吸功能,特别是肺活量下降,清除分泌物的能力减弱。

(三)患者相关的呼吸生理变化

如患者在麻醉和手术前即并存有慢性肺部疾病,如慢性阻塞性肺疾病、支气管哮喘、肺部感染、肺气肿、肺水肿及胸廓或胸膜的疾病等,存在不同程度的低氧血症,通气量和肺容量减少、肺部和胸部顺应性降低,气体弥散和交换功能障碍,则可使得围手术期呼吸功能进一步受损。

二、围手术期呼吸功能评估

(一)病史和体格检查及评估

围手术期均应全面了解患者病史,包括咳嗽、咳痰、吸烟史、治疗经过等,对呼吸困难程度进行评估。对于咳嗽咳痰患者需了解咳嗽的性质、痰量、颜色、黏稠程度、排痰有无困难。对于吸烟者应了解吸烟量、吸烟年数和术前停止吸烟的时间等,每日吸烟量 >10 支者,术后肺部并发症的发生率将增加 3~6 倍。对于呼吸困难患者,应了解呼吸困难的性质(吸气性、呼气性、混合性),呼吸困难发生的时间,并对呼吸困难程度进行分级(表 10-2-1)。

表 10-2-1 呼吸困难程度分级

0 级	平地正常行走无呼吸困难症状
1 级	能按需行走,但易疲劳
2 级	行走距离有限,行走一定距离后需休息
3 级	短距离行走即出现呼吸困难
4 级	静息时出现呼吸困难

体检包括患者的体型及外貌、呼吸频率和模式、胸部听诊等。肥胖、脊柱弯曲可引起肺容积的减少和肺部及胸部顺应性的下降,肺不张和低

氧血症较易发生。营养不良的患者呼吸肌力减弱，免疫力降低，易合并感染。呼吸频率过快提示呼吸衰竭的潜在风险；呼气费力提示存在气道梗阻；反常呼吸则提示肋骨受损或膈肌麻痹并可导致严重呼吸功能障碍。胸壁不对称可能有气胸、胸腔积液或肺实变，桶状胸可见于COPD患者。胸部听诊则对阻塞性肺病、痰液潴留、支气管扩张症、肺脓肿、肺水肿、气道痉挛等有较好的帮助。

（二）实验室检查及评估

血气分析是评价肺功能较有价值的指标，能够反映机体的通气情况、酸碱平衡、气体的弥散和交换功能等。血常规和炎性指标（包括PCT、CRP等）能提示肺部及全身的感染情况。

（三）影像学检查及评估

包括胸部正侧位X线检查或CT等影像学检查，心电图和超声心动图对合并有肺源性心脏病和肺动脉高压的患者有较好的帮助。

（四）肺功能试验及评估

肺功能检查有助于了解肺部疾病的性质，严重程度以及病变是否可逆。年龄 >60 岁、有肺部疾病、吸烟史以及拟行肺叶切除的患者需要常规行肺功能检查。

1. 简易肺功能试验

屏气试验：正常人的屏气试验可持续30s以上。持续20s以上者一般麻醉危险性小；如时间低于10s，则提示患者的心肺储备能力很差，常不能耐受手术与麻醉。

测量胸腔周径法：测量深吸气与深呼气时胸腔周径的差别，超过4cm以上者提示没有严重的肺部疾患或肺功能不全。

吹火柴试验：患者安静后深吸气，然后张口快速呼气，能将置于15cm远的火柴吹熄者，提示肺功能储备良好，否则提示储备下降。

吹气试验：嘱患者尽力吸气后，能在3s内全部呼出者，表示用力肺活量基本正常，若需5s以上才能完成全部呼气，提示有阻塞性通气障碍。

2. 肺功能测定

需通过肺量计进行，先让患者吸足空气，然后将吸入的空气用力快速呼入肺量计直至残气量位。主要指标包括肺活量（VC）、用力肺活量（FVC）、第1秒用力呼气容积（FEV_1）、残气量（RV）、最大呼气中期流速

（MMFR）及最大分钟通气量（MMV）等重要指标。这些指标有助于预测术后发生肺部并发症的风险（表10-2-2）。

表 10-2-2 术后发生肺部并发症的风险和术前肺功能的关系

	中度危险	高度危险
FVC	< 预计值的 50%	<15ml/kg
FEV_1	<2L	<1L
FEV_1/FVC	< 预计值的 70%	< 预计值的 35%
$FEF_{25\%~75\%}$	—	<1.4L/S
RV/TLC	> 预计值的 50%	—
D_LCO	< 预计值的 50%	—
MVV	< 预计值的 50%	—

3. 放射性核素定量肺显像 ^{99m}TC 肺灌注显像可预测肺切除后肺功能，即 FEV_1 的术后预计值（Predicted Postoperative Forced expiratory Volume in one second PPO-FEV_1）PPO-FEV_1= 术前 FEV_1× 健肺灌注扫描值 %。PPO-FEV_1 公式是根据全肺共 19 个肺段，每个肺段相当于全肺的 5.26%，即 PPO-FEV_1= 术前 FEV_1×［1-（s×5.26）/100］（S= 切除的支气管肺段数）。PPO-FEV_1 小于 1L 提示术后肺并发症发生率明显升高。对于术前存在肺部病变的肺叶切除患者，PPO-FEV_1 比单纯的 FEV_1 更敏感。

4. 心肺功能运动试验及评估 术前测试患者的运动能力的重要性是对心肺交互关系的评估。通过用药史、体检和动脉血气分析可定性分析心肺储备能力。运动试验最简单的是爬楼梯试验，如果能够不费力爬上三层楼梯（每层 20 个台阶），表明围手术期并发症发生率和死亡率较低。更定量的分析心肺功能是测量运动期间最大摄氧量（VO_2max），是确定患者开胸后是否发生肺部并发症的术前评估方法。如果 VO_2max≥20ml/（kg·min），肺部并发症少；如果 VO_2max≤15ml/（kg·min），心肺并发症增加；当患者 VO_2max≤10ml/（kg·min），则是高风险患者，短期死亡率大于30%。实验室标准测量的 VO_2max 是评估心肺功能，预测肺切除患者预后的"金标准"。

另一项简单试验是6分钟步行试验。如果患

者 1 分钟步行 180 英尺（2 英里/h），6 分钟步行距离达到 1 080 英尺，则 VO$_2$max 约为 12ml/（kg·min）；若 6 分钟步行距离小于 2 000 英尺，表明 VO$_2$max≤15ml/（kg·min）。

5. 急性肺损伤评分　1988 年 Murray 等提出肺损伤程度评分法，对肺损伤程度量化分析。根据氧合指数（PaO$_2$/FiO$_2$）、呼气末正压水平（PEEP）、X 线胸片表现及肺顺应性的变化综合评价肺损伤的严重程度。Murray 急性肺损伤评分见表 10-2-3。

表 10-2-3　Murray 急性肺损伤评分

指标	表现	分值
1. X 线评分	无肺泡浸润	0
	肺泡浸润限于 1 个象限	1
	肺泡浸润限于 2 个象限	2
	肺泡浸润限于 3 个象限	3
	肺泡浸润限于 4 个象限	4
2. 低氧血症评分（PaO$_2$/FiO$_2$）	≥300mmHg	0
	225~299mmHg	1
	175~224mmHg	2
	100~174mmHg	3
	<100mmHg	4
3. PEEP 评分	≤5cmH$_2$O	0
	6~8cmH$_2$O	1
	9~11cmH$_2$O	2
	12~14cmH$_2$O	3
	≥15cmH$_2$O	4
4. 肺顺应性（必要时）	≥80ml/cmH$_2$O	0
	60~79ml/cmH$_2$O	1
	40~59ml/cmH$_2$O	2
	20~39ml/cmH$_2$O	3
	≤19ml/cmH$_2$O	4

上述 4 项或 3 项（除肺顺应性）评分的综合除以项目数（分别为 4 或 3）即得到肺损伤评分。

肺损伤评分：0 分，无肺损伤；0.1~2.5 分，轻中度肺损伤；>2.5 分，重度肺损伤。肺损伤程度越高，患者麻醉和手术的风险越大，合并术后肺部并发症的可能性越大。

三、围手术期肺部并发症及危险因素

1. 常见肺部并发症　据统计，全世界每年实施的大手术超过 2.3 亿次。大手术中术后肺部并发症的发生率为 1%~23%。多项研究表明肺并发症比心脏并发症更常见，术后呼吸衰竭是最常见的术后肺部并发症。此外，常见的还有肺部感染、胸腔积液、肺不张、气胸、气管痉挛和吸入性肺炎等。急性呼吸窘迫综合征、气管支气管炎、肺水肿、原有肺部疾病的加重、肺栓塞、支气管分泌物过多、异常呼吸音、咳痰和低氧血症等也时有发生，导致手术患者机械通气时间延长、再插管，最终导致住院时间延长甚至死亡。

2. 危险因素　了解术后肺部并发症的危险因素也是围手术期肺功能评估的重要内容。术后肺部并发症的发生与患者本身原存肺部疾病以及心血管系统或其他系统的疾病有关，同时受麻醉药物、麻醉技术、手术部位、手术方式、手术体位等多种因素的影响。

大量的不可改变和可改变的风险因素可预测术后肺部并发症，包括患者相关的，病程相关的，或实验室检查的危险因素。年龄、鼾症、体重、麻醉时间、手术种类和时间、呼吸共病、吸烟、术前 SpO$_2$ 水平低，术前至少有一种呼吸症状，慢性肝病，充血性心力衰竭，胸内/上腹部手术，急诊手术等为较为公认的术后肺部并发症危险因素。

3. 预防及处理措施　术后肺部并发症重在预防，术前应对呼吸系统功能进行全面评估，及时纠正和去除相关危险因素。若已发生，则对症处理。预防和处理措施包括术中肺保护性通气管理、精确给氧、术中的非机械通气措施、手术方法和术后相关策略。

（袁世荧）

参 考 文 献

［1］Michelle Duggan，Brian P Kavanagh. Perioperative modifications of respiratory function［J］. Best Practice & Research Clinical Anaesthesiology，2010，24：145-155.

［2］Angela Selzer，Mona Sarkiss. Preoperative Pulmonary Evaluation［J］. Med Clin N Am，2019，103：585-599.

［3］Ronald D. Miller. 米勒麻醉学［M］. 8 版. 邓小明，曾因明，黄宇光，主译. 北京：北京大学医学出版社，2016.

［4］邓小明，姚尚龙，于布为，等. 现代麻醉学［M］. 4 版. 北京：人民卫生出版社，2014.

第三章 多发性创伤

第一节 创伤和创伤救治的历史——近代医学发展的创伤救治

一、创伤救治发展历史

纵观历史,人类出现就开始承受创伤,随着人类社会活动空间机械化程度的提高,经济和科技的发展,严重的、多部位、多脏器多发性创伤发生率日趋增高,创伤成为当今人类死亡的主要原因之一。

创伤和创伤救治也是近代医学发展的重要内容,随着对创伤患者早期救治、多发性创伤病理生理、免疫功能、器官功能等的不断认识,在欧美国家创伤救治开始成为一个独立的专业得到了长足的发展。

战争和创伤如影随形,也使得创伤救治技术不断提高。随着一战二战过程中对创伤病理生理改变和创伤休克的不断认识,以及对战创伤的救治理念不断提高,逐渐建立的现代创伤救治体系。

欧美等发达国家的创伤急救系统建设起步于20世纪60年代,发展到今天已经相对比较完善,而我国创伤急救系统的建设才刚刚起步,近年来在大量研究的基础上提出了适合中国国情的创伤救治模式。国家卫健委发布提高创伤救治能力的通知,要求加强以创伤中心为核心的区域创伤救治体系建设。

二、高级创伤救治体系的建立

在多发性创伤的急诊救治中,需改变常规的诊疗模式,由原来诊断→治疗模式转变为抢救→诊断→治疗模式。详细的诊断和确定性治疗必须是同时抢救生命维持器官功能基础上,在抢救工作获得一定成效后同步进行,决不能因诊断而延误抢救时机。伤后60min是决定患者生死的关键时刻,属危重抢救阶段,被称为抢救的"黄金时间",美国马里兰大学休克创伤中心 Adams Cowley 提出了"黄金一小时"的概念。应及时而准确地全面估计伤情,有全局、整体观念,及时处理危及患者生命的器官损伤,要突出"快、准、及时、高效"的急救原则。

高级创伤救治体系有利于改善多发性创伤患者的预后。院前、院内创伤救治流程、多发性创伤救治技术、信息化预警联动、创伤为主导的多学科协作等高级创伤救治体系的建立和完善,构建区域性的高级创伤救治中心,是改善多发性创伤患者预后的重要措施。

高级创伤生命支持(advanced trauma life support, ATLS)以最大限度的挽救创伤患者生命为目的。1976年美国外科医生詹姆斯·斯泰勒驾驶轻型飞机不幸在内布拉斯加坠毁,妻子当场死亡,医生和几个孩子严重受伤,医生和内布拉斯加地区的各种医疗组织和护理团体协作制订创伤患者 ATLS 培训计划,后来由美国外科医师协会于1980年修订后正式出版也就是高级创伤生命支持,每四年更新一次,到2018年时为第十次更新。

第二节 创伤的流行病学——差异和差距

一、世界范围的流行病学

创伤是全球所要面对的共同公共卫生问题。根据世界卫生组织(world health organization,

WHO）的统计,发达国家每年约新增 300~900 万创伤患者。创伤是 45 岁以下人群第一位的致死原因,全球每年死于创伤的人数超过 500 万（WHO）。严重创伤常涉及多器官、多系统的损伤,需要多学科联合进行科学、规范的整体性救治。

二、我国创伤流行病学

近几十年来,随着我国城市化进程的加快,各类创伤的发生率明显增加,现代创伤的特点是高速度、高能量创伤,并发症多,致残率高、死亡率高,而且群死、群伤,多发伤多。目前我国每年因创伤就医高达 6 200 万人次,每年因创伤致死人数达 70~80 万,是 45 岁以下人群的首要致死原因。

我国多发性创伤的流行病学特征表现为以下几个方面:以青壮年居多,与社会活动和劳动暴露有关;男多于女;每年的高温炎热季节是创伤的高发期;致伤性质包括撞击伤、挤压伤、坠落伤、其中交通事故伤最多,约占 66.5%。

中国创伤院前救治总体水平处于初级阶段,急救时间长、生存率低、致残率高。专业技术如早期评估止血、包扎、固定、搬运等不规范,限制了我国现代创伤救治体系的构建和发展。院内急救水平低下,总体我国整体创伤救治水平远低于发达国家,发展落后于临床其他医学专业学科,亟待形成并建立高效、科学、规范的创伤救治体系。

三、流行病学的启示

我国的创伤流行病学特征和美国的创伤流行病学存在明显差异。根据 2013 年美国国家创伤数据库的年度报告显示火器伤在全美创伤医学中心的收治率为 5% 左右,但因伤病死率达 16.2%,为交通事故与摔伤的 4 倍左右。I 级创伤医学中心收治火器伤比例可高达 10%。而我国创伤以交通伤等高能量损伤为主,以上这种差异决定了我国建设创伤医学中心的思路不能沿用“美国”模式。因此从根本上进行我国创伤救治体系和创伤救治模式的构建,制定合乎中国国情的创伤救治规范,需要多层面,多学科交叉研究和探讨。

第三节 多发性创伤的诊断和分类

一、多发性创伤的诊断

创伤是机械致伤因子导致的组织破坏和功能障碍。多发性创伤不是多处外伤简单的相加,而是一种对全身影响明显,病理生理变化极为显著的创伤综合征,有可能直接威胁生命。

由一个致病因素导致的两个或两个以上解剖部位同时发生的创伤（如头、胸、腹等）,且至少有一个部位的创伤可能威胁生命,将这类创伤称为多发性创伤。创伤严重程度评分（ISS）≥16 分者为严重多发性创伤。

复合伤是指两个或者两个以上原因引起的损伤（典型的如原子弹爆炸所致的热烧伤、冲击伤、辐射伤）。多发性创伤应与复合伤、多处伤、联合伤相区别。

多发性创伤的诊断标准见下表 10-3-1。

表 10-3-1 多发性创伤的诊断标准

受伤部位	损伤脏器
颅脑损伤	颅内血肿、脑挫裂伤及颅底骨折
颈部损伤	颈椎损伤（无论有无神经损伤）
颜面损伤	开放性骨折,伴大出血
胸部外伤	气胸、血胸、气管和支气管破裂、连枷胸,横膈膜疝、心脏大血管损和纵隔气肿（无论有无肋骨骨折）
腹部损伤	腹腔内脏器损伤
骨盆骨折	伴有后腹膜血肿而致休克
上肢	肩胛骨或长骨骨折
下肢	长骨骨折
软组织损伤	伴有广泛的挫伤,出血

表中有 2 项或 2 项以上合并存在时,即为多发性创伤;但仅有上肢和下肢骨折合并者,为多发性骨折,不诊断为多发性创伤

二、多发性创伤的分类

创伤可以根据发生地点、受伤部位、受伤组织、致伤因素及皮肤完整程度进行分类。

按发生地点分为战争伤、工业伤、农业伤、交

通伤、体育伤、生活伤等；

按受伤部位分为颅脑创伤、胸部创伤、腹部创伤、各部位的骨折和关节脱位、手部伤等。

按受伤类型分为骨折、脱位、脑震荡、器官破裂等；相邻部位同时受伤者称为联合伤（如胸腹联合伤）。

按受伤的组织或器官又可按受伤组织的深浅分为软组织创伤、骨关节创伤和内脏创伤。软组织创伤指皮肤、皮下组织和肌肉的损伤，也包括行于其中的血管和神经。单纯的软组织创伤一般较轻，但广泛的挤压伤可致挤压综合征。血管破裂大出血亦可致命。骨关节创伤包括骨折和脱位，并按受伤的骨或关节进一步分类并命名。如股骨骨折、肩关节脱位等。内脏创伤又可按受伤的具体内脏进行分类和命名。如脑挫裂伤、肺挫伤、肝破裂等。同一致伤原因引起两个以上部位或器官的创伤，称为多处伤或多发伤。

按致伤因素，分为火器伤、切伤、刺伤、撕裂伤、挤压伤、扭伤、挫伤等。交通伤占创伤的首要位置。现代创伤中交通伤以高能创伤（高速行驶所发生的交通伤）为特点，常造成多发伤、多发骨折、脊柱脊髓损伤、脏器损伤、开放伤等严重损伤。随着高层建筑增多，坠落伤的比重逐渐加大。坠落伤通过着地部位直接摔伤和力的传导致伤，以脊柱和脊髓损伤、骨盆骨折为主，也可造成多发骨折、颅脑损伤、肝脾破裂。机械伤以绞伤、挤压伤为主，常导致单肢体开放性损伤或断肢、断指，组织挫伤血管、神经、肌腱损伤和骨折。锐器伤伤口深，易出现深部组织损伤，胸腹部锐器伤可导致内脏或大血管损伤，出血多。跌伤常见于老年人，造成前臂、骨盆、脊柱压缩性骨折和髋部骨折。青壮年跌伤也可造成骨折。火器伤由枪弹、弹片等所造成的创伤。不仅枪弹、弹片可在弹道造成各种组织、器官的直接破坏，高速震荡还可造成弹道周围组织、器官的创伤。

按皮肤完整程度，分为闭合性创伤、开放性创伤等。

在各类创伤中，生活伤和体育伤多为单一部位的组织或器官受伤，伤情比较简单明确；而在战争伤、工业伤、农业伤及交通伤中，由于致伤因素是枪、炮、炸弹、笨重机器及高速行驶的汽车，因此造成的创伤多是开放性创伤及复合创伤，伤情较严重而复杂。目前常见的交通事故为例，伤员可同时有颅脑伤、颌面伤、颈椎骨折脱位、胸部伤、腹部伤或四肢骨折脱位等，伤情非常复杂危急，甚至在急救之前已濒于死亡。

第四节　多发性创伤的评估——仍需要完善

一、院前评估

多发性创伤患者的有效救治须从受伤现场开始。在救治条件好的城市或郊区，现场急救的任务为发现危重患者并将其移离险恶环境，进行初步的评估和最初步的紧急处理，如清除阻塞气道的口咽部异物、加压包扎制止外出血、肢体骨折的简单固定、建立静脉通道以便运转途中输液等。再次进行评估，以上操作应在10min内完成。迅速将患者运送到有条件的医疗机构，最好是创伤急救中心。

二、多发性创伤的评估

患者送抵医院（急诊室或创伤中心）后，即由接诊医师迅速进行概要的检查。在伴有休克或呼吸功能障碍的危重患者，收集病史及查体应与复苏同步进行，目的是尽快查明危及生命的严重损伤。诊断要求快、准，尽量少搬动患者，并应在最短时间内明确脑、胸、腹是否有致命性的损伤。

及时准确的创伤评估有助于客观反映伤情、预测转归及评估治疗效果。常用的评分方法包括格拉斯哥昏迷评分（Glasgow coma scale，GCS），创伤评分（trauma score，TS）和CRAMS（Circulation Respiration Abdomen Motion Speech）评分等（表10-3-2~表10-3-4）。

近年来，多发性创伤的诊断技术虽有进步，但在急诊情况下，仔细、准确和反复的检查仍是判明伤情的重要手段。危重患者的衣服必须全部去除以保证充分暴露，但要注意保暖。首先是查明有无对患者生命构成迫在眉睫的威胁、需要立即处理的伤情，如果有气道阻塞、张力性气胸、开放性气胸等，必须及时解决，否则患者将很快死亡；其次，休克复苏、控制明显的外出血和解除可能导致脑疝发生的颅内高压也是需要完成的紧急任务。

表 10-3-2 格拉斯哥昏迷（GCS）评分

项目	临床表现	分值	项目	临床表现	分值
睁眼（EYE）	自己睁眼	4	偏瘫侧运动反应（M）	正常（服从命令）	6
	呼叫时睁眼	3		疼痛时能拨开医生的手	5
	疼痛刺激时睁眼	2		疼痛时逃避反应	4
	任何刺激不睁眼	1		疼痛时呈屈曲状态	3
言语反应（VIB）	正常	5		疼痛时呈伸展状态	2
	有错语	4		无运动	1
	词不达意	3			
	不能理解	2			
	无语言	1			

轻型：13~15 分，意识障碍在 20min 以内；中型：9~12 分，意识障碍在 20min~6h；重型：3~8 分，伤后昏迷至少 6h 以上或伤后 24h 内意识情况恶化再次昏迷者

表 10-3-3 创伤评分

呼吸 /（次 /min）		呼吸幅度		收缩压 /mmHg		毛细血管充盈		GCS 总分	
值	积分	值	积分	值	积分	值	积分	等级	积分
10~24	4	正常	1	>90	4	正常	2	14~15	5
25~35	3	浅或困难	0	70~90	3	迟缓	1	11~13	4
>35	2			50~69	2	无	0	8~10	3
<10	1			<50	1			5~7	2
0	0			0	0			3~4	1

表 10-3-4 CRAMS 评分

参数	2	1	0
循环	毛细血管充盈正常（sBP>13.3kPa）	毛细血管充盈迟缓（13.3>SBP>11.4）	毛细血管无充盈（sBP<11.4kPa）
呼吸	正常	>35 次 /min	无自主呼吸
胸腹	均无压痛	胸或腹压痛	连枷胸、板状腹或深穿刺伤
运动	遵嘱动作	只有疼痛反应	无反应
语言	回答切题	错乱、语无伦次	发音听不清或不能发音

CRAMS 分级：10~9 分：轻伤；8~7 分：重伤；≤6 分：极重伤

进一步评估内容包括头部及颅骨（包括耳部）损伤评估，颌面部损伤颈部损伤评估，胸部损伤和腹部及骨盆损伤，背部、会阴及直肠损伤，四肢损伤的评估；完善神经系统检查，进行所需的影像学、实验室及特殊检查，检视所有的管路（各种插管、引流管）。

第五节 多发性创伤的院前急救体系——多发性创伤救治的瓶颈

一、院前急救基本概念

院前急救是指在院外对急危重症患者的急救，广义的院前急救是指患者在发病时由医护人员或目击者在现场进行的紧急抢救，而狭义的院前急救是指具有通讯器材、运输工具和医疗基本要素所构成的专业急救机构，在患者到达医院前所实施的现场抢救和途中监护的医疗活动。

创伤的院前急救体系是创伤救治体系的重要组成部分，对突发事件现场抢救危重伤员尤为重要。美国国会于 1976 年通过急救医疗服务系统（emergency medical service system, EMSS）法

案,此后许多国家相继效仿。EMSS包括三个重要阶段,即院前急救、急诊室和创伤ICU。三者是一个有机的、互相衔接的整体,这一体系是否完善和良好运作,反映一个国家或地区急救医学的水平。

创伤后1h为抢救黄金时间,把伤后10min称为"白金10min",现场急救和转运途中的救治非常重要。如果院前急诊急救人员在最短的时间内到达现场,迅速对患者病情做出评估并做出全面、细致、周到的护理,为进一步的救治打好基础。因此,院前急救对提高伤者存活率、降低致残率意义重大,起着举足轻重的作用。

二、创伤患者院前急救的紧急处理

院前急救的医护人员到达现场后应立即根据患者的神志、呼吸、脉搏、面色等生命体征进行迅速判断,评估呼吸及循环状况,是否存在致死的危险因素,有无呼吸道阻塞、气胸、活动性大出血、头颅外伤等。依据现场情况充分暴露伤员各部位,以发现危及生命的重要损伤,及时实施心肺复苏、止血、固定等并迅速转运,遇到有群伤的首选检伤,并对患者进行救治分类和后送分类。

对创伤患者急救应本着先救命,后治伤的原则。创伤院前急救可分按两个阶段进行,第一阶段为:A(Airway);B(Breathing);C(Circulation);D(Disability);E(Exposure);其目的是尽早发现致命伤并尽早采取有效处置措施。第二阶段应待生命体征平稳后进行,从头到脚进行病情评估,确定每个部位都经过全面彻底检查,进一步对受伤部位及时、适当及有效的处理。

保持呼吸道通畅。首先保持患者平卧位,并将头偏向一侧,防止胃内容物倒流至口腔引起窒息。可以用纱布清理口腔和呼吸道的分泌物及异物,或者使用负压吸引。抬起下颌解除舌后坠,紧急情况下可以行环甲膜穿刺术或气管插管或切开术。胸部有开放性创口者,立即用敷料覆盖并封闭伤口。多发性肋骨骨折致胸壁软化者,用两横指宽的胶布条或肋骨背心作环状固定,以减轻胸壁浮动。

妥善止血。①指压法:手指压迫动脉近心端。②抬高患肢加压包扎:敷料覆盖创面后绷带加压包扎。③止血带法:对于四肢大血管的出血,不能加压包扎时使用,注意记录时间,防止患肢的缺血性损伤。④钳夹包扎法:止血钳钳夹血管断端后,连同止血钳包扎。

固定:固定的目的防止骨折断端损伤血管、神经和重要器官,减少疼痛便于搬运。可利用各种类型夹板或者支具固定患肢(指),特殊情况时,应根据情况就地取材,利用木板、木棍或者健肢(指)来固定。但在固定时应注意的几个问题:①伤口有出血时,应先止血、后包扎、再固定。②固定时动作要轻,要尽量避免不必要的搬动和扭动,以免使骨折加重和引起疼痛或骨折断端损伤血管神经。③固定时松紧适宜可靠牢固,不但要固定上下两端,还要包括骨折部位上下两个关节。④四肢骨折时应先固定骨折上段,然后固定骨折下段,并把指(趾)露在外面,以便观察血液循环情况。⑤行固定时应尽可能将骨折肢体牵引正直,固定器材不能直接接触皮肤,尤其是骨突出部和固定器材上下两端,都应垫适量棉花、纱布或衣物等,以防压伤皮肤和浅表神经。

搬运:首先要注意保持呼吸道通畅,使患者将头偏向一侧,以防误吸。为防止舌后坠造成患者窒息,可用舌钳将舌头拉出,必要时可用别针穿过舌尖拉出固定于领口附近。脊柱伤的搬运时应使脊柱保持在正常的伸直姿势,严禁使颈部和躯干前屈或扭转,更不能采用一人抱胸一人抬腿的搬运方法,以免加重伤情。对于此类患者,应几人一起同时轴线搬运平放在硬板上。腹部伤肠脱出的搬运,注意不能回纳,用敷料和合适大小容器覆盖进行保护,嘱咐患者双下肢屈曲,腹部肌肉放松,可以防止内脏继续脱出。

建立有效的静脉通道。根据病情迅速建立一条或两条以上静脉快速输液通道,快速输液以保证不同液体、药物在短时间内进入机体,以恢复有效循环血容量,保证重要脏器功能的血液灌注。必要时行颈内静脉或锁骨下静脉穿刺,有条件的监测中心静脉压(central venous pressure, CVP),评估容量,了解循环功能和调整补液速度。

心电监护:随时观察病情,监测血压、脉搏、呼吸、血氧饱和度及心电图情况。如出现血压下降、脉搏加快提示患者有休克发生,立即抗休克治疗。如出现血氧饱和度下降、呼吸频率改变,则提示有呼吸功能改变。立即调整氧流量或面罩吸氧，根据情况配合医生行气管切开或气管插管等措施。休克或者昏迷的患者留置导尿管，准确记录尿量，预防急性肾衰竭。

止痛：疼痛可加重患者的休克，剧烈疼痛时可适当使用镇静剂镇痛剂。但要注意其抑制呼吸或呕吐的副作用。骨折后的妥善固定、制动也是有效减轻疼痛的措施，尽量减少搬动，以免加重患者疼痛。

三、院前急救流程

（一）现场评估

1. **确定环境安全** 急救人员必须确定环境安全，方可开展工作。

2. **确定伤者人数和受方式** 进入现场后，首先了解伤者人数和受伤方式，评估患者伤情和部位，确定是否需要增派救护车和急救人员。

（二）快速分流伤员

1. **能行走伤员** 请其去指定的安全地点集合。

2. **不能行走的伤员** 判断呼吸，无自主呼吸、呼吸频率大于 30 次 /min 或者小于 6 次 /min 的患者，必须立即处理。呼吸频率小于 30 次 /min 或者大于 6 次 /min 的患者，进一步检查颈动脉搏动，未触及立即处理。神志异常者也应立即处理。

（三）伤情评估，启动预警

评估神志生命体征和损伤部位

1. 根据伤情明确初步救治计划和预警级别，并立即给予必要的处理。

2. 转运途中再次进行评估，明确预警级别。

3. 确定接收医院、创伤救治点，在患者未到创伤救治中心前，启动相应的预警，做好抢救准备工作，进行评分，预估到达时间，主要伤情，必要的急救措施，通知综合救治团队提前到达急诊室。

4. 与院内创伤急救医师进行交接，明确患者的预警级别、GCS 评分，创伤评分，评估主要伤情，以及采取的急救措施和其他特殊情况。

四、多发伤创伤院前急救信息化

院前急救体系、院内急诊体系和重症医学治疗体系无缝衔接的急诊创伤一体化救治模式在创伤救治中重要的地位。规范化的早期、专业及联合的救治是其救治关键，运用物联网技术构建群发危重伤全程一体化救治信息平台运用于急诊创伤一体化以实现各个环节更加有效的联通，从而提高多发伤的救治效率和质量，实现多发伤的院前院内急救一体化救治。

全程一体化救治信息平台采集多发伤患者的基本生命体征并通过无线网络传输至第一移动端，第一移动端进而将所述基本生命体征对应的数据波形通过互联网传输至院内医生移动终端的第二移动终端，同步进行院前急救和处理，并及时通过信息系统进行患者病情预警和情况汇报，跟进和处理。

第六节 多发性创伤的急诊评估和紧急救治——多发性创伤救治的关键

一、多发性创伤急诊评估——你看到的不一定是你看到的

危重多发性创伤患者到达急诊科后，就诊医生首先应注意患者的神志、面色、呼吸、血压、脉搏、体位、出血、伤肢姿态，有无大小便失禁、衣服撕裂和血迹、呕吐物的性状等情况。这些征象可反映患者的全身情况及有无危及生命的致命伤。尤其应注意患者有无呼吸道梗阻、心跳呼吸骤停、休克、大出血等致命征象。

对危重患者接诊后，应立即脱去衣物，迅速进行全身检查，主要检查呼吸道是否畅通、有否出血、有否休克等。为了不至遗漏重要伤情，建议急诊医生应牢记 "CRASH PLAN" 以指导检查，以便尽可能达到不漏诊。C= 心脏（cardiac），R= 呼吸（respiration），A= 腹部（abdomen），S= 脊柱脊髓（spine），H= 头颅（head），P= 骨盆（pelvis），L= 四肢（limb），A= 动脉（arteries），N= 神经（nerves）。

实验室检查与特殊检查项目包括：查血型和交叉配血、动脉血气分析、测定血红蛋白含量、血细胞比容、白细胞计数、肝功能、电解质、血糖、血尿素氮和肌酐及尿常规。如患者伤情稳定，可及时行 ECG、X 线、超声、CT 等检查。对伤情不稳定的患者，可进行床旁 ECG、床旁超声、床旁 X 线

摄片等检查。

某些隐蔽的深部损伤初期临床表现常不明显。必须反复检查、动态观察。再次检查的重点包括腹膜后十二指肠破裂、胰、肾、部分结肠损伤以及有无延迟性腹内、胸内、颅内出血和迟发的气胸等。

必须要警惕的是不能因为检查而丧失了抢救机会，多发性创伤患者检查需要注意以下事项。①发现危重情况如窒息、大出血等，必须立即抢救，不能单纯为了检查而耽误抢救时机。②检查步骤尽量简捷、询问病史和体格检查可同时进行。检查动作必须谨慎轻巧，切勿因检查而加重损伤。③重视症状明显的部位，同时应仔细寻找比较隐蔽的损伤（如肋骨骨折合并肝、脾破裂）。④接收批量伤员时，不可忽视异常安静的患者。因为有窒息、深度休克或昏迷者已不能呼唤呻吟。⑤一时难以诊断清楚的损伤，应在对症处理过程中密切观察采用超声等无创或微创手段，争取尽早确诊。

二、多发性创伤紧急救治——白金时间

多发性创伤患者死亡有3个高峰期：①伤后数秒至数分钟内，多因颅脑、高位脊髓、心脏或大血管损伤而立即死亡；②伤后数分钟至数小时内，多因窒息、呼吸循环功能不全、未能控制的大出血而早期死亡；③伤后数天至数周内，因器官功能衰竭或感染等而晚期死亡。因此，完善的院前急救和急救网络的快速反应是提高多发性创伤患者生存率的首要条件。近年来随着创伤救治水平的提高，三个死亡高峰已经逐渐变为两个高峰，病死率较前也明显改善。

多发创伤、骨折、脏器破裂、血管损伤引起的难以控制的大出血，患者多在伤后1~2h内死亡，因此，应抓紧伤后1h的"黄金时间"进行救治，做到迅速、准确、及时而有效。而伤后1h的"黄金时间"内，头10min是决定性的时间，被称为"白金10min"，这段时间内如果患者的出血被控制，并能预防窒息、缺氧的发生，则可避免患者早期死亡。

对于严重创伤患者，应实施损伤控制性手术治疗原则。在特别严重的多发性创伤，常表现为顽固性低体温（<35℃）、顽固性代谢性酸中毒（pH<7.30，血乳酸 >5mmol/L）和凝血障碍（凝血酶原时间或部分凝血活酶时间超过正常的50%），称为"死亡三角"。此类患者多不能耐受常规的确定性手术治疗，必须给予特殊的处理，把手术目标局限在控制创伤损害上，根据损伤控制外科（damage control surgery，DCS）的原则施行"损伤控制性手术"（damage control operation，DCO），目的是挽救生命；主要任务是通过最简单快捷的方法止血（填塞或缝合）和控制污染源（破裂肠管外置、缝合，不做吻合），迅速结束手术，送 ICU 进一步复苏，病情稳定后再行确定性手术。

严重多发性创伤抢救的程序可归纳为 VIPC：

1. V=ventilation　要求保持呼吸道通畅并充分通气供氧。在处理多发性创伤患者，特别是头、颈、胸部伤患者时，首先应保持呼吸道通畅。对颅脑外伤者，及时清除口腔血块、呕吐物、痰及分泌物，必要做作气管内插管，用呼吸机进行机械通气。对颌面外伤、颈椎外伤、喉部外伤，应早期行经皮穿刺气管切开套管置入术或气管切开术。

2. I=infusion　指输液、输血扩充血容量及细胞外液。多发性创伤休克主要的病理变化是有效血容量不足，微循环障碍。因此，在抢救严重多发性创伤患者时，恢复血容量的重要性不亚于纠正缺氧。Buris 等提出了延迟（限制性）液体复苏的概念，即对创伤失血性休克，特别是活动性出血患者，不主张快速给予大量的液体复苏，而主张手术彻底止血前，给予少量平衡盐液，维持机体基本需要，手术止血之后再根据血流动力学和氧代谢监测进行复苏。

3. P=pulsation　指对心泵功能的监测。多发性创伤患者的休克除低血容量休克和创伤性休克外，亦要考虑到心源性休克，特别伴有胸部外伤的多发性创伤，可因心肌挫伤、心脏压塞、心肌梗死或冠状动脉气栓而致心泵衰竭。有时低血容量性休克、创伤性休克和心源性休克可同时存在。在严重多发性创伤抢救中要监测心电图及必要的血流动力学的变化，如中心静脉压、平均动脉压和心排血量等。

4. C=control bleeding　是指在多发性创伤抢救中紧急控制明显或隐蔽性出血。多发性创伤

应边抢救抗休克边完善相关检查、明确各处损伤的严重程度,尽早行损伤控制手术,颅脑、胸、腹部创伤是处理的重点,解决危及生命的出血和其他损伤,如颅内高压等,之后进入 ICU 严密监护和防治多器官功能障碍综合征(MODS),病情稳定后再行确定性手术,改善损伤脏器功能,以及康复治疗。

三、失血性休克进展——凝血复苏

早期失血性休克的治疗是以救命为主,采取先救治后诊断或边救治边检查诊断的方式进行抗休克治疗,也可将失血性休克的早期救治概括为 ABCD 阶段:首先保持呼吸道通畅(airway)及充分供氧(breath);液体复苏(circulation),保证脏器灌注;紧急控制出血,尽早手术止血或应用介入、微创等手段止血,积极进行脏器功能支持,防治多器官功能障碍综合征(multiple organ dysfunction syndrome)。

在失血性休克治疗中,采用凝血复苏的新理念进行液体复苏。转运与初步评估过程中,实施早期止血措施,避免/纠正低体温,限制失血量,彻底止血前,采取延迟复苏/低于正常血压的目标,限输晶体液,使用大量输血方案,以确保能以预定的比例输注足够的血制品,维持凝血功能,避免延迟手术止血或介入止血,获得功能性实验室凝血监测如血栓弹力图以指导持续复苏,应用药物进行辅助止血。

大量输血协议(massive transfusion protocol,MTP),根据患者临床表现有大量出血时,尽可能控制出血,并启动 MTP,各国 MTP 的启动标准稍有不同。根据启动 TMP 量表(表 10-3-5),得

表 10-3-5 启动 TMP 量表

变量	得分
Hg≤7g/dl	10
Hg 7.1~10g/dl	1
SBP≤90mmHg	3
GCS≤8	1
HR≥120 次/min	1
分离性骨盆骨折	1
CT 或超声检查阳性	2
BE≤-5mmol/L	1

分≥6,启动 TMP,红细胞+新鲜冰冻血浆+血小板 1:1:1 进行输血,维持凝血功能。

限制性液体复苏在失血性休克患者进行手术控制出血前,谨慎实施限制性液体措施,避免血压过高、血液过度稀释,以减少内出血。其目的是寻求一个复苏平衡点,既可以通过液体复苏适当地恢复组织器官的血流灌注,又不至于过多地扰乱机体的代偿机制和内环境。动物实验及临床研究结果表明,限制性液体复苏对于非控制性出血休克效果优于积极复苏(aggressive resuscitation)。但限制性复苏具体控制多高血压,维持多少时间,尚需进一步确证。有学者认为若没有合并颅脑损伤,收缩压可控制在 90mmHg,若合并颅脑损伤,为保证脑组织有足够血液灌注,收缩压应维持在 100mmHg 以上。

为了保证脏器灌注,防止器官功能障碍,应尽快采取控制出血的措施,尽量缩短限制性液体复苏的持续时间,有效的处理后尽快进行积极的液体复苏。

四、脊髓损伤的诊治进展——临床的困难决策

脊柱骨折和脊髓损伤是多发伤常见的损伤部位。脊髓损伤导致最常见神经系统异常类型是不完全性四肢瘫(45%),其次是不完全性截瘫(21%)、完全性截瘫(20%)及完全性四肢瘫(14%)。2012 年,创伤性脊髓损伤的病因大多数为车祸(31%)、跌倒(40.4%)和火器伤(5.4%)。在 65 岁或年龄更大的个体中,跌倒所致脊髓损伤的百分比显著增加,1997—2000 年为 28%,2010—2012 年为 66%。

脊柱骨折常发生于下颈椎和脊柱胸腰段。脊柱骨折尤其是颈椎骨折伤员搬动时要有人双手抱于伤员头部两侧,沿脊柱轴线牵引,颈托固定颈部,以免加重脊髓损伤。高位颈椎骨折伤员呼吸肌麻痹,现场和转送途中要进行人工呼吸并妥善固定、搬运。

脊髓损伤水平和程度(完全性)的评估采用美国脊髓损伤学会损伤分级(American Spinal Injury Association Impairment Scale,AIS)根据关键肌肉的肌力和感觉功能检查对损伤程度进行分级。对患者关键肌群的肌力进行评估和分级。

5/5 级表示正常肌力，3/5 级意味着肌肉可以对抗重力移动。感觉平面定义为针刺和轻触感觉均正常的最尾侧皮区。运动完全性脊髓损伤包括 AIS A 级（在脊髓损伤神经平面以下，无感觉和运动功能保留）和 AIS B 级（在脊髓损伤神经平面以下，感觉功能保留而运动功能丧失）。运动不完全性脊髓损伤包括 AIS C 级（在脊髓损伤神经平面以下有运动功能保留，其中一半以上的关键肌肌力小于 3 级）和 AIS D 级（在脊髓损伤神经平面以下保留了运动功能，其中一半以上的关键肌肌力大于或等于 3 级）。发生四肢瘫时，8 个颈髓节段中至少有 1 个受损；而发生截瘫，则存在胸段、腰段或骶段脊髓损伤。

可能脊髓损伤的创伤患者应该进行脊柱稳定危重创伤患者的脊柱稳定不应该耽误或妨碍挽救生命干预措施。手术减压和固定重建稳定是治疗颈髓损伤的重要手段，但何时手术才是最佳的手术时机仍存在争议。

五、脑外伤诊疗进展——预后和功能

早期诊治是提高颅脑损伤患者生存率、降低死残率的关键，脑外伤患者 1h 以内的早期处理是其救治的"黄金救治时间"。对颅脑外伤患者进行头颅动态 CT 观察颅内环池、四叠池、中线、脑室等变化，对早期病情判断、预后预测及指导临床救治均具有重要意义。开放性颅脑创伤；急性颅内占位性血肿、中线移位明显；意识进行性恶化；伴有脑受压的粉碎性凹陷型颅骨骨折；伴有瞳孔散大者是早期手术指征。对于动态 CT 观察基底池受压变窄或闭塞、中线移位超过 10mm 者，及时行血肿清除、开放减压手术能有效降低死亡率，且部分患者能获得良好恢复。

多模态神经功能监测包括脑电图，颅内压和超声等脑血流脑灌注监测为脑外伤患者提供了有效的检测手段。救治颅脑损伤的重要环节，还应严密监视患者病情变化，包括心率、血压、呼吸、血氧、出入水量等指标，防治颅内血肿、脑肿胀、脑水肿等继发性脑损伤，加强非手术治疗有助于患者安全度过术后再出血、脑水肿及感染期。

第七节 多发性创伤并发症——值得关注

一、多发性创伤患者的免疫功能改变

从机体受到创伤开始直到愈合，整个病程的发生发展都与免疫系统功能状态密切相关。研究发现严重创伤后发生免疫功能紊乱或失调，尤其是 T 淋巴细胞介导的细胞免疫功能受到显著的抑制，使机体防御感染的免疫功能明显减弱，导致机体发生感染、多器官功能衰竭（multiple organ failure，MOF）的易感性增加。

神经内分泌激素对中枢和外周淋巴器的分泌功能和免疫细胞对外源抗原的反应及应答非常重要。下丘脑 – 垂体 – 肾上腺轴和下丘脑 – 垂体 – 甲状腺轴分泌产物可以直接或间接地影响淋巴细胞和免疫系统的上皮细胞。创伤后应激激素的产生，如甲状腺素、胰高血糖素、糖皮质激素升高，并导致免疫系统的激活。

炎症级联反应的激活在严重创伤后免疫功能紊乱的发生发展中起重要作用。巨噬细胞是炎症介质、IL-6、TNF-α 的主要来源，在免疫反应中扮演关键作用，可以上调或下调宿主的免疫防御机制。严重创伤后巨噬细胞过度激活，导致致炎因子的释放大量增加，这在严重创伤后免疫功能紊乱的发生发展中起主要作用。严重创伤引起巨噬细胞功能改变，细胞因子（IL-1、TNF-α、IL-6、TGF-β）和 PGE_2 合成增加，导致机体炎症介质全身水平显著升高。T 淋巴细胞是先天性免疫反应的一部分，其功能紊乱是严重创伤后免疫功能紊乱的诱发因素。Th1/Th2 和调节性 T 细胞在严重创伤后免疫功能紊乱中具有重要作用。

二、多发性创伤患者的感染

多发性创伤患者的感染导致的 Sepsis 和多器官功能障碍是创伤患者死亡的重要原因。创伤后可能发生肺部感染、创面感染、导管感染、血流感染，Sepsis 发生率较高，导致创伤患者病死率明显增加。创伤后 Sepsis 的发生与损伤严重程度密切相关，PCT 和血内毒素可以帮助预测 Sepsis 的

发生。严重创伤患者 Sepsis 的诊断需要与炎症反应进行鉴别。感染源的控制和早期抗生素治疗是 Sepsis 病因治疗关键。

多发性创伤患者的感染防控策略包括积极液体复苏，维持器官功能，避免休克，处理创面、防治肺部感染和尽早给予肠道营养支持、医源性感染的预防，在感染发生后，积极引流感染灶，进行病原体快速检测、合理应用抗生素、维护脏器功能等。

三、多发性创伤患者合并急性肾损伤

严重多发伤常合并多器官功能损伤，肾脏是常受累的器官之一。多发性创伤患者由于失血、休克极易合并急性肾损伤（acute kidney injury，AKI）。研究显示入住 ICU 的多发性创伤患者 AKI 发生率可高达 30%~50%。年龄，严重损伤、失血性休克，有糖尿病病史等是 AKI 的高危因素。合并 AKI 的多发伤患者远期预后明显差，一年后死亡率明显增加。

多发性创伤患者需要密切监测肾功能，早期液体复苏避免肾脏缺血，避免肾毒性药物的使用防治肾损伤。

四、多发性创伤合并 ARDS

急性呼吸窘迫综合征（acute respiratory distress syndrome，ARDS）是多发性创伤患者常见的合并症和并发症，导致多发伤患者病死率增加。多发性创伤患者发生 ARDS 危险因素包括创伤严重程度，致伤时间，肺挫伤，胃内容物反流误吸，失血性休克，脓毒症和机械通气时间。避免肺损伤致伤因素，采用保护性机械通气，避免感染相关并发症是降低多发伤合并 ARDS 患者病死率的有效措施。

五、多发性创伤的康复

早期康复对创伤后患者的远期预后有显著的影响。通过早期康复治疗，可以预防血栓等致命性并发症，可促进血液循环，增加组织营养代谢，有利于组织修复、淤血吸收、水肿消退、伤口愈合、减少骨质疏松、轻组织粘连、预防关节僵硬，最大限度的恢复患（指）肢功能。创伤后患者能早期、适时、适度地进行康复治疗，不但可使损伤尽快愈合，还可使功能尽快恢复，减轻家庭及社会负担。

康复介入越早，效果越好，越早实现功能的恢复。脑损伤患者的康复不仅是肢体被动的康复，还包括神经系统的早期康复治疗。呼吸康复可以改善肺功能，减少肺部感染和呼吸衰竭的发生。

以往对外伤术后的康复治疗认识及重视不够，虽然患者的手术做得非常好，但由于患者没有得到及时、正确、系统的康复治疗，到最后患者还是发生了关节僵硬，甚至关节挛缩、失用性肌萎缩、肌腱粘连等问题，最终导致患肢（指）功能差，造成残疾，降低手术疗效，影响个人生存质量，增加家庭、社会的负担。

第八节 多发性创伤救治展望——未来改善预后的希望

一、多发性创伤患者的多学科团队综合治疗

多发性创伤患者需要多学科团队进行综合诊疗。多发性创伤救治队伍由多学科团队组成，从院前到康复对创伤患者进行综合治疗。区域创伤救治体系内应当建立统一规范的院前院内创伤分级预警机制、救治流程、信息共享机制，逐步实现院前急救与院内救治信息的互联互通。各级创伤中心要建立依据检伤分类结果的预警联动机制和创伤患者救治的绿色通道，实现院前急救与院内救治之间的紧密衔接。不断完善管理制度、工作流程，落实相关诊疗指南、技术操作规范和临床路径。提升创伤救治相关专科医疗服务能力建立多学科创伤救治团队，提升创伤救治能力。在急救中心创伤团队需要具有严重创伤损害控制性复苏和损害控制性手术能力，负责严重创伤的紧急救治。在多学科团队救治的基础上，尽早进行创伤患者的康复锻炼，降低病死率，减少致残率。

二、多发性创伤的早期和高级救治体系

多发性创伤的早期和高级救治体系的构建和完善，是多发性创伤救治未来改善预后的希望。

国家卫生健康委员会于 2018 年 6 月 21 日发布了《关于进一步提升创伤救治能力的通知》(通知)(国卫医发〔2018〕477 号)。通知要求,加强以创伤中心为核心的区域创伤救治体系建设,提升创伤救治相关专科医疗服务能力,进一步发挥国家创伤医学中心、国家区域创伤医疗中心的辐射带动作用,加强创伤相关专业人员培训和公众健康教育。

在新的多发性创伤救治体系中,创新急诊急救服务模式,进一步推动建立区域性创伤救治体系,提升创伤救治能力,降低创伤患者死亡率及致残率,加强以创伤中心为核心的区域创伤救治体系建设。加强对创伤救治工作的质量控制,地方各创伤中心要加强与国家创伤医学中心、国家区域创伤医疗中心在创伤尤其是严重创伤救治方面的区域协作、技术协同、学术交流,推广适宜、高效的创伤诊疗技术和理念,共同带动全国和各区域创伤医学发展、创伤救治综合医疗服务能力的提升。

在设立区域性创伤救治中心的市以区为单位,结合医疗资源布局,依托创伤救治能力较强的三级综合医院建立创伤中心,联合急救中心建立城市创伤救治网络。在县域内,依托创伤救治能力较强的县级医院建立创伤中心,联合急救中心建立县域创伤救治网络。其他医疗机构根据服务半径、创伤患者救治需要,作为创伤救治点加入创伤救治网络。完善血站服务体系建设,做好血站设置规划,加强基础设施建设,合理规划设置固定献血屋、献血点和储血点。大力推进无偿献血工作,建立血液预警和监测信息系统,健全血液应急保障机制和血液调配制度,保障创伤救治的临床用血。加强院前、院内创伤救治流程、救治技术、信息化预警联动等内容培训提升团队能力;创伤中心搭建学科平台;创伤救治体系实现跨越,建立创伤团队为主的多学科救治体系。

多发性创伤的诊治要点是先抢救生命,边诊断,边治疗,必须有动态、整体观念,采用损伤控制凝血复苏等理念,维持患者的重要器官灌注和脏器功能,高度重视应激导致的炎症反应和免疫抑制,加强营养支持,预防感染等二次打击,防治多器官功能衰竭。另外,建立创伤急救新模式是未来我国多发性创伤救治的必要条件,加强急救复合型人才和创伤专业化人才培养是关键,创立区域化、多功能的创伤治疗中心是未来我国创伤救治的趋势。

(刘松桥 杨 毅)

参 考 文 献

［1］MacKenzie EJ, Rivara FP, Jurkovich GJ, et al. A national evaluation of the effect of trauma-center care on mortality［J］. The New England journal of medicine, 2006, 354(4): 366-378.

［2］Collaborators GBDCoD. Global, regional, and national age-sex-specific mortality for 282 causes of death in 195 countries and territories, 1980-2017: a systematic analysis for the Global Burden of Disease Study 2017［J］. Lancet, 2018, 392(10159): 1736-1788.

［3］Wang SY, Li YH, Chi GB, et al. Injury-related fatalities in China: an under-recognised public-health problem［J］. Lancet, 2008, 372(9651): 1765-1773.

［4］Pfeifer R, Teuben M, Andruszkow H, et al. Mortality Patterns in Patients with Multiple Trauma: A Systematic Review of Autopsy Studies［J］. PloS one, 2016, 11(2): e0148844.

［5］Byrne JP, Mann NC, Dai M, et al. Association Between Emergency Medical Service Response Time and Motor Vehicle Crash Mortality in the United States［J］. JAMA Surg, 2019.

［6］Spahn DR, Bouillon B, Cerny V, et al. The European guideline on management of major bleeding and coagulopathy following trauma: fifth edition［J］. Critical care(London, England), 2019, 23(1): 98.

［7］Schafer N, Driessen A, Frohlich M, et al. Diversity in clinical management and protocols for the treatment of major bleeding trauma patients across European level I Trauma Centres［J］. Scand J Trauma Resusc Emerg Med, 2015, 23: 74.

［8］Wang H, Robinson RD, Phillips JL, et al. Benefits of Initial Limited Crystalloid Resuscitation in Severely Injured Trauma Patients at Emergency Department［J］. J Clin Med Res, 2015, 7(12): 947-955.

［9］Cannon JW, Khan MA, Raja AS, et al. Damage

control resuscitation in patients with severe traumatic hemorrhage: A practice management guideline from the Eastern Association for the Surgery of Trauma [J]. The journal of trauma and acute care surgery, 2017, 82 (3): 605–617.

[10] Huber-Lang M, Lambris JD, Ward PA. Innate immune responses to trauma [J]. Nat Immunol, 2018, 19 (4): 327–341.

[11] Fujinaga J, Kuriyama A, Shimada N. Incidence and risk factors of acute kidney injury in the Japanese trauma population: A prospective cohort study [J]. Injury, 2017, 48 (10): 2145–2149.

[12] Haines RW, Fowler AJ, Kirwan CJ, et al. The incidence and associations of acute kidney injury in trauma patients admitted to critical care: A systematic review and meta-analysis [J]. The journal of trauma and acute care surgery, 2019, 86 (1): 141–147.

[13] Harrois A, Libert N, Duranteau J. Acute kidney injury in trauma patients [J]. Current opinion in critical care, 2017, 23 (6): 447–456.

[14] Pfeifer R, Heussen N, Michalewicz E. Incidence of adult respiratory distress syndrome in trauma patients: A systematic review and meta-analysis over a period of three decades [J]. The journal of trauma and acute care surgery, 2017, 83 (3): 496–506.

[15] van Wessem KJP, Leenen LPH. Incidence of acute respiratory distress syndrome and associated mortality in a polytrauma population [J]. Trauma Surg Acute Care Open, 2018, 3 (1): e000232.

[16] Goatly G, Guidozzi N, Khan M. Optimal ventilator strategies for trauma-related ARDS [J]. J R Army Med Corps, 2019, 165 (3): 193–197.

[17] 赵晓东, 刘红升. 与时俱进——急诊创伤救治的发展历程与展望 [J]. 中国急救医学, 2017, 37 (1): 23–27.

[18] 陈道堃, 林维成, 张鹏, 等. 创伤急救体系的发展与现状 [J]. 北京大学学报（医学版）, 2017, 49 (2): 368–371.

[19] 姜保国. 我国创伤救治面临的挑战 [J]. 中华外科学杂志, 2015, 53 (6): 401–404.

[20] 姜保国. 我国严重创伤救治的现状和救治规范的建立 [J]. 中华外科杂志, 2012, 50 (7): 577–578.

第四章 输血及血液制品

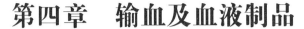

第一节 总 论

贫血在重症医学科（ICU）患者中较为常见。据统计，高达 60% 的 ICU 患者入院就存在贫血，至 ICU 住院的第三天，贫血检出率甚至可达90%，且许多患者在仍然贫血的情况下离开 ICU，六个月后有多达一半的患者仍然存在贫血。贫血是 ICU 患者住院期间死亡率和出院后长期死亡率的独立危险因素。鉴于 ICU 的贫血患病率高，危重患者的输血率也特别高也就不足为奇了。对美国各医院 139 个中心收治的危重病患者的数据分析表明，贫血使输血的概率增加了一倍以上，ICU 报告的输血率通常在 33%~75%之间。

由于血液制品具有潜在的抑制危重症患者免疫功能并加重其炎性反应的能力，因此并没有完全安全的输血。目前对于 ICU 患者的输血管理已经由血制品为核心转为了以患者为核心，这样的策略集中于管理贫血、优化凝血和止血以及利用血液保护模式。在危重病患者中，鉴于贫血患病率极高、输血操作多变且不合理、凝血障碍频率高以及可避免的失血来源（如不必要的诊断性抽血），患者血液管理可以更加有效。正确管理贫血、预防、筛查/监测、诊断和优化管理包括血液制剂在内的治疗是有效实施患者血液管理的核心。输血应该按照当前的循证医学使用，并建议大多数危重病患者采用更严格的输血策略，以期最大化的减少 ICU 内输血率、减轻患者贫血负担以及改善患者最终的临床结局。

第二节 重症监护病房中的贫血及血小板减少

一、贫血的定义

世界卫生组织将贫血定义为：男性血红蛋白（Hb）<130g/L，女性 <120g/L；严重贫血定义为：Hb<80g/L。ICU 内贫血更多指的是血液携氧能力下降，衡量血液携氧能力最准确的指标是红细胞量，但这一方法尚未在临床广泛应用。因此，目前ICU 临床上仍使用血细胞比容或血红蛋白浓度作为检测携氧能力的指标。

用血细胞比容和血红蛋白浓度衡量携氧能力的问题在于：血容量对这些变量会产生影响。当从站立位变成仰卧位，下肢的静脉和毛细血管静水压下降（由于失去了重力影响），间质的液体进入血液，使血容量上升。血细胞比容由于稀释而下降，但血液的携氧能力并未改变。危重患者血容量的上升很常见，这意味着应用血细胞比容和血红蛋白浓度，将会过高估计贫血的发生及其严重性。临床研究证实：在危重症患者中，血细胞比容和血红蛋白浓度对衡量贫血并不可靠。遗憾的是，对危重患者，几乎所有临床研究均用这些指标来评估是否贫血及需要输注红细胞。

二、ICU 相关性贫血

ICU 住院期间的贫血主要与两种情况有关：感染性疾病导致的贫血以及用以实验室检查从而反复采血引起的诊断性贫血。

（一）感染性贫血

感染导致的慢性病贫血目前被称为感染性贫血。感染对血液系统的影响包括：抑制肾脏释放红细胞生成素,降低骨髓对红细胞生成素的反应性,巨噬细胞对铁剂的吞噬,以及红细胞破坏增加。血浆的变化包括:血浆铁、总铁结合力及转铁蛋白水平下降及血浆铁蛋白水平上升。

(二)诊断性贫血

ICU患者平均每天需抽取40~70ml的血液用于实验室检查。这至少是非ICU患者每天失血量的4倍以上。一周后,累计失血量可达到500ml,如果持续下去将导致缺铁性贫血。通过减少"常规"的实验室检查及降低每次取血进行实验室检查所丢弃的血量,可以降低ICU患者每日失血量。当从静脉导管中抽血用以实验室检查时,为了排除管腔中静脉液体的干扰,最初抽出的部分血液将被丢弃,但出于减少医院获得性血流感染发病率方面的考虑,并不建议将此部分血液回输给患者。

三、ICU相关性血小板减少症

在重症患者中血小板减少症是最常见的凝血异常,报告显示其发生率高达60%。传统认为血小板计数 $<150 \times 10^9/L$ 即定义为血小板减少症,但是当血小板计数降低至 $100 \times 10^9/L$ 时,危重症患者循环系统仍能够形成血栓,所以临床上更认同将血小板计数 $<100 \times 10^9/L$ 作为血小板减少症的显著标志。然而,大出血的风险并非单由血小板计数决定,同时需要组织结构上的损伤,从而易于出血。如果没有结构上的损伤,在无明显出血倾向时,即使血小板计数低至 $5 \times 10^9/L$ 也可以接受。若血小板计数低于 $10 \times 10^9/L$,其主要风险为自发性颅内出血,即使其并不常见。

在ICU中发生血小板减少症最可能的原因见表10-4-1。其中最常见的原因为脓毒症,因巨噬细胞破坏血小板增加所导致。其他一些不太常见但更加致命的引起血小板减少症的原因包括:肝素和血栓性微血管病变。例如,弥散性血管内凝血(DIC)、血栓性血小板减少性紫癜(TTP)及妊娠相关HELLP综合征。一些抗肿瘤药可以通过抑制骨髓造血而造成血小板减少,但药物诱导的血小板减少症最常见的机制是其产生的抗体与血小板存在交叉反应。产生免疫介导的血小板减少症的药物最常见的是肝素,其次见于血小板糖蛋白受体(IIb/IIIa)拮抗药和一些选择性抗生素(特别是利奈唑胺,β内酰胺类药物及万古霉素)。

表10-4-1 ICU患者血小板减少症发生的可能因素

药物性	非药物性
抗癫痫药	脓毒症
苯妥英钠	体外循环
丙戊酸钠	弥散性血管内凝血
抗菌药物	HELLP综合征
β内酰胺类	溶血性尿毒症
利奈唑胺	HIV感染
万古霉素	主动脉球囊反搏
复方磺胺甲噁唑	肝脏病变
抗肿瘤药物	巨脾
抗血栓药物	大量输血
肝素	肾脏替代治疗
IIb/IIIa拮抗药	血栓性血小板减少性紫癜
H$_2$受体拮抗药	
其他药物	
胺碘酮	
呋塞米	
噻嗪类	
吗啡	

第三节 贫血的生理影响

为了维持组织氧合,贫血可以引起两种反应:增加心排血量和增加毛细血管中血氧摄取。随着血细胞比容进行性下降,心排血量上升。这一反应可以用贫血对血黏度的影响解释。血细胞比容是血液黏度的主要影响因素,血细胞比容下降伴随血液黏度同等程度的下降。

进行性贫血对氧化代谢存在影响,这一结果可以用氧消耗(VO_2)、氧输送(DO_2)和氧摄取之间的关系解释($VO_2=DO_2 \times$ 氧摄取)。血细胞比容的进行性下降与氧输送(DO_2)同步下降相关,然而同时存在氧摄取的等量上升。DO_2 与氧摄取的互补变化导致氧耗(VO_2)没有变化。当血细胞比容低于10%,氧摄取的增幅不再能弥补 DO_2 的降低,则 VO_2 开始下降。VO_2 下降代表组织可利用氧降低,并伴随血液中乳酸堆积。氧摄取率的最大值为50%,这是组织氧合开始减少的阈值,因此氧摄取量达到50%可以作为开始红细胞输注的起点。

动物实验已经表明:在动物清醒,吸空气的条件下,如果血管内容量充足,血细胞比容低至 5%~10%(血红蛋白 =15~30g/L)也不会影响氧代谢。人类血细胞比容或血红蛋白的最低容许值尚不确定。但是一项针对健康成年人进行的血液稀释研究表明:50g/L 的血红蛋白水平没有明显害处。这项有关严重贫血的研究得出最重要的信息不是血细胞比容的最低允许值,而是揭示出当血管内容量足够时,严重贫血是可以容忍的。

第四节 重症监护病房血制品输注指征

一、红细胞输注指征

研究表明,ICU 患者中 90% 的红细胞输注是为了缓解贫血,并依据血红蛋白浓度进行。Jean-Louis Vincent 于 2018 年发表的国际多中心输血相关调查报告涉及 84 个国家的 730 个 ICU。报告指出,在纳入审核的 10 069 名患者中,9 553 名患者(平均年龄 60 ± 18 岁,60% 为男性)完成了与输血相关的数据,其中 2 511 名患者(26.3%)接受了输血,不同地理区域之间启动输血的指征具有相当大的差异。输血当天平均最低血红蛋白为 8.3 ± 1.7g/dl,但中东地区为 7.8 ± 1.4g/dl,东欧为 8.9 ± 1.9g/dl。既往推荐将血红蛋白 <100g/L 作为输红细胞的指征,但目前更多的临床研究表明:更低的输血起始点(血红蛋白 <70g/L)并没有导致不良预后,且限制性输血流程(restrictive transfusion protocols, RTP)将会降低中度贫血患者输血危险性,减少输血相关不良事件发生。

(一)限制性输血策略

危重病患者一直是研究修订和改进输血实践的主要目标人群之一。在危重病患者输血要求(TRICC)试验中,838 名贫血危重病患者被随机分配到限制性输血策略组(基于 <7g/dl 的血红蛋白阈值)和自由输血策略组(基于 <10g/dl 的血红蛋白阈值)。在那些病情较轻且小于 55 岁的患者中,限制性输血策略与自由策略相比降低了死亡率。对几个随机试验的汇总结果的 Meta 分析普遍支持以下结论:限制性输血策略在降低输血率方面是有效的,同时与自由输血策略相比,临床预后无差异。在 TRISS 试验中,1 005 例感染性休克 ICU 患者随机被分配至限制性输血策略组与自由策略组,结果表明,研究对象之间的死亡率、缺血事件和生命支持需求的比率相似,对严重合并症患者亚组的事后分析也未显示死亡率有任何显著性差异。

限制性输血策略(血红蛋白阈值 <7g/dl,目标范围为 7~9g/dl)推荐用于血流动力学稳定的危重病患者,这些患者为合并影响输血决策的合并症,如急性心肌梗死或心肌缺血等。不鼓励仅使用血红蛋白阈值进行危重症患者是否需要输血的临床决策,应该根据患者血管内容量状态、是否存在休克、贫血的严重程度和持续时间以及心肺生理参数来决定是否需要输血。

(二)指南意见

最新的危重患者红细胞输注指南指出,应避免仅以血红蛋白水平作为输血的指标。尽管有这一建议,但指南仍包含以下相互矛盾的条文:①对需要机械通气的危重患者,若血红蛋白 <7g/dl 考虑输血。②对复苏的危重患者,若血红蛋白 <70g/L 考虑输血。③对合并稳定性心脏病的危重患者,若血红蛋白 <70g/L 考虑输血。④对于贫血(血红蛋白 <8g/dl)的急性冠状动脉综合征患者,输注红细胞可能获益。

(三)存在的问题

血红蛋白作为输血的指标存在两个基本问题。①血液中的血红蛋白浓度完全不能提供组织氧合是否充分的信息,所以基于血红蛋白水平的输血与组织氧合无关。②血红蛋白浓度的下降可能是稀释的影响,并不能反映血液携氧能力的下降。在过去的 25 年间,已发布的临床指南均不推荐使用血红蛋白水平作为输血指征,而采用更加符合生理学的测量组织氧合的方法。

(四)氧摄取

贫血会引起毛细血管血液的氧摄取补偿性增加,从而维持组织氧耗的稳定。然而氧摄取率不可能超过 50%,当氧摄取率达到最大值 50% 时,血红蛋白进一步下降将伴随相应的组织氧耗的下降(表明组织缺氧)。因其指出氧代谢削弱的阈值,故氧摄取率 50% 可以作为输血的指征。氧摄取率粗略等于（SaO$_2$–ScvO$_2$），可以应用脉氧仪（监测 SaO$_2$）及中心静脉计氧仪连续监测中心静脉氧饱和度（ScvO$_2$）。因 SaO$_2$ 与 ScvO$_2$ 能提供组织氧合是否足够的信息，可以作为更有指导价值的输血指征。

二、血小板输注指征

（一）活动性出血

当存在活动性出血，而不是瘀斑或瘀点时，推荐输注血小板，以保持血小板计数 >50×10^9/L。对于颅内出血，需维持更高血小板计数（>100×10^9/L）。

（二）非活动性出血

尽管有证据表明，在未受损的血管系统中，即使血小板计数降低至 5×10^9/L 自发性出血也并不常见，但大多数专家仍不接受当血小板低至 5×10^9/L 才输血小板。不存在出血（除了瘀斑或瘀点）时，当血小板计数达到 10×10^9/L，推荐预防性输注血小板。

（三）侵入性操作

当 ICU 患者不存在凝血相关异常时：①血小板计数 >40×10^9/L 足以进行以下操作：剖腹探查，开颅、气管切开，经皮肝穿刺活检，支气管镜或内镜活检。②血小板计数 >20×10^9/L 足以进行腰穿等操作。③血小板计数 >10×10^9/L，足以安全进行中心静脉置管。

三、血浆制品输注指征

（一）新鲜冷冻血浆

血浆制品被当作凝血因子的来源，但研究表明约有 50% 的血浆输注并不恰当。血浆分离自供体血液，并在采血后 8h 内冷冻于 –18℃。这种新鲜冷冻血浆（FFP）体积约为 230ml，可以贮存 1 年。一旦解冻，新鲜冷冻血浆可以在 1~6℃ 贮存 5d。其主要用途包括：大量失血后止血性复苏及对抗香豆素的过度抗凝血。

1. **大量失血** 近几年主要是由于创伤，新鲜冷冻血浆在大量失血（24h 内失血量约等于全身血量）中的应用越来越多。有证据表明，严重创伤同时会伴有凝血异常。因此不同于传统的做法：即每输注 6 个单位浓缩红细胞的同时输注 1 个单位新鲜冷冻血浆，以预防稀释性凝血障碍。在大量输血时，新鲜冷冻血浆与红细胞比例为

1:2~1:3，生存率可以明显提高。这一方法被称为止血性复苏（hemostatic resuscitation），其目标是维持 INR 低于 1.5。

2. **华法林诱导的出血** 每年使用华法林进行抗凝血期间大出血的发生率为 3%~12%，致命性出血的发生率为 1%~3%。颅内出血是最主要的致命原因。由于华法林通过抑制依赖维生素 K 的凝血因子（如：Ⅱ、Ⅶ、Ⅸ、Ⅹ 因子）发挥作用，所以维生素 K 被用于阻断其持续的抗凝血活性，然后需要补充凝血因子。一般需要输注 15ml/kg 新鲜冷冻血浆。在这种病例中应用新鲜冷冻血浆有 2 个缺点：INR 正常化所需的时间可能被延长，而增加的液体可能加重出血。

（二）凝血酶原复合物

按照指南推荐的凝血酶原复合物（PPC）用量，在输注有限液体后即能很快使 INR 达到正常。有Ⅲ因子或Ⅳ因子凝血酶原复合物（名称显示了血制品中维生素 K 依赖的凝血因子数量）之分，但是仅有Ⅲ因子凝血酶原复合物被用于临床。凝血酶原复合物是一种冻干粉剂，可以迅速溶解，从而避免了新鲜冷冻血浆溶化时间的延迟。凝血酶原复合物可以在 30min 内使 INR 恢复正常而新鲜冷冻血浆需要几个小时。凝血酶原复合物快速起作用及液体有限的优点，使它非常适用于治疗华法林诱导产生的出血，尤其是颅内出血。

（三）冷沉淀

当新鲜冷冻血浆在 4℃ 融化时，可以分离出一种乳白色残渣，富含冷凝蛋白，如纤维蛋白原及Ⅷ因子等。这种分离自血浆的冷沉淀可在 –18℃ 下贮存长达 1 年，其体积为 10~15ml。目前在 ICU 冷沉淀主要用于治疗难以控制的尿毒症性出血和一些选择性低纤维蛋白原血症。

1. **尿毒症性出血** 在肾衰竭患者中（急性和慢性）血小板黏附性被削弱。一旦血清肌酐高于 60mg/L，出血时间就会延长。通过透析仅有 30%~50% 患者的出血时间得到纠正。急性肾衰竭时，血小板黏附性下降的意义尚不清楚。然而在急性肾衰竭时，上消化道出血为第二致命因素，所以有理由关注这种血小板功能。

2. **低纤维蛋白原血症** 冷沉淀作为纤维蛋白原的来源，也可以用于纤维蛋白原缺乏相关的出血事件，如肝衰竭所致食管静脉曲张破裂出血。1 单位

冷沉淀约包含200mg纤维蛋白原,输注10单位冷沉淀(2g纤维蛋白原),可以使一个成年人血清纤维蛋白原水平升高700mg/L,治疗目标高于1000mg/L。

第五节　重症监护病房输血相关性风险及处理

一、输红细胞不良事件概述

输血相关不良事件见表10-4-2,表中罗列出每种不良事件的发生率。值得注意的是,错误的输血比我们担心的乙肝病毒或HIV传播更常见。

表10-4-2　输血相关不良事件及发生率

免疫反应	其他风险
非溶血性发热(1/200)	传播风险
超敏反应	细菌性(1/500 000)
荨麻疹(1/100)	乙型肝炎病毒(1/220 000)
变态反应(1/1 000)	丙型肝炎病毒(1/1 600 000)
过敏性休克(1/50 000)	HIV(1/1 600 000)
急性肺损伤(1/12 000)	错误输血
急性溶血反应(1/35 000)	患者不匹配(1/15 000)
医院获得性感染	血型不匹配(1/33 000)

二、急性溶血反应

(一)发病原因

主要由输注与受血者ABO不相符的红细胞引起。受血者血中的抗体与供体红细胞上的ABO抗原相结合,随后供血者的红细胞溶解,并引发全身炎症反应,可伴有低血压及多器官功能衰竭,这一反应通常由人为失误造成。

(二)临床特征

急性溶血反应的特点为:输血开始后几分钟内突然出现的发热,呼吸困难,胸痛,腰痛及低血压。严重的可伴有消耗性凝血障碍及进行性多器官功能障碍。

(三)治疗措施

一旦疑诊溶血反应需立即停止输血并核对血样。尽快停止输血非常必要,因为输血量决定了溶血反应的严重性。如果供体血与患者完全匹配,则不太可能为急性溶血反应,但也必须通知血库,使其对血样进行去血浆的血红蛋白测定(以寻找血管内溶血的证据)及直接抗人球蛋白试验(寻找抗ABO抗体的证据)。如果急性溶血反应被证实,可按需给予血管活性药物维持血压,必要时予以机械通气。大多数发生溶血反应的患者均可存活。

三、超敏反应

(一)发病原因

超敏反应是由于前期输血而使受血者对供体血浆蛋白过敏所致。一些IgA缺血患者也易于发生过敏性输血反应,而无需有血浆制品接触史。最常见的超敏反应是荨麻疹,据报道每输注100U红细胞即可发生1例。更严重的变态反应(如支气管痉挛)很少见,而过敏性休克更为罕见。

(二)临床特征

其临床表现通常为输血期间出现的轻度荨麻疹并不伴有发热。输血时突发呼吸困难表示可能存在喉头水肿或支气管痉挛。而过敏性休克引起的低血压时可能被误以为是急性溶血反应。

(三)治疗措施

不伴发热的轻型荨麻疹无需停止输血。但是通常的做法是暂停输血,并给予抗组胺药以缓解症状(如苯海拉明,25~50mg口服、肌内注射或静脉注射)。严重变态反应一旦疑诊,应立即停止输血。发生变态反应的患者,再次输血应输洗涤红细胞。但是对这样的患者,即便输注洗涤红细胞,再次出现变态反应的风险仍然存在,若非必须应避免输血。对发生超敏反应的患者应检查其是否存在IgA缺乏。

四、输血相关急性肺损伤

(一)发病原因

输血相关性急性肺损伤(TRALI)是与输注红细胞与血小板相关的炎症性肺损伤,流行病学调查表明,其发病率为1/12 000,而病死率高达6%,因此被认为是导致输血相关性死亡的最主要原因。

研究表明,TRALI是由供体血液中的抗白细胞抗体与受者循环中的中性抗原结合所造成。这引起中性粒细胞活化,活化的中性粒细胞滞留在肺毛细血管,迁徙入肺,导致炎性损伤发生。迟发性TRALI通常发生在输血6h后,可以在受者血清中检测出抗血小板抗体,其可以激活Toll样受体表达,并可在肺内以中性粒细胞依赖的方式对脂多糖作出反应,形成"二次打击",启动 TRALI。

(二)临床特征

主要表现为呼吸受损(呼吸急促、呼吸困难伴低氧血症等),通常在开始输血 1h 内出现,但部分患者可以延迟至开始输血后数小时出现。发热症状常见,胸部 X 线提示两肺弥漫性均质性渗出,与 ARDS 往往难以鉴别。

(三)治疗措施

如果患者输血尚未结束,在出现呼吸困难症状时应该立即终止输血,并通知血库,有条件单位可以检测白细胞抗体。TRALI 一旦发生往往情况危急,有时需要机械通气,但通常可以在一周内缓解。对于此类患者再输血的问题尚无明确推荐意见,有建议使用洗涤红细胞以去除供体血的抗体,但这一措施有效性尚不清楚。

五、医院获得性感染

有研究表明,实体器官移植前进行红细胞输注可以提高受体术后的生存率,由此推断输血具有一定的免疫抑制效应。然而更多的研究显示,接受输血的患者医院获得性感染的发病率更高,且发生感染随输血量及供体血的储存时间增加而增加。但也有相反的观点指出,输血与感染性疾病的发生并无绝对相关性,而是从侧面反映了 ICU 患者疾病的严重程度(需要输血的患者往往病情危重,而其对于病原体的抵抗力及清除力低下,往往更容易导致感染性疾病发生)。但更多的研究证实,输血确实是医院获得性感染发生的高危因素,而巨噬细胞介导的输血相关免疫抑制机制仍需进一步研究。

第六节 临床研究关于重症监护病房输血的争议

一、输血与临床不良预后相关

ICU 中居高不下的输血率使人感到担忧,无论是从经济还是未完全解决的安全性和有效性方面。而更大的担忧来自于大量研究,这些研究将异体输血与不良临床结局联系起来,如败血症和感染、多器官功能障碍、血栓栓塞事件、心脏并发症、脑卒中、呼吸窘迫和衰竭、肾损伤、需要长期护理和死亡率等。一项纳入 45 项、涉及 272 596 名患者的系统分析评价重症患者输注红细胞的效果,得出以下结论:在 45 项研究中有 42 项显示输注红细胞的不良影响超过任何获益。45 项研究中只有 1 项显示,输红细胞的获益超过不良影响。18 项研究评价了输红细胞和预后之间的关系,其中 17 项研究显示输红细胞是死亡的独立危险因素。而输注过红细胞的患者,其预后不良的可能性平均高出了 70%。而 Jean–Louis Vincent 的调查报告也表明,输注过红细胞的 ICU 住院患者,死亡率相对较高(30.0% *vs.* 19.6%,$p<0.001$)。这些研究结果结合那些显示输红细胞不改善组织氧合的结论,表明目前单纯为提高循环中血红蛋白浓度而输注的红细胞可能并非一剂良药。

二、输血与临床不良预后无关

这些提示输血与不良事件相关研究的一个共同缺点是不受控制的回顾性设计,可能会引入偏差。为了得到更可靠的研究结果,输血的患者和未输血者应该以其他方式与相似的基线风险曲线进行比较。另一项纳入 18 项研究,28 797 名参与者的 Meta 分析指出,输血对于 ICU 内死亡的相对危险度为 1.431(95%*CI*,1.105~1.854)。如果排除具有相对较高偏倚风险的研究,则合并相对风险为 1.178(95%*CI*,0.937~1.481)。因此得出结论,缺乏强有力的证据支持接受红细胞输注的 ICU 患者住院死亡风险增加的观点。患者类型、关于白细胞减少的信息、统计方法、入选患者的平均年龄等混杂因素可能是影响结果的主要原因。但无论如何,规范输血流程会使更多患者受益。

(马朋林 余跃天)

参 考 文 献

[1] Napolitano LM. Anemia and Red Blood Cell Transfusion: Advances in Critical Care [J]. Crit Care Clin, 2017, 33 (2): 345-364.

[2] Shander A, Javidroozi M, Lobel G. Patient Blood Management in the Intensive Care Unit [J]. Transfus Med Rev, 2017, 31 (4): 264-271.

[3] Uscinska E, Idzkowska E, Sobkowicz B, et al. Anemia in Intensive Cardiac Care Unit patients–An underestimated problem [J]. Adv Med Sci, 2015, 60 (2): 307-314.

[4] Uscinska E, Sobkowicz B, Sawicki R, et al. Parameters influencing in–hospital mortality in patients hospitalized in intensive cardiac care unit: is there an influence of anemia and iron deficiency [J]？ Intern Emerg Med, 2015, 10 (3): 337-344.

[5] Moran-Lev H, Weisman Y, Cohen S, et al. The interrelationship between hepcidin, vitamin D, and anemia in children with acute infectious disease [J]. Pediatr Res, 2018, 84 (1): 62-65.

[6] Bell T, O'Grady NP. Prevention of Central Line–Associated Bloodstream Infections [J]. Infect Dis Clin North Am, 2017, 31 (3): 551-559.

[7] Jonsson AB, Rygard SL, Russell L, et al. Bleeding and thrombosis in intensive care patients with thrombocy-topenia–Protocol for a topical systematic review [J]. Acta Anaesthesiol Scand, 2019, 63 (2): 270-273.

[8] Ostadi Z, Shadvar K, Sanaie S, et al. Thrombocytopenia in the intensive care unit [J]. Pak J Med Sci, 2019, 35 (1): 282-287.

[9] Kim HS, Lee E, Cho YJ, et al. Linezolid–induced thrombocytopenia increases mortality risk in intensive care unit patients, a 10 year retrospective study [J]. J Clin Pharm Ther, 2019, 44 (1): 84-90.

[10] Fandrey J, Hallek M. Erythropoiesis: Physiology, pathophysiology, and algorithm for classification of the type of anemia [J]. Internist (Berl), 2015, 56 (9): 970-977.

[11] Spinelli E, Bartlett RH. Anemia and Transfusion in Critical Care: Physiology and Management [J]. J Intensive Care Med, 2016, 31 (5): 295-306.

[12] Vincent JL, Jaschinski U, Wittebole X, et al. Worldwide audit of blood transfusion practice in critically ill patients [J]. Crit Care, 2018, 22 (1): 102.

[13] Hebert PC, Wells G, Blajchman MA, et al. A multicenter, randomized, controlled clinical trial of transfusion requirements in critical care. Transfusion Requirements in Critical Care Investigators, Canadian Critical Care Trials Group [J]. N Engl J Med, 1999, 340 (6): 409-417.

[14] Carson JL, Stanworth SJ, Roubinian N, et al. Transfusion thresholds and other strategies for guiding allogeneic red blood cell transfusion [J]. Cochrane Database Syst Rev, 2016, 10: CD002042.

[15] Holst LB, Petersen MW, Haase N, et al. Restrictive versus liberal transfusion strategy for red blood cell transfusion: systematic review of randomised trials with meta–analysis and trial sequential analysis [J]. Bmj, 2015, 350: h1354.

[16] Holst LB, Haase N, Wetterslev J, et al. Lower versus higher hemoglobin threshold for transfusion in septic shock [J]. N Engl J Med, 2014, 371 (15): 1381-1391.

[17] Padhi S, Kemmis-Betty S, Rajesh S, et al. Blood transfusion: summary of NICE guidance [J]. Bmj, 2015, 351: h5832.

[18] Surve RM, Muthuchellappan R, Rao GS, et al. The effect of blood transfusion on central venous oxygen saturation in critically ill patients admitted to a neurointensive care unit [J]. Transfus Med, 2016, 26 (5): 343-348.

[19] Kaufman RM, Djulbegovic B, Gernsheimer T, et al. Platelet transfusion: a clinical practice guideline from the AABB [J]. Ann Intern Med, 2015, 162 (3): 205-213.

[20] Szpila BE, Ozrazgat-Baslanti T, Zhang J, et al. Successful implementation of a packed red blood cell and fresh frozen plasma transfusion protocol in the surgical intensive care unit [J]. PloS one, 2015, 10 (5): e0126895.

[21] Monaco F, Barucco G, Nardelli P, et al. Editor's Choice-A Rotational Thromboelastometry Driven Transfusion Strategy Reduces Allogenic Blood Transfusion During Open Thoraco–abdominal Aortic Aneurysm Repair: A Propensity Score Matched Study [J]. Eur J Vasc Endovasc Surg, 2019, 58 (1): 13-22.

[22] Kuldanek SA, Kelher M, Silliman CC. Risk factors, management and prevention of transfusion-related acute lung injury: a comprehensive update [J]. Expert

Rev Hematol, 2019, 1–13.

[23] Vossoughi S, Gorlin J, Kessler DA, et al. Ten years of TRALI mitigation: measuring our progress [J]. Transfusion, 2019, 59 (8): 2567–2574.

[24] Marik PE, Corwin HL. Efficacy of red blood cell transfusion in the critically ill: a systematic review of the literature [J]. Crit Care Med, 2008, 36 (9): 2667–2674.

[25] Zheng Y, Lu C, Wei S, et al. Association of red blood cell transfusion and in-hospital mortality in patients admitted to the intensive care unit: a systematic review and meta-analysis [J]. Crit Care, 2014, 18 (6): 515.

第五章　产科重症

第一节　产后出血

产后出血（postpartum hemorrhage，PPH）是产科最常见、分娩期较为严重的并发症之一，也是全球孕产妇死亡的三大原因之一，占产科所有出血约3/4。有数据显示，全球发病率可高达10%左右，国内发病率为2%~3%，死亡率约1%。临床医师必须全面了解PPH常见的病因、出血所致的病理生理反应以及恰当的处理措施，才能够提高发生PPH产妇的救治成功率。

一、产后出血定义探讨

目前，国际上仍缺乏PPH较为满意的定义，传统的PPH定义为胎儿娩出后24h内，阴道出血量超过500ml。但由于产妇血容量增加，对失血的耐受性相应增加，分娩时出血500ml被认为是正常的生理量，只是将产妇血容量恢复到非孕状态。当出血量达到1 000ml，产妇才会出现低血容量的临床表现。因此，美国和加拿大对经阴道分娩或剖宫产的PPH的诊断标准为：经阴道分娩出血量超过500ml或经剖宫产胎儿娩出后出血量超过1 000ml均可诊断为PPH。我国PPH的定义为：无论经阴道分娩还是剖宫产，自胎儿娩出后24h内生殖道出血量超过500ml。

已发表的文献也有不同的PPH定义，其中包括：①产后血红蛋白或血细胞比容较产前降低10%以上，即为PPH。由于在临床上很难准确评估PPH出血量，且实验室检测缺乏及时性，导致这类PPH的定义对于临床诊断和处理帮助甚微。②产后出血需要给予输血治疗，即为PPH。但不同医生对输血的指征有不同的考虑，故这类PPH定义缺乏客观标准。③鉴于不同产妇对失血耐受程度不同，故凡出血导致产妇血流动力学改变，即

为PPH。因此，不仅需要重视传统概念中对PPH出血量规定，还需要综合考虑出血速度，产妇的临床表现以及生命体征的变化，故即使有些产妇并没有达到PPH出血量的诊断标准，也应诊断为PPH，并给予积极处理。近年来，美国也同样更新PPH的定义，即无论剖宫产或经阴道分娩，胎儿娩出后24h内出血量超过1 000ml，或者出现低血容量相关症状。

2019年，国外共识提出三个PPH相关概念：①PPH定义为无论剖宫产或经阴道分娩，胎儿娩出后24h内出血量超过500ml。②严重PPH定义为胎儿娩出后24h内出血量超过1 000ml，或者出现低血容量相关症状。③危及生命的PPH定义为持续失血量超过2 500ml，或出现低血容量性休克。

二、产后出血量的评估探讨

众所周知，PPH能够导致产妇的死亡，但绝大多数是能够预防的，关键在于对PPH出血量的准确评估。出血量的准确评估对于PPH的诊断和下一步处理至关重要。但是，如何快速、准确地评估出血量仍是一个挑战。因为临床环境比较复杂，临床医师经常高估或者低估。

PPH出血量。如果高估出血量，则增加不必要的经济负担。反之，则造成诊断和治疗的延误，增加产妇的死亡率。

（一）估计出血量法

临床上，估计出血量法是PPH出血量评估的最常用的方法，通常采用目测法来估计出血量。这种通过"眼球"估计出血量主要依靠临床医师的经验，尽管得到广泛应用，但许多文献报道该方法并不准确，存在一定的争议性。Buckland和Homer等研究指出，如果找一个参照物（如肾形盘或更小的容器）后，再进行目测估算，比通过浸

透纱布或棉垫估算要更加精确。但 Larson 等研究指出无论经阴道分娩还是剖宫产,使用视觉参照物估计出血量仍是不准确的,这与培训时间和临床经验无关。同样,许多医院也开展了相关的培训和模拟临床场景以便提高 PPH 出血量的估算技能,但这种教学的长期效果尚未能得到肯定。

(二)定量出血量法

为了更加准确评估 PPH 出血量,加利福尼亚孕妇质量护理协作组(CMQCC)要求使用 PPH 评估工具箱,能够对出血的累积定量进行评估。其中称重法较为常用,即出血量=(物品用后重量−物品用前重量)/1.05。该方法通常用于阴道分娩时出血计量,并得到临床医师的认可。其中 Toledo 等证实定量出血量法比估计出血量法能提高 PPH 出血量估测的精确性,其误差<15%。同样有研究对两种方法进行比较,发现估计出血量法会低估 PPH 出血量约 30%。

(三)出血生理反应评估

PPH 早期,机体通过增加血管阻力来保持重要脏器的血压及灌注压。临床上,因为 PPH 出血量常常被低估,所以认识这些生理反应对于临床医师非常重要,具体见表 10-5-1。

表 10-5-1 急性出血的分类及生理反应

出血分类	急性出血量/ml	失血率/%	生理反应
1	1 000	15	眩晕、心悸、轻微血压改变
2	1 500	20~25	心动过速、呼吸急促、出汗、乏力、脉压减小
3	2 000	30~35	严重的心动过速及呼吸急促、烦躁、面色苍白、四肢发冷、低血压
4	>2 500	40	低容量性休克、缺氧、少尿或无尿

(四)其他方法评估

为了提高对 PPH 出血量评估的准确性,研发人员利用现有的技术,在产科和外科领域研究出一套移动监控系统 Triton。它的基本原理是测量外科手术海绵吸收的血红蛋白量,并将海绵吸收的血液图像传送到远程服务器中,进一步通过特征提取技术来精确测量血液丢失量。据推测,该技术比称重法能够更加精确评估血液丢失量。所以,该技术能够应用于 PPH 出血量的评估中,但具体准确性仍需大样本临床研究来证实。

三、产后出血病因及高危因素探讨

(一)产后出血常见病因和高危因素

引起 PPH 的病因依次为:子宫收缩乏力(70%~90%)、胎盘因素(20%)、软产道损伤(10%)和凝血功能障碍(1%)。四大病因可合并存在,亦可互为因果,不同病因引起的 PPH 可有不同的临床表现。早期识别 PPH 高危因素能够帮助临床医师早期预防或处理 PPH,减少其发病率和死亡率。因为 PPH 的风险是动态变化的,所以应对产妇多个时间点进行评估。

1. 子宫收缩乏力 子宫收缩乏力或子宫肌肉不能有效收缩,是 PPH 最常见的原因。胎盘娩出后,子宫通过肌肉收缩压迫螺旋动脉以达到止血的目的。如果子宫收缩不充分,将会出现大量的阴道出血。

子宫收缩乏力的高危因素包括:子宫过度扩张,长期使用缩宫素,过快或过长的产程,多产,绒毛膜羊膜炎,胎盘组织残留,前置胎盘和宫缩抑制剂的使用(如麻醉药和硝酸甘油)等。

2. 胎盘因素 该因素包括两个方面,即妊娠组织物残留和胎盘植入。妊娠组织物残留是指胎盘及羊膜组织残留于宫腔,从而影响子宫收缩导致出血。胎盘植入是指由于底蜕膜缺失以及类纤维蛋白层发育不全,导致胎盘组织与子宫异常粘连。植入性及穿透性胎盘是指胎盘与子宫肌层紧密粘连或植入至子宫肌层,尝试剥离紧密粘连的胎盘组织会导致快速出血。

妊娠组织物残留的高危因素包括:孕中期分娩、绒毛膜羊膜炎及副胎盘。胎盘植入的高危因素包括:清宫术或子宫切开手术史、高龄、多产、前置胎盘。

3. 软产道损伤 该因素包括如下几方面:生殖泌尿道裂伤、子宫破裂和子宫内翻。生殖泌尿道裂伤在 PPH 原因中较为常见。子宫破裂并不多见,发生率约为 1/2 000。一旦发生子宫破裂,母子将出现生命危险。子宫内翻是指子宫底部内翻至子宫腔,非常罕见,发生率约为 1/2 500。子宫内翻可分为不完全、完全或暂时性。

阴道助产是生殖泌尿道裂伤最主要的高危因素,其他因素包括胎先露异常、巨大胎儿、会阴侧切、宫颈环扎术后等。子宫破裂高危因素包括多次剖宫史、过期妊娠、B超提示子宫瘢痕处菲薄、子宫切开术后单层缝合和妊娠间隔期短。子宫内翻高危因素包括胎盘附着于子宫底部,在第三产程时过度牵拉脐带。

4. 凝血功能异常 凝血功能异常是PPH最不常见的原因。凝血功能异常可能是原发性,也可能是继发性。

凝血功能异常的高危因素包括抗凝物质的使用、脓毒症、重度子痫前期、羊水栓塞、组织坏死和胎盘早剥等。

(二)产后出血的高危人群

1. 贫血 据统计,发达国家中超过20%的孕妇存在缺铁性贫血。妊娠合并贫血引起子宫肌肉水肿,是子宫收缩乏力的产科因素之一。子宫收缩乏力时,子宫不能正常收缩,不能有效关闭胎盘附着部位的子宫壁血窦,导致PPH。有研究报道,血红蛋白浓度降低可能导致分娩时大出血,增加产妇围产期死亡的风险。

2. 肥胖 近年来,针对47个国家调查发现约25%的孕妇均存在不同程度的肥胖。有研究显示肥胖能够增加PPH的风险。

3. 高龄 高龄产妇被定义为年龄超过35岁的产妇。随着我国"二胎政策"的开放以及辅助生殖技术的进步,高龄产妇越来越普遍。有研究显示PPH的风险随着年龄增加而增大,年龄超过45岁产妇发生PPH占4.8%的。

四、产后出血处理探讨

PPH的处理原则:强调早诊断,针对病因个体化处理,积极预防并发症。具体措施包括:快速稳定生命体征;寻找病因积极控制出血;内科保守治疗;外科手术治疗。

(一)快速稳定生命体征

保持呼吸道通畅,吸氧,开放两条静脉通道。足月时,胎盘与子宫之间血量交换可高达700ml/h,故PPH常来势凶猛。产妇多年轻,身体基础好,对出血有一定的耐受能力,容易掩盖病情,当表现出临床症状时,往往已经达到中-重度休克,贻误抢救时机。此种情况类似于严重创伤患者院前复苏阶段,可考虑借鉴其中的"限制性液体复苏"和"止血性复苏"两个概念。

限制性液体复苏是指对于有活动性出血的失血性休克患者,通过控制补液速度和升压药物剂量,使机体维持在一个可控的低血压范围,直至彻底止血。该策略的目的是针对活动性出血未被控制时寻求一个复苏的平衡点,即可适当地恢复组织器官的血流灌注,又不至于血压过高导致出血量和出血速度增加,不利于止血,扰乱机体的代偿机制和内环境。止血性复苏则强调在限制性液体复苏的同时,及时通过输血(红细胞、血浆、血小板和冷沉淀)纠正凝血功能障碍。

PPH,尤其大量出血时,产妇病情非常严重,一旦发现时,可能已进入重度休克状态,此种情况和未控制出血的创伤患者比较一致,因此,损伤控制复苏是否能应用于出血未得到控制的PPH的早期复苏阶段呢?有关此问题暂无相关临床研究报道。虽然上述两种疾病理论上具有共同点,都是非控制性出血的早期复苏,但产妇具有自身特点,比如循环血容量,凝血功能状态和内分泌激素状态均不同于外科创伤患者,所以,对于PPH损伤控制复苏的时机,血压控制范围,以及补液量和种类等问题有待于大样本临床研究予以解答。2016年,ESA指南也指出关于PPH处理中并未有循证医学证据支持允许性低血压的概念,但多数临床医师认为针对出血阶段时采用允许性低血压(MAP维持在55~65mmHg)可能与良好的预后有关系。

(二)血流动力学管理

了解PPH产妇对液体及血制品的需要量是非常重要的。2016年ESA指南建议不要将中心静脉压(CVP)或肺动脉楔压(PAWP)作为PPH液体复苏的唯一变量,应高度关注心排血量(CO)和液体反应性的动态指标的变化。

针对PPH产妇早期液体复苏使用晶体液还是胶体液的问题,目前仍具有争议性。与晶体液比较,胶体液(白蛋白、羟乙基淀粉和琥珀酰明胶等)能够稳定PPH产妇的血流动力学,同时也能减少组织水肿的发生,但有研究发现在稳定血流动力学方面,剖宫产术后使用晶体液或胶体液均无差异。另一项随机对照研究指出在预估出血范围在1 400~2 000ml的严重的PPH产妇中使用晶体液进行液体复苏后,纤维蛋白原消耗和凝血功能障碍发生率最低。所以,推荐使用晶体液作为PPH早期液体复苏管理的一部分。

如早期液体复苏仍不能改善的低血压时,使用血管活性药物维持允许性低血压是有必要的。2019年国外共识推荐PPH致低血压,如心率(HR)>100次/min则可使用苯丙肾上腺素25~50μg/min或去甲肾上腺素200μg/h静脉输注,如HR<100次/min则选择麻黄碱作为PPH致低血压的一线治疗。

(三)输血管理

输血的目的应侧重于血液携氧能力,改善组织低氧状态,纠正凝血功能障碍,而不应以恢复循环血容量为主要目标。在PPH出血量较少或出血可控情况下,有一些高质量的研究支持限制性输血策略,即当血红蛋白(Hb)<70g/L时考虑输注红细胞(RBC)。多方面研究均证实Hb<70g/L的限制性输血策略是安全的。然而,PPH出血较多或暂未控制时则需要转变成大量输血方案,但输血量和输血时机的选择仍无定论。国内建议出血量>1 000ml时可考虑开始输血。

有关新鲜冰冻血浆(FFP)在非大量出血的研究较少。在大量出血输血策略中,FFP输注是重要一部分,即出现凝血功能障碍或凝血指标均超过正常范围,则需要输注FFP。如果凝血功能难以评估,有文献建议在输注4个单位RBC后,出血仍继续,则加输注FFP(FFP:RBC=1:2),直到出血完全控制。2019年国外共识推荐严重的PPH伴凝血功能障碍(PT, INR和/或APTT>1.5倍正常值)情况下,输注FFP(15~20ml/kg)。

血小板输注也是大量出血策略中的一部分,但目前仍未有血小板输注时机高质量证据。有文献支持PPH产妇血小板<75×10⁹/L时开始输注血小板,目标维持在>50×10⁹/L。所以2019年国外共识支持上述观点,并且建议输血小板量为5~10ml/kg。

国内学者提出PPH输血目标为:Hb>80g/L,血小板>75×10⁹/L,PT和APTT<1.5倍正常值,纤维蛋白原>1.0g/L。

(四)药物治疗

促宫缩药物是治疗PPH的常用药物。其中包括缩宫素、麦角新碱及前列腺素制剂,作用机制在于加强子宫收缩、压迫子宫螺旋动脉及减少子宫血供。

1. **缩宫素** 分为短效和长效两种缩宫素。短效缩宫素为PPH治疗的首选药物。用法:10U~40U配1L的生理盐水(或平衡液)中静脉滴注或者10U肌内注射。静脉滴注起效快,但半衰期短(1~6min),故需要持续应用。短效缩宫素应用相对安全,大剂量应用可导致高血压、水钠潴留和心血管系统副作用。快速静脉注射可能导致低血压、心动过速和/或心律失常。因缩宫素具有受体饱和现象,无限制加大用量反而效果不佳,并会出现副作用,故24h内不超过60U。卡贝缩宫素为长效缩宫素受体激动剂。作用持续时间约1h,可以避免多次缩宫素给药。

2. **麦角新碱类** 马来酸麦角新碱0.2~0.4mg直接肌内或静脉注射,需每隔2~4h重复用药。因麦角新碱可引起短暂且明显的血压上升,故禁用于妊娠期高血压疾病以及具有潜在心脑血管疾病患者,如有心绞痛史及脑血管疾病者。

3. **前列腺素制剂** 包括米索前列醇和卡前列素氨丁三醇。米索前列醇能治疗PPH,但疗效不及缩宫素,作为缩宫素的替代药物。用法:舌下含服或口服剂量为400~800μg,经直肠给药剂量为800~1 000μg。口服较直肠给药途径起效快,但维持时间短,且更易引起发热。卡前列素氨丁三醇为前列腺素F2α衍生物,用于缩宫素治疗无效的PPH,0.25mg肌肉或子宫壁注射,每15~90min重复用药,总量不超过2mg,一般用药后几分钟起效。哮喘、青光眼和心脏病患者禁用,高血压患者慎用。

(五)物理与手术治疗

1. **压迫法** 按压子宫(经腹经阴道双合诊联合按压或剖宫产术中直接按压)是治疗PPH较为有效的方法,应配合子宫收缩药物使用。宫腔纱条填塞法治疗PPH已有较长的临床应用史,至今仍是我国治疗PPH的主要措施之一,但其可能导致宫腔内隐匿性出血、感染等并发症。

2. **手术治疗** PPH经上述治疗无效,仍出血不止者应立即手术治疗。根据病情可选择行子宫压迫缝合止血、结扎子宫动脉或髂内动脉,必要时行子宫次全切除术或子宫全切术。生命体征稳定的产妇可考虑介入止血治疗。由于介入止血创伤小,临床上已得到广泛应用和开展。子宫动脉或髂内动脉栓塞术相关的并发症包括误栓、血栓形成、子宫坏死、假性动脉瘤形成等。髂内动脉血管球囊阻断术主要用于预防和治疗胎盘植入产后出血的新技术,即预先将球囊导管植入髂内动脉,必要时开放球囊以达到减少 PPH 的目的。该技术在我国尚处于起步阶段,其疗效和安全性尚有待进一步研究证实。

(何先弟)

参 考 文 献

[1] Say Lale, Chou Doris, Gemmill Alison, et al. Global causes of maternal death: a WHO systematic analysis [J]. Lancet Glob Health, 2014, 2(6): e323-e333.

[2] Baker R. Hemorrhage in obstetrics[J]. Obstet Gynecol Annu, 1977, 6: 295.

[3] Andolina K, Daly S, Roberts N, et al. Objective measurement of blood loss at delivery: is it more than a guess[J]? Am J Obstet Gynecol, 1999, 180: 695.

[4] Stafford I, Dildy GA, Clark SL, et al. Visually estimated and calculated blood loss in vaginal and cesarean delivery [J]. Am J Obstet Gynecol, 2008, 199(5): 519.

[5] Menard MK, Main EK, Currigan SM. Executive summary of the reVITALize initiative: standardizing obstetric data definitions[J]. Obstet Gynecol, 2014, 124(1): 150-153.

[6] Haeri S, Dildy GA Ⅲ. Maternal mortality from hemorrhage. Semin Perinatol[J]. 2012, 36(1): 48-55: WB Saunders.

[7] Buckland SS, Homer CS. Estimating blood loss after birth: using simulated clinical examples[J]. Women Birth, 2007, 20(2): 85-88.

[8] Larsson C, Saltvedt S, Wiklund I, et al. Estimation of blood loss after cesarean section and vaginal delivery has low validity with a tendency to exaggeration[J]. Acta Obstet Et Gynecol Scand, 2006, 85(12): 1448-1452.

[9] Yoong W, Karavolos S, Damodaram M, et al. Observer accuracy and reproducibility of visual estimation of blood loss in obstetrics: how accurate and consistent are health-care professionals[J]? Arch Gynecol Obstet, 2010, 281(2): 207.

[10] Dildy GA, Paine AR, George NC, et al. Estimating blood loss: can teaching significantly improve visual estimation[J]? Obstet Gynecol, 2004, 104(3): 601-606.

[11] Bose P, Regan F, Paterson Brown S. Improving the accuracy of estimated blood loss at obstetric haemorrhage using clinical reconstructions[J]. BJOG Int J Obstet Gynaecol, 2006, 113(8): 919-924.

[12] Prasertcharoensuk W, Swadpanich U, Lumbiganon P. Accuracy of the blood loss estimation in the third stage of labor[J]. Int J Gynecol Obstet, 2000, 71(1): 69-70.

[13] Maslovitz S, Barkai G, Lessing JB, et al. Improved accuracy of postpartum blood loss estimation as assessed by simulation[J]. Acta Obstet Et Gynecol Scand, 2008, 87(9): 929-934.

[14] Lyndon A. Cumulative quantitative assessment of blood loss[J]. CMQCC Obstet Hemorrhage Toolkit Vers, 2015, 2: 80-85.

[15] Toledo P, McCarthy RJ, Hewlett BJ, et al. The accuracy of blood loss estimation after simulated vaginal delivery [J]. Anesth Analg, 2007, 105(6): 1736-1740.

[16] Al Kadri HM, Al Anazi BK, Tamim HM. Visual estimation versus gravimetric measurement of postpartum blood loss: a prospective cohort study[J]. Arch Gynecol Obstet, 2011, 283(6): 1207-1213.

[17] Konig G, Holmes AA, Garcia R, et al. In vitro evaluation of a novel system for monitoring surgical hemoglobin loss[J]. Anesth Analg, 2014, 119(3): 595.

[18] Holmes AA, Konig G, Ting V, et al. Clinical evaluation of a novel system for monitoring surgical hemoglobin loss[J]. Anesth Analg, 2014, 119(3): 588.

[19] Sharareh B, Spencer Woolwine SS, Abraham P, et al. Real time intraoperative monitoring of blood loss with a novel tablet application[J]. Open Orthop J, 2015, 9: 422.

[20] Doctorvaladan SV, Jelks AT, Hsieh EW, et al. Accuracy of blood loss measurement during cesarean delivery[J]. AJP Rep, 2017, 7(2): e93.

[21] MICHAEL R FOLEY, THOMAS H STRONG JR, THOMAS J GARITE. 产科重症监护手册. 4版. 天津: 天津科技翻译出版有限公司, 2019.

[22] Nicole Higgins, Samir K Patel, Paloma Toledo. Postpartum hemorrhage revisited: new challenges and solutions[J]. Curr Opin Anesthesiol, 2019, 32: 278-284.

[23] Drukker L, Hants Y, Farkash R, et al. Iron deficiency anemia at admission for labor and delivery is associated with an increased risk for Cesarean section and adverse maternal and neonatal outcomes[J]. Transfusion, 2015, 55: 2799-2806.

[24] ACOG Practice Bulletin No 156: obesity pregnancy[J]. Obstet Gynecol, 2015, 126: e112-e126.

[25] Blomberg M. Maternal obesity and risk of postpartum hemorrhage[J]. Obstet Gynecol, 2011, 118: 561–568.

[26] Sheen JJ, Wright JD, Goffman D, et al. Maternal age and risk for adverse outcomes[J]. Am J Obstet Gynecol, 2018, 219: 390. e1–390. e15.

[27] Fitzpatrick KE, Tuffnell D, Kurinczuk JJ, et al. Pregnancy at very advanced maternal age: a UK population-based cohort study[J]. BJOG, 2017, 124: 1097–1106.

[28] McDonald S, Fernando R, Ashpole K, et al. Maternal cardiac output changes after crystalloid or colloid coload following spinal anesthesia for elective cesarean delivery: a randomized controlled trial[J]. Anesth Analg, 2011, 113: 803–810.

[29] Wikkelsø AJ, Edwards HM, Afshari A, et al. Pre-emptive treatment with fibrinogen concentrate for postpartum haemorrhage: randomized controlled trial [J]. Br J Anaesth, 2015, 114: 623–633.

[30] Manuel Muñoz, Jakob Stensballe, Anne-Sophie, et al. Patient blood management in obstetrics: prevention and treatment of postpartum haemorrhage. A NATA consensus statement[J]. J Blood Transfus, 2019, 17: 112–136.

[31] Holst LB, Petersen MW, Haase N, et al. Restrictive versus liberal transfusion strategy for red blood cell transfusion: systematic review of randomised trials with meta-analysis and trial sequential analysis[J]. BMJ, 2015, 350: h1354.

[32] Holst LB, Haase N, Wetterslev J, et al. Lower versus higher hemoglobin threshold for transfusion in septic shock[J]. N Engl J Med, 2014, 371: 1381–1391.

[33] Villanueva C, Colomo A, Bosch A, et al. Transfusion strategies for acute upper gastrointestinal bleeding[J]. N Engl J Med, 2013, 368: 11–21.

[34] Prick B, Jansen A, Steegers E, et al. Transfusion policy after severe postpartum haemorrhage: a randomised non-inferiority trial[J]. BJOG, 2014, 121: 1005–1014.

[35] Hunt BJ, Allard S, Keeling D, et al. A practical guideline for the haematological management of major haemorrhage[J]. Br J Haematol, 2015, 170: 788–803.

[36] Collins P, Abdul-Kadir R, Thachil J. Management of coagulopathy associated with postpartum hemorrhage: guidance from the SSC of the ISTH[J]. J Thromb Haemost, 2016, 14: 205–210.

[37] Kozek-Langenecker SA, Ahmed AB, Afshari A, et al. Management of severe perioperative bleeding: guidelines from the European Society of Anaesthesiology: first update 2016[J]. Eur J Anaesthesiol, 2017, 34:

332–395.

[38] 曹泽毅, 乔杰. 妇产科学. 2版. 北京: 人民卫生出版社, 2016: 195–203.

[39] Marcus HE, Fabian A, Lier H, et al. Survey on the use of oxytocin for cesarean section[J]. Minerva Anestesiol, 2010, 76: 890–895.

[40] Knapp J, Hofer S, Lier H. [Anesthesiological approach to postpartum hemorrhage][J]. Anaesthesist, 2016, 65: 225–240.

[41] Sentilhes L, Vayssière C, Deneux-Tharaux C, et al. Postpartum hemorrhage: guidelines for clinical practice from the French College of Gynaecologists and Obstetricians(CNGOF): in collaboration with the French Society of Anesthesiology and Intensive Care (SFAR)[J]. Eur J Obstet Gynecol Reprod Biol, 2016, 198: 12–21.

[42] Lavoie A, McCarthy RJ, Wong CA. The ED90 of prophylactic oxytocin infusion after delivery of the placenta during cesarean delivery in laboring compared with nonlaboring women: an up-down sequential allocation dose-response study[J]. Anesth Analg, 2015, 121: 159–164.

第二节　妊娠高血压疾病

妊娠期高血压疾病(hypertensive disorders of pregnancy)是全球范围内严重影响母子健康的一类疾病。该疾病涵盖了各种因素导致的孕产妇出现的高血压病理状况,其中包括既往已存在的高血压或母体受妊娠及环境因素诱发的高血压两种。该疾病具有进展性,不同的患病背景可影响其进展程度。

妊娠期高血压疾病的发病率为5%~10%。其中约30%来源于慢性高血压合并妊娠,约70%为妊娠期高血压和子痫前期-子痫。而我国发病率约9.4%,孕产妇的死亡率可达7.7/10万。目前,妊娠期高血压疾病仍然是全球孕产妇死亡的主要原因,因此,了解此疾病具有至关重要的作用。

一、疾病命名变迁

1739年,Sauvages等发现孕产妇突发急性抽搐,故将此情况命名为"子痫",但并不清楚发病原因。19世纪初,在德国召开的有关妊娠期疾病的专题会议上,有学者提出子痫与血中毒素有关,即"妊娠毒血症"假说,故1953年,我国将本病命名为"妊娠毒血症"。1970年,国际妇产科联盟及美国妇产科医师协会弃用了妊娠毒血症的名字,但世界范围内仍没有统一的命名。1978年,本病被命名为"妊娠高血压综合征"。1983年,我国对该病重新修订了诊断标准,并将其划分为轻、中、重三种严重程度,成为我国长期以来的诊断依据,但并不与国际接轨。2000年,美国推荐妊娠期高血压疾病按发病基础、脏器损害程度分为5类,并作为诊断标准。2003年,我国《妇产科学》第6版才与国际接轨,其中将"先兆子痫"的译词改成"子痫前期",这不仅是文言修辞上的修改,更具有十分重要的临床意义。

以往的"妊娠高血压综合征"只包括子痫前期和子痫,作为妊娠特有疾病,范围比较狭隘,难以涵盖妊娠期高血压的各种情况。与国际接轨后,我国将"妊娠高血压综合征"更名为"妊娠期高血压疾病"。2015年,我国发布《妊娠期高血压疾病诊治指南》,其中包括四大类型:妊娠期高血压、子痫前期－子痫、慢性高血压并发子痫前期和妊娠合并慢性高血压。

二、发病机制的探讨

关于妊娠期高血压疾病发病机制,目前众说纷纭,至今尚未明确阐明。各种原因导致血管内皮细胞损伤是妊娠期高血压疾病发病机制的中心环节,主要的学说有以下六种:

(一)遗传易感性学说

该学说主要基于临床流行病学调查而提出的。有研究发现5,10-亚甲基四氢叶酸还原酶基因突变导致同型半胱氨酸在体内蓄积,能够引起血管内皮细胞损伤和毒性作用。也有研究显示,妊娠期高血压存在家族遗传的倾向,其主要为母系遗传。妊娠期高血压孕妇中,其二级亲属以及其一级亲属存在妊娠期高血压的概率明显高于无家族遗传史的孕妇,其中一级亲属的发病概率明显高于二级亲属,这些研究均说明妊娠期高血压有着较高的遗传性,并且主要为多基因遗传,但是其具体的遗传规律仍然存在一定的争议。

(二)免疫适应不良学说

妊娠被认为是成功的自然同种异体移植。近年来,有研究表明母体免疫系统,尤其是子宫局部的免疫细胞能否识别并耐受胚胎抗原,将直接影响妊娠的建立与维持;一旦这种耐受性被打破,可导致母胎免疫失衡,发生一系列血管内皮细胞损伤,从而引发妊娠期高血压疾病。主要免疫学改变为:①同种异体抗原超负荷;②母体产生的特殊免疫抗体不足;③蜕膜细胞对NK细胞的抑制作用减弱;④HLA-DR4明显升高。

(三)子宫－胎盘缺血缺氧学说

临床上,妊娠期高血压疾病易发生于初产妇、多胎妊娠、羊水过多等,这些其情况均能致孕妇子宫张力增高,影响子宫的血供,造成胎盘着床过浅、子宫－胎盘缺血和缺氧。因此,胎盘缺血缺氧后所释放的炎症因子能够导致氧化应激和血管内皮细胞受损。有研究发现全身血液循环不能满足子宫－胎盘的血供需要时,亦容易发病,如严重贫血、糖尿病等。但也有学者认为子宫－胎盘缺血缺氧并非该疾病的原因,而是血管痉挛的结果,故该学说仍需要进一步更深入的研究。

(四)氧化应激学说

氧化应激与氧自由基的产生是血管内皮细胞受损的重要原因。在缺氧状态下,氧化应激增强和氧自由基生成增加,将进一步加重血管内皮细胞损伤,并与胎盘低灌注和妊娠期高血压疾病的发生发展密切相关。在妊娠期高血压疾病发生发展的过程中均出现氧化应激,即患者表现出蛋白质过氧化物、脂质均增多。该疾病患者的蜕膜动脉会出现急性粥样化改变(特征性),其发生可能与脂质过氧化增强、氧化应激反应等有关。同时,在疾病发生时,部分参与氧化应激反应的酶活性增强,抗氧化作用减弱。学者们认为氧化应激的主要原因是孕妇胎盘的缺血/再灌注,但孕妇胎盘缺血缺氧至何种程度才能导致氧化应激增强,仍然需要进一步探讨。

(五)营养缺乏学说

低蛋白血症、钙、镁离子及锌、硒微量元素缺乏均与妊娠期高血压疾病的发生发展相关。有研究发现该疾病患者细胞内钙离子升高,血清钙离子下降,从而导致血管平滑肌收缩、血压升高;硒能够防止机体受脂质过氧化物损害,提高机体免疫力,维持细胞膜的完整性,避免血管壁损伤。锌在核酸和蛋白质合成中有重要作用。维生素C和维生素E具有抗氧化作用,能减轻内皮细胞损伤。有研究显示孕 16 周开始每日补充维生素 C 和维生素 E,可使该疾病发生率下降 18%,孕 20 周开始每日补充钙也能降低该疾病的发生率。

(六)胰岛素抵抗学说

妊娠期高血压疾病患者存在胰岛素抵抗,高胰岛素血症,能够导致一氧化氮合成下降及脂质代谢紊乱,影响前列腺素 E_2 合成,增加外周血管阻力,升高血压。因此,胰岛素抵抗被认为与妊娠期高血压疾病的发生发展密切相关。

妊娠期高血压疾病可能是由多个途径诱发,并通过多种病理生理机制相互作用,从而促进其发生发展。

三、临床分类

妊娠期高血压疾病因受多种因素影响,包括母体自身基础状况和妊娠期外部环境等。该疾病因病情缓急程度不同,其预后也存在着一定的差异。根据 2015 年《妊娠期高血压疾病诊治指南》中将其分成四大类:

(一)妊娠期高血压

妊娠期高血压定义为妊娠 20 周后首次出现:①高血压,即收缩压≥140mmHg(1mmHg=0.133kPa)和 / 或舒张压≥90mmHg,于产后 12 周内恢复正常;②尿蛋白检测阴性。而收缩压≥160mmHg 和 / 或舒张压≥110mmHg 定义为重度妊娠期高血压。

(二)子痫前期 - 子痫

子痫前期定义为:妊娠 20 周后出现收缩压≥140mmHg 和 / 或舒张压≥90mmHg,且伴有下列任一项:尿蛋白≥0.3g/24h,或尿蛋白 / 肌酐比值≥0.3,或随机尿蛋白(+);无蛋白尿但伴有以下任何一种器官或系统受累:心、肺、肝、肾等重要器官,或血液系统、消化系统、神经系统的异常改变,胎盘 - 胎儿受到累及等。

血压和 / 或尿蛋白水平持续升高,母体发生器官功能受损或胎盘 - 胎儿并发症是子痫前期向重度发展的表现。子痫前期出现下述任一表现可诊断为重度子痫前期:①血压持续升高:收缩压≥160mmHg 和 / 或舒张压≥110mmHg;②持续性头痛、视觉障碍或其他中枢神经系统异常表现;③持续性上腹部疼痛及肝包膜下血肿或肝破裂;④肝酶异常:血丙氨酸转氨酶(ALT)或天冬

氨酸转氨酶(AST)水平升高;⑤肾功能受损:尿蛋白 >2.0g/24h;少尿(24h 尿量 <400ml 或每小时尿量 <17ml)、或血肌酐 >106μmol/L;⑥低蛋白血症伴腹水、胸腔积液或心包积液;⑦血液系统异常:血小板计数呈持续性下降并低于 100×10^9/L;微血管内溶血[表现有贫血、黄疸或血乳酸脱氢酶(LDH)水平升高];⑧心功能衰竭;⑨肺水肿;⑩胎儿生长受限或羊水过少、胎死宫内、胎盘早剥等。

子痫:子痫前期基础上发生不能用其他原因解释的抽搐。

(三)妊娠合并慢性高血压

既往已存在高血压或妊娠 20 周前发现收缩压≥140mmHg 和 / 或舒张压≥90mmHg,妊娠期无明显加重;或妊娠 20 周后首次诊断高血压并持续到产后 12 周以后。

(四)慢性高血压并发子痫前期

慢性高血压孕妇,孕 20 周前无蛋白尿,孕 20 周后出现尿蛋白≥0.3g/24h 或随机尿蛋白≥(+);或孕 20 周前有蛋白尿,孕 20 周后尿蛋白定量明显增加;或出现血压进一步升高等上述重度子痫前期的任何一项表现。

四、临床诊断

(一)病史

注意询问患者妊娠前有无高血压、肾病、糖尿病及自身免疫性疾病等病史或表现,有无妊娠期高血压疾病史;了解患者此次妊娠后高血压、蛋白尿等症状出现的时间和严重程度;有无妊娠期高血压疾病家族史。

(二)高血压的诊断

血压的测量:测量血压前,让被测者至少安静休息 5min。测量取坐位或卧位。注意肢体放松,袖带大小合适。通常测量右上肢血压,袖带应与心脏处于同一水平。

妊娠期高血压定义为同一手臂至少 2 次测量的收缩压≥140mmHg 和 / 或舒张压≥90mmHg。若血压 <140/90mmHg,但较基础血压升高 30/15mmHg 时,虽不作为诊断依据,但需要密切随访。对首次发现血压升高者,应至少间隔 4h 复测血压,如 2 次测量均为收缩压≥140mmHg 和 / 或舒张压≥90mmHg 则诊断为高血压。对于严

重高血压孕妇（收缩压≥160mmHg和/或舒张压≥110mmHg），只需间隔数分钟重复测定后即可诊断为高血压。

（三）蛋白尿的检测

所有孕妇每次产前检查均应检测尿蛋白或尿常规。尿常规检查应选用中段尿。可疑子痫前期孕妇应检测24h尿蛋白定量。尿蛋白≥0.3g/24h或尿蛋白/肌酐比值≥0.3，或随机尿蛋白（+）定义为蛋白尿。临床医师应注意尿蛋白的变化情况，积极排查蛋白尿与肾脏疾病或自身免疫性疾病有无关系。

（四）辅助检查

应进行以下常规检查，和必要时的复查：①血常规；②尿常规；③肝功能；④肾功能；⑤心电图；⑥产科超声检查，尤其是对孕20周后才开始进行产前检查的孕妇。注意了解和排除孕妇基础疾病和慢性高血压，必要时进行血脂、甲状腺功能、凝血功能等检查。

根据病情发展和诊治需要来酌情增加以下检查项目：①眼底检查；②血电解质；③超声等检查肝、肾等脏器及胸腹水情况；④动脉血气分析；⑤心脏彩超及心功能测定；⑥超声检查胎儿生长发育指标；⑦头颅CT或MRI检查。

五、处理

妊娠期高血压疾病的治疗目的是预防重度子痫前期和子痫的发生，降低其发病率和死亡率，改善围产期的预后。治疗基本原则是休息、镇静、预防抽搐、有指征地降压和利尿、密切监测母胎情况，适时终止妊娠。

（一）应根据病情的轻重缓急和分类进行个体化治疗

1. 妊娠期高血压　休息、镇静、监测母胎情况，酌情降压治疗。

2. 子痫前期　预防抽搐，有指征地降压、利尿、镇静，密切监测母胎情况，预防和治疗严重并发症，适时终止妊娠。

3. 子痫　控制抽搐，病情稳定后终止妊娠，预防并发症。

4. 妊娠合并慢性高血压　以降压治疗为主，注意预防子痫前期的发生。

5. 慢性高血压并发子痫前期　兼顾慢性高血压和子痫前期的治疗。

（二）重度妊娠期高血压、重度子痫前期及子痫孕妇均应住院监测和治疗

应注意休息，以侧卧位为宜；保证摄入足量的蛋白质和热量；适度限制食盐摄入。保证充足睡眠。

（三）降压治疗

降压治疗的目的是预防心脑血管意外和胎盘早剥等严重母胎并发症。收缩压≥160mmHg和/或舒张压≥110mmHg的高血压孕妇应进行降压治疗；收缩压≥140mmHg和/或舒张压≥90mmHg的高血压患者也可应用降压药。

目标血压：①无器官功能损伤，收缩压应控制在130~155mmHg为宜，舒张压应控制在80~105mmHg；②并发器官功能损伤，收缩压应控制在130~139mmHg，舒张压应控制在80~89mmHg。降压过程力求血压下降平稳，不可波动过大，且血压不可低于130/80mmHg，以保证子宫-胎盘血流灌注。在出现严重高血压，或发生器官损害如急性左心衰竭时，需要紧急降压到目标血压范围，注意降压幅度不能太大。

常用降压药物有肾上腺素能受体阻滞剂、钙离子通道阻滞剂及中枢性肾上腺素能神经阻滞剂等。常用口服降压药物有拉贝洛尔、硝苯地平或硝苯地平缓释片等；如口服药物血压控制不理想，可使用静脉用药，常用有：拉贝洛尔、酚妥拉明；孕期一般不使用利尿剂降压，以防血液浓缩、有效循环血量减少和高凝倾向。不推荐使用阿替洛尔和哌唑嗪。硫酸镁不作为降压药使用。妊娠中晚期禁止使用血管紧张素转换酶抑制剂（ACEI）和血管紧张素Ⅱ受体拮抗剂（ARB）。

1. 拉贝洛尔　为α和β肾上腺素能受体阻滞剂。用法：50~150mg口服，3~4次/d。静脉注射：初始剂量20mg，10min后如未有效降压则剂量加倍，最大单次剂量80mg，直至血压被控制，每日最大剂量220mg。静脉滴注：50~100mg加入5%葡萄糖溶液250~500ml，根据血压调整滴速，血压稳定后改口服。

2. 硝苯地平　为二氢吡啶类钙离子通道阻滞剂。用法：5~10mg口服，3~4次/d，24h总量不超过60mg。紧急时舌下含服10mg，起效快，但不推荐常规使用。缓释片20mg口服，1~2次/d。

3. 尼莫地平 为二氢吡啶类钙离子通道阻滞剂，可选择性扩张脑血管。用法：20~60mg 口服，2~3 次 /d。静脉滴注：20~40mg 加入 5% 葡萄糖溶液 250ml，每天总量不超过 360mg。

4. 尼卡地平 为二氢吡啶类钙离子通道阻滞剂。用法：口服初始剂量 20~40mg，3 次 /d。静脉滴注：每小时 1mg 为起始剂量，根据血压变化每 10min 调整用量。

5. 酚妥拉明 为肾上腺素能受体阻滞剂。用法：l0~20mg 溶于 5% 葡萄糖溶液 100~200ml，以 10μg/min 的速度开始静脉滴注，应根据降压效果调整滴注剂量。

6. 硝酸甘油 作用于氧化亚氮合酶，可扩张静脉，降低心脏前负荷，主要用于合并急性心功能衰竭和急性冠状动脉综合征时的高血压急症的降压治疗。起始剂量 5~10μg/min 静脉滴注，每 5~10min 增加滴速至维持剂量 20~50μg/min。

7. 硝普钠 为强效血管扩张剂。用法：50mg 加入 5% 葡萄糖溶液 500ml 按 0.5~0.8μg/（kg·min），缓慢静脉滴注。仅适用于其他降压药物无效的高血压危象。产前应用时间不宜超过 4h。

（四）硫酸镁防治子痫

硫酸镁是子痫治疗的一线药物，也是重度子痫前期预防子痫发作的药物。硫酸镁控制子痫再次发作的效果优于地西泮、苯巴比妥和冬眠合剂等镇静药物。除非存在禁忌证或治疗效果不佳，否则不推荐使用苯巴比妥和苯二氮䓬类药物（如地西泮）用于子痫的预防或治疗。对于非重度子痫前期的患者也可酌情考虑应用硫酸镁。

1. 用法

（1）控制子痫抽搐：静脉用药负荷剂量为 4~6g，溶于 10% 葡萄糖溶液 20ml 静脉推注（15~20min），或 5% 葡萄糖溶液 100ml 快速静脉滴注，继而 1~2g/h 静脉滴注维持。或者夜间睡眠前停用静脉给药，改用肌内注射，用法为 25% 硫酸镁 20ml+2% 利多卡因 2ml 臀部肌内注射。24h 硫酸镁总量 25~30g。

（2）预防子痫发作：适用于重度子痫前期和子痫发作后，负荷剂量 2.5~5.0g，维持剂量与控制子痫抽搐相同。用药时间长短根据病情需要调整，一般每天静脉滴注 6~12h，24h 总量不超过 25g；用药期间每天评估病情变化，决定是否继续

用药；引产和产时可以持续使用硫酸镁，而剖宫产术中应用需要注意产妇心脏功能；产后继续使用 24~48h。

（3）若为产后新发现高血压合并头痛或视力模糊，建议启用硫酸镁治疗。

（4）硫酸镁用于重度子痫前期预防子痫发作和重度子痫前期期待治疗时，为避免长期应用对胎儿（婴儿）钙水平和骨质的影响，建议及时评估病情，病情稳定者在使用 5~7d 后停用硫酸镁；在重度子痫前期期待治疗中，必要时间歇性应用。

2. 注意事项

（1）血清镁离子有效治疗浓度为 1.8~3.0mmol/L，超过 3.5mmol/L 即可出现中毒症状。

（2）使用硫酸镁的必备条件：①膝腱反射存在；②呼吸≥16 次 /min；③尿量 >125ml/h（即≥600ml/d）；④备有 10% 葡萄糖酸钙。

（3）镁离子中毒时停用硫酸镁并缓慢（5~10min）静脉推注 10% 葡萄糖酸钙 10ml。如孕妇合并肾功能不全、心肌病、重症肌无力等，或体质量较轻者，则硫酸镁应慎用或减量使用。条件许可，用药期间可监测血清镁离子浓度。

（五）扩容疗法

子痫前期孕妇需要限制补液量以避免肺水肿。除非有严重的液体丢失（如呕吐、腹泻、分娩失血）使血液明显浓缩，血容量相对不足或高凝状态者，通常不推荐扩容治疗。扩容疗法可增加血管外液体量，导致一些严重并发症的发生，如心功能衰竭、肺水肿等。子痫前期孕妇出现少尿，如无肌酐水平升高不建议常规补液，持续性少尿不推荐应用多巴胺或呋塞米。

（六）镇静药物的应用

应用镇静药物的目的是缓解孕产妇的精神紧张、焦虑症状、改善睡眠、预防并控制子痫。

1. 地西泮 2.5~5.0mg 口服，2~3 次 /d，或者睡前服用；必要时地西泮 10mg 肌内注射或静脉注射（>2min）。

2. 苯巴比妥 镇静时口服剂量为 30mg，3 次 /d。控制子痫时肌内注射 0.1g。

3. 冬眠合剂 冬眠合剂由氯丙嗪（50mg）、哌替啶（100mg）和异丙嗪（50mg）三种药物组成，通常以 1/3~1/2 量肌内注射，或以半量加入 5% 葡萄糖溶液 250ml 静脉滴注。由于氯丙嗪可

使血压急剧下降,导致肾及胎盘血流量降低,而且对孕妇及胎儿肝脏有一定损害,也可抑制胎儿呼吸,故仅应用于硫酸镁控制抽搐效果不佳者。

(七)利尿剂的应用

子痫前期孕妇不主张常规应用利尿剂,仅当孕妇出现全身性水肿、肺水肿、脑水肿、肾功能不全、急性心功能衰竭时,可酌情使用呋塞米等快速利尿剂。甘露醇主要用于脑水肿,甘油果糖适用于伴有肾功能有损害的孕妇。

(八)纠正低蛋白血症

严重低蛋白血症伴腹水、胸腔积液或心包积液者,应补充白蛋白,同时注意配合应用利尿剂,并严密监测病情变化。

(九)促胎肺成熟

孕 <34 周并预计在 1 周内分娩的子痫前期孕妇,均应接受糖皮质激素促胎肺成熟治疗。用法:地塞米松 5mg 或 6mg,肌内注射,每 12h 1 次,连续 4 次;或倍他米松 12mg,肌内注射,每天 1 次,连续 2d。

(十)分娩时机和方式

子痫前期孕妇经积极治疗,而母胎状况无改善或者病情持续进展的情况下,终止妊娠是唯一有效的治疗措施。

1. 终止妊娠时机

(1)妊娠期高血压、病情未达重度的子痫前期孕妇可期待至孕 37 周以后。

(2)重度子痫前期孕妇:①妊娠不足 26 周孕妇经治疗病情仍危重者建议终止妊娠;②孕 26 周至不满 28 周患者根据母胎情况及当地母儿诊治能力决定是否可以行期待治疗;③孕 28~34 周,如病情不稳定,经积极治疗病情仍加重,应终止妊娠;如病情稳定,可以考虑期待治疗,并建议转至具备早产儿救治能力的医疗机构;④孕 >34 周孕妇,可考虑终止妊娠。

(3)子痫:控制病情后即可考虑终止妊娠。

2. 终止妊娠的方式　妊娠期高血压疾病孕妇,如无产科剖宫产指征,原则上考虑阴道试产。但如果不能短时间内阴道分娩,病情有可能加重,可考虑放宽剖宫产的指征。

(十一)子痫的处理

子痫发作时的紧急处理包括一般急诊处理、控制抽搐、控制血压、预防再发抽搐以及适时终止

妊娠等。子痫诊治过程中,要注意与其他抽搐性疾病(如癔症、癫痫、颅脑病变等)进行鉴别。同时,应监测心、肝、肾、中枢神经系统等重要器官的功能、凝血功能和水电解质及酸碱平衡。

1. 一般急诊处理　子痫发作时应预防患者坠地外伤、唇舌咬伤,需保持气道通畅,维持呼吸、循环功能稳定,密切观察生命体征、尿量等。避免声、光等一切不良刺激。

2. 控制抽搐　硫酸镁是治疗子痫及预防复发的首选药物。硫酸镁用法及注意事项参见(四)硫酸镁防治子痫的内容。当孕妇存在硫酸镁应用禁忌证或硫酸镁治疗无效时,可考虑应用地西泮、苯巴比妥或冬眠合剂控制抽搐,具体参见(六)镇静药物的应用的内容。子痫患者产后需继续应用硫酸镁 24~48h。

3. 控制血压和监控并发症　脑血管意外是子痫患者死亡的最常见原因。当收缩压持续≥160mmHg、舒张压≥110mmHg 时要积极降压以预防心脑血管并发症,具体参见(三)降压治疗的内容。

4. 适时终止妊娠　子痫患者抽搐控制后即可考虑终止妊娠。分娩方式参见(十)分娩时机和方式的内容。

(十二)产后处理

重度子痫前期孕妇产后应继续使用硫酸镁至少 24~48h,预防产后子痫;注意产后迟发型子痫前期及子痫(发生在产后 48h 后的子痫前期及子痫)的发生。子痫前期孕妇产后 3~6d 是产褥期血压高峰期,高血压、蛋白尿等症状仍可能反复出现甚至加重,此期间仍应每天监测血压。如产后血压升高≥150/100mmHg 应继续给予降压治疗。哺乳期可继续应用产前使用的降压药物,禁用 ACEI 和 ARB 类(卡托普利、依那普利除外)降压药。产后血压持续升高要注意评估和排查孕妇其他系统疾病的存在。

(何先弟)

参 考 文 献

[1] 中华医学会妇产科学分会妊娠期高血压疾病学组. 妊娠期高血压疾病诊治指南(2015)[J]. 中华妇产科杂志, 2015, 50(10): 721-728.

[2] MICHAEL R FOLEY, THOMAS H STRONG JR, THOMAS J GARITE. 产科重症监护手册[M]. 4版. 天津: 天津科技翻译出版有限公司, 2019.

[3] 曹泽毅, 乔杰. 妇产科学[M]. 2版. 北京: 人民卫生出版社, 2016: 138-150.

第三节 羊水栓塞

羊水栓塞（amniotic fluid embolism, AFE）常在产程中或产后短时间内发生，其发病率较低，是一种严重威胁孕产妇生命安全的并发症。羊水栓塞的临床症状表现各异，常表现为在出现气短及精神状态改变之后，突然发生心力衰竭，弥散性血管内凝血（DIC）及死亡。1926年，Meyer等在巴西医学杂志中首次报道该并发症。1941年，Steiner和Lushbaugh等对一位突然死亡孕妇尸体进行解剖，在肺血管中找到属于胎儿的黏蛋白及鳞状细胞成分，才正式定义为羊水栓塞。因孕产妇生理特点和血流动力学均有改变，单靠ICU医生处理危及生命的羊水栓塞存在一定难度，所以多学科协作诊治是有必要的，有利于AFE患者的救治。

一、发病率和死亡率的探讨

羊水栓塞的发病率报道存在很大差异。复旦大学妇产科医院1994—2003年之间统计AFE发病率约2.18/万，美国2008年报道为1∶12 953次分娩，2010年英国则为1∶50 000次分娩。2014年文献报道美国和澳大利亚AFE发病率为5.5~6.1/10万，明显高于欧洲发病率1.9~2.1/10万。据学者们估计全球AFE发病率约为1∶4 000次分娩。

同样，有关羊水栓塞死亡率的报道差异也很大。1989年美国统计AFE占孕产妇死因中10%~15%。90年代，北京市统计AFE占孕产妇死亡的13.5%。2002年，我国孕产妇死亡病例统计中，死于AFE者占9.5%，其排在孕产妇死因第三、四位。近年来，有文献报道发达国家中AFE在孕产妇死因比例为0.4/10万（荷兰）~1.3/10万（美国），在欠发达地区该比例则为1.8~5.9/10万。也有文献报道，AFE致死率为15%（澳大利亚和新西兰）、22.9%（美国）、19%（英国）和11%（荷兰）。

羊水栓塞的发病率和死亡率出现明显差异的原因可能与如下原因有关：①不同文献报道中对AFE的定义不同；②AFE的症状与体征被其他产科并发症所掩盖，例如产后出血导致的失血性休克；③AFE的诊断缺乏"金标准"；④AFE诊断上存在很大程度的排他性诊断；⑤许多基于人群的研究是根据患者出院时的诊断代码，而不是根据其医疗记录来确定AFE的诊断。

二、发病机制的探讨

目前羊水栓塞的发病机制仍不清楚，所以，学者们就提出以下几种不同的学说。

（一）栓塞学说

最早，学者们解剖突然死亡产妇的尸体，发现肺组织中的羊水成分并描述了其组织学表现。20世纪40年代，基本明确AFE的发病机制为肺小动脉和肺毛细血管内有鳞状上皮、胎脂、黏液等有形物质造成的栓塞。动物实验模型结果显示，动物血管内注射羊水后可出现短暂的肺动脉压升高，肺血管阻力上升，体循环阻力下降等一系列变化。随后，有文献报道，在死亡和抢救成功的AFE患者的血液循环中也发现了羊水成分，因此推测AFE是由于羊水成分进入母体血液循环，引起肺循环血管的机械性阻塞，最终导致肺源性心脏病的发生。然而，学者在一些未发生AFE的产妇血液中也找到了羊水成分。此外，并非所有典型的AFE产妇的中心静脉血或肺组织内都可以找到羊水成分。

（二）类过敏样反应学说

早年，Hankins等用原状、已过滤的、且被煮沸以及混有胎粪的羊水分别给晚孕的山羊静脉注射，结果直接证明AFE致肺循环病变的原因不完全是羊水中有形成分引起的机械性栓塞，羊水入血后引起一些血管活性物质的释放才是AFE心肺病理变化的主要因素。目前认为AFE并不是通常的过敏反应，此反应中异体物质既不是抗原，也不是半抗原。羊水物质进入机体后不经过潜伏期，也无抗原抗体结合反应，却能迅速诱发肥大细胞脱颗粒，产生异常的花生四烯酸代谢产物，包括白三烯、前列腺素等，进而引起严重的病理生理改变。因此，很多学者将AFE称为"妊娠类过敏样综合征"。

（三）促炎与抗炎反应失衡学说

迄今为止，对羊水栓塞的类过敏样反应学说仍不明确，有些问题难以解释，如：①AFE发生时，皮肤黏膜的水肿鲜有报道。②AFE发生时缺氧是由于肺动脉痉挛造成的循环衰竭，而非喉头或支气管水肿导致的通气障碍。③AFE病情进展迅速，很快出现心肺衰竭、凝血功能障碍和多器官功能障碍（MODS）。所以，有学者就提出了AFE属于极为罕见的全身炎症反应综合征（SIRS），是一个由内源性炎症介质的病理释放导致的一系列综合征。这种炎症反应中的细胞因子在损伤自身靶器官后导致更多的炎性介质的释放，从而形成炎性介质"瀑布"样反应，使得原本的炎症反应过度、失控，最终导致MODS发生。但该理论需要进一步客观证据加以支持。

综上所述，有学者提出羊水栓塞病理生理过程经历三个阶段。第一阶段，由于花生四烯酸代谢产物释放入血，诱发肺血管痉挛出现短暂的高血压和肺动脉高压，一方面导致通气（V）/血流（Q）比例失调，引起机体缺氧。另一方面，导致右心功能障碍。第二阶段，左心功能障碍，导致肺水肿发生。第三阶段，典型特点为心力衰竭、ARDS恶化和凝血功能障碍。

三、高危因素的探讨

目前，羊水栓塞的高危因素仍不太清楚。一般认为，母体和胎儿之间有羊水交换的情况下，如剖宫产、前置胎盘、胎盘增生或胎盘断裂均可能增加AFE发生的风险。其他的高危因素可能为：年龄>35岁和多胎妊娠。也有一些报道指出AFE好发于流产时、产妇腹部外伤、羊膜穿刺术、宫颈撕裂和人工摘除胎盘。尽管每个国家确定的高危因素不太一致，但高龄产妇和引产与AFE具有明确相关性。

四、临床表现的探讨

羊水栓塞起病急骤，没有任何预兆，临床症状较明显。70%的AFE发生在产程中，11%发生在经阴道分娩后，19%发生于剖宫产术中和术后。通常在分娩过程中或产后立即发生，大多发生在胎儿娩出前2h及胎盘娩出后30min内。有极少部分发生在中期妊娠引产、羊膜腔穿刺术中和外伤时。

AFE典型的临床表现包括呼吸窘迫、精神状态改变、严重低血压、凝血功能障碍甚至死亡。既往研究描述AFE的基本症状是呼吸窘迫，但一些研究发现在分娩前发生的AFE最常见的首发症状是精神状态改变。1995年，美国国家注册局报告指出，癫痫或癫痫样表现是最常见的AFE首发症状（30%），其他常见症状包括呼吸困难（27%），致命性的心动过缓（17%）和低血压（13%）。从发病到病情恶化、衰竭之间的时间间隔差异很大，从立即发生至超过4h。AFE的其他症状和体征还包括恶心、呕吐、发热、寒战和头痛。

我国更新的《羊水栓塞临床诊断与处理专家共识（2018）》中指出AFE临床表现为以下内容和特点。由于被累及的器官与系统不同，AFE的临床表现具有多样性和复杂性。

（一）前驱症状

30%~40%的AFE孕产妇会出现。非特异性的前驱症状主要表现为憋气、呛咳、呼吸急促、心慌、胸痛、寒战、头晕、恶心、呕吐、乏力、麻木、针刺样感觉、焦虑、烦躁、精神状态的改变及濒死感等，临床上需高度重视这些前驱症状。AFE如在胎儿娩出前发生，胎心电子监护可显示胎心减速、胎心基线变异消失等异常；严重的胎儿心动过缓可为AFE的首发表现。

（二）呼吸循环功能衰竭

孕产妇出现突发呼吸困难和/或口唇发绀、血氧饱和度下降、肺底部出现湿啰音，插管者的呼气末二氧化碳分压测不出，心动过速、低血压休克、抽搐、意识丧失或昏迷，心电图可表现为右心负荷增加等。病情严重者，可出现心室颤动、无脉性室性心动过速及心脏骤停，于数分钟内猝死。

（三）凝血功能障碍

大部分AFE孕产妇存在DIC，发生率高达83%以上，且可为首发表现。具体表现为胎儿娩出后无原因的、即刻大量产后出血，且为不凝血，以及全身皮肤黏膜出血、血尿、消化道出血、手术切口及静脉穿刺点出血等。

（四）多脏器功能障碍

AFE孕产妇的全身器官均可受损，除心、肺功能衰竭及凝血功能障碍外，肾脏和中枢神经系统是最常受损的器官和系统,存活的 AFE 孕产妇可出现肾衰竭和中枢神经系统功能受损等表现。

上述症状中,心血管系统是羊水栓塞的临床特征性表现之一。根据美国国家注册局的资料显示所有的 AFE 孕产妇都会出现低血压。大部分 AFE(93%)有一定程度的肺水肿或者 ARDS,并伴有组织缺氧。也有学者对这些临床表现做出另一种解释,即羊水成分进入母体的肺血管中引起严重的支气管哮喘,但研究发现只有15% 的 AFE 孕产妇有支气管哮喘。有学者发现 AFE 孕产妇肺动脉压短暂升高,同时伴随左心室功能不全。也有报道指出单纯右心室不全和高血压、三尖瓣反流有关。对早期 AFE 孕产妇采用食管超声心动图检查发现右心室扩大与室间隔的偏移会使左心室充盈受损,从而导致左心衰竭。

DIC 是羊水栓塞的另一个特征性表现。根据美国国家注册局的资料显示不管 AFE 的孕产妇采用何种方式分娩,83%AFE 孕产妇会出现 DIC 的临床症状和实验室证据。DIC 出现的时间因人而异,50% 的 AFE 孕产妇出现于发病 4h 内,但通常在发病后 20~30min 内出现。即使有恰当的抢救措施,仍有 75% 的 AFE 孕产妇出现出血,最后死于单纯的凝血功能障碍。

五、诊断标准的探讨

目前尚无国际统一的羊水栓塞诊断标准和有效的实验室诊断依据。

(一)2017 年,Erez 等推荐的羊水栓塞诊断标准包括以下 4 项

1. 突发心跳呼吸骤停,或同时出现低血压(收缩压 <90mmHg)和呼吸异常(呼吸困难,发绀,或 $SaO_2<90\%$)。

2. 上述初始症状和体征后发生明确的 DIC(专用于妊娠妇女的改良的 ISTH 评分系统)。凝血功能障碍必须是发生在大出血之前(出血量足以导致稀释性或休克相关的消耗性凝血功能障碍)。

3. 临床症状或体征发生在分娩期间或胎盘娩出后 30min 以内。

4. 分娩期间无发热(≥38℃)。

(二)我国更新的《羊水栓塞临床诊断与处理专家共识(2018)》中建议诊断标准如下

1. 诊断 AFE,需以下 5 条全部符合:

(1)急性发生的低血压或心脏骤停;

(2)急性低氧血症:呼吸困难、发绀或呼吸停止;

(3)凝血功能障碍:有血管内凝血因子消耗或纤溶亢进的实验室证据,或临床上表现为严重的出血,但无其他可以解释的原因;

(4)上述症状发生在分娩、剖宫产术或是产后短时间内(多数发生在胎盘娩出后 30min 内);

(5)对于上述出现的症状和体征不能用其他疾病来解释。

2. 当其他原因不能解释的孕产妇急性心、肺功能衰竭伴以下一种或几种情况低血压、心律失常、呼吸短促、抽搐、急性胎儿窘迫、心脏骤停、凝血功能障碍、出血、前驱症状(乏力、麻木、烦躁、针刺感),可考虑为 AFE。这些不包括无早期凝血功能障碍证据的产后出血者,或其他原因的心肺功能衰竭者。

AFE 的诊断是临床诊断。符合 AFE 临床表现特点的孕产妇,均可以做出 AFE 的诊断,而母体血中找到胎儿或羊水成分不是诊断的必需依据。不具备 AFE 临床特点的孕产妇,仅仅依据实验室检查并不能做出 AFE 的诊断,但血常规、凝血功能、血气分析、心电图、心肌酶谱、胸片、超声心动图、血栓弹力图、血流动力学监测等有助于 AFE 的诊断、病情监测和治疗。

六、鉴别诊断的探讨

羊水栓塞的诊断强调为细致、全面的排他性诊断。排除导致心力衰竭、呼吸衰竭、循环衰竭的疾病,包括肺栓塞、心肌梗死、心律失常、围产期心肌病、主动脉夹层、脑血管意外、药物性过敏反应、输血反应、麻醉并发症(全身麻醉或高位硬膜外阻滞)、子宫破裂、胎盘早剥、子痫、脓毒症等。

AFE 需特别注意与严重产后出血引起的凝血功能异常相鉴别。一旦产后很快发生阴道流血且为不凝血,或大量阴道流血并与出血量不符的血压下降或氧饱和度下降,应立即进行凝血功能的相关检查,如出现急性凝血功能障碍.特别是有低纤维蛋白原血症时,应高度怀疑 AFE。

七、治疗对策的探讨

及时识别、快速复苏和终止妊娠是降低羊水栓塞死亡率的关键。当 AFE 一旦被怀疑，应立即启动多学科快速协作，联合诊疗。这种多学科团队应包括产科、麻醉科、重症医学科、血液科和儿科等专家。

羊水栓塞的治疗目的是改善多脏器功能障碍，保护脏器功能。基本治疗目标为迅速维持心肺功能稳定，防止组织缺氧，维持各个脏器灌注。我国更新的《羊水栓塞临床诊断与处理专家共识（2018）》中建议具体处理如下：

（一）呼吸支持治疗

立即保持气道通畅，充分给氧，尽早保持良好的通气状况是成功的关键，包括面罩给氧、无创面罩或气管插管辅助机械通气等。因为发生 AFE 均是孕产妇，有研究指出孕产妇体内激素水平的变化，使得上气道狭窄、气道黏膜脆弱，容易导致气管插管困难。同时，孕产妇膈肌上抬，残气量减少，致使呼吸储备较少，故一旦 AFE 发生，呼吸功能容易受到明显影响。

（二）循环支持治疗

根据血流动力学状态，在 AFE 的初始治疗中使用血管活性药物和正性肌力药物，以保证心排血量和血压稳定，并应避免过度输液。

1. 液体复苏　以晶体液为基础，常用林格液。在循环支持治疗时一定要注意限制液体入量，否则很容易引发心力衰竭、肺水肿。有报道指出 AFE 后期肺水肿是发生严重感染、脓毒血症的诱因之一。

2. 使用去甲肾上腺素和正性肌力药物等维持血流动力学稳定　AFE 初始阶段主要表现为右心衰竭，心脏超声检查可提供有价值的信息。针对低血压，应使用去甲肾上腺素或血管升压素等维持血压，如去甲肾上腺素 $0.05\sim3.30\mu g/(kg\cdot min)$，静脉泵入。多巴酚丁胺、磷酸二酯酶抑制剂兼具强心和扩张肺动脉的作用，是强心治疗的首选药物，使用多巴酚丁胺 $2.5\sim5.0\mu g/(kg\cdot min)$，静脉泵入；磷酸二酯酶抑制剂（米力农）$0.25\sim0.75\mu g/(kg\cdot min)$，静脉泵入。

3. 解除肺动脉高压　使用前列环素、西地那非、一氧化氮及内皮素受体拮抗剂等特异性舒张肺血管平滑肌的药物。前列环素即依前列醇 $10\sim50ng/(kg\cdot min)$，吸入；或伊洛前列素 $10\sim20\mu g/$ 次，吸入，$6\sim9$ 次 $/d$；或曲前列尼尔 $1\sim2ng/(kg\cdot min)$ 起始剂量，静脉泵入，逐步增加直至达到效果；西地那非 $20mg/$ 次，口服，3 次 $/d$；或通过鼻饲和 $/$ 或胃管给药；一氧化氮 $5\sim40ppm$，吸入。也可给予罂粟碱、阿托品、氨茶碱、酚妥拉明等药物。

4. 实施高质量心肺复苏　当孕产妇出现 AFE 相关的心脏骤停时，应首先、即刻进行标准的基础心脏生命支持（BCLS）和高级心脏生命支持（ACLS）等。心脏骤停复苏初期不需要明确 AFE 的诊断，此时，最关键的紧急措施是高质量的心肺复苏。对未分娩的孕妇，应左倾 $30°$，以免平卧位或子宫左牵使负重子宫压迫下腔静脉。

5. 应用糖皮质激素　糖皮质激素用于 AFE 的治疗存在争议性。基于临床实践经验，如考虑过敏因素，可使用大剂量糖皮质激素，但激素可抑制网状内皮系统功能，使已激活的凝血因子不能及时清除而加重 DIC，故反复应用时需特别注意。氢化可的松 $500\sim1\,000mg/d$，静脉滴注；或甲泼尼龙 $80\sim160mg/d$，静脉滴注。

6. 新的循环支持策略　AFE 发生后，对于血管活性药物无效的顽固性休克孕产妇，进行有创性血流动力学支持可能是有益的。体外膜肺氧合（ECMO）和主动脉内球囊反搏（IABP）等策略已经在多个病例报道中被证明是有效的。因此，在初步复苏干预无反应的情况下，可考虑上述有创性支持方法。

（三）处理凝血功能障碍

凝血功能障碍可在 AFE 并发心血管系统异常后出现，也可为首发表现，推荐早期进行凝血状态的评估。AFE 引发的产后出血、DIC 往往较严重，应积极处理。快速补充红细胞和凝血因子至关重要，尤其需要注意补充纤维蛋白原。同时进行抗纤溶治疗，如静脉输注氨甲环酸等。若有条件，早期大量输血方案可能使抢救更有效。若有条件，可使用床旁血栓弹力图指导血液成分的输注。

AFE 常伴有宫缩乏力，需要积极治疗，必要时使用宫缩剂，例如缩宫素、麦角新碱和前列腺素。经阴道分娩者要注意检查是否存在子宫颈、阴道等产道裂伤等。

临床上对于肝素治疗 AFE 引起的 DIC 的争议很大。由于 AFE 进展迅速,难以掌握何时是 DIC 的高凝阶段,使用肝素治疗弊大于利,因此不常规推荐肝素治疗,除非有早期高凝状态的依据。

(四)产科处理

若 AFE 发生在胎儿娩出前,抢救孕妇的同时应及时终止妊娠,行阴道助产或短时间内行剖宫术。当孕产妇发生心脏骤停,胎儿已达妊娠 23 周以上,立即进行心肺复苏的同时准备紧急剖宫产术;如孕产妇心肺复苏 4min 后仍无自主心率,可以考虑行紧急剖宫产术,这不仅可能会拯救胎儿的生命,而且在理论上可以通过去除孕产妇下腔静脉的压力而有利于心肺复苏。但当 AFE 孕产妇发生心脏骤停时,在孕产妇围死亡期做出剖宫产术的决定是比较困难的,须根据抢救现场的具体情况来做出决策,并无统一的处理标准。

子宫切除不是治疗 AFE 的必要措施,不应实施预防性子宫切除术。若产后出血难以控制,危及产妇生命时,果断、快速地切除子宫是必要的。

(五)迅速、全面的监测

立即进行严密而又全面的监测,并贯穿于抢救过程的始终,包括血压、心率、呼吸、尿量、凝血功能、电解质、肝肾功能、血氧饱和度、心电图、动脉血气分析、中心静脉压、心排血量等。经孕产妇食管或胸超声心动图和肺动脉导管,可作为监测其血流动力学的有效手段。

(六)器官功能支持与保护

AFE 抢救成功后往往会发生急性肾衰竭、急性呼吸窘迫综合征、缺血缺氧性脑病等 MODS,以及脓毒症等。心肺复苏后要给予适当的呼吸、循环等对症支持治疗,以继续维持孕产妇的生命体征和内环境稳定,包括神经系统保护、目标体温管理亚低温治疗、稳定血流动力学及足够的氧供、血糖水平的控制、血液透析和 / 或滤过的应用、积极防治感染、胃肠功能的维护、微循环的监测与改善、免疫调节与抗氧化治疗等。

(何先弟)

参 考 文 献

[1] Meyer JR. Embolia Pulmonar Amnio-Caseosa. Brasil-Medico, 1926, 2: 301-303.

[2] Steiner PE, Lushbaugh C. Maternal pulmonary embolism by amniotic fluid as a cause of obstetric shock and unexplained death in obstetrics[J]. JAMA, 1941, 117: 1245-1254.

[3] 曹泽毅,乔杰. 妇产科学[M]. 2 版. 北京: 人民卫生出版社, 2016: 204-212.

[4] Abenhaim HA, Azoulay L, Kramer MS, et al. Incidence and risk factors of amniotic fluid embolisms: a population based study on 3 million births in the United States[J]. Am J Obstet Gynecol, 2008, 199: 49 e1-e8.

[5] Knight M, Tuffnell D, Brocklehurst P, et al. Incidence and risk factors for amniotic fluid embolism[J]. Obstet Gynecol, 2010, 115: 910-917.

[6] Ito F, Akasaka J, Koike N, et al. Incidence, diagnosis and pathophysiology of amniotic fluid embolism[J]. J Obstet Gynaecol, 2014, 34(7): 580-584.

[7] Clark SL. Amniotic fluid embolism[J]. Obstet Gynecol, 2014, 123(2 part 1): 337-348.

[8] Knight M, Berg C, Brocklehurst P, et al. Amniotic fluid embolism incidence, risk factors and outcomes: a review

and recommendations[J]. BMC Pregnancy Childbirth, 2012, 12(3): 1-11.

[9] Sultan P, Seligman K, Carvalho B. Amniotic fluid embolism: update and review[J]. Curr Opin Anesthesiol, 2016, 29(3): 288-296.

[10] McDonnell N, Knight M, Peek MJ, et al. Amniotic fluid embolism: an Australian-New Zealand population-basedstudy[J]. BMC Pregnancy Childbirth, 2015, 15(352): 1-7.

[11] Kramer MS, Dahhou M, Abenhaim H, et al. Incidence, risk factors, and consequences of amniotic fluid embolism[J]. Paediatr Perinat Epidemiol, 2013, 27(5): 436-441.

[12] Fitzpatrick KE, Kurinczuk JJ, Knight M, et al. Incidence, risk factors, management and outcomes of amniotic-fluid embolism: a population-based cohort and nested case-control study[J]. BJOG, 2016, 123(1): 100-109.

[13] Stolk KH, Zwart JJ, Schutte J, et al. Severe maternal morbidity and mortality from amniotic fluid embolism in the Netherlands[J]. Acta Obstet Gyncol Scand, 2012, 91(8): 991-995.

[14] MICHAEL R FOLEY, THOMAS H STRONG JR, THOMAS J GARITE. 产科重症监护手册[M]. 4版. 天津：天津科技翻译出版有限公司，2019.

[15] Gross P, Benz EJ. Pulmonary embolism by amniotic fluid: report of three cases with a new diagnostic procedure[J]. Surg Gynecol Obstet, 1947, 85: 315-320.

[16] Resnik R, Swartz WH, Plumer MH, et al. Amniotic fluid embolism with survival[J]. Obstet Gynecol, 1976, 47: 295-298.

[17] Glark SL, Pavlova Z, Greenspoon J, et al. Squamous cells in the maternal pulmonary circulation[J]. Am J Obstet Gynecol, 1986, 154: 104-106.

[18] Lee W, Ginsburg KA, Cotton DB, et al. Squamous and trophoblastic cells in the maternal pulmonary circulation identified by inwasive hemodynamic monitoring during the peripartum period[J]. Am J Obstet Gynecol, 1986, 155: 999-1001.

[19] Clark SL, Hankins GD, Dudley DA, et al. Amniotic fluid embolism: analysis of the national registry[J]. Am J Obstet Gynecol, 1995, 172: 1158-1167.

[20] Balinger KJ, Hon HH, Stawicki SP, et al. Amniotic fluid embolism: despite progress, challenges remain[J]. Curr Opin Obstet Gynecol, 2015, 27(6): 398-405.

[21] Ecker JL, Solt K, Fitzsimons MG, et al. Case40-2012: a 43-year-old woman with cardiorespiratory arrest after a cesarean section[J]. N Engl J Med, 2012, 367(26): 2528-2536.

[22] Anne-Marie McBride. Clinical Presentation and Treatment of Amniotic Fluid Embolism[J]. AACN, 2018, 9(12): 336-342.

[23] Pacheco LD, Saade G, Hankins GDV, et al. Amniotic fluid embolism: diagnosis and management[J]. Society for Maternal-Fetal Medicine (SMFM) clinical guideline no. 9. Am J Obstet Gynecol, 2016, 215(2): B16-B24.

[24] Fong A, Chau CT, Pan D, et al. Amniotic fluid embolism: antepartum, intrapartum and demographic factors[J]. J Matern Fetal Neonatal Med, 2015, 28(7): 793-798.

[25] Tuffnell DJ, Slemeck E. Amniotic fluid embolism[J]. Obstet Gynaecol Reprod Med, 2017, 27(3): 86-90.

[26] Society for Maternal-Fetal Medicine (SMFM). Amniotic fluid embolism: diagnosis and management[J]. Am J Obstet Gynecol, 2016, 215(2): B16-B24.

[27] Cromey MG, Taylor PJ, Cumming DC. Probable amniotic fluid embolism after first-trimester pregnancy termination. A case report[J]. J Reprod Med, 1983, 28(3): 209-211.

[28] 中华医学会妇产科学分会产科学组. 羊水栓塞临床诊断与处理专家共识（2018）[J]. 中华妇产科杂志, 2018, 53(12): 831-835.

[29] Kaur K, Bhardwaj M, Kumar P, et al. Amniotic fluid embolism[J]. J Anaesthesiol Clin Pharmacol, 2016, 32(2): 153-159.

[30] Sultan P, Seligman K, Carvalho B. Amniotic fluid embolism: update and review[J]. Curr Opin Anesthesiol, 2016, 29(3): 288-296.

[31] Guntupalli KK, Bandi V, Hall N, et al. Critical illness in pregnancy, part 1: an approach to a pregnant patient in the ICU and common obstetric disorders[J]. Chest, 2015, 143(4): 1093-1104.

[32] Jeejeebhoy F, Morrison L. Maternal cardiac arrest: a practical and comprehensive review[J]. Emerg Med Int, 2013, 2013: 274-814.

[33] Zelop C, Einav S, Mhyre J, et al. Cardiac arrest during pregnancy: ongoing clinical conundrum[J]. Am J Obstet Gynecol, 2018, 219(1): 52-61.

[34] Moaddab A, Klassen M, Priester CD, et al. Reproductive decisions after the diagnosis of amniotic fluid embolism[J]. Eur J Obstet Gynecol Reprod Biol, 2017, 211: 33-36.

[35] Rath WH, Hoferr S, Sinicina I. Amniotic fluid embolism: an interdisciplinary challenge: epidemiology, diagnosis and treatment[J]. Dtsch Arztebl Int, 2014, 111(8): 126-132.

[36] Todo Y, Tamura N, Itoh H, et al. Therapeutic application of Cl esterase inhibitor concentrate for clinical amniotic fluid embolism: a case report[J]. Clin Case Rep, 2015, 3(7): 673-675.

[37] Jeejeebhoy FM, Zelop CM, Lipman S, et al. Cardiac arrest in pregnancy: a scientific statement from the American Heart Association[J]. Circulation, 2015, 132(18): 1747-1773.

[38] Fitzpatrick KE, Tuffnell D, Kurinczuk JJ, et al. Incidence, risk factors, management and outcomes of amniotic-fluid embolism: a population-based cohort and nested case-control study[J]. BJOG, 2016, 123(1): 100-109.

第十一篇　终末期治疗

第一章 限制治疗强度与撤除治疗

第一节 历史与今天

（一）限制治疗与撤除治疗的观念变迁

四十年前,重症监护病房(intensive care unit, ICU)患者通常死于心肺复苏失败后,目前放弃治疗已成为 ICU 患者死亡的常见方式。通过临床实践,重症医生意识到生命维持治疗并不适合每一位患者。那些对治疗无反应的器官功能障碍患者,重症治疗的目标常常无法实现,生命维持治疗并不能给他们带来益处,反而延长了死亡的过程。此时,ICU 的医生应该为患者提供一个可以接受的、有尊严的死亡。限制治疗强度与撤除生命维持治疗是常见的选择。

生命维持治疗(Life-sustaining treatments, LSTs)指的是所有以挽救患者生命为目的的治疗,可以包括:心肺复苏、气管插管、机械通气、透析、升压药物的使用、人工营养、血液制品、抗肿瘤药物、抗生素和液体治疗等。目前认为生命维持治疗的应用,应当和患者的价值观保持一致。

限制生命维持治疗(Withholding life-sustaining treatments, WHLST)指的是不开始或不增加维持生命的干预治疗措施,如在心跳停止时不心肺复苏,或在病情恶化或出现特殊并发症时,不升级现有的治疗措施。

撤除生命维持治疗(Withdrawing life-sustaining treatments, WDLST)则是指主动停止目前正在给予的维持生命的干预治疗措施,如停止 CRRT、ECMO,升压药物等。通常情况下,患者很可能会因为潜在的疾病或相关并发症而自然死亡。

西方医学生物伦理学的观点认为限制和撤除生命维持治疗之间并没有本质的不同,但这一观点并未被广泛认可。在一项针对亚洲重症医生和护士的调查中,有 75% 的受访者认为它们是不对

等的,一个是主动撤离,一个是被动限制。而在犹太法律中也表现出对这两种方式的不同,如不允许撤除生命维持治疗,因为他们认为这是一种缩短生命的行为;但却允许实施限制生命维持治疗和撤除间断的生命支持治疗。

（二）限制治疗与撤除治疗的现状

世界范围内,患者死亡前接受限制或撤除生命维持治疗的比例有很大的差异,不同研究报道其波动在 0~84% 之间。这种差异不仅存在于不同区域、国家、文化同质区域内的不同 ICU 之间,甚至在一个重症监护病房内的不同重症医师之间也存在。这种差异性的存在可能与多种因素有关,比如:特定的文化、地理、宗教、法律或医生因素等。

研究发现,在北欧和西欧国家(丹麦、芬兰、爱尔兰、荷兰、瑞典、英国),撤除生命维持治疗的情况和南欧相比更为常见(希腊、意大利、葡萄牙、西班牙和土耳其)(47% *vs.* 18%,$p<0.001$)。而与西方 ICU 医生相比,亚洲 ICU 医生在治疗过程中往往更积极主动,较少采用撤除生命支持治疗。在中国,儒学仍然有着重要的影响,人们回避有关死亡和临终关怀的讨论,公众对临终关怀的接受程度也相当低。在这种文化观的影响下,一些子女甚至无视患者不抢救的生前意愿,坚持进行积极但无效的治疗。

宗教是影响临终关怀决策的重要决定因素,这其中需要考虑患者、家属和临床医生等多个方面。例如,在研究中发现,如果医生是犹太人(81%)、希腊正统派(78%)或穆斯林(63%),接受限制生命维持治疗决定的比例会高于撤除治疗。而如果医生是天主教徒(53%)、新教徒(49%)或没有宗教信仰(47%)的情况下撤除生命维持治疗的现象会更为常见。对于患者和家属而言,如果是基督教徒、穆斯林和佛教徒,能接受

绝症患者限制和撤除无效的生命维持治疗。但如果是东正教徒，则这些都是不被允许的。

近年的研究发现，收入 ICU 时即存在限制生命支持治疗指令的患者有增加的趋势，占到入住 ICU 患者的 8%，而这一比例在过去只有 1%~3%。这种趋势的出现可能是由于高龄患者与存在复杂性疾病的患者日益增加有关。随着平均寿命的增加，临终轨迹的模式改变，ICU 收治患者的指征变化，以及进展期肿瘤和器官功能衰竭患者的预立生命指令形成增加，这种情况在 ICU 变得更为多见。在不久的将来，通过更积极地参与和共同的决策模式在 ICU 入住前制定限制生命支持的决策可能会成为一种趋势。

第二节　重症患者的限制与撤除治疗

（一）重症患者的限制与撤除治疗的重要性

重症监护病房是为重症患者提供最先进生命支持治疗技术的场地。这些治疗是昂贵和资源密集型的。尽管患者存在严重的多器官功能障碍，运用这些技术仍可以使患者的生命得到维持。在某些情况下，这种维持不仅耗费了大量的医疗资源，同时也给患者以及家属带来不必要的痛苦，而且这种痛苦并不能改善患者生存的数量与质量。最近国外的一项针对 1 136 名重症监护患者的临床研究发现，大约 11% 的重症监护病房患者接受的是延长终末期的维持性治疗，这种治疗的估计费用为 260 万美元（占研究患者住院总费用的 3.5%），给社会带来了极大的经济负担。

随着社会文明的进步，人类终末期生存质量开始备受重视。在 20 世纪 90 年代，欧美国家逐渐形成了关于"无效医疗"（medical futility）的理论。该理论认为，当患者对治愈性治疗无反应时，临床治疗效果已达到极限，此时的治疗是仅仅延长患者终末期的死亡过程的无效治疗。这不仅是对医疗资源的浪费，更是对终末期患者的伤害。因此，对于疾病终末期的患者，如果不顾治疗效益而一味给予积极的治疗，只会增加患者的痛苦，并让患者在死亡前失去应有的尊严。有研究数据表明，当患者面对无法治愈的疾病时，大多数人宁愿平静地离去，也不愿接受生命维持治疗。此时，临床医生与患者/代理人之间常常通过共同决策，依照患者的价值观、目标和偏好做出关于限制或撤除生命维持治疗的决定。

另外，在过去的几十年里，重症医学的进步使全因死亡率降至目前的 16%。同时，重症监护病房的床位数和入住 ICU 的患者人数都在稳步增加。在意大利，虽然在卫生行政部门登记的 ICU 床位数增加了 29%，但同时入住 ICU 的患者数却增加了 59%。而随着老龄化社会的到来，慢性疾病在人口老龄化中的负担逐渐加重，医生和重症监护病房床位的数量却不足以满足实际需求。重症监护病房的可用资源的分布亦存在很大的地区差异性。在发展中国家和发达国家的农村地区是无法获得 ICU 资源的。即使在有重症监护病房的地方，ICU 占医院病床的比例在各中心之间也是不一样的。重症医疗资源的不足常常会导致患者无法收治或延迟收治。在以色列的一项研究中，58 名符合 ICU 入住标准的危重病患者中只有 13% 被收治，相关研究中亦有报道，ICU 患者死亡率与 ICU 资源的可获得性存在必然关系。因此，分配的正义不仅仅是一个理论问题，当生命维持治疗对预后不良的患者无限期延长时，其他更有可能从中受益患者的医疗公平会受到影响。

时至今日，医学的疆界正在被进一步拓展；科技现在为维持生命提供了更大的机会。因此，什么时候应该做出限制或撤除生命维持治疗的决定以及由谁来实施这些决定的问题变得更难以回答。在不同的国家和地区相继出现了一些法律法规极大地影响和推动了这一领域的进步。1999 年，美国通过了《患者自决法案》，赋予患者预立书面医疗指示，使其能自主预先选择临终时是否接受哪些医疗处置措施；2000 年，中国台湾地区也出台了《安宁缓和医疗条例》，授权那些存在不可治愈性疾病的终末期患者可自行选择临终医疗处置措施；韩国国会也于 2016 年审议通过了《关于临终关怀·缓和医疗及临终期患者延命医疗决定的法案》，给予了患者以拒绝治疗权为核心的自我决定权的尊重，以实现终末期患者的善终权益，保护人性尊严与价值。但直至今天，在我国大陆地区由于相关法律法规制度的缺乏，回答这个问题仍然存在极大的伦理与法律方面的挑战。期待未来这一领域的法律法规能不断完善,使限制或撤除生命维持治疗的实施能够更公平合理、有益于病患。

(二)如何进行患者的甄别

重症监护中伦理的一个重要组成部分,是决定谁需要在重症监护病房接受治疗,以及何时不再具有治疗指征。应当确定这些治疗是否具有继续的指征,这既包括患者病情改善,不再需要 ICU 的监护治疗,也包括病情过于严重已经不能从这些治疗中获益。美国胸科协会制订了一些重要的指导准入与分类决策的原则。ICU 团队的主要职责是在适当的情况下,确保患者利益和 ICU 中的治疗,从而保证基本医疗的完整构成。这种 ICU 团队向患者提供福利的职责是有局限性的,不能因为为这个患者提供护理,而不公平地损害了对他人的治疗。

每个 ICU 都应具有明确的和书面的准入和转出标准。并且该标准应当受到当地重症医学专业协会的支持。大多数 ICU 都拥有这样的标准,但它们在对个体患者的应用时应当进行解释。而重症医师们反映这些标准并没有明确地用于大多数患者的准入或分类。区域内的 ICU 资源的可用性对于关于准入和分类的决策具有重要的影响。重要的是,不管在 ICU 中的床位可获得性如何,这些决定都应遵循伦理原则。

正如前面所提到的,许多国家的人口老龄化将在今后增加这些问题的严峻性。例如,在美国,发生在 ICU 的所有死亡人数的比例接近 20%。这种比例并没有随着年龄的增加而减少。国家政府应当通过各种办法,为日益增加的老年人,特别是那些存在慢性生命限制性疾病的老年人,提供适当的重症监护。但这些方法可能会因国家和保健制度而异。

医生和具有生命限制疾病的患者,在门诊进行的临终关怀沟通主要与减少使用不成功的生命维持疗法,提高生活质量,减少生命结束时的医疗费用有关。最近已经显示了,提前制订事先声明和治疗计划能使患者接受的治疗更好地符合自身想法,并且还被显示与在生命终末期较少的侵袭性治疗和家属给出的更好的临终关怀评级有关。尽管这些讨论超出了重症医师的日常工作范围,

但在患者稳定时,努力提高这些讨论的质与量,有可能提高工作能力并使重症监护的效果最大化,从而减轻患者、家属和医疗系统的临终关怀负担。

(三)如何进行决策

1. 跨学科交流 多数情况下,临终关怀是由一个包括护士和医生在内的跨学科团队提供。理想的情况是,临终决策应该在跨学科团队的所有成员讨论之后做出。然而,关于临终关怀的跨学科合作情况往往很不理想,并且因国家而异。例如,在法国 113 个 ICU 的前瞻性调查中,12% 的病例由一位医生做出临终决定,34% 的病例中仅由医疗人员做出,54% 的病例由医疗和护理人员共同做出。黎巴嫩的一项 ICU 研究中,26% 的病例中护士都没有参与临终决定。一份来自 21 个国家的问卷调查中,在对一个没有家属的假设患者进行临终决定时,来自北欧和中欧的医师中 62% 进行决策时都会有护士参加。与此相比,在南欧这个比例只有 32%,日本是 39%,巴西是 38%,而在美国也只有 29% 会有护士参加。患者和家属认为,跨学科合作是良好的临终关怀的重要组成部分。在重症监护病房工作的临床医生缺乏关于临终关怀的跨学科合作,会导致倦怠、抑郁和创伤后压力等症状的增加。此外,随着提供临终关怀的增加,ICU 的临床医生之间的冲突更为常见,这可能与工作压力增加有关。因此,在重症监护病房加强跨学科合作对改善护理质量和改善临床医生的工作环境具有重要意义。

2. 医生与家属的沟通 共同决策是目前推荐的医生与家属沟通的可实施方案。它是一个协作的过程,允许患者或他们的代理人和临床医生一起,根据现有的科学证据,考虑患者的价值观、目标和偏好,共同做出医疗决策。用于确定治疗的总体目标(包括关于限制或撤除生命维持治疗的决定),以及可能受到个人价值观、目标和偏好影响的重大治疗时。

共同决策中医生的参与非常重要。一方面医生具有在医学方面的专业知识和对医疗干预措施指征的把控能力;另一方面,有做出艰难选择的丰富经验,包括生命终末期的选择,并且曾经与许多家属一起做出过这样的决定,所以这种专业知识与经验在决策过程中是非常有价值的。让患者参与决策体现了对人的尊重。此外,让患者参与

还可确保所作的决定是基于他们自身的价值观、目标和偏好。

在 ICU 中,患者因自身原因不能参与决策的情况非常常见(例如:受伤、疾病的危重程度、镇静剂和/或止痛药物等)。这种情况下,需要代理人(常常是直系家属)参与决策。首先,这样做可以让临床医生了解并融入患者的价值观和先前表达的治疗偏好,从而表现出对患者作为个体的尊重。其次,在决策过程中纳入家庭成员体现了对家属的尊重。最后,大多数患者希望他们的家属参与他们的治疗决策,而大多数代理决策者也希望能以某种方式参与其中。

共同决策包括三个关键的阶段:信息的交流、协商、治疗决策。首先,临床医生和患者/代理决策者相互分享做出以患者为中心的决定所需要的信息;临床医生提供有关治疗方案及其风险和益处的信息;患者/代理人分享与需要决策的问题相关的患者价值观、目标和偏好的信息。那些无行为能力的患者常常从来没有与家属讨论过在特定的临床场景中他们的偏好。即使在这种情况下,家属和朋友也常常了解患者的总体价值观,以及在其他可能相关的情况下患者所表达出来的偏好。因此,对患者先前的行为和决定进行广泛的讨论,可能有助于确定患者在当前情况下的可能倾向性,这将有助于为决策提供依据。接下来,临床医生和患者/代理人应当协商哪种选择对患者最为有利。协商的相关内容包括很多方面,例如分享意见,提出问题,纠正误解,解释为什么某一选择更可取的理由,以及了解其他人的看法。最后形成临床医生和患者/代理人共同商议的实施方案。

临床上,决策的过程贯穿于患者在 ICU 住院的整个时期,并往往会根据患者的决策能力、患者/代理人的偏好、临床情况发生变化。某些情况下,患者/代理人倾向于从主治医生建议的各种治疗方案中做出选择,自行承担决策责任;而在另一些情况下,患者/代理人更愿意与临床医生分担决策责任,或在考虑了临床医生的建议后做出决定(例如,撤除生命维持治疗)。

沟通技巧的掌握是保证共同决策有效实施的关键,主要的沟通技巧要点如下:

(1)临床医生、患者和代理人之间建立信任的伙伴关系:临床医生应该在患者住 ICU 的早期加强与患者和代理人的沟通交流,最好是建立良好的信任关系。美国危重病医学会建议多专业 ICU 小组参与的家庭会议应在 ICU 入住 24 至 48h 内开始,并应按需要定期安排。建立融洽关系的重点可能包括:介绍临床团队成员,介绍团队领导,解释临床团队成员的角色,以及表达以患者为中心的治疗承诺。

(2)提供情感支持:危重症患者及其代理人在 ICU 期间常常有明显的心理困扰。有明显的证据表明,恐惧和焦虑等强烈情绪会损害个人处理信息、深思熟虑和权衡的能力。在处理代理人的情绪问题方面,对强烈情绪的认可和移情表达是提供情感支持的两个基本策略。

(3)评估代理人对患者情况的理解:可以应用开放式的提问,了解患者/代理人的病情理解情况,比如"你知道你的母亲发生了什么事吗?"这种方法的优点是,它允许临床医生明确患者/代理人的理解水平,然后相应地调整信息交流的方式,并有助于鼓励患者/代理人分享他们的观点。

(4)解释患者的医疗状况和预后:患者/代理人需要明确了解患者的病情和预后,才能有意义地参与决策,但实际上要达到这一目标很困难。美国危重病学会建议临床医生使用"询问-告知-询问"的方法作为起点。询问:请求许可讨论患者的预后;告知:传达预后信息(详细信息);询问:评估患者/代理人了解信息的程度。值得注意的是应当运用通俗易懂的语言解释患者的病情,同时在传递信息的过程中予以小停顿,给予患者/代理人理解的时间。

(5)强调总有一种选择:中晚期危重病患者可选择的合理治疗途径包括全生命支持,ICU 治疗的限时实验以及姑息治疗(Palliative care)。临床医生应该告知患者或代理人:①有可供选择的方案;②不同的患者可能做出不同的选择,这取决于对患者而言最重要的是什么。

(6)解释代理决策的原则:当代理人为无行为能力的患者做决定时,他们有时会从两方面误解他们在决策中的作用。首先,代理人有时认为决定完全取决于技术上的医疗判断,因此低估了他们的投入对依照患者的价值观、目标和偏好制订个性化治疗决策的重要性。其次,一些代理人错误的根据他们自己的价值观或对患者的期望,而不是患者本人的价值观做出决定。事前声明、生前预嘱或其他文件可以帮助代理人理解在丧失行为能力的情况下患者认为他/她会想要什么。而对于从未阐明明确目标和偏好的患者,决定应符合患者最大利益。

(7)评估患者/代理人的角色偏好:患者和代理人的决策偏好常常是动态改变的。这种改变受到他们对 ICU 环境的适应性,手头所需做的决定,与不同团队成员的关系,对治疗团队的技术与移情的评价,以及他们对治疗团队信任程度的影响。因此,在需要做出困难的决定时,临床医生应该实时讨论患者/代理人决策偏好。

(8)解释治疗方案:临床医生应提供关于医疗适当治疗方案范围的明确和完整的信息,包括每个方案的风险和益处。数据显示,临床医生经常在与患者交流时使用医学术语,而且常常不解释重要术语的含义。因此,在交流过程中,应避免使用医学术语,并询问患者/代理人是否对所用的任何术语感到困惑,如果有的话应给予解释。

(9)引出患者的价值观、目标和偏好:当患者能够沟通时,即使他们缺乏决策能力,临床医生也应该直接从患者身上引出其价值观、目标和偏好。同时,临床医生应当确认患者是否留有任何先前的书面陈述文件(例如,事前声明、生前预嘱或其他文件),并与家庭成员、初级保健提供者或其他照顾者沟通,以了解任何先前口头表达的价值观、目标和偏好。由于代理人常常错误地使用自己的价值观、目标和偏好,而不是患者的价值观、目标和偏好,所以在做出选择时,我们建议代入式询问,例如"如果你的父亲现在可以为自己说话,你认为他会选择什么?"

(10)与患者和代理人商议:为促进协商,临床医生和患者/代理人应积极参与对各种诊断和治疗方案的利弊的讨论。临床医生可以要求患者、代理人和/或家庭成员用自己的语言解释医学事实,然后纠正任何误解。在协商的过程中,临床医生通常应该提供一个基于对医学事实和患者价值观的建议,使患者/代理人能够清楚地理解并积极参与决策。在这个过程中,临床医生应明确说明哪些建议仅以医学事实和经验为依据,哪些建议以个人信仰和价值观为基础。

(11)做出决定:患者/代理人和临床医生必须共同决定实施何种治疗方案。从可用的、医学上适当的选项中进行选择、确定的权限取决于患者/代理人,但是大多数患者/代理人更喜欢与临床医生进行共同决策。当患者/代理人做出决定时,临床医生应将该决定重复给患者/代理人以确保清楚地理解了该决定。

(四)撤除治疗如何实施

撤除生命维持治疗是 ICU 病房内常见的事件,但却涉及医疗、法律及伦理因素的复杂平衡。撤除生命维持治疗通常是一种有计划的、相对较短的过程,但患者可能会因呼吸困难、疼痛、呼吸道分泌物滞留及其他症状而感到痛苦。医生有责任帮助患者控制这些症状,同时还必须帮助他们的家属做好准备,预见他们可能出现的任何忧虑或担忧,并支持那些希望在整个过程中在场的人。如果停止维持生命的措施处理不当,可能会给患者、家属以及整个 ICU 团队带来痛苦的经历。

虽然美国胸科协会和危重病学会曾发表了关于"生命终末期"治疗的临床建议。但关于如何被撤除生命维持治疗,在世界各地的临床实践中仍存在相当大的差异。下面按步骤列出了指南中对一些关键性临床问题的相关建议:

1. 撤除维持生命措施的准备

(1)告知患者/家属:跨学科小组评估每个患者的愿望,讨论放弃生命维持治疗的措施,据此做出相应的反应。患者(适当时)和家属应被告知这一过程:每个团队成员的角色;对死亡过程的预期(例如外观和生命体征的变化);他们可能目睹的痛苦的身体迹象;如何评估和治疗痛苦。家庭成员应被告知,从停止维持生命的措施到死亡之间的时间可能是可变的,而且很难预测。团队的所有成员在撤除使用生命措施期间,在教育和支持患者和家属方面都应发挥重要作用。应邀请医院精神护理和/或社会工作者参加关于撤销维持生命措施的讨论。那些成年患者的幼儿应得到特别关注和支持。跨学科小组的成员在与患者/家属的讨论中,应探讨在放弃维持生命的措施时所期望的结果。

(2)团队准备和可用性:团队可以为每一位患者制订一项跨专业的计划,在撤除生命维持措施过程中准备好有经验的医生、护士及呼吸治疗师。在拔管时对明显的痛苦征象，或出现其他的症状做出快速的反应。对于那些预计处置上会很困难的病例，这三名小组成员应进行床旁管理，比如那些清醒患者，基础应用了大剂量安慰药物的患者，呼吸驱动很强的患者，以及可能会使家属或团队变得非常情绪化的患者。

（3）环境设置：如果可能的话，患者应该转移到私人病房，放宽探视要求；在房间内关闭监护仪，以尽量减少干扰。小组应该对 ICU 的其他成员使用一个不显眼的信号（例如门或窗帘上的标志），提示生命维持措施的撤除正在进行中，以确保房间周围有一种尊重和安静的气氛。应向家庭成员提供一个独立于患者房间的私人安静房间（如果可能的话）。

（4）跨学科交流：医生和护士应清楚地交流患者的舒适程度，并应参与提供姑息治疗。

（5）悲痛与丧亲支持：撤除生命措施和患者死亡时应向家庭成员提供情感支持。患者的家人在这个过程中，可能会经历心理和身体上的痛苦，包括抑郁、恐惧、焦虑、疲劳、厌食症和早期创伤后应激症状，这种 ICU 后症状的持续存在，可能导致丧亲的家庭出现"重症监护病房后综合征 - 家属"。加强跨专业团队教育，让他们了解如何为悲痛的家属成员和朋友提供紧急的丧亲支持。

（6）家庭成员参与患者护理：家庭成员在撤除生命支持治疗期间，应允许其家属在床边，并可酌情参与患者护理。应鼓励家庭成员与其所爱的人"在一起"，并通过记忆书、生命的表达、文化或宗教仪式来庆祝患者的生命，以及其他具体的方式来庆祝患者的独特性。在可能的情况下，应促进文化或宗教仪式，允许家庭成员参加他们自己认为的神圣义务；允许家庭成员在 ICU 过夜。

2. 对痛苦的评估

（1）疼痛评估：可以使用标准化的评分系统来评估疼痛，如行为疼痛量表（Behavioural Pain Scale, BPS）或重症监护疼痛观察量表（Critical Care Pain Observation Tool, CCPOT）。也可以根据客观症状，如呼吸暂停、心动过速、出汗、附属肌肉的使用、鼻孔扩张、强直、畏缩、闭眼、握拳、口

述、抱怨等来评价。加拿大撤除生命支持指南并不建议使用疼痛评估行为量表（Pain Assessment Behaviour Scale, PABS）或特定生命体征阈值作为疼痛指标（例如 HR>100、RR>35）。

（2）躁动的评估：使用标准的评估量表评估躁动，该量表已经在危重病患者中进行了验证，如镇静 - 躁动评分（Sedation-Agitation Score, SAS）或 Richmond 躁动镇静评分（Richmond Agitation Sedation Scale, RASS）。而脑电双频监测用于评估生命维持措施停止期间的躁动受到了质疑。

（3）评估呼吸窘迫：标准的评估工具，如呼吸窘迫观察量表（Respiratory Distress Observation Scale, RDOS）可以用于评估呼吸窘迫。而呼吸暂停、呼吸频率上升（比基线高出 50%）、心动过速、痛苦表情、辅助呼吸肌的使用、反常呼吸或鼻腔扩张等临床表现也都可能是呼吸窘迫的表现。家属应当参与决定患者是否处于呼吸窘迫状态。

（4）谵妄的评估：在适当的情况下，应使用标准的评估工具，如：ICU 患者意识模糊评估法（confusion assessment method for the ICU, CAM-ICU）、重症监护谵妄筛查量表（intensive care delirium screening checklist, ICDSC），评估患者在退出维持生命的措施时是否会出现谵妄，这一评估工具曾在危重患者中得到验证。

（5）记录对疼痛和痛苦的治疗：患者被给予任何药物来治疗或预防症状时其依据应以一定的标准记录在案。

3. 药物管理

（1）神经肌肉阻滞剂：已有多项研究建议：撤除生命维持治疗前应停止使用肌松药，并等待其药物影响的消失，这样便于 ICU 小组能够在撤除维持生命的措施时进行评价和管理。但在特殊情况下，这些药物的作用时间很长，因此等待其作用影响的完全消失可能导致 WDLS 的不合理的延迟。

（2）阿片类药物和镇静药物的选择：多种阿片类药物治疗方案和起始范围被不同文献推荐，但没有证据表明其中一种优于另一种。考虑到患者之间的临床差异，不太可能有一个方案在所有情况下都起作用。同样，也没有证据支持使用

一种特定的阿片类或苯二氮䓬类药物。Kompanje等人建议应避免使用芬太尼来治疗撤除生命维持治疗过程中的呼吸困难，有病例报告这种药物可导致胸壁肌肉僵硬，可能加重呼吸困难。

如果患者已经对稳定剂量的阿片类药物和/或镇静剂感到舒适，则应在 WDLS 期间继续使用这些剂量的阿片类药物和/或镇静剂。而对于阿片类药物尚未使用的患者来说，阿片类药物选择首选吗啡来治疗疼痛或呼吸困难。

苯二氮䓬类药物无效或过量时，可以使用巴比妥酸盐或异丙酚等镇静剂作为第二线镇静药物。

（3）阿片类药物的滴定：停止生命维持措施期间，阿片类药物应按照症状控制来滴定，没有特定剂量的限制。有症状的初次阿片类药物使用的成人，开始剂量可采用静脉注射吗啡 2mg，或相当剂量的其他阿片类药物，然后滴定至症状控制。起始剂量可根据年龄和器官功能情况进行调整。如果患者正在接受吗啡或氢吗啡酮的注射，而他/她出现疼痛或呼吸窘迫时，静注给药剂量为每小时输注量的两倍是合理的。

（4）镇静剂的滴定：阿片类药物和镇静剂的组合可用于撤除维持生命措施时的治疗，停止使用维持生命的措施时，镇静剂应按症状控制的目标来滴定，没有特定剂量限制。未使用过镇静剂的患者，应先推注再静脉维持的方式给药。有症状的患者中给予 2mg 静脉注射剂量的咪达唑仑，后静脉滴注 1mg/h 是合理的。这些剂量可以根据年龄和器官功能情况进行调整。如果患者正在接受咪达唑仑的注射，并出现症状，则给予相当于或两倍每小时滴注剂量的静推剂量是合理的。异丙酚是咪达唑仑之外的另一种镇静剂，用于那些已经使用该药物处于舒适度稳定状态的患者，或熟悉使用异丙酚作为镇静剂的医生可以在撤除维持生命措施的治疗过程中选用这种药物。

（5）其他药物：不同的研究中建议：可吸入糖皮质激素防治拔管后喘鸣，使用毒蕈碱抗胆碱能药物（如阿托品、东莨菪碱、甘氨酸）防治上呼吸道分泌物过多，对于可能容积负荷过重的患者使用呋塞米。但加拿大重症医学会的生命支持撤离指南并不赞成这些意见。

4. 停止治疗与监测

（1）方案的使用：每个 ICU 都应该制订撤除机械通气和撤除维持生命支持的治疗方案来指导临床实践。

（2）停止治疗：撤除生命维持治疗时，指南建议应停止所有引起不舒适的药物，输血，血液透析，升压药物，强心药物，肠外营养，鼻饲管喂养，抗生素，静脉输液等。氧气的补充也应停止，除非它能为患者带来所需的舒适。

（3）停止的顺序和速度：医生们对如何以及何时撤除维持生命的治疗有不同的看法。许多患者需要多种生命维持治疗，因此，WDLS 的决定意味着必须考虑撤除一些治疗，连续的或逐步的撤除过程经常被报道。但研究发现在 ICU 住院时间较长的患者中，家属对更长时间的生命维持治疗撤除过程更满意，这可能是由于沟通上需要时间的原因，而不是选择更长时间撤除的真正愿望。对医生的一项调查发现，一旦做出了对 WDLS 的决定，他们更愿意撤除他们认为稀缺、昂贵、侵入性的治疗措施，情感上更易接受撤除高技术性的和快致死性的支持方式。相反，他们倾向于不撤除需要连续治疗而非间歇给予的治疗形式，不撤除在撤除时引起疼痛的治疗形式。

每个患者的生命支持治疗措施的撤离速度应该是个体化的。通常情况下，升压药和强心药首先被停止，然后是机械通气和任何人工气道的逐步停止。维持生命的治疗措施应该以逐步的方式停止，确保能减轻每一步带来的疼痛、呼吸困难或焦虑。

（4）停止机械通气：机械通气的撤除包括终末撤机与终末拔管。终末撤机是一个过程，通气支持和吸入氧气逐渐撤离，同时通过药物滴定来控制患者的痛苦症状，撤机过程结束时，可选择拔管，或保留气管内导管。医生对拔管的偏好具有个体倾向性。研究发现拔管时间与生存时间无明显相关性。给患者拔管气管导管时，家属对终末期治疗的满意度更高。值得注意的是机械通气撤离的顺序和过程应当个性化，以舒适性为首要目标。在可能的情况下尽快撤离，速度取决于每一步达到舒适所需的时间。

（5）停止监测：指南建议停止所有监测，因为它们不能给患者带来舒适。

第三节 未来与展望

现今,以限制或撤除生命维持治疗为代表的姑息治疗已成为重症医学领域的重要组成部分。但在该领域目前的临床实践仍存在极大的异质性,同时还有大量未明的问题有待进一步研究。

未来,应当针对重症医学临床工作者推动和开展这一领域的知识技能培训,并建立包括姑息治疗、伦理、法律在内的多学科支持系统;在专业领域内,收集限制或撤除生命维持治疗的病例,分享相关信息,推动该领域的临床研究,建立符合我国国情的方案与质控指标;加强科普宣传,向公众传播有关临终关怀、姑息治疗的相关理念与知识。推动该领域向着科学化、规范化的方向发展。

（杨明施　彭玥）

参 考 文 献

[1] Sprung CL, Truog RD, Curtis JR, et al. Seeking worldwide professional consensus on the principles of end-of-life care for the critically ill. The Consensus for Worldwide End-of-Life Practice for Patients in Intensive Care Units（WELPICUS）study［J］. Am J Respir Crit Care Med, 2014, 190: 855-866.

[2] Kon AA, Davidson JE, Morrison W, et al. American College of Critical Care Medicine; American Thoracic Society Crit Care Med［J］. Shared Decision Making in Intensive Care Units: An American College of Critical Care Medicine and American Thoracic Society Policy Statement, 2016 January, 44（1）: 188-201.

[3] Curtis JR, Vincent JL. Ethics and end-of-life care for adults in the intensive care unit［J］. Lancet, 2010, 376（9749）: 1347-1353.

[4] 陈铭林,刘璇,杜斌. 重症监护病房患者的生命终末期管理［J］. 中华医学杂志, 2019（35）: 2729-2732.

[5] Swetz KM, Burkle CM, Berge KH, et al. Ten common questions（and their answers）on medical futility［J］. Mayo Clin Proc, 2014, 89（7）: 943-959.

[6] Morgan J. How do you decide when to withdraw life support［J］? Lancet Respir Med, 2015, 3（6）: 430-431.

[7] James Downar, Jesse W. Delaney, Laura Hawryluck, Guidelines for the withdrawal of life-sustaining measures［J］. Intensive Care Med, 2016, 42: 1003-1017.

[8] Kon AA, Davidson JE, Morrison W, et al. Shared Decision-Making in Intensive Care Units. Executive Summary of the American College of Critical Care Medicine and American Thoracic Society Policy Statement［J］. Am J Respir Crit Care Med, 2016, 193（12）: 1334-1336.

[9] Gristina GR, Baroncelli F, Vergano M. Forgoing life-sustaining treatments in the ICU. To withhold or to withdraw: is that the question［J］? Minerva Anestesiol, 2018, 84（6）: 756-765.

[10] Delaney JW, Downar J. How is life support withdrawn in intensive care units: A narrative review［J］. J Crit Care, 2016, 35: 12-18.

[11] Canadian Critical Care Society Ethics Committee, Bandrauk N, Downar J, Paunovic B. Withholding and withdrawing life-sustaining treatment: The Canadian Critical Care Society position paper［J］. Can J Anaesth, 2018, 65（1）: 105-122.

[12] Rubio O, Arnau A, Cano S, et al. Limitation of life support techniques at admission to the intensive care unit: a multicenter prospective cohort study［J］. J Intensive Care, 2018, 6: 24.

[13] Cook D, Rocker G. Dying with dignity in the intensive care unit［J］. N Engl J Med, 2014, 370（26）: 2506-2514.

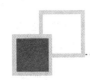

第二章 脑死亡

脑死亡的定义及判定是一个涉及临床、伦理和法律的命题。虽然经过多年实践及完善，脑死亡的概念及判定在国内理解接受程度并不高。对于常常参与脑死亡诊断及脑死亡患者管理的重症相关人员来说，接受脑死亡定义和准确判定脑死亡尤为重要。

第一节 定义及发展历史

脑死亡指包括脑干在内的全脑功能不可逆性丧失，即死亡。脑死亡的概念在1959年由法国学者Molleret和Goulon提出，当时命名为"超重型昏迷"（coma depasse）。其后世界各国或地区不断地实践、完善脑死亡的定义及诊断，并形成以下三类不同认识：

1. **包括脑干在内的全脑功能不可逆性丧失** 1968年美国哈佛大学医学院脑死亡定义专题委员会将脑死亡定义为"不可逆性昏迷"，并首次提出脑死亡诊断标准。哈佛脑死亡定义的实质内容是包括脑干在内的全脑功能不可逆性丧失，临床表现为深昏迷、脑干反射消失和自主呼吸停止。1995年美国神经病学会质量标准委员会在成年人脑死亡判定操作规范（Practice Parameters for Determining Brain Death in Adults）中重申了脑死亡定义，即脑死亡是全脑（包括脑干）功能不可逆转的丧失。迄今，以美国为代表的多数国家或地区认可这一定义，并以此制定了脑死亡诊断标准。

2. **脑干功能永久性丧失** 1976年英国皇家医学院提出的脑死亡定义与哈佛脑死亡定义有所不同，认为脑死亡即脑干功能永久性丧失，因为脑干死亡的结果最终将发展成为全脑功能丧失。临床上常常能碰到符合深昏迷、脑干反射消失和自主呼吸停止等脑死亡临床诊断标准，但大脑半球脑电活动（或残留的脑电活动）仍保留一段时间

的病例。将这样的病例纳入死亡定义并不被所有国家或地区接受。

3. **高级脑死亡（higher brain death, HBD）** 其强调"人类本质（person essentialism）"的概念，即人的生命活动不仅指生物性，更重要的是其社会性。如个体丧失了意识、认知、思维、行为和情感等高级功能，即标志着其已经死亡。显然这一定义超出了生物医学范畴，将生物性存在而社会性丧失的个体纳入了死亡标准，很难被广泛认同，至少现阶段还不能被接受。因为接受脑死亡定义不仅意味认可脑死亡，而且还包括认可脑死亡就是死亡。

第二节 病 因

大脑内大量神经元被破坏后，即可出现不可逆的意识丧失（昏迷），脑干反射消失及无自主呼吸。根据病因来源部位不同，脑死亡的病因可分颅内原因及颅外原因。导致成人脑死亡的颅内损伤最常见于创伤性脑损伤或自发性蛛网膜下腔出血，儿童中最常见的原因是非意外脑损伤。脑死亡的颅外原因最常见的是心跳呼吸骤停后的不充分心肺复苏。

导致脑死亡的过程病因按发生率依次为：心跳呼吸骤停、创伤性脑损伤，蛛网膜下腔出血和脑出血。出现心跳呼吸骤停后复苏的患者中有8.9%进展为脑死亡，创伤性脑损伤的患者有2.8%~6.1%进展为脑死亡。出现蛛网膜下腔出血的患者，8.5%~10.7%会进展为脑死亡，而脑出血的患者则为6.1%~9.6%。

第三节 病理及病理生理学

脑死亡患者病理评估显示出不同程度的脑神经元缺血性改变。大脑半球和基底神经节是最常

见的区域,其次是脑桥、延髓、中脑和丘脑。在许多尸体解剖中也可以见到小脑的自溶。无论病因如何,脑死亡的病理生理学都是相似的。各种原因导致组织氧合不足致使脑水肿的级联性进展以及颅内压进行性升高,进一步减少脑灌注直至脑血流完全停止和脑组织的无菌性坏死。

脑死亡是一个级联进展的过程。首先,损伤因素引起的脑缺血导致迷走神经激活,伴有心动过缓,可能伴有低血压。脑桥缺血,副交感神经的调节交感神经引起的库欣反应导致中度高血压和心动过缓。沟回疝出现、延髓上部缺血可引起"交感风暴",随后儿茶酚胺类物质大量释放导致严重高血压和心动过速的发生,反过来会导致心肌功能障碍常发生脑死亡以及神经源性肺水肿。紧接着,小脑扁桃体疝压迫引起延髓下部和颈髓C1水平缺血,导致自主神经麻痹。最后,由于儿茶酚胺耗竭、血管升压素缺乏、左室功能不全以及尿崩症引起的低血容量等综合因素导致血压下降。心血管状况恶化如果不主动采取积极的治疗措施,很可能发生心搏骤停。预防或改善交感神经风暴可降低心血管并发症以及与脑死亡相关的肺损伤。此外脑死亡的发生发展还会出现低体温、电解质紊乱、凝血功能紊乱、内皮细胞损伤等病理生理表现。

第四节 脑死亡判定

对脑死亡概念的认可是医学科学的进步,对脑死亡判定标准的接纳是医学行业的进步,对脑死亡判定操作规范的遵循是医学行为约束的进步。2015年一项全球调查结果显示:具有脑死亡判定标准与操作规范的国家有70/91个(77%)。我国于2013—2014年制定了《脑死亡判断标准与技术规范》,经过实践及论证后于2018年推出新版《脑死亡判断标准与操作规范》。

一、判定的先决条件

(一)昏迷原因明确

原发性脑损伤引起的昏迷原因包括颅脑外伤、脑出血和脑梗死等,继发性脑损伤引起的昏迷原因主要为心搏骤停、麻醉意外、溺水和窒息等所致的缺血缺氧性脑病。对昏迷原因不明确者不能实施脑死亡判定。

(二)排除各种原因的可逆性昏迷

可逆性昏迷原因包括急性中毒,如一氧化碳中毒,乙醇中毒;镇静催眠药、抗精神病药、全身麻醉药和肌肉松弛药过量、作用消除时间延长和中毒等;休克;低温(膀胱、直肠、肺动脉内温度≤32℃);严重电解质及酸碱平衡紊乱;严重代谢及内分泌功能障碍,如肝性脑病、肾性脑病、低血糖或高血糖脑病等。

二、临床判定

(一)深昏迷

1. **检查方法及结果判定** 拇指分别强力按压受检者两侧眶上切迹或针刺面部,面部未出现任何肌肉活动。格拉斯哥昏迷量表评分(Glasgow coma scale,GCS)为2T分(运动=1分,睁眼=1分,语言=T)。检查结果需反复确认。

2. **注意事项** ①任何刺激必须局限于头面部;②三叉神经或面神经病变时进行深昏迷的判定应慎重;③颈部以下刺激时可引起脊髓反射。脑死亡时脊髓可能存活,因此仍可能存在脊髓反射和/或脊髓自动反射。脊髓反射包括部分生理反射和病理反射。脊髓自动反射大多与刺激部位相关,刺激颈部可引起头部转动,刺激上肢可引起上肢屈曲、伸展、上举、旋前和旋后,刺激腹部可引起腹壁肌肉收缩,刺激下肢可引起下肢屈曲和伸展。脊髓自动反射必须与肢体自发运动区别,脊髓自动反射固定出现在刺激相关部位,而自发运动通常在无刺激时发生,多数为一侧性。脑死亡时不应有肢体自发运动;④脑死亡时不应有去大脑强直、去皮质强直和痉挛发作。

(二)脑干反射消失

1. **瞳孔对光反射** 光照一侧瞳孔,引起双侧瞳孔缩小的反应。

2. **角膜反射** 用棉签毛从角膜外缘轻触患者的角膜,被检者眼睑迅速闭合,称为直接角膜反射。同时和刺激无关的另一只眼睛也会同时产生反应,称为间接角膜反射。

3. **头眼反射** 转动患者的头部可以发现两眼会共轭地向相反方向转动。

4. **前庭眼反射(温度试验)** 用注射器吸取冰水1ml,注入一侧外耳道,正常反应为快相向对侧的两眼震颤。

5. 咳嗽反射 用长度超过人工气道的吸引管刺激气管黏膜引起咳嗽反射。

上述五项脑干反射全部消失,即可判定为脑干反射消失,但需反复检查确认。如果五项脑干反射检查缺项,应至少重复可判定项目 2 次(间隔 5min),并增加确认试验项目。

(三)无自主呼吸

受检者无自主呼吸,必须依赖呼吸机维持通气。判定无自主呼吸,除了机械通气显示无自主触发外,还需通过自主呼吸激发试验验证,并严格按照以下步骤和方法进行。

1. 试验先决条件

(1)核心体温 T>36.5℃。如果低于这一标准,可予物理升温;

(2)收缩压≥90mmHg(1mmHg=0.133kPa)或平均动脉压≥60mmHg。如果低于这一标准,可予升血压药物;

(3)动脉氧分压(PaO_2)≥200mmHg。如果低于这一标准,可予 100% 氧气吸入 10~15min 至 PaO_2≥200mmHg;

(4)动脉二氧化碳分压($PaCO_2$)35~45mmHg。如果低于这一标准,可减少每分钟通气量。慢性二氧化碳潴留者,可 $PaCO_2$>45mmHg。

自主呼吸激发试验实施前,应加强生命支持和器官功能支持。

2. 试验方法与步骤

(1)抽取动脉血检测 $PaCO_2$;

(2)脱离呼吸机;

(3)即刻将输氧导管通过人工气道置于隆突水平,输入 100% 氧气 6L/min;

(4)密切观察胸、腹部有无呼吸运动;

(5)脱离呼吸机 8~10min 后,再次抽取动脉血检测 $PaCO_2$;

(6)恢复机械通气。

3. 试验结果判定 如果先决条件的 $PaCO_2$ 为 35~45mmHg,试验结果显示 $PaCO_2$>60mmHg 或 $PaCO_2$ 超过原有水平 20mmHg 仍无呼吸运动,即可判定无自主呼吸。如果先决条件的 $PaCO_2$>45mmHg,试验结果显示 $PaCO_2$ 超过原有水平 20mmHg 仍无呼吸运动,即可判定无自主呼吸。

4. 注意事项

(1)需要确认是否存在机械通气误触发可能;

(2)自主呼吸激发试验过程中,一旦出现明显血氧饱和度下降、血压下降、心率减慢或心律失常等,即刻终止试验,此时如果 $PaCO_2$ 升高达到判定要求,仍可进行结果判定;如果 $PaCO_2$ 升高未达到判定标准,宣告本次试验失败。为了避免自主呼吸激发试验对确认试验的影响,可放在脑死亡判定的最后一步;

(3)自主呼吸激发试验至少由两名医师(一名医师负责监测呼吸、心率、心律、血压和血氧饱和度,另一名医师负责观察胸腹有无呼吸运动)和一名医生或护士(负责管理呼吸机、输氧导管和抽取动脉血)完成;

(4)如果自主呼吸激发试验未能实施或未能完成,需要加强生命支持和各器官系统功能支持,达到先决条件后重新实施。

三、确认试验

(一)脑电图(electroencephalogram,EEG)

脑电图反映的是大脑皮层的功能,脑电活动维持大脑神经系统功能的生理基础。从理论出发,脑死亡后,脑电活动应消失,表现为脑电静息状态(脑电波幅 2uV/mm 或消失),而只要大脑皮层有脑电波,就不能定为脑死亡。

(二)短潜伏期体感诱发电位(short latency somatosensory evoked potential,SLSEP)

正中神经的短潜伏期体感诱发电位(SLSEP)显示双侧 N9 和 / 或 N13 存在,P14、N18 和 N20 消失。

(三)经颅多普勒超声(transcranial Doppler,TCD)

超声显示颅内前循环和后循环血流呈震荡波,尖小收缩波或血流消失。

确认试验项目的优选顺序依次为 EEG、SLSEP、TCD。确认试验须至少 2 项符合脑死亡判定标准。EEG 或 SLSEP 与 TCD 联合确认可降低判定的假阳性率,提高判定的一致性。如果 TCD 检查受限,可参考 CT 血管造影(computed tomography angiography,CTA)或数字减影血管造影(digital subtraction angiography,DSA)检查结果。

四、判定步骤

脑死亡判定过程可分为以下3个步骤：

第1步进行脑死亡临床判定，符合判定标准（深昏迷、脑干反射消失、无自主呼吸）的患者进行下一步；

第2步进行脑死亡确认试验，至少2项符合脑死亡判定标准的患者进行下一步；

第3步进行脑死亡自主呼吸激发试验，验证无自主呼吸。

五、判定次数

在满足脑死亡判定先决条件的前提下，3项临床判定和2项确认试验完整无疑，并均符合脑死亡判定标准，即可判定为脑死亡。如果临床判定缺项或有疑问，则需再增加一项确认试验项目（共3项），并在首次判定6h后再次判定（至少完成一次自主呼吸激发试验并证实无自主呼吸）。重新判断的结果符合脑死亡判定标准即可确认为脑死亡。

六、判定人员

脑死亡的判定医师需从事临床工作5年以上并经过规范化脑死亡判定培训的执业医师执行（仅限神经内科医师、神经外科医师、重症医学科医师、急诊科医师和麻醉科医师）。脑死亡判定时至少两名临床医师同时在场（其中至少一名神经外科医生）。

第五节 脑死亡与器官捐献

器官移植是治疗多种终末期器官衰竭的可靠甚至唯一有效方法。经过器官捐献从业人员的多年努力，器官捐献取得了较大发展，但移植器官的供需在数量上仍存在巨大差距。死者器官捐献是实体供器官的重要来源。死者器官捐献主要有三种程序，即脑死亡、可控心脏死亡及不可控心脏死亡，其中脑死亡病例占多数，此外在我国还有因地制宜的心脑双死亡程序。经过多年努力，2013年2月25日我国开始全面启动中国的公民逝世后器官自愿捐献工作，2013年8月由国家卫生和计划生育委员会出台《人体捐献器官获取与分配管理规定（试行）》，形成了中国器官捐献的部门法规，以确保符合医学伦理学的器官来源，严格遵循公民逝世后自愿器官捐献的中国三类标准和程序（脑死亡、心死亡、心脑双死亡），建立完善的器官获取组织（Organ Procurement Organization，OPO）和人体器官捐献专业协调员及社工协调员队伍，严格使用中国人体器官分配与共享计算机系统（China Organ Transplant Response System，COTRS）。早期识别潜在器官捐献者，即初步判定脑死亡病例，为脑死亡期尽早进行维护性治疗，有助于提高器官捐献的数量及质量。

（方 强）

第三章　捐献器官保护

器官移植是治疗多种终末期器官衰竭的可靠甚至唯一有效方法。2017 年全球范围内共移植实体器官近 136 000 例，然而据世界卫生组织测算，这只能满足 10% 器官移植的需求。死者器官捐献是移植器官的主要来源。重症医学参与器官捐献潜在捐献者识别、病情评估、脏器功能维护等环节，是死者器官捐献流程中的重要组成部分，具有重要意义，具体如下：

一、重症医学参与器官捐献的重要意义

（一）重症医学是成功实施器官捐献的基石

重症医学主导了潜在捐献者的识别、病情评估、无自主呼吸判定及脏器功能维护等环节，是器官捐献成功的基石。

1. 器官捐献基本在重症监护病房内启动或完成，即数量上占优　重症监护病房（ICU）是症医学从业者工作、学习及奋斗的场所。器官捐献主要有 3 种方式，即脑死亡、可控心脏死亡及不可控心脏死亡，其中脑死亡病例占多数，此外在我国还有因地制宜的心脑双死亡程序。在这几种死者器官捐献程序中，除少量不可控心脏死亡病例发生于 ICU 外，大部分在 ICU 内启动或完成。

潜在器官捐献者的发现及评估是死者器官捐献工作的基础。重症专业医生相较其他医生拥有的专业基础及经验优势，更有利于发现潜在的器官捐献者。2017 年欧洲一项为期 6 个月的调查中，将潜在器官捐献者分为 5 类：①在 ICU 积极治疗直至判定脑死亡的病例；②ICU 外积极治疗突发复苏不成功的心脏骤停的病例；③ICU 内积极治疗至决定撤除或有限生命支持治疗的病例；④未入或短暂 ICU 治疗的病例；⑤入 ICU 器官捐献前临终治疗的病例。此外，体外膜氧合（ECMO）后脑死亡病例及心脏骤停后脑死亡病例也是潜在的器官捐献者。经济及资源利用上考

虑，ICU 潜在器官捐献者数量占比小，ICU 内时间短，整体收益大。

2. 器官捐献者及潜在器官捐献者器官功能的评估及维护主要在 ICU 内完成，即质量上保证　重症医学人员负责参与及主导急危重患者的救治工作，而 ICU 是医院内最先进的监护及生命支持系统集合的诊治单元。

2016 年中华医学会器官移植学分会及中国医师学会器官移植医师分会联合发布《中国公民逝世后捐献供器官功能评估和维护专家共识》，其中提到以改善捐献器官的氧合和灌注为主要治疗目标，开展综合有效的器官保护重症治疗，可以：①提高潜在捐献者的数量；②提高捐献者的器官产出率；③修复和改善捐献器官的质量；④保证受者器官移植的安全；⑤降低器官移植术后并发症和移植器官功能恢复延迟和 / 或无功能的发生率。

我国指南推荐在循环不稳定的脑死亡病例使用 ECMO，以减少脏器缺血缺氧时间，维护脏器功能；在国外指南上，ECMO 用于心脏死亡病例持谨慎推荐态度，主要原因是常规 V-AECMO 维持了脑部血流，推翻了心脏死亡的判定，V-AECMO 联合主动脉远端球囊的阻塞，又阻断了颅内血流的再建立，存在伦理上的疑问。ECMO 状态的脑死亡判定方法已经建立，是 ECMO 与器官捐献问题的有利补充。

此外，除脏器功能外，器官捐献者的病史资料及生物信息的采集对器官功能维护，受者移植及移植后安全及脏器功能维持有着重要意义。以捐献者的感染信息为例，大部分器官捐献者接受过有创治疗，且入住过 ICU 或长期 ICU 治疗，因此发生院内感染，特别是多重耐药菌感染的风险明显增高。部分捐献者可能存在隐匿性感染，此外器官捐献者多病情危重，用于筛查现有或隐匿性

感染的时间较短。其体内存在的病原体通过器官移植过程使受者罹患相同的感染,即为供者来源性感染。供者来源的感染确诊困难,虽然发病率<1%,但病死率高达55.7%。因此早期、全面的筛查和及时的抗感染治疗尤为重要。

(二)重症医学科是促进器官捐献发展的重要环节

成千上万终末期器官功能衰竭的患者从器官捐献事业中获益。经多年努力,国内外器官捐献事业取得了较大进步,但器官的供需失衡在可预见的将来仍是制约器官移植事业发展的重要因素。重症医学从业者作为器官捐献事业的重要部分,任重道远,尚需努力。

1. **思想上,重症医生由被动到主动** 重症医生常是器官捐献程序的启动者,其对器官捐献的认识及理解是器官捐献开展的重要前提。事实上,很多重症医生的观念需要转变和提升。

欧洲一项涉及77家ICU的3 325位重症医生关于脑死亡器官捐献的问卷调查结果显示,不同ICU重症医师对器官捐献的认识及理解差异很大,这种差异性影响器官捐献过程中捐献者家属的体验及器官捐献协议成功率。影响ICU内器官捐献重要的思想情感障碍是由治疗向器官捐献的医疗目的的转变。了解器官捐献相关政策及伦理问题有助于改变器官捐献的认识。

此外,重症医生在器官捐献过程中并不是单打独斗,可从移植协调员、其他医疗相关人员、甚或捐献者家属,得到理论、实践及情感支持。行动从认识开始,参与加深认识。因此,重症医务人员思想上由被动向主动参与器官捐献的转变尤为重要。

主动参与需了解器官捐献的流程。不同国家地区器官捐献流程大同小异。首先是发现潜在脑死亡病例,评估包括脑损伤病因学,有无脑死亡征象,有无器官捐献禁忌证;之后及早通知器官捐献协调员,完成潜在捐献者家属接触与捐献协议的达成;同时器官功能的评估、维护、优化、相关判定试验;最后是器官的获取及其他后续事宜。重症医生从被动转为主动,能极大地提高器官捐献的参与度。

2. **专业上,重症医生早识别、早介入** 重症医生参与器官捐献需掌握多种知识及技巧,保证符合的潜在器官捐献者有功能良好的供器官成为事实上的器官捐献者。重症医生需了解并掌握的器官捐献的相关知识及技巧可分为以下3个方面:①脑损伤的评估及脑死亡的判定等,可增加发现潜在器官捐献者;②器官功能的评估,优化及维护等,提高器官利用率;③器官移植相关伦理、法规及流程等,帮助捐献协议的达成。

此外,沟通也是重症医生必备的能力,包括有技巧、有步骤的与潜在器官捐献者的家属关于捐献的沟通,与器官捐献协调员关于潜在器官捐献者病情的沟通,与器官获取团队关于器官功能及获取过程的沟通,这些都是保证器官捐献过程顺利进行所需要的沟通。重症医务人员早期识别潜在器官捐献者,及早介入评估、维护及沟通,是器官捐献者成功最重要的保证。

3. **重症医务人员做好宣传工作** 器官捐献毕竟不是大多数重症医学从业人员经常遇到的医疗行为,此外公众对器官捐献认知欠缺及风俗传统的影响等,这些原因造成器官捐献事业的发展有进步,但仍显不足。可喜的是我国政府及相关从业机构制定了相关策略去努力改变民众对器官捐献的消极态度。

作为器官捐献事业的重要参与者的重症医师,主动学习器官捐献的知识理论并付诸实践的同时,积极参与器官捐献宣传工作是应有之义。如以ICU为场所依托,放置器官捐献展板,发放器官捐献宣传册,面向潜在器官捐献者家属传递器官捐献的理念;以器官捐献知识为依托,参与红十字会及社会上关于器官捐献的宣传活动,面向社会大众,普及器官捐献知识。由于重症医学的受众具有特殊性,因此宣传的效果必将事半功倍。

二、器官捐献的分类

死者器官捐献分为两类,即脑死亡器官捐献(donation after brain death, DBD)及心脏死亡器官捐献(donation after circulatory death, DCD)。

2011年2月,中国人体器官移植技术临床应用委员会通过并公布了中国人体器官捐献分类标准:

中国一类(C-I):DBD,即脑死亡案例。经过严格医学检查后,各项指标符合脑死亡国际现行标准和国内最新脑死亡标准,由通过卫生部委托机构培训认证的脑死亡专家明确判定为脑死亡；家属完全理解并选择按脑死亡标准停止治疗、捐献器官；同时获得案例所在医院和相关领导部门的同意和支持。

中国二类（C-Ⅱ）：DCD，即包括 Maastricht 标准分类中的 Ⅰ~Ⅳ 类的心脏死亡器官捐献案例。Maastricht 分类如下：

Ⅰ类：入院前死亡者，热缺血时间未知。属于"不可控制"类型。

Ⅱ类：心肺复苏失败者，这类患者通常在心脏停跳时给予及时的心肺复苏，热缺血时间已知。属于"不可控制"类型。

Ⅲ类：有计划地撤除心肺支持后等待心脏停跳的濒死者，热缺血时间已知。属于"可控制"类型。

Ⅳ类：确认脑死亡的患者发生心脏停跳，热缺血时间已知，属于"可控制"类型。

该类中的特殊类型：已诊断患者脑死亡，但家属不能接受心脏未停跳情况下进行器官捐献。在这种情况下，以心脏停跳供者捐献方式实施捐献，即撤除呼吸机，待心脏停跳后再进行器官获取。

中国三类（C-Ⅲ）：中国过渡时期的心脑双死亡标准器官捐献（donation after brain death awaiting cardiac death，DBCD），与 Maastricht 标准的Ⅳ类相似，属可控制类型，符合脑死亡诊断标准。由于脑死亡法尚未建立，且家属不能接受在心脏跳动状态下进行器官捐献，对于此类供者，应按 DCD 程序施行捐献，即撤除生命支持，待心脏停跳后实施捐献。C-Ⅲ符合中国国情。

三、脑死亡捐献者的早期识别

脑死亡捐献的成功需要重症医生对潜在脑死亡捐献者的早期识别及器官捐献判定及评估人员的早期介入。早识别、早介入有利于提高捐献器官的数量及质量。

早期识别潜在脑死亡捐献者依赖于对脑损伤病因的明确，脑死亡的临床表现及围脑死亡期病理生理的了解。

1. 脑损伤病因明确　原发性脑损伤引起的昏迷原因包括颅脑外伤、脑出血和脑梗死等；继发性脑损伤引起的昏迷原因主要为心搏骤停、麻醉意外、溺水和窒息等所致的缺血缺氧性脑病。对昏迷原因不明确者不能实施脑死亡判定。可逆性昏迷原因包括急性中毒，如一氧化碳中毒，乙醇中毒；镇静催眠药、抗精神病药、全身麻醉药和肌肉松弛药过量、作用消除时间延长和中毒等；休克；低温（膀胱、直肠、肺动脉内温度≤32℃）；严重电解质及酸碱平衡紊乱；严重代谢及内分泌功能障碍，如肝性脑病、肾性脑病、低血糖或高血糖性脑病等。

2. 脑死亡的临床表现　主要包括以下三个方面，深昏迷，格拉斯哥昏迷量表评分（Glasgow coma scale，GCS）为 2T 分（运动 =1 分，睁眼 =1 分，语言 =T）；脑干反射消失，包括：瞳孔对光反射，角膜反射，头眼反射，前庭眼反射，咳嗽反射；无自主呼吸。

3. 围脑死亡期病理生理　不可逆的脑损伤造成脑干缺血继而引起的交感神经风暴及促炎级联反应。脑损伤不断进展，颅内压升高导致脑灌注受损，通过整个大脑和脑干将引起下丘脑的自主神经系统激活（即自主神经风暴），其特征是循环儿茶酚胺增加导致的全身应激反应。血流动力学反应：激活 α_1 肾上腺素能受体引起血管收缩和动脉血压升高（库欣反射的第一阶段）。循环中高浓度的儿茶酚胺会导致耗氧量增加、心律失常和心脏损伤。由于主动脉弓压力感受器的激活和脑干血管运动细胞核受损引起外周血管张力丧失，副交感神经激活导致低血压，心肌收缩力降低和心动过缓（库欣反射的第二阶段）。呼吸系统反应：颅内压的急性升高及其引起的儿茶酚胺的释放和全身性的促炎反应会导致全身血管内压的短暂升高，从而损害肺泡上皮细胞和增加肺毛细血管对蛋白质的通透性。呼吸系统很容易受到进一步的伤害由机械通气引起的机械通气引起的肺损伤，反之，呼吸系统能的病理生理变化可能加重中枢神经系统的损害。

四、脑死亡器官功能维护

一旦确定潜在捐献者满足器官捐献条件，供体的治疗方案应转为维护器官功能以满足器官移植的需要，称为"救治器官"。脑死亡后各类并发症及发生率为心律失常 25%~32%，尿崩症 46%~86%，弥散性血管内凝血 28%~55%，低血压 80%，神经源性肺水肿 13%~18%，心脏收缩功能障碍 42%，血小板减少 56%。

1. **目标** 供器官功能维护的目标是改善组织器官的灌注和氧合，防止甚至挽救器官功能和形态上的损伤；通过在供体维护过程中使用必要的手段提高可捐献器官的质量和数量。

2. **供器官功能维护的内容**

（1）供器官功能的监测：加强全身及各脏器功能监测的目的就在于尽早发现供者器官功能紊乱，及时纠正，使可捐献器官的功能损害控制到最低程度。既要监测机体整体的功能状况，持续监测供者的血流动力学、呼吸功能、内环境、凝血功能及体温等变化，更要重视监测各个实体器官的功能以满足器官移植的需要。

（2）供器官功能维护的主要措施：器官功能的维护主要从维持血流动力学稳定、呼吸功能支持、抗炎和免疫调节、纠正水电解质和酸碱失衡及感染防治等方面进行维护，最终达到改善组织细胞供氧，维护器官功能的目的。需要强调的是供体在治疗过程中过量补充晶体液可致全身水肿以及低蛋白血症，供体维护过程中常规足量补充白蛋白或血浆制品有利于改善供体内环境及供器官功能。此外，尽早地获取供器官也是维护供器官功能的重要方式之一。

（3）供器官循环支持：首先应进行积极的输液复苏治疗以纠正由于限制液体、中枢性尿崩症等原因引起的低血容量或低血压，维持充足的血容量，保证有效的心排血量和器官灌注；其次，可加用血管活性药物，如多巴胺、肾上腺素或去甲肾上腺素，加强心血管功能支持；此外，临床应用小剂量血管升压素除能治疗尿崩症外，还能改善动脉血压，降低机体对外源性儿茶酚胺的需求，有利于肾脏、肝脏和心脏功能的保护。对不准备捐献心脏的供者，可以维持较高的平均动脉压以增加其他器官的灌注。对于严重循环功能不稳定的供体，可考虑应用 ECMO 进行器官功能维护。

（4）供肝功能的维护：供体高钠血症是影响供肝移植效果的重要原因，故在供体维护及加强供体肝功能的监测同时，也应积极监测供体血清钠离子水平、防治高钠血症。

（5）供肾功能的维护：积极监测肾功能、尿量等指标。供体在治疗或维护过程中常常会出现急性肾损伤，通过系统性改善供体血流动力学及内环境，避免使用具有肾毒性药物等措施，改善供肾功能。对于婴幼儿供肾，在器官获取前应充分使供体全身肝素化。

（6）供肺功能的维护：呼吸治疗措施在维持氧合的同时，应强调肺保护的重要性。在供体维护过程中，应积极避免或治疗肺损伤、肺水肿、呼吸机相关性肺炎、院内肺部感染以及严重的全身炎症反应。同时，尽可能应用较低的 FiO_2，潮气量 6~8ml/kg，避免呼吸损伤，同时将 PEEP 控制在 5~10cmH_2O，维持 PaO_2 在 75mmHg 以上，谨慎输液治疗，并监测中心静脉压、肺动脉楔压，合理使用血管活性药物，控制呼吸道感染等。

（7）持续性肾脏替代治疗的应用：当供者出现以下情况时，可考虑使用持续性肾脏替代治疗（continuous renal replacement therapy，CRRT）技术：①血清钠离子水平 >160mmol/L；②血清钾离子水平 >6mmol/L；③严重的代谢性酸中毒，血清碳酸氢根 <10mmol/L，补碱难以纠正；④少尿或无尿［尿量 <0.5ml/（kg·L）］，液体负荷过重；⑤急性肾损伤 2 期、3 期。

（8）体外膜肺氧合（extracorporeal membrane oxygenatin，ECMO）的使用：ECMO 是以体外循环系统为基本设备，采用体外循环技术进行操作和管理的一种中短期心肺辅助治疗技术。主要功能是将静脉血从体内引流到体外，利用体外循环替代人自然循环，由离心泵提供血流动力，通过气体交换装置对静脉血进行氧合，清除 CO_2，成为氧浓度高和 CO_2 浓度低的动脉血后灌注入体内。因此，ECMO 技术代替了呼吸和心脏的功能，使全身氧供和血流动力学处于相对稳定的状态，保证了器官充分有效的氧合血灌注，可纠正器官组织缺氧，使氧供与氧耗逐渐恢复平衡，内环境恢复稳定。脑死亡患者发生血流动力学紊乱是必然的，其原因非常复杂，主要有：①"交感风暴"与交感神经系统的急剧变化，体循环前后负荷可能增加或降低，引起血压的波动和心律失常；②内分泌系统与机体代谢水平急剧紊乱导致心功能抑制；③细胞因子风暴引起心肌细胞凋亡和氧化损伤等。常见的临床表现为出现恶性或顽固的低血压、低心排出量、低心脏每搏输出量、低血容量、体循环阻力（systemic vascular resistance，SVR）和肺循环阻力（pulmonary vascular resistance，PVR）过高或过低。其血流动力学特点常常是严重的"低排低阻",呈现以分布性休克为核心的多种类型混合的特点,基本机制是血管收缩舒张功能调节异常。针对血流动力学不稳定的许多传统治疗可能加重心肌损害。依赖大剂量正性肌力药物的供者易于发生中至重度心肌损害,提示大剂量正性肌力药物并非供者复苏的理想措施,同时大剂量的血管活性药物对器官功能具有明显的损伤作用。在接受最大限度传统支持治疗的供者中,大约25%在实际捐献器官前就已死亡。ECMO既能提供持续和有效的灌注,保证了供者组织器官的充分供血供氧,又能减少大量血管活性药物的应用,并在此过程中纠正内环境紊乱,在器官切取前没有热缺血损伤,减少了不可预测的心搏骤停,同时提供了充分的时间切取器官,为最佳供官的获得提供良好的条件。

五、心脏死亡捐献器官功能的维护

心脏死亡器官捐献的实施可以增加移植器官的来源。潜在DCD供体的特征包括:①满足器官捐献的医学条件;②尽管有可能成为脑死亡器官捐献(donation after brain death,DBD),但目前并不满足脑死亡判定标准;③灾难性脑损伤或其他疾病;④患者的主治医师判定其已不具有生存预期;⑤具有法定决策权的家属要求撤除呼吸支持和器官灌注支持治疗;⑥在撤除呼吸支持和器官灌注支持治疗之前,有可能获得具有法定决策权的家属的知情同意。

DCD实施过程中,热缺血及冷缺血时间直接影响DCD供器官的功能,良好的DCD组织流程、供器官原位保护、获取后复苏及移植后修复可减轻热缺血及冷缺血的不良影响。其中对于重症医生来说,热缺血时间的判断及减轻其对供器官功能的影响尤为重要。

与DBD比较,DCD必须在呼吸心跳完全停止并宣布死亡后才进行器官获取,供者器官经历了较长的功能性热缺血时间。随着功能性热缺血阶段的开始,DCD器官组织缺血缺氧、酸中毒、细胞间稳态的破坏、炎性细胞的大量激活和炎症介质的释放更加显著。在明确判定并宣告供者心脏死亡后、器官切取之前,利用ECMO进行胸腹腔脏器原位氧合血灌注和/或全身降温,偿还功能性热缺血阶段导致的"氧债",能够减轻器官热缺血损伤。将ECMO纳入DCD相关程序,这一措施能够有效提升腹腔器官供器官使用率。

综上所述,脑死亡捐献是目前器官移植的主要供体来源,心脏死亡捐献是重要补充。重症医学在器官捐献过程中起着决定性的作用,重症医学学科的支持是增加器官捐献的重要途径以及必要手段。

(方 强)

中英文名词对照索引

B

C

D

E

F

G

H

J

K

L

M

N

T

登录中华临床影像库步骤

公众号登录 >>   网站登录 >>

扫描二维码
关注"临床影像库"公众号

输入网址 medbooks.ipmph.com/yx
进入中华临床影像库首页

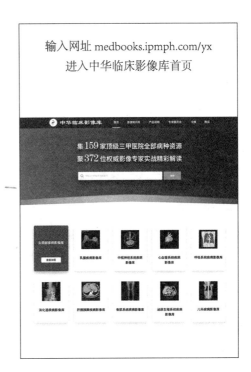

点击"影像库"菜单
进入中华临床影像库首页

临床影像库
中华临床影像库内容涵盖国内近百家大
型三甲医院临床影像诊断中所能见... ⌄

7位朋友关注

关注公众号

影像库

进入中华临床影像库首页

注册或登录

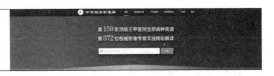

PC端点击首页"兑换"按钮
移动端在首页菜单中选择"兑换"按钮

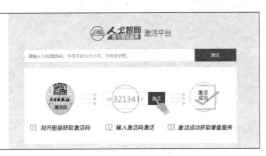

输入兑换码,点击"激活"按钮
开通中华临床影像库的使用权限

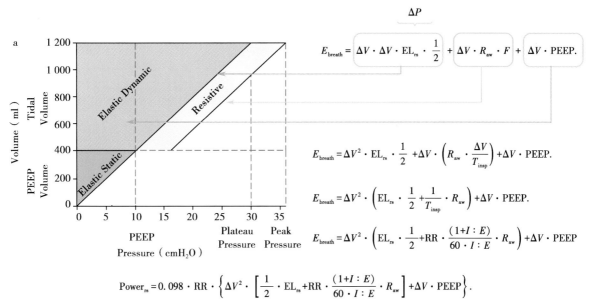

图 3-1-1 Mechanical Power 的计算公式及测定方法

E_{breath}= 每次呼吸作用在肺上的能量;ΔV=Tidal volume= 潮气量;EL_{rs}= 呼吸系统弹性阻力;R_{aw}= 气道阻力;PEEP= 呼气末正压;ΔP= 驱动压;RR= 呼吸频率;$I : E$= 吸呼比;Plateau Pressure= 气道平台压;F= 吸气流速;Peak Pressure= 气道峰压;PEEP Volume=PEEP 导致的肺容积增加;$Power_{rs}$= 每分钟作用于肺部的能量

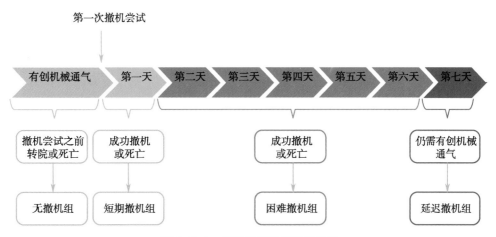

图 3-3-1 机械通气患者撤机分类

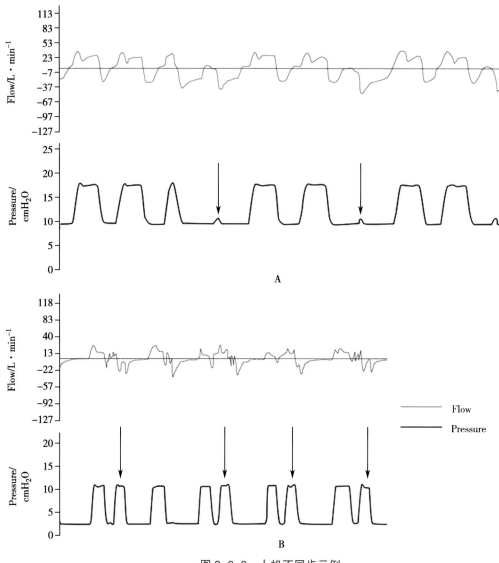

图 3-3-2　人机不同步示例
A. 无效触发；B. 双重触发

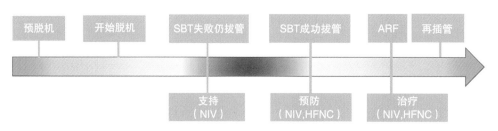

图 3-3-3　拔管后通气策略

准备上消化道内镜检查和开始经验性治疗

时间安排
- 最佳时间：入院后24h内
- Blatchford评分有助于风险分类
- 非常早期（≤12h）：
  持续性血流动力学不稳定
  院内活动性出血征象
  不能停用抗凝剂
- 其他情况下早期（最长24h）

准备工作
○ 红霉素250mg静脉注射，并考虑洗胃
○ PPI——泮托拉唑或埃索美拉唑；80mg负荷量，8mg/h维持

Blatchford评分≤1	无需紧急内镜检查，无需住院 – 转门诊和后期内镜检查（≥24h）。如不适用，则考虑住院治疗
Blatchford评分>1 （≥7说明需要进行内镜治疗）	准备上消化道内镜检查，并开始经验性的药物治疗。 ○ 红霉素250mg Ⅳ，并考虑洗胃 ○ PPI——泮托拉唑或埃索美拉唑；80mg负荷量，8mg/h维持

Blatchford评分			
血尿素氮/（mg/dl）	分数	收缩压	分数
18.2~22.3	2	100~109	1
22.4~27.9	3	90~99	2
28~69.9	4	<90	3
≥70	6		
Hb（g/dl）男/女		脉搏≥100次/min	1
12~12.9/10~11.9	1	黑便	1
10.0~11.9	3	晕厥	2
<10.0/<10.0	6	肝病	2
		心力衰竭	2

Rockall评分	复发风险/%	死亡风险/%
0	4.9	0
1	3.4	0
2	5.3	0.2
3	11.2	2.9
4	14.1	5.3
5	24.1	10.8
6	32.9	17.3
7	43.8	27
≥8	41.8	41.1

上消化道内镜检查

- 内镜下明确病变类型和内镜下出血病灶
- Rockall评分有助于进行风险分类
- 内镜治疗——止血
- Forrest分类、死亡率和再出血风险

内镜下病变类型和出血征象	FORREST分类： – 急性出血 Forrest Ⅰa：活动性出血 Forrest Ⅰb：渗出性出血 – 近期出血指征 Forrest Ⅱa：可见血管但无出血 Forrest Ⅱb：血块黏附 Forrest Ⅱc：底部呈咖啡色的溃疡 – 无急性出血的病变 Forrest Ⅲ：无近期出血征象或纤维蛋白覆盖的基底清洁的溃疡
高风险的再出血性病灶 - Forrest Ⅰa, Ⅰb, Ⅱa-出血高风险→内镜下止血 - Forrest Ⅱb→小心去除凝血块和止血，PPI	内镜止血治疗： 肾上腺素稀释注射、双极电凝、氩气等离子凝固、经内镜钳夹
死亡和再出血的风险	详见ROCKALL评分
内镜治疗后，首次再出血	– 参考以前的要点。 – 考虑血管造影、手术或内镜抢救治疗，如血管造影或OTSC吻合夹

Rockall评分				
	0	1	2	3
年龄	<60	60~79	≥80	
休克	无休克（收缩压>100mmHg，心率<100次/min）	心动过速（收缩压>100mmHg，心率>100次/min）	低血压（收缩压<100mmHg）	
并发症	无		心力衰竭；冠脉疾病；其他严重伴发疾患	肾衰竭；肝衰竭；肿瘤转移
内镜诊断	Mallory-Weiss综合征或无病变及出血征象	溃疡等其他病变	上消化道恶性肿瘤	
近期出血证据	无或仅有黑斑		上消化道血液潴留黏附血凝块，血管显露或喷血	

图 5-4-4　非静脉曲张性上消化道出血处理流程

复苏与风险评估

临床病史和体检
- 必须进行直肠指检
- 严重程度评估：心率；血压；血液检查：血红蛋白，凝血酶原时间，尿素氮和肌酐（尿素氮/肌酐>30时考虑上消化道出血）
- 计算Oakland评分
- 不良预后的风险因素

计算休克指数（心率/收缩压）

Oakland评分<8	– 无其他住院指征 – 适用于离院和门诊检查患者
Oakland评分>8	– 准备下消化道内镜检查

不良预后的风险因素：考虑入住ICU
- 入院时血流动力学不稳定
  - 心率>100次/min
  - SBP<100mmHg
  - 晕厥
- 持续性出血
- 再出血
- 非柔软的腹部
- 有憩室病或血管扩张病史
- 查尔森合并症指数高
- 年龄>60岁
- 检验异常
  - 肌酐>1.7mg/dl
  - 血比容<35%
  - PT>1.2×正常值
  - 低白蛋白血症
- 目前正在使用阿司匹林

Oakland评分>1→不稳定的消化道出血或疑似活动性出血
考虑上消化道出血：
    如果患者在初步复苏后病情得到稳定——上消化道内镜检查
    如果阳性——则根据上文予以适当处理
进行CT血管造影（CTA）（如果上消化道内镜检查不可行或认为没有必要）
    如果阳性：介入放射学或内镜方法治疗
        成功——考虑选择上消化道或下消化道内镜检查
        失败——考虑介入放射学（内镜尝试后）或手术
    如果阴性：接受下消化道内镜检查

Oakland评分<1→消化道出血稳定
计算Oakland风险评分
▶ 轻微出血（Oakland≤8）：离院或门诊检查
▶ 大出血（Oakland>8）
考虑上消化道内镜检查（15%的LGIB疑似病例实为UGIB）
如有直肠鲜血，考虑肛门直肠检查
做好前期准备后进行结肠镜检查
正在发生的出血和/或风险因素（24h内）
非持续性出血和/或无风险因素见下表
如果发现病变——内镜进行治疗
如无病灶：
再出血：CTA、胶囊内镜检查RBC显像
没有再出血——出院和随访

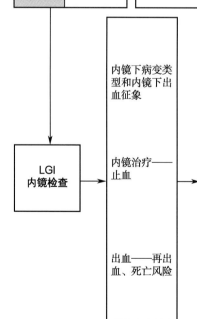

LGI 内镜检查	内镜下病变类型和内镜下出血征象	内镜下病变类型和内镜下出血指征	● 活动性出血的憩室 ● 痔疮出血 ● 肛裂 ● 息肉：息肉切除术后 ● 癌症 ● 血管发育不良 ● Dieulafoy病变 ● 直肠或结肠溃疡 ● 活动性结肠炎（缺血性、感染性、炎症性、放射性）
	内镜治疗——止血	如出现高危再出血的病变	● 内镜止血治疗的指征 ● 药物——稀释肾上腺素注射液；硬化剂（有条件使用）。 ● 热凝——双极电凝，氩氛等离子体凝固。 ● 机械式——内镜钳夹；套扎。
		死亡和再出血风险	参见出血部分内容
		内镜治疗成功后第一次再出血	请参考前述观点。 第二次内镜检查和内镜治疗。 如果内镜失败，则考虑进行血管造影或手术
	出血——再出血、死亡风险	第二次再出血	请参考前述观点。 考虑行血管造影、外科手术或内镜抢救治疗或OTSC吻合夹治疗
		危险信号	对于内镜治疗，最好采用机械法（热凝穿孔风险较高）。 在事先未确定出血原因，或未确定出血确切位置的情况下，手术是最后的必要措施——高死亡风险

*Oakland*评分

年龄/岁	<40	40~69	≥70	性别	男	女	上一次LGIB入院	否	是	DRE发现	无出血	出血	心率/（次/min）	<70	70~89
分数	0	1	2		0	1		0	1		0	1		0	1
SBP/mmHg	<90	90~119	120~129	130~159	≥160	血红蛋白/（g/dl）	<7	7~8.9	9~10.9	11~12.9	13~15.9	≥16			
分数	5	4	3	2	0		22	17	13	8	4	0			

图5-4-5 下消化道出血处理流程

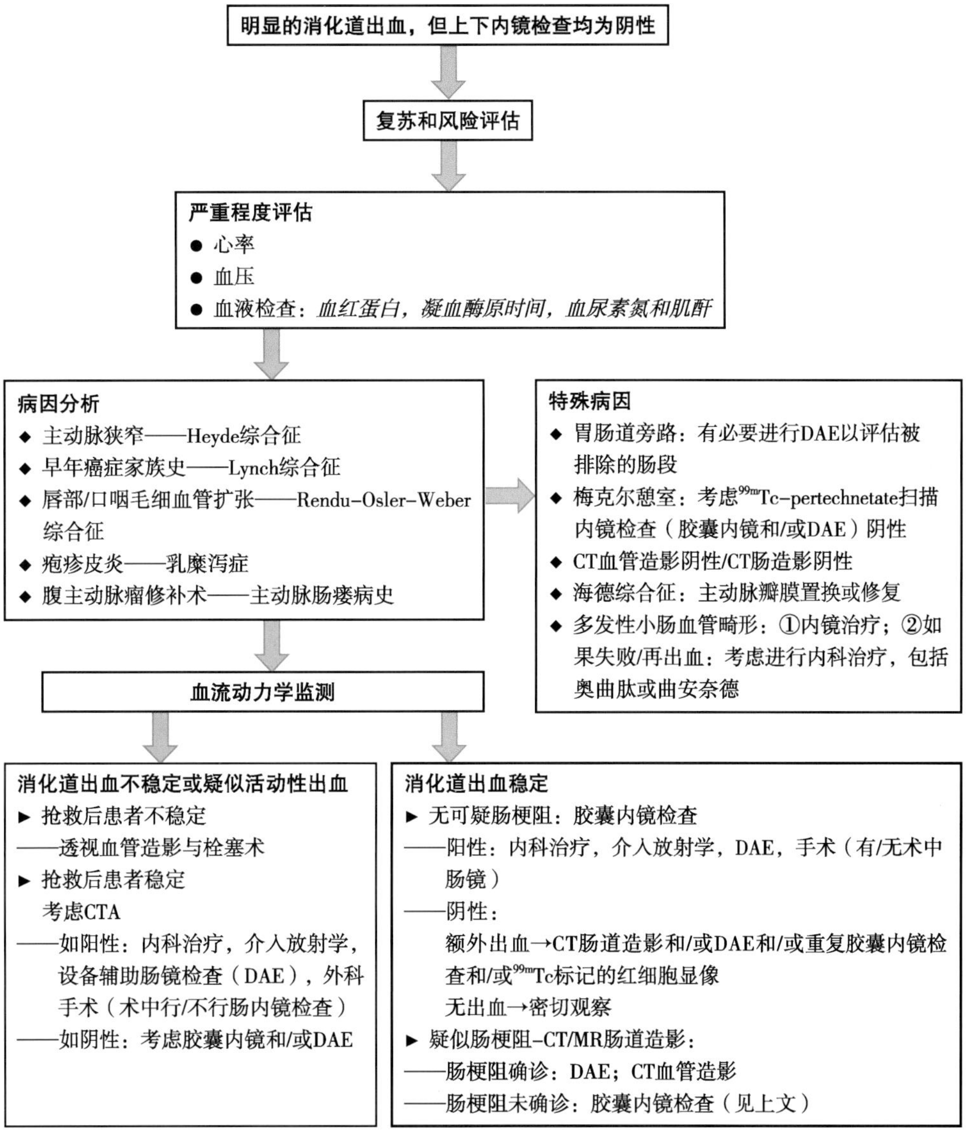

```
┌─────────────────────────────────────────────┐
│  明显的消化道出血，但上下内镜检查均为阴性  │
└─────────────────────────────────────────────┘
                      │
                      ▼
           ┌──────────────────┐
           │  复苏和风险评估  │
           └──────────────────┘
                      │
                      ▼
┌─────────────────────────────────────┐
│  严重程度评估                       │
│  ● 心率                             │
│  ● 血压                             │
│  ● 血液检查：血红蛋白，凝血酶原时间，血尿素氮和肌酐 │
└─────────────────────────────────────┘
```

病因分析
◆ 主动脉狭窄——Heyde综合征
◆ 早年癌症家族史——Lynch综合征
◆ 唇部/口咽毛细血管扩张——Rendu-Osler-Weber综合征
◆ 疱疹皮炎——乳糜泻症
◆ 腹主动脉瘤修补术——主动脉肠瘘病史

特殊病因
◆ 胃肠道旁路：有必要进行DAE以评估被排除的肠段
◆ 梅克尔憩室：考虑99mTc-pertechnetate扫描内镜检查（胶囊内镜和/或DAE）阴性
◆ CT血管造影阴性/CT肠造影阴性
◆ 海德综合征：主动脉瓣膜置换或修复
◆ 多发性小肠血管畸形：①内镜治疗；②如果失败/再出血：考虑进行内科治疗，包括奥曲肽或曲安奈德

血流动力学监测

消化道出血不稳定或疑似活动性出血
▶ 抢救后患者不稳定
——透视血管造影与栓塞术
▶ 抢救后患者稳定
考虑CTA
——如阳性：内科治疗，介入放射学，设备辅助肠镜检查（DAE），外科手术（术中行/不行肠内镜检查）
——如阴性：考虑胶囊内镜和/或DAE

消化道出血稳定
▶ 无可疑肠梗阻：胶囊内镜检查
——阳性：内科治疗，介入放射学，DAE，手术（有/无术中肠镜）
——阴性：
额外出血→CT肠道造影和/或DAE和/或重复胶囊内镜检查和/或99mTc标记的红细胞显像
无出血→密切观察
▶ 疑似肠梗阻-CT/MR肠道造影：
——肠梗阻确诊：DAE；CT血管造影
——肠梗阻未确诊：胶囊内镜检查（见上文）

图 5-4-6 中消化道出血处理流程

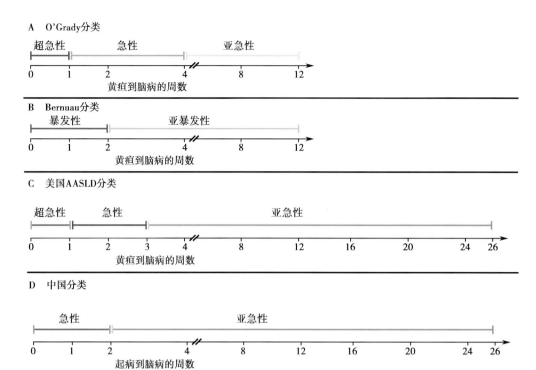

图 5-5-1 急性肝衰竭的定义和分类

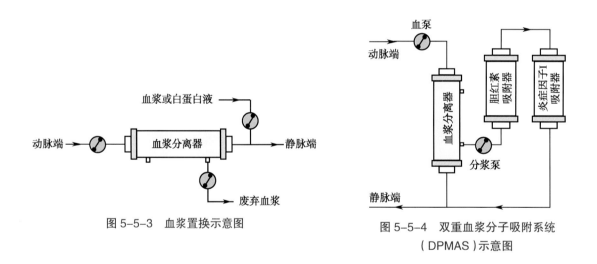

图 5-5-3 血浆置换示意图

图 5-5-4 双重血浆分子吸附系统
（DPMAS）示意图

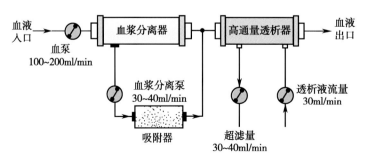

图 5-5-5 偶联血浆滤过吸附系统（CPFA）示意图

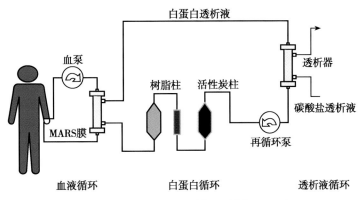

图 5-5-6 分子吸附再循环系统（MARS）

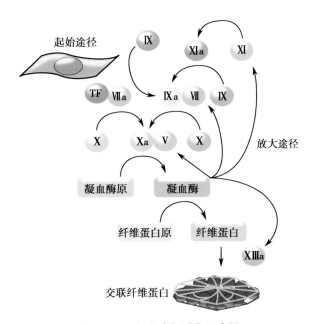

图 6-1-1 凝血途径活化示意图

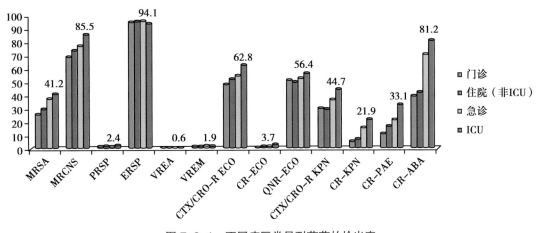

图 7-8-1 不同病区常见耐药菌的检出率

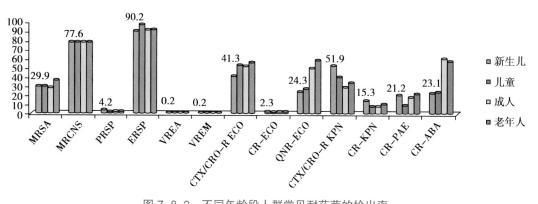

图 7-8-2 不同年龄段人群常见耐药菌的检出率

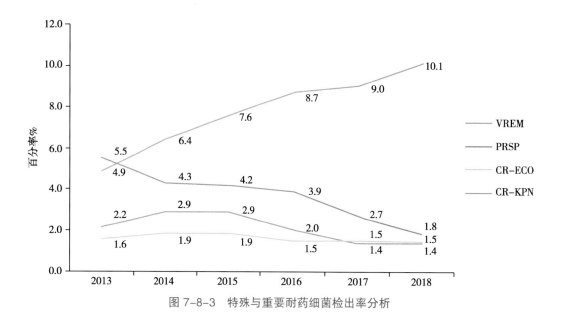

图 7-8-3 特殊与重要耐药细菌检出率分析

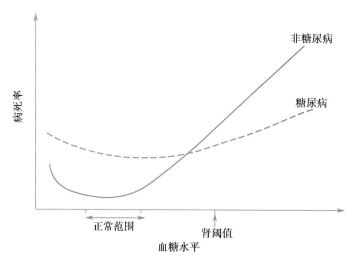

图 9-1-1 糖尿病与非糖尿病患者血糖与预后的关系